内分泌疾病中医临床诊疗
专家共识

主　编　庞国明　倪　青　谢春光
　　　　王秀阁　崔　云　王志刚

科学出版社
北京

内 容 简 介

本书包括糖尿病及其并发症、甲状腺疾病、高尿酸血症、女性内分泌疾病、骨质疏松、肾上腺疾病、垂体疾病、性腺疾病等 29 种疾病的中医临床诊疗专家共识，是一部基于循证、不唯循证，基于临床、指导临床，便于推广应用的中医内分泌疾病诊疗规范，是一部具有较强指导性、权威性和实用性的临床诊疗指南性工具书。

本书以坚持中医临床诊疗思维为指导，以临床可操实用为原则，以病为纲、分列条目，每病种均按概述、病因病机、临床诊断、临床治疗、护理调摄、预后转归、疗效评价、共识专家团队、参考文献九个栏目进行编撰。条目清晰，方便查阅，实用性强，可供从事内分泌专业的各级中西医临床、教学、科研工作者参考应用。

图书在版编目（CIP）数据

内分泌疾病中医临床诊疗专家共识 / 庞国明等主编. —北京：科学出版社，2022.10

ISBN 978-7-03-072453-3

Ⅰ. ①内… Ⅱ. ①庞… Ⅲ. ①内分泌病-中医治疗法 Ⅳ. ①R259.8

中国版本图书馆 CIP 数据核字（2022）第 096043 号

责任编辑：鲍 燕 李 媛 / 责任校对：刘 芳
责任印制：吴兆东 / 封面设计：黄华斌

科 学 出 版 社 出版
北京东黄城根北街 16 号
邮政编码：100717
http://www.sciencep.com

北京厚诚则铭印刷科技有限公司 印刷
科学出版社发行 各地新华书店经销
＊

2022 年 10 月第 一 版 开本：787×1092 1/16
2024 年 2 月第三次印刷 印张：31
字数：820 000
定价：238.00 元
（如有印装质量问题，我社负责调换）

本书编撰委员会

编　委　（以下按姓氏笔画排序）

于泳江	于海侠	上官武珍	弓意涵	卫艺芬	马　贞
马　丽	马原原	马新航	王　娅	王　琰	王　平
王　宁	王　捷	王　晶	王云梦	王文娜	王文娟
王双月	王利平	王体敬	王松夫	王秋生	王焕焕
王清龙	王琳樊	王慢慢	王蕊蕊	韦洪怀	邓兰英
艾为民	左莹莹	平佳宜	卢　昭	卢蕾蕾	叶　钊
叶守姣	田文涛	田方方	田林涛	田忠于	田曙光
史素琴	付　畅	付婷婷	代珍珍	白富彬	白慧敏
冯　冰	冯　燕	冯文煦	冯儒庭	宁雪峰	邢仪霞
吉红玉	曲振君	朱　珩	朱瑞雪	朱翠翠	任　彬
华　川	向振宇	刘　玮	刘　卓	刘　波	刘　星
刘　娜	刘　博	刘　嵘	刘　熠	刘龙飞	刘仕杰
刘亚东	刘佳佳	刘彦汶	齐　月	齐亚杰	关文周
米　霞	汤　菲	汤刚义	许　华	许　亦	许梦君
孙丹凤	孙全凤	苏春花	杜　鹃	杜亮亮	杜梦冉
李　红	李　杨	李　蔚	李　蕾	李　馨	李　岚
李　爽	李　群	李　慧	李书清	李亚楠	李会敏
李丽花	李丽萍	李利娟	李建平	李春雪	李洪生
李贺赟	李艳杰	李倬怡	李晨希	李博瀚	李雯雯
李鹏辉	杨　瑞	杨艳忠	肖文静	吴　丹	吴　玉
吴　伟	吴　滢	吴　巍	吴洪涛	吴源陶	员富圆
何　晶	佟　雪	位亚辉	谷丽娜	邹小慧	邹译娴
邹耀武	汪朝振	沈　洁	沈　莺	沈　琳	张　云
张　平	张　辽	张　侗	张　娜	张　莉	张　谦
张　颖	张　慧	张向东	张进进	张丽娟	张社峰
张佳佳	张诚奇	张珂炜	张珂珂	张津怀	张冠杰
张娜娜	张晶改	张箐鸿	陈　嘉	陈　曦	陈　芳

陈　慧　　陈文莉　　陈孙志　　陈芹梅　　陈宏灿　　陈勇锋
陈原邻　　陈康利　　陈敬贤　　武　改　　范海聆　　林　娜
林湘东　　罗亚锋　　委文静　　周　凌　　周子林　　周水平
周海娟　　周婵媛　　周曦冉　　庞　鑫　　庞勇杰　　郑仲华
单培鑫　　赵　云　　赵　妍　　赵　杰　　赵　勇　　赵　博
赵　婷　　赵　磊　　赵一冰　　赵子云　　赵少英　　赵苏红
赵国伟　　赵明宇　　赵晓燕　　赵娟朋　　赵淑英　　赵潇湘
胡　仙　　胡　然　　胡　慧　　胡文孝　　胡欢欢　　胡海兵
胡海英　　战　群　　侯　伟　　姚爱春　　贺支支　　秦书彦
袁　峰　　袁凯歌　　莫世安　　索芳芳　　夏方妹　　顾建伟
钱　锐　　徐玉慧　　徐敏芳　　高　龙　　高　达　　高　昕
高　泓　　郭　丹　　郭瑛泉　　唐亚辉　　黄　波　　黄　洋
黄　柔　　黄亚丽　　黄俊臣　　黄艳丽　　黄继忠　　梅罗阳
崔晓涵　　符芸瑜　　康莉娟　　梁立峰　　寇志雄　　葛爱利
韩　琳　　韩松林　　韩培贤　　程红卫　　焦格娜　　曾豆云
谢　敏　　谢红艳　　谢雪华　　甄梦妮　　虞成华　　詹佳佳
鲍小凤　　蔡志敏　　蔺丽英　　裴　迅　　翟丽萍　　樊启辉
樊艳艳　　颜　声　　操儒森　　薛川松　　魏文静　　魏光辉
魏桂梅

编撰办公室主任　　王凯锋

主　编　单　位　　河南中医药大学第一附属医院
　　　　　　　　　　河南省开封市中医院
　　　　　　　　　　中国中医科学院广安门医院
　　　　　　　　　　成都中医药大学附属医院
　　　　　　　　　　浙江中医药大学附属宁波中医院
　　　　　　　　　　长春中医药大学附属医院
　　　　　　　　　　甘肃省天水市中医院

副 主 编 单 位（以下按首字笔画排序）

上海中医药大学附属岳阳中西医结合医院

上海中医药大学附属曙光医院

山东省菏泽市中医医院

山西省中医院

广东省佛山市中医院

广州中医药大学顺德医院附属均安医院

广州中医药大学第一附属医院

天津中医药大学第一附属医院

云南中医药大学第一附属医院

甘肃省兰州市中医院

北京中医药大学深圳医院

四川省第二中医医院

辽宁中医药大学附属医院

江西中医药大学附属医院

江西省九江市中医医院

江西省中西医结合医院

江苏省扬州市中医院

江苏省盐城市中医院

江苏省镇江市中医院

安徽中医药大学第一附属医院

郑州大学第一附属医院

河北医科大学附属以岭医院

河北省石家庄市中医院

河北省馆陶县中医院

河南中医药大学第二附属医院

河南中医药大学第三附属医院

河南省人民医院

河南省开封市中医糖尿病医院

河南省开封市糖尿病防治研究中心

河南省中西医结合糖尿病诊疗中心

河南省中医药研究院

许昌红月糖尿病医院

河南省中医院

河南省中医糖尿病医院

河南省平顶山市中医院

河南省洛阳正骨医院

陕西中医药大学第二附属医院

陕西省中医医院

陕西省中医药研究院

贵州省第二人民医院

浙江省义乌市中医院

海南省中医院

黑龙江省中医药科学院

湖北中医药大学附属医院

湖北省中医院

湖南中医药大学第一附属医院

湖南中医药高等专科学校附属第一医院

湖南省湘潭市中医医院

福建中医药大学附属人民医院

参 编 单 位（以下按首字笔画排序）

山东省聊城市中医医院

山东省菏泽市中医医院

山西省长治市上党中医院

广东省佛山市中医院

广州中医药大学第一附属医院

天津中医药大学第一附属医院

中国人民解放军陆军第 83 集团军医院

中国中医科学院广安门医院

长春中医药大学附属医院

甘肃省天水市中医院

甘肃省兰州市中医院

甘肃省兰州市西固区中医院

北京中医药大学深圳医院

四川省第二中医医院

宁波中医院浙江省义乌市中医院

吉林省梨树县中医院

成都中医药大学附属医院

江西中医药大学附属医院

江西省九江市中医医院

江西省中西医结合医院

江西省高安市中医院

江苏省扬州市中医院

江苏省泰州市中医院

江苏省盐城市中医院

江苏省镇江市中医院

安徽中医药大学第一附属医院

郑州大学第一附属医院

河北医科大学附属以岭医院

河北省石家庄市中医院

河北省馆陶县中医院

河南中医药大学第一附属医院

河南中医药大学第二附属医院

河南中医药大学第三附属医院

河南省人民医院

河南省三门峡市中医院

河南省三门峡颐享糖尿病研究所

河南省开封市中医院

河南省开封市中医糖尿病医院

河南省开封市祥符区中医院

河南省开封市糖尿病防治研究中心

河南省中西医结合糖尿病诊疗中心

河南省中医药研究院

河南省中医药研究院附属医院

河南省中医院

河南省中医糖尿病医院

河南省长垣中西医结合医院

河南省平顶山市中医院

河南省安阳市中医院

河南省安阳市脉管炎医院

河南省许昌市第三人民医院

河南省林州市中医院

河南省周口市中医院

河南省周口承悦糖尿病医院

河南省郑州大学第一附属医院

河南省郑州市中医院

河南省郑州市金水区总医院

河南省驻马店市中医院

河南省南阳市中医院

河南省南阳市骨科医院

河南省黄河科技学院附属医院

河南省尉氏县中医院

河南省濮阳市中医医院

陕西中医药大学第二附属医院

陕西省中医医院

陕西省中医药研究院

贵州省第二人民医院

浙江省宁波市中医院

浙江省青田县中医医院

浙江省青田县第二人民医院

海南省三亚市中医院

海南省中医院

海南省海口市中医院

黑龙江中医药大学第一附属医院

黑龙江省中医药科学院

湖北中医药大学附属医院

湖北省天门市中医院

湖北省中医院

湖北省武穴市中医院

湖北省英山县人民医院

湖北省咸宁市中医院

湖北省襄阳市中医医院

湖南中医药大学第一附属医院

湖南中医药高等专科学校附属第一医院

湖南省岳阳市中医院

湖南省湘潭市中医医院

前　言

　　《内分泌疾病中医临床诊疗专家共识》（以下简称《共识》）是由国家区域（华中）中医内分泌疾病诊疗中心建设单位开封市中医院牵头，联合国家区域（华北）中医内分泌疾病诊疗中心建设单位中国中医科学院广安门医院、国家区域（华东）中医内分泌疾病诊疗中心建设单位上海中医药大学附属曙光医院、国家区域（西南）中医内分泌疾病诊疗中心建设单位成都中医药大学附属医院、国家区域（东北）中医内分泌疾病诊疗中心建设单位长春中医药大学附属医院等单位共同组织的国家区域（华中）中医内分泌疾病诊疗中心专科联盟（扩大）共 88 家中医、西医、中西医结合医院 366 位专家历时 33 个月编撰而成。本《共识》编撰的基本宗旨是：基于循证、不唯循证；基于临床、汇粹成果、粹选经验、回归临床、指导临床、实用可操、便于推广。在编撰过程中，尽可能汇集参编单位诊治内分泌疾病的特色与专长，以形成实用、规范的中医临床诊疗专家共识，促助联盟（扩大）单位乃至全行业在中医内分泌疾病医疗、教学、科研及特色疗法产品研发等综合实力的全面提升。

　　为实现编撰《共识》"基于临床、指导临床、实用可操、便于推广"的目标，2019 年 7 月 12 日在国家区域（华中）中医内分泌疾病诊疗中心专科联盟（扩大）成立大会上召开了第一次《共识》编撰工作会议，来自华中四省及北京、上海、广东、四川、江苏、河北、山东等 12 省份 41 家中医、中西医结合医院的《共识》编撰负责人参加了会议，会上组织了专业学组申报，拟定了将 8 个专业方向 29 种疾病纳入《共识》编撰范围，明确了专病分组编撰任务与牵头单位等。2020 年 5 月 16 日召开了《共识》编撰线上启动会并正式启动编撰工作。在编审过程中根据需要又扩增了 9 省 47 家单位参编，最终《共识》共由 21 省份 88 家医院 366 位专家及相关人员参加编撰等相关工作。近 3 年间，从《共识》初稿的形成，到初稿互审、复审、专家审修、全稿统审等，历时 33 个月最终于 2022 年 4 月 6 日定稿。本《共识》是集跨省、市中医内分泌疾病诊疗大团队智慧的结晶。因此，它具有较强科学性、指导性、实用性和先进性，临床可操作性强，可供广大中医、中西医内分泌医疗、教学、科研工作者参考应用。

本《共识》由著名中医学家孙光荣国医大师、南征国医大师及全国名中医林兰教授任主审,三位名医大师对《共识》进行了严格认真审改,提出的诸多修改意见已被《共识》采纳,在此一并表示诚挚感谢!

由于水平所限,加之个别病种中医临床循证的文献缺乏,本《共识》个别罕见病种尚存在一些体例上的缺陷与不足,为保持病种的完整性,仍先收纳刊出,以便在应用中完善,同时恳请各位读者朋友多提批评建议,以便修订完善。

庞国明

2022 年 4 月 6 日

目　录

第一章

2 型糖尿病中医临床诊疗专家共识

一、概　述

糖尿病（diabetes mellitus，DM）是由于遗传因素和环境因素长期相互作用所引起的胰岛素分泌不足或作用缺陷，同时伴有胰高血糖素不适宜增高的双激素病，以血液中葡萄糖水平升高为生化特征，以多饮、多食、多尿、消瘦、乏力之"三多两少"为临床特征的代谢紊乱症候群[1]。

据国际糖尿病联盟（IDF）第 10 版统计数据显示：全球已确诊的成人 DM 患者约 5.37 亿（10.5%）；预计到 2030 年，将突破 6.43 亿（11.3%）；至 2045 年，糖尿病患者总人数将增至 7.83 亿（12.2%）[2]。目前，全球仍有 2.4 亿 DM 患者未被确诊，这意味着几乎每 2 位成年 DM 患者中就有 1 位不知道自己患有 DM，而这种情况在中国最为严峻。自 1980 年起，我国 DM 患病率逐年增加，1980 年为 0.67%[3]，1994 年为 2.51%[4]，2008 年上升至 9.7%[5]。目前，我国 18 岁及以上人群 DM 患病率已达 11.2%，约有超 1.41 亿中国人罹患 DM[2]。《中国 2 型糖尿病防治指南（2020 年版）》数据显示，我国各民族 DM 患病率存在较大差异，经济发达地区 DM 患病率高于中等发达和不发达地区，肥胖和超重人群 DM 患病率显著增加[6]。

DM 可分为原发性 DM 和继发性 DM。原发性 DM 又分为 1 型糖尿病（type1 diabetes mellitus，T1DM）和 2 型糖尿病（type2 diabetes mellitus，T2DM）。T1DM 为胰岛素分泌绝对不足，需要胰岛素治疗；T2DM 为胰岛素分泌相对不足伴抵抗，临床实践表明，对初发的肥胖型患者可先尝试用纯中药治疗或纯中医综合疗法进行治疗，冀望达到"缓解"目标。在 DM 中 90% 以上为 T2DM[6]，按其自然过程分为 DM 前期、DM 期与慢性并发症期。DM 血糖严重升高者可发生糖尿病酮症酸中毒（diabetes ketoacidosis，DKA）、非酮症性高渗综合征等急性并发症；长期血糖升高可导致心、脑、肾、视网膜、周围神经或血管等全身大血管、微血管及神经病变，是 DM 致死致残的主要原因。

在世界医学史中，中医学对本病认识最早，且论述较多，据近年来的中医药治疗 T2DM 临床研究及其不同阶段、不同临床表现，分别归属于中医学的"脾瘅""消渴病""上消病""中消病""下消病"等范畴[7]，本共识适用于 T2DM 中医、中西医结合临床诊疗参考应用。

二、病 因 病 机

（一）病因

五脏柔弱、五志过极、饮食失节、过食药石、劳逸适度等为 T2DM 发生的主要原因。相对而言，五脏柔弱为内因，五志过极、饮食失节、过食药石、劳逸适度为外因，内外因相合而致本病[7]。

1. 五脏柔弱 《灵枢·五变》云："五脏皆柔弱者，善病消瘅。"说明五脏虚弱是引起 T2DM 的基本前提。古人认为此病多为先天禀赋不足，加之后天失养所致，正如晋代皇甫谧《针灸甲乙经》所云："心脆则善病消瘅热中……肺脆则善病消瘅易伤……肾脆则善病消瘅易伤……脾脆则善病消瘅易伤……肝脆则善病消瘅易伤。"

五脏为病均可致消，但总以脾肾为本。消渴病主要是以水津、谷精代谢失常所致，或不布不化壅滞血中，或失摄失固，下泻而出。肾为先天之本，对水津的运行、代谢起着主导作用；脾为气血津液生化之源，对谷精津液的生化、输布起主导作用。脾居中央，灌注四旁，为后天之本。脾肾两脏，先后天互资互助。若脾肾失和、失充、失盛，可穷极五脏。脾虚失运，则土壅木郁，脾病及肝，致脾肝同病；脾虚土弱，生金无源，则母病及子，脾病及肺，致脾肺同病；脾病日久，子盗母气，则脾病及心，致心脾同病；肾为先天之本，为诸气、诸阴、诸阳之本，肾亏水乏，则木失涵养，肾病及肝，肾肝同病；肾阴不足，水不济火，心肾不交，则肾病及心，肾心同病；肾亏火衰，命火不足，火不生土，则肾病及脾，肾脾同病，终致五脏失调。反之，心肝肺三脏功能失调，亦可致脾肾两脏功能紊乱，从而引起水津、谷精代谢异常的不同表现，或发为消渴病，或发为上消，或发为中消，或发为下消，或发为脾瘅病。此论述与现代医学认为 T2DM 和遗传因素相关理论，具有相通之处。

2. 五志过极 《素问·举痛论》云："百病皆生于气也。"T2DM 的病因也与情志密切相关。

（1）过怒伤肝：《灵枢·五变》云："怒则气上逆，胸中蓄积，血气逆留，髋皮充肌，血脉不行，转而为热，热则消肌肤，故为消瘅。"《临证指南医案·三消》云："心境愁郁，内火自燃，乃消证大病。"素性刚暴、忧愁多虑或长期过度的精神刺激，久郁化火，上灼肺津，中伤胃液，下耗肾阴而发为消渴病。情志郁结，肝失疏泄，不能助脾运布谷精，谷精壅滞血中，"其气上溢，转为消渴"。该因致消者，多数显性起病，"三多两少"症状较为多见，隐匿起病者，多为体检知病，病后愁郁，由病及肝，思虑伤脾，"土壅木郁"，则加速疾病进程。

（2）过思伤脾：脾在志为思，思则气结，脾气郁滞，运化失职，谷精壅滞血中，久而成浊，则血糖超常而为病。这类患者多数起病隐匿，无明显"三多两少"症状或偶有口甘，常在体检时被发现，临床上首次中医诊断，多数属于"脾瘅病"。

（3）过喜伤心：喜伤心指喜乐过度则伤心。《素问》云："心在志为喜，在液为汗。"汗为津液所化生，有津血同源之语，亦然有"汗血同源"之说，而心主血脉，故"汗为心之液"。生理情况下，心阳化喜，心阴化为津液，而喜乐过度就成为病理，喜伤心是指喜乐过极耗伤心阳，影响心阴化生津液，故见心血不足，心脾两虚，津液亏损，津不上承、脏腑失于濡养而发消渴病。

（4）悲忧伤肺：《内经》云："肺脆则善病消瘅易伤。"清代张志聪《黄帝内经灵枢集注》云："肝脉贯肺，故手太阴之气逆，则肝肺相搏。肺主气而肝主血。气逆于中，则血亦留聚而上溢矣。肺乃水之上源。搏则津液不生而暴瘅矣。"悲则气消，过度悲忧伤肺，不能输布津液于脏腑肌腠，以致三焦结滞，腠理郁闭，肌肉失养，水津不濡，直趋而下，出现口渴、多饮、多尿、消瘦等，从临床上看多数属中医的"上消病"。

（5）惊恐伤肾：《医门法律·消渴论》云："肾者，胃之关也。关门不开，则水无输泄而为肿满；关门不闭，则水无底止而为消渴。"肾为诸阴诸阳之本，惊恐伤肾，恐则气下，惊则气乱，肾失固摄，水津下泻，则饮一溲一而发"下消病"。

3. 饮食失节

（1）过食肥甘：早在《素问·奇病论》中即说："夫五味入口，藏于胃，脾为之行其精气，津液在脾，故令人口甘也；此肥美之所发也，此人必数食甘美而多肥也，肥者令人内热，甘者令人中满，故其气上溢，转为消渴。"指出过食肥甘厚味，致使脾胃运化失司，化热内蕴，消谷耗液，发为消渴。若嗜酒无度，则如《备急千金要方·消渴》中所云："凡积久饮酒，未有不成消渴……积年长夜，酣兴不解，遂使三焦猛热，五脏干枯，木石犹且焦枯，在人何而不渴。"且多食肥甘厚味者肥胖，《素问·通评虚实论》云："凡治消瘅，肥贵人则膏粱之疾也"，故而过食肥甘，嗜酒无度，是消渴的直接原因。"其气上溢"，口干口甜，则发为"脾瘅病"，精微不布或痰热耗津损阴，尽现"三多两少"则发为"消渴病"。

（2）饥饱无度：饮食不节，饥饱无度，在损伤脾胃的同时，脾为后天之本，气血生化之源，主运化水谷精微，脾气虚弱、运化失职，则水谷精微无以输布，肾必失养，肾为先天之本，主藏精而寓元阴元阳。肾失濡养，则肾阴亏虚，虚火内生，上燔心肺则烦渴多饮；中灼脾胃则胃热消谷；肾开阖固摄失权，则水谷精微直趋下泄，随小便而排出体外，故尿多味甜，进而发展为表现不同的"消渴病""上消病""中消病""下消病"。

4. 过食药石　当今，有不少患者特别是部分中老年人过度迷信保健药品，希望通过保健品来延年益寿，或过服补药、回春壮阳药，长期服用类固醇等，刘完素《三消论》曾谓："亦有年少服金石丸散，积久石热结于胸中，下焦虚热血气不制石热，燥甚于胃，故渴而引饮。"《女科百问·问妇人渴病与三消之病同异》："服五石汤丸，猛烈燥药，积之在脏，遂至精血枯涸……渴乃生焉。妇人之渴，多因损血，血虚则热，热则能消饮，所以多渴。"由此可以看出消渴病的发生与误服、过服温补之品，猛烈燥药，复加纵淫无度，损其肾精，造成肾燥液涸有关。

5. 劳逸失度

（1）劳倦过度，耗损正气：思虑过度则伤脾败胃；房劳过度则伤耗肾精。故过度劳累、过度思虑、过度房劳，则伤人之三宝"精气神"，败损脾肾两脏。脾虚不能运化，水谷精微失于正常布散，肾亏则不能气化蒸腾，谷精壅滞、精津下泻而发为不同表现的"渴病"，或为"消渴病"，或为"上消病"等。《扁鹊心书·消渴》亦指出："消渴……此病由色欲过度重伤于肾，致津不得上荣而成消渴。"房事不节，劳欲过度，精亏气虚，肾元不固，出现饮一溲一，夜尿频数，腰酸等，则为"下消病"。

（2）安逸过度，气血壅滞：久卧伤气，久坐伤肉，过静则暗淡伤阳，久之，体内阳气则失去"精则养神，柔则养筋"的功用，进而影响全身气血、谷精、津液的输布。气血精津不能正常输布，谷精壅滞不能为机体所用，可先致肥胖臃肿，渐致体检血糖异常，进而从无"三多两少"症状的"脾瘅病"，逐渐转为以"三多两少"为特征的"消渴病"。

（二）病机特点

从 T2DM 不同的病理阶段、不同临床表现和临床实践及"消渴病"的实质内涵看，T2DM 是不能与"消渴病"完全画等号的。从病机特点来说，传统的认识与当今的临床实际已不能完全相对应，故传统上、中、下"三消"，"肺燥、胃热、肾虚"之"三消论"的病机特点，也应随着临床实践的深入探究与学术的发展而不断赋予新的内涵，其病机可概括为以下九个方面：

1. 肥臃是 T2DM 萌发的土壤　肥臃是指肥胖与臃肿、壅滞并见的一种表现，其一旦形成，无论其程度轻重，可以说一定程度上具备了 T2DM 萌发的基础和条件，这种环境与条件也即 T2DM "生根"、"发芽"、"成长"的"土壤"。有研究显示，肥胖和超重人群 DM 患病率显著增加，肥胖人群 DM 患病率较非肥胖人群升高了 2 倍[6]。

2. 痰湿中阻、湿热内蕴是 T2DM 始动因素　肥臃一旦形成，就具备了 T2DM 发病的土壤与温床。胖人多湿，肥臃聚痰。肥胖、脂壅"土壤"的存在，易致倦怠乏力，痰湿阻碍气机则气不行津（液）、气不化谷（精），精津不能正常敷输布，则停滞化生痰浊，或阻滞中焦，或化热内蕴。痰浊、湿热一旦形成，必先困阻脾土，侵扰中焦，致脾不能正常布运谷精，胃不能正常纳化水谷，成为 T2DM 的始动因素与萌发的主要发病机制。

3. 土壅木郁是 T2DM 重要发病环节　痰浊中阻或湿热内蕴，则脾胃首当其冲，中土被困，土壅则木郁，由脾及肝，脾肝失和，肝脾同病。脾病失其升运，肝病则失其疏布，肝脾疏运功能处在被痰浊或湿热的"围困"之中。此阶段，脾不健运水谷无以化生水谷之精，肝不助脾疏布谷精无以助脾升清，则谷精壅滞血中，成为"其气上溢"之先决条件，进而成为血糖升高与引发 T2DM 的重要环节。

4. 痰热耗损气阴是造成 T2DM "三多两少"的内在因素　痰饮、痰浊乃体内阴津停聚而成。在它们形成过程中以水津为"原料"，必然耗损体内阴液；痰郁化热，"壮火食气"，痰热耗损气阴，则多饮、多食、多尿、消瘦以及乏力之"三多两少"诸症蜂起。津伤阴亏，饮水自救则口渴多饮；气虚则谷食难化，进食为充而易饥多食；气虚不固，膀胱不约则多尿；痰热耗津困脾，谷精失布，肌肉失充则消瘦。

5. 气虚是 T2DM 迁延不愈的关键症结　T2DM 随着病程延长，气虚渐之则病情渐进，致迁延不愈。日久邪实伤正，耗伤正气，气虚则调控血糖的功能减退，消化、吸收利用及耐受血糖能力下降。是其病程迁延的重要病理机制。气虚在脏，重在肺脾肾三者，肺主气，脾生气，肾纳气为诸气之本。肺气虚则升布之力不足，造成谷精津液输布代谢能力减弱，精津失于正常输布；脾气虚则不能正常运化与运布水谷之精；肾气虚，一则子盗母气造成肺肾两虚，二则土失肾阳命火之温煦，即火不生土，造成脾肾气虚。肺脾肾三脏共主水谷精微与津液的代谢输布，三脏功能旺盛，则水津、谷精代谢有常，血糖稳健；三脏气虚，代谢力弱，谷精、津液不能正常运输布散，谷精壅滞血中则血糖升高，发为 T2DM。

6. 气阴两虚是 T2DM 病程中的枢机阶段　T2DM 病程迁延，久病必虚，阴损及气，气损及阴，阴气互损，必致气阴两虚。有研究显示，气阴两虚证型占本病的 37%[8]。此阶段，如同门枢，可关可开，可进可退。若能及时正确施治，补气养阴，滋阴益气，使气阴互生，气阴回复，则疾病向愈。否则，气虚渐之，阳损及阴，阴损及阳则必致阴阳两虚，病进益甚。此时若能"逆转"气阴两虚之病机，气阴和合，阴平气固，则血糖可逐渐达标。因此，必须抓住这个"枢机"之"枢"，积极调控，拦回截断病势，促使疾病向愈。

气阴两伤通常还会伴有乏力、自汗、盗汗、男子阳痿、女子月经错后、量少等症状，多见于 T2DM 中后期重度高血糖者。

7. 阴阳两亏是 T2DM 发展的必然趋势　"气虚为阳虚之渐，阳虚为气虚之甚"。T2DM 阴损及阳，若气虚、阴虚、气阴两虚治疗不及时，最终均会发展为阴阳两虚的"消渴病"。《素问·气厥论》指出："心移寒于肺，为肺消，饮一溲二，死不治。"阳虚不能蒸精化液，精枯液涸，故生口渴喜热饮，出现饮一溲一之象。又有畏寒怕冷，腰膝冷痛，四末逆冷，神态疲倦，自汗，容易感冒，夜尿频频，少者 3～5 次，甚则夜尿达数十次，大便溏稀或颜面肢体浮肿，性功能减退，男子阳痿，女子宫冷不孕或闭经，舌体胖大，脉细无力等阳虚的症状。多属中医的"下消病"。

8. 血瘀是造成 T2DM 多种并发症的主要原因　T2DM 一旦发生，其无论是阴虚、气虚、气阴两虚、阴阳两虚，还是肝郁脾虚、痰浊中阻、湿热内蕴等，均可形成"因虚致瘀""因实致瘀"的病理机制，从而加重病情，诱发或形成各种并发症。唐容川在其《血证论》中说："瘀血在里则渴，所以然者，血与气本不相离，内有瘀血，故气不得通，不能载水津上升，是以为渴，名曰血渴，瘀血去则不渴也。"若气虚则运血乏力，阴虚则无水行舟，血行艰涩，而成因虚致瘀、久虚入络之瘀血证候。因此说瘀血贯穿于 DM 的全过程，只不过表现形式和轻重程度有所不同而已。瘀阻脑窍则发为"消渴脑病"中风偏枯，瘀血痹阻肌肤脉络则麻木不仁发为"消渴病痹症"，瘀阻胸阳则发为"消渴病胸痹"等。

9. 浊毒内生是 T2DM 病程中的变证　阴虚则内热自生，进而炼液成痰；气虚推动无力，津血运行受阻，停滞体内变生湿瘀之邪；热盛伤津，邪热亢盛致阴津亏耗而血行瘀滞，如《血证论》曰："血积既久亦能化为痰水"，形成痰瘀互结；肝郁脾虚，肝失疏泄，气机郁滞，肝气横逆犯脾，脾气虚弱，不能运化水谷精微，壅滞血中则变生"糖浊"之邪留滞体内；脾肾气虚则先后天之本受损，运化功能失调，可致湿浊内生。综上所述，在 T2DM 发生发展过程中，无论是因虚，还是因实，最终皆可导致痰、湿、瘀、浊之邪内生，它们相互交融，日久化腐生变，变则化生"浊毒"。浊毒内生，化腐肌肉则发为痈疽；浊毒犯胃，胃气上逆则呕恶吐逆不得入；浊毒下扰肾元，气化不利则小便黄而短少，甚则尿闭不出，形成关格等。

三、临床诊断

（一）中医诊断

1. 依据中医病名内涵与临床表现确定中医病名　参考中华中医药学会《糖尿病中医防治指南》（ZYYXH/T3.1～3.15—2007）、《2 型糖尿病病证结合诊疗指南》、《纯中药治疗 2 型糖尿病实践录》（第二版）进行中医辨病诊断，T2DM 中医病名有五：

（1）消渴病：以多饮、多食、多尿、消瘦或伴尿中甜味为主者；

（2）上消病：以口干渴多饮或口干夜甚为主者；

（3）中消病：以多食易饥，或伴消瘦为主者；

（4）下消病：以多饮、小便频数或尿频夜甚为主者；

（5）脾瘅病：体检发现血糖升高并符合 T2DM 诊断标准，仅有口中甜味或伴形体肥胖为主者。

2. 临床特点

（1）症状：以多饮、多食、多尿及原因不明之消瘦、乏力等症状为主要临床表现。也有多饮、多食、多尿症状不明显，以肺痨、眩晕、胸痹心痛、水肿、中风、视瞻昏渺、疮痈等病症，或因烦渴、烦躁、神昏等表现而就诊，或无"三多两少"及任何临床症状，体检时发现本病者。

（2）体征：早期病情较轻，大多无明显体征。病情严重时出现急性并发症有失水等表现，病久则出现与大血管、微血管等各种并发症相应的体征。

3. 临床分期 本病可分为"脾瘅期"、"消渴期"、"并发症期"三个阶段：

（1）脾瘅期：本期患者无典型"三多两少"症状，或仅口中有甜味，无任何临床表现，或伴形体肥胖，或仅在体检时发现血糖数值升高符合 T2DM 诊断。此阶段治疗宜采取辨体论治为基本法则。

（2）消渴期：本期患者有明显的多饮、多食、多尿、消瘦或伴尿中甜味的"三多两少"症状，或其中症状单独出现，或合并出现。根据其不同临床表现，分别进行病名诊断。治疗上以辨证论治为主，采用专证专方、专病专药、专病专茶、特色制剂、外治疗法等中医综合疗法。

（3）并发症期：本期因消渴日久，血糖严重升高可发生 DKA 或非酮症性高渗综合征等急性并发症；长期血糖升高可导致视网膜、肾脏、周围神经或血管等全身大血管、微血管及神经病变，分别归属于"消渴病目病""消渴病肾病""消渴病痹症"等范畴，是 DM 致死致残的主要原因，本期当据临床实际，采取病证结合诊疗，以促进临床疗效的提升[9]。

（二）西医诊断

1. 临床特点 以血中葡萄糖水平升高为特征及多饮、多食、多尿、消瘦、乏力等的代谢紊乱症候群为主要特点。同时可伴有脂肪、蛋白质、水和电解质等代谢障碍，并可出现多脏器的慢性损害，包括心、脑、肺、肾、骨骼、血管、神经、皮肤、眼、耳、口腔、足等各组织器官。

2. 体征 早期病情轻时，多无明显体征。严重时会出现急性并发症有失水等表现，病久则出现与大血管、微血管、周围或内脏神经、肌肉、骨关节等各种并发症相应的体征。不少患者因慢性并发症、伴发病，或仅于健康体检时发现。

3. 实验室检查 检查静脉血浆血糖，口服葡萄糖耐量试验（OGTT），胰岛功能。依据静脉血浆血糖而不是毛细血管血糖检测结果进行诊断。2011 年世界卫生组织（WHO）建议在条件具备的国家和地区采用糖化血红蛋白（HbA1c）诊断糖尿病，诊断切点为 HbA1c≥6.5%。为了与 WHO 诊断标准接轨，我国推荐在采用标准化检测方法且有严格质量控制（美国国家糖化血红蛋白标准化计划、中国糖化血红蛋白一致性研究计划）的医疗机构，可以将 HbA1c≥6.5% 作为糖尿病的补充诊断标准。但是，在以下情况下只能根据静脉血浆葡萄糖水平诊断糖尿病：镰状细胞病、妊娠（中、晚期）、艾滋病、血液透析、近期失血或输血、促红细胞生成素治疗等。此外，不推荐采用 HbA1c 筛查囊性纤维化相关糖尿病。

诊断标准以中华医学会糖尿病学分会（CDS）发布的《中国 2 型糖尿病防治指南》（2020年版）[6]为准（表 1-1）。

表 1-1　糖尿病的诊断标准

诊断标准	静脉血浆葡萄糖或 HbA1c 水平
典型糖尿病症状	
加上随机血糖	≥11.1mmol/L
或加上空腹血糖	≥7.0mmol/L
或加上 OGTT 2h 血糖	≥11.1mmol/L
或加上 HbA1c	≥6.5%
无糖尿病典型症状者，需改日复查确认	

注：OGTT 为口服葡萄糖耐量试验；HbA1c 为糖化血红蛋白。典型糖尿病症状包括烦渴多饮、多尿、多食、不明原因体重下降；随机血糖指不考虑上次用餐时间，一天中任意时间的血糖，不能用来诊断空腹血糖受损或糖耐量减低；空腹状态指至少 8h 没有进食热量。

4. 其他　我国资料显示仅查空腹血糖则 DM 的漏诊率较高，理想的办法是同时检查空腹血糖及 OGTT 后 2h 血糖值。OGTT 其他时间点血糖不作为诊断标准。建议已达到糖调节受损的人群，应行 OGTT 检查，以提高 DM 的诊断率（表 1-2）。

表 1-2　糖代谢状态分类（WHO 1999）

糖代谢分类	静脉血浆葡萄糖（mmol/L）	
	空腹血糖	糖负荷后 2h 血糖
正常血糖	<6.1	<7.8
空腹血糖受损	≥6.1，<7.0	<7.8
糖耐量减低	<7.0	≥7.8，<11.1
糖尿病	≥7.0	≥11.1

注：空腹血糖受损和糖耐量减低统称为糖调节受损，也称糖尿病前期；空腹血糖正常参考范围下限通常为 3.9mmol/L。

四、临 床 治 疗

（一）提高临床疗效要点提示

1. 精究证因悟病机，切中原委定法则　实践出智慧灼见，这也是中医临床的要则，只有在中医思维指引下，精究临床诊疗全程每个细节，倾心品析过程、察细节、评疗效、总经验、汲教训，才能逐步发现、悟透、把握其致病的关键与取效的原理。临床上也只有真正明晰"病证"的关键病因、病机，方能有的放矢、精准施治、合理用药。我们在总结前人及现代学者经验基础上，结合临床实际提出 T2DM 的病机特点为：肥臃是 T2DM 发病的基础土壤；痰浊中阻、湿热内蕴是其始动因素；湿浊、湿热困阻中焦，土壅木郁，脾失健运，肝失疏布，水谷精微壅滞血中是血糖升高及其发病的重要环节；精津布运失常、痰热耗津损阴是形成"三多两少，尿有甜味"的内在原因；病程渐进，邪伤正气，肺脾肾三脏气虚是其迁延不愈的关键症结；气损及阴、阴损及气、气阴两虚是其枢机阶段；气虚渐之、阴损及阳、阴阳两虚是其发展的必然趋势；血瘀是造成多种并发症的主要原因；痰湿化浊、瘀热化毒、浊毒内生是病程中的变证[8]。在治疗中提倡以"和"立法，辨证施治、辨体施治、因治遣方，分别以清热生津、益气养阴、疏肝健脾、燥湿健脾、和中降浊、清热化湿、分消实邪，健脾益肾、脾肾互资，滋阴温阳为治疗大法。

2. 持续强化中医思维，谨遵"三辨诊疗模式"[10]　在参照国医大师王琦院士"三辨诊疗模式"的基础上，我们结合临床实际，构建了T2DM"三辨诊疗模式"，将中医辨病、辨证、辨体三者有机结合。体现了基于临床思维、基于临床实践的以人为本、因人制宜、治病求本之"三辨诊疗"、辨体调治的特点，弥补了当前T2DM诊疗体系中"无症可辨"的缺陷，也凸显个体化诊疗要素，对拓展临床思维、丰富诊疗体系，更好地诠释"同病异治""异病同治"，对推广病、证、体质三者有机结合的诊疗模式具有积极意义。其要义有三：

（1）先行辨病诊断，确定中医病名：中医病名诊断当据其不同临床表现分别命名为消渴病、上消病、中消病、下消病、脾瘅病。以发挥中医病名在指导辨证论治、辨体论治中的正确导向作用。

（2）次行辨证诊断，确立精准证型：通过上述对T2DM病因病机的创新性认识，应该识理明证、审证求因，尤其要"观其脉证，知犯何逆，随证治之"，认为DM不尽是"阴虚热盛"、"气阴两虚"等证，而是动态发展的。我们总结出来源于临床实践的七种证型，分别为热盛伤津证、气阴两虚证、肝郁脾虚证、痰浊中阻证、湿热中阻证、脾肾气虚证、阴阳两虚证。

（3）临床"无症可辨"，再施精准辨体：对于"无症可辨"的T2DM患者，我们应遵"三辨诊疗模式"之"辨体论治"的基本要求，分别采用补气、护正、温阳、养阴、祛湿、清热调糖法则[11]。

3. 笃定守正创新信念，活用纯中药"序贯三法"　在多年临床经验基础上，我们探索出了纯中药治疗T2DM"序贯三法"[12]，即运用辨证施治的专证专方、专病专药、专病专茶三法。依据辨证证型选择不同中药汤剂、依据血糖情况选择专病专药、依据体质情况选择专病专茶，根据不同血糖水平采用三法中的单行、二联、三联之"序贯三法"进行治疗。

4. 缓图其效，务求久功　在临床工作中，当我们发现部分患者对中医药降糖缺乏信心，我们首先要与患者进行沟通，告知其不能急功近利，中医是通过调整内脏功能，以达到调控血糖的远期疗效。

临证中我们在中医理论的指导下运用中医药综合治疗消渴病，以"整体观念"为指导原则，结合患者的症、舌、脉、纳眠及二便等情况，综合分析，审证求因，辨病与辨证相结合，标本兼治。中医药调糖因人施治，个体化治疗；方法灵活，剂型多样，改善症状快，采用中成药及药茶等巩固治疗，有利于提高患者依从性；运用"未病先防"思维，中医药对于预防糖尿病并发症也具有重要指导意义。

（二）治疗方法

1. 内治法

1.1　辨证论治，专证专方

由全国20省市60余家二级以上中医院组成的全国纯中药治疗T2DM专科联盟专家团队

通过对多年 DM 临证经验与分析悟道的基础上，将 T2DM 的病机特点概括为九个方面，已如前所述。通过近十年逾万例 T2DM 中医诊疗的临床实践，总结出来源于临床实践的七种证型，分别为热盛伤津证、气阴两虚证、肝郁脾虚证、痰浊中阻证、湿热内蕴证、脾肾气虚证、阴阳两虚证。

热盛伤津证

主证：口渴多饮，口苦，多食易饥，形体消瘦，心烦易怒，小便频多，溲赤便秘，舌质红，苔薄黄而干，脉弦或数。

治则：清热生津，调糖止渴。

方药：清热养阴调糖饮：生石膏 30～50g、生地黄 10～30g、知母 10～15g、麦冬 10g、川牛膝 30g、太子参 30g、葛根 30g、天花粉 15～30g、炒苍术 10～30g、炒枳壳 10g、升麻 3～6g、生甘草 3～6g。

煎服方法：每日 1 剂，水煎分 3 次温服；或根据病情需要，每日 2 剂，分 4 次温服。药渣再煎，熏洗双足，内外同治、增强疗效。

方义分析：方中生石膏辛甘大寒，清阳明有余之火而不损阴；生地黄清热生津；知母苦寒质润、滋清兼备，一助石膏清胃热而止烦渴，一助生地养阴生津；麦门冬微苦甘寒，助生地滋阴而润胃燥，且可清心除烦；川牛膝甘苦，既补肾之不足，又可导热引血下行；太子参益气生津；葛根既可生津又可升举清阳；天花粉既可助石膏清热，又可助生地生津；苍术燥湿健脾，既能防止石膏清热太过，又可防止诸多滋阴药物腻而伤胃；枳壳宽中下气，牛膝引血下行，升麻升举清阳，葛根升发清阳，两升两降，气血调畅，清升浊降，从而使中气畅达；生甘草调和诸药，诸药合用，共奏清热养阴之功，使热清津复，阴精和合，血糖渐趋平稳。

加减：若大便干结者，加生大黄 3g（后下）。

气阴两虚证

主证：神疲乏力，精神不振，气短懒言，咽干口燥，口渴多饮，形体消瘦，腰膝酸软，自汗，盗汗，舌质淡红或舌红，舌体胖，苔薄白干或少苔，脉沉细。

治则：益气养阴，补虚调糖。

方药：益气养阴调糖饮：太子参 30g、生地黄 30g、生黄芪 30～60g、山萸肉 30g、麦冬 10g、生山药 30g、苍白术各 10～30g、泽泻 30g、丹参 30～50g、茯苓 30g、炒枳壳 10g、升麻 6～10g。

煎服方法：每日 1 剂，水煎分 3 次温服；或根据病情需要，每日 2 剂，分 4 次温服。药渣再煎，熏洗双足。

方义分析：方中太子参益气生津；黄芪益气健脾固表；生地清热养阴生津，山萸肉补养肝肾涩精，取"肝肾同源"之意；炒山药补脾益肾，苍白术同用以增健脾利湿之力；泽泻利湿而补阴之不足；茯苓淡渗利湿，助山药健运，与泽泻共泻肾浊，助真阴复其本位；丹参苦寒，能活血清心，并制山萸肉之温涩；麦冬养阴生津；枳壳宽胸下气；升麻升举清阳，升降相因，气机畅达；诸药合用，共奏益气养阴生津之功，使气复阴平，气阴和合，是以不降糖而血糖自平矣。

加减：乏力明显者，生黄芪可加至 60～80g；盗汗者加仙鹤草 60～180g。

肝郁脾虚证

主证：常因精神刺激而诱发血糖升高，情志抑郁或烦躁易怒，胁痛，脘腹胀满，神疲食少，大便或干或溏，失眠，女性常伴有月经不调、乳房胀痛，舌质淡红，苔薄白，脉弦。

治则：疏肝健脾，和中调糖。

方药：疏肝健脾调糖饮：柴胡 10～12g、当归 10g、生白芍 15～30g、茯苓 30g、苍白术各 10～30g、陈皮 10g、薄荷 10g（后下）、生苡仁 30g、川牛膝 30g、生甘草 6g、升麻 6～10g。

煎服方法：每日 1 剂，水煎分 3 次温服；或根据病情需要，每日 2 剂，分 4 次温服。药渣再煎，熏洗双足。

方义分析：方中柴胡疏肝解郁，使肝气得以条达；当归养血和血；白芍酸苦微寒，养血敛阴，柔肝缓急；归、芍与柴胡同用，补肝体而助肝用，使血和则肝和，血充则肝柔；木郁不达致脾虚不运，故以苍白术、茯苓、生薏仁燥湿健脾益气，川牛膝补肾活血，使脾肾互资，强健脾土；薄荷疏散郁遏之气，透达肝经郁热；升麻升举清阳与牛膝配伍，升清降浊，调和气机，共为佐药；甘草调和诸药。全方共奏疏肝健脾，达木运土，调和肝脾之功。

加减：失眠多梦者加夜交藤 50g，琥珀粉 3g（冲服）。

痰浊中阻证

主证：形体肥胖，头身困重，口黏或口干渴，饮水量不多，脘腹痞闷，纳果，便溏，舌质淡胖，多有齿痕，苔白腻，脉滑缓。

治则：化痰降浊，和中调糖。

方药：和中降浊调糖饮：炒苍术 30g、姜半夏 10～30g、炒白术 30g、茯苓 30～60g、厚朴 10g、泽泻 30g、陈皮 10g、猪苓 30g、桂枝 6～10g、川牛膝 30g、升麻 3～6g、生甘草 3～6g、生姜 10～15g。

煎服方法：每日 1 剂，水煎分 3 次温服；或根据病情需要，每日 2 剂，分 4 次温服。药渣再煎，熏洗双足。

方义分析：方中苍白术合用以健脾和胃，燥湿化浊，升阳散邪；陈皮、厚朴理气燥湿化痰，姜半夏燥湿化痰、和胃降浊；猪茯苓、泽泻淡渗利水；升麻善升脾胃之阳气，桂枝温阳化气利水；川牛膝活血祛瘀、引血下行；甘草、生姜调补脾胃，和中气以助运化。本方总以燥湿健脾，化痰降浊为治疗大法，痰化湿去，脾升胃降，水谷精微输布正常，从而达到化痰止渴，调控血糖的目的。

加减：舌苔白厚腻、口中黏腻加佩兰 10g，下肢浮肿者加玉米须 30g。

湿热内蕴证

主证：口干口渴，饮水量多，口苦、口中异味，身重困倦，大便黏腻不爽，舌质淡，苔黄腻，脉濡数。

治则：清热祛湿，升清调糖。

方药：清热化湿调糖饮：黄连 15～30g、厚朴 10g、姜半夏 10～20g、炒苍术 10～30g、芦根 30～50g、炒栀子 10g、淡豆豉 15～30g、生苡仁 30～50g、石菖蒲 10g、川牛膝 30～50g、生枳实 10g、升麻 3g。

煎服方法：每日 1 剂，水煎分 3 次温服；或根据病情需要，每日 2 剂，分 4 次温服。药渣再煎，熏洗双足。

方义分析：方中黄连清热燥湿解毒，厚朴行气化湿；生苡仁健脾清热祛湿，《本草正》：薏苡，味甘淡，气微凉，性微降而渗，故能去湿利水，……以其性凉，故能清热，止烦渴、上气但其功力甚缓，用为佐使宜倍；姜半夏燥湿降逆而和胃，川牛膝活血通经，祛风除湿，利尿通淋，引邪下行；苍术燥湿健脾，善除中焦湿邪；石菖蒲健胃理气、利湿化痰；淡豆豉清心除烦；山栀清宣胸脘之郁热；芦根性甘寒质轻，清热和胃，除烦止呕，生津行水；生枳实消积除满，行气导滞，气行则湿行；升麻与半夏相伍升清降浊。诸药合用，清热化湿，理气畅中，升清降浊，安中调糖。

加减：大便黏滞不爽者加广木香10g；口苦或口中异味明显者加藿香10g、佩兰10g。

脾肾气虚证

主证：腰膝酸痛，倦怠乏力，眼睑或下肢水肿，自汗，小便清长或短少，夜尿频数，时有五更泄泻或性功能减退，舌淡体胖有齿痕，苔薄白而滑，脉沉迟无力。

治则：健脾益肾，培本调糖。

方药：健脾益肾调糖饮：太子参30～50g、生黄芪30～60g、生地黄30g、山萸肉30g、生山药30g、炒白术10～30g、泽泻30g、川、怀牛膝各30g、猪苓30g、茯苓30～50g、升麻10～30g、炒枳壳10g。

煎服方法：每日1剂，水煎分3次温服；或根据病情需要，每日2剂，分4次温服。药渣再煎，熏洗双足。

方义分析：方中太子参益气滋阴生津，生黄芪以益气健脾；生地补益肝肾益精血，山萸肉补养肝肾、涩精止遗，取互滋互补之意；炒山药补脾益肾；怀牛膝偏于补肝肾兼能活血散瘀；川牛膝引血下行；苍白术健脾化湿运谷精、布津液；泽泻利湿消肿；猪茯苓淡渗利湿，助二术、山药以健脾；炒枳壳行气，使全方补而不滞；升麻升举清阳，与牛膝相伍，升降相因，畅达气机全方共奏健脾益肾，运谷布津，化湿调糖之功。

加减：下肢肿明显者加汉防己30g；夜尿频者加桑螵蛸10～30g、金樱子30g。

阴阳两虚证

主证：口渴多饮，小便频数，夜间尤甚，甚至饮一溲一，浑浊如脂如膏，五心烦热，口干咽燥，耳轮干枯，面色黧黑；神疲乏力，腰膝酸软，四肢欠温，或颜面肢体浮肿，阳痿或月经不调，五更泄泻，舌淡体胖，苔白而干，脉沉细无力。

治则：滋阴温阳，固肾调糖。

方药：阴阳双补调糖饮：淡附片10～30g（先煎60～120分钟）、熟地黄30g、山萸肉30g、炒山药30g、肉桂6g（后下）、枸杞子30g、茯苓30g、炒白术10g、炒枳壳10g、盐杜仲30g、鹿角霜15g、桑螵蛸30g。

煎服方法：每日1剂，水煎分3次温服；或根据病情需要，每日2剂，分4次温服。药渣再煎，熏洗双足。

方义分析：方中淡附片大辛大热，温阳补火为君药。肉桂辛甘、性大热，补火助阳，散寒止痛；"善补阳者，必于阴中求阳，则阳得阴助，而生化无穷"，故加用甘温之熟地黄以滋阴补肾生精，配伍山茱萸、山药、枸杞子补肝养脾益精，阴生则阳长，同为臣药。茯苓利水渗湿，炒枳壳以行滞消胀，寓泻于补，俾邪去而补药得力，并制诸滋阴药碍湿之虞，可使全方补而不滞；炒白术燥湿健脾，寓意培补先后天之义；盐杜仲、鹿角胶以滋补肝肾、益精养血，桑螵蛸固精缩尿、补肾助阳；俱为佐药。诸药合用，助阳之弱以化水，滋阴之虚以生气，使肾阳振奋，气化复常，则诸症自除。

加减：尿频而混浊者，加益智仁 10g、川萆薢 30g；乏力明显者，加生黄芪 60～80g。

1.2 辨证施治，专证专药

消渴丸

组成：葛根、地黄、黄芪、天花粉、玉米须、南五味子、山药。每 10 丸含格列本脲 2.5mg

功能：滋肾养阴，益气生津。

适应证：2 型糖尿病之气阴两虚证。

用法：1 次 5～10 丸，每日 2～3 次，饭前温开水送服，或遵医嘱。

注意事项：①孕妇、哺乳期妇女不宜服用；②1 型糖尿病患者，2 型糖尿病患者伴有酮症酸中毒、昏迷、严重烧伤、感染、严重外伤和重大手术者禁用；③肝、肾功能不全者，对磺胺类药物过敏者，白细胞减少者禁用。

参芪降糖颗粒

组成：人参、黄芪、麦冬、覆盆子、天花粉、地黄、茯苓、枸杞、泽泻、五味子、山药等。

功能：益气养阴，滋脾补肾。

适应证：2 型糖尿病之气阴两虚证。

用法：每次 1g，每日 3 次，1 个月为 1 个疗程，疗效不显著或者治疗前症状较重者，每次可达 3g，每日 3 次。

注意事项：有实热证禁用，待实热证退后可服用。

1.3 特色制剂

糖尿康片[8, 10, 12, 13]

组成：柴胡、苍术、黄芪、生地、玄参、黄连、鬼箭羽、生龙骨、生牡蛎等药物组成。

功能：调和肝脾、调和气机、调和阴阳、调和升降，以和治之，以和调之，寓调（糖）于和之中。

适应证：2 型糖尿病。

用法：口服 1 次 3～10 片，1 日 2～4 次。

注意事项：忌食辛辣、油腻食物。

来源：开封市中医院院内制剂

黄连降浊丸[8, 10, 12, 13]

组成：黄连、酒大黄、知母、麦冬、生地、丹皮等药物组成。

功能：扶正与祛邪结合，补中有泻，泻中有补，使热清津生，浊清瘀消，邪去正复，全身气血津液调和。

适应证：热盛伤津型消渴病，症见口干多饮、多食易饥、形体消瘦等。

用法：口服 1 次 3g，1 日 2～4 次。

注意事项：忌食辛辣、油腻食物。

来源：开封市中医院院内制剂

消渴舒丸[14-18]

主要药物：红参、山药、天花粉、地黄、麦冬、丹参、山茱萸、泽泻、五味子、黄连等十五味。

功能：益气健脾，养阴生津，清热润燥，滋水除烦。

适应证：用于 2 型糖尿病气虚、阴虚及气阴两虚、血瘀阻滞证。

用法：口服，一次 6g，一日 3 次。

注意事项：①糖尿病酮症、酮症酸中毒、高渗性昏迷、乳酸性酸中毒及重要脏器功能衰竭者禁用。②腹泻患者慎用。

来源：河南省中医院内部制剂

2. 外治法

2.1 药物外治法

穴位贴敷法

处方：黄连、山楂、泽泻、大黄、苍术、车前子、丹参等。

操作方法：上述药物共为细末，蜂蜜调和后，团如梧桐子大小，置于神阙穴，脐贴固定。每日贴敷 10 小时，15 日为一个疗程。

适应证：2 型糖尿病辨证属痰湿内阻证患者。

注意事项：①凡用溶剂调敷药物时，需随调配随敷用，以防蒸发。②过敏体质或对药物、辅料成分过敏者慎用。③贴敷部位有创伤、溃疡者禁用。④对久病体弱消瘦以及有严重心脏病、肝脏病等的患者，使用药量不宜过大，贴敷时间不宜过久，并在贴敷期间注意病情变化和有无不良反应。⑤注意贴敷时间不宜过长，观察局部情况，若贴敷部位无水疱、破溃者，可用消毒干棉球或棉签蘸温水、植物油或石蜡油清洁皮肤上的药物，擦干并消毒后再贴敷。贴敷部位起水疱或破溃者，应待皮肤愈后再贴敷。若出现过敏反应（包括药物及胶布过敏），可暂停贴敷治疗，对过敏反应明显者可局部涂擦抗过敏软膏。

2.2 非药物外治法

低频电脉冲治疗

处方：天枢穴、大横穴、中脘穴、足三里穴、涌泉穴。

操作方法：患者平躺于治疗床上，暴露相关穴位，操作者将磁疗贴置于天枢、大横、中脘、足三里、涌泉穴，微波探头置于合谷穴，接通电源，调节治疗强度，治疗时间为 30 分钟，每日一次，14 天为一个疗程。

适应证：2 型糖尿病。

注意事项：注意根据患者适应性调整电流大小，避免产生不适。皮肤破损、有心脏疾患者禁用。

耳穴埋豆法

处方：主穴：胰胆、糖尿病点、内分泌、皮质下、缘中；配穴：脾、胃、肝肺、神门、肾上腺、交感、渴点、饥点、三焦。

操作方法：主穴每次选取 3～4 穴，配穴选择 1～2 穴，进行耳穴探查，找出阳性反应点。以酒精棉球轻擦消毒，左手手指托持耳郭，右手用镊子夹取割好的方块胶布，中心粘上准备好的药豆，对准穴位紧贴压其上，并轻轻揉按 1～2 分钟。每次以贴压 5～7 穴为宜，每日按压 3～5 次，隔 1～3 天换 1 次，两组穴位交替贴压。两耳交替或同时贴用。10 次为一疗程，疗程间隔 3～5 天。

适应证：2 型糖尿病及其并发症。

注意事项：①严重心脏病患者不宜用，更不宜采用强刺激。②严重器质性疾病及伴有重度贫血者禁用。③外耳患有显著的炎症，如湿疹、溃疡、冻疮破溃等情况禁用。④妇女怀孕期间慎用。

艾灸法

处方：中脘、神阙、天枢、气海、关元、脾俞、肾俞、足三里、涌泉。

操作方法：患者平躺于治疗床上，暴露相关穴位，操作者依据取穴部位，可选择葫芦灸（腹部）或艾箱灸。将艾炷固定于容器内，点燃后将葫芦或艾箱置于相应穴位，妥善固定。调节艾箱透气孔，使其充分燃烧，注意艾炷燃点与施灸部位皮肤的距离，施灸过程中询问患者有无灼痛感，避免烫伤。治疗时间：腰、腹部30分钟，四肢20分钟，每日一次，14天为一个疗程。

适应证：2型糖尿病及其并发症。

注意事项：①颜面部、大血管部位、孕妇腹部及腰骶部不宜施灸。②注意室内温度的调节，保持室内空气流通。③取合理体位，充分暴露施灸部位，注意保暖及保护隐私。④注意施灸的时间，如失眠症要在临睡前施灸，不要在饭前空腹或饭后立即施灸。⑤施灸后局部皮肤出现微红灼热，属于正常现象。⑥施灸部位注意保暖，避免冷风直吹。

3. 西医治疗

（1）口服降糖药物：DM的医学营养治疗和运动治疗是控制T2DM高血糖的基本措施。在饮食和运动不能使血糖控制达标时应及时采用药物治疗。

高血糖的药物治疗多基于纠正导致人类血糖升高的两个主要病理生理改变——胰岛素抵抗和胰岛素分泌受损。根据作用效果的不同，口服降糖药可分为主要以促进胰岛素分泌为主要作用的药物（磺脲类、格列奈类、DPP-4抑制剂）和通过其他机制降低血糖的药物[双胍类、噻唑烷二酮类（TZDs）、α-糖苷酶抑制剂、SGLT2抑制剂]。

①磺脲类和格列奈类：直接刺激胰岛B细胞分泌胰岛素。②DPP-4抑制剂：通过抑制二肽基肽酶4（DPP-4）而减少GLP-1在体内的失活、使内源性GLP-1水平升高。GLP-1以葡萄糖浓度依赖的方式增加胰岛素分泌，抑制胰高血糖素分泌。③双胍类：主要是减少肝脏葡萄糖的输出和改善外周胰岛素抵抗而降低血糖。④TZDs类：主要是通过增加靶器官对胰岛素作用的敏感性而降低血糖。⑤α-糖苷酶抑制剂：主要是延缓碳水化合物在肠道内的消化吸收。⑥SGLT2抑制剂：主要是通过抑制肾小管对葡萄糖的重吸收，降低肾糖阈，从而促进尿糖排出。

（2）注射类降糖药物：T2DM是一种进展性的疾病。在T2DM的自然病程中，对外源性的血糖控制手段的依赖会逐渐增大。临床上常需要口服药物与注射降糖药物（胰岛素、GLP-1受体激动剂）的联合治疗。

GLP-1受体激动剂：该类药物可促进肠促胰素释放，依赖血清葡萄糖浓度刺激胰岛素释放，同时减少胰高血糖素分泌，作用于进食中枢，延缓胃排空，减轻饥饿感。

胰岛素：胰岛素治疗是控制高血糖的重要手段。T1DM患者需依赖胰岛素维持生命，也必须使用胰岛素控制高血糖，并降低DM并发症的发生风险。T2DM患者虽不需要胰岛素来维持生命，但当口服降糖药效果不佳或存在口服药使用禁忌时，仍需使用胰岛素，以控制高血糖，并减少DM并发症的发生风险。根据病情与经济条件适当选用动物、人胰岛素、胰岛素类似物。在某些时候，尤其是病程较长时，合并各种严重的急慢性并发症时，胰岛素治疗可能是最主要的，甚至是必需的控制血糖措施。

4. 基础治疗

（1）饮食疗法：糖尿病饮食应丰富多样，营养均衡，定时定量。糖尿病患者应采取个体化能量平衡计划，以满足营养需求，同时达到或维持理想体重。建议按照 25～30kcal/kg（标准体重）计算能量摄入，再根据患者身高、体重、性别、年龄、活动量、应激状况等进行系数调整。其中碳水化合物供能占全日总能量 50%～65%，蛋白质占 15%～20%，脂肪占 20%～30%，限制饱和脂肪酸和反式脂肪酸摄入；限制饮酒，控制食盐摄入在每日 5g 以内，定期接受个体化营养指导。

中医饮食疗法要旨："五谷为养，五果为助，五畜为益，五菜为充，气味合而服之，以补精益气"，谨和五味，食饮有节。饮食应做到合理搭配，食养以尽，勿使太过；膳食有酸、苦、甘、辛、咸等五味以入五脏，五味调和，水谷精微充足，气血旺盛，脏腑调和；饮食应有节制，顺应四时，重点在于辨证施膳，具体方案如下。

热盛伤津证：宜食清热生津之品，如麦冬、鲜芦根、天花粉、葛根、绿豆、苦瓜、河蚌等，以清热生津止渴。食疗方：苦瓜蚌肉汤。

气阴两虚证：宜食益气养阴之品，如党参、西洋参、瘦肉、蛋类、鱼肉、石斛、山萸肉、山药等；可选用麦冬、五味子等煎水代茶饮，以益气养阴、生津止渴。食疗方：西洋参石斛炖瘦肉。

肝郁脾虚证：宜食疏肝健脾之品，如橘皮、香橼、佛手、郁金、玫瑰花、茯苓、山药、芹菜、莱菔子、山楂、麦芽、鸡内金、茉莉花等。食疗方：玫瑰茉莉饮等。

痰浊中阻证：宜食燥湿健脾，化痰降浊之品，如陈皮、金橘、萝卜、山药、薏仁、砂仁、藿香、赤小豆、生姜等。食疗方：陈皮薏仁粥。

湿热内蕴证：宜食清热利湿，和中降浊之品，如空心菜、薏米、黄瓜、赤小豆、冬瓜、莴苣、竹笋、鲤鱼、黑鱼、泥鳅、茵陈、栀子、玉米须等。食疗方：冬瓜赤豆黑鱼汤。

脾肾气虚证：宜食健脾益肾之品，如山药、黑芝麻、枸杞、黄芪、鱼肉、芡实、莲子、黄精、山萸肉、益智仁、灵芝、人参等。食疗方：山药黄芪瘦肉粥等。

阴阳两虚证：宜食温益肾阳，补肾滋阴之品，如牛肉、羊肉、麻雀肉、海参、虾仁、猪胰、韭菜、刀豆、枸杞、五味子、干姜、黑豆、黑芝麻、山药、芡实等。食疗方：韭菜炒虾仁。

（2）运动疗法：运动锻炼在 T2DM 患者的综合管理中占重要地位，应遵循以下原则：

运动治疗应在医师指导下进行。运动前要进行必要的评估，特别是心肺功能和运动功能的医学评估（如运动负荷试验等）。

成年 T2DM 患者每周至少 150min（如每周运动 5d，每次 30min）中等强度（50%～70% 最大心率，运动时有点用力，心跳和呼吸加快但不急促）的有氧运动。研究发现即使一次进行短时的体育运动（如 10min），累计 30min/d，也是有益的。

中等强度的体育运动包括：快走、打太极拳、骑车、乒乓球、羽毛球和高尔夫球。较大强度运动包括快节奏舞蹈、有氧健身操、慢跑、游泳、骑车上坡、足球、篮球等。

如无禁忌证，每周最好进行 2～3 次抗阻运动（两次锻炼间隔≥48h），锻炼肌肉力量和耐力。锻炼部位应包括上肢、下肢、躯干等主要肌肉群，训练强度为中等。联合进行抗阻运动和有氧运动可获得更大程度的代谢改善。

　　运动项目要与患者的年龄、病情及身体承受能力相适应，并定期评估，适时调整运动计划。记录运动日记，有助于提升运动依从性。运动前后要加强血糖监测，运动量大或激烈运动时应建议患者临时调整饮食及药物治疗方案，以免发生低血糖。

　　空腹血糖＞16.7mmol/L、反复低血糖或血糖波动较大、有 DM 酮症酸中毒等急性代谢并发症、合并急性感染、增殖性视网膜病变、严重肾病、严重心脑血管疾病（不稳定型心绞痛、严重心律失常、一过性脑缺血发作）等情况下禁忌运动，病情控制稳定后方可逐步恢复运动。血糖＜5.5mmol/L 者运动前需适量补充含糖食物如饼干、面包等。

五、护　理　调　摄

　　依据中医辨证分型，症状标本缓急，正邪盛衰，因人、因时、因地，实施各项护理调摄。

　　1. 生活起居指导　　指导患者起居有常，顺应四时增减衣物。保持眼、口腔、会阴、皮肤等清洁卫生，预防感染。

　　2. 饮食指导

　　（1）讲解饮食治疗的基础性及重要性，提升患者配合度。

　　（2）根据患者的民族、饮食习惯等，予以针对性指导，提高患者饮食依从性。

　　（3）观察患者三餐进食情况，进食量及饮食中各类营养分配是否合理，适时予以指导。

　　3. 运动指导

　　（1）根据患者年龄、自理程度及病情，提供适宜的运动方式。

　　（2）观察患者运动的依从性及运动中的反应，根据实际情况进行针对性指导。使患者掌握适宜自身情况的有效的运动治疗。了解运动过量及不足对于疾病治疗的影响。

　　4. 用药指导

　　（1）遵医嘱指导患者正确服药。观察患者服药的方法及药量。

　　（2）依据医嘱及辨证情况，指导中药汤剂的服用方法（热服、温服、凉服、饭前服、饭后服）。观察用药后反应，如有恶心等不适，可指导患者少量频服或含服姜片、姜汁滴舌。

　　（3）讲解胰岛素的注射规范，使患者掌握正确的胰岛素注射方法。

　　5. 心理护理

　　（1）多与患者沟通，了解其心理状态，增强其与慢性疾病做斗争的信心，保持乐观心态。

　　（2）鼓励家属理解支持患者，避免不良情绪的影响。

　　（3）组织形式多样、寓教于乐的患者活动，开展同伴支持教育，介绍成功的病例，鼓励参与社会活动。

　　（4）应用中医七情归属，了解患者情志状态，指导采用移情易性的方法，分散患者对疾病的注意力，改变其不良习性。

　　6. 中医外治护理　　评估患者个体情况，遵医嘱规范进行各项中医外治技术。观察治疗中的患者局部反应及整体感受。评估治疗后各项症状有无改善，适时调整中医方案，提升治疗效果。

7. 低血糖及酮症酸中毒的预防与处理

（1）向患者讲解低血糖、酮症酸中毒的诱因、临床表现及应急救护措施。

（2）指导患者定时定量进餐，勿擅自停用胰岛素及口服降糖药。

（3）外出时随身携带急救卡和糖果、饼干。如运动量增加应适当增加碳水化合物摄入，定时监测血糖。

六、预 后 转 归

目前 DM 已经成为国家的一个公共卫生问题，然而 DM 的知晓率却很低，大量无症状的 DM 人未被发现，已确诊的患者中，约有 60% 的血糖控制很差，久之将会导致严重的慢性并发症，致残或致死，如 1/4 患者将发生脑血管病变，1/3 发生冠心病，1/2 的失明患者将与 DM 有关，1/2 的血液透析患者为 DM 肾病导致的肾功能衰竭，将有 20% 的患者伴肢端病变如坏疽乃至截肢。随着病程的进展和病情的加重，DM 并发症种类增多，所需要的检查项目、药品种类和费用都会随之增高，这些因素无疑加剧了 DM 治疗费用的上涨。由此而带来的社会经济负担也是很客观的。从 1993～2003 年，DM 的直接医疗费用占 GDP 的比重不断增长。通过对 1993 和 2004 年《中国卫生统计年鉴》及国家卫生服务调查数据的分析发现，DM 直接医疗费超过了同期 GDP 以及全国卫生总费用的年均增长速度，达 19.90%，在所有被调查的慢性疾病中居第 2 位。2004 年，DM 直接医疗成本占全国医疗总费用的比例已经逼近甚至超过某些发达国家，达 7.57%。2019 年最新数据显示我国 20～79 岁 DM 相关死亡人数约为 130 万，DM 直接医疗费用已跃居世界第二，达到了 510 亿美元[19]。

从以上惊人的数字可以看出，DM 已经严重危害人类的健康，给个人和社会都带来了巨大的经济负担。因此，加强国民对 DM 知识的宣传教育，促进糖耐量减低患者转化为正常，稳定控制血糖，减缓和预防并发症的发生已成为亟待解决的问题。

七、疗 效 评 价

（一）疗效评价标准

参照 2010 年国家中医药管理局颁布的《22 个专业 95 个病种中医诊疗方案》。

显效：空腹血糖及餐后 2 小时血糖下降至正常范围，或空腹血糖及餐后 2 小时血糖值下降超过治疗前的 40%，糖化血红蛋白值下降至正常，或下降超过治疗前的 30%。

有效：空腹血糖及餐后 2 小时血糖下降超过治疗前的 20%，但未达到显效标准，糖化血红蛋白值下降超过治疗前的 10%，但未达到显效标准。

无效：空腹血糖及餐后 2 小时血糖无下降，或下降未达到有效标准，糖化血红蛋白值无下降，或下降未达到有效标准。

（二）评价方法

1. 症状积分评价方法　参照中华中医药学会《糖尿病中医防治指南》（ZYYXH/T3.1～

3.15—2007）。

消失：疗前患者的症状消失，积分为零。

好转：疗前患者的症状减轻，积分降低，但不为零。

无效：疗前患者的症状未减轻或加重，积分未降低。

症状分级量化标准：参照 2003 年《中药新药治疗糖尿病的临床指导研究原则》《22 个专业 95 个病种中医诊疗方案》《24 个专业 104 个病种中医诊疗方案》制定（详见表 1-3～表 1-9）。

表 1-3　热盛伤津证

症状	轻	中	重
易饥多食	饥饿感较平时有所增加，食量增加 1/2 以下	每于食后 2 小时即有饥饿感，食量增加 1/2 以上，1 倍以下	整日有饥饿感，食量增加 1 倍以上
形体消瘦	BMI<18.5，或体重下降 2kg	BMI<17，或体重下降 2～4kg	BMI<16，或体重下降 4kg 以上
大饮不解其渴	轻度，日饮水量 2000～2500ml	中度，日饮水量 2500～4000ml	重度，日饮水量 4000ml 以上
心烦易怒	偶有发生	常有发生，易缓解	常有发生，不易缓解
口苦	晨起口微苦	口中发苦，食而无味	口中甚苦，食不知味
大便干结	大便干结，每日一行	大便秘结，排便困难，每 2 日一行	大便秘结，排便艰难，3 日及 3 日以上一行
小便频数	每日排尿 10～15 次	每日排尿 15～20 次	每日排尿 20 次以上

表 1-4　气阴两虚证

症状	轻	中	重
咽干口燥	轻微咽干口燥	咽干口燥，饮水可暂解	咽干口燥，欲饮水，饮而不解
口渴多饮	轻度口渴，日饮水量达 2000ml	口渴明显，日饮水量达 2000～2500ml	烦渴，频繁饮水，日饮水量大于 2500ml
神疲乏力	稍感倦怠乏力	容易乏力，四肢乏力	四肢乏力，瞌睡懒言
气短懒言	劳累后气短	一般活动即气促	懒言，不活动也气促
形体消瘦	BMI<18.5，或体重下降 2kg	BMI<17，或体重下降 2～4kg	BMI<16，或体重下降 4kg 以上
腰膝酸软	偶有，不影响活动	较明显，活动减少	症状明显，不欲活动
自汗盗汗	偶有自汗盗汗	动则出汗，有盗汗	不活动亦自汗，盗汗量较多
五心烦热	晚间手足心微热，偶有心烦	手足心热，不欲衣被，时有心烦	手足心灼热，不欲衣被，握冷物则舒，终日心烦不宁
心悸	偶尔发生	时有发生	经常发生
失眠	睡眠易醒、或睡而不安、晨醒过早，不影响工作	每日睡眠少于 4 小时，但能坚持正常工作	彻夜不眠，难以坚持正常工作

表 1-5 肝郁脾虚证

症状	轻	中	重
胸胁胀满	胸胁稍有胀满，可自行缓解	胸胁胀满明显，太息则舒，部分影响生活	胸胁胀满，持续不能缓解，影响工作和休息
烦躁易怒	偶有发生	常有发生，易缓解	常有发生，不易缓解
脘腹胀满	进食后脘胀	进食后脘胀，腹胀	持续脘胀，腹胀，或伴胸闷
头痛	轻微头痛，时作时止	头痛可忍，持续不止	头痛如炸，难以忍受
神疲食少	饮食较前减少一半	饮食较前减少 3/4	不能进食，食则欲吐
大便溏结不调	偶有大便时干时稀	经常出现大便时干时稀	大便时干时稀持续出现

表 1-6 痰浊中阻证

症状	轻	中	重
形体肥胖或超重	BMI>24	BMI>30	BMI>35
身重困倦	仅有困重感，尚未碍及活动	肢体沉重，活动费力	身体沉重如裹，活动困难影响日常生活
纳呆	食欲欠佳。口味不香，食量减少不超过 1/4	食欲不振，口味不香，食量减少 1/4～1/2	食欲甚差，无饥饿感，食量减少 1/2 以上
便溏	大便软不成形，日行 2～3 次	烂便、溏便，日行 4～5 次或稀便日行 1～2 次	稀水样便，日行 3 次及以上
口干口渴	稍觉口干，少饮水	口干较明显，饮水量较平常增加 0.5 至 1 倍	口干明显，饮水量较平常增加 1 倍以上

表 1-7 湿热内蕴证

症状	轻	中	重
身重困倦	仅有困重感，尚未碍及活动	肢体沉重，活动费力	身体沉重如裹，活动困难影响日常生活
口苦	晨起口微苦	口中发苦，食而无味	口中甚苦，食不知味
口中异味	自觉有异味，旁人不能嗅到	张口呼气旁人可嗅到	旁人靠近即可嗅到
大便黏腻不爽	大便黏滞	大便黏滞，排之不净	大便黏滞，需连续两次排净
口干口渴	稍觉口干，少饮水	口干较明显，饮水量较平常增加 0.5 至 1 倍	口干明显，饮水量较平常增加 1 倍以上
饮水量多	日饮水量达 2000ml	日饮水量达 2000～2500ml	日饮水量大于 2500ml
形体肥胖	BMI>24	BMI>30	BMI>35

表 1-8 脾肾气虚证

症状	轻	中	重
腰酸腰痛	腰酸痛，偶有发生	腰酸痛经常发生	持续腰痛、程度重
夜尿增多	夜尿 2 次	夜尿 3～4 次	夜尿 5 次以上
眼睑浮肿	轻度肿胀	肿胀较明显，可耐受	明显肿胀，难以耐受
下肢水肿	午后下肢稍肿，肿势隐约可见	双下肢浮肿，按之凹陷	双下肢浮肿，按之深陷
自汗	动则汗出	不活动也汗出	平素汗湿衣被
小便清长	一日小便 5 次以上，尿量>2L	一日小便 8 次以上，尿量 2～3L	一日小便 10 次以上，尿量>3L
小便短少	一日尿量小于 1000ml	一日尿量小于 700ml	一日尿量小于 400ml
五更泄泻	偶有	频作	连续

表 1-9　阴阳两虚证

症状	轻	中	重
小便混浊多泡沫	尿有浮泡，尿蛋白定量<1.0g/d	尿蛋白定量 1.0～3.0g/d	尿蛋白定量≥3.0g/d
四肢欠温	手足有时怕冷，不影响衣着，遇风出现	经常四肢怕冷，比一般人明显，夜晚出现	全身明显怕冷，着衣较常人差一季节
颜面肢体浮肿	但晨起眼睑浮肿	眼睑及双下肢浮肿，按之凹陷	水肿明显，甚则波及全身，按之深陷不起
口渴多饮	饮水量稍增	饮水量较以往增加半倍以上	饮水量较以往增加 1 倍以上
小便频数	尿量增加，两次间隔 2 小时以上	尿次增加，两次间隔 1～2 小时	尿次增加，两次间隔小于 1 小时
腰膝酸软	晨起腰膝酸软，捶打可止	腰膝酸软持续	腰膝酸软难忍
阳痿	硬度可插入阴道但不充分	阴茎变硬但不足以插入阴道	阴茎增大但不硬
月经不调	偶有	频作	连续

注：主要症状积分方法为轻：2分，中：4分，重：6分。

2. 2 型糖尿病综合控制目标　参考中华医学会糖尿病分会（CDS）发布的《中国 2 型糖尿病防治指南》（2020 年版）提出的综合控制目标（表 1-10）。

表 1-10　中国 2 型糖尿病的综合控制目标

测量指标	目标值
毛细血管血糖（mmol/L）	
空腹	4.4～7.0
非空腹	<10.0
糖化血红蛋白（%）	<7.0
血压（mmHg）	<130/80
总胆固醇（mmol/L）	<4.5
高密度脂蛋白胆固醇（mmol/L）	
男性	>1.0
女性	>1.3
甘油三酯（mmol/L）	<1.7
低密度脂蛋白胆固醇（mmol/L）	
未合并动脉粥样硬化性心血管疾病	<2.6
合并动脉粥样硬化性心血管疾病	<1.8
体重指数（BMI，kg/m^2）	<24.0

注：1mmHg=0.133kPa。

（三）缓解标准[20]

2021 年 9 月《缓解 2 型糖尿病中国专家共识》发布，介绍了中国 2 型糖尿病的现状、缓解的定义，并提出了缓解 2 型糖尿病的方法和预后等。共识指出 T2DM 缓解标准：停用降糖药物或单纯生活方式干预至少 3 个月后，HbA1c<6.5%，或在不适合用 HbA1c 作为血糖水平评价指标时，FPG<7.0mmol/L 或通过动态葡萄糖监测估算的糖化血红蛋白（eA1c）<6.5%。在确定处于糖尿病缓解状态后，仍需要每 3 个月或 6 个月复查 HbA1c 或 FPG 或采用动态葡萄糖监测估算 eA1c。

其他评价指标：①BMI≤24kg/m²，减重≥10kg 或减重≥10%；②体脂率减少，达到男性<25%，女性<30%；③脂肪肝改善，超声显示脂肪肝消失，肝功能指标恢复正常；④肌肉含量达标，男性≥40%，女性≥35%。

八、本共识制定专家组成员及起草单位

共识专家组组长： 庞国明　倪　青　陆　灏　冯志海

共识专家组副组长（按姓氏笔画排序）：

马宇鹏　王宏献　左新河　邱晓堂　何　刚　邹晓玲

武洪民　周　开　洪新田

共识专家组成员（按姓氏笔画排序）：

于海侠　马　贞　马新航　王　平　王　娟　王　琳

王小青　王文娜　王红梅　王志强　王体敬　王凯锋

王爱军　王清龙　韦洪怀　甘洪桥　卢　昭　叶　钊

史素琴　付永祥　代会容　白　清　白富彬　冯　冰

曲振君　朱　珩　朱　璞　刘　嵘　刘　熠　刘中勇

刘怀志　闫　镛　李红梅　李征锋　李建平　邹小慧

邹耀武　汪朝振　沈　璐　张　云　张　芳　张　挺

张　科　张太阳　张俊杰　张景祖　陈　杰　陈芹梅

陈荣月　陈霞波　武　楠　苟文伊　范海聆　周克飞

周学林　周婵媛　单培鑫　赵一冰　侯浩强　娄　静

贾林梦　钱　莹　殷　勇　高　龙　高　泓　高言歌

郭乃刚　黄艳丽　梅罗阳　梁立峰　寇志雄　谢红艳

翟纪功　颜　声　魏光辉

执笔人： 庞国明　王凯锋　张　芳　冯志海

秘　书： 高言歌　贾林梦

组长单位： 河南省开封市中医院、中国中医科学院广安门医院、上海中医药大学附属曙光医院、河南中医药大学第一附属医院

副组长单位（按首字笔画排序）：

山东省菏泽市中医医院、广州中医药大学顺德医院附属均安医院、北京中医药大学深圳医院、河北省馆陶县中医院、浙江省义乌市中医院、浙江中医药大学附属宁波中医院、海南省中医院、湖北省中医院、湖南中医药大学第一附属医院

起草单位（按首字笔画排序）：

山西省长治市上党中医院、广州中医药大学顺德医院附属均安医院、四川省第二中医医院、辽宁中医药大学附属医院、吉林省梨树县中医院、成都中医药大学附属医院、江西中医药大学附属医院、江西省中西医结合医院、江苏省扬州市中医院、江苏省泰州市中医院、江苏省盐城市中医院、江苏省镇江市中医院、

许昌红月糖尿病医院、河北省石家庄市中医院、河南省三门峡市中医院、河南省开封市祥符区中医院、河南省中医院、河南省长垣中西医结合医院、河南省南阳市中医院、河南省尉氏县中医院、陕西省中医医院、浙江省义乌市中医院、浙江省宁波市中医院、海南省三亚市中医院、海南省海口市中医院、湖北省天门市中医院、湖北省英山县人民医院、湖北省咸宁市中医院、湖南中医药大学第一附属医院、湖南省岳阳市中医院

九、参 考 文 献

[1] 庞国明，倪青，温伟波，等. 糖尿病诊疗全书[M]. 北京：中国中医药出版社，2016.

[2] International Diabetes Federation. IDF Diabetes Atlas, 10th ed[M]. Brussels, Belgium: International Diabetes Federation, 2021.

[3] 纪立农. 丰富中国 2 型糖尿病防治措施的临床证据链，建立基于中国人群证据的糖尿病防治指南——纪念第 1 版《中国 2 型糖尿病防治指南》发布 10 周年[J]. 中国糖尿病杂志，2014，22（1）：1-4.

[4] Pan XR, Yang WY, Li GW, et al. Prevalence of diabetes and its risk factors in China, 1994. National Diabetes Prevention and Control Cooperative Group. Diabetes Care. 1997, 20（11）: 1664-1669.

[5] Yang W, Lu J, Weng J, et al. China National Diabetes and Metabolic Disorders Study Group. Prevalence of diabetes among men and women in China. N Engl J Med. 2010, 362（12）: 1090-1101.

[6] 中华医学会糖尿病学分会. 中国 2 型糖尿病防治指南（2020 年版）[J]. 中华内分泌代谢杂志，2021，37（4）：311-398.

[7] 庞国明. 纯中药治疗 2 型糖尿病实践录[M]. 北京：中国中医药出版社，2020.

[8] 庞国明，闫镛，朱璞，等. 纯中药治疗 2 型糖尿病（消渴病）的临床研究[J]. 世界中西医结合杂志，2017，12（1）：74-77.

[9] 庞国明，倪青，张芳. 2 型糖尿病病证结合诊疗指南[J]. 中医杂志，2021，4：361-368.

[10] 庞国明，王凯锋，贾林梦，等. 纯中药治疗 2 型糖尿病"三辨诊疗模式"探悉[J]. 世界中西医结合杂志，2019，5：712-717.

[11] 庞国明，谢卫平，王凯锋，等. "辨病–辨体"诊疗模式论治"无症状"2 型糖尿病[J]. 中医杂志，2021，7：641-644.

[12] 庞国明，王凯锋，朱璞，等. 中药序贯三法治疗 2 型糖尿病[J]. 中医杂志，2019，14：1243-1246.

[13] 张平，庞国明. 庞国明教授采用纯中药治疗 2 型糖尿病痰浊中阻证临证经验[J]. 世界中西医结合杂志，2019，10：1376-1379.

[14] 孙彬. 消渴舒丸治疗 2 型糖尿病临床观察[A]. 中华中医药学会糖尿病分会. 糖尿病中医研究进展——全国第六次中医糖尿病学术会议论文集[C]. 中华中医药学会糖尿病分会，2000：2.

[15] 季聚良，郭莉阁，陈焱. 消渴舒丸对 2 型糖尿病患者肠促胰素分泌的影响[J]. 中国实用医刊，2020，21：14-17.

[16] 季聚良. 孙彬教授诊治糖尿病经验[J]. 中医研究，2021，6：63-66.

[17] 孙晓娜. 消渴舒丸治疗 2 型糖尿病 100 例[J]. 中国民间疗法，2003，10：43-44.

[18] 季聚良，李霏，赵璐，等. 消渴舒丸治疗 2 型糖尿病临床观察[J]. 天津中医，2001，2：45.

[19] Source：Diabetes Federation. IDF Diabetes Atlas 7th. 2019.

[20] 邹大进，张征，纪立农. 缓解 2 型糖尿病中国专家共识[J]. 中国糖尿病杂志，2021，29（9）：641-652.

第二章

糖尿病肾脏病中医临床诊疗专家共识

一、概　　述

糖尿病肾脏病（diabetic kidney disease，DKD）是指由糖尿病所致的慢性肾脏疾病（chronic kidney disease，CKD），是糖尿病主要的微血管并发症之一。临床特征为蛋白尿、高血压、水肿及进行性肾功能损害。我国糖尿病引起的慢性肾脏病（CKD）已占住院人数的 1.1%，已成为终末期肾病（ESRD）主要病因[1]。

国外研究资料显示，糖尿病患者发展为终末期肾病的发生率约为每年 10/1000 人，合并大量白蛋白尿者 ESRD 的发生率接近每年 60/1000 人，20%～40%的糖尿病患者合并 DKD。2014 年新英格兰杂志报道：1990 年至 2010 年成年糖尿病患者急性心肌梗死、脑卒中、截肢以及高血糖危象等并发症的发生率都呈现下降趋势，但 ESRD 的发生率并没有明显下降[2]。随着糖尿病患者基数的不断增长，我国住院患者中糖尿病相关 CKD 的发病率已经超过肾小球肾炎相关 CKD，跃居 CKD 首要病因[1]。我国一项纳入 40759 例肾活检病例的病理诊断分析报告显示，DKD 在继发性肾小球疾病中所占比例在近年来显著增加，且为我国 45～70 岁肾活检患者中最常见的继发性肾小球疾病病理类型[3]，提示 DKD 已经成为我国中老年人群常见的继发性 CKD。

中医虽无本病的病名，但对其的认识有着悠久的历史，其属消渴病变证，可将其归为"水肿、尿浊、关格"等范畴，目前其中医规范病名为"消渴肾病"[4]。

二、病　因　病　机

（一）病因

消渴肾病为消渴病的并发症之一，故其病因应在消渴病发病的基础上进一步分析认识。若消渴病患者未能及时调治，去除病因，或经失治、误治，或治不得法，病情加重，极易并发本病。总结起来有以下几方面。

1. 禀赋不足　肾为先天之本，肾中精气不足或亏虚，易致本病。《灵枢·五变》："五脏皆柔弱者，善病消瘅。"消渴患者，亦可因禀赋不足、肾中精气不足或亏虚，肾失封藏，精微下泄或气化失司，水液潴留而致水肿，或肾精亏少，燥热内生，以致本病。

2. 饮食失节 消渴患者，不节饮食，嗜食肥甘厚味，酒饮辛辣，湿热内蕴，损伤脾胃，可致本病。《素问·奇病论》："此人必数食甘美……肥者令人内热，甘者令人中满……转为消渴。"因膏粱厚味化燥化热，致消渴病久及肾，发为肾消；消渴日久，饮食失宜，损伤脾胃，可致脾虚失运。若脾气虚弱，则升清降浊失调，致水谷精微下注，而脾不健运，运化水湿失司，则致水肿。

3. 情志失调 消渴病者，长期精神压抑，抑郁焦虑，五志过极，情志失调，郁而化火，暗耗阴血，消灼津液，触发本病。《临证指南医案·三消》云："心境愁郁，内火自燃，乃消证大病。"在《灵枢·五变》中有如下描述："怒则气上逆，胸中蓄积，血气逆留，髋皮充肌，血脉不行，转而为热，热则消肌肤，故为消瘅。"刘完素提出"消渴可致精神耗乱，过度致燥热郁盛"。患者长期处于精神紧张、过度忧思状态可造成其肝失疏泄，肝气郁结，从而化火伤阴；而肝属木，脾属土，可见肝克脾，进而损伤脾脏，脾失运化；肝肾同源，肝火旺盛，必损伤肾脏，肾失封藏诱发精微下注，形成消渴肾病。

4. 劳欲过度 消渴患者，不节房事，劳欲过度耗泄肾中精气，虚火内生，燔灼阴液，肾阴亏乏，消渴日重，并发本病。《诸病源候论·消渴病诸候》曰："房室过度，致令肾气虚耗，下焦生热，热则肾燥，燥则渴。"房劳最易伤肾，可致肾阴亏竭，虚火内扰，失其封藏，并发本病，正如《丹溪心法》所云："真水不竭，安有所谓渴哉。"

5. 药物误用 消渴病，病程长且缠绵难愈，病者过服温燥之品，致燥致热，耗伤气津，或误用肾毒性药物，毒损肾脏，引发本病。《诸病源候论》："少服五石诸丸散，积经年岁，石热结于肾中，使人下焦虚热。及至年衰血气减少，不能复制于石，石热独盛，则肾为之燥。"此以过服温燥刚烈之药，以致肾燥作渴，日久发生消渴肾病。

（二）病机特点

DKD 患者由糖尿病并发为本病，气阴耗伐、五脏内虚更甚，终致阴损及阳，阴阳两虚，为病之标。糖尿病患者本身多有燥热、瘀血、痰浊等病理因素夹杂，则发展为 DKD 亦有诸多标实的病理因素存在。由此可见，DKD 患者总体病机为本虚标实，虚实夹杂。

1. 病位广泛，中心在肾 《圣济总录》说："消渴病久，肾气受伤，肾主水，肾气虚惫，气化失常，开合不利，水液聚于体内而出现水肿。"强调肾气虚衰，气化失常是 DKD 发病之关键。DKD 之病本在肾，肾元不足是 DKD 发生发展的内在因素与主要矛盾，进而涉及肝、脾、肺、心，终可致五脏俱病。早期肾气虚为主，临床期常见痰、热、郁、瘀，晚期气血阴阳俱虚，肾元衰败，浊毒内留，终致三焦壅塞，气机逆乱，而成关格危候。

2. 本虚标实，虚实互见 DKD 病机概括来说为本虚标实。虚、瘀、湿、浊是 DKD 的四大病机。虚为 DKD 虚、瘀、湿、浊四大病机之首，另外，瘀血是 DKD 病程中因虚所产生的病理产物，又可作为新的致病因素作用于人体。

（1）本虚：本虚是指气阴两虚、五脏内虚，终末阴损及阳，阴阳两虚。涉及脏器主要有脾肝肾，尤以脾肾两脏亏虚为根本。①气阴两虚：气阴两虚为 DKD 的基本病机，且贯穿于 DKD 发病过程的始终。消渴病的基本病机为气阴两虚，燥热灼伤肺胃肾之气阴，消渴肾病为其慢性并发症之一，在其病因作用下，气阴两虚更甚。②肝肾阴虚：肝藏血，主疏泄，体阴而用阳；

肾藏精，主封藏，内寄元阴元阳；精血同源、藏泄互用、阴阳承制。肝肾阴虚，精血不能上承目，或阴虚火旺灼伤目之血络，可致两目干涩、眼底出血、视物模糊；甚或阴虚不能敛阳，肝阳上亢，可致头晕耳鸣、血压偏高。③脾肾气虚：脾主运化水谷精微，以升为健，为胃行其津液；肾主藏精，亦主水，调节全身水液代谢。脾肾两虚，脾气亏虚，不能固摄，或肾气亏虚，不能藏精，可致精气下泄而出现蛋白尿；脾虚不能运化水液，水湿内停，泛溢肌肤，则为水肿。若肾气虚衰，不能蒸腾气化水液，水液潴留，亦可发为本病水肿之症。④阴阳两虚：消渴肾病终末，患者机体阴液耗竭，阴损及阳，阴阳两虚，患者病情危重。

（2）标实：标实则为痰浊、水湿、瘀血。瘀血是 DKD 病程中因虚所产生的病理产物，又可作为新的致病因素作用于人体。湿、浊潴留也是 DKD 病程中不可忽视的病理环节。①瘀血：瘀血包括离经之血，或血运不畅，阻滞经脉脏腑之血。DKD 患者气阴两虚，气虚不能推动血运；内生燥热，血热搏结，皆可致瘀血。瘀血既为病理因素，又为致病因素，阻滞肾脏、经络气血运行。DKD 患者长期血糖控制不良，高糖多尿，血液浓缩，血流缓慢，产生瘀血，而血黏稠度增高微循环障碍，致肾脏灌注量不足，缺血缺氧。②痰浊：消渴肾病者，脾肾气虚，津液输布失常，水湿内停，内生燥热，炼液为痰，痰浊凝聚，又可致病。《丹溪心法》谓："诸病多因痰而生。"又因机体阴虚血少，阴虚火灼，炼津为痰，形成恶性循环。③水湿：消渴肾病者，五脏内虚，机体水液代谢失常，潴留体内或泛溢肌肤，发为水肿。在本病晚期肾气亏虚精关不固，蛋白精微失守而下泄尿中。如此日久，更耗脾之气阴、肾之阴阳，使水湿内停加剧。阳虚之体易寒化为寒湿，阴虚之体易热化为湿热。

3. 机随期转，动态演变　临床上，DKD 的病机常随分期的变化而呈现出动态演变的过程。该病的发病机制按照气虚或阴虚-气阴两虚-阴阳两虚规律动态发展，但贯穿疾病发展全过程的关键是气阴两虚，瘀、痰、湿、浊内阻是导致糖尿病肾病发生、发展的重要因素。DKD 病变初期以气虚或阴虚为主要病机，日久伤及肝肾，气阴两虚，经脉失养，由虚致瘀，络脉瘀阻为主；中期在初期基础上，肾元进一步亏虚，阴损及阳而致脾肾气血阴阳俱虚，络脉瘀阻为主；晚期在中期基础上，病情继续发展，脏腑功能受损，血脉瘀阻，浊毒内停，变证蜂起。

三、临床诊断

（一）中医诊断

1. 病史　有明确 2 型糖尿病病史，临床上出现泡沫尿或出现水肿、眩晕、肾功能损害，或伴有视瞻昏渺（糖尿病视网膜病变），都应考虑到消渴病肾病。同时应注意排除淋证和肾风、肾水、支饮、心悸、眩晕等病证（泌尿系感染和多种原发性、继发性肾脏疾病以及心功能衰竭、高血压病）引起的尿蛋白增高、肾功能损伤。

2. 中医病名　中医学典籍上并无糖尿病肾脏病之名。《圣济总录》所云"消渴病多转变，……此病久不愈，能为水肿。"对糖尿病延久所出现的水肿、蛋白尿以及后期尿毒症等则归属于中医学"水肿""尿浊""肾劳""关格"等范畴。现代医家对于糖尿病肾脏病的中医病名也提出了各种观点。吕仁和[5]将消渴病分为脾瘅、消渴、消瘅 3 期，并将糖尿病肾脏病称之为消渴病肾病，认为其属于消瘅期。南征[6]认为糖尿病肾脏病的中医病名应定为消渴肾病。参照

2011 年《糖尿病肾脏疾病中医诊疗标准》目前确定中医病名为消渴肾病。

3. 临床特点

（1）症状：本病早期除糖尿病症状外，一般缺乏典型症状；临床期肾病患者可出现水肿、腰酸腿软、倦怠乏力、头晕耳鸣等症状；肾病综合征的患者可伴有高度水肿；肾功能不全氮质血症的患者，还可见纳差、皮肤瘙痒，甚则恶心呕吐、手足抽搐；合并心衰可出现胸闷憋气，甚则喘憋不能平卧。

（2）体征：早期无明显体征，之后可逐渐出现血压升高，或面色㿠白、爪甲色淡、四肢浮肿、胸水、腹水等。

（二）西医诊断

参考中华医学会内分泌学分会颁发的《中国糖尿病肾脏病防治指南》及改善全球肾脏病预后组织 KDIGO 颁布的《CKD 评估与管理临床实践指南（2012）》。

1. 临床诊断依据 DKD 通常是根据 UACR 升高和（或）eGFR（肾小球滤过率）下降、同时排除其他 CKD 而作出的临床诊断。

（1）有明确糖尿病病史。

（2）尿白蛋白：尿白蛋白/肌酐比值（ACR）≥3mg/mmol（30mg/g）或尿白蛋白排泄率（AER）≥30mg/24h（20μg/min）。因尿白蛋白排泄受影响因素较多，需在 3～6 个月内复查，3 次结果中至少 2 次超过临界值，并且排除影响因素如 24h 内剧烈运动、感染、发热、充血性心力衰竭、明显高血糖、怀孕、明显高血压、尿路感染，可做出诊断。

（3）糖尿病视网膜病变。

（4）排除其他原因引起的肾损害。

2. 病理诊断 2010 年肾脏病理学会研究委员会首次提出了 DKD 病理分级标准，该标准在 1 型和 2 型糖尿病患者中均适用。根据肾脏组织光镜、电镜及免疫荧光染色的改变对肾小球损害和肾小管/肾血管损伤分别进行分级、分度和评分。

肾小球损伤分为 4 级：①Ⅰ级：肾小球基底膜增厚；②Ⅱa 级：轻度系膜增生，Ⅱb 级：重度系膜增生；③Ⅲ级：一个以上结节性硬化（kimmelstiel-wilson nodule，K-W 结节）；④Ⅳ级：弥漫性肾小球硬化。

四、临 床 治 疗

（一）提高临床疗效要点提示

1. 勤求古训，博采众长 医圣张仲景在《伤寒杂病论·自序》中指出："勤求古训，博采众长"，中医典籍、经书时书，可谓汗牛充栋、宝库极丰。我们更要有严谨的治学态度和良好的治学方法，要多读书、读原著、读经典等，从先贤著作的字里行间中，寻找病因、病机、治则、方剂、用药等，成为"有所突破"的理论依据。中医古籍对消渴肾病的治疗有很多宝贵经验值得我们去借鉴。如《罗氏会约医镜》："肾消，小便甜者为重，是生气泄，脾气下陷于肾中，为土克水也，治宜脾肾两补，或中时用归脾汤加升麻，早夜服六味、八味之类。"

《圣济总录·暴渴》云："下消证，小便淋浊，如膏如油，或加烦躁耳焦，此肾水亏竭之证，古法用六味地黄丸之类主之，固其宜矣。然以余观之，则亦当辨其寒热滑涩，分而治之，庶乎尽善。若淋浊如膏，兼热病而有火者，宜补而兼清，以加减一阴煎，或补阴丸、大补阴丸，或六味地黄丸加黄柏、知母之类主之。"对于古籍治疗方法的继承和发扬，为糖尿病肾病病因病机探讨及经方验方疗效深入系统研究奠定基础。

2. 守机论治，早期防治 消渴肾病的发展是一个动态演变的过程，基本特点为本虚标实，本虚为气（脾气虚、肾气虚）阴（肝肾阴虚）两虚，标实为湿热浊瘀。所及脏腑以肾、肝、脾为主，病程较长，兼证变证蜂起。本病发病初期，阴虚为本，涉及肝肾；消渴日久，阴损耗气，以致肾气虚损；后期阴损及阳，伤及脾肾，脾肾阳虚，水湿潴留；病至晚期，肾阳衰败，浊毒内停，水湿泛滥。消渴肾病微量蛋白尿是脾肾气虚第一个临床标志，消渴肾病临床蛋白尿是肾气虚损向肾元虚损转换的临床标志，消渴肾病尿毒症期是肾元虚损、毒瘀湿痰互结的临床标志，随着蛋白尿的增加、肾功能下降，肾元虚损逐步加重，病机转换阴损及阳、阴阳俱虚、肾脏功能俱败。故消渴肾病最佳治疗切入点为微量白蛋白尿不稳定期、微量白蛋白尿期和临床期，针对此三期治疗也体现中医学"既病防变"的中心思想，是提高中医学临床疗效的关键，也是延缓消渴肾病临床进展到 GFR 下降到肾衰竭期的最佳治疗阶段。结合中医学辨证论治特色应用，针对三期应用益气健脾、滋补肝肾、气阴双补、补气温阳之法，并重视肾气虚向肾阳虚病机转换过程，可以获得临床疗效。

3. 重视补脾益肾，不忘活血化瘀 脾主摄纳，运化水谷精微，补充先天，濡养诸脏，脾虚不能散精，则精微物质无以正常输布，故口干多饮、消谷善饥、小便频数；运化失司，则清浊不分，精微不能摄纳而化湿浊下泄，故精微随尿液排出，出现尿浊、尿甜、肢肿、头晕、乏力、蛋白尿等；如《圣济总录》云："消渴饮水过度，脾土受湿而不能有所制……聚为浮肿胀满成水也。"又云："消渴病久，肾气受伤，肾主水，肾气虚惫，气化失常，开阖不利。水液聚于体而出现水肿。"肾主藏精，肾虚则封藏失司，精微下注。由脾及肾，肾虚失于收藏固摄，致精微物质从小便排出；肾虚气化失司，浊毒内生，则浮肿少尿。故在消渴肾病治疗中，补脾益肾至关重要，补脾气以固下脱之阴津，补肾元以摄欲漏之精微。消渴肾病为消渴病持续而来，久病多瘀，"瘀"易与毒结、湿结、热结，形成"毒瘀互结""湿瘀互结""瘀热互结"之候。湿热不去，蛋白不消；浊毒不除，脾气不健；瘀血不去，元气不复。故治疗整个过程中，活血化瘀贯穿始终，瘀滞除而脉络畅，使血糖易降，蛋白易消。

4. 中西合璧，延缓进展 对于消渴肾病临床期 24 小时尿蛋白定量≥6g，肾小球滤过率≤30ml/min 患者，属于消渴肾病临床诊治艰难期，此期治疗困难重重，变症丛生，心脑事件发生率明显增加。中医学证候复杂多变，水湿痰凝饮停、热郁瘀毒内生互结，标实之候越重，本虚越重，获取疗效难度、中医辨证难点明显增加。针对此时治疗以减慢进入肾脏替代治疗的时间为原则，西医以稳定血压、血糖、稳定心功能，中医学辨证论治特别重视 GFR 下降造成容量负荷过重的饮停痰凝之候如胸水、腹水、心包积液、肺水肿等证，在辨证论治过程中特别重视本虚如肾气虚、肾阳虚、阴阳俱虚之变，辨清本虚基础上分别加用利水化饮之剂。根据容量负荷变化，特别重视透析替代治疗前准备工作，在保证医疗安全、减少医疗纠纷情况下，合理进行中医辨证论治治疗。

5. 内外同治，多途给药 中医外治法是中医治疗的中药组成部分。清代医家吴师机在《理瀹骈文》中指出："外治之理即内治之理，外治之药即内治之药，所异者法耳。"中医药采用辨证论治指导下的内治法，以及中药沐足、针刺、穴位贴敷、灌肠等外治法，在改善糖尿病肾病的肾功能、临床症状和延缓疾病的进展等方面取得了肯定的疗效。中药足浴法治疗疾病的过程中，药物的气味可以通过皮肤、腠理及足部丰富的穴位等途径进入体内，并循经入络，直达病所，发挥药效，起到发汗利水、消肿、活血通经的作用。不仅能够使水邪去、水肿消、燮理阴阳，并且能够促进肾脏血液循环、扩张血管、激发机体自身的调节功能，消除蛋白尿、降血压、调血脂。针刺和穴位贴敷通过疏通经脉，调理气血，穴位刺激等作用改善临床症状。中药灌肠法通过超滤与弥散作用，将灌肠液中的有效成分进入血液循环，进行离子交换，从而清除体内尿素氮、血肌酐等毒素，并且可通过泻下作用，减轻水肿，降低毒素。这些外治法具有副作用较小、费用低廉、操作简单方便、易于推广等优势，且能调节机体阴阳平衡、有效控制和延缓病情的进展，疗效肯定。

（二）治疗方法

1. 内治法

1.1 辨证论治，专证专方

根据《糖尿病肾脏疾病中医诊疗标准（2011 年）》并结合临床实际应用，分为四个主证，三个兼证，三个变证。

主证

气阴两虚证

主证：尿浊，神疲乏力，气短懒言，咽干口燥，头晕多梦，或尿频尿多，手足心热，心悸不宁，舌体瘦薄，质红或淡红，苔少而干，脉沉细无力。

治则：益气养阴。

方药：参芪地黄汤加减：党参 15g、生黄芪 30g、熟地黄 30g、山萸肉 15g、怀山药 30g、菟丝子 15g、丹皮 10g、茯苓 10g、泽泻 10g、丹参 20g、川芎 15g、玉米须 10g。

煎服方法：每日 1 剂，水煎分 3 次温服；或根据病情需要，每日 2 剂，分 4 次温服。药渣再煎，熏洗双足，内外同治，增强疗效。

方义分析：方用黄芪、党参补气健脾，合六味地黄汤滋补肝肾，又合菟丝子补益精血，平补阴阳，加丹参、川芎、玉米须活血利水。全方补阳益阴，升清摄精，补而不滞，能恢复气化功能，增强机体的免疫功能，消除蛋白尿，改善肾功能。

加减：心悸不宁加酸枣仁、柏子仁、龙骨、牡蛎；纳少腹胀，大便溏薄加薏苡仁、扁豆。

肝肾阴虚证

主证：尿浊，眩晕耳鸣，五心烦热，腰膝酸痛，两目干涩，小便短少，舌红少苔，脉细数。

治则：滋补肝肾。

方药：杞菊地黄丸加减：枸杞 15g、菊花 10g、熟地 30g、山萸肉 15g、山药 20g、茯苓 15g、泽泻 10g、丹皮 10g。

煎服方法：每日 1 剂，水煎分 3 次温服；或根据病情需要，每日 2 剂，分 4 次温服。药渣再煎，熏洗双足，内外同治，增强疗效。

方义分析：方中熟地黄甘补微温，善滋阴养血、益肾填精，为补肝肾、益精血之要药，故重用为君药。酒萸肉酸甘微温补敛,善补益肝肾;山药甘补涩敛性平,善养阴益气、补脾肺肾,为平补气阴之要药;枸杞子甘润而平,善补肝肾而益精明目;菊花甘苦微寒,善疏风清热、平肝明目。四药相合,既助君臣药滋肾养肝,又疏风泻火明目,故共为臣药。牡丹皮辛散苦泄微寒,善清热凉血、退虚热,制山茱萸之温涩;茯苓甘补淡渗性平,善健脾、渗利水湿,助山药健脾益肾而不留湿;泽泻甘淡渗利性寒,善泄相火、渗利湿浊,防熟地滋腻生湿。三药相合,既泄肝肾之火,以免肝肾之阴被灼;又健脾渗湿,以免君臣药之腻滞,故共为佐药。

加减:五心烦热甚加知母、黄柏、地骨皮;口干、两目干涩,视物不清加女贞子、决明子。

气血两虚证

主证:尿浊,神疲乏力,气短懒言,面色淡白或萎黄,头晕目眩,唇甲色淡,心悸失眠,腰膝酸痛,舌淡脉弱。

治则:补气养血。

方药:当归补血汤合济生肾气丸加减:黄芪 30g、当归 15g、炮附片 10g、肉桂 3g、熟地黄 30g、山药 15g、山茱萸 15g、茯苓 15g、丹皮 10g、泽泻 10g。

煎服方法:每日 1 剂,水煎分 3 次温服;或根据病情需要,每日 2 剂,分 4 次温服。药渣再煎,熏洗双足,内外同治,增强疗效。

方义分析:熟地甘温,滋阴补肾,黄芪补气健脾为主药;辅以山茱萸、山药补肝益脾,以当归补充精血,山茱萸酸微温补肝肾、涩精气,山药甘平、健脾固肾益精;再配少量附子、肉桂温肾助阳,补命门真火,引火归原;佐以泽泻通调水道,泄肾中水邪;茯苓健脾渗湿。

加减:乏力明显可重用黄芪,小便短少可加桂枝。

脾肾阳虚证

主证:尿浊,神疲畏寒,腰膝酸冷,肢体浮肿,下肢尤甚,面色㿠白,小便清长或短少,夜尿增多,或五更泄泻,舌淡体胖有齿痕,脉沉迟无力。

治则:温肾健脾。

方药:附子理中丸合真武汤加减:炮附子 10g、干姜 6g、党参 30g、白术 15g、茯苓 15g、白芍 15g、甘草 6g。

煎服方法:每日 1 剂,水煎分 3 次温服;或根据病情需要,每日 2 剂,分 4 次温服。药渣再煎,熏洗双足,内外同治,增强疗效。

方义分析:方用炮附子为君温肾助阳,以化气行水,兼暖脾土,以温运水湿。党参、白术、茯苓健脾益气,利水渗湿,使水邪从小便而去,共为臣药。干姜宣肺暖胃,既助附子温阳化气以行水,又助术、苓健脾以化湿;白芍酸甘缓急以治腹痛,并能监制附子、干姜辛热伤阴之弊,共为佐药。

加减:出现阳事不举加巴戟天、淫羊藿;大便干结加火麻仁、肉苁蓉;五更泻加肉豆蔻、补骨脂。

兼证

血瘀证

主证:痛有定处,夜间加重,肢体麻木、刺痛,或偏瘫,肌肤甲错,口唇紫暗。舌质黯淡或有瘀斑,舌下脉络色紫怒张,脉涩或结代。

治则:活血化瘀。

方药：血府逐瘀汤加减：可选用柴胡 12g、桔梗 10g、当归 15g、生地 30g、桃仁 10g、红花 10g、赤芍 10g、枳壳 12g、川芎 15g、川牛膝 15g、甘草 6g。

煎服方法：每日 1 剂，水煎分 3 次温服；或根据病情需要，每日 2 剂，分 4 次温服。药渣再煎，熏洗双足，内外同治，增强疗效。

方义分析：方中桃仁破血行滞而润燥，红花活血化瘀以止痛，共为君药。赤芍、川芎助君药活血化瘀；牛膝长于祛瘀通脉，引瘀血下行，共为臣药。当归养血活血，祛瘀生新；生地黄凉血清热除瘀热，与当归养血润燥，使祛瘀不伤正；枳壳疏畅胸中气滞；桔梗宣肺利气，与枳壳配伍，一升一降，开胸行气，使气行血行；柴胡疏肝理气，为佐药。甘草调和诸药，为使药。本方为活血祛瘀药、行气药、养血药合用，活血而又行气，祛瘀而又生新，可作为通治一切血瘀气滞的基础方。

湿热证

主证：胸脘烦闷，头重且沉，口苦口黏，纳果泛恶，渴饮不多，大便黏滞，小便黄赤，灼热涩痛。舌红苔黄腻，脉濡数或滑数。

治则：清热化湿。

方药：四妙丸合枳术丸加减：可选用黄连 6g、苍术 10g、薏苡仁 30g、川牛膝 30g、枳实 10g、石韦 10g、萆薢 15g。

煎服方法：每日 1 剂，水煎分 3 次温服；或根据病情需要，每日 2 剂，分 4 次温服。药渣再煎，熏洗双足，内外同治，增强疗效。

方义分析：方中以黄连为君药，取其寒以胜热，苦以燥湿，且善除湿热。苍术苦温，健脾燥湿除痹，枳实行气化痰，共为臣药。川牛膝活血通经络，补肝肾，强筋骨，且引药直达下焦，萆薢、石韦清热利湿解毒，为佐药。诸药合用，共奏清热利湿之功。

湿浊证

主证：水肿，肢体困重，胸闷腹胀，便溏，呕恶纳果，口腻味腥。舌淡胖苔白腻或浊腻，脉濡或缓。

治则：利水化浊。

方药：五苓散合五皮饮加减：泽泻 10g、桂枝 12g、猪苓 20g、白术 15g、茯苓 15g、陈皮 10g、大腹皮 10g、桑白皮 12g。

煎服方法：每日 1 剂，水煎分 3 次温服；或根据病情需要，每日 2 剂，分 4 次温服。药渣再煎，熏洗双足，内外同治，增强疗效。

方义分析：方中重用泽泻为君，取其甘淡性寒，直达肾与膀胱，利水渗湿。臣以茯苓、猪苓之淡渗，增强利水渗湿之力。佐以白术健脾而运化水湿，转输精津，使水精四布，而不直驱于下。大腹皮下气行水，消胀除满；陈皮理气和胃，醒脾化湿。佐以桑白皮肃降肺气，以通调水道而利水消肿；又佐以桂枝，一药二用，既外解太阳之表，又内助膀胱气化。

变证

浊毒犯胃证

主证：恶心呕吐频发，头晕目眩，周身水肿，或小便不行，舌质淡暗，苔白腻，脉沉弦或沉滑。

治则：降逆化浊。

方药：旋覆代赭汤（《伤寒论》）加减：旋覆花 10g、代赭石 10g、甘草 6g、党参 30g、半夏 12g、生姜 20g、大枣 6 枚。

煎服方法：水煎服，日 1 剂，分 2～4 次口服。

方义分析：方中旋覆花性温而能下气消痰，降逆止嗳，是为君药。代赭石质重而沉降，善镇冲逆，但味苦气寒，故用量稍小为臣药；生姜于本方用量独重，寓意有三：一为和胃降逆以增止呕之效，二为宣散水气以助祛痰之功，三可制约代赭石的寒凉之性，使其镇降气逆而不伐胃；半夏辛温，祛痰散结，降逆和胃，并为臣药。党参、炙甘草、大枣益脾胃，补气虚，扶助已伤之中气，为佐使之用。

加减：呕恶甚加吴茱萸、黄连。

溺毒入脑证

主证：神志恍惚，目光呆滞，甚则昏迷，或突发抽搐，鼻衄齿衄，舌质淡紫有齿痕，苔白厚腻腐，脉沉弦滑数。

治则：开窍醒神，镇惊息风。

方药：菖蒲郁金汤加减：石菖蒲 10g、郁金 12g、炒栀子 15g、连翘 12g、鲜竹叶 10g、竹沥 10g、灯心草 3g、菊花 12g、丹皮 15g。

煎服方法：水煎服，日 1 剂，频服。

方义分析：石菖蒲、郁金、紫金片（玉枢丹）开窍辟秽；丹皮清血分之热，连翘、栀子、灯心，竹叶清气分之热，同用有透营转气之功；竹沥清热化痰，以助菖蒲郁金化痰开窍之力。

加减：四肢抽搐加全蝎、蜈蚣；浊毒伤血致鼻衄、齿衄、肌衄等，加生地、犀角（以水牛角代替）。

水气凌心证

主证：气喘不能平卧，畏寒肢凉，大汗淋漓，心悸怔忡，肢体浮肿，下肢尤甚，咳吐稀白痰，舌淡胖，苔白滑，脉疾数无力或细小短促无根或结代。

治则：温阳利水，泻肺平喘。

方药：葶苈大枣泻肺汤合苓桂术甘汤加减：茯苓 15g、葶苈子 10g、大枣 10 枚、桂枝 10g、白术 15g、甘草 6g、附子 9g、干姜 6g。

煎服方法：水煎服，浓煎，日 1 剂，分 2～4 次口服。

方义分析：本方重用甘淡之茯苓为君，健脾利水，渗湿化饮，既能消除已聚之痰饮，又善平饮邪之上逆。桂枝为臣，温阳化气，平冲降逆，葶苈子亦为臣，泻肺祛痰，降气平喘，利水消肿。苓、桂相合为温阳化气，利水平冲之常用组合。白术为佐，健脾燥湿，苓、术相须，为健脾祛湿的常用组合。炙甘草用于本方可合桂枝以辛甘化阳，以襄助温补中阳之力，大枣缓和以养胃气。

加减：浮肿甚者可加用五皮饮；四肢厥冷，大汗淋漓重用淡附片，加人参。

1.2　辨证施治，专证专药

百令胶囊[7]

组成：发酵冬虫夏草菌粉。

功能：补肺肾，益精气。

适应证：治疗肾脏疾病、治疗 2 型糖尿病伴白蛋白尿。

用法：口服。1次2～6粒，1日3次。慢性肾功能不全：1次4粒，1日3次；疗程8周。

注意事项：忌辛辣、生冷、油腻食物。

黄葵胶囊[8]

组成：黄蜀葵花。

功能：清利湿热，解毒消肿。

适应证：糖尿病肾脏病伴有浮肿、腰痛、蛋白尿、舌苔黄腻。

用法：口服。1次5粒，1日3次；8周为1个疗程。

注意事项：饭后服用。

益肾化湿颗粒[9]

组成：人参、黄芪、白术、茯苓、泽泻、半夏、羌活、独活、防风、柴胡、黄连、白芍、陈皮、炙甘草、生姜、大枣。

功能：升阳补脾，益肾化湿，利水消肿。

适应证：脾虚湿盛证出现的蛋白尿，兼见水肿，疲倦乏力，畏寒肢冷，纳少等。

用法：开水冲服。1次1袋，1日3次。疗程为2个月。

注意事项：忌食辛辣刺激食物；阴虚火旺者慎用。

六味地黄丸[10]

组成：熟地黄、酒萸肉、牡丹皮、山药、茯苓、泽泻。

功能：滋阴补肾。

适应证：肾阴亏损，头晕耳鸣，腰膝酸软，骨蒸潮热，盗汗遗精，消渴。

用法：口服。大蜜丸1次1丸，1日2次。

注意事项：忌不易消化食物；感冒发热病人不宜服用。

金匮肾气丸[11]

组成：地黄、山药、山茱萸（酒炙）、茯苓、牡丹皮、泽泻、桂枝、附子（制）、牛膝（去头）、车前子（盐炙）。

功能：温补肾阳，化气行水。

适应证：肾虚水肿，腰膝酸软，小便不利，畏寒肢冷。

用法：口服，1次20粒（4g）～25粒（5g），1日2次。

注意事项：忌食生冷物。

肾炎康复片[12]

组成：西洋参、人参、地黄、杜仲（炒）、山药、白花蛇舌草、黑豆、土茯苓、益母草、丹参、泽泻、白茅根、桔梗。

功能：益气养阴，补肾健脾，清解余毒。

适应证：主治糖尿病肾脏病，属于气阴两虚，脾肾不足，毒热未清证者，表现为神疲乏力，腰酸腿软，面浮肢肿，头晕耳鸣，蛋白尿，血尿等。

用法：口服。1次5片，1日3次，小儿酌减或遵医嘱。

注意事项：孕妇禁服；急性肾炎水肿不宜。

尿毒清颗粒[13]

组成：大黄、黄芪、桑白皮、苦参、白术、茯苓、白芍、制何首乌、丹参、车前草等。

功能：通腑降浊、健脾利湿、活血化瘀。

适应证：用于慢性肾功能衰竭氮质血症期和尿毒症早期，中医辨证属脾虚湿浊证和脾虚血瘀证者。可降低肌酐、尿素氮，稳定肾功能，延缓透析时间。对改善肾性贫血，提高血钙、降低血磷也有一定的作用。

用法：温开水冲服。每日 4 次，6、12、18 时各服 1 袋，22 时服 2 袋，每日最大服用量 8 袋，也可另定服药时间，但两次服药间隔勿超过 8 小时。

注意事项：应在医生指导下按主治证候用药，按时按量服用；按肾功能衰竭程度，采用相应的肾衰饮食；服药后大便呈半糊状为正常现象，呈水样需减量使用；本品可与对肾功能无损害的抗生素、化学药降压、利尿、抗酸、降尿酸药合用；忌与氧化淀粉等化学吸附剂合用。

1.3　辨证使用中药注射剂

肾康注射液[14]：肾康注射液 100ml 加入生理盐水静滴，每日 1 次，14 日为 1 个疗程。用于糖尿病肾病 V 期浊毒血瘀证。

黄芪注射液[15]：黄芪注射液 20ml 加入生理盐水静滴，每日 1 次，14 日为 1 个疗程，用于气虚证。

1.4　特色制剂

十一味益肾降糖片[16-17]

组成：黄芪、生地黄、白术、山药、山茱萸、鬼箭羽、益母草、泽泻、怀牛膝、前子、防风。

功能：益气养阴。

适应证：消渴病肾病证属气阴两虚者。

用法：1 天 3 次，1 次 5～10 片。12 周为 1 个疗程。

注意事项：忌食辛辣刺激食物。

来源：开封市中医院院内制剂

健脾益肾通络胶囊[18]

主要药物：黄芪、熟地、枸杞子、山药、丹参、王不留行等共 11 味中药

功能：健脾益肾，益气养阴，化瘀通络。

适应证：脾肾气阴亏虚、络脉瘀阻型糖尿病肾病。

用法：口服。1 次 4～6 粒，1 日 3 次。

注意事项：过敏体质及对本品过敏者禁用；有出血或出血倾向者禁用；孕妇、哺乳期妇女禁用。本品尚无在严重肝肾功能不全、18 岁以下青少年以及 70 周岁以上老年患者等特殊人群的研究数据，如需使用请在医生指导下服用。

来源：菏泽市中医医院院内制剂

肾炎消丸

主要药物：黄芪、白术、茯苓、山药、防己、泽泻、菟丝子、益母草、泽兰、连翘、淫羊藿。

功能：健脾益肾，利水消肿，活血化瘀。

适应证：用于糖尿病肾脏病（肾病综合征及慢性肾功能衰竭）脾肾两虚兼有血瘀型。

用法：口服。1 次 9g，1 日 3 次。

注意事项：阴虚燥热者忌用；服药期间忌食辛辣肥腻之品。

来源：河南省中医院院内制剂

2. 外治法

（1）药物外治法

中药灌肠法[19]

处方：黄连 30g、槐花 30g、丹参 30g、蒲公英 30g、生牡蛎 30g、生大黄 30g。

操作方法：采用水煎方式将药物熬制成 400ml 药液，之后分为两袋，每袋 200ml。令患者将大便排尽，使用温水为其清洗肛周部位并涂抹适量润滑油。取膝胸位，若患者不耐受或年龄较大可取左侧位，并在其臀下位置垫上棉垫，并将臀部向上抬高 10cm。将之前备用的 200ml 中药药液加热至温热状态，约 37℃，后倒入空液体瓶内。将去掉头皮针的输液器，插入 14 号导尿管。在患者臀部下方垫好治疗巾、橡胶单，并将输液管中的空气排出，将输液器关闭。将导尿管前端润滑，缓慢插入至患者肛门，其间观察患者耐受情况。导尿管插入深度控制在 25cm 左右，将输液器开关打开，滴速调整为 200 滴/分。灌肠结束后关闭输液器，将导尿管缓慢拔出。令患者保持左侧卧位 15 分钟，之后可改为仰卧，但此期间仍需将臀部抬高 10cm，持续 0.5～1 小时。灌肠治疗每天 1 次，1 个疗程为 4 周。

适应证：糖尿病肾脏病肾功能异常者。

注意事项：近期行痔疮手术，肛周脓肿及腹泻者禁用。

穴位贴敷法[20]

处方：丹参、大黄、红花、白芥子。

操作方法：上述药物研末，用醋调和，选穴：肾俞、肺俞、关元、足三里，每次贴敷 2～3 小时，每天 1 次，2 周为 1 个疗程，连续治疗 2 个疗程。

适应证：糖尿病肾脏疾病有水肿患者。

注意事项：观察局部皮肤情况，有过敏者调整方剂，皮肤破损溃疡者禁用。

中药熏洗法[21]

处方：丹参 30g、黄芪 40g、红花 20g、车前草 30g。

操作方法：先将药加水浸泡 20 分钟，煮沸后再煮 10 分钟，将双足放至足盆上先熏，待药液温度降至 35～40℃时开始泡足，浸泡中逐渐加入热水，使水温维持在 40℃左右，水面在踝关节 10cm 以上，最好至足三里穴，每次浸泡 20 分钟，每天 1 次，4 周为 1 个疗程。

适应证：糖尿病肾脏疾病有水肿患者。

注意事项：水温不可太高，42℃以下为宜，以免烫伤皮肤，最好让健康人帮助试水温；治疗期间需要专人护理，有条件者建议使用恒温桶设定药液温度。有糖尿病足，足部破溃严重者慎用。

穴位注射法[22]

处方：黄芪注射液。

操作方法：取双侧肾俞、足三里穴。选择适宜的消毒注射器和针头，抽取 1 毫升黄芪注射液，在穴位局部消毒后，右手持注射器对准穴位，快速刺入皮下，然后将针缓慢推进，达一定深度后产生得气感应，如无回血，便可将药液注入，隔日 1 次，4 周 1 个疗程。

适应证：糖尿病肾脏疾病出现蛋白尿、乏力症状者。

注意事项：血糖过高慎用，严格消毒，防止感染，如注射后局部红肿、发热等，应及时处理。

敷药法[23]

处方：芒硝 2000g、大黄粉 100g、乳香 100g、没药 100g、冰片 20g、肉桂 50g。

操作方法：将上药研磨成细粉，装入自制药袋中，根据水肿范围确定选择大、小药袋，嘱患者平卧，保持水肿下肢伸直，将药袋平铺于水肿处，用系带上下捆扎小腿部，松紧适宜为度，尽量全部覆盖水肿部位，嘱外敷时减少下床活动，活动不便时可解下药袋，保证每日药袋外敷 3 小时。视药袋中药物的结块程度决定是否更换药袋，若经过手动重复摇匀后，药袋中有超过 70% 的药物结块，即可更换新药袋。平均 2 天更换 1 次药袋，7 天为 1 个疗程，共治疗 2 个疗程。

适应证：糖尿病肾脏疾病下肢水肿者。

注意事项：皮肤破溃感染者禁用。

（2）非药物外治法

针刺法

处方：第一组穴位：中脘、足三里、血海、地机、天枢、支沟、太溪、白环俞、肾俞、膏肓俞、阴陵泉、中极；第二组穴位：脾俞、风池、胃俞、胰俞、志室、三阴交、涌泉、肺俞、肝俞、丰隆、膈俞、三焦俞、复溜。

操作方法：分两组腧穴，针刺得气后平补平泻，留针 30 分钟。两组均以 4 周为 1 个疗程。

适应证：糖尿病肾病未出现水肿者。

注意事项：血糖过高慎用，为了防止血肿的发生，针刺前应仔细检查针具，针尖有钩的不能使用。针刺时一定要注意仔细察看皮下血管走行，避开血管再行针刺。

耳穴压豆法

处方：选穴：胰胆、内分泌、脾、肾、膀胱。

操作方法：耳郭常规 75% 乙醇消毒，然后用镊子将粘有 1 粒王不留行籽的方形小胶布（0.6cm×06cm）对准耳穴，贴紧后以拇指和食指置于耳郭的正面和背面进行对压按揉，手法由轻到重，至患者有胀、酸感或微感刺痛及耳郭发热为度。每次贴压一侧耳穴，嘱患者每日餐前按压耳穴处 3 分钟。每隔 3 天换药 1 次，贴压另一侧耳穴，共治疗 12 周。

适应证：糖尿病肾病早期。

注意事项：耳郭皮肤有炎症或冻伤者不宜采用。

穴位埋线法[24]

处方：脾俞、足三里、肾俞、胰俞为主穴；配穴：血瘀证加血海、膈俞，痰湿证加丰隆，阴虚证加三阴交。

操作方法：患者取舒适体位，常规消毒，采用注线法，使用 8 号一次性注射针头，用消毒镊子将 0.5～1cm 长 2/0 号羊肠线置于一次性注射针头前端内，快速刺入选定穴位皮下，进针深度约 1～1.5cm，局部有酸胀麻感，即得气后用 0.3mm×40mm 一次性针灸针插入针管内，将羊肠线推入穴位后，拔出注射针头，针眼处用创可贴覆盖。6 小时后可以淋浴，不影响任何活动。每 10 天穴位埋线 1 次，治疗 3 个月。

适应证：糖尿病肾病早期。

注意事项：血糖过高慎用，有出血倾向及皮肤感染者慎用。

3. 基础治疗　可参考中华医学会内分泌学分会颁发的《2019 年糖尿病肾脏疾病临床防治

指南》及改善全球肾脏病预后组织 KDIGO 颁布的《CKD 评估与管理临床实践指南（2012）》。

（1）一般治疗：改善生活方式，包括饮食治疗、运动、戒烟、限酒、限制盐摄入、控制体重等，有利于延缓 DKD 进展，保护肾功能。

（2）控制血糖：DKD 患者的血糖控制应遵循个体化原则。血糖控制目标：糖化血红蛋白（glycosylated hemoglobin，HbA1c）不超过 7%。eGFR＜60mL/（min·1.73m^2）的 DKD 患者 HbA1c 不超过 8%。对老年患者，HbA1c 控制目标可适当放宽至 8.5%。根据 CRF（肾小球滤过率）选择相应的降糖方案。

（3）控制血压：对伴有 DKD，尤其是白蛋白尿的患者，血压应控制在 130/80mmHg 以下，但舒张压不宜低于 70mmHg，老年患者舒张压不宜低于 60mmHg。在无禁忌证情况下，ACEI 或 ARB 为 DKD 首选降压药。

（4）控制血脂：进行调脂药物治疗时，推荐降低 LDL-C 作为首要目标，非 HDL-C 作为次要目标。推荐 DKD 患者血脂治疗目标为：有动脉粥样硬化性心血管疾病（arteriosclerotic cardiovascular disease，ASCVD）病史或 eGFR＜60mL/（min·1.73m^2）等极高危患者 LDL-C 水平小于 1.8mmo/L，其他患者应小于 2.6mmol/L。

（5）eGFR＜（min·1.73m^2）考虑透析治疗。

五、护理调摄

1. 膳食指导

（1）总热量：每日摄入的总热量应使患者维持或接近理想体重，肥胖者可适当减少热量，消瘦者可适当增加热量。

（2）蛋白质摄入：对于非透析 DKD 患者，蛋白质摄入大约应为 0.8g/（kg·d）。肾病患者应避免高蛋白饮食，控制蛋白质每日摄入量，不超过总热量的 15%。对透析患者，常伴有蛋白质能量消耗增加，适当增加蛋白质摄入有利于保存肌肉容量及功能。由于蛋白质的摄入减少，摄入的蛋白质应以生物学效价高的优质蛋白质为主，可从家禽、鱼等动物蛋白中获得。

（3）钠、钾摄入：推荐 DKD 患者限制盐的摄入少于 6g/d，但不应低于 3g/d。对于合并高钾血症的患者，还需要限制钾盐摄入。饮食中钠、钾的摄入需个体化，根据患者的并发症情况、使用药物、血压及血生化检查进行调整。

2. 运动指导

（1）根据病情选择合适的有氧运动方式，如太极拳、气功、八段锦、五禽戏、散步、快走、慢跑、游泳等；运动项目的选择要与患者的年龄、病情、经济、文化背景及体质相适应。

（2）每周进行 2 次轻度或中度阻力性肌肉运动。

（3）运动选择在饭后 1 小时（第一口饭计时）左右。

（4）特色功法：降糖益肾养生功。

3. 辨证施护

（1）生活起居

①保证病室空气流通，避免外感风寒或交叉感染。

②做好个人卫生。

③对患者生活自理能力程度进行评估,定期监测血糖。采用中低强度的有氧耐力运动项目,如步行、慢跑、骑车等。

④指导患者进行中医养生功的锻炼,如八段锦、太极拳等。

⑤透析前健康教育。让患者充分了解透析的最佳时机、血液透析和腹膜透析方式的适应证、禁忌证、优缺点等。

（2）饮食指导

①加强个体化饮食管理,记录出入量。

②气阴两虚证:宜食益气养阴之食品,如胡萝卜、豆芽、百合、蘑菇、瘦肉、白扁豆、鹌鹑等。宜食清凉类的食品,如银耳、莲藕、荸荠、鸭肉、鸭蛋、玉竹等。

③肝肾阴虚证:宜食滋补肝肾之食品,如海参、牡蛎、黑芝麻、桑椹、牛奶、核桃仁、冬虫夏草、莲子等。

④气血两虚证:宜食补气养血之食品,如鸡肉、牛肉、猪肉、鲫鱼、鲤鱼、黄鳝、虾、蘑菇、乌骨鸡、黑芝麻、胡桃肉、龙眼肉、赤豆等。

⑤脾肾阳虚证:宜食温肾健脾之食品,如羊肉、牛肉、鸡肉、狗肉、腰果、芡实、山药熬粥、栗子炖肉、白果炖鸡、大骨头汤、核桃等。

⑥血瘀证:宜食活血化瘀之食品,如黑木耳、玫瑰花、香菇等。

⑦湿热证:宜食清热化湿之食品,如绿豆、冬瓜、丝瓜、赤小豆等。

⑧湿浊证:宜食利水化浊之食品,如薏苡仁、冬瓜等。

⑨浊毒犯胃证:宜食降逆化浊之食品,如陈皮、萝卜、山药、小米、丝瓜、冬瓜、粳米等,忌食辛辣刺激肥甘厚味之食物,忌烟、酒、咖啡等刺激性食物。

⑩水肿严重患者应减少粥和汤的摄入,饮水量应根据患者每日尿量而定,一般以前一日总出量加 500 毫升水量为宜,增加动物蛋白的摄入。

（3）情志调理

①多与患者沟通,使其了解本病与情志的关系,保持乐观稳定的情绪。

②护理干预,存在颅内出血的危险时,应立即报告医生,观察患者有无抑郁、焦虑症状,针对不同的情志问题,采用释疑解惑、以情胜情等方法进行干预。

（4）用药护理

①中药汤剂浓煎温服,患者有纳呆呕吐和胃肠道反应,可服药前含服姜片以和胃止吐或少量多次频服。

②应用利尿药,应向患者讲解药物作用及用药后出现的反应。

③遵医嘱用黄连、槐花、丹参、蒲公英、牡蛎、大黄等中药直肠滴入,以活血化瘀排毒降浊。操作前告知中药肛滴的操作方法、目的及注意事项。观察用药后的效果及反应,并注意保护肛门周围皮肤。

六、预后转归

糖尿病肾脏病预后不良。多数患者就诊时临床表型较重,复诊率低,其可能的原因与患者对此类慢性非传染性疾病认识程度较低、知晓率以及就诊时机晚有关，加之糖尿病肾脏疾病临床表型与病理类型对应关系复杂，存在一对多或多对一的关系，在大多数情况下，临床表型可以反映疾病的严重程度和进展情况，但在少数或特定情况下，临床表型与疾病严重的程度不完全相符。一般认为，糖尿病肾病发展到4期临床显性蛋白尿期后其病程将不可逆也不能终止，不治疗时肾小球滤过率每月下降1ml/min。从出现蛋白尿到死于尿毒症平均间隔10年。

在澳大利亚，从2009年到2010年，由DM导致的ESRD患者肾脏替代治疗每人每年花费73 527美元，保守治疗每人每年花费12 174美元。2009~2010年，澳大利亚CKD1-4期的DM患者的总花费是2050万美元，而ESRD和DM患者的总花费是4.463亿美元，预计这一数额到2020年将翻倍[25]。美国2000年用于DM所致的CKD的医疗费用大约180亿美元[26]。DKD所带来的经济负担给各国人民和政府均造成了极大的压力。DKD仍然是当前严重危害人类健康的重大疾病，需要我们特别关注。

七、疗 效 评 价

（一）评价标准

1. 中医证候疗效评价标准　参照2002年《中药新药临床研究指导原则》拟定（表2-1）。
显效：临床症状、体征明显改善，证候积分减少≥70%。
有效：临床症状、体征均有好转，证候积分减少≥30%。
无效：临床症状、体征无明显改善，甚或加重，证候积分减少<30%。

表2-1　中医证候积分表

症状	无（0分）	轻（2）分	中（4分）	重（6分）
水肿	无	晨起眼睑浮肿	眼睑及双下肢浮肿，按之凹陷	水肿明显，按之深陷不起
气短乏力	无	偶感气短乏力，可坚持体力劳动	活动后即感气短乏力，勉强支持日常活动	休息后仍感气短乏力，不能坚持日常活动
畏寒肢冷	无	全身略感畏寒 肢体偏凉	全身明显畏寒 肢体冷凉	全身特别畏寒 肢冷如冰
腰膝酸软	无	偶有腰膝酸软	经常腰膝酸软，时而作痛	腰部酸痛持续不解，经常作痛
咽干口渴	无	偶有	咽干口渴喜饮	咽干口渴多饮
五心烦热或手足心热	无	偶有五心烦热或手足心热	时有五心烦热或手足心热	五心烦热或手足心发烫，欲持冷物
大便干结	无	大便干燥，排出硬而费力	大便硬结，2~3天1行	大便硬结，3天以上一行
小便黄赤	无	尿黄赤	尿黄赤，量少	尿黄赤，量少，涩痛
呕恶纳呆	无	饮食稍减，偶有恶心	饮食明显减少，时有恶心，偶有呕吐	近于不能进食，时时恶心，时有呕吐
大便黏腻	无	大便略黏腻	大便黏腻	大便黏腻，排便困难
口苦	无	晨起口苦，或口中微苦	口苦不知食味	口苦而涩
肢体困重	无	仅有困重感，尚未碍及活动	肢体沉重，活动费力	肢体沉重如裹，活动困难影响日常生活

续表

症状	无（0分）	轻（2）分	中（4）分	重（6分）
肢体麻木	无	肢体某一部位偶有麻木	时有四肢麻木	时常肢体麻木，且检查有异常感觉
定位刺痛，夜间加重	无	偶有某部位局限性刺痛	时有不同部位刺痛	多部位持续刺痛
急躁易怒	无	偶有	时有发生，脾气暴躁	经常发生，情绪急躁
情绪抑郁，喜叹息	无	无明显诱因，有时发生	无明显诱因，经常发生	无明显诱因，特别容易发生，难以自控

中医证候积分减少百分比=（治疗前总积分-治疗后总积分）/治疗前总积分×100%

2. 西医疗效评价标准　参照 2007 年中华中医药学会肾病分会颁布的《糖尿病肾病诊断、辨证分型及疗效评定标准》及改善全球肾脏病预后组织 KDIGO《CKD 评估与管理临床实践指南（2012）》，参考血糖、糖化血红蛋白、尿白蛋白排泄率或尿白蛋白/肌酐比、24 小时尿蛋白定量，血肌酐及 eGFR 结果评定：

显效：尿白蛋白排泄率或尿白蛋白/肌酐比降至正常或下降 1/2 以上；24 小时尿蛋白定量下降 1/2 以上；血糖、糖化血红蛋白下降 1/3 或恢复正常；血肌酐正常或下降≥30%。四条具备一条。

有效：尿白蛋白排泄率或尿白蛋白/肌酐比有所下降；24 小时尿蛋白定量较治疗前下降不到 1/2；血糖、糖化血红蛋白有所下降，但不足显效标准；血肌酐基本正常或下降 10%～30%。四条具备一条。

无效：实验室指标无明显变化。

（二）评价方法

1.中医证候评价　按照中医证候积分量表进行积分评价。
2.西医疗效评价　按照西医疗效评价标准进行评价。

八、本共识制定专家组成员及起草单位

共识专家组组长：庞国明　杨辰华　吴琛涛　王志刚
共识专家组副组长（按姓氏笔画排序）：
　　　　王　娟　王　琳　白　清　米　佳　张　芳　陆芝兰
　　　　周学林　钱　莹
共识专家组成员（按姓氏笔画排序）：
　　　　王　宁　王小青　王志强　王松夫　王凯锋　王秉新
　　　　王爱军　王海燕　孔丽丽　邓兰英　艾为民　卢　昭
　　　　叶守姣　田忠于　付永祥　白富彬　冯　冰　朱　璞
　　　　朱翠翠　刘　博　汤刚义　许梦君　杜亮亮　李征锋

<table>
<tr><td>吴　滢</td><td>何　刚</td><td>邹耀武</td><td>张　云</td><td>张太阳</td><td>张社峰</td></tr>
<tr><td>张佳佳</td><td>张俊杰</td><td>张景祖</td><td>陆素琴</td><td>陈　嘉</td><td>陈丹丹</td></tr>
<tr><td>陈荣月</td><td>陈康利</td><td>陈敬贤</td><td>武　楠</td><td>周克飞</td><td>郑文静</td></tr>
<tr><td>赵　磊</td><td>胡　仙</td><td>侯浩强</td><td>闻海军</td><td>娄　静</td><td>姚沛雨</td></tr>
<tr><td>姚爱春</td><td>贾林梦</td><td>高言歌</td><td>郭乃刚</td><td>梅罗阳</td><td>韩　琳</td></tr>
<tr><td>瞿纪功</td><td>樊启辉</td><td></td><td></td><td></td><td></td></tr>
</table>

执笔人： 庞国明　钱　莹　马宇鹏　陈　杰

秘　书： 陈丹丹　贾林梦

组长单位： 河南省开封市中医院、河南省中医药研究院附属医院、天津中医药大学第一附属医院、甘肃省天水市中医院

副组长单位（按首字笔画排序）：
长春中医药大学附属医院、四川省第二中医医院、江苏省镇江市中医院、河北省石家庄市中医院、河南省三门峡市中医院、河南省中医院、河南省中医糖尿病医院、海南省海口市中医院、湖南省省直中医院

起草单位（按首字笔画排序）：
山东省菏泽市中医院、辽宁中医药大学附属医院、江西中医药大学附属医院、江西省中西医结合医院、江西省高安市中医院、江苏省泰州市中医院、江苏省盐城市中医院、许昌红月糖尿病医院、河北省馆陶县中医院、河南省长垣中西医结合医院、河南省周口市中医院、河南省南阳市中医院、湖北省英山县人民医院、湖南省岳阳市中医院

九、参 考 文 献

[1] 中华医学会糖尿病学分会微血管并发症学组, 薛耀明, 朱大龙, 等. 中国糖尿病肾脏病防治指南（2021 年版）[J]. 中华糖尿病杂志, 2021,（8）: 762-784.

[2] GreggEW, LiY, WangJ, et al. Changes in diabetes～related complications in the United States, 1990～2010[J]. N Engl J Med, 2014, 370（16）: 1514-1523.

[3] HouJH, ZhuHX, ZhouML, et al. Changes in the spectrum of kidney diseases: an analysis of 40, 759 biopsy～proven cases from 2003 to 2014 in China[J]. Kidney Dis（Basel）, 2018, 4（1）: 10-19.

[4] 高彦彬, 刘铜华, 南征, 等. 糖尿病肾脏疾病中医诊疗标准[J]. 世界中西医结合杂志, 2011, 6: 548-552.

[5] 闫璞, 刘晓峰, 王世东, 等. 吕仁和教授诊治糖尿病、糖尿病肾脏病及肾病综合征的常用药物分析[J]. 世界中医药, 2017, 12（1）: 3033.

[6] 南征, 朴春丽, 何泽, 等. 消渴肾病诊治新论[J]. 环球中医药, 2012, 5（8）: 598-600.

[7] 占芬芬. 百令胶囊辅助治疗对糖尿病肾病患者疗效、肾功能及微炎症状态的影响[J]. 新中医, 2020, 10: 56-59.

[8] 马腾, 黄犟璺, 于亚萍, 等. 黄葵胶囊联合前列地尔治疗Ⅲ～Ⅳ期糖尿病肾病疗效观察[J]. 中国中西医结合肾病杂志, 2019, 12: 1108-1109.

[9] 涂元宝, 李传平, 高磊. 益肾化湿颗粒辅助治疗早期糖尿病肾病的疗效及安全性分析[J]. 世界中医药, 2020, 7: 1042-1046.

[10] 朱泽兵, 侠晨辉, 郭树婷, 等. 基于网络药理学探讨六味地黄丸治疗糖尿病肾病的作用机制[J]. 中国中西医结合肾病杂志, 2020, 4: 340-343, 381.

[11] 陈熹, 张柳婧, 吴真, 等. 金匮肾气丸治疗糖尿病肾病疗效 Meta 分析[J]. 吉林中医药, 2019, 2: 186-190.

[12] 尹冬彩，周霜，徐杰. 肾炎康复片改善糖尿病肾病患者血液流变参数以及临床疗效分析[J]. 中国中西医结合肾病杂志，2015，11：975-976.

[13] 梁志刚，张崭崭，李宝京，等. 尿毒清颗粒联合缬沙坦胶囊治疗糖尿病肾病大量蛋白尿临床观察[J]. 中华中医药学刊，2020，5：241-244.

[14] 方锦颖，杨悦，吴宇，等. 肾康注射液联合前列地尔治疗糖尿病肾病的荟萃分析[J]. 中国中西医结合肾病杂志，2020，3：207-212.

[15] 傅天啸，黄益麒，马红珍. 黄芪注射剂对糖尿病肾病大鼠肾脏脂联素表达的实验研究[J]. 中国中西医结合肾病杂志，2017，2：106-109.

[16] 李鹏辉，付永祥，姚沛雨. 十一味益肾降糖片治疗早期糖尿病肾病的临床疗效观察[J]. 世界中西医结合杂志，2018，12：1711-1714.

[17] 闫镛，付永祥. 十一味益肾降糖片对Ⅲ期糖尿病肾病大鼠肾损伤干预的实验研究[J]. 辽宁中医杂志，2014，7：1524-1525，1550.

[18] 吴素琴，邹耀辉，吴福建. 健脾益肾通络胶囊联合坎地沙坦酯治疗糖尿病肾病临床研究[J]. 国际中医中药杂志，2020，6：539-542.

[19] 黄东华. 中药保留灌肠对糖尿病肾病患者病情控制的影响[J]. 糖尿病新世界，2015，13：100-101.

[20] 朱学雷. 益肾消浊利水汤联合穴位贴敷治疗糖尿病肾病Ⅲ～Ⅳ期临床疗效观察[J]. 四川中医，2019，4：121-123.

[21] 鞠梅，黄小艳. 中药熏洗治疗早期糖尿病肾病的疗效观察[J]. 四川中医，2013，6：109-110.

[22] 叶钊. 穴位注射配合药物治疗糖尿病肾病疗效观察[J]. 上海针灸杂志，2013，9：729-730.

[23] 崔小清. 改良芒硝药袋外敷治疗肾性下肢水肿的临床效果观察[J]. 中国医药指南，2019，3：171-172.

[24] 陈永斌，陈仁年，李玉兰. 穴位埋线为主干预2型糖尿病早期肾病[J]. 中国针灸，2012，5：390-394.

[25] Deloitte AE. Two of a KinD(Kidneys in Diabetes): the burden of Diabetic kidney disease and the cost effcctiveness of screening people with type 2 diabetes for chronic kidney disease. K：Health Australia Melbourne（Victoria）：Kidney Health Australia，2011.

[26] United States Renal Data System. USRDS 2011 annual data report：atlas of Chronic kidney disease and endstage renal disease in the United States. Bethesda（MD）：National Institutes of Health. National Institute of Diabetes and Digestive and Kidney Diseases. 2011.

第三章

糖尿病周围神经病变中医临床诊疗专家共识

一、概　述

糖尿病周围神经病变（diabetic peripheral neuropathy，DPN）是糖尿病（diabetes mellitus，DM）最常见的慢性并发症，亦是中医药极具治疗优势的慢性并发症之一，其主要临床特征为四肢远端感觉、运动障碍，表现为肢体麻木、挛急疼痛，肌肉无力和萎缩，腱反射减弱或消失等。该病早期呈相对可逆性，后期发展为顽固性难治性神经损伤。

DPN 发病机制目前尚未完全清楚，普遍认为其发生与血管病变、代谢紊乱、神经生长因子减少、遗传因素、自身免疫功能紊乱及血液流变性改变等多种因素相互作用有关。发病率在30%～90%[1]，又有文献报道其发生率为 60%～90%，我国住院 DM 患者中 DPN 的发生率高达60.3%[2]，本病患者性别差异不明显，男女几乎相当，患病年龄 7～80 岁不等，随年龄的增长患病率上升，高峰见于 50～60 岁 DM 群体中。患病率与病程关系不明显，2 型 DM 患者中约有 20%的人神经病变先于 DM 症状的出现，患病率与糖尿病病情严重程度无明显关系，但糖尿病高血糖状态控制不良者患病率明显高。DPN 是 DM 患者足溃疡和截肢的危险因素，不仅严重影响到患者的生存质量，而且对病人和社会也是一种很大的经济负担。目前在非创伤原因造成的截肢中 50%～75%是由于糖尿病神经病变造成的[3]。

庞国明教授等[4]在多年理论与临床实践的基础上提出"消渴病痹症"的概念。2010 年国家中医药管理局医政司颁布的《22 个专业 95 个病种中医诊疗方案》中将本病中医病名正式确定为"消渴病痹症"。

二、病　因　病　机

（一）病因

本病是因消渴日久，耗伤气阴，阴阳气血亏虚，血行瘀滞，脉络痹阻所致，属本虚标实证。病位在肌肤脉络，内及肝、脾、肾等脏腑，以阴阳气血亏虚为本，瘀血阻络为标。

1. 气血不和，血行凝滞　《读医随笔》曰："气虚不足以推血，则血必有瘀。"DPN 即是由于消渴日久导致气虚、阴虚及阳虚，又与瘀血互为因果，最终因气血不和、血行凝滞、脉络痹阻发病[5]。

2. 气阴两虚，血脉瘀滞　本病乃由消渴病迁延不愈发展而来，然消渴原本阴虚燥热，耗气伤津，病程日久，阴伤气耗，终致气阴两虚，且病久入络，终致血脉瘀滞。《医林改错》有云："元气既虚，必不能达于血管，血管无气，必停留而瘀。"《血证论·发渴》曰："瘀血发渴……则气为血阻，不得上升，水津因不能随气上布。"[6]气阴亏虚，阴虚内热，耗津灼液，导致血瘀，瘀血阻滞脉络，筋、脉、肉、皮失于濡养而出现凉、麻、痛、痿等表现。

3. 阳虚寒凝，经脉痹阻　《读医随笔》曰："阳虚必血滞。"消渴病日久，阴损及阳，最终导致阴阳两虚。阳虚寒凝，瘀阻脉道，气血运行不畅，经脉痹阻；阳不达于四末，四肢失于温养，故见四肢厥冷不温，麻木疼痛[7]。元阳亏损，温煦不足，肌肉筋脉失于温养发为本病。

4. 脏腑失常，筋肉失养　诸多医家在临床辨治 DPN 时，认为病变多累及肺、脾、胃、肝、肾，其中尤以肾为关键[8]。《灵枢·五变》云："五脏皆柔弱者，善病消瘅。"肺为水之上源，主宣肃，如肺燥阴亏，津液不足，或津液失于输布，则皮毛失于濡润；脾主运化、主四肢，脾胃为后天之本，脾虚则气血生化不足，肢体无主；胃热则灼伤肺津，燥热由生；肾之阴阳为一身阴阳之根本，肾阴不足，肝失涵养，宗筋不利发为本病。

（二）病机特点

DPN 的病机有虚有实、虚实错杂。虚有本与变之不同。虚之本在于阴津不足，虚之变在于气虚、阳损。虚之本与变，既可单独在糖尿病性神经病变的发生发展中起作用，也可相互转化，互为因果；既可先本后变，也可同时存在。实为痰与瘀，既可单独致病，也可互结为果。就临床实际情况来看，患者既可纯虚为病，所谓"气不至则麻""血不荣则木""气血失充则痿"，又可虚实夹杂，但一般不存在纯实无虚之证。虚实夹杂者，在虚实之间，又多存在因果标本关系。常以虚为本，阴虚为本中之本，气虚、阳损为本中之变；而以实为标，痰浊瘀血，阻滞经络。DPN 病位主要在肌肤、筋肉、脉络，以气虚、阴虚或气阴两虚为本，或由此导致肢体脉络失荣而表现为以虚为主的证候，或由此导致的脏腑代谢紊乱产生的病理产物瘀血、痰浊相互交阻，留滞于肌肤、筋肉、脉络，表现为本虚标实之候。但无论是以虚为主还是本虚标实，瘀血均贯穿 DPN 始终。

1. 气阴两虚　DM 基本病机是阴虚为本、燥热为标，病及多个脏腑。阴虚耗津伤液，燥热伤津，从而影响气血的正常运行，血行不畅致血脉瘀滞，尤其是 DM 多种并发症多与血瘀有关。DPN 即是在 DM 基本病机的基础上出现的气阴亏虚，痰瘀互结之证。阴虚和痰浊是本病的重要病理基础和病理因素。同时，痰浊瘀血又作为重要的病理产物影响本病的发生发展。正如唐容川曰："瘀血在里则口渴……血与气本不相离，内有瘀血，故气不得通，不能载水津上升，是以发渴，名曰血渴，瘀血去则不渴矣。"气阴两虚，则痰浊更易滋生。《医贯》也指出："有阴水不足，阴火上升，肺受火灼，不及清肃下行，由是津液凝，生痰不生血者。故阴虚生内热，热邪可灼津而成痰。"若是气虚失健，升降失常，也会使水湿停运而成痰，《医宗必读》曰："惟脾土虚弱，清者难升，浊者难降……瘀而成痰。"

2. 五脏虚弱，痰浊瘀阻　《灵枢·五变》云："五脏皆柔弱者，善病消瘅。"消渴日久，气阴两虚，阴损及阳，最终使五脏受损，出现多种并发症，而肾为先天之本，为五脏元阴元阳之所；脾为后天之本，脾主运化水谷，传输精微。正如《脾胃论》所云："人以脾肾二气为本。"DM 患者多因饮食不节、嗜食肥甘、思虑劳倦等伤脾，致脾气亏虚，健运失司，精微不化，聚湿成痰。如《格致余论》所云："人内虚，阳虚难降则气郁化痰。"《读医随笔》曰："气虚不足以推血，则血必有瘀。"《血证论》又云："瘀血既久，亦能化为痰水。"久之痰瘀同病，病久可致浊毒。《素问·逆调论》云："肾者水脏，主津液。"《医贯》亦云："肾虚不能制水，则水不下归源，如水逆行，洪水泛滥为痰。"《难经》曰："肾者，气之所系。"《医林改错》亦云："元气既虚，必不能达于血管，血管无气，必停留而瘀。""痰滞阻津血行，可致血瘀；血瘀则水湿停滞，可聚为痰"，可知瘀血痰浊与肾虚密切相关，日久可致毒[9]。现代临床已证明痰浊血瘀贯穿于糖尿病始末，并可致浊毒内生，浊毒痹阻脉络而发为本病。

三、临 床 诊 断

（一）中医诊断

参考中华中医药学会 2007 年颁布的《糖尿病中医防治指南》[1]中 DPN 诊断标准进行诊断。

（1）病史：有消渴病或消渴病久治不愈病史。

（2）临床特点：以凉、麻、痛、痿四大主症为临床特点。肢体常见对称性疼痛或（和）感觉异常。呈刺痛、灼痛、钻凿痛，位于深处，似在骨髓深部，或剧痛如截肢，或痛觉过敏，不得覆被，每于夜间就寝后数小时疼痛加重，白天或行走后减轻；感觉异常，有麻木、蚁走、虫爬、发热、触电样感觉等，往往从远端脚趾上行可达膝以上，分布如袜套或手套样，感觉常减退。晚期有营养不良性肌萎缩。

（3）临床分期：DPN 病机是动态演变的过程，随着糖尿病的发展按照气虚夹瘀或阴虚夹瘀→气阴两虚夹瘀→阴阳两虚夹瘀的规律而演变。阴亏是发生 DPN 的关键；气虚是迁延不愈的症结；阳虚是发展的必然趋势；血瘀是造成本病的主要原因。本病大致可以分为四个阶段。

麻木为主期。多由于肺燥津伤，或胃热伤阴耗气，气阴两虚，血行瘀滞；或气虚血瘀，或阴虚血瘀；或气阴两虚致瘀，脉络瘀滞，肢体失荣。临床可见手足麻木时作，或如蚁行，步如踩棉，感觉减退等。

疼痛为主期。气虚血瘀，阴虚血瘀，迁延不愈；或由气损阳，或阴损及阳，阳虚失煦，阴寒凝滞，血瘀为甚；或复因气不布津，阳不化气，痰浊内生，痰瘀互结，痹阻脉络，不通则痛。临床上常呈刺痛、钻凿痛或痛剧如截肢，夜间加重，甚则彻夜不眠等。

肌肉萎缩为主期。多由于上述两期迁延所致。由于久病气血亏虚，阴阳俱损；或因麻木而肢体活动长期受限，血行缓慢，脉络瘀滞，肢体、肌肉、筋脉失于充养，则肌肉日渐萎缩，肢体软弱无力。常伴有不同程度的麻木、疼痛等表现。

与糖尿病足（diabetic foot，DF）并存期。由于 DPN 常与糖尿病微血管病变、大血管病变互为因果，因此，DPN 后期往往与 DF 同时存在。一旦病至此期，则病情更为复杂，治疗当与 DF 的治疗互参互用，择优而治。

（二）西医诊断

参考中华医学会糖尿病学分会 2020 年颁布的《中国 2 型糖尿病防治指南》[10]中糖尿病神经病变诊断标准进行诊断，本方案主要针对远端对称性多发性神经病变（distal symmetric polyneuropathy，DSPN）而设。

（1）具有明确的糖尿病病史。

（2）在确诊糖尿病时或确诊之后出现的神经病变。

（3）出现神经病变的临床症状，如疼痛、麻木、感觉异常等，5 项检查（踝反射、振动觉、压力觉、温度觉、针刺痛觉）任意 1 项异常；若无临床症状，则 5 项检查任意 2 项异常也可诊断。

（4）除外其他原因所致的神经病变，包括具有神经毒性的药物（如化疗药物）、维生素 B_{12} 缺乏、颈腰椎疾病（压迫、狭窄、退行性变）、脑梗死、慢性炎症性脱髓鞘性神经病变、遗传性神经病变和血管炎、感染（如获得性免疫缺陷综合征）及肾功能不全引起的代谢毒物对神经的损伤。如根据以上检查仍不能确诊，需要进行鉴别诊断，可以进行神经电生理检查。

（5）诊断分层：见下表（表 3-1）。

表 3-1　诊断分层表

诊断	特征
确诊	有 DSPN 的症状或体征，同时存在神经传导功能异常
临床诊断	有 DSPN 的症状及 1 项体征为阳性，或无症状但有 2 项以上（含 2 项）体征为阳性
疑似	有 DSPN 的症状，但无体征；或无症状，但有 1 项体征阳性
亚临床	无症状和体征，仅存在神经传导功能异常

四、临床治疗

（一）提高临床疗效要点提示

1. 识证明病、病证合参、规范诊疗　首先要根据病史、症状、体征及辅助检查，明确疾病诊断（即明病），其次在疾病明确的前提下，准确识证，即通过望闻问切四诊合参，方能辨证施治。

消渴病痹症其病机是动态演变的过程，基本上随着消渴病的发展按照气虚挟瘀或阴虚挟瘀→气阴两虚挟瘀→阴阳两虚挟瘀的规律而演变，阴亏是消渴病痹症发生的关键；气虚是迁延不愈的症结；阳虚是发展的必然结果；血瘀痹阻贯穿始终。临证当首辨其虚实，虚当辨气虚、阴虚、阳虚之所在；实当辨瘀与痰之所别，但总以虚中挟实最为多见。辨证施治，贴近临床，切合实用。治疗在辨证施治、遣方择药前提下，以益气养阴、温经通阳、化瘀通络、宣痹止痛为治疗本病的基本大法，活血化瘀应贯穿治疗全过程，取其"以通为补""以通为助"之义。

2. 洞察主症、抓准病机 消渴病痹症以凉、麻、痛、痿四大症为主要临床特点，据四大症主次，轻重程度找准"本"，辨析"标"，依机立法，依法遣方，理法方药，君臣佐使，丝丝入扣，一线相贯。切忌对号入座，生搬硬套！国家中医药管理局"十一五"重点专科（专病）糖尿病周围神经病变协作分组成员单位，通过对消渴病痹症诊疗方案进行验证，确定其方法的临床疗效和安全性，为进一步优化诊疗方案奠定了基础[11]。该方案采用非随机、多中心、治疗前后自身对照法，根据患者就诊先后顺序及患者的意愿将其纳入治疗组，治疗组根据辨证采用相应方药和外治法。以 2 周为 1 个疗程，观察 1 个疗程，共观察 480 例，观察其治疗前后临床症状、体征、血糖、血脂、Toronto 临床评分及安全指标等，并进行疗效分析及安全性评估。结果：消渴病痹症验证方案能显著改善患者凉、麻、痛、痿症状及体征，改善血糖、血脂、Toronto 临床评分，总有效率达 95%。结论：消渴病痹症验证方案能够有效地缓解凉、麻、痛、痿症状，改善血糖、血脂，Toronto 临床评分降低，是一套疗效可靠、安全便捷的治疗方案，值得临床推广。从中医分型上看所选 480 例病例中，气虚血瘀证者 192 例，占 40%；阴虚血瘀证者 120 例，占 25%；痰瘀阻络证者 115 例，占 24%；阳虚血瘀证者 32 例，占 6.7%；肝肾亏虚证者 16 例，占 3.3%。大部分病例都存在着舌质暗或有瘀点的瘀血征象。这也说明气血亏虚是本病发生之根本，阴阳两虚是发展的趋势，血瘀是本病发生的关键，提示我们治疗时要在补气养阴、温阳固肾的基础上，将养血活血、化瘀通络贯穿治疗的始终，把握瘀之源由，瘀之程度，适当遣方，灵活化裁，方能收到事半功倍的效果。

3. 内外合治、协同增效 发挥中医外治优势，补内治之不足，"外治之理即内治之理，外治之药即内治之药"。中药外治，简、便、廉、捷、验，故外治法千载而不衰。治疗中以本诊疗方案中提供的方剂为基本处方，可根据具体情况随证加减，并参照相关法规和临床经验确定药物剂量，建议将内服汤剂煎后的药渣再煎后熏洗患处，以期达到内外同治的目的。重内服，决不可轻外治，内外合治，殊途同归，异曲同工，事半功倍。

4. 中医辨证与西医辨病相结合 DPN 患者中 50% 以上患者无临床症状，待临床症状出现，其神经的病理性损害多已不可逆。电生理检查神经传导速度的减慢在临床无症状时就已经存在。仅仅凭借中医传统的四诊合参，必然会出现漏诊。并且传统的神经电生理检查主要反映的是有髓大纤维的远端传导功能，不能反映 DPN 早期小的神经纤维和无髓自主神经纤维的功能变化及中、慢传导速度纤维的传导特征，因此，其临床诊断的阳性率要远低于 DPN 的实际患病率。在临床确诊糖尿病时，就要详查神经系统受累情况，并定期检查神经传导速度，交感神经皮肤反应（SSR）等神经电生理指标，结合能反映小的神经纤维和无髓自主神经纤维病变的踝反射、振动觉、压力觉、温度觉、针刺痛觉检查，以获得早期诊断，有利于重新认识症状与证型的形成机理，体现中医整体观念，发挥中医治疗优势。

5. 中医药综合治疗，多靶点作用 本病为慢性病程，且大多发现时病程已较长，临床表现较为复杂，临证要分清虚实，辨明寒热，或攻或补，或清或温，或攻补兼施，或寒热并用，并考虑患者年龄、体质、疾病程度、病程时间等；临床诊治时采用单一的中医治疗方法往往难以达到理想的效果。因此，将有效的治疗方法进行有机结合形成综合治疗方案，包括中药汤剂、中成药、针灸、推拿、中药熏洗、离子导入等方法，可明显提高疗效，改善患者临床症状及相关指标。

（二）治疗方法

1. 内治法

1.1　辨证论治，专证专方[1, 12]

气虚血瘀证

主证：肢体麻木，如有蚁行感，肢末时痛，多呈刺痛，下肢为主，入夜痛甚；气短乏力，神疲倦怠，自汗畏风，易于感冒，舌质淡暗，或有瘀点，苔薄白，脉细涩。

治则：补气活血，化瘀通痹。

方药：补阳还五汤（《医林改错》）合黄芪桂枝五物汤加减：生黄芪 30～120g、当归 6～12g、桂枝 6～10g、赤芍 12～30g、川芎 10g、地龙 10～30g、桃仁 10g、红花 10g、鸡血藤 10～30g、首乌藤 30g、生姜 6g、大枣 10g。

煎服方法：每日 1 剂，水煎分 3 次温服；或根据病情需要，每日 2 剂，分 4 次温服。药渣再煎，熏洗双足，内外同治，增强疗效。

方义分析：方证以气虚为本，血瘀为标，即王清任所谓"因虚致瘀"。治当以补气为主，活血通络为辅。黄芪补益元气，意在气旺则血行，瘀去络通，为君药。当归尾补血活血，祛瘀而不伤正，用为臣药。桂枝温通经脉，赤芍、川芎、桃仁、红花协同当归尾以活血祛瘀；鸡血藤行血补血，舒筋活络，首乌藤养血通络，地龙通经活络，力专善走，周行全身，以行药力，亦为佐药，生姜疏散风邪，以助桂枝之力，大枣益气养血，以资黄芪、赤芍之功，与生姜为伍，又能和营卫，调诸药，以为佐使。

加减：病变以上肢为主加桑枝、桂枝尖；以下肢为主加川牛膝、独活。

阴虚血瘀证

主证：肢体麻木，腿足挛急，酸胀疼痛，或小腿抽搐，夜间为甚，或灼热疼痛，五心烦热，失眠多梦，皮肤干燥，腰膝酸软，头晕耳鸣；口干不欲饮，便秘，舌质嫩红或暗红，苔花剥少津，脉细数或细涩。

治则：滋阴活血，柔筋缓急。

方药：芍药甘草汤（《伤寒论》）合四物汤（《太平惠民和剂局方》）加味：生白芍 30g、生甘草 6g、熟地黄 10～30g、当归 6～12g、川芎 6～10g、木瓜 10～30g、川牛膝 15～30g、炒枳壳 6～9g。

煎服方法：每日 1 剂，水煎分 3 次温服；或根据病情需要，每日 2 剂，分 4 次温服。药渣再煎，熏洗双足，内外同治，增强疗效。

方义分析：当归补血养肝，和血调经为君，熟地黄滋阴补血为臣；生白芍养血敛阴和肝为佐；川芎活血行气，畅通气血，木瓜舒筋活络，川牛膝活血引血下行，炒枳壳健脾行气，生甘草补中和中以滋血之源为使。

加减：腿足挛急，时发抽搐，加全蝎、蜈蚣；五心烦热加地骨皮、胡黄连。

寒凝血瘀证

主证：肢体麻木不仁，四末冷痛，得温痛减，遇寒痛增，下肢为著，入夜更甚；神疲乏力，畏寒怕冷，尿清便溏，或尿少浮肿，舌质暗淡或有瘀点，苔白滑，脉沉细涩。

治则：温经散寒，通络止痛。

方药：当归四逆汤（《伤寒论》）加减：当归 12g、炮附子（先煎）6～15g、赤芍 12～30g、桂枝 9g、细辛 3g、通草 3～6g、干姜 6～9g、制乳香 6～9g、制没药 6～9g、大枣 9g、甘草 6～9g。

煎服方法：每日 1 剂，水煎分 3 次温服；或根据病情需要，每日 2 剂，分 4 次温服。药渣再煎，熏洗双足，内外同治，增强疗效。

方义分析：本证多由营血虚弱，寒凝经脉，血行不利所致，治疗以温经散寒，养血通脉为主。素体血虚而又经脉受寒，寒邪凝滞，血行不利，阳气不能达于四肢末端，营血不能充盈血脉。本方以桂枝汤去生姜，倍大枣，加当归、通草、细辛组成。方中当归甘温，养血和血；炮附子温阳散寒、温通血脉，为君药。桂枝、细辛温经散寒，助附子温通血脉；赤芍养血和营，助当归补益营血，共为臣药。通草通经脉，以畅血行；乳香、没药以增强活血行气止痛，干姜温中，大枣、甘草，益气健脾养血，共为佐药。重用大枣，既合归、芍以补营血，又防桂枝、细辛燥烈大过，伤及阴血。甘草兼调药性而为使药。

加减：以下肢、尤以足疼痛为甚者，可酌加川断、牛膝、鸡血藤、木瓜等活血祛瘀之品；若加吴茱萸、生姜，又可治本方证内有久寒，兼有水饮呕逆者。

痰瘀阻络证

主证：肢体麻木不止，常有定处，足如踩棉，肢体困倦，头重如裹，昏蒙不清，体多肥胖，口黏乏味，胸闷纳呆，腹胀不适，大便黏滞。舌质紫暗，舌体胖大有齿痕，苔白厚腻，脉沉滑或沉涩。

治则：化痰活血，宣痹通络。

方药：指迷茯苓丸（《证治准绳》）合活络效灵丹加减：茯苓 30～45g、姜半夏 6～12g、炒枳壳 10～15g、炒白术 12g、生薏仁 30g、当归尾 12g、丹参 15～30g、制乳香 6～9g、制没药 6～9g。

煎服方法：每日 1 剂，水煎分 3 次温服；或根据病情需要，每日 2 剂，分 4 次温服。药渣再煎，熏洗双足，内外同治，增强疗效。

方义分析：茯苓渗利水湿，导水湿从小便而出为君，姜半夏燥湿祛痰，炒枳壳调畅气机为臣，炒白术健脾化湿，薏苡仁淡渗利湿，健脾除痹，当归、丹参活血化瘀，通络止痛，兼以养血为佐；配伍乳香、没药以增强活血行气止痛之功为使。

加减：胸闷呕恶，口黏加藿香、佩兰，枳壳易枳实；肢体麻木如蚁行较重者加独活、防风、僵蚕；疼痛部位固定不移加白附子、白芥子、元胡、鸡血藤等。

肝肾亏虚证

主证：肢体痿软无力，肌肉萎缩，甚者痿废不用，腰膝酸软，阳痿不举，骨松齿摇，头晕耳鸣，舌质淡，少苔或无苔，脉沉细无力。

治则：滋补肝肾，填髓充肉。

方药：壮骨丸（《丹溪心法》）加减：龟板 30g、黄柏 10g、知母 6～12g、熟地黄 10～30g、山萸肉 30g、白芍 12g、锁阳 15g、怀牛膝 15～45g、全当归 6～12g、炒枳壳 3～9g 等。

煎服方法：每日 1 剂，水煎分 3 次温服；或根据病情需要，每日 2 剂，分 4 次温服。药渣再煎，熏洗双足，内外同治，增强疗效。

方义分析：知母滋阴降火，黄柏清热泻火除蒸，龟板滋阴潜阳，补肾健骨，熟地黄补血滋阴、养肝益肾、益精填髓，山萸肉、牛膝补益肝肾，白芍养血柔肝，锁阳补肾益精，当归补血活血，炒枳壳健脾行气，防补益之剂滋腻。

加减：肾精不足明显加牛骨髓、菟丝子；阴虚明显加枸杞子、女贞子。

气阴两虚兼瘀证

主证：肢体麻木，肢端时痛，多呈刺痛或灼热疼痛，下肢为主，或小腿抽搐，入夜为甚，气短乏力，神疲倦怠，自汗畏风，五心烦热，腰膝酸软，头晕耳鸣，便秘，舌质暗红，或有瘀斑，苔薄白或少苔，脉细数或弦细涩。

治则：益气养阴，活血通络。

方药：参芪地黄汤合桃红四物汤加味：太子参 10～30g、生黄芪 30～120g、熟地黄 10～30g、山萸肉 10～30g、牡丹皮 6～12g、茯苓 15～30g、泽泻 10g、桃仁 10g、红花 9g、川芎 10g、赤芍 6～15g。

煎服方法：每日 1 剂，水煎分 3 次温服；或根据病情需要，每日 2 剂，分 4 次温服。药渣再煎，熏洗双足，内外同治，增强疗效。

方义分析：太子参、黄芪补气养阴，熟地黄滋阴补肾、填精益髓，山萸肉补养肝肾，并能涩精，丹皮清泄虚热，并制山萸肉之温涩。茯苓淡渗脾湿，泽泻利湿而泄肾浊，桃仁、红花、川芎、赤芍养血活血行气，畅通气血。

加减：阴虚明显加枸杞子、女贞子。

阴阳两虚兼瘀证

主证：四肢欠温，甚或厥冷，麻木不仁，隐隐作痛，迁延不愈，神疲乏力，形寒怯冷，面容憔悴，腰膝酸软，食少纳呆，腹泻或便秘，夜尿频多，或潮热盗汗，舌质暗淡，舌下络脉瘀紫，舌体胖大有齿痕，苔白厚腻，脉沉滑或沉涩。

治则：滋阴温阳，活血通络。

方药：肾气丸加味：炮附子（先煎）3～15g、肉桂 3～5g、熟地黄 10～30g、山萸肉 10～30g、牡丹皮 6～12g、茯苓 15～30g、泽泻 10g、桃仁 10g、赤芍 6～15g。

煎服方法：每日 1 剂，水煎分 3 次温服；或根据病情需要，每日 2 剂，分 4 次温服。药渣再煎，熏洗双足，内外同治，增强疗效。

方义分析：熟地黄滋阴补肾为君，臣以山萸肉补肝脾益精血，加附子、肉桂温阳化气，配丹皮清泻肝火，茯苓、泽泻利水渗湿泄浊，桃仁、赤芍活血化瘀通脉。

加减：阳虚明显加仙茅、仙灵脾。

1.2 辨证施治，专证专药

血府逐瘀胶囊[13]

组成：炒桃仁、红花、赤芍、川芎、麸炒枳壳、柴胡、桔梗、当归、地黄、牛膝、甘草。

功能：活血祛瘀，行气止痛。

适应证：消渴病痹症各临床证型中伴见瘀血痹阻，症见痛如针刺、痛处固定者可酌情选用。

用法：每次 6 粒，每日 2 次，口服。1 个月为 1 个疗程。

注意事项：忌食辛冷食物，孕妇禁用。

筋骨痛消丸[14]

组成：丹参、鸡血藤、香附、乌药、川牛膝、桂枝、威灵仙、秦艽、白芍、地黄、甘草。

功能：活血行气，温经通络，消肿止痛。

适应证：用于寒凝血瘀引起的消渴病痹症疼痛、肿胀、活动受限等症。

用法：每次6g，每日2次，温开水送服。30天为1个疗程。

注意事项：孕妇禁服，属阳热证患者不宜使用。

木丹颗粒[15-16]

组成：黄芪、醋延胡索、三七、赤芍、丹参、川芎、红花、苏木、鸡血藤。

功能：益气活血，通络止痛。

适应证：用于治疗消渴病痹症属气虚血瘀证，临床表现为四肢麻木、疼痛及感觉异常，神疲乏力、懒言、自汗，舌质淡、苔薄白，脉细涩等。

用法：每次7g，每日3次。饭后30分钟温开水冲服。4周为1个疗程，连续服用2个疗程。

注意事项：请遵医嘱。

糖脉康颗粒[17-18]

组成：炒桃仁、红花、赤芍、川芎、麸炒枳壳、柴胡、桔梗、当归、地黄、牛膝、甘草。

功能：活血祛瘀，行气止痛。

适应证：消渴病痹症各临床证型中伴见瘀血痹阻，症见痛如针刺、痛处固定者可酌情选用。

用法：每次6粒，每日2次，口服。1个月为1个疗程。

注意事项：忌食辛冷食物，孕妇禁用。

1.3 辨证施用中药注射剂

丹参注射液[19]：丹参注射液20ml加生理盐水静滴，每日1次，14日为1个疗程。用于本病各型。

脉络宁注射液[20]：30ml加入生理盐水静滴，每日1次，14日为1个疗程。用于阴虚血瘀证。

川芎嗪注射液[21-22]：280～400mg加入生理盐水静滴，每日1次，14日为1个疗程。用于阳虚血瘀证。

黄芪注射液[23]：20ml加入生理盐水静滴，每日1次，14日为1个疗程。用于气虚证。

1.4 特色制剂

降糖通络片[24-25]

组成：黄芪、生地、当归、川芎、地龙、桂枝、荔枝核、鬼箭羽等。

功能：益气养阴，活血祛瘀。

适应证：糖尿病周围神经病变气虚血瘀证。

用法：每片含生药2.5g，每日3次，每次5片。

注意事项：孕妇禁用。

来源：开封市中医院

通络糖泰颗粒[26-29]

组成：酒黄连、醋延胡索、炒芥子、玄参、蚕沙、地骨皮、鸡血藤。

功能：活血祛瘀、通络止痛、养阴清热。

适应证：用于糖尿病周围神经病变阴虚内热，痰瘀阻络证，症见肢体麻木、疼痛及感觉异常，或见潮热盗汗、五心烦热、面色晦暗、肌肤甲错者。

用法：每次15g，每日3次，温开水冲服。

注意事项：请遵医嘱。

来源：成都中医药大学附属医院

2. 外治法

2.1　药物外治法

熏洗（蒸）法[30]

糖痛外洗液处方：透骨草 50g、桂枝 18g、花椒 30g、艾叶 10g、木瓜 30g、苏木 50g、红花 12g、赤芍 30g、白芷 12g、川芎 15g、川乌 10g、草乌 10g、生麻黄 10g、白芥子 30g。

操作方法：物品准备：糖痛外洗液、熏洗木桶、消毒液、治疗巾、一次性治疗单及熏洗袋、水温计、熏药支架。

操作前准备：护士着装整齐，洗手、戴口罩。核对患者姓名、诊断、医嘱、部位。评估患者熏洗部位，如：有无水肿，皮肤有无破溃、感染等。评估患者目前症状及心理状态等。告知患者熏洗目的及方法，并根据熏洗部位安排患者体位，暴露熏洗部位。

操作流程：再次核对后将糖痛外洗液加热（50~70℃），倒入套有一次性袋子的熏洗木桶或足浴器内，放上熏药支架并检查其稳固性。嘱患者将熏洗部位置于支架上，用治疗巾或治疗单覆盖。测量水温 38~40℃时将患者双足浸入药液中 15~20 分钟。注意观察和询问患者有无不适，了解其生理及心理感受。熏洗完毕，擦干皮肤。

操作后整理：协助患者整理衣着，安排患者舒适体位或回房休息，整理物品，清洗消毒后归位，洗手、记录并签字。

适应证：消渴病痹症瘀血阻络所致的凉、麻、痛、痿诸症，对寒凝血瘀证尤为适宜。

注意事项：水温不可太高，以 42℃以下为宜，以免烫伤皮肤，最好让健康人帮助试水温；治疗期间需专人护理，控制水温、熏洗时间；既能达到适宜的温度以助药力又能确保安全，有条件者建议使用恒温桶设定药液温度。本方仅限外洗禁内服。

禁忌证：过敏体质、皮肤有破损者。

不良反应：烫伤、肢体肿胀、水疱、皮肤瘙痒、头晕不适，甚或晕厥。

应对措施：①控制水温、熏洗时间；②停止使用；③烫伤或水疱者可参考外科常规处理；④皮肤瘙痒者可抗过敏治疗；⑤对于晕厥者，可针刺人中、合谷、十宣等穴位，促使其苏醒。

离子导入治疗

处方：离子导入液：川乌 6g、草乌 6g、透骨草 30g、白芥子 10g、鸡血藤 30g、赤芍 30g、川牛膝 30g、元胡 20g、红花 10g。水煎浓缩。

操作方法：①治疗前准备离子导入治疗机、中药导入液、沙袋、治疗巾、毛巾、配电盘。护士着装整齐，洗手、戴口罩。核对患者姓名、诊断、医嘱、部位。评估局部皮肤状况，协助患者取合适体位，铺治疗巾，遵医嘱选择穴位。连接电源，将中药导入液滴于棉垫上，套在锌片外，放置于备穴，沙袋压覆。②打开电源开关，由弱到强逐步调节输出频率，选择强度，并不断询问患者的感觉及耐受性，调节完毕，定时 30 分钟。③治疗完毕后，关闭开关、切断电源、用毛巾擦干皮肤，再次评估患者局部皮肤及症状。协助患者整理衣着，安排患者舒适体位或回房休息，整理物品，清洗消毒后归位，洗手、记录并签字。

适应证：适用于各种证型，对气虚血瘀证、寒凝血瘀证疗效尤为显著。

注意事项：治疗期间需专人护理，观察患者局部皮肤情况，酌情调节频率及强度。有对导入液中药成分过敏者须调整方剂，必要时停止该项治疗。皮肤破溃者禁用。

不良反应：灼伤、过敏。

应对措施：灼伤者可参考外科常规处理；过敏者给予抗过敏治疗，并停止使用。

穴位贴敷疗法

选用活血化瘀通络中药研末加工，在阳陵泉、气海、关元、神阙、足三里、三阴交、涌泉、膈俞、脾俞等穴位贴敷，对贴敷过敏者禁用。

穴位注射疗法

药用活血化瘀针剂，取穴足三里、三阴交、曲池等，根据患者麻木、疼痛、发凉、肌肉萎缩部位不同选穴。

2.2 非药物外治法

2.2.1 针灸疗法

适应证：各种证型，依"盛则泻之，虚则补之，热则疾之，寒则留之，陷下则灸之"的基本理论原则，分型施治。

禁忌证：空腹血糖≥10mmol/L 者、局部皮肤有破损者、晕针、体质虚弱者。

体针

气虚血瘀证：取穴以气海、血海、足三里为主穴，可配合三阴交、曲池、内关。手法：施捻转平补平泻法。每日 1 次，10～15 日为 1 个疗程。

阴虚血瘀证：取穴以肝俞、肾俞、足三里为主穴，可配合三阴交、太溪、曲池、合谷。手法：施捻转平补平泻法。每日 1 次，10～15 日为 1 个疗程。

寒凝血瘀证：取穴以肾俞、命门、腰阳关、关元为主穴，可配合环跳、阳陵泉、绝骨、照海、足临泣。手法：施捻转平补平泻，出针后加灸。每日 1 次，10～15 日为 1 个疗程。

痰瘀阻络证：取穴以胃俞、曲池、脾俞、足三里为主穴，可配合三焦俞、三阴交、丰隆、解溪、太冲。手法：施捻转平补平泻，出针后加灸。每日 1 次，10～15 日为 1 个疗程。

肝肾亏虚证：取穴以肝俞、脾俞、肾俞为主穴，可配合足三里、三阴交、太溪、太冲、承山、伏兔。手法：中等刺激，主穴用补法，加灸，每日 1 次，10～15 日为 1 个疗程。

梅花针

取穴以脊柱两侧为主，病变在上肢加刺臂内外侧、手掌、手背及指端点刺放血。病变在下肢加刺小腿内外侧、足背以及足趾端，点刺放血。手法：中度或重度刺激。

粗针

取穴为神道透至阳、命门透阳关、中府、足三里、手三里、合谷、环跳、绝骨。手法：神道透至阳、命门透阳关，用 0.8mm 直径粗针，留针 2 小时，余穴强刺激不留针。每日 1 次，10 日为 1 个疗程。

耳针

取穴为肝、脾、肾、臀、坐骨神经、膝、神门、交感。每次选 2～3 穴。手法：中强刺激，留针 15～30 分钟。每日 1 次，10 日为 1 个疗程。

电针

取穴为髀关透伏兔，风市透中渎，风市透伏兔，阳陵泉。手法：用 26 号长针从髀关斜向伏兔穴，进针 3～4 寸；从风市斜向中渎穴，进针 3～4 寸；从风市斜向伏兔穴进针 3～4 寸，阳陵泉直刺；并接上脉冲电流，选用疏密波，电流温度以患者能忍受为止，通电 15～20 分钟。每日 1 次，10 日为 1 个疗程。注：进行针刺治疗时，应在血糖达到良好控制的前提下进行，谨防针后感染。

根据病情需要和临床症状，可选用以下设备：多功能艾灸仪、数码经络导平治疗仪、针刺手法针疗仪、特定电磁波治疗仪、智能通络治疗仪等。

2.2.2 推拿疗法

适应证：适用于各种证型。

禁忌证：合并严重骨科疾病等不适合推拿者。

处方：上肢麻痛：拿肩井肌、揉捏臂臑、手三里、合谷部肌筋，点肩髃、曲池等穴，搓揉肩肌来回数遍。每次按摩时间 20～30 分钟，每日 1～2 次，14 次为 1 个疗程。

下肢麻痛：拿阴廉、承山、昆仑肌筋，揉捏伏兔、承扶、殷门部肌筋，点腰阳关、环跳、足三里、委中、承山、解溪、三阴交、涌泉等穴，搓揉腓肠肌数十遍，手劲刚柔相济，以深透为度。每次按摩时间 20～30 分钟，每日 1～2 次，14 次为 1 个疗程。

2.2.3 拔罐及刮痧疗法

适用于各种证型，根据不同症状选择部位。

2.2.4 空气波压力循环疗法：

适用于各种证型。

2.2.5 传统功法

八段锦、太极拳，适用于各期 DPN 患者。

3. 基础治疗

（1）一般治疗：本病是中医治疗的主要优势病种，中医内外治并举的综合疗法具有确切的临床疗效，建议首选中医治疗，同时注重相关代谢指标的控制，包括血糖、血压、血脂管理等，尤其是积极严格地控制血糖达标并保持血糖稳定。

（2）常规治疗：神经营养药物：甲基维生素 B_{12}，神经生长因子；改善神经微循环药物：前列腺素 E_2 脂质体等；抗氧化药物：α-硫辛酸；其他药物：醛糖还原酶抑制剂，抗变态反应药物等。

（3）对症治疗：主要是针对疼痛的治疗。治疗糖尿病神经病理性疼痛：普瑞巴林或度洛西汀。考虑到患者的经济情况、共患病和潜在的药物相互作用，加巴喷丁也可以作为一种有效的初始治疗药物。三环类抗抑郁药也可有效减轻糖尿病患者的神经病理性疼痛，但其具有较高的发生严重不良反应的风险，故应谨慎使用。鉴于成瘾和其他并发症的高风险，阿片类药物，包括他喷他多和曲马朵，不推荐作为治疗相关疼痛的一线或二线药物。

五、护 理 调 摄

1. 心理护理

关心开导患者，使患者对自己的病情有一个正确的认识，解除不必要的恐惧、焦躁和消极悲观情绪，树立战胜疾病的信心，积极配合治疗，控制血糖，减少此病的发生及发展。可采用耳穴埋豆法、足底按压法改善心理症状。

2. 观察病情 周围神经病变以对称性远端多发性神经病变较多，观察有无双足疼痛及感觉异常，夜间是否加重及有无肌肉无力和萎缩；四肢远端有无呈手套、袜套样感觉，同时做好体检，看有无腱反射减低或消失，如有以上症状，及时报告医生，给予对症治疗，防止疾病发展。

3. 足部护理

（1）足部检查：每天观察双足 1～2 次，注意足部皮肤颜色、温度改变；检查趾间、趾甲、足底皮肤有无水肿、鸡眼、红肿、甲沟炎、溃疡、坏死等；评估足部感觉减退、麻木、刺痛的程度；足背动脉搏动有无减弱、皮肤是否干燥等。可选用震动觉检查仪。

（2）促进足部血液循环：冬天注意保暖，经常按摩足部；每天进行适度运动，如散步、起坐等，以促进血液循环。

（3）选择合适的鞋袜，足部受伤患者应选轻巧柔软、大小适中的鞋子；袜子以弹性好，透气及散热性好的棉毛质地为佳。

（4）保持足部清洁，避免感染，勤换鞋袜，每日用中性皂水或温水泡脚，水温不超过 37℃，时间 20～30 分钟，洗净后用清洁、柔软的毛巾轻轻擦干。

（5）预防外伤：寒冬时切忌用热水袋，暖水壶或电热毯保温，以免足部烫伤。指导患者不要赤脚或穿拖鞋走路，以防扎伤；防止冻伤、挤伤，选择适当的体育锻炼项目，足部有疾患者，应及时治疗。

六、预 后 转 归

DPN 患者由于丧失痛温觉，容易发生烫伤、冻伤、刺伤等，微循环改变可导致糖尿病足，最后的结局可能是截肢，是糖尿病致残的主要原因。

早期积极干预，可以改善预后，可以显著降低微血管并发症的发生，对于早期 DPN 的患者，积极的治疗干预可以有效改善症状并延缓 DPN 的进一步进展。

七、疗 效 评 价

参照 2010 年国家中医药管理局医政司颁布的《22 个专业 95 个病种中医诊疗方案》进行评价。

（一）评价标准

1. 证候判定标准

临床痊愈：肢体凉、麻、痛、痿症状、体征消失或基本消失，证候积分减少≥90%。

显效：肢体凉、麻、痛、痿症状、体征明显改善，证候积分减少≥70%。

有效：肢体凉、麻、痛、痿症状、体征均有好转，证候积分减少≥30%。

无效：肢体凉、麻、痛、痿症状、体征均无明显改善，甚或加重，证候积分减少不足30%。

注：计算公式（尼莫地平法）为：[（治疗前积分–治疗后积分）÷治疗前积分]×100%。

2. 症状判定标准

（1）单项症状疗效评价标准

按照尼莫地平法计算：

疗效指数（n）=[（治疗前积分–治疗后积分）÷治疗前积分]×100%。

显效：治疗前患有的症状明显改善，积分减少≥70%。

好转：治疗前患有的症状减轻，积分减少≥30%。

无效：治疗前患有的症状未减轻或加重，积分<30%。

（2）中医证候疗效判定标准

按照尼莫地平法计算：

疗效指数（n）=[（治疗前积分–治疗后积分）÷治疗前积分]×100%。

临床痊愈：症状、体征消失或基本消失，积分减少≥90%。

显效：临床症状、体征明显改善，积分减少≥70%。

有效：临床症状、体征均有好转，积分减少≥30%。

无效：临床症状、体征均无明显改善，甚或加重，积分减少<30%。

（二）评价方法

临床中较为广泛使用的是临床症状积分表、Toronto 临床评分系统，密歇根州糖尿病性周围神经病变筛选表（MNSI）和密歇根州糖尿病性周围神经病变评分（MDNS），见表 3-2～表 3-4。

1. 临床症状积分表（表 3-2）

表 3-2　临床症状积分表

	症状	轻	中	重
主要症状	四肢疼痛	偶尔疼痛，每日 2 次以下，每次 10 分钟以内	经常疼痛，每日 4 次以下，每次 30 分钟以内	持续疼痛，每日 4 次及以上，每次 30 分钟以上，甚者不能缓解
	四肢发凉	偶尔发凉，近衣被即可缓解	经常发凉，近衣被 30 分钟～60 分钟可缓解	持续发凉，近衣被 60 分钟以上不能缓解
	肢软无力	行走无力，上 2 层楼即感下肢发软	行走无力，上 1 层楼即感下肢发软	行走无力，平地步行即感下肢发软
	感觉减退	肢体感觉迟钝，10g 尼龙丝试验阴性	肢体感觉迟钝，10g 尼龙丝试验阳性	肢体感觉迟钝，针刺试验才有感觉
	肢软麻木	偶尔麻木，每日 2 次以下，每次 10 分钟以内	经常麻木，每日 4 次以下，每次 30 分钟以内	持续麻木，每日 4 次及以上，每次 30 分钟以上，甚者不能缓解
	肌肉萎缩	行走无力，平地步行即感下肢发软	肌肉轻度萎缩	肌肉中度萎缩

续表

	症状	轻	中	重
次	气短乏力	日常活动中偶有	介于两者之间	稍有活动就有
	神疲懒言	日常活动中偶有	介于两者之间	稍有活动就有
要	五心烦热	偶有（每周1~2次）	经常（每周2次以上，7次以下）	反复（每天都有发作）
	肢体困重	稍有，不影响活动	较明显，活动减少	症状明显，不欲活动
症	畏寒肢冷	偶有感觉	介于两者之间	需加衣覆盖，比常人穿衣多
	腰膝酸软	稍有，不影响活动	较明显，活动减少	症状明显，不欲活动
状	头晕耳鸣	偶感（每周1~2次）	经常（每周2次以上，7次以下）	反复（每天都有发作）

注：主要症状积分方法为轻：2分，中：4分，重：6分；次要症状积分方法为轻：1分，中：2分，重：3分。无此症状记为0分。

2. Toronto 临床评分系统（表 3-3）

表 3-3　Toronto 临床评分表

症状分	反射分	感觉试验分
足部疼痛	膝反射	针刺觉
发麻	踝反射	温度觉
针刺感		轻触觉
无力		震动觉
共济失调		位置觉
上肢症状		

注：症状分：出现一项记1分，无为0分。

反射分：每一侧反射消失2分，减退1分，正常0分，最高分4分。

感觉试验分：每出现一次异常记1分，无异常0分。

得分越高，神经功能受损越严重。总分最高19分。

3. 密歇根州糖尿病性周围神经病变筛选表（MNSI）（表 3-4）

表 3-4　MNSI 筛查表

A. 病史（由糖尿病患者完成）

请花几分钟时间回答以下关于足及腿部感觉的问题，根据您通常的感觉选择是或否，谢谢！

01. 腿和（或）足部是否有发麻？□是□否

02. 腿和（或）足部曾有烧灼痛？□是□否

03. 足部是否有过感觉过敏？□是□否

04. 腿和（或）足部有过肌肉痉挛？□是□否

05. 腿和（或）足部曾有刺痛感？□是□否

06. 被套碰到皮肤时有疼痛感？□是□否

07. 在泡澡或淋浴时，你能分清热水还是冷水吗？□是□否

08. 足部是否曾有过溃疡？□是□否

09. 医生是否曾告诉你，你有糖尿病周围神经病变？□是□否

10. 几乎大部分时间都感觉酸软无力？□是□否

11. 症状在夜间更重？□是□否

12. 你的腿存在活动受限？□是□否

13. 当你行走时你的腿有知觉？□是□否

14. 足部的皮肤是否存在干燥开裂？ □是□否

15. 你曾有过截肢？ □是□否

总分：

B. 体格检查评估（由专业医师完成）

01. 足部外观

　　　右　　　　　　　　　　　　　　　　左

a. 正常□0 是□1 否　　　　　　　　a. 正常□0 是□1 否

b. 异常　　　　　　　　　　　　　　b. 异常

畸形□　　　　　　　　　　　　　　畸形□

干燥、胼胝□　　　　　　　　　　　干燥、胼胝□

感染　　　　　　□　　　　　　　　感染　　　　　　□

皲裂　　　　　　□　　　　　　　　皲裂　　　　　　□

其他　　　　　　□　　　　　　　　其他　　　　　　□

具体说明：　　　　　　　　具体说明：

　　　　右　　　　　　　　　　　　左

02. 溃疡　□0 无　□1 有　　　　02. 溃疡　□0 无　□1 有

03. 踝反射　□0 正常□0.5 减弱□1 消失　03. 踝反射□0 正常□0.5 减弱□1 消失

04. 震动觉　□0 正常□0.5 减弱□1 消失　04. 震动觉□0 正常□0.5 减弱□1 消失

05. 轻触觉　□0 正常□0.5 减弱□1 消失　05. 轻触觉□0 正常□0.5 减弱□1 消失

签名：　　　　　　　　　总分：/10 分

　　备注：A 部分 1~3、5~6、8~9、11~12、14~15 回答是得 1 分，7 和 13 回答否得 1 分，4 和 10 不计分，为减少潜在偏倚，所得分数不计入总分，B 部分是在足部温度≥30℃情况下进行测试，分别使用 128Hz 音叉及 10g 单丝检查震动觉、轻触觉。把以下 5 项总分合计≥2 分，为 MNSI 诊断 DPN 合适的切点。

4. 密歇根州糖尿病性周围神经病变评分（MDNS）疗效判定标准　（参考《神经病学临床评定量表》），神经病变体征总积分减少 6 分为显效，减少 3 分为有效（表 3-5）。

表 3-5　MDNS 评分表

（1）临床体格检查：			减退（10 次中感觉 1~7 次）1
感觉：拇指的振动觉，10g 丝的触觉，拇指的针刺觉。			消失（10 次中感觉 0 次）2
肌力：手指展开，拇指伸展，踝关节背屈		左拇指 10g 丝测试	正常（10 次中感觉 8~10 次）0
反射：肱二头肌反射，肱三头肌反射，股四头肌反射（膝反射），跟腱反射			减退（10 次中感觉 1~7 次）1
临床体格检查	临床症状得分		消失（10 次中感觉 0 次）2
右拇指振动觉	正常 0	右拇指背侧的针刺觉	有疼痛感 0
	减退 1		无疼痛感 2
	消失 2	左拇指背侧的针刺觉	有疼痛感 0
左拇指振动觉	正常 0		无疼痛感 2
	减退 1	右手指伸展肌肌力	正常 0
	消失 2		轻到中度无力 1
右拇指 10g 丝测试	正常（10 次中感觉 8~10 次）0		重度无力 2

	不能运动 3	左侧肱二头肌反射	消失 2
左手指伸展肌肌力	正常 0		存在 0
	轻到中度无力 1		亢进 1
	重度无力 2		消失 2
	不能运动 3	右侧肱三头肌反射	存在 0
右拇指伸展肌肌力	正常 0		亢进 1
	轻到中度无力 1		消失 2
	重度无力 2	左侧肱三头肌反射	存在 0
	不能运动 3		亢进 1
左拇指伸展肌肌力	正常 0		消失 2
	轻到中度无力 1	右侧股四头肌反射	存在 0
	重度无力 2		亢进 1
	不能运动 3		消失 2
右踝关节背屈肌肌力	正常 0	左侧股四头肌反射	存在 0
	轻到中度无力 1		亢进 1
	重度无力 2		消失 2
	不能运动 3	右侧跟腱反射	存在 0
左踝关节背屈肌肌力	正常 0		亢进 1
	轻到中度无力 1		消失 2
	重度无力 2	左侧跟腱反射	存在 0
	不能运动 3		亢进 1
右侧肱二头肌反射	存在 0		消失 2
	亢进 1		

注：1. 计算方法：

感觉损伤得分=左右两侧感觉检查项目的分数之和

肌力得分=左右两侧肌力检查项目的分数之和

反射得分=左右两侧反射检查项目的分数之和

体格检查得分=感觉损伤得分+肌力得分+反射得分

2. 临床体格检查部分：最低得分 0，最高得分 46，分数越高，周围神经病变越重

临床体格检查得分	周围神经病变
0～6	无
7～12	轻度
13～29	中度
30～46	重度

MDNS＞6 分为异常。

八、本共识制定专家组成员及起草单位

共识专家组组长： 庞国明　谢春光　倪　青　王秀阁

共识专家组副组长（按姓氏笔画排序）：

仇丽伟　代会容　朱　璞　华　川　张　慧　张太阳

郑晓东

共识专家组成员（按姓氏笔画排序）：

王　娟　王　琳　王小青　王文娜　王红梅　王松夫

王国强　王秉新　王海燕　王清龙　甘洪桥　白富彬

冯　冰　冯儒庭　齐　月　汤　菲　杜亮亮　李　红

谷丽娜　汪朝振　沈　莺　张　云　张　娜　张　莉

张佳佳　陈　杰　陈　秋　陈孙志　陈荣月　武　楠

武洪民　赵淑英　胡　仙　夏方妹　黄继忠　谢　敏

蔺丽英

执笔人：庞国明　朱　璞　郑晓东　叶乃菁

秘　书：贾林梦　王红梅　张　娜

组长单位：河南省开封市中医院、成都中医药大学附属医院、中国中医科学院广安门医院、

长春中医药大学附属医院

副组长单位（按首字笔画排序）：

山东省聊城市中医院、湖北省天门市中医院、江西中医药大学附属医院、江西

省中西医结合医院、河南省安阳市中医院、湖北省中医院

起草单位（按首字笔画排序）：

山西省长治市上党中医院、四川省第二中医院、辽宁中医药大学附属医院、江

苏省扬州市中医院、江西省中西医结合医院、河北省石家庄市中医院、河南省

三门峡市中医院、许昌红月糖尿病医院、河南省周口市中医院、河南省南阳市

中医院、河南省祥符区中医院、河南省尉氏县中医院、湖北省中医院、湖南省

岳阳市中医院

九、参 考 文 献

[1] 中华中医药学会. 糖尿病中医防治指南[M]. 北京：中国中医药出版社 2007：25.

[2] 中华医学会糖尿病学分会慢性并发症调查组. 1991～2000 年全国住院糖尿病患者慢性并发症及相关大血管病变回顾性分析[J]. 中国医学科学院学报, 2002, 24（5）：447.

[3] 庞国明, 倪青, 温伟波, 等. 糖尿病诊疗全书[M]. 北京：中国中医药出版社, 2016：357.

[4] 庞国明, 闫镛, 朱璞, 等. 糖尿病周围神经病变中医诊疗规范初稿[J]. 中华中医药杂志, 2010, 2（8）：260-264.

[5] 金彦. 糖尿病周围神经病变的中医药治疗研究进展[J]. 江西中医药, 2012, 10（10）：71.

[6] 尹建平. 王绪辨治糖尿病周围神经病变经验介绍[J]. 中国中医药信息杂志, 2013, 2（20）：92-93.

[7] 王秀珍. 糖尿病周围神经病变的中西医结合治疗[J]. 光明中医, 2013, 10（28）：2159.

[8] 杨金禄. 糖尿病周围神经病变的中医药诊疗进展[J]. 光明中医, 2013, 28（4）：867-868.

[9] 朱稚薇, 刘涛. 养阴化痰法治疗糖尿病周围神经病变的研究述评[J]. 中医学报, 2012, 6（27）：725.

[10] 中华医学会糖尿病学分会. 中国 2 型糖尿病防治指南（2020 年版）[J]. 中华糖尿病杂志, 2021, 13（4）：315-409.

[11] 庞国明, 闫镛, 朱璞. "消渴病痹症诊疗方案验证方案"临床验证 480 例疗效分析[J]. 中华中医药杂志, 2011, 12（26）：3019-3022.

[12] 中国医师协会中西医结合医师分会内分泌与代谢病学专业委员会. 糖尿病周围神经病变病证结合诊疗指南[J]. 中医杂志, 2021, 62（18）: 1648-1656.

[13] 王志敏. 血府逐瘀胶囊联合前列地尔治疗糖尿病周围神经病变 20 例临床体会[J]. 北京中医药, 2009, 28（2）: 126.

[14] 袁艺, 肖丹, 赵波. 中医药综合治疗糖尿病周围神经病变临床研究[J]. 中医学报, 2014, 8（29）: 1122-1124.

[15] 弭艳旭, 弭艳红, 周凤娟. 木丹颗粒治疗糖尿病周围神经病变的临床研究[J]. 湖南中医药大学学报, 2013, 33（11）: 65-67.

[16] 邢清, 母义明, 陈康, 等. 木丹颗粒联合甲钴胺治疗糖尿病周围神经病变的临床观察[J]. 中国糖尿病杂志, 2014, 22（8）: 715-717.

[17] 李小毅. 糖脉康颗粒治疗糖尿病周围神经病变的疗效观察[J]. 成都中医药大学学报, 2005, 28（3）: 46-47.

[18] 康志强. 糖脉康颗粒治疗糖尿病周围神经病变 30 例疗效观察[J]. 成都中医药大学学报, 2007, 39（6）: 79-80.

[19] 穆瑞庆, 仇雅娟, 回建峰. 复方丹参注射液配合甲钴胺治疗糖尿病周围神经病变的临床疗效观察[J]. 包头医学, 2011, 35（4）: 201-203.

[20] 张体云, 张济, 傅文录. 中西医结合治疗 2 型糖尿病周围神经病变的神经电图观察[J]. 辽宁中医杂志, 2009, 10（36）: 1757-1758.

[21] 卢绍霞. 盐酸川芎嗪注射液治疗糖尿病周围神经病变 68 例[J]. 实用糖尿病杂志, 2010, 6（2）: 40-41.

[22] 张明云, 徐玉香, 杨孟冬, 等. 中西医结合治疗糖尿病周围神经病变疗效观察[J]. 中国中医药信息杂志, 2011, 18（10）: 73, 99.

[23] 韩豆瑛. 黄芪注射液联合丹红注射液穴位注射治疗糖尿病周围神经病变临床观察[J]. 西部中医药, 2017, 7（30）: 117-119.

[24] 张芳, 庞国明, 闫镛, 等. 降糖通络片治疗气虚血瘀证糖尿病周围神经病变 43 例临床观察[J]. 北京中医药, 2018, 8（37）: 792-794.

[25] 陶子甜, 刘丰林, 杨娜, 等. 降糖通络片的质量标准研究[J]. 中医研究, 2013, 9（26）: 67-70.

[26] 鄢然, 谢春光, 高泓, 等. 伏邪理论指导下通络糖泰对糖尿病周围神经病变的临床应用[J]. 内蒙古中医药, 2017, 36（22）: 57, 173.

[27] 胡清. 通络糖泰颗粒药学部分研究[D]. 成都: 成都中医药大学, 2014.

[28] 胡清, 宋英, 刘彩艳, 等. 通络糖泰颗粒质量标准研究[J]. 中国中医药信息杂志, 2013, 20（12）: 39-41.

[29] 胡清, 宋英, 谈静, 等. 通络糖泰颗粒提取工艺研究[J]. 亚太传统医药, 2013, 9（10）: 24-26.

[30] 庞国明. 纯中药治疗 2 型糖尿病实践录[M]. 北京: 中国中医药出版社, 2019.

第四章

糖尿病胃轻瘫中医临床诊疗专家共识

一、概　　述

糖尿病胃轻瘫（diabetic gastroparesis，DGP）指排除胃肠机械梗阻情况下，因胃肠运动功能障碍引起的以胃动力低下、胃排空延迟为主要特点的疾病，临床可见餐后腹胀、早饱、厌食、嗳气、恶心、呕吐、体重减少等症状，是糖尿病常见的慢性并发症之一。消化道症状可影响口服药物的应用、吸收，从而影响血糖的调控，血糖的波动性较大可加速糖尿病的病程进展，导致严重并发症的发生，能不同程度地损伤患者的生理、心理和社会机能，增加糖尿病患者的临床病死率。糖尿病的发病率近年来呈逐步上升趋势，近年来世界各地流行病学资料显示，糖尿病引起胃并发症高达 30%～50%，其中以 DGP 发病率最高，约占 50%～76%。随着现代生活水平的提高，糖尿病已成为威胁全球人类健康的重要疾病之一，是发达国家中继心血管病和肿瘤之后的第三大非传染病，因此 DGP 的流行高发亦不容小觑，且已占据大量的医疗资源。目前 DGP 的病因及发病机制尚不明确，现认为除高血糖、自主神经病变、内在神经异常、胃肠激素失衡、精神心理因素外，年龄、性别、体重指数、血糖控制、病程等与胃排空延迟也存在一定关系。西医对 DGP 的治疗主要是在控制代谢、调整膳食、控制血糖等一般治疗的基础上给予促进胃肠动力、止吐药等对症治疗，以缓解症状为主。根据临床表现，属于中医"痞满""呕吐""胃反"等范畴。近年大量研究表明中医药治疗 DGP显示出独特的优势及广阔的前景，临床上予以中医药治疗可明显提高疗效，且可减少药物副作用及停药后复发率。

二、病　因　病　机

（一）病因

糖尿病胃轻瘫在中医文献中并无此病名记载，根据其症状可归于"痞满""呕吐""胃反"等范畴，国家中医药管理局已将其统称为消渴病胃痞。禀赋不足、饮食失节、情志失调、久病体虚等原因均可导致本病。[1]

1. 禀赋不足 先天禀赋不足是消渴病发病的重要内因，《灵枢·五变》云："五脏皆柔弱者，善病消瘅。"而脾为后天之本，"仓廪之官"，主运化，腐熟、收纳水谷。先天禀赋不足，脾胃虚弱，运化失职，气机不畅，则发为本病。

2. 饮食失节 暴饮暴食、过食肥甘、嗜酒无度、滥用药物，损伤脾胃，脾胃纳运无力，食滞气阻，则生本病。《素问·太阴阳明论》："饮食不节，起居不时者，阴受之。阴受之，则入五脏，入五脏则䐜满闭塞。"

3. 情志失调 抑郁恼怒，情志不遂，肝气郁结，失于疏泄，肝气乘脾，脾胃升降失常，或忧思伤脾，脾气受损，运化不利，发为本病。

4. 病久体虚 消渴阴虚为本、燥热为标，阴阳互根，病程日久，阴伤气耗，阴损及阳，致阴阳两虚，阳气虚弱，鼓动无力，中焦脾胃得不到肾阳温助，不能正常腐熟及运化水谷或久病入络，瘀血内生，阻滞气机，发为本病。

（二）病机

本病在消渴病的基础上发展而来，《灵枢·本脏》"脾脆则善病消"，故其病位在于脾胃，消渴日久，阴虚损耗脾气，致脾气亏虚，脾胃气机升降失和，此为其基本病机。如《脾胃论》曰："呕吐哕皆属脾胃虚弱，或寒热所侵，或饮食所伤，致气上逆而食不得下。"脾胃为后天之本，气血生化之源，脾气虚弱、脾胃升降失职则气血生化乏源，无以运化水湿，升清降浊，进而导致痰饮内停，清阳不升、浊阴不降，则出现腹胀、恶心呕吐、纳呆等症状；久病入络则瘀血内生，气机升降失职则气机郁滞；脾气亏虚，脾阳不振，痰湿内生，气滞、血瘀、湿阻、痰浊等实邪相互搏结，加之脾气亏虚，形成了本虚标实的病机特点。[2]

三、临 床 诊 断

（一）中医诊断[3]

（1）消渴病史，起病缓慢，时轻时重，反复发作，病程漫长。

（2）症状：多伴有餐后上腹饱胀、纳呆、嗳气、恶心呕吐、不明原因体重下降等。

（二）西医诊断[4]

（1）有明确糖尿病病史，伴或无餐后上腹饱胀、早饱、嗳气、恶心呕吐的上腹不适感或不明原因体重下降，长期营养不良等。

（2）先需上消化道钡餐或胃镜等检查，除外消化道器质性病变和其他全身性疾病。

（3）胃固体消化性食物排空测试（放射性同位素胃排空扫描）：进食锝-99m 标记的低脂鸡蛋，2 小时胃排空超过 50% 为正常，2 小时胃排空低于 50% 或胃排空延迟为进食后 4 小时超过 10% 的胃内容物残留均可确诊胃轻瘫。

备选方案：采用标准试餐加钡条 X 线摄片方法进行检测。患者禁食 12 小时后，次日清晨进标准试餐（方便面 80g，火腿肠 50g，加水 200ml，5 分钟内服完），进餐同时分次将 20 根小钡条（长 10mm，直径 1mm，质量 20mg）吞服，餐后禁饮禁食禁卧，4 小时后拍摄仰卧位腹部平片，计数胃内残留钡条数目。餐后胃排空率（％）=（20−胃内残留钡条数）/20×100%。2 小时胃排空超过 50% 为正常，2 小时胃排空低于 50% 或胃排空延迟为进食后 4 小时超过 10% 的胃内容物残留均可确诊胃轻瘫。

四、临床治疗

（一）提高临床疗效要点提示

1. 梳理中焦脾胃是本病治疗重点 糖尿病性胃轻瘫的病变部位主要在胃，且与脾的关系最为密切，其病因虽多，但脾气亏虚、运化失司乃发病之本。"诸湿肿满，皆属于脾"（《素问·至真要大论》），中焦脾胃乃一身气机升降之枢纽，脾健胃和，升降有序，共同完成运化水谷、生化气血，以输布精微于全身。若脾气亏虚，中焦失运，清阳之气不能输布，水谷精微无以纳化，气血生化乏源，则出现神疲乏力、少气懒言、肢体酸软之证。"清气在下，则生飧泄；浊气在上，则生䐜胀"（《素问·阴阳应象大论》），清阳不升，浊阴不降，故而出现脘腹胀满、纳呆少食、嗳气或恶心呕吐等胃失和降之候。总之，脾虚运化失司在糖尿病胃轻瘫的发病过程中占重要地位。梳理中焦，恢复中焦斡旋之机，令升降有序是本病的基本治则。

2. 辨证施治，标本兼顾，扶正祛邪 糖尿病胃轻瘫的中医辨证分型多属本虚标实、虚实夹杂之证，本虚多为气虚、阴虚、阳虚，标实多为湿邪、热邪、痰食、瘀血等阻滞。既有正虚，又有邪实，因虚致实、本虚标实是本病的病机特点。"饮入于胃，游溢精气，上输于脾，脾气散精"（《素问·经脉别论》），当脾虚失运，水谷精微失于运化，且聚而为湿滞，痰湿聚集，痰气交阻，脉络瘀痹，即出现所谓"因虚致实"之象。故在治疗过程中应标本兼顾，健脾益气、梳理中焦气机以扶正，渗湿化痰、活血化瘀以祛邪，"正胜邪自去，邪去身自安"。无论标本虚实，在临床上均当以辨证论治为要，才能取得好的疗效，"观其脉症，知犯何逆，随证治之"。

（二）治疗方法

糖尿病性胃轻瘫应当根据病因、病位、寒热、虚实之不同而辨证论治，病机关键在于胃气不和，治则当以和胃降逆为法。

1. 内治法

1.1 辨证论治，专病专方[5]

肝胃不和证

主证：胃脘胀满，胸闷嗳气，恶心、呕吐，大便不爽，得嗳气、矢气则舒，苔薄白，脉弦。

治则：疏肝理气，和胃消痞。

方药：柴胡疏肝散（《景岳全书》）加减：柴胡 12～15g、香附 10～15g、川芎 10～12g、陈皮 12～15g、枳壳 9～12g、白芍 10～12g、甘草 6～8g。

煎服方法：每日 1 剂，水煎分 3 次温服；或根据病情需要，每日 2 剂，分 4 次温服。药渣再煎，熏洗双足，内外同治，增强疗效。

方义分析：肝主疏泄，性喜条达，其经脉布胁肋循少腹。若情志不遂，木失条达，则致肝气郁结，经气不利，故见胃脘胀满，胸闷嗳气；肝木克脾土，脾胃运化不利，气机不畅，胃气上逆，则见恶心、呕吐；脾失运化，则见大便不爽；脉弦为肝郁不舒之征。遵《内经》"木郁达之"之旨，治宜疏肝理气之法。方中以柴胡功善疏肝解郁，用以为君。香附理气疏肝，川芎活血行气，二药相合，助柴胡以解肝经之郁滞，并增行气活血之效，共为臣药。陈皮、枳壳理气行滞和中，芍药、甘草养血柔肝缓急，均为佐药。甘草调和诸药，为使药。诸药相合，共奏疏肝行气，和胃消痞之功。

加减：胀满者，重加青皮 12～15g、郁金 10～15g、木香 10～15g；疼痛甚者，加川楝子 9～10g、延胡索 12～15g；气郁化火，口苦咽干，加栀子 12～15g、黄芩 12～15g，或左金丸；呕吐甚者，加半夏 10～15g、生姜 6～10g、茯苓 15～20g。

痰湿内阻证

主证：脘腹痞闷，闷塞不舒，胸膈满闷，头晕目眩，身重肢倦，恶心呕吐，不思饮食，口淡不渴，小便不利，舌体大，边有齿痕，苔白厚腻，脉濡弱或滑。

治则：除湿化痰，理气宽中。

方药：二陈平胃散（《症因脉治》）加减。半夏 10～15g、茯苓 15～20g、陈皮 10～15g、甘草 6～8g、苍术 10～15g、厚朴 6～9g。

煎服方法：每日 1 剂，水煎分 3 次温服；或根据病情需要，每日 2 剂，分 4 次温服。药渣再煎，熏洗双足，内外同治，增强疗效。

方义分析：本证多由脾失健运，湿无以化，湿聚成痰，郁积而成。痰湿停胃令胃失和降，则恶心呕吐；阻于胸膈，气机不畅，则感痞闷不舒；留注肌肉，则肢体困重；阻遏清阳，则头目眩晕。治宜燥湿化痰，理气和中。方中半夏辛温性燥，善能燥湿化痰，且又和胃降逆，为君药。陈皮为臣，既可理气行滞，又能燥湿化痰。二者相辅相成，增强燥湿化痰之力，而且体现治痰先理气，气顺则痰消之意；二为半夏、陈皮皆以陈久者良，而无过燥之弊。此为本方燥湿化痰的基本结构。茯苓健脾渗湿，渗湿以助化痰之力，健脾以杜生痰之源为佐药。以甘草为佐使，健脾和中，调和诸药。方中陈皮、茯苓、半夏、甘草，即二陈汤方，功能燥湿化痰，行气消滞。苍术、厚朴均可燥湿，同治阻滞中焦之痰湿。苍术兼健脾，湿阻兼脾虚食少便溏者多用。厚朴兼行气，湿阻兼气滞胀满者宜之。诸药合用，共奏理气宽中，除湿化痰之功。

加减：气滞腹痛，加枳壳 9～12g；痰浊蒙蔽清阳，头晕目眩，加白术 10～15g、天麻 10～15g；不欲饮食，加砂仁 6～9g、白蔻仁 6～9g；痰郁化火，烦闷口苦，加黄连 10～15g、竹茹 10～12g。

寒热错杂证

主证：胃脘痞满，遇冷加重，嗳气，纳呆，嘈杂泛酸，或呕吐，口干、口苦，肢冷，便溏，舌淡，苔白或微黄，脉弦或缓。

治则：寒热并治，调和肠胃。

方药：半夏泻心汤（《伤寒论》）加减。炙甘草 6～10g、黄芩 12～15g、干姜 6～10g、半夏 10～15g、黄连 10～15g、人参 10～15g。

煎服方法：每日 1 剂，水煎分 3 次温服；或根据病情需要，每日 2 剂，分 4 次温服。药渣再煎，熏洗双足，内外同治，增强疗效。

方义分析：此证多为中阳素虚，邪热乘虚内陷所致。脾胃居中焦，为阴阳升降之枢纽，中气虚弱，寒热错杂，故为胃脘部痞满；脾气主升，胃气主降，升降失常，故见呕吐、便溏。治疗以寒热平调、消痞和中为主。方中半夏理气消痞、降逆止呕，为君药；干姜温中散邪，黄芩、黄连苦寒，泻热消痞，寒热并用，为臣药；人参、大枣甘温益气，补脾气，为佐药；甘草调和诸药，为使药。

加减：干噫食臭、胁下有水气者，用生姜 6～10g；痞利甚、干呕心烦者，重用炙甘草 12～15g。

脾胃虚弱证

主证：脘腹痞闷，喜温喜按，恶心欲吐，纳呆，身倦乏力，大便稀溏，舌淡苔白，脉沉细。

治则：补气健脾，升清降浊。

方药：补中益气汤（《脾胃论》）加减。人参 10～15g、黄芪 15～30g、白术 12～15g、甘草 6～8g、当归 12～15g、升麻 9～10g、陈皮 10～15g。

煎服方法：每日 1 剂，水煎分 3 次温服；或根据病情需要，每日 2 剂，分 4 次温服。药渣再煎，熏洗双足，内外同治，增强疗效。

方义分析：本证多由饮食劳倦，损伤脾胃，或素体脾虚，清阳下陷所致。脾主运化，脾虚不运，痰饮内停，清阳不升、浊阴不降，则见脘腹痞闷，喜温喜按，恶心欲吐，纳呆；脾胃为营卫气血生化之源，脾胃气虚，纳运乏力，故见身倦乏力，大便稀溏。治以补益健脾，升清降浊。方中黄芪味甘微温，入脾肺经，补中益气，升阳固表，故为君药。配伍人参、炙甘草、白术，补气健脾为臣药。当归养血和营，协人参、黄芪补气养血；陈皮理气和胃，使诸药补而不滞，共为佐药。少量升麻、柴胡升阳举陷，协助君药以升提下陷之中气，共为佐使。炙甘草调和诸药为使药。

加减：若胀闷甚者，加木香 9～12g、枳壳 9～12g、厚朴 6～9g；若胃虚气逆，心下痞硬者，加旋覆花 10～15g、代赭石 10～15g；病久及肾，肾阳不足，腰膝酸软者，加附子 9～12g、肉桂 6～9g、吴茱萸 5～6g。

胃阴不足证

主证：口干咽燥，食后饱胀或疼痛，饥不欲食，时有干呕、呃逆，或便秘纳差，舌红少津，苔薄黄，脉细数。

治则：益胃生津，和胃降逆。

方药：益胃汤（《温病条辨》）加减。沙参 10～15g、麦冬 10～15g、生地 10～15g、玉竹 10～12g。

煎服方法：每日 1 剂，水煎分 3 次温服；或根据病情需要，每日 2 剂，分 4 次温服。药渣再煎，熏洗双足，内外同治，增强疗效。

方义分析：消渴病以阴虚燥热为主要病机，消渴日久，胃阴损伤已甚，故口干咽燥，食后饱胀或疼痛，饥不欲食。胃为水谷之海，十二经皆禀气于胃，胃阴复则气降能食。治宜养阴生津，益胃和中为法。本方重用生地、麦冬为君，味甘性寒，养阴清热，生津润燥，为甘凉益胃之上品。北沙参、玉竹为臣，养阴生津，加强生地、麦冬益胃养阴之力。

加减：若阴虚甚，五心烦热者，加石斛 10～15g、天花粉 10～15g、知母 10～15g；呕吐甚者，加竹茹 9～12g、枇杷叶 10～15g；便秘重者，加火麻仁 6～9g、瓜蒌仁 9～12g、玄参 20g。

瘀血停滞证

主证：胃脘疼痛，痛如针刺，食后腹胀，面色晦暗，恶心，大便时干时溏，或见吐血、黑便，舌质紫暗，或有瘀斑，脉涩。

治则：活血化瘀，和胃止痛。

方药：失笑散（《太平惠民和剂局方》）合丹参饮（《时方歌括》）加减。丹参 10～15g、檀香 3～5g、砂仁 6～9g、蒲黄 10～15g、五灵脂 9～12g。

煎服方法：每日 1 剂，水煎分 3 次温服；或根据病情需要，每日 2 剂，分 4 次温服。药渣再煎，熏洗双足，内外同治，增强疗效。

方义分析：诸症均由气滞瘀血内停，脉络阻滞所致。瘀血内停，脉络阻滞，血行不畅，不通则痛，故见胃脘疼痛，痛如针刺；瘀血阻滞，气机不畅，胃气不降，则见食后腹胀、恶心；瘀血阻络，迫血妄行，则见吐血、黑便。治宜活血祛瘀止痛。失笑散方中五灵脂苦咸甘温，入肝经血分，通利血脉，散瘀止痛；蒲黄甘平，行血消瘀，炒用并能止血，二者相须为用，为化瘀散结止痛的常用组合。丹参饮由丹参、檀香、砂仁三味药物组成，方中丹参用量为其他二味药的五倍，重用为君以活血祛瘀；然血之运行，有赖气之推动，"气为血之帅"，况血瘀气亦滞，故伍入檀香、砂仁以温中行气止痛，共为佐使。两方合用，气血并治，刚柔相济，为祛瘀行气、和胃止痛良方。

加减：痛甚者，加元胡 10～15g、郁金 10～15g、枳壳 6～9g；四肢不温，舌淡脉弱者，加党参 10～15g、黄芪 15～20g 益气活血；口干咽燥，舌光无苔，脉细者，加生地 10～15g、麦冬 10～15g；便血者，加三七 3～6g、白及 10～12g。[5]

1.2 辨证施治，专证专药

六味安消胶囊

组成：藏木香、大黄、山奈、北寒水石（煅）、诃子、碱花。

功能：和胃健脾，消积导滞，活血止痛。

适应证：脾胃不和、积滞内停所致的胃痛胀满、消化不良、便秘。

用法：口服。1 次 3～6 粒；每日 2～3 次。

注意事项：本品属消导之剂，脾胃虚寒胃痛、便秘及热结血瘀痛经者忌用。方中含有活血之品，妇女月经期、妊娠应慎用。服药期间饮食宜清淡，忌食辛辣油腻之品。

保和丸

组成：山楂（焦）、六神曲（炒）、莱菔子（炒）、麦芽（炒）、半夏（制）、茯苓、陈皮、连翘。

功能：消食、导滞、和胃。

适应证：食积停滞，脘腹胀满，嗳腐吞酸，不欲饮食。

用法：口服。1 次 6～9g；每日 2 次，小儿酌减。

注意事项：饮食有节，忌暴饮暴食。服药期间宜选清淡易消化饮食，忌食油腻之品。

枳实导滞丸

组成：大黄、枳实（炒）、六神曲（炒）、黄芩、黄连（姜汁炒）、茯苓、白术（炒）、泽泻。

功能：消积导滞，清利湿热。

适应证：饮食积滞，湿热内阻所致的脘腹胀痛，不思饮食，大便秘结，痢疾里急后重。

用法：口服，每服 6～9g，每日 2 次。

注意事项：虚寒痢疾不宜。本品清热攻下力猛，易伤正气，久病正虚、年老体弱以及妇女胎前产后均应慎用。饮食宜清淡，忌食辛辣刺激食物。建立良好饮食习惯，忌暴饮暴食及偏食。

胃苏颗粒

组成：紫苏梗、香附、陈皮、香橼、佛手、枳壳、槟榔、炒鸡内金。

功能：理气消胀，和胃止痛。

适应证：气滞型胃脘痛，症见胃脘胀痛，窜及两胁，得嗳气或矢气则舒，情绪郁怒则加重，胸闷食少，排便不畅及慢性胃炎见上述症状者。

用法：适量开水冲服，搅拌至全溶，1 次 1 袋，1 日 3 次。15 天为 1 个疗程。

注意事项：孕妇忌服。

参芪健胃颗粒

组成：党参、当归、山楂、黄芪、茯苓、甘草、白术、桂枝、陈皮、紫苏梗、白芍、海螵蛸、土木香、蒲公英。

功能：温中健脾，理气和胃。

适应证：脾胃虚寒型胃脘胀痛，痞闷不适，喜热喜按，嗳气呃逆等症。

用法：饭前开水冲服，1 次 16g，1 日 3 次或遵医嘱。

注意事项：对本品过敏者禁用，过敏体质慎用，保持心情舒畅，饮食清淡，儿童、孕妇、体弱及慢性病严重者在医师指导下使用。

来源：联盟单位内中药特色制剂

十二味胃康丸

组成：陈皮、半夏、茯苓、延胡索、连翘、白术、六神曲、莱菔子、鸡内金、槟榔、乌药、山楂。

功能：理气化瘀，健脾除湿，消积和胃止痛。

适应证：胃脘痛之气滞血瘀症，脾胃虚弱及湿热中阻症。

用法：口服。1 次 6g，1 日 3 次。

注意事项：孕妇慎用。服药期间忌食辛辣刺激及肥腻之品。

来源：河南省中医院

胃舒灵颗粒 I

组成：黄芪、党参、桂枝、干姜、白芍、白术、当归、木香、乌贼骨、甘草、红枣。

功能：补气健中，温中散寒。

适应证：用于脾胃虚寒型，中阳不运。

用法：开水冲服，1 次 1 袋，1 日 3 次或遵医嘱。

注意事项：无。

来源：镇江市中医院

胃舒灵颗粒 II

组成：柴胡（醋炒）、白芍、青皮、陈皮、苏梗、土木香、延胡索（醋制）、枳壳、当归、甘草、莪术（醋制）、蒲公英。

功能：疏肝理气，和胃宁中。

适应证：用于肝郁气滞，横逆犯胃。

用法：开水冲服，1 次 1 袋，1 日 3 次或遵医嘱。

注意事项：无。

来源：镇江市中医院

2. 外治法

针刺法

处方：主穴：足三里、内关、中脘、胃俞、三阴交等。配穴：胃脘胀满配阳陵泉、太冲以疏调胃气；脾胃虚弱配气海、关元、三阴交；呃逆配膈俞降逆止呕；恶心、呕吐配合谷；肝不和配曲池、阳陵泉、太冲；胃中虚寒配上脘，并灸命门、关元；热邪犯胃配合谷以泻热；痰浊上逆配丰隆以化痰饮；饮食积滞配下脘。

操作方法：足三里平补平泻，留针 30 分钟，内关、中脘用泻法，胃俞、三阴交用补法，配穴按虚补实泻法操作；虚寒者可加用艾灸。呕吐发作时可在内关穴行强刺激并持续运针 1～3 分钟。脾胃虚弱留针期间行艾条灸气海、关元、中脘、足三里。10 次为 1 个疗程。

疗效观察：赵文娟等研究针刺疗法联合莫沙必利口服治疗糖尿病胃轻瘫的临床疗效，将 60 例糖尿病胃轻瘫患者随机分为治疗组 30 例和对照组 30 例。治疗组采用针刺疗法联合莫沙必利口服；对照组采用莫沙必利口服。疗程均为 4 周。结果治疗组总有效率明显优于对照组。

注意事项：糖尿病胃轻瘫患者需要在血糖控制较好，且无皮肤过敏、溃疡、水肿等情况下使用针灸理疗，谨防针灸后感染。

来源：赵文娟，侯新.针刺疗法联合莫沙必利口服治疗糖尿病胃轻瘫的临床观察[J].中医临床研究，2020，12（13）：33-35.[6]

耳穴治疗

处方：取穴：脾、胃、肝、胰、神门、小肠、大肠、内分泌、糖尿病点、三焦、皮质下等。

操作方法：用 0.3cm×0.3cm 胶布将王不留行籽贴压固定于上述耳穴。每穴、每次按压 50 次，每天按压 3 次。轻手法，但是要求有酸、麻、胀、发热感觉。2 天换贴 1 次，双耳交替进行。

疗效观察：郭文佳等观察耳穴埋豆联合饮食治疗糖尿病胃轻瘫的临床疗效。将 60 例患者随机分为治疗组与对照组各 30 例，对照组予饮食治疗，治疗组在对照组的基础上加用耳穴埋豆。1 月后观察 2 组治疗前后临床疗效。结果治疗组总有效率为 96.66%，对照组为 63.33%。结论：耳穴埋豆配合饮食治疗糖尿病胃轻瘫的临床疗效明显优于单用饮食治疗，对改善患者的临床症状有显著疗效，具有良好的安全性和耐受性。

来源：郭文佳，孟海雷，邹小蜂.耳穴埋豆联合饮食治疗糖尿病胃轻瘫 30 例临床研究[J].内蒙古中医药，2014，33（16）：76-77.[7]

中药热奄包或封包治疗

操作方法：脾胃虚弱者，予吴茱萸 250g 外敷中上腹部温中补虚；气滞湿阻者，予川朴 250g 外敷中上腹部行气燥湿；兼有上述两种情况者，可予吴茱萸 150g、川朴 150g 合用以加强补益脾胃、行气燥湿除痞之功；食积气滞者，予莱菔子 250g 外敷中上腹部行气消食。

疗效观察：梁彩云等观察中药热奄包治疗糖尿病性胃轻瘫临床疗效。将 66 例糖尿病性胃轻瘫患者随机分为治疗组和对照组各 33 例，2 组均维持常规治疗及护理，治疗组在常规治疗护理基础上给予热奄包治疗，30 天为 1 个疗程。治疗组胃排空时间、空腹血糖（FBG）、餐后 2 小时血糖、糖化血红蛋白（HbA1c）及临床症状积分均显著低于对照组（$P<0.05$），2 组治疗后各项检测比较，差异均有统计学意义（$P<0.05$）。

来源：梁彩云，谢日升，徐文伟，等. 中药热奄包治疗糖尿病性胃轻瘫疗效观察[J]. 新中医，2015，47（07）：92-94.[8]

隔姜温针灸

处方：主穴取中脘、关元、足三里（双）、内关（双）。随证配穴：肝气犯胃加太冲；脾胃虚寒加脾俞、胃俞。

操作方法：先将艾条切成 2cm 长的艾段，然后再把老姜切成 0.1cm 厚的姜片，在姜片的中央穿一小孔以便针柄穿过。治疗时，患者平卧位，将穴位常规消毒，针刺后采用补法使之得气，然后把穿有小孔的姜片从针柄的末端穿过，使姜片贴于皮肤上，再将艾段插在针柄顶端，艾段约同针柄顶端齐平，最后在艾段靠近皮肤一端将其点燃，使针和姜片变热（其中内关穴以针刺为主，不用灸法，取平补平泻）。每穴连续灸 2 壮，每日治疗 1 次，10 天为 1 个疗程，疗程之间休息 3 天。

疗效观察：苏灏将 65 例患者随机分为 2 组，对照组 33 例，治疗组 32 例采用西医治疗方法，在对照组治疗基础上加用隔姜灸上脘、中脘、气海治疗 1 周后观察疗效。结果显效率、总有效率治疗组分别为 71.88%、90.63%，对照组分别为 48.48%、75.76%，有显著性差异（$P<0.05$）。指出中西医结合治疗 2 型糖尿病性胃轻瘫疗效显著。

注意事项：避免烫伤及感染，所有病例均严格控制血糖。

来源：苏灏.隔姜灸治疗 2 型糖尿病合并胃轻瘫 32 例[J].实用糖尿病杂志，2008，4（6）：16-17.[9]

低频脉冲电治疗

处方：取穴：关元、中脘及两侧天枢。

操作方法：每次 15～20 分钟，每日 1～2 次，7～10 天为 1 个疗程。频率：视个人情况而定。

疗效观察：王猛等观察低频脉冲电治疗糖尿病胃轻瘫的临床疗效。将 68 例糖尿病胃轻瘫患者分为治疗组 38 例和对照组 30 例。对照组应用改善循环、胃肠动力剂等西医常规治疗，治疗组在对照组治疗的基础上联合低频脉冲电治疗。两组均以 3 周为 1 个疗程，疗程结束后观察患者临床主要症状、胃排空时间及胃蠕动功能改善情况。结果治疗组主要症状、胃蠕动功能、胃排空时间，与对照组比较差异均有统计学意义（$P<0.05$）。

来源：王猛. 低频脉冲电治疗糖尿病胃轻瘫 38 例临床观察[J]. 湖南中医杂志，2014，30（4）：57-59.[10]

3. 基础治疗

（1）控制饮食：糖尿病饮食，少食多餐。避免饮酒及刺激性食物，选择易消化、低脂肪、少渣的食物，进餐时要细嚼慢咽。

（2）合理运动：饭后半小时至 1 小时运动，可采用太极拳、五禽戏、八段锦等传统锻炼功法，适量活动，循序渐进，持之以恒。

（3）心理调摄：保持心情舒畅，调整情绪，调畅气机；树立战胜疾病的信心，配合医生进行合理的治疗和监测。

（4）西医治疗原则：治疗 DGP 的关键是纠正使症状加重的因素，包括控制血糖和电解质水平、营养支持以及促胃动力药和对症治疗。宜根据患者症状的严重程度进行针对性处理。在药物治疗方面，DGP 患者需要联合降糖药、胰岛素和促胃动力药进行治疗。促胃动力药物包括：多巴胺受体拮抗剂，例如甲氧氯普胺、多潘立酮等；5-HT4 受体激动剂，例如莫沙比利；胃动素受体激动剂，例如红霉素。另可行胃起搏疗法和外科治疗。

五、护 理 调 摄

1. 饮食调护 即根据患者标准体重、现有体重、年龄及活动量，计算每日饮食量，进餐要定时、定量，三餐食量按各 1/3 分配，避免饱餐。治疗初期将每日 3 大餐分为 6～7 小餐，病情平稳（恶心、呕吐、上腹饱胀等症状减轻）后，重新改为每日 3 餐。病情较重时适量限制纤维素的摄入，在症状缓解、血糖控制良好后，可以恢复高纤维素膳食。膳食搭配时最好将固态食物匀浆化，或多进食流质，必要时完全进食流质。

2. 生活起居 根据患者的血糖水平和并发症情况制定相应的运动类型和强度，运动时间15～30 分钟/次，运动强度应达到靶心率。运动注意事项：①运动要有规律，强度由低到高；②随身携带易于吸收的含碳水化合物食品以备低血糖时食用；③穿舒适合脚的鞋；④运动前后监测血糖，血糖水平＞14mmol/L 的患者暂时不宜运动。

3. 情志调摄 建立良好的沟通渠道，正确评估患者的心理状态，关心体贴患者，正确引导患者调整心态，消除对疾病的恐惧心理，保持乐观情绪，增强战胜疾病的信心，勇于面对现实，以最佳的心态，主动配合治疗护理。

4. 血糖检测 住院期间监测 5 点血糖（空腹、三餐后 2 小时和睡前），必要时行动态血糖监测，使血糖得到良好控制。

六、预 后 转 归

DGP 患者的临床预后较好。一项对 86 例门诊糖尿病患者（其中固体和液体排空延迟分别有 48 例和 24 例，各占 56% 和 28%）随访 10～15 年的研究表明，胃排空延迟与患者死亡的危险性不相关，但 DGP 均能显著降低患者的生活质量和影响血糖控制，但少数难治性 DGP 患者或伴有其他多种并发症者的预后较差。总之，DGP 的发生率较高，可显著降低患者生活质量和影响血糖控制，但预后尚佳，除少数难治性 DGP 或伴有其他多种严重并发症的患者预后较差。

七、疗 效 评 价

（一）评价标准

症状判定标准：参照 2002 年《中药新药临床研究指导原则》，通过《消渴胃痞病辨证诊断标准》动态观察中医症状的改变，具体评价标准如下：

临床痊愈：临床主要症状消失或基本消失，主症积分减少≥95%。

显效：临床主要症状明显改善，主症积分减少≥70%。

有效：临床主要症状均有好转，主症积分减少≥30%。

无效：临床主要症状均无明显改善，甚或加重，主症积分减少<30%。

（二）评价方法

临床症状积分（按主症及次症权重赋分值）（表4-1，表4-2）

表4-1 主要临床症状计分表

主症	0分	轻（2分）	中（4分）	重（6分）
脘腹痞满	无此症状	餐后脘腹痞满，半小时内自行缓解	餐后脘腹痞满，2小时内自行缓解	整日脘腹痞满
饮食减少	无此症状	食量减少1/4	食量减少1/3	食量减少1/2
嗳气	无此症状	偶有嗳气	时有嗳气	频频嗳气
恶心呕吐	无此症状	偶有恶心	时有恶心，偶有呕吐	频频恶心，有时呕吐

表4-2 次要临床症状计分表

次症	0分	轻（1分）	中（2分）	重（3分）
疲倦乏力	无此症状	肢体稍倦，可坚持体力工作	四肢乏力，勉强坚持日常活动	全身无力，终日不愿活动
口苦口干	无此症状	偶有口苦口干	晨起口干苦	整日觉口干苦
消瘦	无此症状	较前体重减轻20%以下	较前体重减轻20%～30%	较前体重减轻30%以上
胃脘疼痛	无此症状	轻微胃痛，时作时止，不影响工作及休息	胃痛可发作频繁，影响工作及休息	胃痛难忍，持续不断，常需服止痛药
大便不畅	无此症状	大便稍有不畅	大便不畅	
大便稀溏	无此症状	大便不成形	每日2～3次，便溏	大便明显不畅，每日4次以上，便稀溏

八、本共识制定专家组成员及起草单位

共识专家组组长：庞国明 白 清 严东标

共识专家组副组长（按姓氏笔画排序）：

王 瑛 王国强 王秉新 张景祖 周克飞 郭乃刚

共识专家组成员（按姓氏笔画排序）：

马新航 王 娟 王爱军 朱 珩 朱瑞雪 任 彬

刘 波 刘佳佳 刘彦汶 杨长领 吴 巍 张诚奇

张珂珂 张俊杰 陆素琴 陈 革 陈芹梅 武洪民

周 凌 郑文静 郑仲华 单培鑫 赵 妍 赵 璐

闻海军 高 龙 高 达 梅罗阳 梁立峰 谢宏赞

虞成毕　翟纪功

执笔人：白　清　庞国明　梅罗阳　周克飞

秘　书：梅罗阳　高　龙

组长单位：河南省开封市中医院、河南省中医院、江西省九江市中医院

副组长单位（按首字笔画排序）：

长春中医药大学附属医院、江苏省盐城市中医院、河南省长垣中西医结合医院、
河南省周口市中医院、湖南省湘潭市中医医院

起草单位（按首字笔画排序）：

江苏省泰州市中医院、江苏省镇江市中医院、河北省石家庄市中医院、河北省
馆陶县中医院、河南中医药大学第三附属医院、河南省周口承悦糖尿病医院、
河南省郑州市中医院、湖北省英山县人民医院

九、参 考 文 献

[1] 李君玲, 田佳星. 糖尿病胃轻瘫中医病机及分型的研究进展[J]. 环球中医药, 2013, 6（3）: 222-225.

[2] 逄冰, 周强, 李君玲, 等. 仝小林教授治疗糖尿病性胃轻瘫经验[J]. 中华中医药杂志, 2014, 29（7）: 2246-2249.

[3] 中华中医药学会. 糖尿病中医防治指南[M]. 北京: 中国中医药出版社, 2007: 38.

[4] 迟家敏. 糖尿病胃肠病变. 实用糖尿病学[M]. 3 版. 北京: 人民卫生出版社, 2009: 569-571.

[5] 中华中医药学会糖尿病分会. 糖尿病胃肠病中医诊疗标准[J]. 世界中西医结合杂志, 2011, 6（5）: 450-454.

[6] 赵文娟, 侯新. 针刺疗法联合莫沙必利口服治疗糖尿病胃轻瘫的临床观察[J]. 中医临床研究, 2020, 12（13）: 33-35.

[7] 郭文佳, 孟海雷, 邹小蜂. 耳穴埋豆联合饮食治疗糖尿病胃轻瘫 30 例临床研究[J]. 内蒙古中医药, 2014, 33（16）: 76-77.

[8] 梁彩云, 谢日升, 徐文伟, 等. 中药热奄包治疗糖尿病性胃轻瘫疗效观察[J]. 新中医, 2015, 47（7）: 92-94.

[9] 苏灏. 隔姜灸治疗 2 型糖尿病合并胃轻瘫 32 例[J]. 实用糖尿病杂志, 2008, 4（6）: 16-17.

[10] 王猛. 低频脉冲电治疗糖尿病胃轻瘫 38 例临床观察[J]. 湖南中医杂志, 2014, 30（4）: 57-59.

第五章

糖尿病视网膜病变中医临床诊疗专家共识

一、概　　述

糖尿病视网膜病变（diabetic retinopathy，DR）是指由于长期高血糖以及与糖尿病（DM）有关的其他异常（如高血压、高血脂等）所引起的以视网膜微血管损害为特征的慢性、进行性视力损害的眼病，病程较长的糖尿病患者几乎都会出现不同程度的视网膜血管病变，其眼底表现包括微动脉瘤、出血、硬性渗出、棉絮斑、静脉串珠状、视网膜内微血管异常（IRMA）、黄斑水肿、新生血管、视网膜前出血及玻璃体积血等[1]。

DR 是常见的糖尿病主要慢性微血管并发症之一，也是导致成人失明的主要原因之一。DR 严重威胁着糖尿病患者的生存质量，同时给社会带来严重经济负担[2]。DR 因国家、地区、种族而异，发展中国家较发达国家患病率低[3]。一项 Meta 分析纳入全球 35 项研究的 22 896 例糖尿病患者[4]，结果显示 DR 患病率为 34.6%，其中增生型 DR（proliferative diabeticretinopathy，PDR）为 6.96%，糖尿病性黄斑水肿（diabetic macular edema，DME）为 6.81%，威胁视力的 DR 为 10.2%。来自我国的研究显示，中国糖尿病人群 DR 患病率为 23%（95%CI：17.8%～29.2%），其中非增生型 DR（nonproliferative diabeticretinopathy，NPDR）为 19.1%（13.6%～26.3%），PDR 为 2.8%（1.9%～4.2%），农村高于城市，北方高于南方和东部[5-6]。新加坡华人中糖尿病人群 DR 患病率为 20.1%[7]，美国华人中糖尿病人群 DR 患病率为 25.7%[8]。而我国台湾地区糖尿病人群 DR 患病率为 35%[9]，香港地区的患病率为 18.2%[10]。

DR 尤其是增殖期视网膜病变，是糖尿病特有的并发症，罕见于其他疾病。DR 的主要危险因素包括糖尿病病程、类型、高血糖、高血压肾病和血脂紊乱，其他相关危险因素还包括糖尿病合并妊娠（不包括妊娠期糖尿病和妊娠期显性糖尿病）。另外，缺乏及时的眼底筛查、吸烟、青春期发育和亚临床甲状腺功能减退也是 DR 的相关危险因素，常被忽略。而遗传也是 DR 不可干预的危险因素。2 型糖尿病（T2DM）患者也是其他眼部疾病早发的高危人群，这些眼病包括白内障、青光眼、视网膜血管阻塞及缺血性视神经病变等。存在微动脉瘤可作为鉴别 DR 与糖尿病合并其他眼底病变的指标。DR 常与糖尿病肾病同时伴发。DR 合并微量白蛋白尿可作为糖尿病肾病的辅助诊断指标。DR 尿液特异性蛋白可能也有预测糖尿病肾病进展的作用[11]。

DR 分属于中医"视瞻昏渺""云雾移睛""暴盲"及"血灌瞳神""消渴目病"等内障眼病范畴。糖尿病患者出现上述症状均可归属于本病范畴。

二、病 因 病 机

（一）病因

消渴目病是在消渴病的基础上发展而来的，是消渴病中后期出现的并发症，如明代戴元礼在《秘传证治要诀》中所言："三消久之，精血既亏，或目无所见，或手足偏废如风疾，非风也"；因此，消渴目病的病变机制与消渴病有相似之处。禀赋异常为内因，饮食情志为外因，内外因相合而致糖尿病发生、发展。糖尿病迁延日久，病程缠绵得不到有效控制，伤及肝、脾、肾，耗气伤血，耗液伤津，五志过极火动，日久则气阴两虚、肝肾阴亏或阴阳两虚，久病入络，夹痰浊夹瘀血，发展均经历了由气病及血病，由络滞、络瘀到络闭、络损的病理变化致病过程，郁、瘀、痰、浊错综复杂，损伤目络而发病。

1. 禀赋不足，五脏柔弱 《灵枢·五变》云："五脏皆柔弱者，善病消瘅。"古人认为此病多为先天禀赋不足，加之后天失养所致，与现代医学认为的遗传因素相关理论相通。禀赋不足、五脏柔弱、素体阴虚、过食肥甘、情志失调、久坐少动、运动量减少等为糖尿病以及DR 的共同发病因素，禀赋不足，五脏柔弱为内因，饮食情志为外因，内外因相合而致 DR。

2. 情志失调，五志过极 ①过怒伤肝。《灵枢·五变》云："怒气上逆，胸中蓄积，血气逆留，髋皮充肌，血脉不行，转而为热，热则消肌肤，故为消瘅。"②过思伤脾。脾在志为思，思则气结，脾气郁滞，运化失职，谷精壅滞血中，则血糖超常而为病。③过喜伤心。宋代医家还认为消渴病的发生与心脾积热相关，如《圣济总录》曰："脾主口，心主舌，消渴口舌干燥者，邪热积于心脾，津液枯耗，不能上凑故也，其证饮食无味，善渴而口苦。"过喜则心神涣散，耗伤心之阴血，阴亏生热，热邪灼津，互为因果，终致津液亏损，津不能上承于口，脏腑失于濡养而发消渴病。④悲忧伤肺。《内经》云："肺脆则善病消瘅易伤。"清代张志聪《黄帝内经灵枢集注》云："肝脉贯肺，故手太阴之气逆，则肝肺相搏。肺主气而肝主血。气逆于中，则血亦留聚而上溢矣。肺乃水之上源。搏则津液不生而暴瘅矣。"悲则气消，过度悲忧伤肺，不能输布津液于脏腑肌腠，以致三焦结滞，腠理郁闭，肌肉失养，水津不濡，直趋而下，出现口渴、多饮、多尿、消瘦等，从临床上看多数属中医的"上消病"。⑤惊恐伤肾。《医门法律·消渴论》云："肾者，胃之关也。关门不开，则水无输泄而为肿满；关门不闭，则水无底止而为消渴。"综上，情志失调、五志过极是引起该病的主要原因之一，五脏相生相克，环环相扣，一脏失调波及他脏，终至气血阴阳俱虚；脏腑受损，病邪入络，络损脉损，变证百出而发为 DR。

3. 饮食因素，过食肥甘 《内经》云："饮食自倍，肠胃乃伤"；"肥者令人内热，甘者令人中满"。多食肥甘，滞胃碍脾，中焦壅滞，升降受阻，运化失司，聚湿变浊生痰，日久化热伤津，导致糖尿病。孙思邈《备急千金要方》谓："凡积久饮酒，未有不成消渴者……脯炙盐咸，此味酒客耽嗜，不离其口，三觞之后，制不由己，饮啖无度，咀嚼炸酱，不择酸咸，积年长夜，酣兴不解，遂使三焦猛热，五脏干燥。木石尤且焦枯，在人何能不渴。"饮食不节，过食肥甘厚味，致中焦壅滞，肝脾失调，膏浊内生，阻滞气机，郁而化热；痰、浊、热积聚体内，损伤阻滞络脉，终致瘀血内生；而瘀血又可与膏、脂、痰、浊等相夹胶着，进一步沉积附着于络脉，循环往复，终致 DR。

4. 久坐少动，气血壅滞　活动减少，脾气呆滞，运化失常；脾气既耗，胃气亦伤，脾胃虚弱；脾不散精，精微物质不归正化，则为湿为痰、为浊为膏，日久化热，导致糖尿病，迁延日久气血壅滞，目络阻滞，痰瘀互结，最终均伤及于目发展为 DR。

（二）病机特点

（1）DR 为糖尿病日久，致虚致瘀，肝肾亏虚，目失濡养；阴虚致虚火上扰，灼伤目络；日久耗气伤阴，气阴两虚，瘀阻于目；阴损及阳，致阴阳两虚，寒凝血瘀，目络阻滞，痰瘀互结，最终均伤及于目。饮食不节，过食肥甘厚味，致中焦壅滞，肝脾失调，膏浊内生，阻滞气机，郁而化热；痰、浊、瘀、毒等病理产物积聚体内，易损伤络脉，致瘀血内生；而瘀血又可与膏、脂、痰、浊等相夹胶着，进一步沉积附着于络脉，循环往复，终致痰瘀瘤结，眼络损伤。眼络损伤，痰毒、湿毒、瘀毒等标实之邪既存，同时络损伤脾肾之阳，正气亏损，病情虚实夹杂[12]。发展均经历了由气病及血病，由络滞、络瘀到络闭、络损的病理变化致病过程，痰、浊、瘀、毒错综复杂，损伤目络而发病。

（2）本病病位在目，涉及五脏，以脾、肝、肾为主，涉及心、肺；病性为本虚标实，虚实夹杂，寒热错杂。本虚为气阴两虚、阴阳俱虚，标实为气郁、痰浊、湿毒、瘀毒阻络。

三、临床诊断

（一）中医诊断

1. 病史　糖尿病（DM）符合 WHO1999 年专家咨询委员会对糖尿病的定义、分类与诊断标准。早期眼部多无自觉症状，病久可有不同程度的视力减退，眼前黑影飞舞，或视物变形，甚至失明。DR 的眼底表现包括微动脉瘤、出血、硬性渗出、棉絮斑、静脉串珠状、视网膜内微血管异常（IRMA）、黄斑水肿、新生血管、视网膜前出血及玻璃体积血等。临床分级标准主要采用 2002 年由美国眼科协会和国际眼病学会发布的《糖尿病视网膜病变的国际临床分级标准》。

2. 依据中医病名内涵与临床表现确定中医病名　参照 2011 年《糖尿病视网膜病变中医诊疗标准》中医病名有五。

（1）视瞻昏渺：以自觉视力下降，视物昏蒙不清而外眼无异常为主要表现的内障类疾病。《证治准绳·杂病·七窍门》云："视瞻昏渺症，谓目内外别无证候，但自视昏渺，蒙昧不清也。有神劳、有血少、有元气弱、有元精亏而昏渺者，致害不一。"消渴目病患者时常出现视物不清，或自觉视物变形，在古代观察内眼改变的水平尚未达到明确时，常依据患者视觉改变情况及视力下降的严重程度，将其归入不同的病症中，糖尿病患者出现上述症状可归属于本病范畴。

（2）云雾移睛：以眼外观端好，自觉眼前似有蚊蝇云雾样黑影飞舞飘移，甚至视物昏蒙为主要表现的内障类疾病。"云雾移睛"始见于《证治准绳·杂病·七窍门》曰："自见目外有如蝇蛇旗旆，蛱蝶缘环等状之物，色或青黑粉白微黄者，在眼外空中飞扬缭乱，仰视则上，俯视则下也。……而为内障之证。其原皆属胆肾。"《银海精微·蝇翅黑花》称为"蝇翅黑花"。进一步分析该病病因病机为玄府有伤，络间津液耗尽，瘀滞清纯之气而致其内障之证。早期本病有典型的视网膜改变，硬性渗出、出血等，可导致患者出现云雾移睛的症状，糖尿病患者出现上述症状可归属于本病范畴。

（3）血灌瞳神：《证治准绳》曰："视瞳神不见其黑莹，但见其一点鲜红，甚则紫浊色也。"血灌瞳神是因目内之血不循经，溢于瞳神前后所致，以视力剧降，眼前阴影飘荡，窥不进眼底为主要表现的内障类疾病，糖尿病患者出现上述症状可归属于本病范畴。

（4）暴盲：以外眼端好，视力急骤下降而失明为主要表现的内障类疾病。《证治准绳·杂病·七窍门》云："平日素无他病，…倏然盲而不见也。病致有三，曰阳寡、曰阴孤、曰神离"，《审视瑶函》曰："此症谓目平素别无他症……倏然盲而不见也，……乃闭塞关格之病。"糖尿病患者出现上述症状可归属于本病范畴。

（5）消渴目病：消渴目病为消渴病的并发症，而有关"消渴目病"的病名，古代文献记载有限。国家中医药管理局"十一五"重点专科协作组《消渴目病（糖尿病视网膜病变）诊疗方案》中把"糖尿病视网膜病变"以"消渴目病"为名称。当代医家曾庆华[13]也将DR病名命名为"消渴目病"，因此，"消渴目病"既包括古代的"消渴、脾瘅、消瘅、膈消、肺消、消中"等，又包括中医"视瞻昏渺""云雾移睛""暴盲"及"血灌瞳神"等糖尿病引起的糖尿病视网膜病变，是现代中医对糖尿病视网膜病变的统一的中医命名。

3. 临床特点 早期眼部多无自觉症状，病久可有不同程度视力减退，眼前黑影飞舞，或视物变形，晚期可致失明。

早期 视力稍减退或正常，目睛干涩，或眼前少许黑花飘舞，可伴神疲乏力，气短懒言，口干咽燥，自汗，便干或稀溏，舌胖嫩、紫暗或有瘀斑，脉沉细无力。

中期 视物模糊或变形，目睛干涩，可伴头晕耳鸣，腰膝酸软，肢体麻木，大便干结，舌暗红少苔，脉细涩。

晚期 视物模糊或不见，或暴盲，可伴神疲乏力，五心烦热，失眠健忘，腰酸肢冷，手足凉麻，阳痿早泄，下肢浮肿，大便溏结交替，舌淡胖少津或有瘀点，或唇舌紫暗，脉沉细无力。

4. 临床分期 根据DR基本病机演变为气阴两虚、肝肾亏虚、阴阳两虚的转化特点及瘀、郁、痰三个重要致病因素，其中医临床分期大体可分为早、中、晚三期。

早期 气阴两虚，络脉瘀阻证：视力稍减退或正常，目睛干涩，或眼前少许黑花飘舞，眼底见视网膜少许微血管瘤、散在出血和渗出，视网膜病变多为1～3期；可伴神疲乏力，气短懒言，口干咽燥，自汗，便干或稀溏，舌胖嫩、紫暗或有瘀斑，脉沉细无力。

中期 肝肾亏虚，目络失养证：视物模糊或变形，目睛干涩，眼底见视网膜广泛出血、渗出及棉絮斑，或见静脉串珠和IRMA，或伴黄斑水肿，视网膜病变多为3～4期；可伴头晕耳鸣，腰膝酸软，肢体麻木，大便干结，舌暗红少苔，脉细涩。

晚期 阴阳两虚，血瘀痰凝证：视物模糊或不见，或暴盲，眼底见新生血管、机化灶、增殖条带及牵拉性视网膜脱离，或玻璃体积血致眼底无法窥及，视网膜病变多为4～5期；可伴神疲乏力，五心烦热，失眠健忘，腰酸肢冷，手足凉麻，阳痿早泄，下肢浮肿，大便溏结交替，舌淡胖少津或有瘀点，或唇舌紫暗，脉沉细无力。

（二）西医诊断

1. 病史 病程较长的糖尿病病史，有糖尿病家族遗传史，既往血糖水平控制差，明显的血糖波动，糖尿病合并妊娠，糖尿病肾病，糖尿病合并高血压，糖尿病合并高血脂、肥胖、胰岛素抵抗、易感基因等。

2. 临床特点 由于长期高血糖以及与糖尿病有关的其他异常（如高血压、高血脂等）所引起的以视网膜微血管损害为特征的慢性、进行性视力损害，早期眼部多无自觉症状，病久可有不同程度视力减退，眼前黑影飞舞，或视物变形，晚期可致失明。在内分泌科筛查发现威胁视力的视网膜病变，特别是从防盲的角度考虑，推荐使用 2002 年国际眼病学会制定的 DR 分级标准，该标准将糖尿病黄斑水肿纳入到 DR 中进行管理[11]。DR 的临床分级标准见表 5-1。糖尿病黄斑水肿的分级标准见表 5-2。

表 5-1 糖尿病视网膜病变国际临床分级（2002 年）

分级	病变严重程度	散瞳眼底检查所见
1	无明显视网膜病变	无异常
2	轻度非增生性糖尿病视网膜病变	仅有微动脉瘤
3	中度非增生性糖尿病视网膜病变	除微动脉瘤外，还存在轻于重度非增生性糖尿病视网膜病变的改变
4	重度非增生性糖尿病视网膜病变	出现以下任一改变，但无增生性视网膜病变的体征： 在 4 个象限中每一象限中出现多于 20 处视网膜内出血 在 2 个或以上象限出现静脉串珠样改变 至少有 1 个象限出现明显的视网膜内微血管异常
5	增生性糖尿病视网膜病变	出现下列一种或一种以上改变 新生血管 玻璃体积血或视网膜出血

表 5-2 糖尿病黄斑水肿分级（2002 年）

病变严重程度	眼底检查所见
无明显糖尿病黄斑水肿	后极部无明显视网膜增厚或硬性渗出
有明显糖尿病黄斑水肿	后极部有明显视网膜增厚或硬性渗出
轻度	后极部存在部分视网膜增厚或硬性渗出，但远离黄斑中心
中度	视网膜增厚或硬性渗出接近黄斑但未涉及黄斑中心
重度	视网膜增厚或硬性渗出涉及黄斑中心

注：2002 年全球糖尿病性视网膜病变项目组（the Global Diabetic Retinopathy Project Group）以糖尿病性视网膜病变早期治疗研究（ETDRS）和 Wisconsin 糖尿病性视网膜病变流行病学研究（WESDR）两个大样本多中心临床研究成果为依据制定的国际糖尿病性视网膜病变临床分级。

3. 体征 DR 的眼底表现包括微动脉瘤、出血、硬性渗出、棉絮斑、静脉串珠状、IRMA、黄斑水肿、新生血管、视网膜前出血及玻璃体积血等。

4. 辅助检查

4.1 全面眼科检查

DR（包括糖尿病黄斑水肿）的患者可能无明显临床症状，因此，从防盲角度来说，定期做眼底检查尤为重要。T2DM 在诊断前常已存在一段时间，诊断时视网膜病变的发生率较高。因此，T2DM 患者在确诊后应尽快进行首次眼底检查和其他方面的眼科检查。DM 患者首次全面眼部检查在眼科进行，具体如下：

（1）眼科一般检查

视力：裸眼视力（远近视力）和矫正视力。由于 DR 不同时期视力损害的程度不同，因此应该随时检查患者的视力，确定其最佳矫正视力，这对治疗方案的选择、预后评估及密切随访都非常重要。

眼压：DR 是慢性青光眼的高危因素，同时其本身也可发展为新生血管青光眼，因此定期检查眼压十分重要，如果有眼压升高或可疑新生血管的指征，还需进行前房角镜检查。

裂隙灯显微镜检查：应常规进行裂隙灯显微镜检查，以及时进行虹膜新生血管、晶状体混浊及前部玻璃体的评估，如果需要评估后极部裂孔和中周部视网膜，还需进行裂隙灯显微镜联合前置镜的检查。

眼底检查：应该进行散瞳后的眼底检查，除应用直接检眼镜检查外，还需进行间接眼底镜的检查以发现周边视网膜的病变。也可用裂隙灯显微镜联合前置镜检查眼底。眼底检查应重点观察有无黄斑水肿、新生血管、广泛出血、IRMA、静脉串珠及玻璃体或视网膜前出血。

（2）彩色眼底照相：彩色眼底照相发现 DR 的重复性比临床检查要好，对于记录 DR 的明显进展和治疗的反应方面是有其价值的。但发现黄斑水肿的视网膜增厚及细微的新生血管方面，临床检查更具有优越性。

（3）眼底荧光血管造影（FFA）：检眼镜下未发现 DR 眼底表现时，眼底荧光血管造影可出现异常荧光形态。在眼底荧光血管造影下发现的微血管瘤比眼底镜下所见要早，要多得多。其他如毛细血管扩张，通透性增加，无灌注区，动静脉异常，渗出及出血，新生血管等，眼底荧光血管造影都有特殊表现。因此，FFA 可提高 DR 的诊断率，有助于评估疾病的严重程度，并指导治疗，评价临床疗效。

（4）相干光断层扫描（OCT）：获得玻璃体视网膜交界面、视网膜和视网膜间隙的高分辨图像。客观测量视网膜增厚，监测黄斑水肿。

（5）超声检查：对于屈光间质浑浊，如 DR 引起的白内障、玻璃体积血，超声检查很有价值。屈光间质浑浊的阻挡，可导致间接检眼镜检查无法除外视网膜脱离，应当进行超声检查。

4.2 筛查

我国建议青春期前或青春期诊断的 1 型糖尿病患者在青春期后（12 岁后）开始检查眼底，青春期后诊断 1 型糖尿病的患者建议在病程 5 年内，必须进行第一次 DR 筛查。T2DM 患者则建议在确诊后尽快进行首次全面的眼科检查。已确诊糖尿病的患者，妊娠期间视网膜病变有发生发展的风险，应于计划妊娠和妊娠早期进行全面眼科检查。特别指出，妊娠期确诊糖尿病的患者发生 DR 的风险不增高，因此孕期不需要进行眼底检查。另外，DR 和糖尿病肾脏疾病（DKD）密切相关，2 型糖尿病诊断 DKD 时需参考是否伴发 DR，因此 2 型糖尿病伴发微量白蛋白尿或肾小球滤过率下降者需检查有无 DR。1 型糖尿病患者开始筛查 DR 后建议至少每年复查一次，T2DM 无 DR 者推荐每 1～2 年检查一次。若已出现 DR，应缩短随访间隔时间。轻度非增生型糖尿病视网膜病变（NPDR）患者每年一次，中度 NPDR 患者每 3～6 个月 1 次，重度 NPDR 患者及增生型糖尿病视网膜病变（PDR）患者应每 3 个月 1 次。糖尿病患者在妊娠后建议在妊娠各期和产后 1 年内监测视网膜病变程度的变化。如果 DR 持续进展，应该交由眼科医师给予更频繁的随访和相应处理。

4.3　一般检查

静脉血浆血糖，胰岛功能、尿微量白蛋白+尿肌酐、肝功能、肾功能、血糖、血脂等。

5. 其他　DR 的并发症包括两类，一类是指随着病变进展逐渐发生的特有并发症，另一类则是与糖尿病本病有关的眼部的非特有并发症。特有并发症包括玻璃体积血、牵引性视网膜脱离、虹膜红变和新生血管青光眼；非特有并发症包括年龄相关性白内障、青光眼、视网膜中央静脉阻塞、糖尿病性视神经病变、糖尿病性眼肌麻痹、角膜上皮病变等。

四、临床治疗

（一）提高临床疗效要点提示

1. 谨守病机，各司其属，整体局部相结合　本病以眼底出血、渗出、水肿、增殖为主要临床表现。其主要病机为消渴日久迁延，病程缠绵得不到有效控制，伤及肝、脾、肾，耗气伤血，耗液伤津，五志过极火动，日久则气阴两虚肝肾亏虚，目失濡养；阴虚致虚火上扰，灼伤目络；日久耗气伤阴，气阴两虚，瘀阻于目；阴损及阳，致阴阳两虚，寒凝血瘀，目络阻滞，痰瘀互结，最终均伤及于目。以气阴两虚、肝肾不足、阴阳两虚为本，脉络瘀阻、痰浊凝滞为标。以益气养阴，滋养肝肾，阴阳双补治其本；通络明目，活血化瘀，化痰散结治其标。临证要全身辨证与眼局部辨证相结合。首当辨全身虚实、寒热，根据眼底出血时间，酌加化瘀通络之品。早期出血以凉血化瘀为主，出血停止两周后以活血化瘀为主，后期加用化痰软坚散结之剂。微血管瘤、水肿、渗出等随证加减。

2. 态靶结合，精准施治

（1）宏观定"态"，把握疾病走向。中医主要是通过调"态"来诊疗疾病。对于 DR 来讲，应同时关注全身之"态"与局部之"态"，治疗应局部与整体相结合。全身之"态"主要指患者整体层面上疾病的状态。2 型糖尿病（T2DM）可以参照现代医学 DM 前期、DM 期、并发症期的分期分为郁态、热态、虚态、损态四个病理阶段，是一个横向的、动态的、连续的过程。一般情况下，DR 易出现于虚态、损态的阶段，DM 早中期呈现中满内热的状态，火热持续，势必伤阴耗气，伤及脏腑元气，使机体呈现"虚"态。DM 后期，诸虚渐重，气阴两虚，阴损及阳，或因虚极而脏腑受损，或因久病入络，络瘀脉损而成，机体呈现"损"态。由于患者嗜食肥甘厚味，所以膏浊痰瘀等病理产物也夹杂其中，使患者呈现虚实夹杂的病理状态，治疗需补虚泻实，在益气温阳的基础上，加入化痰、消瘀清热、消膏、化浊等中药。同时，应关注 DR 的局部之"态"。对于 DM 血管并发症来讲，络脉瘀阻是其核心病机。DM 微血管病理改变主要经历四个阶段：络滞→络瘀→络闭→络损[14]。DM 早期即存在络脉涩滞，气血运行不畅，舌下络脉色红，主干微粗或迂曲，或有分支，重在活血；逐渐出现血液瘀滞，舌下络脉色紫暗，脉形粗张迂曲，可见络脉细小分支，色绛红，重在化瘀；最终导致络脉的闭阻和损伤，舌下络脉色深紫绛，可见络脉粗短闭阻，成条索或团块，周围可见瘀点瘀斑；或见舌下络脉塌陷或依稀可见，色黑，重在通络；疾病日久，气血亏虚，无法上承目络，造成目窍失养，重在益气养血[15]。

（2）微观定"靶"，精准定向治疗：在调态治疗的基础上，寻找"态靶结合"的方药，既可以改善疾病的"态"，又对疾病的客观指标、病理改变等有明确治疗作用，对患者的主症有确切改善作用的方药，从而实现对疾病的靶向性治疗[16]。这种"靶向"主要分为3类：

一是"疾病靶"：如复方丹参滴丸治疗 DM 非增殖期视网膜病变的疗效，结果显示，服用高、中剂量复方丹参滴丸组眼底荧光造影检查所示的有效率分别达到 74% 和 77%，与安慰剂组有效率 28% 对比，差异有统计学意义；高、中剂量复方丹参滴丸组眼底镜检查所示的有效率分别为 42% 和 59%，与安慰剂组有效率 10% 对比，差异具有统计学意义[17]。

二是"症状靶"：DR 视物模糊以密蒙花、夜明砂等药物为靶药；如早期出现微血管瘤，则使用丹参、水蛭粉、桃仁等药物；如眼底出血处于静止期，久不吸收，或玻璃体积血，宜选用生蒲黄、三七等活血化瘀之品；辛香类药物、藤类药物、虫类药物可通经入络使血脉更通畅；足跗浮肿者加桂枝温阳利水。

三是"临床指标靶"：如黄连、知母、苦瓜、天花粉具有确切的降血糖作用；红曲、五谷虫、绞股蓝具有降脂作用；天麻、钩藤、夏枯草可以降压等[18-20]。

3. 重视治"因"截病源，兼顾防"果"治未病

（1）重视治"因"截病源：DR 的发病与血糖、血脂、血压等因素密切相关。实现对血糖、血脂、血压等指标的强化控制，预防 T2DM 的发生发展，实现既病防变。疾病是一个横向的、连续的、动态的发展过程。当下之态就是刻下就诊时所判断的"态"，而其前面的阶段则为"因态"，这种"因态"是多层次、相对的。T2DM 多由过食肥甘厚味发展而来，此为本因，多食肥甘所生之内热，则为继因。本因需对患者饮食、运动方式进行干预与调整，继因则由医者遣方施药治疗[21-22]。

（2）兼顾防"果"治未病：在 DM 早期就应积极治络，适当使用三七、水蛭粉等活血之品可以预防微血管病变的发生。在洞悉疾病发展过程的基础上，针对疾病欲发之兆，"先安未受邪之脏"，阻断传变。DR 多为慢性迁延性疾病，病情缠绵，难于速去。如 DR 一旦形成，就难于逆转，呈进行性加重。提示 DR 重在预防，治疗宜早，且治疗时间宜长。同时，络脉有浅深，络中有气血，络邪有久暂。因此，DR 的防治还当根据其不同阶段的病理生理特点，分级防治[23]。

4. 急图治标谋其快，缓图治本谋其久 本病以眼底出血、渗出、水肿、增殖为主要临床表现，其主要病因病机为糖尿病病程日久，致虚致瘀，肝肾亏虚，目失濡养；阴虚致虚火上扰，灼伤目络；日久耗气伤阴，气阴两虚，瘀阻于目；阴损及阳，致阴阳两虚，寒凝血瘀，目络阻滞，痰瘀互结，最终均伤及于目。其病位在目，以脾、肝、肾为主，涉及心、肺；病性为本虚标实，虚实夹杂，寒热错杂。本虚为气阴两虚、阴阳俱虚，标实为气郁、痰浊、湿毒、瘀毒阻络。因此紧紧抓住标本，玻璃体积血期以治标为主，辨证选择中药注射液静脉滴注，直达病所，谓其曰"急图治标谋其快"。DR 是由糖尿病迁延日久发展而来，病程缠绵难愈，因此需要注重平常的中医调理治疗，抓住血糖、血压、血脂等代谢紊乱这些可逆因素，进行中医早期、及时、全程干预。审证求因、辨证施治，采用多样的方法，多样的剂型，用中成药、中药汤剂及药茶、针灸、药膳、药物外治法、饮食调理、运动疗法、心理疏导等，提高患者的依从性，达到"缓图治本谋其久"的目的。

（二）治疗方法[24]

1. 内治法

1.1　辨证论治，专证专方

消渴目病是在消渴病的基础上发展而来，是消渴病发展到中后期出现的并发症，如明代戴元礼在《秘传证治要诀》中所言："三消久之，精血既亏，或目无见，或手足偏废如风疾，非风也。"对本病的辨证总结归纳为：久病或素体阴虚，阴虚火旺，虚火内生，灼伤目络，血溢络外；或气阴两虚，因虚致瘀，血络不畅，目失所养；或饮食不节，脾失健运，痰湿内生，痰瘀互结，蒙蔽清窍；或禀赋不足，劳伤过度，肾精暗耗，目失濡养。日久耗气伤阴，气阴两虚，瘀阻于目；阴损及阳，致阴阳两虚，寒凝血瘀，目络阻滞，痰瘀互结，最终均伤及于目。以气阴两虚、肝肾不足、阴阳两虚为本，脉络瘀阻、痰浊凝滞为标。

气阴两虚，络脉瘀阻证

主证：视物模糊，目睛干涩，或视物变形，或眼前黑花飘舞，视网膜病变多为1～4期，神疲乏力，气短懒言，口干咽燥，自汗，便干或稀溏，舌胖嫩、紫暗或有瘀斑，脉沉细无力。

治则：益气养阴，活血通络。

方药：生脉散（《内外伤辨惑论》）合杞菊地黄丸（《医级》）加减。

党参15～30g、熟地黄15g～30g、山茱萸10～20g、山药15～30g、枸杞子15～30g、茯苓15～30g、泽泻15～30g、麦冬15g、五味子10g、菊花10g、牡丹皮10g。

煎服方法：每日1剂，水煎分3次温服；或根据病情需要，每日2剂，分4次温服。药渣再煎，熏洗双目，内外同治、增强疗效。

方义分析：方中党参补肺气，益气生津，联合熟地黄甘补微温，善滋阴养血、益肾填精，为补肝肾、益精血之要药，为君药；麦门冬养阴清肺而生津；山萸肉酸甘微温补敛，善补益肝肾；山药甘补涩敛性平，善养阴益气，补脾肺肾，为平补气阴之要药；枸杞子甘润而平，善补肝肾而益精明目；菊花甘苦微寒，善疏风清热、平肝明目。诸药相合，补肺益气，养阴生津，既助君臣药滋肾养肝，又疏风泻火明目，故共为臣药。五味子敛肺止咳、止汗，牡丹皮辛散苦泄微寒，善清热凉血、退虚热，制山茱萸之温涩；茯苓甘补淡渗性平，善健脾、渗利水湿，助山药健脾益肾而不留湿；泽泻甘淡渗利性寒，善泻相火、渗利湿浊，防熟地滋腻生湿。三药相合，既泻肝肾之火，以免肝肾之阴被灼，又健脾渗湿，以免君臣药之腻滞，故共为佐药。全方配伍，主补兼泻，共奏养阴生津、滋肾养肝、明目之功。

加减：眼底以微血管瘤为主加丹参、郁金、丹皮；出血明显加生蒲黄、墨旱莲、三七；伴有黄斑水肿酌加薏苡仁、车前子。

肝肾亏虚，目络失养证

主证：视物模糊，目睛干涩，视网膜病变多为1～3期；头晕耳鸣，腰膝酸软，肢体麻木，大便干结，舌暗红少苔，脉细涩。

治则：滋补肝肾，润燥通络。

方药：六味地黄丸（《小儿药证直诀》）加减。

熟地黄 15～30g、山茱萸 10～20g、山药 15～30g、泽泻 10～15g 、牡丹皮 10g、茯苓 15g

煎服方法：每日 1 剂，水煎分 3 次温服；或根据病情需要，每日 2 剂，分 4 次温服。药渣再煎，熏洗双目，内外同治、增强疗效。

方义分析：方中熟地黄甘补微温，善滋补肾阴、填精益髓，故重用为君药。山茱肉酸甘微温，善补益肝肾、收敛固涩；山药甘补涩敛性平，既养阴益气、补脾肺肾，又固精缩尿。二药相合，既助君药滋养肾阴，又能固精止汗，故共为臣药。泽泻甘淡渗利性寒，善泻相火、渗利湿浊；茯苓甘补淡渗性平，善健脾、渗利水湿；牡丹皮辛散苦泄微寒，善清泻肝火、退虚热。三药相合，能清降相火、渗利湿浊、健脾，使君臣药填补真阴而不腻，清降虚火而不燥，固肾涩精而不滞，故共为佐药。全方配伍，三补三泻，共奏滋阴补肾之功，故善治肾阴亏虚、目络失养所致症状。

加减：出血久不吸收出现增殖加浙贝母、海藻、昆布。

阴阳两虚，血瘀痰凝证

主证：视力模糊，目睛干涩或严重障碍，视网膜病变多为 4～5 期；神疲乏力，五心烦热，失眠健忘，腰酸肢冷，手足凉麻，阳痿早泄，下肢浮肿，大便溏结交替；舌淡胖少津或有瘀点，或唇舌紫暗，脉沉细无力。

治则：滋阴补阳，化痰祛瘀。

方药：偏阴虚者选左归丸（《景岳全书》）加减，偏阳虚者选右归丸（《景岳全书》）加减。

左归丸：熟地黄 15～30g、鹿角胶 10g、龟甲胶 10g、山药 15～30g、枸杞子 15～30g、山茱萸 15～20g、川牛膝 15～30g、菟丝子 15～30g。

右归丸：附子 10～15g、肉桂 3g（冲服）、鹿角胶 15g、熟地黄 15～30g、山茱萸 10～15g、枸杞子 15～30g、山药 15～30g、菟丝子 15～30g、杜仲 10～15g、当归 10g、淫羊藿 15～30g。

煎服方法：每日 1 剂，水煎分 3 次温服；或根据病情需要，每日 2 剂，分 4 次温服。药渣再煎，熏洗双目。

方义分析：①左归丸方义：方中重用熟地黄滋肾益精，枸杞子补肾益精、养肝明目，鹿龟二胶，为血肉有情之品，峻补精髓，其中龟板胶偏于补阴，鹿角胶偏于补阳，在补阴之中配伍补阳药，意在"阳中求阴"；菟丝子性平补肾。以上为补肾药组。佐山茱萸养肝滋肾、涩精敛汗，山药补脾益阴、滋肾固精，牛膝益肝肾、强腰膝、健筋骨、活血，既补肾又兼补肝脾。共收滋肾填阴，育阴潜阳明目之效。②右归丸方义：方中以附子、肉桂、鹿角胶为君药，温补肾阳，填精补髓。臣以熟地黄、枸杞子、山茱萸、山药滋阴益肾，养肝补脾。佐以菟丝子补阳益阴，固精缩尿；杜仲补益肝肾，强筋壮骨；当归养血和血，助鹿角胶以补养精血。诸药配合，共奏温补肾阳，填精明目之功。

加减：出血久不吸收加三七、生蒲黄、花蕊石。

1.2 辨证施治，专证专药

生脉饮+复方丹参滴丸

组成：党参、麦冬、五味子、丹参、三七、冰片。

功能：益气养阴，活血通络。

适应证：用于气阴两虚、脉络瘀阻证消渴目病，症见视物模糊，目睛干涩，或视物变形，或眼前黑花飘舞，视网膜病变多为1~4级，神疲乏力，气短懒言，口干咽燥，自汗，便干或稀溏。

用法：生脉饮：口服，1次1支（10ml），1日3次。复方丹参滴丸：口服或舌下含服，每次10丸，每日3次，4周为1个疗程，或遵医嘱。

注意事项：本品含有冰片，较寒凉。受凉后胸痛等症状加重的寒凝血瘀型心绞痛患者，或平素喜热食、大便易稀溏的脾胃虚寒者，不宜服用。服药后偶见胃肠不适反应。孕妇慎用。

芪明颗粒

组成：黄芪、葛根、地黄、枸杞子、决明子、茺蔚子、蒲黄、水蛭。

功能：益气生津、滋养肝肾、通络明目。

适应证：NPDR气阴亏虚，肝肾不足，目络瘀滞证。

用法：开水冲服，1次1袋，1日3次。疗程3~6个月。

注意事项：服用本品期间应忌食辛辣油腻食物；脾胃虚寒者，出现湿阴胸闷、胃肠胀满、食少便溏者，或痰多者不宜使用。

复方血栓通胶囊

组成：三七、黄芪、丹参、玄参。

功能：活血化瘀，益气养阴。

适应证：NPDR血瘀兼气阴两虚。

用法：口服，1次3粒，1日3次。

注意事项：过敏体质者慎用。

明目地黄丸

组成：熟地黄、山茱萸（制）、牡丹皮、山药、茯苓、泽泻、枸杞子、菊花、当归、白芍、蒺藜、石决明（煅）。辅料为：淀粉、糊精。

功能：滋肾，养肝，明目。

适应证：用于肝肾阴虚，目涩畏光，视物模糊，迎风流泪。

用法：口服，1次8~10丸，1日3次。

注意事项：暴发火眼者忌用，其表现为眼白充血发红，怕光、流泪、眼屎多。

杞菊地黄丸

组成：枸杞子、菊花、熟地黄、酒萸肉、牡丹皮、山药、茯苓、泽泻。

功能：滋肾养肝。

适应证：用于肝肾阴亏，眩晕耳鸣，羞明畏光，迎风流泪，视物昏花。

用法：口服。大蜜丸1次1丸，1日2次。

注意事项：忌不易消化食物，感冒发热患者不宜服用。

金匮肾气丸

组成：地黄、山药、山茱萸（酒炙）、茯苓、牡丹皮、泽泻、桂枝、附子（制）、牛膝（去头）、车前子（盐炙）。

功能：温补肾阳，化气行水。

适应证：用于肾虚水肿，腰膝酸软，视物昏花，小便不利，畏寒肢冷。

用法：口服，1 次 20 粒（4g）～25 粒（5g），1 日 2 次。

注意事项：忌房欲、气恼，忌食生冷物。

知柏地黄丸

组成：知母、熟地黄、黄柏、山茱萸（制）、山药、牡丹皮、茯苓、泽泻。

功能：滋阴清热。

适应证：用于阴虚火旺，视物昏花，潮热盗汗，口干咽痛，耳鸣遗精，小便短赤。

用法：口服。1 次 8 丸，1 日 3 次。

注意事项：孕妇慎服。虚寒性病证患者不适用，其表现为怕冷，手足凉，喜热饮。不宜和感冒类药同时服用。本品宜空腹或饭前服用，开水或淡盐水送服。

1.3 特色制剂

降糖明目片

组成：黄芪、山药（生）、女贞子、旱莲草、丹参、夏枯草、葛根、三七、枸杞子、菊花等药物组成。

功能：益气养阴，化瘀止血。

适应证：用于非增殖型糖尿病视网膜病变，视网膜周围炎，视网膜中央静脉阻塞。

用法：口服 1 次 4～6 片，1 日 2～3 次。

注意事项：忌食辛辣、油腻食物。

来源：开封市中医院

2. 外治法[27]

2.1 药物外治法

中药离子导入

处方针剂：丹参注射液、血栓通注射液等。

操作方法：采用电离子导入的方式，使中药制剂直接到达眼部的病灶组织，从而促进视网膜出血、渗出和水肿的吸收。该法具有方法简便、创伤小、作用直接等特点。对于 DR 引起的玻璃体视网膜出血可选用三七、丹参、安妥碘等作电离子透入：患者轻闭眼，将药液浸透 2 块纱布（厚 8 层，6cm×6cm），将纱布分别平铺于患眼上，戴上带有电极的眼罩，另一极导电橡胶上垫浸透生理盐水的纱布（厚 8 层，6cm×6cm）置于前臂外侧，电流调至 0.2～0.4 毫安，电压 10～20 伏，根据患者耐受程度将加热功能调至低温或中温档位，离子导入治疗 15 分钟/次，1 次/天，10 次为 1 个疗程；但对新近出血者应避免使用；对于 DR 引起的眼底渗出、机化及增生者间隔 2～5 天再做第二个疗程。

适应证：糖尿病视网膜病变兼瘀血证。

疗效观察：吴媛媛等采用中药联合离子导入治疗糖尿病视网膜病变 IV 期玻璃体积血临床观察[28]，该院 2015 年 6 月～2016 年 6 月收治的 82 例糖尿病视网膜病变患者进行研究，随机分为观察组（41 例，73 只眼）和对照组（41 例，76 只眼）。对照患者给予口服沃丽汀治疗，观察组患者实施中药联合离子导入治疗。结果提示观察组患者玻璃体积血盒视力改善情况均显著优于对照组。观察组患者临床治疗有效率 89.04%，对照组总有效率 71.05%，两组相比差异显著（$P<0.05$）。

注意事项：关于治疗剂量的大小应因人而异，不能一味追求大电流。应以感觉舒适为宜。对皮肤感觉灵敏度差的患者更应注意防止烫伤。选择治疗剂量大小的原则是：小剂量对人体起兴奋作用，大剂量对人体起抑制作用，应根据病情需要选择适当剂量；治疗时，必须用浸湿浸透的大厚棉垫，且大棉垫厚面下边是涂有药液的小药垫，小药垫下边是皮肤患部，否则易引起烧、烫伤皮肤。注：棉垫均应抻平，并与皮肤接实；患者使用过的小药垫、大棉垫应及时煮沸清洗消毒，防止交叉感染；在治疗过程中，医护人员及时观察患者局部及全身的情况，若出现红疹、瘙痒、水疱等情况，暂停使用并立即予以处理。

中药熏洗双目法

操作方法：根据辨证论治选用具体的中药，将组方中药打碎成粉末，再用透水纱布进行包扎，再放入煎锅用文火慢慢熬成汤液，时长 30 分钟，接着将汤液进行熏蒸，让患者脸部靠近，从而熏蒸眼部。等壶体温度适宜后，再将中药液倒入一般的脸盆之中，用药液对患者眼部进行清洗。最后再将布包取出，患者仰卧，将布包放置眼部。每日 1 次。

适应证：糖尿病视网膜病变、波动性屈光不正、干眼症、缺血性视神经病变等。

疗效观察：夏丽芳等[29]临床上采用中药熏洗治疗单纯型糖尿病视网膜病变，临床疗效总有效率为达 90%。

注意事项：药液熏洗时温度不宜过高，以防烫伤。

2.2　非药物外治法

针灸

操作方法：对于 DR 1～3 级，出血较少者，可慎用针刺疗法，取太阳、阳白、攒竹、足三里、三阴交、光明、肝俞、肾俞等穴，可分两组轮流取用，每次取眼区穴 1～2 个，四肢及背部 3～5 个，平补平泻。

适应证：糖尿病视网膜病变、糖尿病引起的代谢性白内障、波动性屈光不正、青光眼、干眼症、缺血性视神经病变等。

疗效观察：李锦等[30]进行了大样本的研究，将纳入的 120 例消渴目病患者随机分成 60 例治疗组，予针刺攒竹、风池、足三里、三阴交、合谷、肾俞等穴和中药自拟方剂；对照组 60 例予单纯的西药治疗，结果治疗组效果明显高于对照组。

耳穴压豆

操作方法：耳穴压豆法是在耳针疗法的基础上发展起来的一种保健方法。将表面光滑近以圆球状或椭圆状的中药王不留行籽，贴于 0.6cm×0.6cm 的小块胶布中央，对于糖尿病视物模糊者可耳穴贴压糖尿病点、内分泌、三焦、肝、肾、眼等穴位，贴紧并稍加压力，使患者耳朵感到酸麻胀或发热。作用：中医认为，人的五脏六腑均可以在耳朵上找到相应的位置，当人体患病时，往往会在耳郭上的相关穴区出现反应，刺激这些相应的反应点及耳部穴位，可起到防病治病的作用。

适应证：糖尿病视网膜病变、糖尿病引起的代谢性白内障、波动性屈光不正、青光眼、干眼症、缺血性视神经病变等。

疗效观察：龙园园[31]临床采用耳穴压豆联合中药离子透入治疗糖尿病视网膜病变，选取2014 年～2016 年济宁市中医院共 60 例患者，随机将 60 例患者分为治疗组和对照组，其中治疗组在此基础上采用耳穴压豆联合中药离子透入法治疗。经过 2 个疗程的治疗，治疗组对患者视力的治疗效果显示总有效率为 90%，而对照组则为 50%；对眼底的疗效观察显示，治疗组总有效率为 92%，对照组为 64%。提示对气虚血瘀型糖尿病视网膜病变疗效显著，能有效改善患者视力及眼底病变。

注意事项：贴后嘱患者每天自行按压 3 次，每次 1～2 分钟，每次贴压后保持 2～3 天；遇胶布过敏的患者及时去除胶布；对耳郭进行全面检查，观察有无脱屑、水疱、丘疹、充血、硬结、疣赘等，如果有以上症状，避开这些部位或选择另一只耳朵。

3. 基础治疗

3.1 饮食

糖尿病性视网膜病变多以阴虚为本，故饮食的选择宜选用寒凉滋润之品。忌食辛辣、燥热之品，如蒜苗、辣椒、姜、胡椒、油炸食品，以防燥热助火伤津。可多食山药、茯苓及扁豆等健脾除湿，宜于本病出现视网膜水肿患者。丝瓜、冬瓜、芹菜及海带等清凉泻火滋阴，宜于本病烦热兼视网膜水肿、玻璃体混浊者。

3.2 运动

糖尿病性视网膜病变患者大多是中老年人，并伴有 1～2 种其他慢性病，建议以步行为主：每次 800～1000m 用 20min 走完，中间休息 5～10min，或步行 1000m，其中要走一段斜坡，用时 25 分钟，中间休息 8～10min。视网膜有新生血管者，或出血较多，以及有活动性玻璃体积血者，应避免重体力劳动及较剧烈的体育运动，不可过用目力，减少眼球转动。

3.3 心理调节

视物模糊是糖尿病视网膜病变患者进行就诊的主要原因，帮助患者正确认识病情，解除不必要的恐惧和消极悲观的思想情绪，树立同疾病作斗争的信心，正确认识失明或视力减退会带来的问题，使患者心情开阔，七情和畅，避免因病生郁。

3.4 西药选用原则

（1）控制代谢紊乱

血糖的管理：血糖的波动以及低血糖会加重眼底改变[32]，良好的血糖控制，可以预防和（或）延缓 DR 的发生及进展。推荐个体化的血糖控制目标，科学降糖，同时重视降糖的速度与幅度。

血压的控制：肾素–血管紧张素系统研究（renin angiotensin system study，RASS）显示，肾素–血管紧张素系统阻断剂对 1 型及 2 型糖尿病的 DR 发生和（或）进展有保护作用[33-36]，有系统性综述数据显示血压下降对 DR 有明显益处，但各种降压药物之间无明显区别[37]。另一项包含 21 项针对肾素–血管紧张素–醛固酮系统阻断剂对在 DR 中作用的随机对照试验（13823 例患者）的系统性综述结果提示[38]：血管紧张素转化酶抑制剂类降压药可减少 DR 进展风险并增加 DR 恢复的可能性。血管紧张素 Ⅱ 受体拮抗剂类药物可增加 DR 恢复或改善的可能性，但对眼病进展未见明显作用。RAS 阻断剂在 DR 中独立于血压之外的预防及治疗作用并不十分确定。中华医学会糖尿病学分会视网膜病变学组关于《糖尿病视网膜病变防治专家共识》（2018年）建议：糖尿病合并高血压者推荐 RAS 阻断剂为首选药物，但不推荐 RAS 阻断剂作为血压正常的糖尿病患者预防视网膜病变的药物。

血脂的调节：伴有高甘油三酯血症的轻度 NPDR 患者，可采用非诺贝特治疗。非诺贝特干预降低糖尿病事件（the fenofibrate intervention and event lowering in diabetes，FIELD）[39]研究显示，非诺贝特治疗组（200mg/天）患者的首次激光治疗需求较安慰剂组减少31%。FIELD眼科子研究显示 DME 患者采用非诺贝特治疗，较安慰剂组显著减少 DR 进展。控制糖尿病患者心血管风险行动研究（action to control cardiovascular risk in diabetes trial，ACCORD）[40]眼科子研究结果显示，与辛伐他汀单药治疗相比，非诺贝特联合辛伐他汀治疗减少 DR 进展达40%，对于基线有 DR 的患者，非诺贝特显著减少视网膜病变进展高达57%。非诺贝特在调节脂代谢紊乱、炎症、氧化应激、血管新生和细胞凋亡等方面有一定作用，可能与改善 DR 的发生发展相关[41]。

（2）抗血小板治疗：系统性评估表明[42]，阿司匹林治疗对 DR 的发病及进展无明显影响。中国 2 型糖尿病指南（2017 年）提出视网膜病变不是使用阿司匹林治疗的禁忌证，阿司匹林对视网膜病变没有疗效，但也不会增加视网膜出血的风险。

（3）改善视网膜微循环：在糖尿病视网膜病变的早期防治中，主要以改善视网膜微循环药物为主，目前临床上广泛使用的有羟苯磺酸钙，能降低糖尿病患者血液的黏滞性，减轻或阻止视网膜微血管的渗漏，阻止微血管基底膜增厚。此外其他改善微循环药物有递法明、银杏提取物、胰激肽原酶等。

（4）针对病因治疗：DR 发病机制的研究多集中在多元醇代谢通路的异常、蛋白质非酶糖基化产物的堆积、蛋白激酶 C 激活、氧化应激学说、细胞因子的作用等方面。针对这些发病机制也有相应研究药物，如抗新生血管药物（VEGF 抑制剂）、醛糖还原抑制剂、糖基化终末产物抑制剂、抗氧化应激药物、蛋白激酶 C 抑制剂、肾素–血管紧张素系统抑制剂等。

近年来，VEGF 在 DME 发病机制中的作用得到了广泛的认识，针对抗 VEGF 类药物如雷珠单抗、贝伐单抗、阿柏西普等药物研发和应用，可明确减轻糖尿病性黄斑水肿的程度、提高患者视力；玻璃体术前辅助用药，玻璃体腔注射抗 VEGF 药物能有效消退新生血管，减少玻璃体手术的并发症，为治疗复杂 DR 创造良好的条件[43]。

3.5　眼科治疗

（1）激光光凝治疗：视网膜光凝治疗仍是高危增殖性糖尿病视网膜病变患者及某些严重非增殖性视网膜病变患者的主要治疗手段[44-45]，通过光凝作用，改善视网膜缺氧，降低视网膜缺血缺氧面积，抑制新生血管生长因子的分泌。激光分为全视网膜激光光凝（PRP）、局部视网膜光凝、黄斑区格栅样光凝或"C 字形光凝"。对于非增殖期 DR 建议根据视网膜病变程度以及是否合并黄斑水肿决策是否选行激光治疗，对于未合并黄斑水肿的 DR 不建议行全视网膜光凝治疗。增生期 DR 如果不合并黄斑水肿可以考虑推迟 PRP，直至出现黄斑水肿，如果合并黄斑水肿的增生早期 DR 可先进行 PRP，PRP 后如果仍存在黄斑水肿再进行黄斑局部光凝。最新的微脉冲激光技术能够选择性产生有效的视网膜色素上皮光斑，减少传统激光所引起的并发症，针对视网膜病变合并黄斑水肿情况具有较好的治疗效果。

（2）玻璃体切割术：当 DR 发展至较为严重的时期，形成严重的增生型视网膜病变，并且会伴有玻璃体积血，则需要采取手术进行治疗，以玻璃体切割术为主。通过手术切除积血、机化的玻璃体，解除视网膜牵拉、封闭视网膜裂孔及促使脱离的视网膜复位是治疗此类晚期PDR，挽救患者视功能的最后手段。糖尿病性视网膜病变玻璃体切割手术适应证：存在牵拉性视网膜脱离，合并孔源性视网膜脱离，年轻患者合并视网膜前积血，玻璃体积血超过四个月，激光后牵拉性视网膜脱离加重或新发生玻璃体积血，黄斑前膜，牵引性黄斑水肿。术者根据眼底情况考虑在玻璃体切除的基础上，是否联合纤维增生膜剥除、视网膜光凝、周边视网膜冷冻、硅油或惰性气体眼内填充等。

3.6 妊娠合并 DR 的治疗

对于女性糖尿病患者，妊娠会加速 DR 的发生和发展，激光光凝术可用于治疗孕期重度 NPDR 和 PDR[46]。

五、护 理 调 摄

1. 膳食指导 根据患者的活动量、年龄、体重、个人饮食习惯等制定个性化的食谱。食物的选择应以谷类主食为基础，可占碳水化合物总量的 2/3，其次，补充水果、薯类、蔬菜等；其次鼓励食用含高纤维的缓慢性碳水化合物，即摄食后血糖升高缓慢且不明显，也称"低反应型"碳水化合物，特别对改善餐后高血糖有特殊益处。再次，蛋白质，糖尿病患者摄入量倾向适当提高蛋白质含量，占总热量的 12%～20%为宜，对糖尿病视网膜病变合并有肾脏病变者，可给予低蛋白膳食，占总热量的 10%左右。要求患者定时、定量、定餐，如患者餐后饥饿感明显，可进低热量、高纤维蔬菜，或者两餐之间加食黄瓜、西红柿等含糖量低的水果。

2. 运动疗法 患者与医师、专职糖尿病教育者讨论并确定运动处方，即用处方形式规定适当的运动种类、时间及频率，以及运动中的注意事项，以便有计划地实施，从而达到治疗的目的[47]。为了避免低血糖反应，目前大多数学者推荐每周运动 3～4 次，每次运动 30～40 分钟，一般安排在餐后 60～90 分钟定时进行。以运动结束休息后，心率在 5～10 分钟内能恢复到运动前的水平为宜。有条件者最好在运动前和运动后各测 1 次血糖，以便及时处理紧急情况。在护理指导过程中应注意因人而异，个别对待，量力而行，循序渐进，从每个患者的实际情况出发，制定出适宜的运动方案，运动量要适当，避免过度运动引起酮症而加重病情。运动量应从小量开始，逐渐增加，要注意安全性，并定期检测血糖、尿糖、血压、心肺功能，以便及时发现病情变化，评定运动效果。

3. 辨证施护

（1）健康宣教：健康教育的重点需要告知糖尿病视网膜病变患者早期发现、长期随访和及时治疗。2 型糖尿病患者应在明确诊断后短期内由经培训的专业人员进行首次散瞳后的眼底筛查。而 1 型糖尿病患者，在诊断后的 5 年内应进行筛查。无糖尿病视网膜病变患者推荐每 1～2 年行一次检查；轻度非增殖期视网膜病变患者每年 1 次，中度非增殖期病变患者每 3～6 个月 1 次；重度非增殖期病变患者每 3 个月 1 次。患有糖尿病的女性如果准备妊娠，应做详细的眼科检查，应告知妊娠可增加糖尿病视网膜病变的发生危险和（或）使其进展。怀孕的糖尿病患者应在妊娠前或第一次产检、妊娠后每 3 个月及产后 1 年内进行眼科检查。另外对伴有不同程度高血压、动脉硬化及心、脑、肾病变等全身疾病的糖尿病视网膜病变患者，需要注意劳逸结合，禁烟、禁酒，养成健康良好的生活习惯。

（2）心理护理：向患者解释糖尿病慢性病程的特点，使患者对自己的病情有一个正确的认识，解除不必要的恐惧和消极悲观的思想情绪，树立同疾病作斗争的信心。由于视力下降，患者思想负担重、情绪不稳定、往往有焦虑、恐惧心理，对治疗丧失信心。护理中应针对患者存在的各种心理负担给予相应的护理措施，对患者解释其基本病情、治疗措施和预后，以消除患者的顾虑，使他们保持良好的情绪，建立治疗信心，更好地配合医生的治疗。

（3）围手术期护理：术前应对患者进行全面的健康指导，使患者在树立信心的同时也有一个合理的手术期望值。对术后患者应进行详尽的出院指导，使其掌握正确的眼部用药方法。术中采用玻璃体腔注气或注泊者应遵医嘱取治疗体位，注意休息，6个月内避免重体力劳动及剧烈活动，防止视网膜再脱离，如感眼前黑影飘动、视物变形、视力下降、眼痛等，应及时就诊。定期门诊复查：术后3个月内每15天复查1次，3～6个月内每月复查1次，定期检查健眼是否存在早期视网膜病变[48]。

六、预后转归

据统计增生型DR玻璃体积血后一年内有1%的眼失明，1/3的眼永久性视力损害。50%患者在一眼失明后对侧眼一年内也可能进展至失明。Fong等报道5年随访视力严重丧失的主要原因是玻璃体积血，视网膜前出血，黄斑水肿及色素改变，最后是视网膜脱离和新生血管性青光眼[49]；张承芬等认为糖尿病病史20年以上血糖控制良好者，可长期保持正常眼底或Ⅰ期DR[50]。另外，预后与发病年龄和是否合并有大血管病变有关，糖尿病发病年龄较大者、有大血管病变者，增殖性糖尿病性视网膜病变的患病率较低。

七、疗效评价

参照2002年《中药新药治疗糖尿病视网膜病变的临床研究指导原则》制定评价标准及评价方法。

（一）评价标准

1. 疾病疗效判定标准

显效：

（1）视力进步≥4行，或视力≥1.0。

（2）眼底改变显示视网膜微血管瘤数由（+++）减少到（++），或由（++）减少到（+），或由（+）到消失；眼底出血量由（+++）减少到（+），或由（++）到消失；渗出量由（+++）减少到（++），或由（++）减少到（+），或由（+）到消失。微血管瘤、出血、渗出改变有2项以上指标达到要求。

（3）眼底荧光血管造影显示视网膜平均循环时间明显缩短、黄斑水肿程度明显减轻、视网膜毛细血管无灌注区缩小、血管渗漏明显减轻。

有效：

（1）视力进步≥2行。

（2）眼底改变显示视网膜微血管瘤数由（+++）减少到（++），或由（++）减少到（+），或由（+）到消失；眼底出血量由（+++）减少到（+），或由（++）到消失；渗出量由（+++）到（++），或由（++）减少到（+），或由（+）到消失。微血管瘤、出血、渗出改变有1项以上指标达到要求。

（3）眼底荧光血管造影显示视网膜平均循环时间缩短、黄斑水肿程度减轻、视网膜毛细血管无灌注区缩小，血管渗漏明显减轻。

无效：各项指标未达到上述有效标准者。

恶化：

（1）视力退步≥2行。

（2）眼底彩色照相显示视网膜出现新生血管等增殖性改变或加重。

（3）眼底荧光血管造影显示视网膜毛细血管无灌注区扩大，黄斑水肿加重，血管渗漏增加。

注：①视力检查采用国际标准视力表（1分制），不及0.1者，每进0.02计为一行。②眼底变化指标以眼底镜或彩色眼底照片判定，微血管瘤应以眼底荧光血管造影负片为准。③（+）表示较少、易数，（++）表示较多、不易数，（+++）表示微血管瘤很多、不可数，出血及渗出量多、融合成片。④疗效评定时，视力、眼底照相及荧光造影三项中须具备2项。

2. 中医证候疗效标准

（1）痊愈证候中主症和体征全部消失，有效率95%以上。

（2）显效证候中的主症绝大部分消失，有效率70%以上。

（3）有效证候中的主症基本消失，有效率60%。

（4）无效证候中的主症有一定改善或无改善，有效率<30%。

（二）评价方法

根据积分法判定中医证候疗效（表5-3）。

（1）评定依据证候中主症和次症分级量化积分值减少。

（2）计算公式有效率=[（治疗前积分–治疗后积分）÷治疗前积分]×100%。

表 5-3 糖尿病视网膜病变证候分级量化表

症状	轻	中	重
视物昏花	目前有小黑影，无视物模糊或变形	眼前有多个小黑影或轻度视物模糊或变形	眼前有大块黑影或严重视物模糊或变形
目睛干涩	偶见目睛干涩	明显目睛干涩，时常发作	目睛干涩难忍，不停发作
倦怠乏力	精神不振，可坚持体力劳动	精神疲乏，勉强坚持日常活动	精神极度疲乏，不能坚持日常活动
气短懒言	活动后气短懒言	安静时有气短懒言	安静时持续气短懒言
腰膝酸软	晨起腰酸膝软，捶打可止	腰酸持续，膝软不任重物	腰酸难忍，膝软不欲行走
口干咽燥	口咽微干	口咽干燥少津	口咽干燥欲饮
五心烦热	夜间手足心微热	手足心灼热心烦	五心烦热不欲衣被
头晕头痛	轻微头部晕痛，时作时止	头痛持续，视物旋转，不能行走	头痛难忍，眩晕欲仆，不能站立
面色晦暗	面色暗黄而少光泽	面色暗黄而无光泽	面色暗黑而无光泽

注：舌脉：具体描述，不记分。主要症状积分方法为轻2分，中4分，重6分。

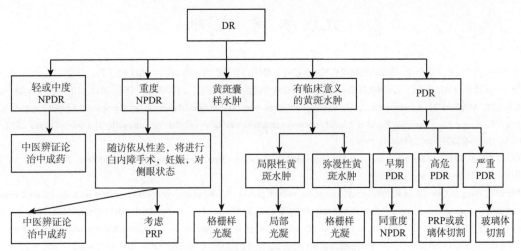

图 5-1　糖尿病视网膜病变治疗流程图

八、本共识制定专家组成员及起草单位

共识专家组组长：庞国明　马宇鹏　邹晓玲

共识专家组副组长（按姓氏笔画排序）：

马小军　王凯锋　陈　革　陈荣月　赵　璐　鲍玉晓

共识专家组成员（按姓氏笔画排序）：

王　娟　王　琳　王双月　龙新胜　冯　冰　刘怀英

严东标　李利娟　张　云　张景祖　陈　慧　陈敬贤

单培鑫　赵子云　顾建伟　高　达　郭瑛泉　黄　波

鲍小凤　翟纪功

执笔人：马宇鹏　王　鑫　姚沛雨

秘　书：蔡志敏　高言歌　周熠楠

组长单位：河南省开封市中医院、北京中医药大学深圳医院（龙岗）、湖南中医药大学第
一附属医院

副组长单位（按首字笔画排序）：

甘肃省天水市中医院、河南中医药大学第三附属医院、许昌红月糖尿病医院、
湖北省英山县人民医院

起草单位（按首字笔画排序）：

长春中医药大学附属医院、江西省九江市中医医院、江苏省泰州市中医院、河
北省石家庄市中医院、河南省三门峡市中医院、河南省长垣中西医结合医院、
河南省林州市中医院、海南省海口市中医院

九、参 考 文 献

[1] 中华中医药学会糖尿病分会. 糖尿病视网膜病变中医诊疗标准[J], 世界中西医结合杂志 2011, 6（7）: 632-637.

[2] 中华中医药学会糖尿病分会视网膜病变组. 糖尿病视网膜病变防治专家共识[J], 中华糖尿病杂志 2018, 10（4）: 241-247.

[3] Ruta LM, Magliano DJ, Lemesurier R, et al. Prevalence ofdiabetic retinopathy in type 2 diabetes in developing anddeveloped countries[J].

[4] Yau JW, Rogers SL, Kawasaki R, et al. Global prevalence andmajor risk factors of diabetic retinopathy[J]. Diabetes Care, 2012, 35（3）: 556-564. DOI: 10. 2337/dc11-1909.

[5] Liu L, Wu X, Liu L, et al. Prevalence of diabetic retinopathyin mainland China: a meta～analysis[J]. PLoS One, 2012, 7（9）: e45264. DOI: 10. 1371/journal. pone. 0045264.

[6] Pan CW, Wang S, Qian DJ, et al. Prevalence, awareness, andrisk factors of diabetic retinopathy among adults with knowntype 2 diabetes mellitus in an urban community in China[J]. Ophthalmic Epidemiol, 2017, 24（3）: 188-194. DOI: 10. 1080/09286586. 2016. 1264612.

[7] Chiang PP, Lamoureux EL, Cheung CY, et al. Racialdifferences in the prevalence of diabetes but not diabeticretinopathy in a multi-ethnic Asian population[J]. InvestOphthalmol Vis Sci, 2011, 52（10）: 7586-7592. DOI: 10. 1167/iovs. 11-7698.

[8] Wong TY, Klein R, Islam FM, et al. Diabetic retinopathy in amulti-ethnic cohort in the United States[J]. Am J Ophthalmol, 2006, 141（3）: 446-455. DOI: 10. 1016/j. ajo. 2005. 08. 063.

[9] Chang C, Lu F, Yang YC, et al. Epidemiologic study of type 2diabetes in Taiwan[J]. Diabetes Res Clin Pract, 2000, 50 Suppl2: S49-59. DOI: 10. 1016/S0168-8227（00）00179-0.

[10] Lee KM, Sum WM. Prevalence of diabetic retinopathy in patientswith recently diagnosed diabetes mellitus[J]. Clin Exp Optom, 2011, 94（4）: 371-375. DOI: 10. 1111/j. 1444-0938. 2010. 00574. x.

[11] 中国 2 型糖尿病防治指南（2017 年）[J]. 中国实用内科杂志, 2018, 38（4）: 292-344.

[12] 仝小林. 糖尿病血管并发症中医研究的策略[J]. 中国临床医生, 2013, 41（10）: 1-3.

[13] 曾庆华. 中医眼科学[M]. 北京: 中国中医药出版社, 2003: 201.

[14] 仝小林, 赵昱, 毕桂芝, 等. 试论中医"治未病"及"络病"理论在糖尿病微血管并发症治疗中的应用[J]. 中医杂志, 2007, 48（6）: 485-486.

[15] 白煜, 白宇宁, 刘文科, 等. 从糖尿病络病论治血管并发症探讨[J]. 北京中医药, 2016, 35（6）: 570-572.

[16] 周水平, 仝小林, 徐远. 从糖尿病视网膜病变论络病的本质和研究思路[J]. 中医药通报, 2002, 1（6）: 19-22.

[17] Lian FM, Wu L, Tian JX, et al. The effectiveness andsafety of a danshen-containing Chinese herbal medicinefor diabetic retinopathy: A randomized, double-blind, placebo-controlled multicenter clinical tria[J]. JEthnopharmacol, 2015, 164: 71-77.

[18] 仝小林, 刘文科, 于波. 论现代药理研究成果在糖尿病临床治疗中的应用[J]. 辽宁中医药大学学报, 2012, 14（5）: 5-7.

[19] Pang B, Zhou Q, Zhao TY, et al. Innovative thoughts ontreating diabetes from the perspective of traditionalChinese medicine[J]. Evid Based Complement AlternatMed, 2015: 905432.

[20] 仝小林. 糖络杂病论[M]. 北京: 科学出版社, 2010: 22-35.

[21] 雷丽丽, 王琦. 运动对 2 型糖尿病的防治研究综述[J]. 搏击（体育论坛）, 2011, 3（7）: 89-90.

[22] 潘孝仁, 李光伟, 胡英华, 等. 饮食和运动干预治疗对糖尿病发病率的影响[J]. 中华内科杂志, 1995, 34（2）: 108-112.

[23] 王佳, 李青伟, 杨映映, 等. 仝小林防治早期糖尿病视网膜病变经验[J]. 北京中医药, 2017, 6（36）: 512-514.

[24] 中华中医药学会. 糖尿病视网膜病变诊疗标准[J]. 世界中西医结合杂志, 2011, 6（7）: 632-637.

[25] 向阳, 赵晓辉. 血栓通注射液联合羟苯磺酸钙胶囊和沃丽汀片治疗糖尿病视网膜病变疗效观察[J]. 时珍国医国药 2014,（3）: 151-152.

[26] 桂红, 张敬芳, 王光浩. 黄芪注射液治疗糖尿病视网膜病变疗效观察[J]. 新中医, 2014（7）: 23-24.

[27] 吴媛媛. 中药联合离子导入治疗糖尿病视网膜病变 IV 期玻璃体积血临床观察[J]. 光明中医, 2017, 32（10）: 1482-1483.

[28] 庞国明、倪青等. 糖尿病诊疗全书[M], 中国中医药出版社, 2015: 491-498.

[29] 李锦, 李晓华, 王勤, 等. 针刺联合中药治疗非增殖型糖尿病视网膜病变的临床观察[J]. 陕西中医, 2015, 36（2）: 222-223.

[30] 夏丽芳, 汪晓霞, 胡楠, 等. 中药熏洗治疗单纯型糖尿病视网膜病变的临床观察[J]. 中国中医药科技, 2012, 19（6）: 536-537.

[31] 龙园园. 耳穴压豆联合中药离子透入治疗糖尿病视网膜病变临床观察[J], 光明中医, 2020, 35（3）, 379-381.

[32] Kilpatrick ES, Rigby AS, Atkin SL, et al. Does severehypoglycaemia influence microvascular complications in type diabetes? an analysis of the diabetes control and omplications trial database[J]. Diabet Med, 2012, 29（9）: 1195～1198. DOI: 10. 1111/j. 1464-5491.

2012. 03612. x.

[33] Harindhanavudhi T, Mauer M, Klein R, et al. Benefits of renin-angiotensin blockade on retinopathy in type 1 diabetesvary with glycemic control[J]. Diabetes Care, 2011, 34（8）: 1838-1842. DOI: 10. 2337/dc11-0476.

[34] Chaturvedi N, Porta M, Klein R, et al. Effect of candesartan on prevention（DIRECT-Prevent 1）and progression（DIRECT-Protect 1）of retinopathy in type 1 diabetes: randomised, placebo-controlled trials[J]. Lancet, 2008, 372（9647）: 1394-1402. DOI: 10. 1016/S0140-6736（08）61412-9.

[35] Sjolie AK, Klein R, Porta M, et al. Effect of candesartan on progression and regression of retinopathy in type 2 diabetes（DIRECT-Protect 2）: a randomised placebo-controlled trial[J]. Lancet, 2008, 372（9647）: 1385-1393. DOI: 10. 1016/S0140-6736（8）61411-7.

[36] Mauer M, Zinman B, Gardiner R, et al. Renal and retinal effects of enalapril and losartan in type 1 diabetes[J]. N Engl JMed, 2009, 361（1）: 40-51. DOI: 10. 1056/NEJMoa0808400.

[37] Emdin CA, Rahimi K, Neal B, et al. Blood pressure lowering in type 2 diabetes: a systematic review and meta-analysis[J]. JAMA, 2015, 313（6）: 603-615. DOI: 10. 1001/jama. 2014. 18574.

[38] Wang B, Wang F, Zhang Y, et al. Effects of RAS inhibitors on diabetic retinopathy: a systematic review and metaanalysis[J]. Lancet Diabetes Endocrinol, 2015, 3（4）: 263-274. DOI: 10. 1016/S2213-8587（14）70256-6.

[39] Keech AC, Mitchell P, Summanen PA, et al. Effect of fenofibrate on the need for laser treatment for diabetic retinopathy（FIELD study）: a randomised controlledtrial[J]. Lancet, 2007, 370（9600）: 1687-1697. DOI: 10. 1016/S0140-6736（07）61607-9.

[40] Chew EY, Ambrosius WT, Davis MD, et al. Effects of medical therapies on retinopathy progression in type 2 diabetes[J]. N Engl J Med, 2010, 363（3）: 233-244. DOI: 10. 1056/NEJMoa1001288.

[41] Noonan JE, Jenkins AJ, Ma JX, et al. An update on the molecular actions of fenofibrate and its clinical effects on diabetic retinopathy and other microvascular end points in patients with diabetes[J]. Diabetes, 2013, 62（12）: 3968-3975. DOI: 10. 2337/db13-0800.

[42] Bergerhoff K, Clar C, Richter B. Aspirin in diabetic retinopathy: a systematic review[J]. Endocrinol Metab Clin North Am, 2002, 31（3）: 779-793. DOI: 10. 1016/S0889-8529（2）00017-8.

[43] Mitchell P, Bandello F, Schmidt-Erfurth U, et al. The RESTORE study: ranibizumab monotherapy or combined with laser versus laser monotherapy for diabetic macular edema[J]. Ophthalmology, 2011, 118（4）: 615-625. DOI: 10. 1016/j. ophtha. 2011. 01. 031.

[44] Reliminary Report on Effects of Photocoagulation Therapy. The Diabetic Retinopathy Study Research Group[J]. Am J Ophthalmol, 1976, 81（4）: 383-396.

[45] Photocoagulationfor diabetic macular edema. Early Treatment Diabetic Retinopathy Study report number 1. Early Treatment Diabetic Retinopathy Study research group[J]. ArchOphthalmol, 1985, 103（12）: 1796-1806.

[46] Gunderson EP, Lewis CE, Tsai AL, et al. A 20-year prospective study of childbearing and incidence of diabetes in young women, controlling for glycemia before conception: the Coronary Artery Risk Development in Young Adults（CARDIA）Study[J]. Diabetes, 2007, 56（12）: 2990-2996. DOI: 10. 2337/db07-1024.

[47] 刘国良. 糖尿病病人运动治疗与实施[J]. 中国糖尿病杂志, 1999,（2）: 98.

[48] 覃筱玲. 玻璃体手术治疗增殖性玻璃体视网膜病变的护理[J]. 广西医科大学学报, 2003, 20（2）: 310-311.

[49] Donald S Fong, Frederick L Ferris, Matthew D Davis, et al. Causes of severe visual loss in the Early Treatment Diabetic Retinopathy Study: ETDRS report no. 24[J]. American Journal of Ophthalmology, 1999, 127（2）: 137-141.

[50] 张承芬. 增殖前期与增殖期糖尿病视网膜病变的长期随诊[J]. 中华医学杂志, 2000（6）: 348.

第六章

糖尿病足中医临床诊疗专家共识

一、概　述

糖尿病足（diabetic foot，DF）是指糖尿病患者踝关节远端的皮肤及深层组织被破坏，且常常合并下肢不同程度的动脉狭窄闭塞，严重者可累及肌肉和骨骼的临床疾病。该病初起以患侧下肢远端发凉、苍白、麻木、疼痛，或伴间歇性跛行，继而痛甚，夜间尤剧，日久患趾发黑坏死，甚则趾节坏疽脱落，同时伴发组织感染、气味腥秽恶臭等临床特征。

根据中医学对本病的记载，糖尿病足属于中医消渴病兼证"脱疽"范畴[1]。历代医家对该病有独特的见解，《灵枢·痈疽》记载："发于足趾，名脱痈，其状赤黑，死不治；不赤黑，不死。治之不衰，急斩去之，不则死矣"；唐·王焘《外台秘要》云："消渴病……多发痈疽"；宋代《卫生家宝》云："消渴患者可以足膝发恶疮，致死不救"；唐·孙思邈《千金方》载："消渴之人，愈与未愈，常思虑有大痈，何者？消渴之人必于大骨节间发生痈疽而卒，所以戒之在大痈也。"

长期血糖控制不佳导致下肢周围血管病变或周围神经病变或兼而有之是糖尿病足的关键发病基础，具有治疗难度大、预后不理想、治疗周期长、住院费用高、患者心理负担大等临床流行病学特点[2]。糖尿病患者一旦并发糖尿病足往往意味着较大程度地增加了患者的潜在致残致死风险，其病死率和致残率甚至高于大多数癌症，同时也加重了社会公共卫生的负担。糖尿病足溃疡是其最常见的临床表现，也是造成糖尿病患者截肢的主要原因。据统计，50%～70%的下肢截肢与糖尿病相关，且无论截肢位置高低，右侧往往高于左侧[3, 4]，另外60岁以上的患者约占糖尿病足患者的67%，可见老年人是糖尿病足发病的主要潜在人群。

二、病　因　病　机

糖尿病足属于本虚标实证，整体论治以"补气活血，化瘀通络"为本病治疗原则[5]，主要由脾气不健、肾阳不足、肝肾阴虚、瘀血阻络、湿热下注、热毒壅盛、劳逸失度、情志内伤、跌扑损伤，又外感寒湿之邪合而发病。脾气不健，机体化生无源，导致气血亏虚，气阴两伤，内不能荣润脏腑，外不能濡养四肢关节；肾阳不足则温煦无能，气血凝滞，不荣则痛，脉络阻塞，不通则痛；若寒邪郁久化热，湿热浸淫肌肤，则患趾红肿溃破，甚则化脓感染，久之趾节失养，坏疽脱落。

本病的发生与长期吸烟、饮食不节、环境因素、遗传因素及外伤受损等因素相关。

三、临床诊断

（一）中医诊断

1. 病史 有糖尿病病史，符合现代医学糖尿病足的诊断标准。

2. 依据中医病名内涵与临床表现确定中医病名 参照《中医内科病证诊断疗效标准（ZY/T001.1-94）》[6]和《22个专业95个病种中医诊疗方案》糖尿病足病名确定为中医的"脱疽"。

3. 临床特点

（1）多发于下肢一侧或两侧，患者可有受冷冻、潮湿、长期吸烟、复受外伤等诱因。

（2）初起趾端怕冷、麻木、疼痛，小腿酸麻胀痛无力，劳累加重，休息缓解；逐渐呈间歇性跛行，趺阳脉搏动减弱；继之疼痛加剧，夜间尤甚，趾端皮肤暗红、紫绀，皮肤干燥，毫毛脱落，趾甲变形（或呈竹尖样变）、增厚，肌肉萎缩，趺阳脉搏动消失；进而发生干性坏死，疼痛剧烈，彻夜难寐，抱膝而坐；溃烂染毒时，出现湿性坏疽，趾端红肿热痛，腥秽臭恶，全身发热。

（3）大多为男性老年患者。

（4）超声多普勒、血流图、甲皱微循环、动脉造影、X线胸部摄片、血脂、血糖等检查，除帮助诊断外，尚可了解周围血管狭窄、闭塞部位及程度。

4. 临床分期

（1）一期（局部缺血期）：患肢末端发凉、怕冷、麻木、疼痛，行走后觉患侧小腿或足部肿胀疼痛，甚则出现跛行，休息后缓解或消失，该症状呈间歇性出现。随病情加重，行走距离越来越短。患足可伴轻度肌肉萎缩，皮肤干燥，皮色灰白，皮温低于健侧，足背动脉搏动减弱，部分患者小腿可出现游走性红硬条索。

（2）二期（营养障碍期）：患肢发凉、怕冷、麻木、疼痛、间歇性跛行均加重，并出现静息痛，夜间尤甚，彻夜难寐，抱膝而坐。患足肌肉明显萎缩，皮肤干燥，毫毛脱落，趾甲增厚，呈竹尖样改变，且伤口生长缓慢，皮肤灰白或暗紫，患侧足背动脉搏动消失。

（3）三期（坏死/疽期）：继二期表现症状进一步加重，患侧足趾暗紫肿胀，溃烂坏死，或足趾发黑，干瘪，呈干性坏疽。坏疽范围逐渐向上扩展，合并感染时，则红肿紫暗，剧烈疼痛，全身发热。若经积极治疗，患足红肿紫暗可消退，坏疽范围被限，溃疡可渐愈。若治疗不及时或病情进展迅速，坏疽发至足背以上，则红肿疼痛难以控制，病程日久，患者可出现疲乏无力、不欲饮食、口干多饮、形体消瘦，甚则壮热神昏。

根据肢体坏死的范围，将坏疽分为三级：一级坏疽限于足趾部位；二级坏疽限于足跖部位；

三级坏疽发至踝关节及以上部位。

本病愈合慢，病程长，复发率高，常在寒冷季节发病或加重，治愈后又可因多种诱因而复发。

（二）西医诊断

1. 病史 有糖尿病病史，或空腹血糖值升高，或伴有高血压病、冠心病、高脂血症和脑血管病等，符合现代医学糖尿病足的诊断标准。

2. 临床特点 发病年龄多在 40 岁以上，且以男性为多见；有患侧肢体慢性动脉缺血症状表现，患肢发凉、麻木、疼痛、感觉减退、间歇性跛行，甚则发生溃疡或坏疽。

3. 体征 随病情加重，可见周围血管病变和周围神经病变，甚则累及深层肌肉、骨骼和关节等病变，合并感染时全身症状反应明显。

4. 辅助检查 多普勒检查、血管超声、血管光电容积血流图、动脉造影、X 线平片检查等，有助于鉴别诊断，了解病情进展及其严重程度。

5. 其他 应当结合病史、临床症状和体征以及辅助检查排除血栓闭塞性脉管炎、大动脉炎、雷诺综合征、冷损伤血管病及其他缺血性病变等。

四、临 床 治 疗

（一）临床诊疗要点

1. 参透病因病机，确定治则治法 糖尿病足发病的病因病机多数较为复杂，需在"整体观念，辨证论治"思想的指导下结合患者整体基础疾病的基本情况，配合中医"望、闻、问、切"的四诊之法，细参其病因病机。糖尿病足发病多数为本虚标实证，整体以虚、瘀、毒为特点，根据临床经验基本可概括为寒湿阻络证、血脉瘀阻证、湿热毒盛证、热毒伤阴证、气阴两虚证、肝肾亏虚证等六种证型，由此确定温阳散寒、活血通络、清热利湿、清热养阴、益气养阴、滋补肝肾等相应的治则治法。

2. 坚持中西结合，彰显临床疗效 糖尿病足是糖尿病最常见也是最严重的慢性并发症之一，临床表现主要包括患趾感觉麻木迟钝，皮肤苍白冷感，足背动脉搏动减弱或消失，间歇性跛行，渐进性静息痛，局部溃疡或干性坏死，严重者导致截肢，甚至危及生命。目前西医对糖尿病足的治疗途径主要包括控制血糖、控制感染、锐器清创、手术截肢等，而其缺点也不容忽视，如治疗花费高、不良反应多，不能兼顾整体等。在此基础上配合中药内服、局部熏洗、中药外敷、针灸按摩、中药针剂静脉滴注等，不仅能够避免单一的中医或西医治疗的弊端，更能够增强临床诊治疗效，达到医患满意的临床治疗效果。

3. 带动基层发展，强化防控规范 在我国的截肢患者中，付小兵院士首次明确了因糖尿病足截肢者占据了 28.2%，在非创伤性截肢患者中占据了 33.8%[7]，据统计，糖尿病足的年发病率为 8.1%、年截肢率为 5.1%、年死亡率为 14.4%[8]。该疾病诊治难度大，复发概率高，治疗费用贵，为患者家庭和社会带来沉重经济负担，而缓解这一难题的关键环节是早期及时地防控糖尿病足的发生。鉴于基层医务人员对糖尿病足的认知与诊治水平有限，规范化诊治经验不足，基层医疗资源和医疗设施分配不均，分级诊疗制度不完善以及患者及家属对糖尿病足认识的欠缺现状，构建糖尿病足的三级诊疗平台成为防控工作的重中之重，通过中心带动四周、城乡结合的战略方法激发基层医疗机构的积极性，提高基层人员的诊疗水平，定期宣讲，科普教育，强化病患对该病的认识，尽快建立正向反馈机制，进而达到严格防控糖尿病足发生的目的，发挥三级诊疗平台建设的诊疗优势。

（二）治疗方法

1. 内治法

1.1　辨证论治，专证专方

中药内治通过调节机体整体的寒热温凉、气血阴阳，纠正其失衡状态，进而调和脏腑，维持整体稳态，强调内外兼治。

在整体观念和辨证论治两大中医理论的指导下，糖尿病足归属于本虚标实证，整体以"虚、瘀、毒"为特点。虚以脾气不健、肾阳不足、肝肾阴虚为主；瘀以瘀血阻络为主；其变证包括湿热下注、热毒壅盛、劳逸失度、情志内伤、跌扑损伤、外感寒湿等。肾为先天之本，脾为后天之本，脾肾亏虚，导致机体先天不足，后天失养，继而气血双亏，气阴俱伤，肢体关节失于濡养荣润则内伤；变证日久则阻遏气机，血不达畅，气血凝聚，机体不荣而痛；甚则脉络阻塞，不通而痛。

本病整体以脾肾亏虚为本，瘀毒蕴结为标。在"补气活血，化瘀解毒"的治疗原则指导下，结合临床实践，总结出六种证型：寒湿阻络证、血脉瘀阻证、湿热毒盛证、热毒伤阴证、气阴两虚证和肝肾亏虚证。

寒湿阻络证

主证：患趾喜暖怕冷，麻木不仁，酸胀疼痛，行走痛甚，休息痛减，遇寒痛增，得温痛减，皮肤灰白，触之冷感，跌阳脉搏动减弱，腰膝乏力，畏寒怕冷；舌暗淡或有瘀点，苔白滑，脉沉紧。

治则：温阳散寒，通络止痛。

方药：阳和汤加减：熟地黄30g、麻黄9g、鹿角胶（烊化）9g、白芥子6g（炒，研）、肉桂4.5g、生甘草9g、炮姜炭6g。

煎服方法：每日1剂，水煎分3次温服；或根据病情需要，每日2剂，分4次温服。药渣再煎，熏洗双足，内外同治，增强疗效。

方义分析：方中重用熟地大补营血为君；鹿角胶生精补髓，养血温阳为臣；姜炭破阴和阳，肉桂温经通脉，白芥子消痰散结，麻黄调血脉，通腠理，均以为佐；甘草解脓毒而和诸药为使。诸药合用，阳回阴消，血脉宣通，用于阴寒之证。

其他：亦可用当归四逆汤加减：当归18g、桂枝9g、芍药15g、细辛3g、通草15g、大枣8枚、炙甘草9g。

血脉瘀阻证

主证：患趾酸胀麻木刺痛逐渐加重，痛有定处，彻夜难寐，步履维艰，患趾皮色暗红或紫暗，下垂更甚，皮肤发凉干燥，肌肉萎缩，跌阳脉搏动消失；舌紫暗或有瘀斑，苔白厚腻，脉沉滑或沉涩。

治则：活血化瘀，通络止痛。

方药：桃红四物汤加减：当归尾、川芎、赤芍、丹皮、香附、元胡各 15g，红花 15g、桃仁 10g、生地 30g。

煎服方法：每日 1 剂，水煎分 3 次温服；或根据病情需要，每日 2 剂，分 4 次温服。药渣再煎，熏洗双足，内外同治，增强疗效。

方义分析：方中以桃仁、红花活血化瘀为君；以熟地、当归滋阴补肝，养血调经为臣；芍药养血和营，增补血力；川芎活血行气、调畅气血，助活血之功为佐。全方配伍得当，畅达气血，以达化瘀生新之目的。

其他：亦可用血府逐瘀汤加减：桃仁、柴胡各 15g，红花、当归、生地黄、牛膝各 18g，川芎、桔梗各 12g，赤芍、枳壳、甘草各 9g。

湿热毒盛证

主证：患趾灼热痛剧，或重着乏力，朝轻暮重，局部肿胀，皮肤紫暗，浸淫蔓延，溃破腐烂，肉色不鲜；身热口干，便秘溲赤；舌红，苔黄腻，脉滑数。

治则：清热利湿，活血化瘀。

方药：四妙勇安汤加减：玄参、金银花各 30g、当归 20g、甘草 10g。

煎服方法：每日 1 剂，水煎分 3 次温服；或根据病情需要，每日 2 剂，分 4 次温服。药渣再煎，熏洗双足，内外同治，增强疗效。

方义分析：方中重用金银花清热解毒为君；玄参滋阴清热，泻火解毒为臣；当归活血和营为佐；生甘草解毒，调和诸药为使。四药合用，共奏清热解毒，活血止痛之效。

其他：亦可用当归拈痛汤加减：羌活、甘草、酒茵陈各 15g，防风、苍术、当归身、酒知母、猪苓、泽泻各 12g，升麻、白术、黄芩（炒）各 15g，葛根、人参、苦参各 15g。

热毒伤阴证

主证：皮肤干燥，毫毛脱落，趾甲增厚变形，肌肉萎缩，趾呈干性坏疽；口干欲饮，便秘溲赤；舌红，苔黄，脉弦细数。

治则：清热解毒，养阴活血。

方药：顾步汤加减：黄芪 30g、太子参 15g、石斛 30g、当归 30g、金银花 30g、牛膝 30g、菊花 15g、甘草 9g、蒲公英 15g、紫花地丁 30g。

煎服方法：每日 1 剂，水煎分 3 次温服；或根据病情需要，每日 2 剂，分 4 次温服。药渣再煎，熏洗双足，内外同治，增强疗效。

方义分析：方中当归活血行血，石斛滋阴清热为君；金银花、菊花、蒲公英、紫花地丁清热解毒为臣；黄芪、太子参益气托毒，牛膝引火下行为佐；甘草调和诸药为使。诸药合用，共奏清热解毒，养阴活血之效。

气阴两虚证

主证：病程日久，坏死组织脱落后疮面久不愈合，肉芽暗红或淡而不鲜；倦怠乏力，口渴不欲饮，面色无华，形体消瘦，五心烦热；舌淡尖红，少苔，脉细无力。

治则：益气养阴活络。

方药：四神煎合六味地黄丸加减：熟地、黄芪各 30g，党参、山萸肉、山药、泽泻、茯苓、白术、牛膝各 15g，玄参 12g，丹皮、麦冬、桃仁、红花、赤芍各 18g。

　　煎服方法：每日 1 剂，水煎分 3 次温服；或根据病情需要，每日 2 剂，分 4 次温服。药渣再煎，熏洗双足，内外同治，增强疗效。

　　方义分析：方中熟地、党参、黄芪益气养阴，填精益髓为君药；山萸肉补养肝肾，并能涩精，取"肝肾同源"之意；山药补益脾阴，亦能固肾，共为臣药；君臣配合，肾肝脾三阴并补，泽泻利湿而泄肾浊，并能减熟地黄之滋腻；茯苓淡渗脾湿，并助山药之健运，与泽泻共泄肾浊，助真阴得复其位；丹皮、麦冬、赤芍清泻虚热，并制山萸肉之温涩；桃仁、红花活血祛瘀；牛膝引火下行、补肝肾、强筋骨共为佐药。诸药合用，共奏益气养阴活络之效。

肝肾亏虚证

　　主证：患趾关节屈伸不利，肢体痿软，甚者肌肉萎缩，腰膝酸软，骨松齿摇，头晕耳鸣。舌质淡，少苔或无苔，脉沉细无力。

　　治则：滋补肝肾，填精益髓。

　　方药：独活寄生汤加减：独活 20g，桑寄生、杜仲、牛膝、秦艽、茯苓、防风、川芎、人参、当归、芍药、干地黄各 10g，细辛、肉桂心、甘草各 6g。

　　煎服方法：每日 1 剂，水煎分 3 次温服；或根据病情需要，每日 2 剂，分 4 次温服。药渣再煎，熏洗双足，内外同治，增强疗效。

　　方义分析：方中独活、桑寄生祛风除湿，养血和营，活络通痹为君；牛膝、杜仲、熟地黄补益肝肾，强壮筋骨为臣；川芎、当归、芍药补血活血，人参、茯苓、甘草益气扶脾，使气血旺盛，有助于祛除风湿，细辛搜风止痛，肉桂祛寒止痛均为佐药；使以秦艽、防风祛周身风寒湿各邪。诸药合用，标本兼顾，扶正祛邪，对风寒湿三气杂至而致本病者，为常用效方。

　　1.2　辨证施治，专证专药

　　扩张血管药物　前列腺素类。改善微循环，改善慢性动脉闭塞性疾病引起的溃疡、间歇性跛行、疼痛和冷感等症状，抑制血小板聚集、扩张血管、维持心血管系统平衡。广泛用于糖尿病伴周围神经病变和周围血管病变伴溃疡、间歇性跛行、疼痛和冷感者。需注意，正在使用抗凝药、抗血小板药、血栓溶解剂的患者、有出血倾向的患者、妊娠或可能妊娠的妇女慎用。常用的如前列地尔、贝前列素钠片，其他同类作用的药物还有西洛他唑等，临床疗效各有所长，可酌情联合使用，效果更显著。

　　抗血小板药物　阿司匹林、氯吡格雷。抑制血小板聚集，防止血栓形成，防治心肌梗死、缺血性脑血栓，血栓闭塞性脉管炎、动脉粥样硬化及血栓栓塞引起的并发症，治疗后可降低动脉粥样硬化事件发生的潜在风险。

　　抗凝药物　低分子肝素，利伐沙班。小剂量利伐沙班结合单抗更能降低主要心血管不良事件和主要肢体血管不良事件的发生率。

　　中药应用

　　（1）红花注射液、复方丹参注射液

　　组成：红花注射液为红花；丹参注射液为丹参。

　　功能：活血化瘀，消肿止痛。

　　适应证：主要用于闭塞性脑血管疾病、冠心病、心肌梗死、脉管炎、动脉硬化闭塞症、血栓闭塞性脉管炎、硬皮病证属血瘀阻络证者。

　　用法：红花注射液每次 20ml 静脉滴注，每日 1 次；复方丹参注射液每次 20ml 静脉滴注，每日 1 次。

注意事项：对本品或含有红花的制剂有过敏或严重不良反应病史者禁用；凝血功能不正常及有眼底出血的糖尿病患者禁用；孕妇、哺乳期妇女及儿童禁用；经期减量；肺结核患者遵医嘱使用。

（2）通塞脉片、脉管复康片、脉络舒通丸

组成：通塞脉片主要成分为当归、金银花、党参、玄参、黄芪、牛膝、石斛、甘草；脉管复康片主要成分为丹参、鸡血藤、郁金、乳香、没药；脉络舒通丸主要成分为黄芪、金银花、黄柏、苍术、薏苡仁、玄参、当归、白芍、甘草、水蛭、蜈蚣、全蝎。

功能：清热解毒，化瘀通络，祛湿消肿。

适应证：主要用于阴虚内热、血脉瘀阻所致的脱疽、血栓闭塞性脉管炎、动脉硬化性闭塞症、脑血栓形成及其后遗症、静脉血栓形成等证属湿热阻络，痰瘀阻络证者。

用法：通塞脉片口服，每日 3 次，1 次 5～6 片；脉管复康片口服，每日 3 次，每次 4 片，8～12 周 1 个疗程；脉络舒通丸口服，每日 3 次，每次 12g，或遵医嘱。

注意事项：孕妇、有过敏史或过敏体质者，深静脉血栓形成初发一周内者禁用；肝肾功能不全者及有出血性疾病或凝血机制障碍者慎用；忌食辛辣刺激食物。

2. 外治法

2.1 药物外治

中药外用可利用膏剂的持续渗透、水煎剂的温热荣润、湿化刺激等独特优势，通过活血化瘀、疏通经络作用且联合中药内治进而达到改善局部循环的目的。

未溃期

（1）可选用冲和膏、金黄膏、红灵丹油膏等膏药外敷。

（2）寒凝阻络证：可用桂枝、细辛、红花、苍术、土茯苓、百部、苦参等煎水熏洗，亦可将制附子、制川乌、肉桂、吴茱萸、玄胡、白芷、细辛、干姜等温热药研为细末，调制成糊状制剂贴敷于患部或相应穴位。

（3）痰瘀阻络证：可用乳香、没药、苏木、路路通、元胡等煎水熏洗，亦可将乳香、没药、桃仁、红花、丹参、牛膝、水蛭、川芎等活血祛瘀药共研为细末，调制成糊状制剂贴敷于患部或相应穴位。

（4）湿热阻络证：可用土茯苓、马齿苋、苦参、明矾、黄连、蚤休等煎水熏洗，亦可将苦参、明矾、蚤休、玄明粉、商陆、芙蓉叶等清热利湿药研为细末，调制成糊状制剂贴敷于患部或相应穴位。

已溃期

（1）溃疡面积较小者，可用上述中药熏洗后，序贯外敷生肌玉红膏。生肌玉红膏又名"褥疮宁"，载于《外科正宗》，由当归、紫草、甘草、白芷、血竭、白蜡、轻粉、麻油等组成。现代药理研究[9]，该药可抑制多种细菌生成如铜绿假单胞菌、金黄色葡萄球菌等，同时能增加毛细血管的通透性，激活血管内皮生长因子，促进毛细血管新生，进而改善局部血液循环，为创面愈合提供必需条件。

（2）溃疡面积较大，伴坏死组织但难以脱落者，可先用冰片锌氧油（冰片 2g，氧化锌油 98g）软化创面痂皮，根据痂皮松软程度和范围，依次清除坏死痂皮，先清除软组织，后清除腐骨。必须待患肢炎症完全控制后方可施行彻底的清创术。

2.2　非药物外治

手术疗法

（1）中医外治

a. 中医蚕食术

概念　针对干性坏疽为主的糖尿病足疮面,依据分界线采用循序多次的方式清除干黑或秽臭组织的中医技术。

适用疮面　以干性坏疽为主的缺血性糖尿病足疮面。

操作时机　坚持宜迟不宜早的原则。选择患者缺血平面趋于稳定,坏死组织与正常组织分界清楚或疼痛缓解、皮温上升者。

操作流程　疮面消毒,先用 50ml 注射器抽取双氧水快速冲洗 3 次以上,然后生理盐水冲洗,安尔碘消毒（消毒范围距溃疡边缘＞15cm）铺巾。麻醉准备,疼痛严重者可使用神经阻滞麻醉。

疮面蚕食清创,沿坏死中心作十字形切口,沿切口向周边方向切开,逐层分离,切除坏死组织。要点：①分多次清除坏死组织,间隔一周以上。②切口接近未变性坏死的皮缘,如果三天内出现皮缘变黑,提示范围偏大。③逐层分离时,逐渐缩小范围,呈倒锥体状。术毕,再次使用双氧水和生理盐水洗疮面,并根据疮面情况选择相应中医外用药物局部填充；覆盖无菌纱布,绷带包扎固定。

注意事项　①蚕食清创的要点就是适度,清创范围宁少勿多,择机下次切除,切勿损伤正常组织。②针对缺血性疮面包扎纱布要相对厚一些,胶布包扎要相对宽松一些,避免局部缺血加重的情况。③注意防止足跟部、内外踝、足外侧等突出部位受压形成压疮。

b. 中医鲸吞术

概念　针对湿性坏疽为主的糖尿病足疮面,及时进行彻底清除坏死组织的中医技术。

适用疮面　以湿性坏疽为主的非缺血性糖尿病足疮面。

操作时机　坚持宜早不宜迟的原则。选择肢体血供良好,坏死部位明确并可能阻碍愈合和加重感染的疮面。

操作流程　疮面消毒,先用 50ml 注射器抽取双氧水快速冲洗 3 次以上,然后生理盐水冲洗,安尔碘消毒（消毒范围距溃疡边缘＞15cm）铺巾。麻醉准备,对疼痛敏感者,可行局部浸润麻醉；疼痛不敏感者,无需麻醉。

疮面鲸吞清创：沿肿胀波动感或溃破处,利于引流的方向切开,逐层分离,切除坏死组组和碎骨。要点：1 级：沿浅筋膜钝性分离,探查坏死组织的边缘并切除。2 级：沿深筋膜钝性分离,探查坏死组织的边缘并切除。3 级以上：沿失活肌腱、变性周围神经纤维钝性分离,探查坏死组织的边缘并切除,同时结合足 X 片,清除碎骨。清创结束,再次用双氧水和生理盐水冲洗创面,并根据创面选择相应中医外用药物局部填充；覆盖无菌纱布,绷带包扎固定。

注意事项　失活肌腱的判断：弹性差、色彩灰白或灰暗、无光泽度。变性周围神经纤维的判断：弹性差,无光泽,丧失各种感觉和运动功能。若疮口较深,应在疮口内放置引流条或药线。对于混合型坏疽,根据疮面的具体情况可以同时进行中医蚕食术和鲸吞术的干预。

c. 中药填充术

概念 在已清创或消毒过的糖尿病足疮面上，将中药膏剂、散剂、油纱等按照一定剂量和方式进行填充和覆盖的中医技术，也称为中药换药技术。

适用疮面 已清创过的各种糖尿病足疮面。

操作时机 蚕食术和（或）鲸吞术和（或）各种清创术和（或）疮面清洁消毒后。

操作流程 疮面填充前准备，若溃疡上覆有敷料，用手取外层敷料固定物，使用消毒镊子揭去内层敷料，揭取方向与伤口纵向一致。如分泌物干结黏着敷料，可用生理盐水或 3% 双氧水湿润后再揭下。疼痛敏感者，可行局部麻醉，一般可用 0.25%～0.5% 利多卡因适量注射。

疮面清洁消毒：暴露疮面，用 0.5% 碘伏纱块或棉球消毒，自疮周 15cm 处开始消毒，由外向内，直至疮面边缘，消毒 2 次（注意：不可由中心再返回四周）。

疮面中药填充：根据疮面已溃破和未溃破，以及疮面溃破后出现腐肉期、长肉期、长皮期等不同时期选择相应中药填充。具体药物可以参照本章药物外治部分。疮面处理完毕后，无菌干纱布覆盖，绷带或弹力绷带包扎固定。

注意事项 根据疮面的深浅、面积大小、疮面分期、肉芽生长情况、脓性分泌物的不同，选用不同的中药外用制剂。溃疡如果出现坏死组织，常需要清创后再进行中药填充术。对于疮面出现肉芽水肿和肢体肿胀者，宜采用弹力绷带循序减压方式包扎固定。

（2）常规手术

截肢术：当坏死范围延及足背及踝关节，在近段炎症得到完全控制后可行小腿截肢术；坏疽延及踝关节以上者，可行膝关节截肢术。

控制疼痛：糖尿病足最主要的自觉症状就是疼痛，严重者抱膝而坐，彻夜难眠。因此，有效地缓解疼痛成为治疗糖尿病足的主要手段。

中药麻醉：中麻 I 号 2.5～5mg（或中麻 II 号 2～3mg）加氯丙嗪 25mg[1]。

施术后应密切观测患者生命体征，注意护理。

持续硬膜外麻醉：常规实施低位硬膜外麻醉，最好只施术患肢，可持续麻醉 2～3 天，能缓解疼痛，消除肿胀，改善整体状况。

（3）针灸治疗

a. 毫针围刺患部四周，足三里透承山穴，阳陵泉透阴陵泉，三阴交透悬钟等缓解疼痛。气虚血瘀证加内关、气海、肺俞等；阴虚血瘀证加肝俞、肾俞、太溪、合谷等；痰瘀阻络证加合谷、脾俞、血海、丰隆、解溪、太冲、梁丘等；肝肾亏虚证加肝俞、脾俞、肾俞、承山、伏兔等；阳虚寒凝证加外关、肾俞、命门、腰阳关、关元、环跳、阳陵泉、阴陵泉、绝骨、照海、足临泣、手三里等；湿热阻络证加大椎、阴陵泉、内庭、合谷、太溪、养老等。

b. 采用复方丹参、辅酶 A、维生素 B_{12} 穴位注射曲池、外关、足三里、委中、悬钟、阴陵泉、阳陵泉、三阴交等穴以改善微循环。

c. 电针选穴气海、关元、丰隆、三阴交、肾俞、脾俞、环跳、飞扬、督脉等持续刺激，改善周围神经病变。

其他技术应用

（1）负压创面治疗技术（negative pressure wound therapy，NPWT）技术：NPWT 综合了糖尿病足溃疡创面促愈需求的各大因素：刺激生长因子表达、增加血流灌注量、减少分泌物、稀释毒素、减轻感染和水肿、促进基底组织血管化和肉芽化，进而促进创面愈合，缩短治疗时间。另外，能够减少换药频次，减轻换药痛苦，并且是一种非侵入性的治疗方法，经过不断的临床实践，已广泛应用于外科领域，并取得良好的临床疗效[10]，其安全性和有效性得到医学界的一致认可。

经过不断完善，根据创面愈合的需求选择可联合使用的促愈治疗媒介形成不同形式的负压治疗新模式，如联合引流灌洗液形成灌洗负压[11]等。相对应清热解毒、祛瘀活血、化腐生肌的治法，临床常用的灌洗液包括生理盐水、碘伏盐水（1∶9）[12]、德国 Prontosan、美国纽储非、康复新液[13]、复方黄柏液等。

（2）自体富血小板血浆（autologous platelet-rich plasma，PRP）技术：PRP 技术作为一种新型生物技术，近几十年来被广泛应用于临床实践中[14, 15]，包括骨伤科、颌面外科、整形外科、运动医学等学科。富血小板血浆之所以能够加速创面愈合，其不同的抑菌谱作用功不可没，高浓度的血小板和白细胞能够针对组织损伤创面快速和天然宿主共同启动防御感染模式。Meta 分析结果显示富血小板血浆凝胶可以提高糖尿病足神经性溃疡的治愈率[16-18]，并且该疗法比较安全，无明显临床不良反应。

（3）血管腔内治疗：主要指球囊扩张术、支架成形术、腔内减容术等，是伴血管狭窄、闭塞导致肢体严重缺血的糖尿病足患者的首选治疗方案。

3. 基础治疗

（1）一般治疗：①控制血糖：根据患者病情予以适量胰岛素或口服降糖药调控血糖，以维持血糖在正常水平。②防控创面感染：当早期未检测到明确致病菌时，应足量、高效使用广谱抗生素，预防溃疡面感染；当完成创面分泌物细菌培养及药敏试验结果时即改用敏感抗生素以对症治疗抗感染。③改善微循环、营养周围神经：及时给予 α-硫辛酸、中药制剂（如红花注射液等）、阿司匹林、贝前列素钠片、西洛他唑、神经生长辅助因子、B 族维生素等药物，改善微循环，扩张周围血管，抑制血小板聚集，预防血栓形成，同时营养周围神经。

（2）选药原则：口服降糖药和胰岛素的选择：参照《2 型糖尿病诊疗临床指南》与《中国2 型糖尿病防治指南》[19]建议实施。

抗感染药物的选择：预防感染及抗感染在糖尿病足的临床治疗过程中占据关键地位。在早期，全面高效地使用广谱抗生素预防感染的同时可根据创面分泌物细菌培养的情况选择局部抗生素接触治疗，目前常用的有抗生素溶液湿敷和抗生素凝胶敷贴[20]。抗生素直接接触创面的方法大大提高了创面局部的给药浓度，相较于只进行基础治疗的患者，使用局部抗生素治疗的患者创面愈合更理想[21]。

改善微循环、营养周围神经药物的选择：前列腺素及其衍生物制剂：前列腺素 E_1 改善糖尿病足周围神经传导和周围血管狭窄的症状及体征优于 B 族维生素类、安慰剂及其他改善微循环类药物，且前列腺素 E_1 脂微球载体制剂即前列地尔注射液较同类粉针剂在改善疼痛和感觉异常方面更显效；口服贝前列素钠片亦有同类作用，二者序贯使用效果更佳。蛋白水解酶类制剂：胰激肽原酶在改善糖尿病足周围神经和周围血管方面与前列腺素及其衍生物制剂相似，在抑制血小板聚集，防止血栓形成，改善血液循环方面也优于对照组，与活性维生素 B_{12} 制剂如甲钴胺序贯使用在改善周围神经异常方面效果更佳。

五、护 理 调 摄

1. 健康预防　健康预防宣讲在糖尿病足医治与护理工作中扮演重要角色。由糖尿病足专科医护人员通过定期更换宣传栏、每周幻灯片宣讲、问卷调查、问答互动等多种形式等对患者和家属进行足部保护的预防宣讲，加强患者的自我保护行为意识管理，并保持足部清洁干爽，得当有效的预防护理措施可以降低糖尿病足溃疡的发生率和截肢率。因此，普及和加强糖尿病足患者和家属对糖尿病的认识与了解，提高对糖尿病规范化治疗的依从性至关重要，以达到确保患者血糖得到有效控制的目的。

2. 膳食管理　糖尿病患者的每日饮食应当合理搭配、均衡营养、定时定量、少量多餐，禁食辛辣刺激诱发之物。主食以粗粮如谷物、豆类为主，合理选食新鲜深色蔬菜，保证牛奶、深海鱼类、瘦肉等优质蛋白质和氨基酸的摄入。进食食物的制作方式以凉拌、清煮、清蒸为主，严格控制油和盐的摄入量，禁食油炸烧烤类厚腻之品。要有意识培养先蔬菜后主食的良好饮食习惯。

3. 保持运动　规律适量的运动有助于提高胰岛素敏感性，控制血糖、血压，减轻体重，促进血液循环，减少心脑血管事件发生的潜在风险。运动前后均需进行血糖水平的监测，以免低血糖事件的发生，运动方式、运动时间和运动量的方案选择应在专科医师指导下根据实际情况进行个性化制定。

4. 情绪调节　《素问·阴阳应象大论》曰："人有五脏化五气，以生喜怒悲忧恐。"情绪稳定对保持人体健康，控制疾病的发生发展和改善病情的转归起着重要作用。必要时可对患者进行心理健康干预治疗，以消除患者对疾病的疑虑与误解，减轻患病心理负担，利用换位思考的同理共情方法增进患者战胜疾病的信心和强化良好的治疗心理。

5. 戒摄烟酒　糖尿病足患者往往伴发周围血管病变和周围神经病变，而烟草中有害成分的吸入更会加剧病情进展。据调查，糖尿病患者吸烟嗜酒者较非吸烟嗜酒者的下肢动脉硬化的发生风险增加了近 1.7 倍[22]。

6. 做好足部日常防护　选择宽松舒适的鞋袜，可考虑能够充气的鞋子、鞋垫，并保持鞋袜的干燥清爽；保持足部清洁干燥，预防发生足癣；去除胼胝及修剪趾甲时最好由专业人员帮助，慎防伤及正常组织；忌赤脚行走；穿鞋袜时要仔细检查是否存在异物。

7. 定期进行患肢检查　定期检查以便及时发现周围血管病变、周围神经病变、足癣、足裂、胼胝形成、足部关节变形等，并及时至专科医院就诊，早诊治、早干预有利于延缓糖尿病足的发生发展。

8. 防控感染　感染是糖尿病足发生坏疽的主要诱因。针对患肢进行的治疗如去除胼胝、修剪趾甲及进行针灸治疗等必须严格消毒，预防感染发生。

9. 定制矫形支具　对足部发生畸形的患者，应及时进行矫正，根据力学原理配备合适的矫形鞋或鞋垫。

10. 辨证施护

寒湿阻络证：饮食忌寒凉，宜选用温性食物如莲子、肉桂、生姜、干姜、小茴香、花椒等；中药应以温阳益气，活血通络为主；保持肢端温暖。

血脉瘀阻证：饮食宜清淡易消化，宜选用米油汤、小米汤等；中药应以通络止痛、活血化瘀为主；若有引流应保持引流管道的通畅。

湿热毒盛证：饮食忌辛辣厚腻之物，宜清利湿热之物；中药应以清热利湿、解毒活血为主；注意彻底清创，以促进创面愈合。

热毒伤阴证：饮食忌温热发散，宜清热滋阴如选用绿豆、沙参、蒲公英、板蓝根等；中药应以清热解毒、养阴活血为主；防控全身发热甚至感染的发生。

气阴两虚证：饮食忌寒凉，宜温补，可搭配山药、黄芪、麦冬、党参等煮粥代食或煎水代饮；中药应以益气滋阴活络为主；加强全身支持治疗。

肝肾亏虚证：饮食忌寒凉，可以吃桑椹、黑芝麻、黑枸杞等滋肝补肾；中药应以滋补肝肾、填精补髓为主；注意补充营养，生血长肉，以促进创面愈合。

六、预 后 转 归

糖尿病患者一般全身基础状况不佳，糖尿病足病因复杂，病情进展迅速，大多数患者伴发足部感染与溃疡，并发糖尿病足的患者相较普通患者增加了心脑血管事件的潜在发生风险，而且新发心脑血管事件风险与患者的死亡率呈正相关[23]，因此，糖尿病足患者的远程预后效果并不理想。

诸多相关研究表明，糖尿病足患者一旦发生了足部溃疡，其再次发生足部溃疡的几率便大大增加，5 年内的累积溃疡再发率甚至高达 76.4%，而 5 年内的再次截肢率高达 20%[24]。糖尿病足患者首次发生溃疡的 5 年死亡率为 40%～45.8%，且随着病程的延长死亡率逐渐攀升[25, 26]。糖尿病足患者发生截肢后的 5 年死亡率超过半数，同样随着病程的延长而持续升高。

与糖尿病足预后转归密切相关的危险因素有很多，如年龄、病程进展、基础状态、血糖控制以及吸烟、饮酒等致病诱因。目前的临床干预在科学普及糖尿病足宣教管理方面的内容相对较少，存在着重临床治疗，轻预防措施的缺陷。由于糖尿病足发病机理复杂多样，疾病进展影响因素众多，糖尿病足的防控重心仍应放在预防上，加强患者及家属对糖尿病和糖尿病足的认识与了解，增加其控制血糖、保护足部的依从性，帮助患者养成良好的规律饮食与运动等生活习惯，定期筛查，一旦发生糖尿病足或糖尿病并发症，应早期、及时、正规地进行评判、干预与诊治。针对已治愈出院的糖尿病足患者，必须进一步加强教育宣讲，对以上危险诱因进行强化干预，制定可执行的随访管理方案和管理系统，做到定期复查，以便最大程度减小足部溃疡再发的可能性。与此同时，加强综合管理，防控心脑血管事件的发生率也是降低患者死亡率，提高患者生存和生活质量的重要举措。因此，预防体系的完善也成为亟待解决的社会问题。

七、疗效评价

（一）评价标准

参照《糖尿病肢体动脉闭塞症临床诊断与疗效标准》制定：

显效：皮肤色泽、温度基本接近正常；几乎无疼痛感；跛行距离大于 400 米；踝/肱比值大于 0.4；脉搏波（PPG）的波峰指数大于 3；溃疡创面完全愈合。

良好：皮肤色泽间断性苍白或灰白；皮肤温度间断性发凉；运动或行走劳累后继发疼痛或伴灼热感；跛行距离大于 300 米；踝/肱比值大于 0.3；脉搏波（PPG）的波峰指数大于 2；溃疡创面面积缩小 50% 以上。

改善：皮肤呈紫绀样或持续性苍白或灰白；皮肤温度冰凉或持续性发凉，局部保暖后无明显缓解；持续性静息痛或灼热感，尚能忍受；跛行距离大于 100 米；踝/肱比值大于 0.1；脉搏波（PPG）的波峰指数大于 1；溃疡创面缩小面积以 20% 为界可计算。

无效：皮肤呈紫黑色或紫褐色；皮肤温度在 20℃ 以上的环境中依旧呈持续性冰凉感；持续性静息痛或灼热感，不能忍受；几乎无法行走；踝/肱比值为 0；脉搏波（PPG）的波峰无法检测；溃疡创面面积无任何好转变化。

（二）评价方法

1. 症状评价指标（表 6-1）

表 6-1 症状评价表

	显效 4 分	良好 3 分	改善 1~2 分	无效 0 分
皮肤色泽	基本接近正常	间断性苍白或灰白	紫绀样或持续性苍白或灰白	呈紫黑色或紫褐色
皮肤温度	基本接近正常	间断性发凉	冰凉或持续性发凉，局部保暖无明显缓解	在 20℃ 以上的环境中依旧持续性冰凉
疼痛感	几乎无疼痛感	运动或行走劳累后继发疼痛或伴灼热感	持续性静息痛或灼热感，尚能忍受	持续性静息痛或灼热感，不能忍受，难眠
跛行距离	大于 400 米	大于 300 米	大于 100 米	几乎无法行走
创面面积	完全愈合	创面面积缩小 50% 以上	创面缩小面积以 20% 为界可计算	创面面积无任何好转变化

2. 客观评价指标（表 6-2）

表 6-2 客观评价表

	显效 4 分	良好 3 分	改善 1~2 分	无效 0 分
踝/肱比	大于 0.4	大于 0.3	大于 0.1	无法检测
PPG 波峰指数	大于 3	大于 2	大于 1	无法检测

注：PPG 波峰指数=治疗后波峰值/治疗前波峰值。

3. 转归预后评价指标

（1）截肢率：包括首次截肢率和再发截肢率。

（2）患肢存活率：包括非截肢存活率和截肢后残端存活率。

八、本共识制定专家组成员及起草单位

共识专家组组长：庞国明　马立人　柳国斌　魏爱生

共识专家组副组长（按姓氏笔画排序）：

　　　　王志强　仇丽伟　刘辉　李世云　沈莺　张津怀

　　　　崔云　韩松林

共识专家组成员（按姓氏笔画排序）：

　　　　于泳江　王小青　王文娟　王红梅　王秉新　王琳樊

　　　　白富彬　冯冰　刘玮　刘波　汤刚义　张云

　　　　张佳佳　张景祖　张箐鸿　陈荣月　陈敬贤　单培鑫

　　　　闻海军　索芳芳　高昕　梁立峰　葛爱利　韩培贤

　　　　翟纪功

执笔人：马立人　王志强　王晓歌　韩培贤

秘　书：王晓歌　韩培贤

组长单位：广东省佛山市中医院、河南省开封市中医院、河南省平顶山市中医院、上海中

　　　　医药大学附属曙光医院、浙江中医药大学附属宁波中医院

副组长单位（按首字笔画排序）：

　　　　甘肃省天水市中医院、河南省安阳市中医院、河南省安阳市脉管炎医院、河南

　　　　省驻马店市中医院

起草单位（按首字笔画排序）：

　　　　长春中医药大学附属医院、江苏省泰州市中医院、许昌红月糖尿病医院、河南

　　　　省长垣中西医结合医院、河南省周口市中医院、河南省郑州市中医院、河南省

　　　　南阳市中医院、湖北省英山县人民医院

九、参 考 文 献

[1] 陈红风. 中医外科学[M]. 上海：上海科学技术出版社，2009.

[2] 袁南兵，王椿，余婷婷，等. 307 例糖尿病足流行病学及相关危险因素的病例对照研究：2006 年中华医学会糖尿病分会第十次全国糖尿病学术会议[C]. 广州，2006.

[3] 关小宏，李宝军，肖黎，等. 糖尿病足流行病学及糖尿病足截肢（趾）的临床情况分析[J]. 中华损伤与修复杂志（电子版），2012，7（4）：406-408.

[4] Jude E B，Oyibo S O，Chalmers N，et al. Peripheral arterial disease in diabetic and nondiabetic patients：a comparison of severity and outcome[J]. Diabetes Care，24（8）：1433-1437.

[5] 李振兴，刘辉文，颜勇华. 前列地尔注射液联合中药足浴在糖尿病足治疗中的应用价值研究[J]. 中国医药指南，2016，14（14）：

89-90.

[6] 脱疽的诊断依据、证候分类、疗效评定——中华人民共和国中医药行业标准《中医内科病证诊断疗效标准》（ZY/T001. 1-94）[J]. 辽宁中医药大学学报，2018，20（6）：215.

[7] 付小兵. 中国特色创面修复学科体系建设的内涵[J]. 中华损伤与修复杂志（电子版），2020，15（1）：1-4.

[8] Jiang Y，Wang X，Xia L，et al. A cohort study of diabetic patients and diabetic foot ulceration patients in China[J]. Wound Repair & Regeneration，23（2）：222-230.

[9] 许岩磊，姚昶. 生肌玉红膏作用机制与临床运用研究进展[J]. 西部中医药，2016，29（9）：134-139.

[10] 朱小会. 负压封闭引流术在糖尿病足治疗中的应用效果分析[J]. 双足与保健，2019，28（23）：6-7.

[11] 马立人，罗秀荣. 中药灌洗负压治疗糖尿病足创面的疗效观察[J]. 中国中西医结合外科杂志，2019，25（3）：290-294.

[12] 葛春林. 碘伏盐水冲洗腹部手术切口降低感染率的临床疗效观察[J]. 世界最新医学信息文摘，2017，17（13）：63.

[13] 吕娜. 美洲大蠊化学成分及其制剂康复新液的质量控制研究[D]. 北京协和医学院，2017.

[14] 杨彪，王珊，张岩，等. 负压创面治疗技术联合富血小板血浆治疗慢性难愈性创面：加速创面的再上皮化及愈合率[J]. 中国组织工程研究，2019，23（26）：4181-4186.

[15] 王红云，王雪春. 富血小板血浆关节腔注射联合塞来昔布和盐酸氨基葡萄糖口服治疗膝骨关节炎[J]. 中医正骨，2019，31（6）：43-44.

[16] 牛彩丽，黄锐娜，徐滋琪，等. 富血小板血浆治疗糖尿病足溃疡：疗效及安全性的 Meta 分析[J]. 中国组织工程研究，2019，23（14）：2285-2291.

[17] 李卓男. 自体富血小板血浆与传统方法治疗糖尿病足溃疡疗效的 Meta 分析[D]. 吉林大学，2019.

[18] 王婧蕾，杨荣华，陈晓东. 自体富血小板血浆在糖尿病足治疗中的应用进展[J]. 中华损伤与修复杂志（电子版），2018，13（2）：139-141.

[19] 中国 2 型糖尿病防治指南（2017 年版）[J]. 中国实用内科杂志，2018，38（4）：292-344.

[20] 武钰翔，姜玉峰，王爱红，等. 糖尿病足局部抗感染治疗的研究进展[J]. 临床荟萃，2018，33（2）：100-102.

[21] 朱晓晴，丁敏，徐俊，等. 糖尿病足感染患者局部应用抗生素的疗效[J]. 临床荟萃，2016，31（12）：1302-1307.

[22] Li X，Wang Y，Yang X，et al. Prevalence of and risk factors for abnormal ankle-brachial index in patients with type 2 diabetes[J]. Journal of Diabetes，4（2）：140-146.

[23] Holman N，Young B，Stephens H，et al. Pilot study to assess measures to be used in the prospective audit of the management of foot ulcers in people with diabetes[J]. Diabet Med，2015，32（1）：78-84.

[24] 孙好杰，王鹏华，丁敏，等. 糖尿病足截趾患者的转归——5 年的随访研究[J]. 中华内分泌代谢杂志，2012，28（3）：201-206.

[25] Morbach S，Furchert H，U G，et al. Long-term prognosis of diabetic foot patients and their limbs：amputation and death over the course of a decade[J]. Diabetes Care，2012，35（10）：2021.

[26] Jupiter D C，Thorud J C，Buckley C J，et al. The impact of foot ulceration and amputation on mortality in diabetic patients. I：From ulceration to death，a systematic review[J]. International Wound Journal，2015，13（5）：132-136.

第七章

糖尿病性心脏病中医临床诊疗专家共识

一、概　　述

糖尿病性心脏病（diabetic heart disease，DHD）即糖尿病并发或伴发的心脏血管系统的疾病，是糖尿病最主要的慢性并发症之一，有着较高的患病率及致死率，约 70%～80%的糖尿病患者死于本病[1]。早期 DHD 患者可无明显症状，仅心电图异常，随着病情进展可出现胸闷、胸痛、心律失常、体位性低血压、心肌梗死，心衰甚至猝死[2]。DHD 较非糖尿病患者冠心病的发病时间更早，病情进展更快，更易发生无痛性心肌梗死及猝死，并且在心肌梗死后发生心衰、休克、心脏破裂及复发性心肌梗死的概率更高[3]。

DHD 基本发病机制是糖尿病患者长期糖、脂代谢紊乱，使脂质清除异常，血管壁溶酶体脂肪酶活性降低，进而引起血管内皮功能紊乱、血液流变学改变、血小板活化并共同作用，导致血液处于高凝、高黏状态，最终造成动脉粥样硬化斑块的形成[4]。在动脉粥样硬化斑块的基础上，动脉管腔日渐狭窄，乃至完全阻塞，引起心脏微血管、小、中、大血管病变；心肌长期处于慢性缺血状态，继而变性、水肿、功能异常；心脏自主神经功能不足而出现损害，使其感受、传递和支配信息功能钝化、丧失[5, 6]。因此，可以认为动脉粥样硬化斑块是发生 DHD 的根本和核心机制。根据其病理特点的不同，DHD 可分为糖尿病性冠状动脉粥样硬化性心脏病、糖尿病性心肌病、糖尿病性心脏自主神经病变。

中医方面，古代医籍并无糖尿病性心脏病相应病名的记载，现代医家将其归属于中医"消渴""消渴病心病"的范畴[7]。根据其不同的症状表现亦可归属于"心悸""怔忡""胸痹""惊悸""胸痛""心痛""厥心痛""真心痛"等范畴。

二、病 因 病 机

（一）病因

久病体虚、劳倦内伤，情志失节、七情所伤，饮食失调、药食不当是 DHD 病因的主要三大方面。

1. 久病体虚，劳倦内伤

（1）禀赋不足，素体虚弱，《灵枢·本脏》云："心脆则善病消瘅热中"，说明心之气血阴阳亏虚者容易引起本病。

（2）消渴日久，营阴虚损，燥热内盛，营卫不通，血凝不流；燥热内盛则炼液成痰，痰阻心脉，而致血流瘀滞、心络受损、脉络绌急、脉络瘀阻，久而络息成积。同时消渴病久耗损心之气阴，致气阴两虚，久病及肾，致心肾阴虚，阴损及阳，致阴阳两虚，阳气虚衰，水饮内停，上凌于心，致心悸、胸闷等。

（3）劳倦太过伤脾，失于运化水湿及水谷精微，水液停聚，聚湿成痰化浊，浊毒淤滞，不通则痛，上扰心神。同时脾虚则生化之源不足，气血阴阳匮乏，脏腑功能失调，无以濡养心脉，拘急而痛。如《丹溪心法·惊悸怔忡》："人之所主者心，心之所养者血，心血一虚，神气不守，此惊悸之所肇端也。"

（4）积劳伤阳，心肾阳微，鼓动无力，胸阳失展，阴寒内侵，血行涩滞，而发胸痹心痛。

2. 情志失节，七情所伤

（1）患消渴病后或平素精神紧张或情志不遂，致使肝气郁滞、气机不畅、气滞血瘀、心脉受阻，正如《灵枢·五变》云："怒则气上逆，胸中蓄积，血气逆留，血脉不行。"郁怒伤肝，肝失疏泄，肝郁气滞，日久化火，灼津成痰。气滞及痰阻均可相互作用，并可使血行失畅，脉络不利，而致气血瘀滞，或痰瘀互结内阻，胸阳不振，心脉痹阻，不通则痛，则发胸痹，正如《素问·举痛论》："百病生于气也。怒则气上……思则气结。"

（2）忧思伤脾，脾失健运，津液不布，水湿内停，集聚成痰。《杂病源流犀烛·心病源流》曰："总之七情之由作心痛，七情失调可致气血耗逆，心脉失畅，痹阻不通而发心痛。"同时长期忧思不解，心气郁结，阴血暗耗，不能养心而心悸；或化火生痰，心神失宁而心悸。

（3）大怒伤肝，大恐伤肾，怒则气逆，恐则精却，阴虚于下，火逆于上，动撼心神亦可发为胸痹、惊悸。

3. 饮食失调，药食不当

（1）饮食失调，或过食膏粱厚味，或嗜烟酒而成痰，损伤脾胃，脾失健运，津不气化而聚之生痰，上犯心胸清旷之区，阻遏心阳，胸阳失展，气机不畅，心脉闭阻，而成胸痹。如痰浊留恋日久，痰阻血瘀，亦成本病。

（2）嗜食煎炸炙煿，蕴热化火生痰，痰火上扰心神，可出现心悸。

（3）某些药物过量或毒性较剧，耗伤心气，损伤心阴，引起心悸，如中药附子、乌头、麻黄、雄黄，西药洋地黄、肾上腺、阿托品等。

（二）病机特点

DHD 在以"阴津亏损，燥热偏胜"为根本病机的消渴病基础上发展而来，根据消渴病"郁、热、虚、损"不同阶段分期，一般归属于"虚"和"损"变证丛生阶段。病机及演变规律主要可以概括为以下几个方面：

1. 气阴两虚是 DHD 的始动因素 DHD 是在消渴病的基础上发生发展而成，消渴病的基本病机为阴虚燥热，阴虚与燥热在病机上互为因果，燥热甚则阴愈虚，阴愈虚则燥热愈甚，终发为消渴。正如《丹台玉案》云："火因水竭而益烈，水因火烈而益干。"正气充足是人体机能正常的先决条件。《素问·刺法论》有云"正气存内，邪不可干"；《素问·评热病》曰"邪之所凑，其气必虚"。这都说明了人体正气的盛衰是疾病发生发展的重要因素。DHD 的发生，正是随着消渴病病程的迁延而逐渐发生发展的。消渴病迁延不愈，阴虚燥热日久，伤阴耗气，中气、营阴不足，气阴两虚，致五脏脆弱、变生他病。阴虚一方面使血脉不充，另一方面阴虚内热，炼液成痰或热伤血络而成瘀，"气为血之帅，血为气之母"，气虚则无力推动，血液运行不畅，而成瘀血，阻滞心脉，不通则痛。或因病损及阳，阳气虚弱不能推动血脉，导致痰湿瘀郁结于心脉，形成 DHD。DHD 的发生是在消渴病日久气阴两虚的基础上，因虚致实，形成痰浊瘀血，又因实致虚使五脏受损、心脉痹阻、心用失常、心神不安而形成恶性循环。虚、郁、痰、瘀累及心脏而成本病，故气阴两虚是 DHD 的始动因素[8]。

2. 气机郁滞是 DHD 加重和进展的主要原因 "郁"者凝滞、蕴结之意，多由于情志不遂而导致气血运行不通。《素问·举痛论》："百病生于气也。怒则气上……思则气结。"情志失畅，神明之心失常，气机失调郁而为病。肝五行属木为刚脏，主疏泄体阴而用阳，通调人体一身之气机，又贮藏机体有形之血。心肝为母子关系，《血证论》曰："以肝属木，木气冲和条达，不致遏郁，则血脉通畅。"肝失疏泄引起气机郁滞，心助气血运行失常，气滞则血液运行减弱；肝不藏血，精血不足，血脉空虚，心脉失养或心脉阻滞从而产生胸痹，不通或不荣皆致疼痛。现代临床医学研究发现，焦虑作为一种常见的精神障碍在冠心病患病率中约占 40%～70%，远远高于普通人的患病率（5%～10%），而焦虑严重影响冠心病的远期预后。且抑郁症或抑郁状态可使心脏病患者的心脏事件风险增加 1.5～2 倍[8]。临床中常见冠心病患者因抑郁恼怒而诱发，郁怒易伤肝，肝失疏泄，肝郁气滞，甚则气郁化火，灼津为痰。无论气滞或痰阻均可致血行失畅，脉络不利，而致气血瘀滞、胸阳不运、心脉痹阻、不通则痛发为 DHD。

3. 浊与瘀是 DHD 形成的物质基础，并贯穿始终 "浊"指机体水谷精微物质代谢异常形成的具有污秽、胶黏有形的病理产物。浊与湿同质，湿为浊之轻，浊为湿之渐。六淫内侵蕴于肌肤，阻遏卫表，宣降失司，通调水道失职，水液不下注，水液内聚，湿浊内生，湿浊内射于肺又加重水液代谢障碍。水湿同体，湿聚浊，浊酿成毒。饮食不节，情志失调，使脾胃受损，脾失健运，运化无权，水液输布失常，水湿内停不行蕴结成浊；湿浊阻滞中焦，枢机不利，升降失和，浊踞心胸，胸阳痹阻，气机不畅，故见胸痹、心痛等症，扰乱心神可见心悸、严重者怔忡的表现。年老体衰、久病多病、禀赋不足等均使肾气亏虚，肾阳不充，命门火衰，下焦气化无力，肾失开阖，泌浊失常，水滞湿凝，湿聚反热生成痰浊。肺、脾、肾等脏腑失常，不仅引起水液代谢失常、浊邪内生，还可导致气机失畅。气为生命活动之力，气虚则浊邪运行无力，气滞则浊邪运行涩滞。气虚、气滞等均可影响浊邪在脉络中的运行，浊凝为痰，浊滞为瘀，痰瘀阻滞脉络，胶着脉管结聚成块，聚而不散，导致脉络瘀阻、心络痹阻发为 DHD。气血阴阳不足，脏腑功能衰退的病理过程，必然影响气血津液的正常气化而产生病理性代谢产物痰浊、瘀血。中医认为，痰瘀同源相生而互结，互为因果而相兼，痰来于津，瘀本乎血，津与血在生理上同源，痰与瘀在病理上相关，两者可以相互转化，相兼为病[9-12]。《景岳全书·杂证候·痰证》有"痰涎本皆血气，若化失其正，则脏腑病，津液败，而血气即成痰涎"的论述。正是由于正气不足，脾气虚弱，运化无权，精微不归正化而痰浊内生；心气虚，不能达于血管，血管无气，停留为瘀；阴虚火旺，既可炼液成痰，又可以煎熬血液成瘀，导致痰瘀互结，痹阻于心脉而发病。冠心病中痰浊证分布十分广泛。有报道，对 1069 例冠心病心绞痛患者的研究显示，气虚痰浊证占 22%；对 2000～2010 年相关文献统计显示，11308 例冠心病患者中，痰浊证患者有 2742 例，占所有患者的 24.25%，位列各证候排名首位[13]。由此可见，"浊"在本病毒的发生发展中占有非常重要的地位[14-18]。

"瘀"既为病理产物又为致病因素，DHD 的形成离不开瘀，心血瘀阻在糖尿病性心脏病的发生发展过程中起了重要作用，并贯穿于整个病程始终。消渴病患者阴虚燥热日久，损伤正气，导致心脾两虚，气机郁结，痰浊中阻；气虚推动乏力、阴虚血脉空虚，涩滞成瘀，痰瘀郁互结、痹阻心脉而形成 DHD。因气虚无力推动血液运行，血液流动缓慢、滞涩致瘀。阳虚则血失温养导致寒凝血瘀，阴血亏虚则血脉不充，血行涩滞而致瘀。《活血化瘀专辑》曰："病水者，亦未尝不病血也。"浊瘀皆为阴邪，浊病累及血，血病累及浊，浊瘀交织久而形成心脉瘀积[19-21]。《症因脉治》云："胸痹之因，饮食不节，饥饱损伤，痰凝血滞，中焦混浊，则闭食闷痛之症作矣。"说明痰浊血瘀为冠心病重要的致病因素。

4. 心肾阳虚是 DHD 的必然趋势　DHD 患者早期气阴两虚，日久若不能得到及时有效的纠正，可导致阴损及阳，阴阳互损。阴液亏损，累及阳气化生不足或无所依附而耗散，从而在阴虚的基础上出现阳虚。由于肾藏精气，寓元阴元阳，为全身阳气阴液之根本，阴阳虚损必将损及肾阳之根本。肾阳虚衰，心阳失于温煦，进而引起心阳不足，阴寒凝滞心脉，血液温运无力，血行涩滞，心脉瘀阻，发为胸痹。总之，心阳亏虚、心气不足，根由在肾，多由肾阳亏虚引起。阳气是维系脏腑功能活动的源泉，是维持生命活动的基础，阳气决定着疾病发生、发展与转归。《素问·生气通天论》中云："阳气者，若天与日，失其所则折寿而不彰。"表明阳气掌控着人体的生命健康，关系到人体的生存质量。阳气体现了人体的健康状态及精神面貌，阳气"精则养神，柔则养筋"，是温煦濡养人体的根本和动力。同时，瘀阻脉络，血行涩滞，瘀血不去，新血不生，留瘀日久，心气痹阻，心阳不振。心阳虚衰，阳虚外寒，寒痰凝络，由虚致实[22]。由此可见，心肾阳虚是 DHD 的必然趋势。

5. 水饮凌心是 DHD 的终末阶段　DHD 患者早期气阴两虚，至后期心肾阳虚。由于脾为后天之本，肾为先天之本。脾主运化水谷精微，须借助肾阳的温煦，肾脏精气亦有赖于水谷精微的不断补充与化生。脾与肾，后天与先天是相互资生、相互影响的。肾阳虚日久，不能资助温补脾阳，终致脾肾阳虚。脾肾功能失调，阳虚气化失职，以致津液不能正常输布，形成水气。当心气不足，或心阳不振时，水气可上逆凌心，扰乱心神。脾肾阳虚，水饮内停，上凌于心，扰乱心神。心受水气侵凌，故心悸怔忡；胸阳不振则胸闷喘满、气急气短。因此，DHD 发展到后期，终致水饮凌心，此阶段亦是 DHD 的终末期。

三、临床诊断

（一）中医诊断

1. 病史　有明确的糖尿病病史，多数病程较长。

2. 诱因　多因过度劳累、情绪激动、暴饮暴食、受凉等诱因刺激而发作。

3. 症状　膻中或心前区憋闷疼痛，呈反复发作性，可持续几秒到几十分钟，休息或用药后可以缓解。可痛彻左肩背、咽喉、胃脘部、左上臂内侧等部位，经休息或用药不能缓解。部分患者可出现心中悸动不安，呈阵发性或持续不解。严重者胸痛、心悸致喘息不能平卧，或胸痛不能缓解，汗出肢冷，面色苍白，唇甲青紫。极少数患者可无心血管疾病局部症状，而仅有神疲乏力，面色苍白，汗出肢冷等全身症状[8]。

4. 体征　脉象可有数、结、代、涩、沉、缓、迟，严重者脉散乱或微细欲绝。

5. 其他　排除因单纯高血脂、高血压引起的心脏病及其他器质性心脏病，如限制型心肌病、风湿性心脏病、主动脉瓣病变、肥厚型心肌病、扩张性心肌病、甲亢性心脏病等。

（二）西医诊断

1. 病史　有糖尿病病史或诊断糖尿病的证据，诊断糖尿病时或之后出现的心脏方面的病变，多伴有糖尿病其他微血管病变如糖尿病视网膜病变或糖尿病肾病。排除因单纯高血脂、高血压引起的心脏病及其他器质性心脏病，如限制型心肌病、风湿性心脏病、主动脉瓣病变、肥厚型心肌病、扩张性心肌病等。

2. 症状　主要症状：胸闷、胸痛、心悸、气短、乏力、呼吸困难。

心绞痛患者表现为劳力时出现一过性心前区疼痛或胸闷，发作时间常为数分钟，休息或含服硝酸甘油可缓解，严重时可持续 10～20 分钟。心肌梗死患者表现为胸痛时间延长，程度加重，不容易缓解或诱因不明确甚至无明显诱因，除上述典型症状外部分患者可出现恶心、呕吐、呼吸困难、无力等非特异性症状。心力衰竭患者可表现为呼吸困难，端坐呼吸，疲倦乏力、咳嗽、咳痰、咯血、水肿等肺循环瘀血及心排血量降低表现，以及腹胀、恶心、呕吐等消化道瘀血症状。糖尿病患者由于冠状动脉病变复杂、严重，常伴有神经病变及其他并发症，患者可表现为不典型心绞痛，甚至无临床症状，约 20%～40%患者出现无症状性心肌梗死。

糖尿病性心肌病：年轻的糖尿病患者在发病后 8 年出现心脏舒张性功能异常，18 年之后可以出现收缩性功能异常，患者表现为活动后胸闷、心慌、气短、运动耐力下降。应激时可出现急性肺水肿，表现为端坐呼吸，低氧血症，部分患者可出现胸腔积液。

3. 体征　心绞痛发作时可出现心率增快、血压升高、表情焦虑、皮肤冷或出汗，心尖区可闻及第四心音或第三心音奔马律。急性心肌梗死患者还可以出现第一心音减弱，10%～20%患者在起病第 2～3 天可出现心包摩擦音，可有各种心律失常。心力衰竭患者可出现 P2 亢进，二尖瓣关闭不全，闻及收缩期杂音，双肺底湿性啰音。心脏扩大，左心室收缩、舒张功能障碍；中期 75%的患者有不同程度的左室功能不全；后期 30%的患者伴有右心衰和体循环瘀血征，表现为水肿，颈静脉搏动增强、充盈甚至怒张，肝颈静脉反流征阳性，肝脏肿大伴压痛。

4. 辅助检查

（1）生化检查：血糖、血脂、糖化血红蛋白、B 型脑钠肽（BNP）、血液流变学，其中 BNP 对诊断心力衰竭具有重要意义。

（2）心电图：心绞痛发作时绝大多数患者可出现短暂性的心肌缺血引起的 ST 段移位，有时可出现 T 波倒置。急性心肌梗死时心电图呈动态、进行性改变，ST 段弓背向上型抬高、病理性 Q 波、T 波倒置等在超急性期、急性期、亚急性期及慢性期有不同的演变。

（3）超声心动图：多数稳定型心绞痛患者静息时超声心动图检查无异常，有陈旧性心肌梗死者或严重心肌缺血患者二维超声心动图可探测到坏死区或缺血区心室壁的运动异常，可进行心功能评估，患者可表现为收缩前期（PEP）延长，左室射血时间（LVET）及 PEP/LVET 比值增加。糖尿病心肌病早期表现为左室壁增厚，左室质量指数增加，与年龄相关的射血分数下降及舒张期左室内径增加。

（4）多层螺旋 CT 冠状动脉成像（CTA）进行冠状动脉二维和三维重建，用于判断冠状动脉管腔狭窄程度和管壁钙化情况，对判断管壁内斑块分布范围和性质也有一定意义。

（5）冠状动脉造影是诊断冠心病的"金标准"，糖尿病性冠心病患者冠状动脉造影病变表现常为多支血管受累，多处弥漫性病变。此外左主干病变，远端小血管病变和完全闭塞发生率较高，冠状动脉侧支循环也相对较少，病变部位血管扩大能力下降。同时可出现左室顺应性降低，表现为较明显的室壁节段性异常，出现左室壁瘤、心衰和射血分数降低。

（6）心脏自主神经检查：糖尿病合并心脏自主神经病变临床表现较隐匿，容易被糖尿病的其他临床症状所掩盖。心脏自主神经反射试验，检测指标包括：①静息状态下 R-R 间距变异系数，或 HRV 高频；②HRV 极低频域分析；③HRV 频域分析；④深呼吸时 HRV 分析；⑤30/50（立/卧位心率改变）；⑥乏式动作比值；⑦体位性低血压。糖尿病患者有以上指标≥3 项异常者可诊断为心血管自主神经病变。≥2 项者诊断为临界心血管自主神经病变，其中后 4 项为必要指标，必须有≥2 项异常者方能诊断。

（7）24 小时动态心电图频域分析可以观察交感-副交感神经平衡状态。糖尿病伴有心血管自主神经病变时，LH 与 HF 频谱异常，夜间 HF 频谱增加不明显，LF/HF 比值增大。

（8）心脏磁共振成像可以观察心脏的结构，舒缩功能状态，心肌灌注情况，心肌梗死后室壁瘤的形成，对于判断心脏的结构及功能具有重要价值，心脏功能判断的准确性优于超声心动图。

四、临床治疗

（一）提高临床疗效的要点提示

1. 抓住主症，审证求因 主症既指患者的临床症状、体征，也可以结合实验室检查指标。DHD 治疗过程中，抓住主症，审证求因。既符合中医辨证与辨病相结合的诊治特点和要求，又能解决临床上"无证可辨"的情况。在治疗 DHD 时，可抓住"胸闷""胸痛""心悸""气短""痰多""脘痞""畏寒肢冷""口唇紫绀""水肿"这些临床表现，以及心肌酶、心电图、冠状动脉造影等异常指标作为主症，审证求因，治病求本。临床上 DHD 患者病情通常较复杂，往往同时合并各种不适症状以及异常体征，还可出现各种检验指标的异常[23]。抓住主症才有利于找到本病的突破口，处方用药时才有的放矢，不致杂乱无章。

2. 把握病机，辨别正邪，分清主次 中医理论认为，疾病的发生是正气与邪气较量的结果。如《素问·刺法论》云："正气存内，邪不可干"；《素问·平热病论》云："邪之所凑，其气必虚。"本病辨治应首先辨别正气与邪气的关系，心脏的正常功能有赖于心气、心阳的振奋，以及心血的充实。正气方面主要考虑心气、心阳、心血几方面；而邪气则注意气滞、血瘀、痰浊以及水饮。此类疾病发生时，正气不足与邪气内扰往往同时存在，在诊治时要辨别是正气虚为主还是邪气盛为主。如果邪气盛，一定要以祛邪为先，祛邪即可扶正，这也符合是古代医家所提出的"损有余乃所以补其不足"的理论。同时，肾阳是人体阳气的根本，肾阴是生命活动的物质基础，心为火脏，肾为水脏，心与肾的关系就是水与火的关系，水火既济则精气内守，精神安定[24]。

3. 扶正祛邪相合，祛邪重在解郁、化痰、祛瘀，扶正重点在补肾　DHD 的形成是在消渴病气阴两虚等方面正气亏损基础上，气滞、痰浊、瘀血等病理产物痹阻心脉发展而来。加之本病具有反复发作，病程日久的特点，属单纯血瘀、痰浊、气滞实证一般较少，多表现为气虚血瘀、气滞血瘀、阴虚血瘀，气虚痰阻，痰瘀交阻等夹杂证候。故临床治疗过程中应注意扶正与祛邪相结合，组方用药结合辨证，益气、养阴、化痰、理气、活血之品相配伍应用。其中痰浊不仅与 DHD 的发病直接有关，而且与其若干易患因素（如肥胖、高脂血症）相关。治疗应着重健运脾胃，在祛痰的同时，适时应用健脾益气之法，以消生痰之源，痰化气行，则血亦行。但补气应注意用量不宜太大，多用反而补滞，不利于豁痰通脉[7]。扶正治本以补肾为主，DHD 本虚指心、肺、脾、肾等脏腑气血阴阳亏虚。然而脏腑亏虚，其本在肾。且 DHD 患者一般病程较长，且多属于中老年人，此时之人肾气渐衰，肾阳不能蒸腾，可致心阳虚衰，行血无力，久而气滞血瘀，亦可致脾土失温，气血化源不足，营亏血少，脉道不通，血行不畅，发为本病，因此临证治疗应重视补肾固本，尤其是在本病缓解期的治疗中[25-26]。

（二）治疗方法

1. 内治法

1.1　辨证论治，专病专方

气阴两虚证

主证：口干多饮，心胸隐痛，时作时休，心悸气短，动则益甚，伴头晕，倦怠乏力，声息低微，面色淡白，易汗出，舌质淡红，舌体胖且边有齿痕，苔薄白，脉虚细缓或结代或弱而细数。

治则：益气滋阴，养心和络。

方药：生脉散合人参养荣汤加减：太子参 30g、麦冬 15g、五味子 12g、熟地黄 15g、黄芪 30g、当归 15g、三七（冲服 3～5g）、丹参 20g、白芍 12g、白术 10g、茯苓 12g、陈皮 10g、甘草 10g。

煎服方法：每日 1 剂，水煎分 3 次温服；或根据病情需要，每日 2 剂，分 4 次温服。药渣再煎，熏洗双足，内外同治，增强疗效。

方义分析：方中太子参、茯苓、白术、甘草、黄芪，健脾益气；熟地黄滋阴补肾；麦冬润肺清心，泻热生津；五味子敛肺滋肾，生津敛汗；当归、白芍、熟地黄、丹参、三七补血活血；陈皮健脾理气。

加减：阴不敛阳，虚火内扰心神，虚烦不寐，舌尖红少津者，可合酸枣仁汤，清热除烦以养血安神。兼风阳上扰，加珍珠母 10g，磁石 10g，石决明 10g、琥珀 10g 等重镇潜阳之品。若心肾阴虚，兼见头晕目眩，腰膝酸软，口燥咽干者，可合左归丸，以滋阴补肾，填精益髓。

气郁心胸证

主证：心胸满闷不适，隐痛阵发，痛无定处，时欲太息，遇情志不遂时容易诱发或加重，或兼有脘腹胀闷，得嗳气或矢气则舒，苔薄或薄腻，脉细弦。

治则：疏肝理气，活血通络。

方药：柴胡疏肝散加减：陈皮（醋炒）15g、柴胡12g，川芎、香附、枳壳（麸炒）、芍药各10g，甘草（炙）6g。

煎服方法：每日1剂，水煎分3次温服；或根据病情需要，每日2剂，分4次温服。药渣再煎，熏洗双足，内外同治，增强疗效。

方义分析：方中以柴胡功善疏肝解郁，用以为君。香附理气疏肝而止痛，川芎活血行气以止痛，二药相合，助柴胡以解肝经之郁滞，并增行气活血止痛之效，共为臣药。陈皮、枳壳理气行滞，芍药、甘草养血柔肝，缓急止痛，均为佐药。甘草调和诸药，为使药。

加减：可根据气滞程度，选用木香6g、沉香3g、降香6g、檀香5g、延胡索10g、厚朴10g、枳实6g等芳香理气及破气之品，但不宜久用，以免耗散正气。如气滞兼见阴虚者可选用佛手9g、香橼9g等理气而不伤阴之品。胸闷心痛明显，气滞血瘀较重者，可合用失笑散。

痰浊痹阻证

主证：胸闷如窒而痛，或痛引肩背，痰多气短，肢体沉重，形体肥胖，伴有倦怠乏力，纳呆便溏，舌体胖大且有齿痕，苔浊腻或白滑，脉滑。

治则：健脾化浊宽胸。

方药：健脾化浊调脂方：瓜蒌10g、薤白15g、法半夏10g、党参20g、茯苓15g、白术10g、炙甘草6g、川芎10g、赤芍12g、当归15g、丹参15g、石菖蒲10g、陈皮12g、郁金10g。

煎服方法：每日1剂，水煎分3次温服；或根据病情需要，每日2剂，分4次温服。药渣再煎，熏洗双足，内外同治，增强疗效。

方义分析：方中瓜蒌、薤白、郁金化痰通阳，行气止痛；半夏、陈皮理气化痰散结，党参、茯苓、白术、炙甘草取四君子汤之义，益气健脾燥湿，杜生痰之源；川芎、赤芍、当归、丹参取四物汤之义，以活血化瘀通络，针对痰浊痹阻，血行不畅成瘀而设。

加减：痰浊郁而化热者，酌加黄连6g，郁金10g，以清化痰热而理气活血；如痰热兼有郁火者，加海浮石15g、天竺黄6g、竹沥30g（冲服），化痰火之胶结；大便干结者，加桃仁15g、大黄10g。

瘀阻心脉证

主证：口干自汗，心胸疼痛，或如针刺，或如刀绞，痛有定处，入夜为甚，甚则心痛彻背，背痛彻心，或痛引肩背，伴有胸闷，日久不愈，舌质紫暗，有瘀点瘀斑，苔薄，脉弦涩。

治则：益气活血，通脉止痛。

方药：益气活血通脉颗粒（方）：黄芪30g、丹参20g、川芎15g、当归10g、党参15g、粉葛30g、木香10g、桂枝10g、赤芍15g、白芍15g、鸡血藤20g、桃仁10g、红花10g。

煎服方法：每日1剂，水煎分3次温服；或根据病情需要，每日2剂，分4次温服。药渣再煎，熏洗双足，内外同治，增强疗效。

方义分析：方中生黄芪为君药，补气助血行；丹参具有活血化瘀之效，素有"一味丹参，功同四物汤"之说；川芎为"血中之气药"，具有活血行气功效，与丹参共为臣药；木香具有行气止痛功效，能升降诸气，为三焦气分之药；白芍补而收，赤芍散而泻，两者均入血分，使行血不致出血，收敛而不致滞血；桃仁、红花配伍赤芍活血化瘀，当归养血活血，佐以桂枝、葛根温阳升阳，温通经脉，桂枝配伍木香芳香温通，有助胸阳舒展，心络疏通。

加减：伴关节酸痛，可加徐长卿 15g，眠差者可加茯神 20g、酸枣仁 20g、首乌藤 20g。

心肾阳虚证

主证：胸闷气短，心悸而痛，动则更甚，自汗，面色㿠白，神倦怯寒，四肢欠温或肿胀，舌质淡胖，边有齿痕，苔白或腻，脉沉细迟。

治则：温补阳气，振奋心阳。

方药：参附汤合右归饮：人参 20g、附子（炮）（先煎）9g、熟地 15g、山药 10g、山茱萸 15g、枸杞 15g、甘草 6g、杜仲 10g、肉桂 6g。

煎服方法：每日 1 剂，水煎分 3 次温服；或根据病情需要，每日 2 剂，分 4 次温服。药渣再煎，熏洗双足，内外同治，增强疗效。

方义分析：方中用附子、肉桂温补肾阳以煦暖全身，太子参甘温补益元气，但纯用热药势必伤阴，故取六味地黄丸中之山药、萸肉、熟地以滋阴，使阳有所附，枸杞补肝肾，杜仲益肾强腰脊，炙甘草补中和肾，合成甘温壮阳之剂。

加减：形寒肢冷者，重用人参 15g、黄芪 15g、附子 10（先煎）、肉桂 3g（焗服）温阳散寒；瘀血较重者加丹参 15g、赤芍 15g、川芎 10g、桃仁 10g、红花 10g；如心阳不振，致心动过缓者，酌加炙麻黄 9g、补骨脂 15g，重用桂枝 12g 以温通心阳。

阴寒凝结证

主证：突发心胸剧痛，得温痛减，四肢厥冷，苔白，脉沉迟或沉紧。

治则：温中祛寒，回阳救逆。

方药：四逆汤加味：附子（生）15g、干姜 12g、甘草（炙）6g。

煎服方法：每日 1 剂，水煎分 3 次温服；或根据病情需要，每日 2 剂，分 4 次温服。药渣再煎，熏洗双足，内外同治，增强疗效。

方义分析：方中附子辛甘大热，走而不守，能温肾壮阳以祛寒救逆，并能通行十二经，振奋一身之阳，为君药。干姜辛温，守而不走，与附子相配，可增强回阳之功，为臣药。炙甘草甘缓，和中缓急，温养阳气，并能缓和姜附燥热之性。

加减：若剧痛而四肢不温，冷汗出，即刻舌下含化苏合香丸或麝香保心丸，以芳香化浊，理气温通开窍。

水饮凌心证

主证：心悸眩晕，胸闷痞满，渴不欲饮，小便短少，或下肢浮肿，形寒肢冷，伴恶心，欲吐，流涎，舌淡胖，苔白滑，脉象弦滑或沉细而滑。

治则：振奋心阳，化气行水，宁心安神。

方药：苓桂术甘汤合真武汤：茯苓 15g，桂枝（去皮）12g、白术 10g、甘草（炙）6g，芍药、生姜（切）、附子（炮）（先煎）各 9g。

煎服方法：每日 1 剂，水煎分 3 次温服；或根据病情需要，每日 2 剂，分 4 次温服。药渣再煎，熏洗双足，内外同治，增强疗效。

方义分析：方中以附子为君药，本品辛甘性热，用之温肾助阳，以化气行水，兼暖脾土，以温运水湿。臣以茯苓利水渗湿，使水邪从小便去；白术健脾燥湿。佐以生姜之温散，既助附子温阳散寒，又合苓、术宣散水湿。白芍亦为佐药，其义有四：一者利小便以行水气，《本经》言其能"利小便"，《名医别录》亦谓之"去水气，利膀胱"；二者柔肝缓急以止腹痛；三者敛阴舒筋以解筋肉瞤动；四者可防止附子燥热伤阴，以利于久服缓治。

加减：兼见恶心呕吐，加姜半夏 9g、陈皮 9g、生姜 6g 和胃降逆；兼肺气不宣，肺有水湿，症见咳喘，不能平卧者，加杏仁 9g、前胡 9g、桔梗 9g 以宣肺，葶苈子 10g、五加皮 10g、防己 10g 以泻肺利水。

1.2 辨证施治，专证专药

脑心通胶囊

组成：黄芪、赤芍、丹参、当归、川芎、桃仁、红花、醋乳香、醋没药、鸡血藤、牛膝、桂枝、桑枝、地龙、全蝎、水蛭。

功能：益气活血，化瘀通络。

适应证：用于糖尿病性心脏病属气虚血瘀证，症见：胸痹心痛、胸闷、心悸、气短。

用法：口服。1 次 2～4 粒，1 日 3 次。

注意事项：胃病患者饭后服用。

稳心颗粒（无糖型）

组成：党参、黄精、三七、琥珀、甘松。

功能：益气养阴，活血化瘀。

适应证：用于糖尿病性心脏病属气阴两虚兼有血瘀证，症见：口干多饮，心悸不宁，气短乏力，胸闷胸痛；室性早搏、房性早搏见上述证候者。

用法：开水冲服。1 次 1 袋，1 日 3 次或遵医嘱。

注意事项：孕妇慎用。用前请将药液充分搅匀，勿将杯底药粉丢弃。

芪参胶囊

组成：黄芪、丹参、人参、茯苓、三七、水蛭、红花、川芎、山楂、蒲黄、制何首乌、葛根、黄芩、玄参、甘草。

功能：益气活血，化瘀止痛。

适应证：用于糖尿病性心脏病属气虚血瘀证，症见：胸痛，胸闷，心悸气短，神疲乏力，面色紫暗，舌淡紫，脉弦而涩。

用法：饭后温开水送服。1 次 3 粒，1 日 3 次。疗程 42 天。

注意事项：孕期、月经期妇女慎用。有出血倾向者慎用。

心可舒片

组成：山楂、丹参、葛根、三七、木香。

功能：活血化瘀，行气止痛。

适应证：用于糖尿病性心脏病偏气滞血瘀型，症见：胸闷、心悸。头晕、头痛、颈项疼痛；冠心病心绞痛、高血压、高血脂、心律失常见上述证候者。

用法：口服。1 次 4 粒，1 日 3 次，或遵医嘱。

注意事项：孕妇慎用。

乐脉颗粒

组成：丹参、川芎、赤芍、红花、香附、木香、山楂。

功能：行气活血，化瘀通脉。

适应证：用于糖尿病性心脏病偏气滞血瘀型，症见：胸痛、心悸；冠心病心绞痛、多发性脑梗死见上述证候者。

用法：开水冲服。1次1～2袋，1日3次。

注意事项：尚不明确。

荷丹片

组成：荷叶、丹参、山楂、番泻叶、补骨脂（盐炒）。

功能：化痰降浊，活血化瘀。

适应证：用于糖尿病性心脏病属痰浊挟瘀证候者。

用法：饭前口服。糖衣片1次5片，薄膜衣片1次2片，1日3次；8周为1个疗程，或遵医嘱。

注意事项：脾胃虚寒，便溏者忌服。

心痛宁颗粒

组成：肉桂、川芎、香附（醋炙）。

功能：温经活血，理气止痛。

适应证：糖尿病性心脏病属寒凝气滞，血瘀阻络者，症见：胸痹心痛，遇寒发作，舌苔色白，有瘀斑者。

用法：舌下含服。

注意事项：尚不明确。

振源胶囊

组成：人参果总皂苷。

功能：益气通脉，宁心安神，生津止渴。

适应证：用于胸痹、心悸、不寐，消渴气虚证，症见：胸痛胸闷、心悸不安，失眠健忘，口渴多饮，气短乏力；冠心病，心绞痛，心律失常，神经衰弱，Ⅱ型糖尿病见上述证候者。

用法：口服，1次1～2粒，1日3次。

注意事项：忌与五灵脂、藜芦同服。

通心络胶囊

组成：人参、水蛭、全蝎、赤芍、蝉蜕、土鳖虫、蜈蚣、檀香、降香、乳香（制）、酸枣仁（炒）、冰片。

功能：益气活血，通络止痛。

适应证：用于糖尿病性心脏病属心气虚乏，血瘀络阻证，症见：胸部憋闷，刺痛，绞痛，固定不移，心悸自汗，气短乏力，舌质紫黯或有瘀斑，脉细涩或结代。

用法：口服。1次2～4粒，1日3次。

注意事项：服药后胃部不适者宜改为饭后服用。

益心舒胶囊

组成：人参、麦冬、五味子、黄芪、丹参、川芎、山楂。

功能：益气复脉，活血化瘀，养阴生津。

适应证：用于糖尿病性心脏病属气阴两虚，瘀血阻脉证，症见：口干多饮，胸痛胸闷，心悸气短，脉结代；冠心病心绞痛见上述证候者。

用法：口服，1次3粒，1日3次。

注意事项：尚不明确。

银丹心脑通软胶囊

组成：银杏叶、丹参、灯盏细辛、三七、大蒜、绞股蓝、山楂、冰片。

功能：活血化瘀，行气止痛，消食化滞。

适应证：用于糖尿病性心脏病属气滞血瘀证，症见：口干多饮，胸痛，胸闷，气短，心悸等；冠心病心绞痛见上述证候者。

用法：口服。1次2~4粒，1日3次。

注意事项：尚不明确。

复方丹参滴丸

组成：丹参、三七、冰片。

功能：活血化瘀，理气止痛。

适应证：用于糖尿病性心脏病属气滞血瘀证，症见：胸闷、心前区刺痛；冠心病心绞痛见上述证候者。

用法：口服或舌下含服，每次10丸，每日3次，4周为1个疗程，或遵医嘱。

注意事项：忌生冷、辛辣、油腻食物，忌烟酒、浓茶。

参松养心胶囊

组成：人参、麦冬、山茱萸、丹参、酸枣仁、桑寄生、赤芍、土鳖虫、甘松、黄连、南五味子、龙骨。

功能：益气养阴，活血通络，清心安神。

适应证：用于糖尿病性心脏病属气阴两虚证，症见：心悸不安、气短乏力、胸部闷痛、失眠多梦、神倦懒言；冠心病室性早搏见上述证候者。

用法：口服。1次2~4粒，1日3次。

注意事项：应注意配合原发疾病的治疗。打开防潮袋后，请注意防潮。

芪苈强心胶囊

组成：黄芪、人参、附子、丹参、葶苈子、泽泻、玉竹、桂枝、红花、香加皮、陈皮。

功能：益气温阳，活血通络，利水消肿。

适应证：用于糖尿病性心脏病属阳虚水停，症见：心慌气短、夜间不能平卧、下肢浮肿、倦怠乏力、小便短少、畏寒肢冷、咳吐稀白痰等；冠心病心力衰竭见上述证候者。

用法：口服。1次4粒，1日3次。

注意事项：临床应用时，如果正在服用其他治疗心衰的药物，不宜突然停用。打开防潮袋后，请注意防潮。

麝香保心丸

组成：人工麝香、人参提取物、人工牛黄、肉桂、苏合香、蟾酥、冰片。

功能：芳香温通，益气强心。

适应证：用于糖尿病性心脏病属气滞血瘀，症见：胸闷、胸痛；冠心病心绞痛、心肌梗死见上述证候者。

用法：口服。1次1~2丸，1日3次；或症状发作时服用。

注意事项：①过敏体质者慎用，②药品性状发声改变时禁止使用，③请将此药品放在儿童不能接触的地方，④运动员慎用。

1.3　特色制剂

疏肝健脾调脂颗粒

组成：柴胡、党参、香附、川芎、半夏、白术、茯苓、陈皮、枳壳、合欢皮、郁金、枇杷叶、炙甘草。

功能：疏肝解郁，理气健脾，活血化瘀。

适应证：用于糖尿病性心脏病属肝郁脾虚，痰瘀内阻者，症见：精神抑郁、情绪不宁、胸闷、胸痛；次症：失眠、善太息、腹胀纳呆、倦怠疲乏、胁肋胀满或疼痛、便溏或大便排出不爽；舌脉：舌紫或暗或瘀点、瘀斑，苔腻，脉沉涩、弦涩或弦滑。

用法：开水冲服，1 次 10 克，1 日 3 次。

注意事项：无。

来源：江西中医药大学附属医院院内制剂

舒正颗粒

组成：生晒参、白术、茯苓、川芎、薤白、泽泻、桃仁、丹参、麦冬、决明子、布渣叶。

功能：益气化浊，活血通络。

适应证：用于糖尿病性心脏病属气虚兼痰瘀内阻者，症见：心胸隐痛，反复发作，胸闷气短，动则喘息，心悸易汗，倦怠懒言，面色㿠白，痰多口黏，脘痞，舌淡暗或有齿痕、苔薄白，脉弱或结代。

用法：冲服，1 次 1 包，1 日 2～3 次。

注意事项：无。

来源：广东省第二中医院院内制剂

糖心通合剂

组成：黄芪、麦冬、五味子、丹参、鬼箭羽。

功能：固本调肝，活血解毒。

适应证：用于糖尿病性心脏病属脾肾亏虚，肝失条达、瘀毒互结者，症见：口干口渴、倦怠乏力、心慌气短、胸闷或胸痛、腰酸腰痛、烦躁易怒、头晕目涩、舌暗红或有瘀点瘀斑，脉细弱或细涩。

用法：温服，每次 150ml，每日 3 次。

注意事项：无。

来源：山东中医药大学附属医院院内制剂

益气通络胶囊

组成：黄芪、太子参、麦门冬、五味子、枸杞子、生地黄、玄参、丹参、川芎、枳壳、水蛭粉、三七粉。

功能：益气养阴，活血通络。

适应证：用于糖尿病性心脏病属气阴两虚兼瘀血者。

用法：温服，每次 5 粒，每日 3 次。

注意事项：无。

来源：河北省迁安市中医院

2. 外治法

2.1 药物外治法

冬病夏治"强心贴"

处方：延胡索、吴茱萸、肉桂、人工麝香、冰片。

操作方法：以上药物按一定比例调配打粉，过筛 300 目加工成细末，称重后按一定的比例分别依次加入不同功效的液体药物介质，搅匀后调配成中药泥丸，将其放置在 5cm×5cm 无纺布基材敷贴上备用。自三伏的第一天开始进行三伏贴，在整个三伏期间每日贴敷 1 次，每次贴敷 4～6h，连续贴敷直至出伏。根据个体差异，如果出现水疱等情况则待其消散后再继续进行穴位贴敷。贴敷选取膻中、至阳、双侧心俞、双侧厥阴俞。

适应证：糖尿病合并冠心病心绞痛偏于阴寒凝滞者。

疗效观察：邓鹏等将 160 例冠心病心绞痛证属阴寒凝滞型患者随机分为对照组和治疗组各 80 例，连续治疗 2 年，对照组采用常规治疗，治疗组在常规治疗的基础上加用"强心贴"，半年后随访分析 2 组的临床疗效。结果：治疗组在心绞痛发作情况、心绞痛发作改善情况、硝酸甘油减停率、中医症状疗效、冬季住院再住院情况比较中均明显优于对照组，差异有统计学意义。

注意事项：敷贴期间禁食生冷、油炸、烧烤、辛辣之品及海鲜、牛羊狗肉等发物，避免使用电扇、空调对着贴敷部位直吹，避免剧烈运动大汗出，贴敷后宜使用温水洗澡。

来源：邓鹏，胡丹，刘中勇，等. 冬病夏治"强心贴"防治冠心病心绞痛的随机对照研究[J]. 中医药临床杂志，2017，29（4）：498-501.

穴位贴敷

处方 1：川芎 3g，冰片 1g，硝酸甘油 1 片。

操作方法：将诸药共研细末，制成黄豆大丸剂备用。贴敷时先用医用酒精在穴位处消毒，然后取药丸各 1 粒，分别贴敷于膻中、足三里、心俞、气海等穴位，用胶布固定即可。

适应证：糖尿病性心脏病见冠心病稳定型心绞痛者。

疗效观察：周鑫等稳定型心绞痛患者 40 例，随机分为治疗组和对照组，对照组采用稳定型心绞痛基础治疗方法，治疗组在基础治疗基础上加用穴位贴敷疗法，治疗 1 个月后，治疗组在临床症状、心电图改善情况、中医症状总积分方面均优于对照组。

注意事项：对以上药物任何成分过敏者停止使用。

来源：周鑫，林萍. 穴位贴敷辅助治疗冠心病稳定型心绞痛临床疗效观察[J]. 中华中医药学刊，2015，33（12）：3023-3026.

处方 2：白芥子、延胡索、甘遂、细辛。

穴位选择：选取膻中、肺俞、脾俞、肾俞、膏肓，或辨证选穴。

操作方法：患者取坐位，暴露所选穴位，局部常规消毒后，取贴敷剂敷于穴位上，于 4～6h 后取下即可。

外敷后反应及处理：严密观察用药反应。①敷后多数患者局部有发红、发热、发痒感，或伴少量小水疱，此属外敷的正常反应，一般不需处理；②如果出现较大水疱，可先用消毒毫针将疱壁刺一针孔，放出疱液，再消毒。要注意保持局部清洁，避免摩擦，防止感染；③外敷治疗后皮肤可暂有色素沉着，但 5～7 天会消退，且不会留有瘢痕，不必顾及；④穴位贴敷每

10 天 1 次，视病人皮肤敏感性和反应情况对贴敷次数进行调整。

适应证：糖尿病性心脏病变发有心包积液经中医辨证属阳虚痰浊型者。

注意事项：敷贴期间避免使用电扇、空调对着贴敷部位直吹，避免剧烈运动大汗出。

临床应用观察疗效显著，有病例支持，暂无文章发表。

穴位注射

处方：第 1 组：内关（双）、丰隆（双）、阳陵泉（双）；第 2 组：心俞（双）、通里（双）、太冲（双）；第 3 组：膈俞（双）、足三里（双）、三阴交（双）。根据病情三组穴位交替加减使用。

操作方法：治疗选药：复方香丹注射液。方法：用一次性 2ml 或 5ml 注射针管抽取香丹液 2～4ml；每次选择 2～4 个穴位，用 75% 乙醇溶液在穴位周围严格消毒，然后进行针刺，针刺深度以病人产生针感为度，回抽无血时将药物注入 0.5～1ml，依次在所选穴位针刺注射。每天注射 1 次，三组穴位交替使用，10 次为 1 个疗程。

适应证：糖尿病性心脏病见冠心病心绞痛者。

疗效观察：韩勇等采用复方香丹注射液穴位注射的方法治疗冠心病心绞痛患者 58 例，总有效率 87.9%。

注意事项：对治疗药物过敏者禁用。

来源：韩勇，王红.穴位注射治疗冠心病心绞痛 58 例[J].陕西中医，2007（2）：204-205.

中药足浴

处方：丹参、黄芪各 20g，赤芍、当归、党参、茯苓及白术各 15g，川芎、红花、麝香、三七以及炙甘草各 10g。

操作方法：将生药用纱布包裹后放入浴盆，使用沸腾的开水沏药，先使用热气熏蒸足部，待水温适宜时将双脚放入浴盆内浸泡，时长约为 30 分钟，早晚各泡 1 次，以 5 天为 1 个疗程。

适应证：糖尿病性心脏病属冠心病不稳定型心绞痛。

疗效观察：马维辉等 120 例冠心病不稳定型心绞痛患者，随机分为治疗组和对照组，每组 60 例。对照组仅接受基础治疗，治疗组在此基础上予中药足浴治疗。治疗 15 天后比较，治疗组的心绞痛疗效为 93.3%，显著高于对照组的 75%。治疗组的中医证候疗效高达 95%。显著高于对照组的 80%。

注意事项：糖尿病患者往往合并下肢血管及神经病变，导致感觉减退，足浴前一定由专人进行试温，谨防烫伤，足浴后使用清洁干毛巾彻底擦干水，尤其是趾缝间。

来源：马维辉，战卓，刘婉嫣. 中药足浴治疗冠心病不稳定型心绞痛临床研究[J]. 中国处方药，2016，14（11）：85-86.

2.2 非药物外治法

热敏灸

处方：心俞、厥阴俞、膻中、内关、三阴交。

操作方法：采用特制的 22mm×120mm 艾条，嘱患者放松，舒缓患者的紧张感，探查部位充分暴露，根据情况调整体位，以舒适为度。操作时，距皮肤 3cm 处施行温和灸，进行热敏穴探查，并根据患者的感觉而调整艾灸的位置和手法。当患者感受到艾热发生透热、扩热、传热、非热觉、局部不热远部热、表面不热深部热中一种以上感觉时，即为热敏腧穴。探查出热敏穴后，继续上述操作，直至所有热敏穴被探出。

适应证：糖尿病合并冠心病稳定型心绞痛。

疗效观察：刘中勇等将符合冠心病稳定型心绞痛病例进行随机分组，分为对照组48例，观察组48例，对照组予西药调脂、抗凝、扩血管治疗，观察组加用热敏灸治疗。观察组患者症状积分及血黏度较对照组明显改善，TC、LDL-C、TG水平较对照组显著降低，HDL-C升高。

注意事项：糖尿病患者因合并神经病变等多种并发症，感觉功能可能减退，施灸时严格观察，谨防烫伤。

来源：刘中勇，陈洪涛，伍建光，等.热敏灸治疗冠心病稳定型心绞痛的疗效分析[J].中国中医药现代远程教育，2015，13（17）：13-15.

穴位针刺

处方：内关、心俞、厥阴俞、血海、丰隆。

操作方法：嘱患者取仰卧位，充分暴露两侧前臂，取内关常规消毒后毫针直刺各0.8寸，施以快速小幅度捻转补法1min，令针感向肘部放散，能达侧胸或前胸最佳，留针5min后再次重复之前手法，留针20min，再次行上述手法1次，然后出针。心俞、厥阴俞均向正中线斜刺1～1.5寸，施捻转补法1min，提插捻转，至有酸麻感串至前胸，留针20min。血海用平补平泻手法；丰隆用泻法。上述主穴每日1次针刺治疗。

适应证：糖尿病性心脏病稳定型心绞痛属痰瘀互结证。

疗效观察：靳宏光等将72例冠心病稳定型心绞痛患者（中医辨证属痰瘀互结型）随机分为常规治疗组和针刺治疗组，每组36例。

注意事项：如患者出现晕针等不良反应，应立即停止进针，并重新评估是否继续治疗。患者出现过敏反应等不良事件，应终止治疗。

来源：靳宏光，齐锋，崔新明，等.痰瘀伏邪理论指导下运用穴位针刺法治疗冠心病稳定型心绞痛的临床研究[J].中华中医药学刊，2015，33（3）：549-551.

温针夹脊穴

处方：T5、T7、T11及L2夹脊穴。

操作方法：患者取俯卧位（如不能耐受，也可取侧卧位），穴位皮肤常规消毒。选择0.3mm×50mm毫针，直刺25～40mm，得气后施行平补平泻法（小幅度均匀提插、捻转，提插幅度2.5～5mm，捻转角度<180°，频率约100次/分钟），力求针感向前胸或腹部放射，然后于针柄处插2cm长艾条，从下端点燃，每穴2壮。

适应证：糖尿病性心脏病症见：胸闷、胸痛、心悸、气短、汗出、乏力等。

疗效观察：郭丽等应用温针夹脊穴治疗冠心病患者62例，其中15例心绞痛等主要症状消失，心电图恢复至正常或达到大致正常，39例心绞痛等主要症状减轻，心电图较治疗前改善。

注意事项：治疗结束后要求患者适当多饮温水，以防热盛伤阴。

来源：郭丽，李永春，孙冬梅，等.温针夹脊穴治疗冠心病62例[J].中国针灸，2014，34（9）：861-862.

穴位按摩

处方：大椎、心俞、内关、足三里、膻中、神门。

操作方法：局部进行指压按摩，速度、力度适中，时间在 10～20min。

适应证：糖尿病性心脏病，冠心病心肌缺血。

疗效观察：肖春兰等采用穴位按摩方法治疗冠心病心肌缺血患者 30 例，显效 18 例，有效 8 例，无效 4 例，总有效率为 86.7%。

注意事项：清淡饮食，避免过劳，情志刺激。

来源：肖春兰，王楚华，辛永洁.穴位按摩疗法改善冠心病心肌缺血 30 例[J].陕西中医，2005（7）：695-696.

穴位药线埋植

处方：主穴：至阳、内关、足三里。根据辨证分型及并发症选取配穴：心血瘀阻者加阳陵泉，痰浊内阻者加丰隆，脾气虚者加中脘，合并高血压者加太冲，合并高血脂者加三阴交。

操作方法：1 号羊肠线，截取 1～2.5cm 不等长度，浸泡于 95%乙醇溶液内 1 周（该溶液是浸泡过麝香、檀香、苏合香、降香过滤所得）即可使用。器械取 12 号腰穿针，针芯尖部剪掉磨平，常规高压消毒备用。戴无菌手套，皮肤常规消毒，铺巾，用 2%利多卡因穴位皮肤局部麻醉。将药线从腰穿针尖部置入针腔内，根据患者胖瘦和穴位的不同选用相应长度的药线。腰穿针刺入选定穴位，将针芯从针尾置入，边进针芯边退针，使药物肠线埋于穴位皮下。

适应证：糖尿病性心脏病见冠心病心绞痛者。

疗效观察：胡冬梅应用穴位药线埋植方法治疗 46 例冠心病心绞痛患者，结果治愈 24 例，好转 20 例，未愈 2 例，总有效率 95.7%。

注意事项：穴位埋线一定要根据患者胖瘦，掌握进针深度。至阳穴位于 C_7～C_8 胸椎棘突之间，斜向上进针，进针深度以不超过 3cm 为宜，以免伤及硬脊膜及脊髓。埋线长度一般为 1.5～2cm。内关穴进针宜慢，留线宜短，1～1.5cm 即可，不可粗暴操作，以免伤及正中神经。个别患者内关穴埋线后出现手麻症状，不必处理，2 小时左右即可自行缓解。凡以戊二醛消毒器械者，操作前一定要用无菌生理盐水冲洗干净，以防止遗留持续疼痛。

来源：胡冬梅，李志广. 穴位药线埋植治疗冠心病心绞痛 46 例临床观察[J].新中医，2002（10）：45.

耳穴压豆

处方：心、神门、肾、交感、皮质下为主穴，胃、胆、脾、肝为配穴。

操作方法：耳部常规消毒，采用小块胶布将王不留行籽固定于穴位处，并进行按压，以产生发热、发胀感为宜，留置 3 天，间隔 2 天再次进行耳穴压豆。

适应证：糖尿病性心脏病属心血瘀阻型冠心病心绞痛。

疗效观察：张保珠将 92 例冠心病心绞痛心血瘀阻型患者，随机数字表法分为对照组（46 例）和研究组（46 例）。对照组采用常规西药治疗，研究组于对照组基础上采用耳穴压豆联合益气活血化浊汤治疗。研究组治疗总有效率（95.65%）高于对照组（76.09%），且心绞痛发作频次、VAS 评分、疼痛持续时间均低于治疗组。

注意事项：耳部皮肤破损或有皮肤疾患者禁用。

来源：张保珠. 心血瘀阻型冠心病心绞痛应用耳穴压豆临床观察[J]. 光明中医，2020，35（4）：546-548.

低频声波经络共振疗法

处方：十二经络合穴的共振频率分别为：阴陵泉：A0#（29.14Hz），足三里：A1#（58.27Hz），曲泉：D1（36.71Hz），阳陵泉：D2（73.42Hz），尺泽：C1（32.70Hz），曲池：C2（65.41Hz），阴包：G1（49.00Hz），委中：G2（98.00Hz），少海：F1（43.65Hz），小海：F2（87.31Hz），曲泽：A1（55.00Hz），天井：A2（110.00Hz）。

操作方法：将这些频率应用 COOLEDIT 2.1 软件制作成低频声波，用 5 寸有源低音炮播放，置于患者对应经络附近。通过播放低频声波，刺激经络，改善循经的微循环，达到类似针灸的作用。

适应证：糖尿病性心脏病。

疗效观察：许继宗等冠心病气滞血瘀型患者 120 例，随机分为对照组和观察组各 60 例，对照组给予常规抗血小板聚集及扩冠治疗，观察组在对照组基础上加用低频声波经络共振疗法及血府逐瘀汤口服，两组治疗周期均为 2 周。观察组双侧胸部穴位的平均温度差下降为（2.23±0.31）℃，对照组双侧胸部穴位的平均温度差下降为（0.95±0.17）℃，两组比较有显著统计学差异。

注意事项：准备妊娠、妊娠期或哺乳期妇女以及伴有肺部疾病患者禁用。

来源：许继宗，安贺军，郭雁冰，等. 低频声波经络共振疗法联合中药对冠心病患者红外热图胸部低温区影响[J]. 辽宁中医药大学学报，2017，19（4）：146-149.

3. 基础治疗

（1）生活方式管理：①患者教育：DHD 的教育，患者及家属应得到准确、科学的包括健康的生活方式、情绪的稳定、规避诱因、规范服药、适当的随访计划等疾病相关知识及管理的指导。②饮食管理：DHD 患者往往同时合并有高血糖、高血压、高血脂甚至水钠潴留等异常。饮食上应注意减少钠盐、不饱和脂肪酸、胆固醇及反式脂肪酸的摄入，同时合理选择低升血糖指数（GI）食物。避免发生低血糖，使用利尿剂患者注意电解质平衡，必要时适当补充相应电解质。

（2）休息与活动：DHD 急性发作期或病情不稳定患者应限制体力活动，卧床休息，消除紧张情绪及顾虑，保持环境安静，尤其是急性心肌梗死患者必要时可使用小剂量镇静剂和抗焦虑药物，严重者予吸氧，心电监护。避免长期卧床，因长期卧床静脉循环减弱，机体免疫功能障碍，易导致深静脉血栓形成甚至肺栓塞，同时也可以出现消化功能减低，肌肉萎缩，坠积性肺炎、褥疮等，适宜的活动能提高骨骼肌功能，改善运动耐量。因此，应该鼓励病情稳定的 DHD 患者主动运动，根据病情轻重不同，在不诱发症状的前提下，从较轻的活动开始开始逐步增加有氧运动。

（3）病因治疗：对所有可能加速 DHD 病情进展，导致心功能受损的病因如高血压、高血脂、代谢综合征等，在尚未造成心脏器质性改变前即应早期进行有效治疗。同时积极处理可能引起心肌耗氧量增加的疾病，如感染、发热、甲状腺功能亢进，贫血、低血压、心力衰竭、低氧血症、肺部感染和快速型心律失常及严重的缓慢型心律失常。

（4）西药药物治疗：①针对原发病的治疗：降糖药物的选择参考 2 型糖尿病诊疗方案，调脂治疗也可降低糖尿病合并心血管病的发生率。降脂药有他汀类和贝特类，他汀类抑制胆固醇合成，可降低血清 TC、LDL、TG，升高 HDL-C，贝特类可降低血清 TG、VLDL、LDL、sdLDL，升高 LDL-C。在上述药物不能耐受或血脂控制不佳情况下，还可选用胆固醇吸收抑制剂或 PCK9 抑制剂烟酸虽有全面调脂作用，但它可增加胰岛素抵抗，有升血糖的作用，一般不用于糖尿病患者。②针对糖尿病合并心绞痛的口服药物的选择：治疗的目标是缓解心绞痛症状，预防发作，改善生活质量，减少心肌梗死等严重心脏事件的发生，最终的目的是降低死亡率。A、改善缺血、减轻症状的药物：β 受体拮抗剂-能抑制心脏肾上腺素受体，减慢心率、减弱心肌收缩力，降低血压，从而降低心肌耗氧量以减少心绞痛发作和增加运动耐量。硝酸酯类药物：为非内皮依赖性血管扩张剂，能减少心肌需氧量和改善心肌灌注，从而降低心绞痛发作的频率和程度，增加运动耐量。钙通道阻滞剂：抑制钙离子进入细胞内，也抑制心肌细胞兴奋-收缩偶联中钙离子的利用，可以抑制心肌收缩，减少心肌耗氧量，扩张冠状动脉，解除冠状动脉痉挛，改善心内膜下心肌血供；扩张周围血管，降低动脉压，减轻心脏负荷。其他如曲美他嗪：通过抑制脂肪酸氧化和增加葡萄糖代谢提高氧的利用效率而治疗心肌缺血。B、预防心肌梗死改善预后的药物：阿司匹林：通过抑制环氧化酶和血栓烷 A_2 的合成达到抗血小板聚集的作用，所有 DHD 患者只要没有用药禁忌都应使用。氯吡格雷：通过选择性不可逆地抑制血小板二磷酸腺苷（ADP）受体而阻断 ADP 依赖激活的血小板糖蛋白 Ⅱb/Ⅲa 复合物有效减少 ADP 介导的血小板激活和聚集。ACEI 和 ARB：可使 DHD 患者的心血管死亡、非致死性心肌梗死等主要终点事件的相对危险性显著增加。合并血压升高患者合理选用降压药物。③针对糖尿病合心肌梗死：可进行溶栓治疗（发病后 6 小时内的效果最佳），但其预后较非糖尿病患者的急性心肌梗死为差，其原因可能与糖尿病急性心肌梗死患者冠状动脉病变范围较广泛有关。④针对糖尿病合并心力衰竭：治疗原则与一般心力衰竭原则相同，包括扩血管、利尿、强心等。利尿剂：通过减少循环血容量及左室舒张末压，使左室压力-容量曲线下移，减轻肺静脉瘀血与渗出，缓解呼吸困难症状。洋地黄及其他正性肌力药物：促进心肌细胞 Ca^{2+}-Na^+ 交换，升高细胞内 Ca^{2+} 浓度而增强心肌收缩力。其他药物包括硝酸酯类、β 受体阻滞剂，ACEI 和 ARB，钙离子通道拮抗剂，如前。

五、护　理　调　摄

1. 健康宣教　糖尿病性心脏病是一种长期慢性疾病，患者日常行为和自我管理能力在很大程度上影响本病的预后，亦是本病控制与否的关键之一。因此，糖尿病性心脏病的健康宣教需贯穿本病防治的全过程。糖尿病性心脏病自我管理教育可促进患者不断掌握疾病管理所需的知识和技能，结合不同患者的需求、目标和生活经验，并受循证指导。通过宣教加深患者对本病的了解，掌握科学合理的饮食和运动方法，常见症状的处理方法，正确的服药方法，血糖的监测，血糖、血压、血脂等控制目标，监测及复查项目和频率，自我保健方法，如何早期识别不良事件等，同时指导患者定期进行危险因素的评估。

2. 生活环境指导　保持室内干燥、阳光充足、空气流通，营造干净、卫生、舒适的生活环境。中医认为，生活的外部环境亦是致病的重要因素之一，尽可能保持生活环境的舒适健康，不仅有利于本病的防治，还有利于患者心情愉悦。密切观察其生命体征变化和临床症状，有异常时及时通知医生。

3. 心理护理 关心开导患者，使患者对自己的病情有正确的认识，解除不必要的恐惧、焦虑和消极悲观情绪，树立战胜疾病的信心，积极配合治疗。中医认为五志过极会损及五脏精气，或影响脏腑气机失调，产生疾病，其中"喜伤心""怒伤肝""思伤脾""悲伤肺"与"恐伤肾"，因此，要及时对患者的情绪进行疏导，让患者保持轻松和愉悦的心态，有利于气血平和脏器功能和调。同时可嘱咐患者家属让患者尽量参加文娱活动，制造相对轻松的环境。

4. 饮食指导 糖尿病性心脏病饮食干预总原则是低盐、低脂、糖尿病饮食，戒烟限酒。在控制每日总热量的摄入基础上，优化饮食结构，控制饱和脂肪酸摄入，适当增加谷物纤维饮食特别是可溶性纤维比重，并尽可能选择升糖指数（GI）更低的食物，定时定量进餐，同时一次性进食不应过饱。严格的饮食调控应根据患者身高、体重、劳动强度及血糖控制情况，按照食物交换份法制定个性化饮食，三餐合理分配，脂肪、碳水化合物比例为 3∶10，其中脂类食物宜选择富含二十碳五烯酸（EPA）和二十二碳六烯酸（DHA）的脂类食物，不食用富含脂肪饱和脂肪酸的脂类食物，蛋白质 1.2g/（kg·d），补充足够含纤维的谷物制品，摄入量为 3U/d，减少盐的摄入量，最高 6g/d。食物 GI 分类：低 GI 食物 GI＜55%；中 GI 食物 GI 55%～70%；高 GI 食物 GI＞70%。冠心病合并糖尿病患者宜选用低 GI 值饮食。饮酒者要减少饮酒量，女性限制每天一杯以内，男性 2 杯以内，每杯为啤酒约 355ml，葡萄酒约 118ml 或白酒约 44ml，乙醇会增加热量的摄入，对于需减轻体重者，要控制饮酒量。有条件者可选在营养师的指导下进行合理营养学治疗，既要有利于血糖血脂的控制，又要保证足够的能量供应。

遵循中医"药食同源"原则，本病患者可配合中药个体化辨证药膳进行饮食治疗。如①偏于湿浊者：茯苓 15g，白术 5g，薏苡仁 10g，佩兰 5g，生姜 2 片，加肉类（五花肉、鸡肉、羊肉、鸭肉）100g，以清水 300ml 隔水炖或者清水 500ml 慢火煎煮，得汤 250ml，饮汤食肉，每日一次，连服三日。②偏于痰瘀者，可予茯苓 15g，布渣叶 5g，泽泻 10g，田七 5g，丹参 10g，生姜 2 片，肉同上或鸡心 1 只或猪心半只，鸽半只（带心），制作及服用方法同前。③偏于气阴两虚者，可予黄芪 15g，人参 10g，麦冬 10g，五味子 2g，生姜 2 片，肉同上或猪腰、猪心、猪肺等，制作及服用方法同前。④偏于阴阳两虚者，可予红参 10g，鹿茸 5g，山药 15g，菟丝子 10g，八角 1 个，加狗肉或羊肉 100g 等。

中药代茶饮简单便捷，亦可作为日常饮食调摄的选择：①桃仁山楂代茶饮：桃仁 6g，山楂 12g，陈皮 3g，开水沏或煎汤，代茶饮。适用于糖尿病合并冠心病瘀血证较明显者。②山楂槐花葛根煎：山楂 20g，槐花 10g，葛根 12g。水煎代茶饮。适用于糖尿病合并心脏病伴有高血压、高血脂者。③淡菜荠菜汤：淡菜 10g，荠菜 30g，煎汤服。适用于糖尿病合并心脏病伴有高血脂者。

5. 运动指导 糖尿病性心脏病急性发作期患者应立即卧床休息。缓解期应注意适当休息，保证充足睡眠，坚持力所能及的活动，做到动中有静，量力而行，循序渐进，尽量避免各种确知足以诱致发作的因素。规律的体力活动不仅有助于降低血糖水平，减轻并维持体重。在心功能允许的条件下，一般可每日快走 30 分钟以上，并且增加日常家务活动，运动时间分配为每周至少 3 次，避免连续 2 天不运动。每周至少进行 90 分钟的高强度有氧运动，高强度的有氧运动对于减轻及维持体重有较大的帮助，但在高强度运动实施前，要评估患者的状态。可根据病情选择合适的中医气功疗法，如八段锦、松静功、六字诀、易筋经、五禽戏、丹田呼吸疗法等。可参考现有报道的经络推按操、养心导引操、中医舌操、太极康复操、呼吸养身操、海水浴体疗操、心脏康复操等疗法。无论哪种运动，过程中如出现心悸、胸闷等不适，应立即停止运动并尽快就医，运动后15分钟内避免淋热水浴，以免增加心脏负担。

6. 用药指导 了解常用药物的功效、主治、最佳服用时间及常见不良反应，注意药物之间的交互作用，指导患者按时用药。

六、预 后 转 归

糖尿病导致的糖、脂代谢紊乱是心、脑血管疾患的独立危险因素，其心、脑血管疾病的发生风险较非糖尿病患者增加2～4倍。糖尿病患者中冠心病患病率，不同研究因使用的诊断标准不同，有较大差异，其中最高者达55%。2014年一项针对北京市东城区社区的研究表明，糖尿病患者合并冠心病的患病率为49.10%。临床上心肌梗死的患者中有约2/3患有糖尿病或者糖耐量异常，研究显示糖化血红蛋白每下降1%，心肌梗死的发生率下降14%。糖尿病伴冠心病时，冠状动脉粥样硬化更为广泛严重，左心功能障碍更明显，预后明显更差。同时研究显示，男性糖尿病患者心力衰竭的发生是同龄非糖尿病患者的2.4倍，在女性为5.1倍，控制年龄、高血压、血脂及冠心病等因素后，这种关系依然持续存在。另一项针对社区1型和2型糖尿病患者的研究，使用血流及组织多普勒评价心脏的舒张功能，结果表明，有40%～60%的糖尿病患者存在舒张功能异常。北京医院一项针对51例老年糖尿病患者的长期观察研究表明，68.6%患者最终出现心力衰竭，而非糖尿病患者仅31.6%。

糖尿病不仅使心血管疾病的发生率明显增加，同时也使死亡率大大提高。研究表明，男性糖尿病合并冠心病患者死亡率高于同性别患者2.2倍，而女性则高出同性别4.7倍。糖尿病患者7年间首次心肌梗死或死亡的发生率为20%，而在非糖尿病患者为3.5%，再梗或心血管死亡在糖尿病组为48%，非糖尿病组为18.8%。另一项研究提示年龄在45～74岁患者中，男性糖尿病患者心力衰竭的发生率为年龄相匹配的正常对照组的2倍，而女性糖尿病患者心力衰竭发生率是正常对照组的5倍，30%的糖尿病患者死于心力衰竭。

由此可见，糖尿病对心血管疾病防治具有重要的意义。糖尿病一旦进展到糖尿病性心脏病，对患者生理、心理、家庭经济及社会均造成沉重负担。早期积极干预，并进行心脏并发症的有效防治，对患者生活质量和生存期均具有积极的影响。

七、疗 效 评 价

疗效评价主要参考2002年《中药新药临床研究指导原则》结合临床实际制定，主要包括：

（一）疾病疗效判断标准

显效 胸闷、心痛、心悸等主要症状消失或达到显效标准，心电图恢复至正常心电图或达到大致正常（即正常范围心电图）。

有效　胸闷、心痛、心悸等主要症状减轻或达到有效标准，心电图改善达到有效标准。

无效　胸闷、心痛、心悸等主要症状无改善，心电图基本与治疗前相同。

加重　胸闷、心痛、心悸等主要症状与心电图试验较前加重。

在综合疗效判断时，若胸闷、心痛、心悸等主要症状疗效与心电图疗效不一致，应以疗效低的结果为综合疗效。

（二）中医证候疗效评定标准

显效　临床症状、体征明显改善，证候积分减少≥70%。

有效　临床症状、体征均有好转，证候积分减少≥30%。

无效　临床症状、体征无明显改善，甚或加重，证候积分减少＜30%。

加重　临床症状、体征均有加重，证候积分减少＜0。

（三）主要症状疗效判定标准

1. 轻度

（1）显效：症状消失或基本消失。

（2）有效：疼痛发作次数、程度及持续时间有明显减轻。

（3）无效：症状基本与治疗前相同。

（4）加重：疼痛发作次数、程度及持续时间有所加重（或达到"中度""重度"标准）。

2. 中度

（1）显效：症状消失或基本消失。

（2）有效：症状减轻到"轻度"标准。

（3）无效：症状基本与治疗前相同。

（4）加重：疼痛发作次数、程度及持续时间有所加重（或达到"重度"标准）。

3. 重度

（1）显效：症状基本消失或减轻到"轻度"标准。

（2）有效：症状减轻到"中度"标准。

（3）无效：症状与治疗前相同。

（4）加重：疼痛发作次数、程度及持续时间有所加重。

（四）主要检测指标的疗效判定标准

心电图疗效判定标准参照1979年中西医结合治疗冠心病心绞痛、心律失常座谈会发布的《冠心病心绞痛及心电图疗效判定标准》。

显效　心电图恢复至"大致正常"（即"正常范围"）或达到"正常心电图"。

有效　S-T段的降低，以治疗后回升0.05mV以上，但未达到正常水平，在主要导联倒置T波改变变浅（达25%以上者），或T波由平坦变为直立，房室或室内传导阻滞改善者。

无效　心电图基本与治疗前相同。

加重　S-T段较治疗前降低0.05mV以上，在主要导联倒置T波加深（达25%以上）或直立T波变平坦，平坦T波变倒置，以及出现异位心律、房室传导阻滞或室内传导阻滞。

（五）症状体征量化分级（表 7-1）

表 7-1　症状体征量化分级表

症状	轻	中	重
口渴喜饮	饮水量稍增	饮水量增加半倍以上	饮水量增加 1 倍以上
倦怠乏力	不耐劳力	可坚持轻体力劳动	勉强支持日常活动
气短懒言	劳累后气短	一般活动即气短	懒言，不活动亦气短
胸痛	有典型的心绞痛发作，每次持续数分钟，每周疼痛至少发作 2~3 次，或每日发作 1~3 次，但疼痛不重，有时需口含硝酸甘油	每天有数次较典型的心绞痛发作，每次持续数分钟到 10 分钟左右，绞痛较重，一般都需要口含硝酸甘油	每天有多次典型心绞痛发作，因而影响日常生活活动（如大便、穿衣等），每次发作持续时间较长，需多次口含硝酸甘油
胸闷	轻微胸闷	胸闷明显，叹息样呼吸	胸闷如窒，叹息不止
气短	一般活动后气短	稍活动后气短	平素不活动亦感觉气短
心悸	偶尔发生，不适感轻微	时有发生，持续时间较长，不适较明显	经常发生，惕惕而动，难以平静，甚则影响生活
疲倦乏力	精神不振，力气较差，可坚持日常工作及活动	精神疲乏，全身无力，勉强坚持工作	精神气力严重疲乏，难以坚持日常活动
畏寒肢冷	四肢末梢轻微发冷	四肢发冷，需加衣被	全身发冷，增加衣被仍不能完全缓解
腰膝酸软	腰膝酸软轻微，不影响工作生活	腰膝酸软较重，对工作略有影响	腰膝酸软重，影响工作生活，难以坚持
自汗	平素皮肤微润，稍动则更甚	平素皮肤潮湿，稍动则汗出	平素即汗出，动则汗出如水渍状
不寐	睡眠时常觉醒或睡而不稳，晨醒过早，但不影响工作	睡眠不足 4 小时，但尚能坚持工作	彻夜不眠，难以坚持工作
脘腹胀	进食后脘胀	进食后脘胀、腹胀	持续脘胀、腹胀或伴胸闷
头身困重	头身欠清爽	头身沉重，懒活动	头身沉重，嗜卧
浮肿	晨起颜面浮肿	下肢持续肿	四肢持续肿胀
大便不爽	大便黏滞	大便黏滞，排之不尽	大便黏滞，需连续两次排便
大便干燥	排便硬而费力	大便硬结，2~3 天一行	大便硬结，3 天以上一行
小便频多	尿量 2~2.5L/天	尿量 2.5~3L/天	尿量一日 3L 以上
夜尿频多	1~2 次/月	3~4 次/月	一夜小便 4 次以上

八、本共识制定专家组成员及起草单位

共识专家组组长：庞国明　刘中勇　王秀阁　高怀林
共识专家组副组长（按姓氏笔画排序）：
　　　　王　瑛　王体敬　冯志海　李征锋　杨长领　何　刚
　　　　陆素琴
共识专家组成员（按姓氏笔画排序）：
　　　　王小青　田方方　田忠于　史素琴　代珍珍　白富彬
　　　　刘宏飞　朱　珩　任　彬　刘　娜　汤刚义　严东标

九、参考文献

[1] Ledet T，Neubauer B，Christensen NJ，et al. Diabetic cardiopathy[J]. Diabetologia，1979，16（4）：207-209.

[2] 秦序芳，王德全. 糖尿病性心脏病的诊断[J]. 山东医药，2000，40（5）：40-41.

[3] Grundy SM. Pre-diabetes，metabolic syndrome，and cardiovascular risk[J]. J Am Coll Cardiol，2012，59（7）：635-643.

[4] Liu S，Wang W，Zhang J，et al. Prevalence of diabetes and impaired fasting glucose in Chinese adults. China National Nutrition and Health Survey，2011；8（8）：104-137.

[5] Fowlkes V，Clark J，Fix C，et al. Type II diabetes promotes a myofibroblast phenotype in cardiac fibroblasts[J]. Life Sci，2013，92（11）：669-676.

[6] Papa G，Degano C，Iurato MP，et al. Macrovascular complication phenotypes in type 2 diabetic patients[J]. Cardiovasc Diabetol，2013，12：20.

[7] 胡东鹏，倪青. 著名中医学家林兰教授学术经验系列之七巧定病性明标本中西合参论治疗——辨治糖尿病心脏病的经验[J]. 辽宁中医杂志，2000（7）：289-291.

[8] 李小粤，李赛美. 糖尿病性心脏病的中西医研究进展[J]. 中国中西医结合杂志，2001（2）：153-156.

[9] 胡芳，沈金峰，刘中勇. 刘中勇治疗冠心病经验总结[J]. 中国中医基础医学杂志，2019，25（12）：1749-1750，1753.

[10] 骆始华，李易，赵丽娟，等. 冠心病临界病变患者的中医证候分布规律[J]. 中国实验方剂学杂志，2020，26（9）：53-57.

[11] 徐飞，刘中勇. 刘中勇治疗冠心病心绞痛经验[J]. 江西中医药，2019，50（12）：26-27.

[12] 康骏，刘中勇. 疏肝化浊法治疗冠心病稳定型心绞痛的理论探讨[J]. 江西中医药，2019，50（11）：15-16.

[13] 胡芳，沈金峰，邓鹏，等. 基于中医的"浊"与核因子-κB探讨动脉粥样硬化的病机[J]. 中华中医药学刊，2019，37（10）：2421-2423.

[14] 谢鹏. 国医大师伍炳彩治疗胸痹心痛的学术思想及临床经验探究[D]. 江西中医药大学，2019.

[15] 袁媛，徐飞，曾建斌. 伍炳彩教授治疗心衰验案举隅[J]. 中国民族民间医药，2018，27（24）：101-102.

[16] 蒋承利，曾建斌，万蝉俊. 伍炳彩治疗心力衰竭经验[J]. 江西中医药，2014，45（10）：17-18.

[17] 曾建斌，魏明全，姜镜清，等. 伍炳彩治疗心悸临床经验[J]. 江西中医药，2012，43（12）：11-12.

[18] 董进鹏，赖俊宇，伍建光. 伍炳彩治疗胸痹验案 5 则[J]. 江西中医药，2012，43（3）：14-15.

[19] 聂志敏，刘中勇，于长振. 益气活血通脉颗粒治疗稳定型心绞痛临床疗效观察[J]. 中医临床研究，2019，11（6）：36-38.

[20] 何美娟，刘中勇. 疏肝健脾调脂颗粒治疗心血管临床医案[J]. 中西医结合心血管病电子杂志，2018，6（32）：158-159.

[21] 秦婉玲. 谈谈从痰瘀论治冠心病[C]. 中国中西医结合学会. 2017 年第五次世界中西医结合大会论文摘要集（下册）. 中国中西医结合学会：中国中西医结合学会，2017：701-702.

[22] 胡芳，沈金峰，刘中勇. 基于"扶阳学说"探讨慢性心衰病因病机[J]. 辽宁中医药大学学报，2019，21（9）：168-170.

[23] 范乐，张燕，魏子孝. 魏子孝治疗糖尿病合并心脏病经验总结[J]. 世界中西医结合杂志，2017，12（11）：1502-1504，1508.

[24] 尹旭斌. 辨证治疗糖尿病性心脏病体会[J]. 实用中医药杂志，2002（5）：39.

[25] 薛军，陈镜合. 糖尿病性心脏病的中医病机浅探[J]. 中医杂志，2002（4）：248-249，274.

[26] 王青，刘彦汶，于晓彤. 仝小林治疗糖尿病性心脏病经验[J]. 辽宁中医杂志，2019，46（6）：1164-1166.

第八章

糖尿病肠病中医临床诊疗专家共识

一、概　述

糖尿病肠病（diabetic enteropathy）是因糖尿病，或糖尿病久治不愈，引起顽固性、无痛性腹泻或便秘，有部分患者表现为腹泻与便秘交替出现的病症。临床可分为便秘期和腹泻期。糖尿病肠病的发病率为糖尿病患者的 15%～20%，以糖尿病合并神经病变患者居多。目前糖尿病肠病的发病机制尚不清楚，可能与糖尿病患者内脏自主神经功能失调引起的肠道功能障碍有关。糖尿病肠病的临床表现主要为顽固性、间歇性、无痛性腹泻，呈稀便或水样便，每天少则 3～5 次，多则 20 余次；部分患者表现为便秘，或便秘与腹泻交替出现。

糖尿病肠病属中医"泄泻""便秘"及"消渴肠病"范畴。糖尿病患者出现上述症状均可归属于本病范畴[1-2]。

二、病　因　病　机

（一）糖尿病性泄泻

属中医"消渴""泄泻"范畴。因消渴日久，损伤脾气，加之饮食不节、情绪失调及寒邪侵等所致，脾气受损，脾之运化失职，导致腹泻[1]。

1. 饮食所伤　脾为仓廪之官，胃为水谷之府，故饮食不当常可导致泄泻。凡饱食过量，宿滞内停；或过食肥甘，呆胃滞脾，湿热内蕴；或恣啖生冷，寒食交阻；或误食馊腐不洁之物，伤及肠胃，均可致脾胃运化失健，传导失职，升降失调，水谷停为湿滞而发生泄泻。《景岳全书·泄泻》曰："若饮食失节，起居不时，以致脾胃受伤，则水反为湿，谷反为滞，精华之气不能输化，乃至合污下降而泄痢作矣。"

2. 情志失调　郁怒伤肝，肝失疏泄，木横乘土，脾胃受制，运化失常，或忧思气结，脾运塞滞，均致水谷不归正化，下趋肠道而为泻。若素体脾虚湿盛，运化不力，复因情志刺激、精神紧张或于怒进食者，均可致土虚木乘，肝脾失调，更易形成泄泻。《景岳全书·泄泻》云

"凡遇怒气便作泄泻者，必先以怒时挟食，致伤脾胃，故但有所犯，即随触而发；此肝脾二脏之病也。盖以肝木克土，脾气受伤而然。"

3. 脾胃虚弱　脾主运化，胃主受纳，若因长期饮食失调，劳倦内伤，久病缠绵，均可导致脾胃虚弱，中阳不健，运化无权，不能受纳水谷和运化精微，清气下陷，水谷糟粕混夹而下，遂成泄泻。

4. 肾阳虚衰　久病之后，肾阳损伤，或年老体衰，阳气不足，命门火衰，不能助脾腐熟水谷，水谷不化，而为泄泻。《景岳全书·泄泻》指出："肾为胃关，开窍于二阴，所以二便之开闭，皆肾脏之所主，今肾中阳气不足，则命门火衰，而阴寒独盛，故于子丑五更之后，阳气未复，阴气盛极之时，即令人洞泄不止也。"

（二）糖尿病性便秘

属于中医学"消渴""便秘"范畴。饮食入胃，经过脾胃运化其精微，吸收其精华后，所剩糟粕由大肠传送而出，成为大便。正如《素问·灵兰秘典论》曰："水谷者常并居于胃中，成糟粕而俱下于大肠。""大肠者，传导之官，变化出焉。"如果胃肠功能正常，则大便畅通，不致发生便秘。若胃肠受病，或因燥热内结，或因气滞不行，或因气虚传送无力，血虚肠道干涩，以及阴寒凝结等，均可导致便秘。

1. 肠胃积热　素体阳盛，或热病之后，余热留恋，或肺热肺燥，下移大肠，或过食醇酒厚味，或过食辛辣，或过服热药，均可致肠胃积热，耗伤津液，肠道干涩失润，粪质干燥，难于排出，形成所谓"热秘"。如《景岳全书·秘结》曰："阳结证，必因邪火有余，以致津液干燥。"

2. 气机郁滞　忧愁思虑，脾伤气结；或抑郁恼怒，肝郁气滞；或久坐少动，气机不利，均可导致腑气郁滞，通降失常，传导失职，糟粕内停，不得下行，或欲便不出，或出而不畅，或大便干结而成气秘。如《金匮翼·便秘》曰："气秘者，气内滞而物不行也。"

3. 阴寒积滞　恣食生冷，凝滞胃肠；或外感寒邪，直中肠胃；或过服寒凉，阴寒内结，均可导致阴寒内盛，凝滞胃肠，传导失常，糟粕不行，而成冷秘。如《金匮翼·便秘》曰："冷秘者，寒冷之气，横于肠胃，凝阴固结，阳气不行，津液不通。"

4. 气虚阳衰　饮食劳倦，脾胃受损；或素体虚弱，阳气不足；或年老体弱，气虚阳衰；或久病产后，正气未复；或过食生冷，损伤阳气；或苦寒攻伐，伤阳耗气，均可导致气虚阳衰，气虚则大肠传导无力，阳虚则肠道失于温煦，阴寒内结，便下无力，使排便时间延长，形成便秘。如《景岳全书·秘结》曰："凡下焦阳虚，则阳气不行，阳气不行则不能传送，而阴凝于下，此阳虚而阴结也。"

5. 阴亏血少　素体阴虚，津亏血少；或病后产后，阴血虚少；或失血夺汗，伤津亡血；或年高体弱，阴血亏虚；或过食辛香燥热，损耗阴血，均可导致阴亏血少，血虚则大肠不荣，阴亏则大肠干涩，肠道失润，大便干结，便下困难，而成便秘。如《医宗必读·大便不通》说："更有老年津液干枯，妇人产后亡血，及发汗利小便，病后血气未复，皆能秘结。"

三、临 床 诊 断

（一）中医诊断[1]

1. 病史　有消渴病，或消渴病久治不愈病史。

2. 临床分期和主要症状

（1）泄泻期：顽固性腹泻、腹泻后上腹胀满、厌食、恶心、腹泻与便秘交替出现等。

（2）便秘期：排便间隔时间超过自己的习惯＞1d，或两次排便时间间隔＞3d，大便粪质干结，排出艰难，或欲大便而艰涩不畅，常伴腹胀、腹痛、口臭、纳差及神疲乏力、头眩心悸等。

（二）西医诊断[2]

1. 病史　有糖尿病，或糖尿病久治不愈病史。

2. 临床特点

（1）泄泻期：腹泻，无黏液脓血便，腹泻前可有痉挛性腹痛伴肠鸣增多，排便后症状可好转，便常规及培养无炎性成分及细菌生长。

（2）便秘期：排便费力，想排而排不出大便，干球状便或硬便，排便不尽感，病程≥6个月；排便次数＜3次/周，排便量＜35g/d或＞25%时间有排便费力；全胃肠道或结肠传输时间延长。

3. 主要体征

（1）泄泻期：上腹部轻压痛，消瘦，震动觉、压力觉、痛觉、温度觉（小纤维和大纤维介导）的减弱或缺失等。

（2）便秘期：下腹部轻压痛，震动觉、压力觉、痛觉、温度觉（小纤维和大纤维介导）的减弱或缺失等。

4. 辅助检查　立卧位血压，纤维结肠镜检查，肝胆脾胰彩超，神经传导速度检查等。

四、临 床 治 疗

（一）提高临床疗效要点

1. 脾失健运是关键　消渴肠病现代医家认为脏腑虚损是本病的根本，消渴日久，脏腑功能亏虚，饮食、情志及劳欲损伤等加重脾、胃、肾等脏腑的损伤，使脾胃虚弱，久则气阴两虚，或中焦虚寒，脾病及肾，以致肾阳虚衰。《素问·经脉别论》云："饮入于胃，游溢精气，上输于脾，脾气散精，上归于肺，通调水道，下输膀胱。水精四布，五经并行。"《兰室秘藏·大便燥结门》曰："若饥饱失节，劳役过度，损伤胃气，及食辛热厚味之物，而助火邪，伏于血中，耗散真阴，津液亏少，故大便秘结。"《景岳全书·泄泻》曰："泄泻之本，无不由于脾胃。"消渴肠病不管是泄泻，还是便秘，其病机关键都是脾失健运所致。脾失健运，水湿内停，肠分清别浊无力，故泄泻而作；脾失健运，动力不足，肠传化糟粕无力，故而便秘。因此在治疗上，在祛除病因的同时，都应抓住脾失健运这一共同病机，助其运，复其能。

2. 辨证论治是要点

（1）辨因论治：消渴肠病尽管病机是脾失健运，但病因各有不同。内因：如素体禀赋不足、饮食劳倦、久病致虚或情志内伤使然。外因：感受六淫之邪。故在治疗时应清晰地辨析病因，如饮食不节诱发则加健脾消食之品，情志内伤诱发则加理气疏肝之品等，祛除病因，恢复脾胃健运功能。

（2）急则治其标，缓则治其本：消渴肠病以消渴久病为基，加之情绪失调、饮食不节、六淫侵袭等致病因素而突发致病，出现急性泄泻或便秘，遵循中医"急则治其标，缓则治其本"的原则，急性期以通便或止泻为主，兼调补四脏，缓解期调补四脏气血阴阳，兼通便或止泻。

（3）标本同治：消渴肠病以虚实夹杂，本虚标实为主，四脏虚损为根本，常见肺脾气虚、脾胃虚寒、脾肾阳虚、肝胃阴虚，痰、热、郁、瘀为标实。肺气虚可见平素易感冒，恶风，不欲饮食，腹泻或便秘等；脾胃虚寒可见完谷不化，腹部冷痛，得温则减，腹胀，腹泻等；脾肾阳虚可见五更泻、顽固泻，恶寒，腹胀，腰膝酸冷，阳痿不孕等；肝胃阴虚可见急躁易怒，消谷善饥，便秘等；夹痰可见肥胖，喉中有痰，流涎，舌体胖大有齿痕，舌苔白腻；夹热可见口舌生疮，五心烦热，消谷善饥，便秘，舌红等；夹郁可见情绪抑郁，不思饮食等症；夹瘀可见皮肤干燥黧黑，口干欲饮，饮不解渴，舌紫暗，有瘀斑等；治疗上在调补肺脾，温补脾胃，温补脾肾等补虚的同时兼祛痰、清热、理郁、化瘀等。

（4）四脏同调：消渴肠病病位在胃肠，累及肺、肝、脾、肾。便秘以胃、大肠为主，兼见肺、胃、肾、大肠；泄泻以脾、肾为主，兼见肺、脾、胃、肾，治疗上便秘应以通为主，调理胃肠，泄泻应以补为主，调补脾肾，同时兼补肺、疏肝。

（5）分期论治：消渴肠病早期以热盛津亏致便秘为常见；中期可见肺脾虚弱或肝脾失调或瘀血阻滞，临床可有便秘，亦可见泄泻，亦有便秘与泄泻交替出现者；晚期常可发展为脾肾阳虚，其中以泄泻较为常见，常为五更泄、洞泄，部分患者仍表现为便秘。因此在治疗上既应分便秘、泄泻，也应分早中晚三期论治，早期以养阴清热为主，中期以调补肺脾、调和肝脾、活血化瘀为主，晚期以温补脾肾为主。

（6）辨证论治：腹泻分肝脾不和证、脾胃虚弱证、脾肾阳虚证，分别用痛泻要方、参苓白术散、四神丸合附子理中汤加减治疗；便秘分气虚便秘、阳虚便秘、阴虚便秘、胃肠积热证，分别采用补中益气汤、济川煎、增液承气汤、麻子仁丸加减治疗。

（7）从虚、瘀论治：消渴肠病以消渴久病为基础，以五脏虚损为主，久病入络，气阴两伤，肺脾气虚，大肠传导无力，气虚血瘀，阴津不足，肠道失润以致便秘；病久脾肾阳虚，阳虚无以推动、温煦血液运行则见血瘀，瘀血阻滞，水谷精微输布失司，则见泄泻。因此治疗上可以补为主，气血阴阳，随证补之，久病可加用活血祛瘀之品。

3. 徐徐取效　务求久功　内科所言泄泻、便秘偏实，消渴泄泻、便秘与之不同，后者偏虚。消渴泄泻病机关键在脾失健运，恢复脾之运化功能不能毕其功为一役，要多措并举，如内服药、针灸、推拿、灌肠、外治法等，徐徐图功。

（二）治疗方法

1. 内治法[2-5]

1.1 泄泻期

肝脾不和证

主证：腹痛腹泻，大便溏薄，每日数次，或泄泻与便秘交替发作，多胸胁胀满疼痛，每因郁怒或情绪紧张时发作，舌淡苔薄，脉弦。

治则：抑肝扶脾，健脾止泻。

方药：痛泻要方加减：陈皮6g、白术9g、白芍6g、防风3g。

煎药方法：每日1剂，水煎分3次温服；或根据病情需要，每日2剂，分4次温服。药渣再煎，熏洗双足，内外同治，增强疗效。

方义分析：《医方考》说："泻责之脾，痛责之肝；肝责之实，脾责之虚，脾虚肝实，故令痛泻。"其特点是泻必腹痛。治宜补脾抑肝，祛湿止泻。方中白术苦甘而温，补脾燥湿以治土虚，为君药。白芍酸寒，柔肝缓急止痛，与白术相配，于土中泻木，为臣药。陈皮辛苦而温，理气燥湿，醒脾和胃，为佐药。配伍少量防风，具升散之性，与术、芍相伍，辛能散肝郁，香能舒脾气，且有燥湿以助止泻之功，又为脾经引经之药，故兼具佐使之用。四药相合，可以补脾胜湿而止泻，柔肝理气而止痛，使脾健肝柔，痛泻自止。

脾胃虚弱证

主证：大便溏泻，脘腹胀满，食少纳呆，稍进油腻食物，大便次数明显增多，面色萎黄，倦怠乏力，舌淡苔白，脉细弱。

治则：健脾益胃。

方药：参苓白术散加减：白扁豆12g、白术15g、茯苓15g、炙甘草6g、桔梗6g、莲子9g、人参15g、砂仁6g、山药15g、薏苡仁9g。

煎药方法：每日1剂，水煎分3次温服；或根据病情需要，每日2剂，分4次温服。药渣再煎，熏洗双足，内外同治，增强疗效。

方义分析：《素问·脏气法时论》曰："脾胃者，虚则腹满，肠鸣，飧泄食不化。"患者素体脾弱，或饮食劳倦，或过用苦寒阴柔之品，损伤脾胃，运化失职，则谷气下泄。方中以人参、白术、茯苓、炙甘草四君子汤益气健脾、渗湿止泻，山药、扁豆、砂仁、薏苡仁则健脾渗湿止泻，甘草调和诸药。若脾阳虚衰，阴寒内盛，伴见腹中冷痛，手足不温者，宜用附子理中丸加吴茱萸、肉桂温中散寒止泻。若久泻不止，中气下陷，伴见滑脱不禁，大便溏黏者，舌苔厚腻难化，或食已即泻者，应于健脾止泻药中加入升阳化湿的药物，原方酌加防风、羌活、苍术、厚朴，或改用升阳益胃汤加减。若大便泻下呈黄褐色，为内夹湿热，可于原方中加黄连、厚朴、地锦草等清热除湿。

脾肾阳虚证

主证：顽固性腹泻，便质清稀，多在黎明之前，脐腹作痛，继则肠鸣而泻，完谷不化，泻后则安，伴形寒肢冷，腰膝酸软，舌淡苔白，脉沉细。

治则：温肾健脾，固涩止泻。

方药：四神丸合附子理中汤加减：肉豆蔻（煨）6g、补骨脂（盐炒）12g、五味子（醋制）

6g、吴茱萸（制）3g、大枣 3 枚、生姜 3 片、附子（炮）9g、人参 9g、干姜（炮）9g、炙甘草 6g、白术 9g。

煎药方法：每日 1 剂，水煎分 3 次温服；或根据病情需要，每日 2 剂，分 4 次温服。药渣再煎，熏洗双足，内外同治，增强疗效。

方义分析：消渴日久，阴损及阳，脾肾俱伤，肾阳虚衰不能温煦脾胃，或治疗中过量使用苦寒降火、滋阴滑肠的药物，损伤脾肾之阳。《景岳全书·泄泻》云："肾为胃关，开窍于二阴，所以二便之开闭，皆肾脏之所主，今肾中阳气不足，则命门火衰……阴气盛极之时，则令人洞泄不止也。"提示腹泻的发生与脾、肾关系密切，消渴病久，损伤正气，气阴两虚，肾元不固，肾失摄纳，加之脾气虚弱，运化失常，水谷不化精微，清浊不分，遂成泄泻，故治以温肾健脾。附子理中汤之人参、白术、甘草，能固中州，补脾胃气；干姜、附子守中，温中祛寒，扶阳抑阴，诸药合用，是以谷入于阴，长气于阳，上输华盖，下摄州都，五脏六腑皆以受气矣。合用四神丸加味，以温肾暖脾、固肠止泻。张锡纯谓："用补骨脂以补命门，吴茱萸以补肝胆，此培火之基也。然泻者关乎下焦，实又关乎中焦，故又用肉豆蔻之辛温者，以暖补脾胃，且其味辛而涩，协同无味之酸收者，又有固涩大肠，摄下焦气化。"清·曹仁伯《继志堂医案·内伤杂病门》说："精生于谷，肾之精气皆赖谷食以生之，而谷食之化，又赖脾土以运之。"两方合用，体现了补肾当从脾胃求之。

1.2　便秘期

气虚便秘证

主证：大便燥结或软，数日不行，虽有便意，难于解下，挣则汗出气短，便后乏力，肢倦懒言，腹不胀痛，或有肛门脱垂，舌淡嫩苔薄白，脉虚弱。

治则：益气润肠通便。

方药：补中益气汤加减：黄芪 15g、人参（党参）15g、白术 10g、炙甘草 9g、当归 10g、陈皮 6g、升麻 6g、柴胡 6g。

煎药方法：每日 1 剂，水煎分 3 次温服；或根据病情需要，每日 2 剂，分 4 次温服。药渣再煎，熏洗双足，内外同治，增强疗效。

方义分析：素体脾弱，或饮食劳倦伤脾，或消渴日久，阴损及气，肺脾气虚推动无力，可导致便秘。气虚不能固表则汗出，短气。此时单用滋阴之品更碍气机；若妄用硝黄峻攻之品，则更伤正气，加重便秘。《素问·至真要大论》云"损者益之""劳者温之"。本方重用黄芪，补脾肺气，配党参、白术以补气健脾，促进大肠传导；血为气之母，气虚日久，营血亏虚，当归养血和血，协黄芪、党参以补气养血；陈皮理气和胃，是诸药补而不滞；升麻、柴胡升阳引气上行；炙甘草调和诸药。气虚甚至可予生脉散以补肺益气养阴；纳呆乏力者可加炒麦芽，砂仁等以消食和胃。

阳虚便秘证

主证：大便干或不干，排出困难，小便清长，面色㿠白，四肢不温，腹中冷痛，腰膝酸冷；舌淡苔白，脉沉迟。

治则：温阳通便。

方药：济川煎加减：当归 15g、牛膝 6g、肉苁蓉 9g、泽泻 5g、升麻 3g、枳壳 3g。

煎药方法：每日 1 剂，水煎分 3 次温服；或根据病情需要，每日 2 剂，分 4 次温服。药渣再煎，熏洗双足，内外同治，增强疗效。

方义分析：消渴日久，阴损及阳，以致阴阳俱虚。《景岳全书》，认为："凡病涉虚损而大便秘结不通，则硝、黄攻击等剂不可用。若势有不得不通者，宜此主之，此用通于补之剂也。"《素问·至真要大论》："大便难……其本在肾。"《医学正传·秘结》："肾主五液，故肾实则津液足，而大便滋润，肾虚则津液竭而大便燥结。"《杂病源流犀烛》："肾主五液。津液盛，则大便调和。"由此可见补益肾精在治疗本病中有重要意义。故方中肉苁蓉温肾益精、暖腰润肠为主药；配伍当归养血和血、润肠通便，牛膝补肾壮腰，引药下行；枳壳下气宽肠而助通便，升麻以升清阳，泽泻甘淡泄浊又补肾虚，配合枳壳降浊阴而通便；兼加党参以益气补血；天花粉味甘酸能生津，止渴除烦；麻仁滋润滑肠。诸药配伍，共奏温肾壮药，润肠通便之功效。

阴虚便秘证

主证：大便干结，形体消瘦，头晕耳鸣，盗汗、颧红，失眠多梦，舌红少苔，脉细数。

治则：滋阴润燥，润肠通便。

方药：增液承气汤加减：玄参30g、麦冬20g、细生地20g、大黄9g、芒硝5g。

煎药方法：每日1剂，水煎分3次温服；或根据病情需要，每日2剂，分4次温服。药渣再煎，熏洗双足，内外同治，增强疗效。

方义分析：《温病条辨》"津液不足，无水舟停"之证方中重用玄参为君，滋阴泻热通便，麦冬、生地为臣，滋阴生津，君臣相合，即增液汤，功能滋阴清热，增液通便；大黄、芒硝泻热通便、软坚润燥。

胃肠积热证

主证：大便干结，腹胀腹痛，面红身热，口干口臭，心烦不安，小便短赤，舌红苔黄、脉滑数。

治则：泻热导滞，润肠通便。

方药：麻子仁丸加减：火麻仁（麻子仁）20g、芍药9g、枳实9g、大黄12g、厚朴9g、杏仁10g。

煎药方法：每日1剂，水煎分3次温服；或根据病情需要，每日2剂，分4次温服。药渣再煎，熏洗双足，内外同治，增强疗效。

方义分析：本症因胃有燥热，脾津不足所致。《伤寒论》称之为"脾约"。成无己说："约者，约结之约，又约束也。经曰：脾主为胃行其津液者也，今胃强脾弱，约束津液不得四布，但输膀胱，致小便数而大便硬，故曰其脾为约。"《伤寒明理论》根据"燥者润之""留者攻之"的原则，故当润肠泻实，宜润肠药与泻下药同用。方中麻子仁性味甘平，质润多脂，功能润肠通便，是为君药。杏仁上肃肺气，下润大肠；白芍养血敛阴，缓急止痛为臣。大黄、枳实、厚朴即小承气汤，以轻下热结，除胃肠燥热为佐。蜂蜜甘缓，既助麻子仁润肠通便，又可缓和小承气汤攻下之力，以为佐使。综观本方，虽用小承气以泻下泻热通便，而大黄、厚朴用量仅从轻减，更取质润多脂之麻仁、杏仁、芍药、白蜜等，一则益阴增液以润肠通便，使腑气通，津液行，二则甘润减缓小承气攻下之力。本方具有下不伤正、润而不腻、攻润相合的特点，以达润肠、通便、缓下之功，使燥热去，阴液复，而大便自调。

1.3　辨证施治，专证专药[6]

参苓白术丸

组成：党参、茯苓、白术（麸炒）、山药、扁豆、莲子、薏苡仁、砂仁、桔梗、甘草、陈皮。

功能：补气健脾，调中止泻。

适应证：糖尿病肠病泄泻期属脾胃虚弱证，症见：食欲不振，脘腹胀满，大便溏泻，身体消瘦，四肢无力，精神疲倦等症。

用法：口服。1次6克，1日3次。

注意事项：泄泻兼有大便不通畅，肛门有下坠感者忌服。服本药时不宜同时服用藜芦、五灵脂、皂荚或其制剂。不宜喝茶和吃萝卜，以免影响药效。不宜和感冒类药同时服用。高血压、心脏病、肾脏病、糖尿病严重患者及孕妇应在医师指导下服用。本品宜饭前服用或进食时同时服。按照用法用量服用，小儿应在医师指导下服用。服药二周后症状未改善，应去医院就诊。对本品过敏者禁用，过敏体质者慎用。

人参健脾丸

组成：党参、白术（麸炒）、甘草、山药、莲子、白扁豆、木香、草豆蔻、陈皮、青皮、六神曲、谷芽、山楂、芡实、薏苡仁、当归、枳壳。

功能：健脾益气，和胃止泻。

适应证：糖尿病肠病泄泻期属脾胃虚弱证，症见：饮食不化、脘闷嘈杂、恶心呕吐、腹痛便溏、不思饮食、体弱倦怠。

用法：口服。1次20粒，1日2次。

注意事项：忌食不易消化食物。感冒发热患者不宜服用。高血压、心脏病、肝病、糖尿病、肾病等慢性病严重者应在医师指导下服用。儿童、孕妇、哺乳期妇女应在医师指导下服用。服药4周症状无缓解，应去医院就诊。对本品过敏者禁用，过敏体质者慎用。本品性状发生改变时禁止使用。儿童必须在成人监护下使用。请将本品放在儿童不能接触的地方。如正在使用其他药品，使用本品前请咨询医师或药师。服用前应除去蜡皮、塑料球壳；本品可嚼服，也可分份吞服。

六君子丸

组成：党参、茯苓、白术（麸炒）、甘草（蜜炙）、半夏（制）、陈皮、生姜、大枣。

功能：健脾止泻。

适应证：糖尿病肠病泄泻期属脾胃虚弱证，症见：脾胃虚弱，消化不良，腹痛便溏。

用法：口服。1次9克，1日2次。

注意事项：忌食生冷油腻不易消化食物，不适用于脾胃阴虚证，主要表现为口干、舌红少津、大便干的患者。小儿、年老体弱者应在医师指导下服用。对本品过敏者禁用，过敏体质者慎用，性状发生改变时禁止使用，如正在使用其他药品，使用本品前请咨询医师或药师。

附子理中丸

组成：附子、党参、白术、干姜、甘草。

功能：温中健脾。

适应证：糖尿病肠病泄泻期属脾胃虚寒证，症见：脾胃虚寒，脘腹冷痛，呕吐泄泻，手足不温等病症。

用法：口服。1次6克，1日2~3次。

注意事项：忌不易消化食物。感冒发热患者不宜服用。有高血压、心脏病、肝病、糖尿病、肾病等慢性病严重者应在医师指导下服用。孕妇慎用，哺乳期妇女、儿童应在医师指导下服用。吐泻严重者应及时去医院就诊。严格按用法用量服用，本品不宜长期服用。服药2周症状无缓解，应去医院就诊。对本品过敏者禁用，过敏体质者慎用。本品性状发生改变时禁止使用。儿童必须在成人监护下使用。请将本品放在儿童不能接触的地方。如正在使用其他药品，使用本品前请咨询医师或药师。

补脾益肠丸

组成：黄芪、党参、砂仁、白芍、当归、白术、肉桂、延胡索、荔枝核、干姜、甘草、防风、木香、补骨脂、赤石脂。

功能：补中益气，健脾和胃，涩肠止泻，止痛止血，生肌消肿。

适应证：糖尿病肠病泄泻期属脾胃气虚，清阳不升，中气虚陷证，症见：腹泻腹痛、腹胀、肠鸣；气血不和之黏液血便；或脾阳不足，冷积便秘等。

用法：口服。1次6克，1日3次。

注意事项：服药期间忌食生冷、辛辣油腻之物。感冒发热者慎用。服药三天症状未改善，或症状加重，或出现新的症状者，应立即停药并去医院就诊。有慢性结肠炎、溃疡性结肠炎便脓血等慢性病史者，患泄泻后应在医师指导下使用。小儿用法用量，请咨询医师或药师。对本品过敏者禁用，过敏体质者慎用。本品性状发生改变时禁止使用。儿童必须在成人监护下使用。请将本品放在儿童不能接触的地方。如正在使用其他药品，使用本品前请咨询医师或药师。

加味香连丸

组成：木香、黄连、黄芩、黄柏、白芍、当归、厚朴、枳壳、槟榔、延胡索、吴茱萸、甘草。

功能：祛湿清热，化滞止痢。

适应证：糖尿病肠病泄泻期属湿热凝结证，症见：泄泻痢疾、身热烦渴、下痢臭秽、腹痛泄泻等。

用法：口服。1次6克，1日3次。

注意事项：孕妇慎用。忌食辛辣，油腻食物。按照用法用量服用，小儿及年老体虚者应在医师指导下服用。服药三天后症状未改善，应去医院就诊。对本品过敏者禁用，过敏体质者慎用。药品性状发生改变时禁止服用。儿童必须在成人的监护下使用。请将此药品放在儿童不能接触的地方。如正在服用其他药品，使用本品前请咨询医师或药师。

麻仁丸

组成：火麻仁、苦杏仁、大黄、枳实（炒）、厚朴、白芍。

功能：润肠通便。

适应证：糖尿病肠病便秘期属肠热津亏证，症见：大便干结难下、腹部胀满不舒，习惯性便秘见上述证候者。

用法：口服。1次6克，1日1~2次。

注意事项：饮食宜清淡，忌酒及辛辣食物。不宜在服药期间同时服用滋补性中药。有高血压、心脏病、肝病、糖尿病、肾病等慢性病严重者应在医师指导下服用。儿童、孕妇、哺乳期妇女、年老体弱者应在医师指导下服用。严格按用法用量服用，本品不宜长期服用。服药 3

天症状无缓解，应去医院就诊。对本品过敏者禁用，过敏体质者慎用。本品性状发生改变时禁止使用。儿童必须在成人监护下使用。请将本品放在儿童不能接触的地方。如正在使用其他药品，使用本品前请咨询医师或药师。

三黄片

组成：大黄、盐酸小檗碱、黄芩浸膏。

功能：清热解毒，泻火通便。

适应证：糖尿病肠病便秘期属三焦热盛证，症见：目赤肿痛、口鼻生疮、咽喉肿痛、牙龈肿痛、心烦口渴、尿黄便秘。

用法：口服。1次4片，1日2次。

注意事项：忌烟、酒及辛辣食物。不宜在服药期间同时服用滋补性中药。有高血压、心脏病、肝病、糖尿病、肾病等慢性病严重者应在医师指导下服用。服药后大便次数增多且不成形者，应酌情减量。本品含盐酸小檗碱。儿童、哺乳期妇女、年老体弱及脾虚便溏者应在医师指导下服用。服药3天症状无缓解，应去医院就诊。严格按用法用量服用，本品不宜长期服用。对本品过敏者禁用，过敏体质者慎用。本品性状发生改变时禁止使用。儿童必须在成人监护下使用。请将本品放在儿童不能接触的地方。如正在使用其他药品，使用本品前请咨询医师或药师。

黄连上清丸

组成：黄连、栀子（姜制）、连翘、蔓荆子（炒）、防风、荆芥穗、白芷、黄芩、菊花、薄荷、酒大黄、黄柏（酒炒）、桔梗、川芎、石膏、旋覆花、甘草。

功能：清热通便，散风止痛。

适应证：糖尿病肠病便秘期属上焦风热证，症见：头晕脑胀，牙龈肿痛，口舌生疮，咽喉红肿，耳痛耳鸣，暴发火眼，大便干燥，小便黄赤。

用法：口服。1次3～6克，1日2次。

注意事项：忌烟、酒及辛辣食物。不宜在服药期间同时服用滋补性中药。有高血压、心脏病、肝病、糖尿病、肾病等慢性病严重者应在医师指导下服用。服药后大便次数增多且不成形者，应酌情减量。孕妇慎用，儿童、哺乳期妇女，年老体弱者应在医师指导下服用。严格按用法用量服用，本品不宜长期服用。服药3天症状无缓解，应去医院就诊。对本品过敏者禁用，过敏体质者慎用。本品性状发生改变时禁止使用。儿童必须在成人监护下使用。请将本品放在儿童不能接触的地方。如正在使用其他药品，使用本品前请咨询医师或药师。

当归龙荟丸

组成：当归（酒炒）、龙胆（酒炒）、芦荟、青黛、栀子、黄连（酒炒）、黄芩（酒炒）、黄柏（盐炒）、大黄（酒炒）、木香、麝香。

功能：泻肝胆实火，通大便。

适应证：糖尿病肠病便秘期属肝胆火旺证，症见：头晕目眩，耳鸣耳聋，胁肋疼痛，脘腹胀痛，大便秘结。

用法：口服。1次6克，1日2次。

注意事项：忌烟、酒及辛辣食物。不宜在服药期间同时服用滋补性中药。有高血压、心脏病、肝病、糖尿病、肾病等慢性病严重者应在医师指导下服用。服药后大便次数增多且不成形者，应酌情减量。儿童、哺乳期妇女、年老体弱及脾虚便溏者应在医师指导下服用。

1.4 特色制剂

太平涩肠丸

组成：补骨脂、吴茱萸、肉豆蔻、五味子、石榴皮、葛根。

功能：温阳散寒，涩肠止泻。

适应证：糖尿病肠病泄泻期属阳虚泄泻证，症见：久泄不止，食少不化，形寒肢冷等。

用法：口服。1次6克，1日3次。

注意事项：无明显副作用。

来源：九江市中医医院院内制剂

太平导滞丸

组成：生白术、枳壳、黄精、玄参、大黄。

功能：益气养阴，行气通便。

适应证：糖尿病肠病便秘期属气阴两虚，腑实便秘证，症见：大便秘结，腹部胀满不舒，干结难下等。

用法：口服。1次6克，1日2次。

注意事项：无明显副作用。

来源：九江市中医医院院内制剂

2. 其他中医特色疗法[7]

2.1 针灸治疗

适应证：各种证型，依"盛则泻之，虚则补之，热则疾之，寒则留之，陷下则灸之"的基本理论原则，分型施治。

禁忌证：局部皮肤有破损者、晕针、体质虚弱者。

不良反应：晕针甚者晕厥。

应对措施：可采用针刺人中、合谷、十宣等穴位，促使苏醒。

脾胃虚弱证

处方：天枢、大肠俞、足三里、百会、气海。

操作方法：施捻转之补法。留针15到20分钟，每日1次，14日为1个疗程。

适应证：消渴肠病脾胃虚弱证。

注意事项：如患者出现晕针等不良反应，应立即停止进针，并重新评估是否继续治疗。患者出现过敏反应等不良事件，应终止治疗。

脾肾阳虚证

处方：天枢、大肠俞、足三里、关元、命门。

操作方法：施捻转之补法。留针15到20分钟，每日1次，14日为1个疗程。

适应证：消渴肠病脾肾阳虚证。

注意事项：如患者出现晕针等不良反应，应立即停止进针，并重新评估是否继续治疗。患者出现过敏反应等不良事件，应终止治疗。

肝脾不和证

处方：天枢、大肠俞、足三里、内关、太冲、公孙。

操作方法：施捻转平补平泻，出针后加灸。留针 15 到 20 分钟，每日 1 次，14 日为 1个疗程。

适应证：消渴肠病肝脾不和证。

注意事项：如患者出现晕针等不良反应，应立即停止进针，并重新评估是否继续治疗。患者出现过敏反应等不良事件，应终止治疗。

耳针

处方：脾、胃、大肠下端、三焦。

操作方法：用王不留行籽外压，以胶布固定，每日按压数次，隔 3 日 1 换，1 个月为 1 个疗程。可隔月 1 次，反复 3～5 个疗程。

适应证：消渴肠病。

注意事项：耳部皮肤破损或有皮肤疾患者禁用。

2.2　推拿治疗

三字经流派推拿法

脾胃虚弱：揉外劳宫、清补大肠、清补脾、平肝等。

脾肾阳虚：揉二马、揉外劳宫、清补脾、平肝等。

手法频率：150～200 次/分，每日操作 1 次。疗程 2 周。

2.3　拔罐治疗

以神阙穴为中心，包括两侧天枢穴的部位，用口径 6cm 的中型火罐拔罐，隔日 1 次。

取穴天枢、关元、足三里、上巨虚或大肠俞、小肠俞、足三里、下巨虚。按腧穴部位选择不同口径火罐，两组腧穴交替使用，隔日 1 次。疗程 2 周。

2.4　中药外用

（1）中药穴位贴敷　中药外敷神阙穴：五味子 50g，或五倍子 50g，研粉，醋调，贴神阙穴，7 天为 1 个疗程。如脾胃虚弱者，可用党参、茯苓、白术、吴茱萸，适量贴神阙穴；脾肾阳虚者，也可用丁香、肉桂末，适量贴神阙穴，可以温中散寒。

（2）中药熏蒸　可采用健脾中药汤剂直接或用仪器熏蒸足部。

（3）中药足疗　腹泻、腹痛、食少纳呆者，可采用健脾中药汤剂泡洗足部，可选足疗仪。

2.5　中药灌肠疗法

可辨证应用参苓白术散、乌梅丸等方剂，酌加地锦草、煅龙骨、煅牡蛎等，保留灌肠。

2.6　电磁波疗法

脾胃虚弱腹泻，脾肾阳虚腹泻可选用特定电磁波治疗仪治疗。

2.7　气功疗法

可根据病情选择丹田呼吸法，六字诀等。可配合中医心理治疗仪、中医音乐治疗仪和子午流注治疗仪。

五、护理调摄[8]

（1）饮食调护：规律适量是糖尿病的基本疗法，也有助于糖尿病肠病的缓解，指导患者合理膳食，适当限制每日的总热量和碳水化合物的量，以减轻胰岛 B 细胞的负担，纠正血糖过高，防止酮症酸中毒，针对患者的年龄、身高。体质量、劳动强度计算每日总热量然后代换为食物重量，多食新鲜蔬菜，适当增加优质蛋白质用量，降低脂质食物，可有效地防止低血糖、高脂血症的发生。食物纤维具有降血糖、降脂减肥、防止便秘的作用。因此糖尿病肠病的患者应多进食粗纤维丰富的食物。每日饮食中纤维素含量以不少于 40g 为宜，合并腹泻者不应机械地进食高纤维食品以免加重腹泻。

（2）运动指导：运动疗法的作用不容忽视，适当的运动能使物质代谢紊乱得到改善；使机体血糖水平明显降低，可根据患者的兴趣、习惯、年龄、体质，合理安排运动量及强度，选择适合自己的运动方式，运动宜在血糖、血压控制较好且无代谢紊乱时进行，尤其以餐后 1h 为宜，多采用散步、慢跑、太极拳等，一般从小运动量开始，以运动中不感到心慌气短为宜，防止剧烈运动。

（3）情志调摄：糖尿病病程长，合并肠病后思想负担重，不良的心理因素和情绪变化会引起内分泌功能失调，影响疾病控制，因此护士应加强患者心理疏导，增强其战胜疾病的信心。克服两种错误认识：一是害怕并发症，丧失生活信心；二是毫不在乎，没有深刻认识。护士应教会患者自我调节的方法，鼓励他们保持开朗的心境和稳定的情绪，培养广泛的兴趣爱好，以疏导其情绪，同时指导家属创造良好的生活氛围，多给予鼓励支持与安慰。心理活动与躯体疾病是相互联系的，情绪紧张可导致血糖升高，心理因素会加重糖尿病，而糖尿病又加重心理障碍。

（4）血糖检测：住院期间监测 5 点血糖（空腹、三餐后 2h 和睡前），使血糖得到良好控制。

六、预后转归

糖尿病肠病较少危及生命，早发现，积极治疗一般预后良好，但临床中误诊为急性肠炎或炎性肠病而大量使用抗生素的病例并不少见，若延误治疗可引起患者水电解质紊乱，长期反复发作导致患者吸收不良，营养状况差，导致酮症酸中毒或其他感染等并发症的发生，重者可危及生命，应当引起临床医生的重视。

七、疗效评价

（一）评价标准

症状判定标准参考《中药新药临床指导原则》和《中医证候疗效诊断标准》制定。
临床痊愈：腹泻或便秘症状消失或基本消失，证候积分减少≥90%。
显效：腹泻或便秘症状明显改善，证候积分减少≥70%。
有效：腹泻或便秘症状均有好转，证候积分减少≥30%。
无效：腹泻或便秘症状均无明显改善，甚或加重，证候积分减少＜30%。

注：计算公式（尼莫地平法）为：（治疗前积分-治疗后积分）/治疗前积分×100%。

（二）评价方法（表8-1、表8-2）

表8-1　泄泻期

症状	轻（2分）	中（4分）	重（6分）
腹泻	偶尔腹泻，<5次/d	经常腹泻，5～10次/d	经常腹泻，>10次/d
腹胀	轻度腹胀	腹胀明显，能忍受	明显腹胀，不能耐受
腹痛	轻度腹痛	中度腹痛，能忍受	重度腹痛，不能耐受

注：如无腹痛或腹胀计0分。

表8-2　便秘期

症状	轻（2分）	中（4分）	重（6分）
排便时间	<10min/次	10～15min/次	>15min/次
排便困难	偶尔	时有	经常
腹部不适	轻度	中度，能忍受	重度，不能耐受

注：如无腹痛或腹胀计0分。

八、本共识制定专家组成员及起草单位

共识专家组组长：庞国明　严东标　邹晓玲
共识专家组副组长（按姓氏笔画排序）：
　　　　　　王凯锋　周克飞　闻海军　梁立峰　虞成毕
共识专家组成员（按姓氏笔画排序）：
　　　　　　孔丽丽　叶钊　宁雪峰　刘玮　米佳　汤刚义
　　　　　　李蔚　李征锋　吴源陶　佟雪　陈丹丹　陈敬贤
　　　　　　林湘东　周开　郑文静　单培鑫　贾林梦　高昕
　　　　　　翟纪功
执笔人：严东标　庞国明　虞成毕　王凯锋
秘　书：邱悦　周文娣
组长单位：河南省开封市中医院、江西省九江市中医医院、湖南中医药大学第一附属医院
副组长单位（按首字笔画排序）：
　　　　　　江苏省泰州市中医院、湖北省英山县人民医院
起草单位（按首字笔画排序）：
　　　　　　长春中医药大学附属医院、甘肃省兰州市中医院、江西中医药大学附属医院、
　　　　　　江苏省泰州市中医院、江苏省镇江市中医院、河南省长垣中西医结合医院、浙
　　　　　　江省宁波市中医院、湖北省英山县人民医院

九、参 考 文 献

[1] 中华中医药学会. 糖尿病中医防治指南[J]. 中国糖尿病杂志，2007（8）：451.

[2] 廖二元. 内分泌代谢病学. 第3版[M]. 北京：人民卫生出版社，2014：5.

[3] 国家中医药管理局医政司. 24个专业104个病种中医诊疗方案[M]. 国家中医药管理局医政司：北京，2012：175.

[4] 仝小林. 糖尿病中医药临床循证实践指南[M]. 北京：科学出版社，2016.

[5] 田德禄. 中医内科学[M]. 北京：人民卫生出版社，2002：322.

[6] 中药新药临床指导原则[M]. 北京：中国医药科技出版社，2002.

[7] 庞国明，倪青. 糖尿病诊疗全书[M]. 北京：中国中医药出版社，2016：816-818.

[8] 解品菊. 糖尿病肠病的护理体会[J]. 中国医药指南，2012，10（17）：68-69.

第九章

糖尿病脑病中医临床诊疗专家共识

一、概　　述

糖尿病脑病（diabetic encephalopathy，DE）是由于糖尿病所导致的认知功能障碍和大脑的神经生理及结构改变，是由糖尿病发展而来的影响中枢神经系统的并发症。糖尿病患者在发展过程中可通过各种复杂因素引起中枢神经系统病变，这种使大脑在组织结构、神经生理学及认知功能等方面发生的病理改变被定义为糖尿病脑病。本文针对认知功能障碍进行阐述，若扩大范围，可伴有颤震等内容。

流行病学研究发现，近年来在糖尿病患者中出现认知功能障碍的发生率约为 40%，当然，随着对 DE 研究的进一步深入，这部分数据还需要进一步改进。一般情况下 1 型糖尿病患者多发生在青少年时期，大多数在不影响日常生活的前提下，往往会导致患者的联想记忆以及学习注意力的下降。相比较而言，2 型糖尿病患者在学习记忆和认知功能方面会下降得更明显，日常生活也会出现严重的影响，其中以中老年患者占大多数。

目前临床上没有 DE 诊断的统一标准，其发病机制也在探索之中，目前主要认为血糖的升高引起了糖脂代谢紊乱，易导致脑血管病变，血脑屏障通透性增加，许多大分子物质进入大脑，引起神经元的损害和凋亡；过高的血糖会与血液中蛋白质结合，形成晚期糖基化终末产物（AGE），而研究发现 AGE 会加速人体衰老，导致慢性退化的疾病发生；胰岛素抵抗也会导致高胰岛素血症，其可通过 β 淀粉样蛋白沉积、tau 蛋白磷酸化、氧化应激、炎症反应、突触可塑性等途径导致认知功能障碍发生，进而增加 DE 的发生风险[1]。

中医学认为，糖尿病脑病病机主要为消渴日久，脏腑虚弱，瘀阻脑络或因肾虚精亏以致浊毒内生，脑髓失养，故而病生。中医范畴里，本病属"消渴"合并"痴呆""健忘"的范畴。

二、病因病机

（一）病因

禀赋不足，脑髓失养；情志所伤，神明受扰；饮食失调；神机失用等为糖尿病脑病发生的主要原因。

1. 禀赋不足，脑髓失养 《灵枢·五变》云："五脏皆柔弱者，善病消瘅。"由于先天禀赋不足，引起消渴病的发生。李杲所著《兰室秘藏》记载消渴可出现"上下齿皆麻，舌根强硬，肿痛，四肢痿弱，喜怒善忘"。先天禀赋不足，致肾精亏虚，虚火内生，煎灼阴津，发为消渴。肾精不能上荣脑髓，则神明不清，产生呆证。

2. 情志所伤，神明受扰 所欲不遂，或郁怒伤肝，肝气郁结，郁而化火，消灼阴津，发为消渴。同时肝气乘脾，脾失健运，痰湿内生，得肝胆火升，上扰清窍，使神明被扰；或劳心竭虑，营谋强思，郁久化火，消灼胃津，耗伤心脾，心阴心血暗耗，脾虚则气血生化乏源，气血不足，脑失所养；或脾虚生痰，蒙蔽清窍；或惊恐伤肾，肾虚精亏，髓海失充，脑失所养，皆可导致神明失用。

3. 饮食失调，神机失用 长期过食肥甘、辛辣炙煿、醇酒厚味，损伤脾胃，致脾失健运，积热内蕴，化燥伤津，发为消渴。脾胃受损，运化失职，痰湿内生，蒙蔽清窍，神机失用；亦或气血生化乏源，不能上荣脑髓，脑失所养，神机失用。

（二）病机特点

糖尿病属于中医学"消渴"范畴，糖尿病脑病本为消渴衍变而来，故其病机总归为阴虚与燥热并存。《灵枢·五变》有言："五脏皆柔弱者，善病消瘅。"即言之脏腑柔弱，正气不足，易致消渴。《景岳全书》则云："消渴病，其为病从之肇端，皆膏粱肥甘之变，酒色劳伤之过，皆富贵人病之。"偏嗜、过饱、过食肥甘等饮食不节的不良生活习惯，致使中焦湿热蕴结，津液输布失司，郁而化热以致消渴。《临证指南医案·三消》中提到："心境愁郁，内火自燃，乃消症大病。"百病皆生于气，情志失调，脏腑经络之气升降失司，致使脏腑功能紊乱亦可引发消渴。《外台秘要·消渴消中》云："房劳过度，致令肾气虚耗故也。下焦生热，热则肾燥，肾燥则渴。"此则谓劳欲过度亦可引发消渴。以上皆为消渴病因病机，而糖尿病脑病则在此基础上并病而致，现将其发病机制具体阐述分析如下。

1. 消渴日久，脏腑柔弱 消渴病久，可发圆翳内障、雀目、耳聋、中风、水肿诸病，或因阴损及阳、阴阳两虚，或久病入络、血脉瘀滞，糖尿病脑病则是消渴伴善忘、痴呆等症。脑为元神之府，肾精化髓，精髓为充，病久过多耗散一身正气、先天之精，上焦心肺燥热，津液输布停缓，心阳化赤、心气推动作用消减，后天之脾胃亦因消渴阴虚燥热，中焦如沤之功用消减，后天无以充养，元神不足，亦或健忘，亦或喜笑不休，神机失用，正如《圣济总录》言："消渴日久，健忘怔忡。"《兰室秘藏》言："消渴久则，上下齿皆麻，舌根强硬，肿痛，四肢痿弱……喜怒善忘。"此则应补养脏腑经络之气，乃至一身之气，正所谓"正气存内，邪不可干"。

2. 糖尿病脑病亦生于气 《素问·举痛论》中曰："百病生于气也，怒则气上，喜则气缓，悲则气消，恐则气下，寒则气收，炅则气泄，惊则气乱，劳则气耗，思则气结。"张介宾对此评言："气之在人，和则为正气，不和则为邪气。凡表里虚实，逆顺缓急，无不因气而生，故百病皆生于气也。"气是推动人体生命活动的原动力，气病则人亦病，气机逆乱，升降聚散失和，龙虎回环不行，精、气、血、津液生成不足，代谢失常，无以化神，渐致髓减脑消，神机失用，则痴呆、善忘显现。《景岳全书·杂证谟》中提及："痴呆证，凡平素无痰，而或以郁结，或以不遂，或以思虑，或以疑惑，或以惊恐，而渐致痴呆，言辞颠倒，举动不经，或多汗，或善愁，其证则千奇万怪……气有不清而然。"气存人生，气散人消，七情本为人之正常神之映射，消渴日久，在六淫、饮食、体倦等诸多因素的共同作用下，七情内伤，气机失常，脑髓不充，渐致痴呆[2]。因此，重视气机的调理，补血、充津，肝升肺降，气足、气畅，邪气可渐消。

3. 肾气亏虚，精少智亏　《素问·上古天真论》曰："肾者主水，受五脏六腑之精而藏之。"肾藏一身之精、先天之精，精化气，气分元阴、元阳，肾主骨生髓，脑髓充，聪智而不忘。《医学心悟》言："肾主智，肾虚则智不足。"《辨证录·健忘门》："人有老年而健忘者，近事多不记忆，虽人述其前事，犹若茫然，此真健忘之极也。人以为心血之涸，谁知是肾水之竭乎？"心肾相交，水火既济，心脉通畅，心神清明，肾阴流畅，以滋养脏腑经络和形体诸窍。《医方集解·补养之剂》云："人之精与志皆藏于肾，肾精不足则肾气衰，不能上通于心，故迷惑善忘也。"乙癸同源，肾精与肝血互为补充，如若肝病及肾或是肾病及肝，也会导致糖尿病脑病的发生。《类证治裁·健忘》言："惟因病善忘者，或精血亏损，务培肝肾。"治宜补肾益精，髓足智生，由此可见肾和脑的功能尤为密切。

4. 浊毒内生，损伤脑络　自然界风、寒、燥、湿、火为正常气候现象，依据五行学说，病理情况下五脏可内生五邪，肝风内动，寒从中生，津亏血燥，脾虚湿困，火热内扰，进而脏腑经络功能异常，精、气、血、津液代谢失调，百病由生。肾气亏虚，痰湿、瘀血、浊毒互结是糖尿病脑病发生的基本病机，临床治疗应补肾填精、营养脑髓以治本，以求补益先天，并活血化瘀、祛痰化浊以治标，标本兼治，可改善糖尿病患者认知功能障碍。

三、临床诊断

（一）中医诊断

1. 病史　符合现代医学 2 型糖尿病（T2DM）的诊断标准，或有明确的 T2DM 病史，且平素有学习能力、理解能力、判断能力、语言表达能力等下降的临床表现。

2. 依据中医病名内涵与临床表现确定中医病名　"消渴"合并"痴呆""健忘"。

（1）"消渴"合并"痴呆"：轻者可见多饮、多食、多尿、消瘦伴寡言少语、反应迟钝、善忘者。重者可见多饮、多食、多尿、消瘦伴神情淡漠、终日不语、哭笑无常，分辨不清昼夜，外出不知归途，二便失禁，生活不能自理。

（2）"消渴"合并"健忘"：多饮、多食、多尿、消瘦伴记忆力减退者，日常生活能力无受累，无痴呆。

3. 临床特点　以多饮、多食、多尿、消瘦合并精神淡漠、善忘、反应迟钝、语言理解力下降等认知功能障碍为主要表现。

（二）西医诊断

糖尿病脑病的发病机制较为复杂，目前尚无明确的统一诊断标准。故需要排除其他原因导致的认知功能下降，并且与血管性痴呆、阿尔茨海默病鉴别。有明确糖尿病病史，除外脑血管病以及其他能够引起认知功能下降的疾病，并存在认知功能减退。

1. 病史 有 DM 家族史；或有口干、多饮、多食易饥、消瘦等表现。

2. 临床特点 学习能力、理解能力、判断能力、语言表达能力等下降，同时可伴有神情淡漠、目光呆滞、反应迟钝等，严重者日常生活不能自理，其中学习记忆障碍是糖尿病脑病的主要临床表现。

3. 体征 早期病情较轻，大多无明显体征，同时以获得性认知行为缺陷为特征。病情严重时出现急性并发症有失水等表现，病久则出现与大血管、微血管、周围或内脏神经、肌肉、骨关节等各种并发症相应的体征。

4. 辅助检查 临床上多采用问卷方式检查此类患者的认知功能。认知功能筛查工具需要有较高的灵敏度（Se）和特异度（Sp）。常用的检查量表有：①简易智能量表（MMSE）；②蒙特利尔认知评估量表（Mo CA）；③韦氏智能量表；④韦氏记忆量表。除以上量表外，还可通过神经影像学检查，如：脑 MRI 可检测脑结构变化、H-MRS 检测脑内代谢物变化、脑 PET-CT 检测 β 淀粉样蛋白，或通过神经电生理学检查。

四、临床治疗

（一）提高临床疗效要点提示

1. 精究临床悟病机，切中原委立法则 实践出智慧，这也是中医临床的要则，只有精究临床诊治，品过程、细节、疗效、经验、教训，才能逐步发现、悟透、把握其致病的关键、取效的原理。临床上也只有真正明晰"病证"的关键病因、病机，方能有的放矢、精准施治、合理用药。我们在总结前人及现代学者经验基础上，结合临床实际提出糖尿病脑病的病机特点为：消渴日久，脏腑柔弱；糖尿病脑病亦生于气；肾气亏虚，精少智亏；浊毒内生，损伤脑络。治当补养脏腑经络之气、调畅气机、补肾益精、活血化瘀、祛痰化浊。

2. 持续强化中医思维谨遵"三辨诊疗模式"[3] 在参照国医大师王琦院士"三辨诊疗模式"的基础上，我们结合临床实际，提出并构建了糖尿病脑病"三辨诊疗模式"，中医辨病与辨证、辨体三者有机结合，体现了基于临床思维、临床实践的以人为本、因人制宜、治病求本、辨体调治的特点，弥补了当前糖尿病脑病诊疗体系中"无症可辨"及群体中医施治的缺陷，也凸显个体化诊疗要素，拓展临床思维，丰富诊疗体系，更好地诠释"同病异治""异病同治"，体现治病求本，病、证与体质本质的有机结合。其要义有三：

（1）先行辨病诊断，确定中医病名。中医病名诊断当据其不同临床表现分别进行命名，如"消渴"合并"痴呆""消渴"合并"健忘"，发挥中医病名在指导辨证论治中的正确导向作用。

（2）次行辨证诊断，确立精准证型。通过上述对糖尿病脑病病因病机的创新性认识，应该识理明证、审证求因，尤其要"观其脉证，知犯何逆，随证治之"，认为糖尿病脑病是动态发展的。因此我们总结出来源于临床实践的六种证型，分别为气阴两虚证、肾阴亏虚证、肾阳亏虚证、肾虚血瘀证、心脾两虚证、痰湿阻窍证。

（3）临床无症可辨，再施精准辨体。对于无证可辨的糖尿病脑病患者，我们应遵"三辨诊疗模式"之"辨体调治"的学术思想，分别采用补气、护正、温阳、养阴、祛湿、清热的调糖法则。

3. 笃定守正中医信念活用纯中药"序贯三法"　在常年临床经验基础上，我们探索出了纯中药治疗糖尿病脑病"序贯三法"[4]，即正确运用辨证施治的专证专方汤剂、专病专药、专病专茶三法。依据辨证证型选择不同中药汤剂；依据血糖情况选择专病专药；依据体质情况选择专病专茶，根据不同血糖水平采用单行、二联、三联之"序贯三法"治疗方案。

4. 缓图其效，务求久功　在既往的临床工作中，很多患者对中医药降糖没有信心，我们临床中首先要与患者进行沟通，经患者同意后选用中医综合治疗，通过调整内脏功能以达到远期疗效，告知其不能急功近利。临证中我们在中医理论的指导下运用中医药综合治疗消渴病，以"整体观念"为指导原则，结合患者的症、舌、脉、纳眠及二便等情况，综合考虑分析，审证求因，辨病与辨证相结合，标本兼治。主要优势有因人施治，个体化治疗；改善症状快；方法多样，剂型多样，采用中成药、中药汤剂及药茶等，有利于提高患者依从性。

（二）治疗方法

1. 内治法

1.1　辨证论治，专证专方

消渴病脑病以消渴病为起源，消渴病日久不愈致脑髓清窍失养而发为脑病，其基本病因病机为消渴日久，耗气伤阴，气阴两虚，结合本病多为本虚标实、虚实错杂，故而临床辨证施治首当分辨虚实。虚证以肾精亏虚、髓海不足、心脾两虚为主，治当补肾填精、补精益髓、补养心脾等，实证以痰瘀为本，痰浊蒙窍或瘀血内停，治当化痰开窍、活血祛瘀。通过多年的临床实践总结，将消渴病脑病的辨证治疗分为以下几种证型：

气阴两虚证

主证：善忘，呆钝少言，乏力，气短，自汗，活动后加重，口干，口渴，五心烦热，舌淡苔白或舌红少苔，脉沉细或细数。

治则：益气养阴。

方药：生脉饮加减：人参 10g、麦门冬 10g、五味子 6g。

煎服方法：每日 1 剂，水煎分 2 次温服；或根据病情需要，每日 2 剂，分 4 次温服。药渣再煎，熏洗双足，内外同治，增强疗效。

方义分析：方中人参甘温，益元气，补肺气，生津液，故为君药。麦门冬甘寒养阴清热，润肺生津，故为臣药。人参、麦冬合用，则益气养阴之功益彰。五味子酸温，敛肺止汗，生津止渴，为佐药。三药合用，一补一润一敛，益气养阴，生津止渴，敛阴止汗，使气复津生，汗止阴存，气充脉复，故名"生脉"。共奏清热养阴之功，使热清津复，阴精合和，血糖渐趋平稳。

加减：方中人参性味甘温，若属阴虚热盛者，可换作西洋参；病情急危重者，全方用量宜加重。

髓海不足，肾阴不足证

主证：健忘，思想不集中，头晕目眩，耳鸣耳聋，时有五心烦热，腰膝酸软，舌淡红少苔，脉细。

治则：益精填髓，滋补肾阴。

方药：左归丸加减：熟地 24g、山药 12g、枸杞 12g、山茱萸 12g、川牛膝 9g、菟丝子 12g、鹿角胶 12g、龟胶 12g。

煎服方法：每日 1 剂，水煎分 3 次温服；或根据病情需要，每日 2 剂，分 4 次温服。药渣再煎，熏洗双足，内外同治，增强疗效。

方义分析：方中重用熟地黄滋肾益精；枸杞补肾益精、养肝明目；鹿龟二胶，为血肉有情之品，峻补精髓，其中龟板胶偏于补阴，鹿角胶偏于补阳，在补阴之中配伍补阳药，意在"阳中求阴"；菟丝子性平补肾，以上为补肾药组。山茱萸养肝滋肾、涩精敛汗；山药补脾益阴、滋肾固精；牛膝益肝肾、强筋骨，既补肾又兼补肝脾。

加减：乏力明显者，加用生黄芪，量宜大，60～80g；盗汗者加仙鹤草 60g。

髓海不足，肾阳亏虚证

主证：善忘，头晕耳鸣，倦怠思卧，毛发干枯，腰膝酸软，畏寒肢冷，舌淡苔白，脉沉细弱，两尺无力。

治则：温补肾阳，益精填髓。

方药：右归丸加减：熟地 20g、山药 20g、山茱萸 15g、菟丝子 12g、鹿角胶 12g、杜仲 12g、枸杞 12g、肉桂 10g、附子 6g。

煎服方法：每日 1 剂，水煎分 3 次温服；或根据病情需要，每日 2 剂，分 4 次温服。药渣再煎，熏洗双足，内外同治，增强疗效。

方义分析：方中以附子、肉桂、鹿角胶为君药，温补肾阳，填精补髓。臣以熟地黄、枸杞子、山茱萸、山药滋阴益肾，补脾养肝。辅以菟丝子益阴补阳，固精缩尿；杜仲补益肝肾，强筋壮骨；当归养血和血，助鹿角胶以补养精血。诸药配合，共奏温补肾阳，填精止遗之功。

加减：肾虚泄泻不止者，加肉豆蔻 12g，五味子 8g；阳虚滑精，大便溏薄者，加补骨脂 12g，覆盆子 12g。

肾虚血瘀证

主证：善忘，呆钝少言，智力减退，腰膝酸软，舌质暗红，苔白或少苔，脉细弱或细涩，两尺弱。

治则：补肾益精，活血化瘀。

方药：五子衍宗丸合桃红四物汤加减：枸杞子 15g、菟丝子 15g、五味子 10g、覆盆子 15g、车前子 10g、当归 15g、熟地 15g、川芎 12g、白芍 15g、桃仁 10g、红花 12g。

煎服方法：每日 1 剂，水煎分 3 次温服；或根据病情需要，每日 2 剂，分 4 次温服。药渣再煎，熏洗双足，内外同治，增强疗效。

方义分析：方中枸杞子、菟丝子补肾精，壮阳道；覆盆子养真阴，固精关；五味子补肾水，益肺气，止遗泄；车前子利小便，与上述四药相配，补中寓泻，补而不腻。诸药相配成方，共奏补肾益精之功。方中以强劲的破血之品桃仁、红花为主，力主活血化瘀；以甘温之熟地、当归滋阴补肝、养血调经；芍药养血和营，以增补血之力；川芎活血行气、调畅气血，以助活血之功。全方配伍得当，使瘀血祛、新血生、气机畅，化瘀生新是该方的显著特点。

加减：兼有气虚者，加党参 15g，黄芪 30g；血虚有寒者，加肉桂 6g，炮姜 4 片。

心脾两虚证

主证：心悸健忘，多梦易醒，头晕目眩，神疲乏力，纳谷无味，面色无华，舌淡苔薄，脉细弱。

治则：补养心脾。

方药：归脾汤加减：酸枣仁 15g、党参 12g、川芎 12g、黄芪 15g、山药 12g、白术 12g、熟地 10g、当归 15g、木香 6g、葛根 30g、茯神 12g、甘草 6g、远志 12g、龙眼肉 8g、天麻 15g、生姜 6g、大枣 3 枚。

煎服方法：每日 1 剂，水煎分 3 次温服；或根据病情需要，每日 2 剂，分 4 次温服。药渣再煎，熏洗双足，内外同治，增强疗效。

方义分析：方中以人参、黄芪、白术、甘草甘温之品补脾益气以生血，使气旺而血生；当归、龙眼肉甘温补血养心；茯神、酸枣仁、远志宁心安神；木香辛香而散，理气醒脾，与大量益气健脾药配伍，复中焦运化之功，又能防大量益气补血药滋腻碍胃，使补而不滞，滋而不腻；用法中姜、枣调和脾胃，以资化源。

加减：口干者，加石斛、玉竹；焦躁易怒，加夏枯草、栀子；心血缺乏者，加熟地、阿胶及白芍；肝郁胁痛者，加郁金、柴胡；腰膝酸软者，加山茱萸、山药及益智仁。

痰湿阻窍证

主证：情志抑郁，表情呆滞，健忘嗜睡，四肢倦怠，头重如裹，胸胁满闷，口流痰涎，舌淡，苔白厚腻。

治则：豁痰开窍。

方药：导痰汤加减：半夏、太子参、橘红各 20g、茯苓、枳实、泽兰各 15g、旱莲草、甘草各 10g。

煎服方法：每日 1 剂，水煎分 3 次温服；或根据病情需要，每日 2 剂，分 4 次温服。药渣再煎，熏洗双足，内外同治，增强疗效。

方义分析：本方为二陈汤加胆星、枳实，涤痰之力尤胜。方中胆星燥湿化痰、祛风散结；枳实下气行痰；半夏燥湿化痰；橘红为下气消痰药，加强豁痰顺气之力；茯苓渗湿；甘草和中。全方共奏燥湿化痰、行气开郁之功，气顺则痰自下，晕厥可除，痞胀得消。

加减：寒痰者，法半夏加量至 30g，再加胆南星 10g；燥痰者，加苦杏仁、瓜蒌各 10g；老痰者，加枳壳、芒硝各 10g；湿痰者，加苍术 10g；热痰者，加瓜蒌 15g、石膏 20g；咳喘者，加蜜麻黄 10g；瘀痛重者，加三棱、莪术各 8g。

1.2　辨证施治，专证专药

消渴丸

组成：葛根、地黄、黄芪、天花粉、玉米须、南五味子、山药、格列本脲。

功能：滋肾养阴，益气生津。

适应证：用于气阴两虚证，症见：多饮、多尿、多食、消瘦、体倦乏力、夜寐不安、腰痛；T2DM 见上述证候者。

用法：口服。1 次 5～10 丸，1 日 2～3 次。饭前用温开水送服，或遵医嘱。

注意事项：本品含格列本脲，严格按处方药剂量使用，并注意监测血糖。

六味地黄丸（软胶囊）

组成：熟地黄、酒萸肉、牡丹皮、山药、茯苓、泽泻。

功能：滋阴补肾。

适应证：用于肾阴亏虚证，头晕耳鸣，腰膝酸软，骨蒸潮热，盗汗遗精，口干多饮，多食易饥。

用法：口服。水丸 1 次 5g，水蜜丸 1 次 6g，小蜜丸 1 次 9g，大蜜丸 1 次 1 丸，1 日 2 次。六味地黄软胶囊 1 次 3 粒，1 日 2 次。

注意事项：脾胃虚弱者避免长期服用对胃肠造成伤害。

银杏叶片

组成：银杏叶。

功能：活血化瘀通络。

适应证：用于肾虚血瘀证，善忘，呆钝少言，智力减退，腰膝酸软。

用法：口服。1 次 2 片，1 日 3 次。

注意事项：心力衰竭者慎用，药品性状发生改变时禁止使用。

1.3 特色制剂

安神合剂

组成：夜交藤、茯神、珍珠母、酸枣仁等药物组成。

功能：宁心安神定志。

适应证：心胆气虚型糖尿病脑病，症见：口干多饮，心烦不寐，多梦易醒，胆怯心悸等。

用法：口服 1 次 20ml，1 日 2～3 次。

注意事项：忌食辛辣、油腻食物。

来源：泰州市中医院院内制剂

2. 外治法

针刺疗法

处方：采用辨经刺井法、颞三针治疗。

操作方法：①取穴颞三针："颞三针"位于头颞部。其中第一针通过率谷穴及角孙穴，前者为足太阳、少阳之会，后者为手足少阳之会；第二针通过手、足少阳，阳明之会的悬厘穴及足太阳、少阳之会的曲鬓穴；第三针位于天冲穴附近，该穴为足太阳、少阳之交会穴。②针刺操作头穴：平刺，针刺得气后以 180～200 次/分的频率接电针捻转 2 分钟，分别在进针后第 10 分钟、第 20 分钟行针 2 次，共留针 30 分钟。疗程：每日 1 次，每周针 5 次。

注意事项：注意根据患者适应性调整电流大小，避免产生不适。皮肤破损、有心脏疾患者禁用。

康复疗法

病人一旦被确诊为糖尿病脑病，在规范治疗的同时应尽早、尽全面地进行康复训练，即认知功能训练与肢体功能锻炼。

操作方法：①运动疗法：结合患者实际情况对其进行运动指导，如对于长期卧床的患者配合按摩、翻身、拍背等被动训练；可下床活动的患者借助康复器械进行步行、上下楼梯等训练。②记忆疗法：反复向患者讲解生活中的基本常识或最近发生的重大事件，反复让患者识记汉字卡片、水果卡片、动物卡片等，让患者辨认各种图形，并可借助数字卡片进行计算能力的训练，对于表现突出的患者，可适当给予奖励，增加其积极性。③注意力训练：结合患者的爱好进行娱乐活动或手工训练，如下棋、唱歌、看书、拼图、搭积木等，每次 30～60 分钟，每周 4～6 次。

注意事项：不能急于求成，尤其是有心血管疾病的患者更要注意。防止心动过速（每分钟不能超过 140 次）及心律失常；防止血压过高（不能超过）；避免屏气动作及过度用力。如果运动后出现肌肉酸痛，说明运动量已经过大，要适当减少。

推拿疗法

采用针对性的推拿手法，对有局灶性神经损害的患者进行康复训练，再辅助以各种改善运动功能的锻炼。

操作方法：患者取坐位或仰卧位，医者行"∞字"一指禅推眼眶，反复操作 3～5 遍。指按揉印堂、神庭、攒竹、鱼腰、四白、太阳、百会、四神聪等穴，每穴约 0.5 分钟。分推前额 3～5 遍。拇指按揉头部督脉、胆经、膀胱经 3～5 遍。从前额发际处至风池穴处做五指拿法 3～5 遍。从风池穴沿着项部两侧肌群拿至肩井穴 3～5 遍。在头颞部行扫散法约 1 分钟。掌振百会，指振印堂约 0.5 分钟。指击前额部及头部 3～5 遍。

注意事项：在推拿前要对患者进行宣教，消除恐惧及紧张的不良情绪，放松肌肉，以达到治疗目的。

3. 基础治疗

（1）饮食：坚持做到控制总量、结构合理、颠倒吃序，是指每餐只吃七八分饱，以素食为主，营养均衡，先喝汤、吃青菜，再吃主食及肉类，做到平衡膳食。根据患者的不同体质选择合适的食物，火热者选用清凉类食物，如马齿苋、茭白、竹笋等；虚寒者选用温补类食物，如生姜、葱白、肉桂、辣椒等；阴虚者选用滋阴类食物，如枸杞、银耳、甲鱼、牛奶等；大便干结者选黑芝麻、香蕉、火龙果、蜂蜜；胃脘满闷者选凉拌苏叶、荷叶、陈皮；小便频数者选核桃肉、山药、莲子；肥胖者采用低热量、粗纤维的食谱。药茶：刺五加、菊花、山楂、枸杞子、首乌泡水代茶饮。药酒：菖蒲、枸杞、黄精、黄芪、丹参、刺五加、藏红花用白酒或黄酒浸泡，每日少量服用。药粥：核桃肉、龙眼肉、生山楂、红枣、首乌、山药、黑芝麻、枸杞等与粳米煮粥服用，痰火者加用薏仁米、莲子心。

（2）运动：为患者制定一个合理的运动方案。若患者处于青壮年期或体质较好者可以选用运动强度稍大的项目。相比较而言，中老年患者或体质较弱者则选用相对温和的运动项目。适合室内锻炼者可练吐纳呼吸或打坐；大部分患者适宜选择八段锦、太极拳、五禽戏等传统的养身调心锻炼方式；有并发症的患者不适合剧烈运动。

（3）心理调节：糖尿病脑病患者需要树立一个对待疾病的正确价值观，修身洁行，陶冶情操，保持心情愉悦，调畅气机，树立战胜疾病的信心和乐观主义精神，配合医生进行合理的治疗和监测。

4. 西药选用原则

（1）口服降糖药物的选择：高血糖的药物治疗多基于纠正导致人类血糖升高的两个主要病理生理改变：胰岛素抵抗和胰岛素分泌受损。根据作用效果的不同，口服降糖药可分为主要以促进胰岛素分泌为主要作用的药物（磺脲类、格列奈类、DPP-4 抑制剂）和通过其他机制降低血糖的药物（双胍类、TZDs、α-糖苷酶抑制剂、SGLT2 抑制剂）。

①磺脲类和格列奈类：直接刺激胰岛 B 细胞分泌胰岛素。

②DPP-4 抑制剂：通过减少体内 GLP-1 的分解、增加 GLP-1 浓度从而促进胰岛 B 细胞分泌胰岛素。

③双胍类：主要是减少肝脏葡萄糖的输出。

④TZDs 类：主要是改善胰岛素抵抗。

⑤α-糖苷酶抑制剂：主要是延缓碳水化合物在肠道内的消化吸收。

⑥SGLT2 抑制剂：主要是通过减少肾小管对葡萄糖的重吸收来增加肾脏葡萄糖的排出。

T2DM 是一种进展性的疾病。在 T2DM 的自然病程中，对外源性的血糖控制手段的依赖会逐渐增大。临床上常需要口服药物间及口服药与注射降糖药间（胰岛素、GLP-1 受体激动剂）的联合治疗。

（2）胰岛素的选择：胰岛素治疗是控制高血糖的重要手段。T1DM 患者需依赖胰岛素维持生命，也必须使用胰岛素控制血糖，并降低 DM 并发症的发生风险。T2DM 患者虽不需要胰岛素来维持生命，但当口服降糖药效果不佳或存在口服药使用禁忌时，仍需使用胰岛素以控制血糖，并减少 DM 并发症的发生危险。根据病情与经济条件适当选用动物或人胰岛素。在某些时候，尤其是病程较长时，胰岛素治疗可能是最主要的，甚至是必需的控制血糖措施。

（3）降脂治疗，预防心、脑血管病的发生。他汀类药物的应用为糖尿病脑病的治疗带来很大益处，除了安全性好、副作用少、老年人也可使用外，还有来自不完全降低 LDL-C 的其他作用。

（4）钙离子拮抗剂：尼莫地平可以改善 Ca^{2+} 依赖性突触的可塑性的改变，增加神经内毛细血管密度，改善神经突触前肾上腺素能反应，改善神经缺血、缺氧状态[5]。

（5）血管紧张素转换酶抑制剂（ACEI）类药物可以改善糖尿病性脑血管损害[6]，动物实验证明 ACEI 可以抑制血管紧张素 II 受体（AT2）的产物，降低周围血管阻力，增加神经血流，改善神经传导速度。

（6）清除自由基、阻止下丘脑神经元凋亡也能延迟糖尿病导致的认知障碍的出现。

（7）控制糖尿病高凝状态。针对糖尿病内源性高凝状态，戒烟、运动、使用降低凝血酶原合成的药物及控制血糖，降低纤溶酶原激活物抑制物-1（PAI-1）以减少纤溶抑制，是非常有效的治疗手段。

五、护 理 调 摄

DM 的医学营养治疗和运动治疗是控制 T2DM 高血糖的基本措施。在饮食和运动不能使血糖控制达标时应及时采用药物治疗。

1. 膳食指导　饮食治疗是 DM 治疗的基础。

饮食指导原则如下：吃、动平衡，合理用药，控制血糖，达到或维持健康体重。主要指：①合理饮食，种类多样，预防营养不良；②控制体重，吃动平衡，谨防腹型肥胖；③规律运动，中等强度、有氧运动为主。

主食定量，粗细搭配，增加全谷物及杂豆类。主要指：①主食定量，按需摄入；②全谷物、杂豆类应占主食摄入量的 1/3。

多吃蔬菜，水果适量，种类、颜色要多样。主要指：①餐餐都有新鲜蔬菜，烹调方法要得当；②每日蔬菜摄入量 500 克左右，深色蔬菜占 1/2 以上；③两餐之间适量选择低血糖指数水果。

常吃鱼禽，蛋类和畜肉适量，限制加工肉类。主要指：①常吃鱼禽，畜肉适量，减少肥肉摄入；②少吃烟熏、烘烤、腌制等加工肉类制品；③每周不超过 4 个鸡蛋，不弃蛋黄。

奶类、豆类天天有，零食加餐合理选择。主要指：①每日 300 克左右液态奶或相当量奶制品；②重视大豆及其制品的摄入；③零食加餐可适量选择坚果。

清淡饮食，足量饮水，限制饮酒。主要指：①烹调注意少油少盐；②足量饮用白开水，也可适量饮用淡茶或咖啡；③不推荐患者饮酒。

定时定量，细嚼慢咽，注意进餐顺序。主要指：①定时定量进餐，餐次安排视病情而定；②控制进餐速度，细嚼慢咽；③建议调整进餐顺序，养成先吃蔬菜，最后吃主食的习惯。

注重自我管理，定期接受个体化营养指导。主要指：①注重包括饮食控制、适度体力活动、遵医嘱用药、监测血糖、足部护理以及预防低血糖等六方面的自我管理。②定期接受营养医师（营养师）的个体化营养指导，每年至少 4 次。

2. 运动疗法 运动锻炼在 T2DM 患者的综合管理中占重要地位。规律运动有助于控制血糖，减少心血管危险因素，减轻体重，提升幸福感，而且对 DM 高危人群一级预防效果显著。流行病学研究结果显示：规律运动 8 周以上可将 T2DM 患者 HbA1c 降低 0.66%；坚持规律运动 12～14 年的 DM 患者病死率显著降低。

T2DM 患者运动时应遵循以下原则：运动治疗应在医师指导下进行。运动前要进行必要的评估，特别是心肺功能和运动功能的医学评估（如运动负荷试验等）。

成年 T2DM 患者每周至少 150 分钟（如每周运动 5 天，每次 30 分钟）中等强度（50%～70%最大心率，运动时有点用力，心跳和呼吸加快但不急促）的有氧运动。研究发现即使一次进行短时的体育运动（如 10 分钟），累计 30 分钟/天，也是有益的。中等强度的体育运动包括：快走、打太极拳、骑车、乒乓球、羽毛球和高尔夫球。较大强度运动包括快节奏舞蹈、有氧健身操、慢跑、游泳、骑车上坡、足球、篮球等。

如无禁忌证，每周最好进行 2～3 次抗阻运动（两次锻炼间隔≥48 小时），锻炼肌肉力量和耐力。锻炼部位应包括上肢、下肢、躯干等主要肌肉群，训练强度为中等。联合进行抗阻运动和有氧运动可获得更大程度的代谢改善。

运动项目要与患者的年龄、病情及身体承受能力相适应，并定期评估，适时调整运动计划。记录运动日记，有助于提升运动依从性。运动前后要加强血糖监测，运动量大或剧烈运动时应建议患者临时调整饮食及药物治疗方案，以免发生低血糖。

养成健康的生活习惯。培养活跃的生活方式，如增加日常身体活动，减少静坐时间，将有益的体育运动融入日常生活中。

空腹血糖＞16.7mmol/L、反复低血糖或血糖波动较大、有 DM 酮症酸中毒等急性代谢并发症、合并急性感染、增殖性视网膜病变、严重肾病、严重心脑血管疾病（不稳定型心绞痛、严重心律失常、一过性脑缺血发作）等情况下禁忌运动，病情控制稳定后方可逐步恢复运动。

3. 辨证施护 DM 教育：教育内容非常广泛，贯穿于 DM 整个防治过程。通过教育使患者了解治疗不达标的危害性，掌握饮食和运动的方法与实施，了解口服降糖药与胰岛素合理使用及调节，急性并发症临床表现、预防、处理，慢性并发症的危险因素及防治，血糖的监测、自我保健的重要性和必要性等。

饮食护理：以五谷为养，五果为助，五畜为益，五菜为充为原则，应做到合理搭配，食养以尽，勿使太过。谨和五味，膳食有酸、苦、甘、辛、咸等五味以入五脏。五味调和，水谷精微充足，气血旺盛，脏腑调和。食应有节：一日三餐应做到定时定量，合理安排。主食量分配：早餐占全日量的 25%、午餐为 40%、晚餐为 35%，或全日主食分为 5 等份，早餐为 1/5，中餐和晚餐各 2/5。并提倡适量膳食纤维、优质蛋白、植物脂肪。戒烟限酒：烟可促进患者大血管病变的发生与加重。酒精可诱发使用磺酰脲类药或胰岛素患者低血糖。可限量 1～2 份标准量/日。限盐：每天限制食用盐摄入在 6 克内，高血压患者应更严格。

运动护理：运动方式多样，内容丰富。日常选择散步、中速或快速步行、慢跑、广播操、太极拳、八段锦、五禽戏、游泳、打球、滑冰、划船、骑自行车等。提倡比较温和的有氧运动，避免过度激烈。运动量可按心率衡量。有效心率计算：男性最高心率=205–年龄；女性最高心率=220–年龄。最适合运动心率范围，心率应控制在最高心率的 60%～85%。运动必须个体化，尤其老年人或有较严重并发症者应量力而行。

心理护理：人的心理状态、精神情绪对保持健康、疾病发生、病情转归等发挥重要作用。情志过激，超越生理调节限度，使脏腑、阴阳、气血功能失调，气机升降失司，可诱发疾病或使疾病加重或恶化。"喜则气和志达，营卫通利"，精神愉悦、正气旺盛有利于战胜疾病。

药物护理：了解药物的功效主治和服用时间，注意药物之间的交互作用，预防药物损害。

认知训练的干预：认知功能训练是痴呆患者的首要任务，脑的可塑性是脑功能康复的理论依据。训练主要针对患者的注意力、记忆、执行功能、语言这四大方面开展，以注意力训练为基础，将患者个人经历为训练背景，与患者的日常生活相结合，为患者提供一个有针对性的个性化训练。在患者认知功能得到改善的同时，其日常生活能力也得到提高，而且患者心理负担减轻，生活质量有所改善。

延续性护理模式：延续性护理是由社区护理人员主导，以社区为联系纽带，为需要居家护理的人群提供连续性的护理卫生服务。由于痴呆患者自我认知减退、自我护理能力出现缺陷，而家庭照顾者对其护理也会出现不足，社区护理能够为患者提供及时、方便、可需的护理服务。

智能化虚拟护理模式：利用计算机虚拟技术，依据患者具体情况与日常生活紧密结合的一项认知训练方法，其训练过程灵活且节省人力。国外有研究指出智能化虚拟训练其内容吸引力强，而且能够提供及时的反馈，弥补了传统认知训练的不足，在痴呆人群中接受率高[7]。智能认知康复训练不仅显著改善了患者的认知功能、日常生活能力，还在一定程度上改善患者的生活质量，提高患者主观幸福感。

六、预后转归

糖尿病已成为威胁人类健康的世界性公共卫生问题。2015 年国际糖尿病联盟（IDF）资料显示 8.3% 的成年人（约 3.87 亿）患糖尿病，至 2035 年将新增 2.05 亿糖尿病患者。糖尿病性认知功能障碍是指在糖尿病发展过程中出现的，以学习、记忆、计算及语言等认知功能下降为特征的病变，患者可伴有神情冷漠、反应迟钝等症状，严重者可发展为痴呆。

随着人口老龄化进程的加快，2 型糖尿病和痴呆已成为全球面临的严重社会问题。轻度认知障碍（mild cognitive impairment，MCI）是处于正常认知衰退与早期痴呆之间的一种极不稳定的过渡状态，每年有10%～15%的MCI患者进展为痴呆，早期识别和诊断MCI并有效干预对减少痴呆的发病有着重要的意义。

认知障碍是2型糖尿病常见并发症之一，与非糖尿病患者比较，糖尿病患者认知功能下降的速度更快。糖尿病患者发生认知障碍的危险是同龄非糖尿病患者的3倍。2型糖尿病合并MCI向痴呆转化的风险增加53%[8]。因此，早期血糖控制及良好的综合危险因素控制，可能有助于预防老年2型糖尿病患者认知障碍的发生和进展[9]。

2型糖尿病伴认知障碍的早期发现和早期治疗至关重要，积极有效控制血糖有利于减轻糖尿病患者的认知损害。老年糖尿病患者发生低血糖的风险增大，且对低血糖的耐受性和感知能力差，低血糖发生时症状不典型，错过最佳治疗时机的概率增高。低血糖可以加重心脑缺血，诱发心脑血管事件，甚至导致死亡，反复低血糖还能进一步损害认知功能。而老年糖尿病伴认知损害主要表现在注意力、执行功能、信息加工速度及记忆功能受损较一般老年糖尿病患者更容易发生低血糖事件。因此，对于老年糖尿病患者尤其是伴认知障碍患者在治疗中的重点是安全降低血糖，避免低血糖发生，且治疗方案简单。

糖尿病脑病已经严重危害人类的健康，给个人和社会都带来了巨大的经济负担。因此，加强国民对DM知识的宣传教育，促进糖耐量低减患者转化为正常，稳定控制血糖，减缓和预防并发症的发生已成为亟待解决的问题。

七、疗效评价

（一）糖尿病评价标准

参照中华医学会《糖尿病中医防治指南》[10]。DM疗效判定包括疾病疗效判定标准、主要指标疗效（即降糖疗效）评价和证候疗效判定标准。

1. 疾病疗效判定标准

显效：中医临床症状、体征明显改善，证候积分减少≥70%；空腹血糖及餐后2小时血糖下降至正常范围，或空腹血糖及餐后2小时血糖值下降超过治疗前的40%，糖化血红蛋白值下降至6.2%以下，或下降超过治疗前的30%。

有效：中医临床症状、体征均有好转，证候积分减少≥30%；空腹血糖及餐后2小时血糖下降超过治疗前的20%，但未达到显效标准，糖化血红蛋白值下降超过治疗前的10%，但未达到显效标准。

无效：中医临床症状、体征均无明显改善，甚或加重，证候积分减少不足30%；空腹血糖及餐后2小时血糖无下降，或下降未达到有效标准，糖化血红蛋白值无下降，或下降未达到有效标准。

2. 主要检测指标（血糖）疗效判定标准

显效：空腹血糖及餐后2小时血糖下降至正常范围，或空腹血糖及餐后2小时血糖值下降超过治疗前的40%，糖化血红蛋白值下降至正常，或下降超过治疗前的30%。

有效：空腹血糖及餐后2小时血糖下降超过治疗前的20%，但未达到显效标准，糖化血红蛋白值下降超过治疗前的 10%，但未达到显效标准。

无效：空腹血糖及餐后 2 小时血糖无下降，或下降未达到有效标准，糖化血红蛋白值无下降，或下降未达到有效标准。

注：空腹血糖、餐后 2 小时血糖应分别进行疗效评估。

3. 中医证候疗效判定方法

显效：临床症状、体征明显改善，积分减少≥70%。

有效：临床症状、体征均有好转，积分减少≥30%。

无效：临床症状、体征均无明显改善，甚或加重，积分减少不足 30%。

按照尼莫地平法计算：疗效指数（n）=[（治疗前积分−治疗后积分）÷治疗前积分]×100%。

（二）糖尿病评价方法

1. 采用证型的半定量量表对单项症状疗效评价方法

痊愈：治疗前患有的症状消失，治疗前患有的症状消失，积分为零。

好转：治疗前患有的症状减轻，积分降低，但不为零。

无效：治疗前患有的症状未减轻或加重，积分未降低。

2. 代谢控制目标评价方法　按 1999 年亚洲–西太平地区 T2DM 政策组控制目标评价（表 9-1）。

表 9-1　1999 年亚洲–西太平地区 T2DM 政策组控制目标

	理想	良好	差
空腹血糖（mmol/L）	4.6～6.1	≤7.0	>7.0
非空腹血糖（mmol/L）	4.4～8.0	≤10.0	>10.0
HbA1c（%）	<6.5	6.5～7.5	>7.5
血压（mmHg）	<130/80	>130/80～<140/90	≥140/90
男性 BMI（kg/m²）	<25	<27	≥27
女性 BMI（kg/m²）	<24	<26	≥26
TC（mmol/L）	<4.5	≥4.5	≥6.0
HDL-C（mmol/L）	>1.1	1.1～0.9	<0.9
TG（mmol/L）	<1.5	1.5～2.2	>2.2
LDL-C（mmol/L）	<2.6	2.6～3.3	>3.3

表 9-2　症状分级量化标准

症状	轻	中	重
口渴喜饮	饮水量稍增	饮水量增加半倍以上	饮水量增加 1 倍以上
多食易饥	饥饿感明显	餐前饥饿难以忍耐	饥饿难耐，易伴低血糖反应
小便频多	尿量 2～2.5L	尿量 2.5～3L	尿量 1 日 3L 以上
大便不爽	大便黏滞	大便黏滞，排之不净	大便黏滞，需连续 2 次排便
大便干燥	排便硬而费力	大便硬结，2～3 日一行	大便硬结，3 日以上一行
大便频多	大便不成形	大便稀软，1 天 2～3 次	大便稀软，1 天 3 次以上
心烦	偶尔发生	烦躁不宁	烦躁不宁，难以入眠

症状	轻	中	重
手足心热	手足心热	手足心热，喜露衣被外	手足握凉物方舒
倦怠乏力	不耐劳力	可坚持轻体力劳动	勉强支持日常活动
气短懒言	劳累后气短	一般活动即气短	懒言，不活动亦气短

注：主要症状积分方法为：轻，2分；中，4分；重，6分。

（三）脑病评价标准

参照国家中医药管理局《22个专业95个病种中医诊疗方案》（试行）中的《痴呆诊疗方案》制定。

（1）中医症状疗效评定标准（参照《中药新药临床研究指导原则》[11]的疗效评定标准）：疗效指数（n）=[（治疗前积分-治疗后积分）÷治疗前积分]×100%。

①临床缓解：用药前、服药后，症状和体征明显改善（疗效指数≥95%）；

②显效：服药后，症状和体征明显改善（70%≤疗效指数＜95%）；

③有效：服药后，症状和体征有改善（30%≤疗效指数＜70%）；

④无效：服药后，症状和体征无明显减轻或加重者（疗效指数＜30%）。

（2）临床总体印象、日常生活能力评定标准：

临床总体印象—变化量表：①未评，记0分。②显著进步，记1分。③进步，记2分。④稍进步，记3分。⑤无变化，记4分。⑥稍恶化，记5分。⑦恶化，记6分。⑧严重恶化，记7分。

Barthel指数（Barthel Index，BI）：包括10项内容，每个项目根据是否需要帮助及其帮助的程度分为0，5，10，15分四个等级，总分为100分，得分越高，独立性越好，依赖性越少。

（3）认知功能评价量表ADAS分为认知（ADAS-Cog）和非认知（ADAS-Ncog）两部分。认知部分由12个条目组成，评定认知缺陷，评分范围为0（无错误或无损害）～70分（严重损害）。非认知部分由7个条目组成，均由测试者参考访谈信息进行临床评定。每个条目的评分范围均从0（无损害或未出现症状）～5分（严重而持久的症状）。

（四）脑病评价方法

1. 有效性

（1）主要疗效指标中医症状：采用痴呆核心症状、周边症状及舌脉观察量表。患者本人及亲密看护者对患者治疗效果的评价内容。认知功能：采用简易精神状态检查（MMSE）、画钟测验（CDT），ADAS-cog评价。

（2）次要疗效指标非认知特征：采用神经精神指数（NPI）问卷。日常生活能力：采用Barthel指数（barthel index，BI）。总体印象：采用基于临床医生访谈时总体印象改变（CIBIC-plus）。

2. 疗效评定指标

（1）终点指标评定：痴呆恶化率，并发症及并发症导致住院次数，心、脑血管病相关事件发生率。

（2）认知功能、社会活动功能、日常生活能力评定采用计算公式：[（治疗后积分–治疗前积分）÷治疗前积分]×100%，以百分数表示。进行治疗前后和组间比较。

（3）中医症状评定标准采用计算公式：[（治疗后积分–治疗前积分）÷治疗前积分]×100%，以百分数表示，进行治疗前后和组间比较。

八、本共识制定专家组成员及起草单位

共识专家组组长：庞国明　殷　勇　陆素琴　谢宏赞

共识专家组副组长（按姓氏笔画排序）：

龙新胜　付永祥　朱　珩　张俊杰　郑文静　梁立峰　瞿纪功

共识专家组成员（按姓氏笔画排序）：

马新航　王　娟　王　捷　王　瑛　王双月　王国珍

刘　卓　刘　博　齐亚杰　严东标　李征锋　杨长领

吴　玉　张景祖　周　开　单培鑫　赵　磊　赵苏红

赵晓燕　胡雪丽　虞成毕

执笔人：朱　珩　郑文静　侯浩强　甄梦妮

秘　书：贾林梦

组长单位：河南省开封市中医院、江苏省泰州市中医院、江苏省镇江市中医院、湖南省湘潭市中医医院

副组长单位（按首字笔画排序）：

中国人民解放军陆军第83集团军医院、江苏省镇江市中医院、河北省馆陶县中医院、河南省开封市中医糖尿病医院、河南省中医糖尿病医院

起草单位（按首字笔画排序）：

长春中医药大学附属医院、江西中医药大学附属医院、江西省九江市中医医院、河北省石家庄市中医院、河北省馆陶县中医院、河南省长垣中西医结合医院、河南省周口承悦糖尿病医院、浙江中医药大学附属宁波中医院

九、参考文献

[1] 刘申贝，戴瑛，赵军宁. 糖尿病脑病的研究进展[J]. 中国药理学与毒理学杂志，2019，33（6）：444-445.

[2] 刘晓红，安春耀，刘德山. 糖尿病脑病发病探究[J]. 河北中医，2019，41（1）：133-135.

[3] 庞国明，王凯锋，贾林梦，等. 纯中药治疗2型糖尿病"三辨诊疗模式"探悉[J]. 世界中西医结合杂志，2019，5：712-717.

[4] 庞国明，王凯锋，朱璞，等. 中药序贯三法治疗2型糖尿病[J]. 中医杂志，2019，14：1243-1246.

[5] Mitsui T, Kakizaki H, Kobayashi S, et al. Vesicourethral function in diabetic patients: association of abnormal nerve conduction velocity with vesicourethral dysfunction[J]. Neurourol Urodyn, 1999, 18: 639-645.

[6] Manschot SM, Biessels GJ, Cameron NE, et al. Angiotensin converting enzyme inhibition partially prevents deficits in water maze performance, hippocampal synaptic plasticity and cerebral blood flow in streptozotocin- diabetic rats[J]. Brain Res, 2003, 966: 274-282.

[7] FABBRI L，MOSCA I E，GERLI F. The Games for Older Adults Active Life（GOAL）Project for People With Mild Cognitive Impairment and Vascular Cognitive Impairment：A Study Protocol for a Randomized Controlled Trial[J]. Front Neurol，2019，11（9）：1040.

[8] Pal K，Mukadam N，Petersen I，et al. Mild cognitive impairment and progression to dementia in people with diabetes，prediabetes and metabolic syndrome：a systematic review and metaanalysis[J]. Soc Psychiatry Psychiatr Epidemiol，2018，53（11）：1149-1160.

[9] 修双玲，陈彪，郑峥，等. 老年 2 型糖尿病患者认知障碍的危险因素研究进展[J]. 中国医药，2016，11（10）：1573-1576.

[10] 中华中医药学会. 糖尿病中医防治指南[S]. 2007.

[11] 中药新药临床研究指导原则[M]. 北京：中国医药科技出版社，2002：233-235.

第十章

1型糖尿病中医临床诊疗专家共识

一、概　述

1型糖尿病（type 1 diabetes mellitus，T1DM）由遗传因素和环境因素共同参与其发病，其中绝大多数是自身免疫性疾病。某些外界因素（如病毒感染、化学毒物和饮食等）作用于有遗传易感性的个体，激活T淋巴细胞介导的一系列自身免疫反应，引起选择性胰岛B细胞破坏和功能衰竭，体内胰岛素分泌不足进行性加重，最终导致糖尿病[1]。T1DM多发于儿童和青少年，根据其临床进展特点，可分为急性代谢紊乱期、蜜月期、糖尿病强化期、永久糖尿病期[2]。我国是全球T1DM发病率较低的国家之一，但由于人口基数大，发病率逐年上升，T1DM已成为我国重大公共卫生问题。

T1DM患病率以每年2%～3%的速度增长[3-4]。翁建平教授牵头的中国1型糖尿病研究组耗时5年，对中国1型糖尿病全人群发病率进行了研究。研究结果显示，过去20年来，中国15岁以下儿童青少年发病率增长近4倍，当前1型糖尿病患者近7成为成人，15岁以上发病率随增龄而下降。研究估计，中国整体人群1型糖尿病发病率为1.01/10万人年，其中男性高于女性[5]。

T1DM可分为自身免疫性及特发性T1DM。前者的胰岛自身抗体多为阳性，提示病因可能是自身免疫反应破坏胰岛B细胞所致，多以酮症或酮症酸中毒起病。此外，尚有一类缓慢起病的成人隐匿性自身免疫糖尿病（latent autoimmune diabetes in adults，LADA），在病因上亦属于自身免疫性T1DM，但由于患者起病年龄及临床表现均与2型糖尿病相似，易被误诊。特发性T1DM的病因尚不明确。

T1DM为胰岛素分泌绝对不足，常起病较急，多数患者的口干、多饮、多尿和体重下降等"三多一少"症状较为典型，有部分患者直接表现为脱水、循环衰竭或昏迷等酮症酸中毒的症状，需要终身使用胰岛素治疗。长期血糖升高可导致眼底、肾脏、周围神经以及心脑血管等大血管及微血管并发症，是DM致死致残的主要原因。

T1DM根据其临床表现，可归属于中医学"消渴"范畴。

二、病 因 病 机

（一）病因

先天禀赋不足、饮食不节、情志失调、外感六淫、劳欲过度等为 T1DM 发生的主要原因。对于 T1DM 而言，先天禀赋不足为内因，饮食不节、情志失调、外感六淫、劳欲过度为外因，内外因相合而致本病。

1. 先天禀赋不足 《灵枢·五变》云："五脏皆柔弱者，善病消瘅。"《灵枢·邪气脏腑病形》云："心脉……微小为消瘅，滑甚为善渴"，"肺脉……微小为消瘅"，"肝脉……小甚为多饮，微小为消瘅。"《外台秘要》谓"三消者，本起于肾虚"。小儿肺脾肾脏本不足，加之后天失养，易致消瘅；《灵枢·本脏》中有"心脆则善病消瘅热中"，"肺脆则苦病消瘅易伤"，"肝脆则善病消瘅易伤"，"脾脆则善病消瘅易伤，"肾脆则善病消瘅易伤"的提法，进一步指明了五脏因先天禀赋不足，后天失养而衰弱时，可导致消渴病的产生。

2. 饮食不节 《素问·奇病论》曰："脾瘅……此人必数食甘美而多肥也，肥者令人内热，甘者令人中满，故其气上溢，转为消渴。"《素问·通评虚实论》："消瘅仆击……肥贵人则膏粱之疾也。"《素问·腹中论》曰："夫热中消中者，皆富贵人也，今禁膏粱，是不合其心……"说明肥甘厚味可致脾胃积热内蕴、气机壅滞不通、谷消液耗而发消渴病。《素问·阴阳别论》曰："二阳结，谓之消。"二阳结指胃及大肠俱热结也。胃肠热结多因饮食所伤，气结化热，烁耗阴液，遂发消渴。小儿脾常不足，饮食不节，易伤脾胃，多易发消渴。可见饮食失节与消渴发病关系之密切。

3. 情志失调 《灵枢·五变》："夫柔弱者，必有刚强，刚强多怒，柔者易伤也……怒则气上逆，胸中蓄积，血气逆留，髋皮充肌，血脉不行，转而为热，热则消肌肤，故为消瘅。"说明情志失调，气血上逆，胸中蓄瘀，内热结滞，伤津耗液，可形成消渴病。郁和怒均可伤肝，肝气郁结，疏泄失常，运化不利，精微不布，故发为消渴；肝郁化火，下汲肾水，肾虚失固则尿多而甜；肝郁气滞血瘀，还与消渴病多种并发症有关。小儿心肝有余，青少年青春期情绪多变，均易情绪失调而致消渴。情志失调，不仅是诱发消渴病的重要因素，也是加重消渴病的重要条件。

4. 外感六淫 1型糖尿病发病前往往有上呼吸道的感染史，小儿脏腑娇嫩，且肺脾肾常不足，肺气虚，卫外不固，易受六淫邪气侵袭而发病。

5. 劳欲过度 房事不节，劳欲过度，肾精亏损，虚火内生，则火因水竭益烈，水因火烈而益干，终致肾虚肺燥胃热俱现，发为消渴。如《外台秘要·消渴消中》说："房劳过度，致令肾气虚耗，下焦生热，热则肾燥，肾燥则渴。"

（二）病机特点

消渴病的病机主要在于阴津亏损，燥热偏盛，而以阴虚为本，燥热为标，两者互为因果，阴愈虚则燥热愈盛，燥热愈盛则阴愈虚。消渴病变的脏腑主要在肺、胃、肾，T1DM 尤以肾为关键。三脏之中，虽可有所偏重，但往往又互相影响。

肺主气为水之上源，敷布津液。肺受燥热所伤，则津液不能敷布而直趋下行。随小便排出体外，故小便频数量多；肺不布津则口渴多饮。正如《医学纲目·消瘅门》说："盖肺藏气，肺无病则气能管摄津液之精微，而津液之精微者收养筋骨血脉，余者为溲。肺病则津液无气管摄，而精微者亦随溲下。"

胃为水谷之海，主腐熟水谷，脾为后天之本，主运化，为胃行其津液。脾胃受燥热所伤，胃火炽盛，脾阴不足，则口渴多饮，多食善饥；脾气虚不能传输水谷精微，则水谷精微下流注入小便，故小便味甘；水谷精微不能濡养肌肉，故形体日渐消瘦。

肾为先天之本，主藏精而寓元阴元阳。肾阴亏虚则虚火内生，上燔心肺则烦渴多饮，中灼脾胃则胃热消谷，肾失濡养，开阖固摄失权，则水谷精微直趋下泄，随小便而排出体外，故尿多味甜。

消渴病虽有在肺、胃、肾的不同，但常常互相影响，如肺燥津伤，津液失于敷布，则脾胃不得濡养，肾精不得滋助；脾胃燥热偏盛，上可灼伤肺津，下可耗伤肾阴；肾阴不足则阴虚火旺，亦可上灼肺胃，终至肺燥胃热肾虚，故"三多"之证常可相互并见。

消渴病日久，则易发生以下两种病变：一是阴损及阳，阴阳俱虚。消渴虽以阴虚为本，燥热为标，但由于阴阳互根，阳生阴长，若病程日久，阴损及阳，则致阴阳俱虚。其中以肾阳虚及脾阳虚较为多见。二是病久入络，血脉瘀滞。消渴病是一种病及多个脏腑的疾病，影响气血的正常运行，且阴虚内热，耗伤津液，亦使血行不畅而致血脉瘀滞。血瘀是消渴病的重要病机之一，且消渴病多种并发症的发生也与血瘀密切有关。

三、临 床 诊 断

（一）中医诊断

凡以口渴多饮、多食易饥、尿频量多、形体消瘦或尿有甜味为临床特征者，即可诊断为消渴病。

（二）西医诊断

糖尿病的诊断标准（表 10-1）。

表 10-1　糖尿病的诊断标准表

诊断标准	静脉血浆葡萄糖或 HbA1c 水平
典型糖尿病症状	
加上随机血糖	≥11.1mmol/L
或加上空腹血糖	≥7.0mmol/L
或加上 OGTT 2h 血糖	≥11.1mmol/L
或加上 HbA1c	≥6.5%
无糖尿病典型症状者，需改日复查确认	

注：空腹状态指至少 8 小时没有进食热量；随机血糖指不考虑上次用餐时间，一天中任意时间的血糖，不能用来诊断空腹血糖异常或糖耐量异常。

T1DM 诊断要点：对于年轻起病、发病较急、"三多一少"症状明显，且伴有酮症或酮症酸中毒者，应警惕 T1DM 可能。应及时评价和跟踪患者的胰岛功能，可测定空腹及餐后的胰岛素或者 C 肽水平，同时进行胰岛自身抗体检测，包括胰岛细胞抗体（islet cell antibody，ICA）、谷氨酸脱羧酶抗体（glutamic acid decarboxylase antibody，GAD-Ab）、蛋白酪氨酸磷酸酶自身抗体（insulinoma-associated 2 molecule antibody，IA-2A）、胰岛素自身抗体（insulin autoantibody，IAA）、锌转运蛋白 8 抗体（zinc transporter 8 antibody，ZnT8-Ab）等，其中以 GAD-Ab 的敏感性最高。若起病初期，患者的空腹 C 肽<200pmol/L，胰岛自身抗体检测阳性，可诊断为 T1DM。约有 30%～50%的患者体内一直检测不到胰岛自身抗体或其他的免疫学证据，可考虑为特发性 T1DM 的可能。

四、临 床 治 疗

（一）提高临床疗效要点提示

（1）辨病位：消渴病的三多症状，往往同时存在，但根据其表现程度的轻重不同，而有上、中、下三消之分，及肺燥、胃热、肾虚之别。通常把以肺燥为主，多饮症状较突出者，称为上消；以胃热为主，多食症状较为突出者，称为中消；以肾虚为主，多尿症状较为突出者，称为下消。

（2）辨标本：本病以阴虚为主，燥热为标，两者互为因果，常因病程长短及病情轻重的不同，而阴虚和燥热之表现各有侧重。一般初病多以燥热为主，病程较长者则阴虚与燥热互见，日久则以阴虚为主。进而由于阴损及阳，可见气阴两虚，并可导致阴阳俱虚之证。

（3）辨本证与并发症：多饮、多食、多尿和乏力、消瘦为消渴病本证的基本临床表现，而易发生诸多并发症为本病的另一特点。本证与并发症的关系，一般以本证为主，并发症为次。T1DM 患者，一般先见本证，随病情的发展而出现并发症。

（二）治疗原则

本病的基本病机是阴虚为本，燥热为标，故清热润燥、养阴生津为本病的治疗大法。

《医学心悟·三消》说："治上消者，宜润其肺，兼清其胃"，"治中消者，宜清其胃，兼滋其肾"，"治下消者，宜滋其肾，兼补其肺"，可谓深得治疗消渴之要旨。

由于本病常发生血脉瘀滞及阴损及阳的病变，以及易并发痈疽、眼疾、劳嗽等症，故还应针对具体病情，及时合理地选用活血化瘀、清热解毒、健脾益气、滋补肾阴、温补肾阳等治法。

（三）治疗方法

1. 内治法

1.1 辨证论治，专病专方

肺热津伤证（上消）

主证：烦渴多饮，随饮随渴，口干舌燥，尿频量多，舌红少津，苔薄黄，脉洪数。

治法：清热润肺，生津止渴。

方药：玉泉丸加减：天花粉 30g、葛根 30g、麦冬 15g、太子参 15g、茯苓 15g、乌梅 10g、甘草 5g、黄芪 30g。

煎服方法：每日 1 剂，水煎分 3 次温服；或根据病情需要，每日 2 剂，分 4 次温服。药渣再煎，熏洗双足，内外同治，增强疗效。

方义分析：天花粉、葛根、麦冬清热润肺，生津止渴；太子参、茯苓益气生津；乌梅、甘草生津，黄芪益气补肺。全方共奏清热润肺，生津止渴之功。

加减：烦渴不止，小便频数，脉虚数者，乃肺肾气阴亏虚，可用二冬汤加减；鼻燥出血者，加丹皮、白茅根、旱莲草、侧柏叶凉血止血；兼痈疽、疮疖者，可合五味消毒饮清热解毒；不寐者加珍珠母、磁石重镇安神。

胃热炽盛证（中消）

主证：多食易饥，形体消瘦，溲赤便秘。舌苔黄干，脉滑数。

治法：清胃泻火，养阴生津。

方药：玉女煎加减：生石膏 30g、熟地黄 15g、麦冬 15g、知母 10g、牛膝 15g。

煎服方法：每日 1 剂，水煎分 3 次温服；或根据病情需要，每日 2 剂，分 4 次温服。药渣再煎，熏洗双足，内外同治，增强疗效。

方义分析：石膏辛甘大寒，清胃火，故为君药。熟地黄甘而微温，以滋肾水之不足，故为臣药。君臣相伍，清火壮水，虚实兼顾。知母苦寒质润、滋清兼备，一助石膏清胃热而止烦渴，一助熟地滋养肾阴；麦冬微苦甘寒，助熟地滋肾，而润胃燥，且可清心除烦，二者共为佐药。牛膝引热下行。全方清热与滋阴共进，虚实兼治，以治实为主，使胃热得清，诸症可愈。

加减：口舌生疮者，加淡竹叶、莲子心清心泻火；消谷善饥者加玉竹；肝胃郁热，心烦易怒者加龙胆草、栀子清肝泻火；大便秘结者，可合增液承气汤润燥通腑。

肝肾亏虚证（下消）

主证：咽干口燥，尿频量多，浊如脂膏，目涩耳鸣，腰膝酸软，眼目昏花，手足麻木，胸脘胁痛，心烦失眠，舌红少津，苔少或薄白，舌体瘦，脉细或细数。

治法：滋补肝肾。

方药：一贯煎合六味地黄丸：熟地黄 15g、生地黄 10g、当归 10g、枸杞子 15g、沙参 15g、麦冬 15g、川楝子 6g、山茱萸 10g、山药 30g、泽泻 10g、牡丹皮 10g、茯苓 15g。

煎服方法：每日 1 剂，水煎分 3 次温服；或根据病情需要，每日 2 剂，分 4 次温服。药渣再煎，熏洗双足，内外同治，增强疗效。

方义分析：生地黄、熟地黄滋阴养血、补益肝肾为君，内寓滋水涵木之意。当归、枸杞子养血滋阴；沙参、麦冬养阴生津，川楝子疏肝泻热。山茱萸补养肝肾，并能涩精。山药补益脾阴，亦能固精。泽泻利湿泻浊，并防熟地黄之滋腻恋邪；牡丹皮清泻相火，并制山茱萸之温涩；茯苓淡渗脾湿，并助山药之健运。二方合用可达滋补肝肾之功。

加减：两足痿软者，加牛膝、杜仲、续断补肝肾，强筋骨；足跟痛加青黛、木瓜；腰腿疼加鸡血藤、桑寄生；手足麻木加水蛭、地龙、全蝎搜风剔络；眼目昏花加密蒙花、谷精草、女贞子、决明子养肝明目；五心烦热，颧红者，加黄柏，知母滋阴降火；自汗盗汗明显加麻黄根、浮小麦、煅牡蛎、五味子止汗敛阴；大便秘结者，加火麻仁、郁李仁、瓜蒌仁润肠通便。

气阴两虚证

主证：尿频量多，疲乏无力，口干多饮，腰腿酸痛，舌质淡，苔薄白或少苔，脉细。

治法：益气养阴。

方药：福寿降糖饮（黄保民教授经验方）：太子参 15g、黄芪 30g、沙参 15g、葛根 30g、玄参 10g、枸杞子 10g、女贞子 10g、桑椹子 10g、决明子 10g、菟丝子 10g、丹参 10g、山楂 10g、生地黄 15g。

煎服方法：每日 1 剂，水煎分 3 次温服；或根据病情需要，每日 2 剂，分 4 次温服。药渣再煎，熏洗双足，内外同治，增强疗效。

方义分析：太子参健脾益气，补肺生津，为君药，黄芪助太子参益元气，而补肺脾肾，沙参养肺阴，葛根滋脾阴兼以升津布液，玄参滋肾阴兼以清虚热，枸杞子、女贞子、桑椹子、决明子、菟丝子共补肝肾之阴，以上九味为臣药；生地黄下润肾燥而滋阴，上清心肝经而泻火，丹参活血化瘀且与葛根为对药，山楂消食健胃，化浊降脂，也助丹参行气散瘀，以上三味为佐使。全方配伍，以益气阴为主，兼以清热活血，以达元气充沛、阴津布达、气血冲和之功。

加减：尿多而浑浊者，加桑螵蛸、益智仁固肾缩泉；全身瘙痒者，加白蒺藜、地肤子、白鲜皮祛风止痒；若症见神疲乏力，纳差便溏，舌边齿痕等以脾气虚弱为主者，可用补中益气汤或七味白术散化裁治疗；食少腹胀加砂仁、鸡内金健脾助运。

阴阳两虚证

主证：多饮多尿，浑浊如膏，乏力自汗，形寒肢冷，腰膝酸软，耳轮焦干，或浮肿少尿，或五更泻，阳痿或月经不调，舌淡苔白而干，脉沉细无力。

治法：温阳育阴。

方药：金匮肾气丸：熟地黄 15g、山茱萸 15g、山药 30g、肉桂 3g、炮附子 6g、茯苓 15g、丹皮 15g、泽泻 10g。

煎服方法：每日 1 剂，水煎分 3 次温服；或根据病情需要，每日 2 剂，分 4 次温服。药渣再煎，熏洗双足，内外同治，增强疗效。

方义分析：熟地黄甘温，滋阴补肾为主药；辅以山茱萸、山药补肝益脾以补充精血，山茱萸酸微温补肝肾、涩精气，山药甘平、健脾固肾益精；再配少量附子、肉桂温肾助阳，补命门真火，引火归原；佐以泽泻通调水道，泻肾中水邪；茯苓健脾渗湿。全方用阴中求阳之法，以达到温补肾阳之目的。

加减：夜尿多者，加五味子、益智仁、桑螵蛸、覆盆子益肾收摄；小便频数，色白体羸，为真阳亏虚，宜加补骨脂、鹿茸温助元阳；浮肿，小便不利者，合五苓散利水渗湿，温阳化气；体倦乏力者，加党参、黄芪、黄精补益正气；阳痿加仙茅、仙灵脾、阳起石助壮阳起痿；冲任虚寒，寒凝血滞的闭经、痛经，加当归、川芎、小茴香活血温经散寒。

1.2　辨证施治，专证专药

天芪降糖胶囊

组成：黄芪、天花粉、女贞子、石斛、人参、地骨皮、黄连（酒蒸）、山茱萸、墨旱莲、五倍子。

功能：益气养阴，清热生津。

适应证：消渴之气阴两虚证，症见倦怠乏力，口渴喜饮，五心烦热，自汗，盗汗，气短懒言，心悸失眠。

用法：每次 1.6g，口服，每日 3 次。

参芪降糖片

组成：人参茎叶皂苷、五味子、黄芪、山药、地黄、覆盆子、麦冬、茯苓、天花粉、泽泻、枸杞子。

功能：益气养阴，滋脾补肾。

适应证：消渴之气阴两虚证。

用法：1 次 3 片，口服，1 日 3 次。1 个月为 1 个疗程，效果不显著或治疗前症状较重者，每次用量可达 8 片，1 日 3 次。

1.3 特色制剂

消渴舒丸

主要药物：红参、白术、山药、天花粉、生地黄、麦冬、丹参、山茱萸、泽泻、五味子、黄连等 15 味中药。

功能：益气健脾，养阴生津，清热润燥除烦。

适应证：消渴之气虚、阴虚及气阴两虚证。

用法：口服，1 次 6g，1 日 3 次。

来源：河南省中医院院内制剂

2. 外治法

中药足浴

处方：凤仙透骨草 30g、桂枝 18g、艾叶 30g、木瓜 30g、苏木 30g、红花 12g、乳香 20g、没药 20g。

操作方法：上药加水 3000ml，煎水去渣，倒入套有一次性袋子的熏洗木桶或足浴器内，放上熏药支架并检查其稳固性，将熏洗部位置于支架上，用治疗巾或治疗单覆盖，测量水温 38～40℃时，将双足浸入药液中 20～30 分钟，每日 1 次。

适应证：糖尿病周围神经病变。

注意事项：水温要适宜，在足浴之前，应由他人为患者测试水温。足浴时间一般以 20 分钟左右为宜，不宜超过 30 分钟。若患者足部有感染、皮肤破溃、外伤则不宜采用中药足浴。在治疗过程中，若患者出现水疱、呼吸困难等不适，应立即停止足浴，由医护人员评估并及时处理。

来源：湖南中医药大学第一附属医院

穴位注射

处方：甲钴胺注射液。

操作方法：取穴（足三里穴：犊鼻穴下 3 寸，距胫骨外侧约一横指处）。常规消毒穴位皮肤。右手持注射器，左手绷紧患者皮肤，针尖对准穴位迅速刺入皮下组织，用针刺手法将针身刺入一定深度，然后缓慢推进或上下提插。得气后回抽无回血，即将药液缓慢注入，观察并询问患者感觉。注射完毕快速拔针，用无菌干棉签按压针孔。

适应证：糖尿病周围神经病变。

注意事项：严格遵守无菌操作规则，防止感染；向患者说明穴位注射的特点和注射后的正常反应。如注射局部出现酸胀感，4～8 小时内局部有轻度不适，或不适感持续较长时间，但是一般不超过 1 天。密切观察患者生命体征，如有不适，及时处理。

来源：苏艳文. 穴位注射甲钴胺治疗糖尿病周围神经病变 30 例疗效观察[J]. 天津药学，2009（3）：51-52[6].

中药保留灌肠

处方：生大黄 30g、制附子 20g、煅龙骨 30g、煅牡蛎 30g、槐花 30g、红花 20g、白花蛇舌草 30g、蒲公英 30g。

操作方法：上药加水浓煎至 200ml，调至温度 39～40℃灌肠，保留灌肠时间以 30 分钟～1 小时为宜，每日 1 次，8 周为 1 个疗程。每次疗程结束后休息 35 天，继续下一疗程，但不宜长久使用。需注意方中大黄用量以保持大便 2～3 次/天为宜，不宜过度通下，以防伤正。

适应证：糖尿病肾病。

注意事项：溃疡性结肠炎、下消化道出血、肠激惹、痔疮患者禁用或慎用。

来源：湖南中医药大学第一附属医院

正清风痛宁定向透药

处方：正清风痛宁注射液。

操作方法：用正清风痛宁注射液浸湿纱布，摊开置于肾俞穴位上，将中医定向透药仪正负极置于纱布上，电极板上放一次性中单。注意电极板应完全置于纱布中间，不能使电极板直接与皮肤接触，且电极板不能重叠。根据患者耐受能力选择刺激强度，随时询问患者感觉情况，持续 30 分钟后撤除中医定向透药仪。

适应证：糖尿病肾病。

注意事项：局部皮肤若出现皮疹等过敏现象，应立即停止治疗。

来源：湖南中医药大学第一附属医院

穴位贴敷

处方：夏枯草、石决明、野菊花、丹参、牡丹皮、黄柏各 10g。

操作方法：上药加水浓煎至 100ml，浸湿适量无菌纱布，嘱患者闭眼，然后将纱布覆盖双眼，持续 20～30 分钟后取下。

适应证：糖尿病视网膜病变。

注意事项：眼睑或眼部周围皮肤若出现皮疹等过敏现象，应立即停止治疗。

来源：湖南中医药大学第一附属医院

3. 基础治疗

（1）饮食：糖尿病饮食治疗中的"总量控制"原则是指需针对患者每日所摄入的食物总能量进行控制，通过对食物能量摄入的控制可调控患者的体重，改善胰岛素敏感性，对饮食治疗效果起到决定性的作用。成年 T1DM 患者基本能量的摄入水平按每公斤理想体重 25～30kcal/d 计算，再根据患者的体型、体力活动量及应激状况等调整为个体化的能量推荐值。其中体力活动量和应激状况为影响实际能量消耗的两个主要因素。儿童 T1DM 患者全日能量摄入的计算可采用下面公式，总热量（kcal）=1000＋年龄×（100～70）（括号中的系数 100～70 即 1～3 岁儿童按 100，3～6 岁按 90，7～10 岁按 80，大于 10 岁者按 70 分别计算）。

无论是成人还是儿童 T1DM 患者，当实际能量摄入与推荐能量摄入之间的数值存在较大差距时，均应采取逐步调整的方式使实际摄入量达到推荐摄入量；其中患者体重变化可作为其阶段性（3 个月）能量出入平衡判断的实用参考指标。

成年 T1DM 患者三大产热营养素占总能量的推荐比例与健康成年人基本相同；但正在控制体重的糖尿病患者因其总热量受到了更为严格的控制，其蛋白质所占总热量的比例可适当提高；糖尿病肾病患者的蛋白质提供比例宜相对偏低；学龄前儿童患者三大产热营养素的比例可参照同龄健康儿童膳食营养素参考摄入量执行；不推荐 T1DM 患者长期接受极低能量（＜800kcal/d）的营养治疗，既不利于长期的体重控制，也很难达到均衡营养的要求[9]。

（2）运动：运动的原则为循序渐进、量力而行、持之以恒，在保证安全的前提下进行，要预防低血糖的发生。糖尿病患者可选择轻–中等或稍强度的有氧运动方式，轻度有氧运动包括散步、做操、太极拳、气功等；中度运动包括快走、慢跑、骑车、爬楼梯、健身操等；稍强度运动包括跳绳、爬山、游泳、球类、舞蹈等。糖尿病患者的运动强度以最大运动强度的 60%～70% 为宜，通常用心率或自身感觉来衡量运动强度。糖尿病患者运动强度应保持心率（次/min）=（220–年龄）×（60%～70%）或运动时感觉全身发热，出汗，但非大汗淋漓。开始运动的时间一般在餐后 1.5 小时，每天至少 1 次；每次运动的时间约 30～60 分钟，包括运动时 5～10 分钟的热身运动及结束前 10 分钟的整理运动，达到中等运动量的时间持续约 30 分钟；对尚无运动习惯的患者，缓慢逐步达到每天至少 30 分钟中度运动强度，若不能 1 次运动 30 分钟，可分次进行，每次 10～15 分钟[9]。

（3）心理调节：定期评估患者及家属的社会心理问题，必要时采取心理行为干预。

4. 胰岛素治疗 由于胰岛素分泌绝对不足，T1DM 患者需终身胰岛素替代治疗以维持生命。推荐所有的 T1DM 患者采用强化胰岛素治疗方案。研究证实：通过强化胰岛素治疗、控制体重和自我管理教育等方式，可以降低患者多种慢性并发症的发生。常见的强化方案包括以下 2 种：

（1）基础加餐时胰岛素治疗：也称每天多次胰岛素注射方案（multiple daily insulin injections，MDI），是目前 T1DM 患者最常用的强化方案。根据正常人的胰岛素分泌模式，一般 3 餐前用短效胰岛素或胰岛素类似物，睡前用中效（有些患者需要早餐前也注射 1 次）或长效胰岛素或其类似物。

（2）持续皮下胰岛素输注（continuous subcutaneous insulin infusion，CSII）：也称胰岛素泵治疗，是采用人工智能控制的胰岛素输入装置，通过持续皮下输注胰岛素的方式，模拟胰岛素的生理性分泌模式从而控制高血糖的一种胰岛素治疗方法。CSII 更有利于 HbA1c 控制和生活质量的提高，减少严重低血糖的发生风险。CSII 治疗模式适合 MDI 控制不佳的 T1DM，尤其是血糖波动大，反复发生酮症酸中毒，频繁的严重低血糖和（或）低血糖昏迷及"黎明现象"明显的患者。胰岛素泵治疗时可选用的胰岛素为短效胰岛素或速效人胰岛素类似物，NPH、长效以及预混胰岛素不能用于 CSII 治疗。与 MDI 相比，CSII 的治疗相关花费明显增高。CSII只有在有很好的糖尿病自我管理能力和有很强的良好控制糖尿病意愿的患者中使用才能发挥出其独特的优势。

五、护 理 调 摄

（1）中医健康讲座：组织糖尿病预防保健讲座，帮助患者正确认识糖尿病，了解中医知识，提高疾病的认知度[7]。

（2）情志护理：对于存在恐惧、焦虑等不良情绪的患者十分重要。引导患者看电视、听音乐，及时转移注意力；或指导患者进行深呼吸，培养兴趣爱好，例如养花、养鱼，促使其身心放松、缓解紧张感。

（3）运动干预：坚持适量运动，能提高机体免疫力，改善代谢功能。对60岁以下的患者，可采用间歇式运动，就是散步、慢跑相结合，两者交替进行，对60岁以上的患者，可指导练习八段锦、形意拳、太极拳等，这些运动的强度适宜、富有乐趣，4~6次/周，30分钟/次。值得注意的是，这些运动的开展，前提是患者的体征稳定[8]。

（4）辨证施膳：结合患者具体情况建立针对性的饮食方案，同时糖尿病患者主要分为气阴亏虚、阴阳两虚、胃热炽盛等证型，应该根据患者的不同证型来调整饮食方案。

（5）生活指导：了解患者的生活习惯，针对性地帮助其建立良好的生活习惯。

六、预后转归

我国是世界上1型糖尿病发病率较低的国家之一，但由于我国的人口基数大，T1DM的绝对人数仍是一个庞大的人群。T1DM多见于青少年，自我管理能力差，各种急慢性并发症发生率高。尤其在胰岛素问世之前，患者从发病到死亡的时间常不足1年。胰岛素问世后，患者生命得以大大延长：如在美国著名的Joslin糖尿病中心50年患病研究中，招募的351例T1DM患者的平均年龄为67.5岁，平均病程达到了56.5年。但同时我们也应看到，T1DM的治疗在取得巨大进步的同时也面临巨大挑战：从全球范围来看，多数患者血糖控制不达标，血糖波动大，低血糖风险高，发生糖尿病并发症的风险依旧存在，糖尿病并发症仍是严重危害1型糖尿病患者身体健康的主要健康问题。我国由于缺乏规范的治疗管理方案，患者血糖控制差，并发症发生率高，与发达国家的控制情况相比存在较大差距，对患者、家庭和社会都造成沉重负担。

翁建平教授牵头的中国1型糖尿病研究组耗时5年,对中国1型糖尿病全人群发病率进行了研究。该研究确认了5018例新发1型糖尿病患者，其中1239名患者为0~14岁，1799名患者在15~29岁，1980名患者≥30岁；≥20岁的患者约占65.3%；2755名患者（54.9%）为男性。研究显示：全年龄段发病率为0.93/10万人年，15岁以下儿童发病率为1.90/10万人年，15~29岁人群发病率为1.02/10万人年，30岁及以上人群发病率为0.51/10万人年。1型糖尿病的发病高峰在10~14岁，但是成年人比重大，因此成年发病的患者占比大，估计全国每年新增超过13000例1型糖尿病患者，其中超过9000例为15岁以上的成年人。儿童1型糖尿病发病率与纬度相关。纬度越高的地区15岁以下儿童1型糖尿病发病率越高，15岁以上的人群中未观察到该现象。调查人群诊断时急性并发症比例高，调查人群诊断后半年内糖尿病酮症酸中毒发病率高达40.1%。

我国1型糖尿病的治疗水平在不断提高，但患者诊疗状况不容乐观，突出表现为：对疾病缺乏认知，血糖控制差、并发症多；长期存活者少；接受糖尿病教育机会少；经济负担重，在升学、就业中遭遇阻力等。因此，1型糖尿病的防治工作仍然任重道远。

七、疗 效 评 价

（一）评价标准

1. 显效 中医临床症状、体征明显改善；空腹血糖及餐后 2 小时血糖下降至正常范围，或空腹血糖及餐后 2 小时血糖下降超过治疗前的 40%，糖化血红蛋白下降至<7%以下，或下降超过治疗前的 30%。

2. 有效 中医临床症状、体征均有好转；空腹血糖及餐后 2 小时血糖下降超过治疗前的 20%，但未达到显效标准，糖化血红蛋白下降超过治疗前的 10%，但未达到显效标准。

3. 无效 中医临床症状、体征均无明显改善，甚或加重；空腹血糖及餐后 2 小时血糖无下降，或下降未达到有效标准，糖化血红蛋白无下降，或下降未达到有效标准。

（二）评价指标

疗程结束时对全身症状、体征、理化指标（空腹血糖、餐后 2 小时血糖及糖化血红蛋白）进行评价。

（三）T1DM 患者血糖控制目标（表 10-2）

表 10-2 血糖控制表

	儿童/青春期			成人	
	正常	理想	一般	高风险	理想
治疗方案		维持	建议/需要调整	必须调整	维持
HbA1c（%）	<6.1	<7.5	7.5~9.0	>9.0	<7.0
血糖（mmol/L）					
空腹或餐前	3.9~5.6	5~8	>8	>9	3.9~7.2
餐后	4.5~7.0	5~10	10~14	>14	5~10
睡前	4.0~5.6	6.7~10	10~11 或<6.7	>11 或<4.4	6.7~10
凌晨	3.9~5.6	4.5~9	>9 或<4.2	>11 或<4.0	

血糖目标应该个体化，较低的血糖目标应评估效益–风险比；出现频繁低血糖或无症状低血糖时，应调整控制目标；餐前血糖与 HbA1c 不相符时，应测定餐后血糖。

八、本共识制定专家组成员及起草单位

共识专家组组长： 庞国明 邹晓玲 高天舒 翟纪功
共识专家组副组长（按姓氏笔画排序）：
    白 清 孙 扶 李洪生 杨辰华 何 刚 林湘东
    周 开 梅罗阳

共识专家组成员（按姓氏笔画排序）：

马新航　王　娟　王　琳　王小青　王红梅　王体敬
王爱军　甘洪桥　白富彬　冯　冰　冯儒庭　朱翠翠
汤　菲　李晨希　邹译娴　沈　璐　张　云　张　挺
张　科　张俊杰　陈　杰　陈　革　陈芹梅　陈荣月
赵　云　赵　伟　胡文孝　闻海军　高　龙　郭乃刚
黄　柔　雷　烨

执笔人：邹晓玲　贾林梦　林湘东　黄　柔

秘　书：黄　柔　赵潇湘

组长单位：河南省开封市中医院、湖南中医药大学第一附属医院、辽宁中医药大学附属医院

副组长单位（按首字笔画排序）：

山东省菏泽市中医医院、河南省中医研究院附属医院、河南省中医院、河南省中医糖尿病医院、浙江中医药大学附属宁波中医院

起草单位（按首字笔画排序）：

四川省第二中医医院、江西中医药大学附属医院、江西省中西医结合医院、江苏省扬州市中医院、江苏省泰州市中医院、江苏省盐城市中医院、江苏省镇江市中医院、许昌红月糖尿病医院、河北省石家庄市中医院、河北省馆陶县中医院、河南省三门峡市中医院、河南省长垣中西医结合医院、河南省南阳市中医院、陕西中医药大学第二附属医院、陕西省中医医院、浙江省义乌市中医院、湖北省英山县人民医院、湖南省岳阳市中医院

九、参考文献

[1] 葛均波，徐永健，王辰，等. 内科学[M]. 北京：人民卫生出版社，2018：726.

[2] 廖二元. 内分泌代谢病学[M]. 北京：人民卫生出版社，2012：1227.

[3] Wild S, Roglic G, Green A, et al. Global Prevalence of Diabetes：Estimates for the year 2000 and projections for 2030[J]. Diabetes Care, 2004, 27（5）：1047-1053.

[4] Diagnosis and classification of diabetes mellitus[J]. Diabetes Care, 2012, 35（Suppl 1）：S64-S71.

[5] Weng J, Zhou Z, Guo L, et al. Incidence of type 1 diabetes in China, 2010-13：population based study[J]. Bmj, 2018：5295.

[6] 苏艳文. 穴位注射甲钴胺治疗糖尿病周围神经病变30例疗效观察[J]. 天津药学，2009（3）：51-52.

[7] 张巍. 中医护理干预在糖尿病高危人群血糖控制中的应用效果[J]. 慢性病学杂志，2020，21（7）：1071-1072.

[8] 薛春花，杜红玲. 中医护理干预在糖尿病护理中的应用价值分析[J]. 医学食疗与健康，2020，18（23）：122-123.

[9] 周智广. 中国1型糖尿病诊治指南[M]. 北京：人民卫生出版社，2012：28-32.

第十一章

继发性糖尿病中医临床诊疗专家共识

继发性糖尿病（secondary diabetes）是由已知的原发病所致的慢性高血糖状态，糖尿病是这些原发疾病的一种并发症。一般而言，在原发病得到根治后，继发性糖尿病可以痊愈。在糖尿病分型中，一些其他类型糖尿病与继发性糖尿病存在交集，例如嗜铬细胞瘤、库欣综合征、甲状腺功能亢进症、生长抑素瘤、醛固酮瘤、胰高血糖素瘤等内分泌疾病引发的糖尿病；急慢性胰腺炎、胰腺肿瘤、胰腺外伤或切除、胰腺囊性纤维化、血色沉积病等胰腺相关疾病引发的糖尿病；糖皮质激素、噻嗪类利尿药、β-受体阻滞剂、口服避孕药等所致的药源性糖尿病；由于肝脏在糖代谢中发挥巨大作用，故肝炎、脂肪肝、肝硬化等肝脏疾病亦可引发糖尿病，但大部分糖尿病分类方法尚未将其列入特殊类型糖尿病。此外，神经系统疾病、应激状态等亦可使血糖升高，上述情况均属继发性糖尿病范畴。

继发性糖尿病的一个特点就是高血糖有因可查。去除了这些原因后，高血糖可以被纠正。例如，嗜铬细胞瘤引起的高血压、糖尿病，在手术切除肿瘤后，血压和血糖能恢复正常；药物引起的高血糖，在停药后往往消失。

中医文献无继发性糖尿病病名的记载，原发病多种多样，根据其症状表现，可归属于"消渴""水肿""臌胀""黄疸""腹痛""眩晕"等范畴。本病包含范围甚广，临床表现多端，治疗上应以治病求本为原则，在积极治疗原发病的基础上，根据病证的不同特点，详审病机，辨证论治。本节仅选肝源性糖尿病及胰源性糖尿病两种作为代表病种进行探索与推广。

肝源性糖尿病

一、概　　述

肝脏是葡萄糖代谢的重要器官，当其功能因各种肝病而受损时，往往影响正常糖代谢，甚至出现糖耐量减退或糖尿病，这种继发于慢性肝实质损害的糖尿病统称为肝源性糖尿病（hepatogenous diabetes, HD）。肝源性糖尿病于1906年被 Naunyn 等学者提出，1947年由 Megyesi 等命名。

我国肝源性糖尿病多继发于慢性肝炎、肝硬化。临床表现为以空腹血糖正常或轻度升高，而餐后血糖明显升高为特征。肝源性糖尿病患者的临床表现中典型的"三多"症状多不明显，往往被慢性肝病症状（如乏力、纳差、腹胀、脾大、黄疸及腹腔积液等）所掩盖，极少发生酮症酸中毒等并发症。

肝源性糖尿病虽然患病率偏低，只占所有糖尿病的不到 5%，但由于各类肝脏疾病如乙型病毒性肝炎的发病率较高，特别是近年来随着大众生活方式的改变，酒精性脂肪肝及肥胖性脂肪肝患者越来越多，继而导致 HD 患者的数量不断增加。慢性肝病继发糖代谢异常者多发生于肝硬化患者，肝硬化合并糖尿病的发生率是正常人的 2～4 倍，研究显示，慢性肝病患者中 50%～80%伴有糖耐量异常，而直接发展为 HD 者为 20%～30%[1]。

中医对本病的认识总体应归属于"消渴""臌胀""黄疸"范畴，但在辨证上与上、中、下三消和从肺、胃、肾三脏论治的传统方法应有所不同。因其病机在肝，故从肝论治才是治本之法。

二、病因病机

中医学讲究辨证论治，异病同治，虽引发肝源性糖尿病的疾病不同，但究其病因病机，总有共同之处。

（一）病因

1. 湿热邪毒　肝病之始，或受酒毒、药毒影响；或如《内经》所言："邪之所凑，其气必虚"，脾胃化源不足，正气虚损，免疫功能低下，外邪乘虚而入，感染邪毒。邪毒属热，易与湿邪相感，湿热邪毒搏结于肝经血分，瘀滞于内，致使肝之疏泄失常而发病。一方面湿热邪毒羁留，内蕴肝胆，肝失疏泄，气机郁滞，壅阻于脾，脾失健运，内生湿热，热盛伤津，津液不能上承发为消渴；另一方面湿热熏蒸肝胆，胆汁不循常道，溢于肌表可发为黄疸。

2. 郁热内生　肝病患者常染有疫毒，疫毒属热，多发肝火；或因情志不遂，肝气郁结，久而化火；或因肝木克脾土，土郁可化热；或因嗜食肥甘、饮食不节而致内热偏盛。从病位上来看，郁热多见于肝、胃，出现类似上消症状者可见肺热，情志不遂生肝热，饮食不节生胃热；或可见木火刑金，肺胃燥热。以上病机既是肝病的病机，又与传统认为消渴病"阴虚燥热"的基本病机以及现当代医家提出的"火热内生引发消渴"的发病机理相对应。

3. 瘀血阻络　肝病日久，由气入血、由经入络致使肝失疏泄，肝气郁结，气郁日久，必致血瘀；素有邪毒内伏血分，蕴于肝络，肝失疏泄，气机运行不畅，气滞血瘀，使肝之络脉瘀阻；或有肝热，肝火耗气伤阴，煎炼阴血，形成肝肾阴虚，诸虚渐重，气血运行乏力，脉损络瘀益显；或因久病气虚，无力行血，气虚血瘀阻络，以至消渴，自祝谌予首次提出血瘀病机以后，其理论已被国内学者普遍推崇，结合现代医学，有观点指出瘀血阻络是导致肝纤维化及肝源性糖尿病胰岛素抵抗的重要因素。正如《周氏医学丛书·脏腑药式》载："肝主血，而气者所以行乎血，气滞则血凝，行血中之气正行血也。"因此慢性肝病患者均有不同程度的瘀血表现。

4. 肝病及脾 《金匮要略》言："见肝之病，知肝传脾。"肝失疏泄，气机郁滞，肝气横逆，木盛乘土，肝病传脾，肝郁脾虚，转输失调，升降失司，脾胃不和。《血证论》云："木之行主于疏泄，食之入胃，全赖肝木之气以疏泄之而水谷乃化。"说明脾主升清降浊有赖肝之疏泄，肝气得疏，则胃气得降，情志不畅，肝气郁结，最易伤害的器官就是脾胃。脾不能为胃行其津液，一方面使水谷精微化生失常及气血津液输布代谢障碍，脾吸收的水谷精微，不能随气机升降出入荣养四肢百骸而郁于血中；另一方面使水谷积滞郁久化热，灼伤胃津，胃中燥热。且由于脾的转输升降功能失常，元气陷而阴火升，虚火灼津，滞留血脉或阴精失于固摄而反下泻。《灵枢·本脏》篇曰"脾脆则善病消瘅易伤"，亦说明脾虚是消渴病的发病基础。

5. 阴阳两虚 肝为刚脏，体阴而用阳，功主疏泄。肝肾同源，肝藏血，肾藏精，精血同源，相互转化。多种病因损伤肝脏，肝郁化火，肝阴不足，损及肾阴，则肝肾阴虚。肝源性糖尿病临床"三消"症状并不典型，其病位在肝，以阴虚型多见；肝病迁延难愈，湿热疫毒蕴于血分，久久不除，耗气伤阴，可见气阴两虚；《黄帝内经》云："肝者，罢极之本。""罢极"是气虚的主要标志，气属阳，气虚乃阳虚之渐，故气虚继续发展就会成为阳虚。肝源性糖尿病多由肝脏发病，传于脾脏，故病位在肝脾；而乙癸同源，肝病日久可波及肾脏，影响肾的排泄功能。或因素体阳虚，或因久病致虚，或因用药不当等，本病发展至末期多会出现肝脾肾阳虚。

（二）病机特点

1. 肝病是肝源性糖尿病的始动因子 "邪之所凑，其气必虚"。肝病之始，是由于人的正气虚损，免疫功能低下，外邪乘虚而入发病。卫气源于中焦脾胃，由脾胃运化之水谷精气所化生。故正气不足乃脾虚卫气不足，失却防御外邪能力。正如《幼幼集成》所言："脾土强者，足以捍御湿热，必不生黄。唯其脾虚不运，所以湿热乘之。"邪之甚谓之毒，邪毒属热，且易与湿搏结，湿热邪毒搏结于肝经血分，瘀滞于内，肝疏泄失常。或酒毒，药毒影响肝之疏泄，表现为身目俱黄，色泽鲜明，口干渴欲饮或饮而不多，心中懊侬，胸脘满闷，口干而苦，恶心欲呕，大便黏滞、臭秽，舌红，苔黄腻，脉滑或濡。临床以急、慢性肝炎者多见。

2. 肝胃郁热是肝源性糖尿病的直接病机 肝源性糖尿病之初以肝胃郁热证较为常见。肝主疏泄，以气为用。急、慢性肝炎患者多由于疫毒产生肝热肝火；或情志不遂，肝气郁结，郁久化火而肝失疏泄。糖尿病的发病基础是阴虚燥热，多因"阳气悍而燥热郁甚之所成"。究其脏腑不外胃热，肝热等，饮食不节生胃热，情志不遂生肝热，肝木克脾土，土郁可化热。尤其肝病患者在治疗中常输注葡萄糖，饮食肥甘，进糖过多，致内热偏盛。临床表现为面红目赤，口干、口渴、口苦、口臭、多饮、多食，急躁易怒，两胁胀满，尿黄赤，大便干，舌质红、苔黄，脉弦实有力。肝胃郁热既是肝病的发病病机，也是糖尿病的发病病机。肝病在先，血糖异常，成为肝源性糖尿病的直接病机。

3. 肝肾阴虚是肝源性糖尿病的内在因素 慢性肝炎、肝硬化与糖尿病的发生是一个较长期的过程，往往有阴虚存在。肝为刚脏，体阴而用阳，功主疏泄。肝肾同源，肝藏血，肾藏精，精血互化。肝病乃多种病因损伤肝脏，肝阴不足，肝郁化火，损及肾阴，则肝肾阴虚。糖尿病以阴虚燥热为基本病机，主要病位在肺、胃、肾，与肝、脾、小肠等亦密切相关，"三消"症状相对较多，阴虚基本贯穿于病程之始终。肝源性糖尿病临床"三消"症状并不典型，其病位在肝，辨证以阴虚型多见。临床表现为肝区隐痛，心烦，耳鸣，口干口渴，乏力，腰膝酸软，腹部胀满胁下癥块，舌质暗红，舌小有裂纹，苔少或无苔，脉弦细等。所以肝肾阴虚是肝源性糖尿病发生的内在因素。

4. 瘀血阻络是肝源性糖尿病的病理基础 《丹溪心法》谓："胁痛，肝火旺，木气实，有死血，有痰流注。"肝源性糖尿病多发生在慢性肝病的基础上，肝病日久，由气入血、由经入络。邪毒内伏血分，蕴于肝络，肝失疏泄，气机运行不畅，气滞血瘀使肝之络脉瘀阻。肝热，肝火耗气伤阴，煎炼阴血，形成肝肾阴虚，诸虚渐重，气血运行乏力，脉损络瘀益显。临床表现为面鳌黑，目黯黑，唇暗，肝区痛，神疲乏力，口干咽燥，舌暗红，舌底脉络瘀滞，舌边瘀点脉涩或紧。衣蕾等[2]指出瘀血阻络主要为肝内微循环遭到破坏及微血栓损伤内皮，阻塞血管、妨碍血流，影响血液和肝细胞的物资交换，促进肝细胞退变和纤维化。而糖尿病的病机自祝谌予老中医于1978年首次提出糖尿病血瘀证以后，经20多年临床及实验研究，血瘀证在糖尿病诸证中的普遍性已被国内学者认同。因此，瘀血阻络是肝源性糖尿病的病理基础。

5. 肝病传脾是肝源性糖尿病的转化过程 《灵枢·本脏》篇曰"肝脆则善病消瘅"。在慢性肝病向肝源性糖尿病发展的过程中，血糖水平的升高，并非中医传统诊断指标，但它是肝病向肝源性糖尿病转化的一个重要指标。中医认为肝病传脾，肝郁脾虚，转输失调、升降失司。脾不能为胃行其津液，一方面使水谷精微化生及气血津液输布代谢障碍，脾所吸收的水谷精微，不能随气机升降出入以荣养四肢百骸而郁于血中。另一方面使水谷积滞郁久化热、灼伤胃津胃中燥热。且由于脾的转输升降功能失常，元气陷而阴火升，虚火灼津，滞留血脉或阴精失于固摄而反下泻。上述原因均可引起血糖、尿糖升高。

总之，肝源性糖尿病患者多数病程较长，因先病于肝，常先有肝病的症状及特征和不同程度的肝功能异常。肝病之初，正气虚弱，肝为邪扰，湿热、疫毒、酒毒、药毒等首发于肝，病位在肝，肝脏受损，肝失疏泄，肝胃郁热，热盛伤阴，肝阴暗耗，久病及肾，影响脏腑功能及气血津液运行，由此而产生肝热、阴虚、血瘀等病理变化，同时肝病传脾，血糖升高。肝病乃多种病因损伤肝脏，肝阴不足，肝失疏泄，使肝气郁滞而导致血瘀。肝病本身，多有肝细胞肿胀、坏死，属于瘀血性坏死。瘀血是一种病理性产物，它的形成必然会造成耗损阴液，使阴虚加剧；同时血瘀又会造成脏腑功能障碍，致使化生阴液精血的功能受到影响，以致阴液、精血进一步亏损。本病虚为阴虚，实为肝热、瘀血。但同时也会有气血阴阳不足及痰浊、水饮等病理变化，但主要以前者为多见。

三、临床诊断

（一）中医诊断

1. 病史 有明确的肝病等病史。有多饮、多食、多尿、消瘦或尿中有甜味临床表现。

2. 依据中医病名内涵与临床表现确定中医病名 属祖国医学"消渴""黄疸""胁痛""肝着""肝积""积聚""臌胀"等病范畴。

3. 临床特点

（1）症状：该病的临床表现与一般的糖尿病并无大的差别，有口干、口渴、饮水多、尿多、食欲增加等，体重逐渐减轻，即所谓的"三多一少"症状。但这种糖尿病有时症状比较轻，呈

"隐性经过"，不检验血糖不易发现，多数患者先有肝病症状，继而出现糖尿病症状。不同肝病表现各异，多有乏力、食欲减退、厌油、腹胀、肝区不适或疼痛、恶心呕吐等消化道症状，可伴有黄疸及腹水。

（2）体征：查体多有慢性肝病、肝硬化的体征，如肝掌、蜘蛛痣、脾大等，少有糖尿病酮症酸中毒、周围血管病变或糖尿病性神经病变等并发症。

4. 临床分期 本病暂无临床分期。

（二）西医诊断

诊断要素有四：

1. 病史 在糖尿病发生之前有明确的肝病史，但有时糖尿病可与肝病同时发生；无糖尿病既往史和家族史，糖尿病症状轻或无。

2. 临床特点 肝源性糖尿病患者的临床表现有的隐性，有的显性，症状轻重不等；但与原发性糖尿病相比，典型的"三多"症状多不明显。往往被慢性肝病症状如乏力、纳差、腹胀等所掩盖，极少发生酮症酸中毒等并发症，同时糖尿病神经及血管并发症的发生率也较低，患者以空腹血糖正常或轻度升高，而餐后血糖明显升高为特征。有明确肝功能损害的临床表现及血生化检查和影像学检查的证据。

3. 体征 查体或可见肝掌、蜘蛛痣、腹水、黄疸、腹壁静脉曲张等表现。

4. 辅助检查

（1）口服糖耐量试验（oral glucose tolerance test，OGTT）：空腹血糖≥7.0mmol/L，餐后2小时血糖≥11.1mmol/L，但部分患者空腹血糖可轻度升高或正常。OGTT的曲线形态偏高，表现高峰、高坡或趋高型；若OGTT示餐前血糖正常或轻度升高，餐后血糖≥11.1mmol/L可确诊糖尿病；若>7.8mmol/L而<11.1mmol/L则诊断为糖耐量减低；对不能做OGTT的患者，应经常测定空腹和餐后2h血糖值，以便于早期诊断糖尿病。

（2）胰岛素释放试验：空腹血浆胰岛素水平偏高，餐后胰岛素反应不良或反应延迟；血清C肽释放试验一般正常或下降，C肽与胰岛素的比值明显减少。

（3）肝脏功能检测：包括谷草转氨酶（aspartate aminotransferase，AST）、谷丙转氨酶（alanine aminotransferase，ALT）、胆红素（bilirubin，BIL）、碱性磷酸酶（alkalinephosphatase，ALP）、白蛋白（albumin，ALB）、球蛋白（globulin，GLB）以及凝血酶原、凝血因子等指标。肝病患者可见ALT、AST、BIL、ALP等不同程度升高，ALB降低，GLB升高，凝血酶原时间延长，凝血因子减少。

（4）肝炎病毒血清学检测：包括乙肝表面抗原（HBsAg）、乙肝表面抗体（Anti-HBs）、乙肝e抗原（HBeAg）、乙肝e抗体（Anti-HBe）、乙肝核心抗体（Anti-HBcⅡ）、丙肝抗体（Anti-HCV）、戊型肝炎IgM抗体（HEV-IgM）、甲型肝炎IgM抗体（HAV-IgM）。该检测对慢性病毒性肝炎的诊断及评估病情、指导治疗具有重要意义。

（5）肿瘤标志物检测：如甲胎蛋白（alpha fetoprotein，AFP）是最具有诊断价值的肝癌标志物，AFP>200ng/mL时对诊断更具有重要意义。

（6）影像学检查：超声、电子计算机X射线断层扫描技术（CT）、磁共振成像（MRI）、放射性核素显像、上消化道钡餐摄片、正电子发射计算机断层扫描（PET-CT）等检查有助诊断及鉴别原发病。

5. 其他　①肝源性糖尿病的临床诊断符合美国糖尿病协会（ADA）的糖尿病诊断标准（典型三多一少症状加随机血糖≥11.1mmol/L，或 FPG≥7.0mmol/L，或 OGTT 试验 2 小时血糖≥11.1mmol/L）。②血糖和糖耐量的好转或恶化与肝功能的改变相关。③排除垂体、肾上腺、甲状腺等疾病所引起的继发性糖尿病及原发性糖尿病，尤其是 2 型糖尿病。

四、临床治疗

（一）提高临床疗效要点提示

1. 精研病机，把握动态演变规律　肝源性糖尿病患者多数病程较长，因先病于肝，常先有肝病的症状及特征和不同程度的肝功能异常。肝病之初，正气虚弱，肝为邪扰，湿热、疫毒、酒毒、药毒等首发于肝，病位在肝，肝脏受损，肝失疏泄，肝胃郁热，热盛伤阴，肝阴暗耗，久病及肾，影响脏腑功能及气血津液运行，由此而产生肝热，阴虚，血瘀等病理变化，肝病乃多种病因损伤肝脏，肝阴不足，肝失疏泄，使肝气郁滞而导致血瘀。肝病本身，多有肝细胞肿胀、坏死，属于瘀血性坏死。瘀血是一种病理性产物，它的形成必然会造成耗损阴液，使阴虚加剧；同时血瘀又会造成脏腑功能障碍，致使化生阴液精血的功能受到影响，以致阴液、精血进一步亏损。本病虚为阴虚，实为肝热，瘀血。肝源性糖尿病中医病机以热、虚、瘀 3 个阶段的演变规律较为常见。针对其进行治疗，兼顾其他疗法，对改善临床症状，减少用药，缩短疗程，增加疗效有较大的临床意义。

2. 久病必瘀，活血化瘀通络是关键　瘀血阻络是导致肝纤维化及肝源性糖尿病胰岛素抵抗的重要原因，治疗肝源性糖尿病，活血化瘀通络是关键。肝主藏血而通调气机，体阴而用阳。肝病日久，必然会影响肝脏的正常疏泄功能，导致肝失疏泄，肝气郁结。气郁日久，必致血瘀，正如《周氏医学丛书·脏腑药式》中云："肝主血，而气者所以行乎血，气滞则血凝，行血中之气，正以行血也。"因此慢性肝病患者尤其是肝硬化患者，均有不同程度的瘀血表现，临床上可通过观察患者的面色、舌色、舌底及有无肝掌、蜘蛛痣来判定瘀血的轻重，而分别采用活血、化瘀、通络之法。如仅见舌质偏暗，说明瘀血较轻，可选用川芎、桃仁、红花等活血之品以治之；如舌有瘀点、瘀斑或舌下静脉增粗迂曲，说明瘀血较重，可以三棱、莪术等化瘀之品以治之；如出现舌底瘀点、瘀斑，甚至见到肝掌、蜘蛛痣，说明病深入络，当以土鳖虫、水蛭、地龙等通络之品治之。针对慢性肝病不同阶段瘀血的轻重，选择不同的活血、化瘀、通络药物治疗，体现了诊治疾病的层次性以及用药的准确性。由于从慢性肝炎到肝纤维化再到肝硬化，是肝细胞不断受损，不断纤维化的一个渐进过程，所以慢性肝病的各阶段之间又往往是相互渗透，没有严格界限的，此时则需要活血、化瘀、通络之品并用。

3. 肝脾相关，调肝勿忘健脾和胃　治疗肝源性糖尿病，在活血化瘀的同时还要注意固护脾胃。肝属木，脾胃属土；肝主疏泄，胃主受纳与和降。脾胃的升降功能正常与否，与肝的疏泄功能有密切的联系，肝失疏泄，木郁土壅，会进一步影响脾胃的运化功能，正如《血证论》所云："木之行主于疏泄，食之入胃，全赖肝木之气以疏泄之而水谷乃化。"说明脾主升清降浊有赖于肝之疏泄，肝气得疏，则脾气得升，胃气得降，情志不畅，肝气郁结，最易伤害的器官就是脾胃，（《金匮要略》言："见肝之病，知肝传脾。"肝脏疾病最易伤害的是脾胃。因此慢性肝病患者多有纳呆食少，脘腹胀满，倦怠乏力，大便或溏或干等脾失健运，胃失和降的表现。临床上可以逍遥散加减以调和肝脾，若肝区痛加片姜黄；乏力加当归、枸杞子、生黄芪；腹胀加木香、炒莱菔子；若腹泻加炒山药、莲子；若有肝掌、蜘蛛痣加牡丹皮、生地黄、赤芍；若有黄疸加茵陈、郁金、金银花、连翘。

4. 衷中参西，辨证结合辨病施治 多种肝脏疾病均有可能导致糖尿病的发生，肝源性糖尿病具有其自身特点，即血糖控制水平与肝功能好转或恶化密切相关，积极治疗原发病，有利于糖尿病的治疗。因此，更要求我们明确诊断，针对病因治疗，例如病毒性肝炎当积极抗病毒治疗；脂肪肝当加强运动，配合药物治疗；肝硬化当积极防治并发症等。同时中医辨证施治具有优势，可依据变化多端的临床表现，灵活组方，兼顾原发病与血糖升高之情况，中西结合对改善临床症状，减少用药，缩短疗程，增加疗效有较大的临床意义。

（二）治疗方法

1. 内治法

1.1 辨证论治，专病专方

湿热邪毒证

主证：身目俱黄，色泽鲜明，口干渴欲饮或饮而不多，心中懊恼，胸脘满闷，口干而苦，恶心欲呕，大便黏滞、臭秽，舌红，苔黄腻，脉滑或濡。

治则：泻热解毒。

方药：三黄汤合大柴胡汤：大黄 9g、黄连 6g、黄芩 10、柴胡 15g、芍药 9g、半夏 9g、枳实 6g、大枣 3 枚、生姜 6g、茵陈 15g、连翘 15g。

煎服方法：每日 1 剂，水煎分 3 次温服；或根据病情需要，每日 2 剂，分 4 次温服。药渣再煎，熏洗双足，内外同治，增强疗效。

方义分析：方中重用柴胡为君药，配臣药黄芩泻上焦火，黄连泻中焦火热，黄柏泻下焦火；轻用大黄配枳实以内泻阳明热结，行气消痞，亦为臣药。芍药柔肝缓急止痛，与大黄相配可治腹中实痛，与枳实相伍可以理气和血，以除心下满痛；半夏和胃降逆，配伍大量生姜，以治呕逆不止，共为佐药。大枣与生姜相配，能和营卫而行津液，并调和脾胃，功兼佐使。

加减：上焦热盛重用黄芩 10g，中焦热盛选用虎杖 15g、茵陈 20g、重用黄连 10g，下焦热盛选用大黄 6g、知母 12g、黄柏 6g，针对肝病解毒选用垂盆草 15g、马鞭草 20g、白花蛇舌草 30g，降酶根据具体情况选用茵陈 20g、五味子 9g、田基黄 12g 等，腹胀、痛时可酌情选用木香 6g、丹参 20g、红花 10g 等。

肝胃郁热证

主证：面红目赤，口干口渴，口苦口臭，多饮多食，急躁易怒，两胁胀满，尿黄赤，大便干，舌质红，苔黄，脉弦实有力。

治则：泻热和胃。

方药：龙胆泻肝汤合清胃散：龙胆草（酒炒）6g、黄芩（炒）9g、栀子（酒炒）9g、泽泻 12g、木通 9g、车前子 15g、当归（酒洗）12g、生地黄（酒炒）9g、柴胡 6g、生甘草 6g、生地黄 9g、当归 15g、牡丹皮 9g、黄连 6g。

煎服方法：每日 1 剂，水煎分 3 次温服；或根据病情需要，每日 2 剂，分 4 次温服。药渣再煎，熏洗双足，内外同治，增强疗效。

方义分析：方中龙胆草大苦大寒，既能清利肝胆实火，又能清利肝经湿热，故为君药。黄芩、栀子苦寒泻火，燥湿清热，共为臣药。泽泻、木通、车前子渗湿泻热，导热下行，实火所伤，损伤阴血，当归、生地养血滋阴，邪去而不伤阴血，共为佐药。柴胡舒畅肝经之气，引诸药归肝经；甘草调和诸药。清胃散用苦寒之黄连为君，直泻胃府之火。升麻清热解毒，升而能散，故为臣药，可宣达郁遏之伏火，有"火郁发之"之意，与黄连配伍，则泻火而无凉遏之弊，升麻得黄连，则散火而无升焰之虞。胃热则阴血亦必受损，故以生地凉血滋阴，丹皮凉血清热，皆为臣药。当归养血和血，为佐药。升麻兼以引经为使。两方合用，共奏清肝胆火，泻胃中热之效。

加减：肝热盛可选用夏枯草 20g、赤芍 12g；郁热伤阴可加沙参 10g、麦冬 12g、玉竹 10g、天花粉 12g、桑叶 10g、白扁豆 15g 等。

肝郁脾虚证

主证：胁肋胀痛，胸闷，善太息，心烦易怒，纳呆食少，脘腹胀满，口不渴或口干喜凉饮，小便色黄，大便溏结不调，舌质红或淡红，苔薄白或薄黄，脉弦。

治则：疏肝健脾。

方药：逍遥散加减：柴胡、当归、茯苓、白芍、白术各 15g，炙甘草 15g、生姜 5g、薄荷 9g。

煎服方法：每日 1 剂，水煎分 3 次温服；或根据病情需要，每日 2 剂，分 4 次温服。药渣再煎，熏洗双足，内外同治，增强疗效。

方义分析：本方柴胡疏肝解郁，使肝气得以条达，为君药。当归甘辛苦温，养血和血；白芍酸苦微寒，养血敛阴，柔肝缓急，为臣药。白术、茯苓健脾去湿，使运化有权，气血有源，炙甘草益气补中，缓肝之急，为佐药。用法中加入薄荷少许，疏散郁遏之气，透达肝经郁热；烧生姜温胃和中，全方共奏疏肝健脾之效。

加减：若肝区痛加片姜黄 9g，乏力加当归 15g、枸杞子 12g、生黄芪 15g，腹胀加木香 6g、炒莱菔子 20g，若腹泻加炒山药 15g、莲子 12g，若有肝掌、蜘蛛痣加牡丹皮 12g、生地黄 15g、赤芍 15g，若有黄疸加茵陈 20g、郁金 15g、金银花 15g、连翘 10g。出现脾失健运，胃失和降，小半夏加茯苓汤加味，佐以黄连 6g、生姜 6g，辛开苦降，健脾和胃以治之。

脾虚湿困证

主证：面色萎黄，形体困倦，口黏不爽，口不渴，脘腹胀满，纳呆，大便溏，小便不利，舌质淡，苔白腻，脉沉缓或沉濡。

治则：健脾利湿。

方药：参苓白术散加减：白扁豆 12g、白术 15g、茯苓 15g、甘草 10g、桔梗 6g、莲子 9g、人参 15g、砂仁 6g、山药 15g、薏苡仁 9g。

煎服方法：每日 1 剂，水煎分 3 次温服；或根据病情需要，每日 2 剂，分 4 次温服。药渣再煎，熏洗双足，内外同治，增强疗效。

方义分析：方中人参、白术、茯苓益气健脾渗湿为君。配伍山药、莲子肉助君药以健脾益气，兼能止泻；并用白扁豆、薏苡仁助白术、茯苓以健脾渗湿，均为臣药。更用砂仁醒脾和胃，行气化滞，是为佐药。桔梗宣肺利气，通调水道，又能载药上行，培土生金，为佐药；炒甘草健脾和中，调和诸药，为使药。综观全方，补中气，渗湿浊，行气滞，使脾气健运，湿邪得去，则诸症自除。

加减：乏力加当归 15g、枸杞子 12g、生黄芪 15g，腹胀加木香 6g、炒莱菔子 20g，若腹泻加炒山药 15g、莲子 12g，若有肝掌、蜘蛛痣加牡丹皮 12g、生地黄 15g、赤芍 15g。出现脾失健运，胃失和降，小半夏加茯苓汤加味，佐以黄连 6g、生姜 6g，辛开苦降，健脾和胃以治之。

瘀血阻络证

主证：面色黧黑，目周黯黑，唇色黯，肝区疼痛，神疲乏力，口干咽燥，渴饮以夜间为甚，舌黯红，舌底脉络迂曲，舌边瘀点瘀斑，脉涩或紧。

治则：活血化瘀。

方药：血府逐瘀汤加减：桃仁 12g、红花 9g、当归 9g、生地黄 9g、川芎 10g、赤芍 12g、牛膝 20g、桔梗 6g、柴胡 6g、枳壳 6g、甘草 3g。

煎服方法：每日 1 剂，水煎分 3 次温服；或根据病情需要，每日 2 剂，分 4 次温服。药渣再煎，熏洗双足，内外同治，增强疗效。

方义分析：方中桃仁破血行滞而润燥，红花活血祛瘀以止痛，共为君药。赤芍、川芎助君药活血祛瘀，牛膝活血通经，祛瘀止痛，引血下行，共为臣药。生地、当归养血益阴，清热活血，桔梗、枳壳，一升一降，宽胸行气，柴胡疏肝解郁，升达清阳，与桔梗、枳壳同用，尤善理气行滞，使气行则血行，以上均为佐药。桔梗并能载药上行，兼有使药之用。甘草调和诸药，亦为使药。合而用之，使血活瘀化气行，则诸症可愈。

加减：若瘀而化热，可加白花蛇舌草 20g、半枝莲 15g、蒲公英 20g 等；若阳气受伤，腹胀肢肿者，加人参 9g、黄芪 15g、汉防己 9g；若阴伤严重，可加太子参 15g、玄参 10g 等；若见积聚癥瘕，加穿山甲 15g、龟甲 10g、鳖甲 20g、珍珠母 20g、土鳖虫 20g 等；若疼痛者，可加延胡索 15g、姜黄 12g。加用活血药物之时，当辨瘀血轻重，用药力度递增，依此可选川芎、桃仁、红花、三棱、莪术、土鳖虫、水蛭、地龙等。

肝肾阴虚证

主证：肝区隐痛，心烦，耳鸣，乏力，口干口渴，腰膝酸软，腹部胀满，胁下痞块，舌质黯红，舌瘦小，有裂纹，苔少或无苔，脉弦细等。

治则：滋补肝肾。

方药：一贯煎加减：北沙参、麦冬、当归身各 9g、生地黄 18～30g、枸杞子 9～18g、川楝子 5～10g。

煎服方法：每日 1 剂，水煎分 3 次温服；或根据病情需要，每日 2 剂，分 4 次温服。药渣再煎，熏洗双足，内外同治，增强疗效。

方义分析：方中重用生地黄滋阴养血、补益肝肾为君，内寓滋水涵木之意。当归、枸杞养血滋阴柔肝；北沙参、麦冬滋养肺胃，养阴生津，意在佐金平木，扶土制木，四药共为臣药。佐以少量川楝子，疏肝泻热，理气止痛，复其条达之性。该药性虽苦寒，但与大量甘寒滋阴养血药相配伍，则无苦燥伤阴之弊。诸药合用，使肝体得养，肝气得舒，则诸症可解。

　　加减：若阴精亏虚较重，可加女贞子 12g、山药 15g、石斛 12g、黄精 12g、何首乌 15g 等；若纳差痞闷可加麦芽 20g、砂仁 6g 等以免滋腻碍胃；若牙龈出血、鼻衄加三七 2g 冲服、白茅根 20g、茜草 15g；若有腹水加大腹皮 30g、猪苓 12g、茯苓 15g、白术 15g、车前草 20g 等。气虚乏力，重用黄芪 15g，加党参 20g、白术 12g 以健脾益气；畏寒、肢冷、舌淡，加附子 3g、肉桂 3g 以阴阳双补；心悸不宁、脉细弱，加熟地黄 15g、酸枣仁 30g 以养阴补心。酸味药物既可敛阴，防止苦寒药伤阴，又可中和甜味，可随症选用。如伴皮肤瘙痒可选乌梅，伴大便溏泄用石榴皮、诃子，伴失眠选酸枣仁，伴下肢疼痛或不安腿综合征用白芍，伴腰膝酸软选山茱萸等，伴丙氨酸氨基转移酶升高、失眠汗出选五味子等。

阳气虚弱证

　　主证：乏力倦怠，口渴欲饮，饮不解渴，小便清长，大便溏薄，畏寒喜暖，四肢末端发凉，或可见胁下坚胀，舌体胖大，舌质淡、苔白，脉沉细或左关脉弱。

　　治则：温补阳气。

　　方药：肾气丸加减：干地黄 24g、山药 12g、山茱萸 12g、泽泻 9g、茯苓 9g、牡丹皮 9g、桂枝、炮附子各 3g。

　　煎服方法：每日 1 剂，水煎分 3 次温服；或根据病情需要，每日 2 剂，分 4 次温服。药渣再煎，熏洗双足，内外同治，增强疗效。

　　方义分析：方中用六味地黄丸滋补肝肾之阴，用附子、桂枝壮肾中之阳，用阴中求阳之法，以达到温补肾阳之目的，"阳得阴助而生化无穷"。方中温补肾阳的附子、桂枝与滋补肝肾之阴的六味地黄丸用量之比为 1:12.5，附子、桂枝用量不足全方的 1/8。从而体现了"少火生气"的中医理论，也说明本方意在徐生肾气，而不为速壮肾阳。

　　加减：随证可酌加黄芪 15g、白术 12g、苍术 10g、茯苓 15g、山茱萸 10g、丹参 20g、砂仁 6g、陈皮 9g 等。

1.2　辨证施治，专证专药

参芪降糖颗粒

　　组成：人参（茎叶）皂苷、五味子、山药、地黄、麦冬、黄芪、覆盆子、茯苓、天花粉、泽泻、枸杞子。

　　功能：益气养阴，滋脾补肾。

　　适应证：用于糖尿病，肝源性糖尿病。患者可结合治疗肝病成药效果更佳。

　　用法：口服。每次用量可达 3g，每日 3 次。饭前用温开水送服。或遵医嘱。

　　注意事项：忌食肥甘厚味、油腻食物，并注意监测血糖。

肝康宁片

　　组成：白花蛇舌草、垂盆草、虎杖、五味子、柴胡、人参、白术、丹参、郁金、三七、青木香、甘草。

　　功能：清热解毒，活血疏肝，健脾祛湿。

　　适应证：用于急慢性肝炎，湿热疫毒蕴结、肝郁脾虚证所见胁痛腹胀、口苦纳呆、恶心、厌油、黄疸日久不退或反复出现，小便发黄、大便偏干或黏滞不爽、神疲乏力等症。

　　用法：每次 3～5 片，每日 3 次；或遵医嘱。

　　注意事项：忌食肥甘厚味、油腻食物。

玉泉颗粒

组成：天花粉、葛根、麦冬、人参、茯苓、乌梅、黄芪、甘草、地黄、五味子。

功能：养阴益气，生津止渴，清热除烦。

适应证：用于气阴两虚所致口渴多饮，消食善饥，糖尿病属上述证候者。

用法：颗粒剂开水冲服，1 次 1 袋，1 日 4 次。

注意事项：孕妇忌服。定期复查血糖。

杞菊地黄丸

组成：枸杞子、菊花、熟地黄、酒萸肉、牡丹皮、山药、茯苓、泽泻。

功能：滋补肝肾。

适应证：用于肝肾阴亏，眩晕耳鸣，羞明畏光，迎风流泪，视物昏花，消渴。

用法：口服。水蜜丸 1 次 6g，小蜜丸 1 次 9g，大蜜丸 1 次 1 丸，1 日 2 次。

注意事项：脾胃虚寒、大便稀溏者慎用。

1.3　特色制剂

参甲荣肝丸

组成：西洋参、鳖甲、郁金、三七、丹参、白术、柴胡、女贞子、墨旱莲、五味子、茜草、鸡内金等 15 味。

功能：益气健脾，软坚散结，滋补肝肾，化瘀解毒。

适应证：用于慢性肝炎、肝硬化性糖尿病之气虚血瘀或瘀血内结为主者。

用法：口服，1 次 6g，1 日 3 次。

注意事项：孕妇忌用；服药期间忌食辛辣刺激及肥腻食物。

来源：河南省中医院内部制剂

软肝健脾片

组成：黄芪、生白术、泽兰、大腹皮、赤芍、丹参、当归、香附、太子参、鳖甲、地鳖虫等药物组成。

功能：补气健脾，活血通络，软化肝脾。

适应证：肝硬化型糖尿病所致腹水、脾肿大。

用法：口服 1 次 10 片，1 日 3 次。

注意事项：忌食辛辣、油腻食物。

来源：江苏省镇江市中医院院内制剂

地杞颗粒

组成：生地、北沙参、枸杞子、麦冬、当归、川楝子、延胡索、连翘、桃仁、红花、半枝莲、白花蛇舌草、芦根等药物组成。

功能：养阴清热，解毒通络。

适应证：慢性肝炎型糖尿病肝阴不足者。

用法：口服 1 次 1 袋，1 日 3 次或者遵医嘱。

注意事项：忌食辛辣、油腻食物，肝胆湿热者禁用。

来源：江苏省镇江市中医院院内制剂

肝力达颗粒

组成：柴胡、山楂、丹参、决明子、泽泻等。

功能：解酒疏肝，清热化瘀。

适应证：用于酒精性脂肪肝、高脂血症、高血糖等。

用法：开水冲服。1 次 1 袋，1 日 3 次。8 周为 1 个疗程，或遵医嘱。

注意事项：忌食肥甘厚味、油腻食物。虚寒者禁服。用药过量偶有便溏。

来源：河南省中医药研究院院内制剂

2. 外治法

2.1　药物外治法

中药穴位贴敷法

处方：党参 20g、细辛 18g、鬼箭羽 30g、白芥子 30g、透骨草 30g、桂枝 15g、赤芍 15g。

操作方法：以上诸药共研细末，过 100 目筛，贮瓶备用。选穴：神阙、肺俞、脾俞、肾俞、膈俞、关元；肺热甚者加曲池；胃热甚者加中脘。方法：每穴取药末 3g，用生姜汁调成膏状，贴敷于所选穴位。每次贴 3～5 穴，24 小时换药 1 次，15 次为 1 个疗程，间隔 5 天再进行下一个疗程。

适应证：糖尿病及周围神经病变。

来源：河南省中医药研究院

中药硬膏热贴敷（消癥膏）

处方：鳖甲、三棱、莪术、乳香、没药等药制成硬膏。

操作方法：温化膏药后，贴敷于肝区，每日 1 贴，每次 10 小时，15 日为 1 个疗程。

适应证：肝硬化性糖尿病。

注意事项：

①过敏体质或对药物、辅料成分过敏者慎用。②贴敷部位有创伤、溃疡者禁用。③注意贴敷时间不宜过长，观察局部情况，若贴敷部位无水疱或破溃者，可用消毒干棉球或棉签蘸温水、植物油或石蜡油清洁皮肤上的药物，擦干并消毒后再贴敷。贴敷部位起水疱或破溃者，应待皮肤愈合后再贴敷。若出现过敏反应（包括药物及胶布过敏），可暂停贴敷治疗，对过敏反应明显者可局部涂擦抗过敏软膏。

来源：河南省中医院

2.2　非药物外治法

处方：取穴：上脘、中脘、下脘、肺俞、脾俞、膈俞、足三里、三阴交、阳陵泉。

操作方法：用平补平泻手法，每日 1 次，每次 15 分钟，30 天为 1 个疗程，间隔 5 天再进行下一个疗程。

适应证：糖尿病自主神经病变。

注意事项：糖尿病患者容易并发皮肤感染，所以针刺前一定要严格消毒，并且严密观察针灸后皮肤颜色变化，嘱咐患者针眼 24 小时不能沾水。如果糖尿病患者有皮肤感染及溃烂等创面，也不宜针灸。糖尿病急性代谢紊乱如酮症酸中毒或高渗昏迷时不宜针灸，而且糖尿病患者往往肌肤焦枯干燥，一旦肌肤受损，容易引发痈疽。其次是针灸治疗的注意事项，是所有做针灸的患者都要注意的，太过劳累或刚吃完饭，或过于饥饿，过于对针灸恐惧，都要慎重。不宜针灸时，让患者休息，在身体机能状态比较平稳的情况下再接受针灸治疗。如果运动刚结束，或大怒，造成情绪不稳定的情况也不宜针灸，待情绪缓解，气血调和以后才可以行针灸治疗。

来源：河南省中医药研究院

3. 基础治疗

（1）一般治疗：休息，适量运动，合理饮食。尤为注意饮食治疗，通过对饮食的控制和调节，可防止病情加重、减少并发症的发生。

（2）原发病西药选用原则：

①慢性病毒性肝炎患者，应适时进行抗病毒治疗，如聚乙二醇干扰素 α、核苷类似物、利巴韦林，免疫调节治疗可增加免疫系统的特异性应答能力；

②自身免疫性肝炎患者以免疫抑制治疗为主，最常用糖皮质激素；

③药物性肝病应停用和防止再次使用造成肝损伤的药物；

④脂肪性肝病应控制危险因素，运动节食，控制体重，可选用保肝降酶、调脂药物；

⑤各种原因所致肝硬化首先对因治疗，并注意防治并发症；

⑥原发性肝癌可选择手术、介入、局部消融、放化疗等；

⑦肝病终末期均可考虑肝脏移植治疗。

（3）高血糖的西药选用原则：

①原则上禁用口服降糖药，因为多数口服降糖药物存在肝损害，应尽量早用胰岛素，不但有效降低血糖，还可有利肝细胞修复、肝功能恢复。但对较轻的患者通过饮食治疗和口服 α-葡萄糖苷酶抑制剂即可较好地控制血糖；

②若使用胰岛素应尽量选用人的、短效胰岛素，剂量由小到大，并注意监测血糖的变化以调整胰岛素的用量。若每日胰岛素量超过 200U，提示体内产生胰岛素抗体；

③有极少部分用胰岛素治疗无效的难治病例，是否可以进行胰腺移植、胰岛细胞移植或是肝移植需要进一步的研究。

（4）注意事项：①治疗目的为改善和保护肝功能，降低高血糖，缓解症状，纠正代谢紊乱，防治肝病及糖尿病各种急、慢性并发症，降低死亡率，通过教育，使患者掌握自我监测，自我保健的能力；②尽量避免静脉输注大量葡萄糖及长期大量使用利尿剂，以免影响糖代谢；③糖尿病患者饮食结构以低碳水化合物、低脂肪、适量蛋白、高纤维素膳食为主，肝源性糖尿病的饮食治疗原则与之相似，但要注意兼顾肝病及糖尿病两方面，如有食管静脉曲张的肝硬化患者选用适宜的高纤维膳食，有肝性脑病的则限制蛋白质的摄入等。

五、护 理 调 摄

1. 膳食指导 饮食治疗是糖尿病治疗的基础[3]，饮食指导原则如下：

（1）肝病合并糖尿病的饮食原则是适当地限制每日总热量和碳水化合物的进食量，以减轻胰岛的负担。要有一个平衡的饮食，即蛋白质、糖类、脂肪、维生素、无机盐、微量元素、及食物纤维保持在一个较为合理的水平。应维持标准体重，避免肥胖和消瘦。人体热量的主要来源为碳水化合物、蛋白质、脂肪，每克碳水化合物和每克蛋白质在体内代谢产生的热卡为 4 千卡，每克脂肪产生的热卡为 9 千卡，肝病合并糖尿病的患者每日成人供应热量约 2000～2300 千卡，同时，体重较轻的患者应供应足量的能量以恢复体重，饮食热量可比此要求高一些，较重的患者要减肥，饮食上热量供应可低一些。应按活动量及体重计算每日的总热量。碳水化合物应占总热量的 50%～60%，日进食量 200～300 克，肥胖者应控制在 150～200 克，减少糖的摄入量，少食含碳水化合物高的食物，如土豆、藕、芋头等，多食含碳水化合物低的食物，如青菜、黄瓜、冬瓜等定时定量，少食多餐，品种多样，合理搭配，营养适度。由于肝病合并糖尿病的患者食欲较差，消化吸收功能差，特别是在急性期，肝脏损害较为严重，饮食宜清淡，不宜给大量高蛋白、高糖、高脂饮食，以免增加肝脏、胃肠、胰岛负担，应待患者病情缓解，患者食欲好转时，逐渐增加蛋白质食物，首选豆制品，它不仅提供大量蛋白质，而且不含胆固醇，对患者很有好处，但胆固醇低下者除外。胆固醇低下者，可适量补充蛋黄。其次为肉类，肉类的选择应以低脂肪为原则，以鱼、兔、瘦肉、鸡蛋为主，蛋白质的供热量占总热量的 10%～20%，糖尿病患者蛋白质的供应量与正常人接近，成年人为 1g/（kg·d）。当患者消瘦出现负氮平衡时，要适当增加蛋白质的供应量，按 1.2～1.5g/（kg·d），但对于肝病合并血氨增高、肝性脑病的患者，要限制蛋白质的摄入量，以免诱发和加重肝性昏迷，每日蛋白量不应超过 30 克，主食以粗粮为主，因其含淀粉低，同时含大量维生素、微量元素。

（2）肝病合并糖尿病的患者应低脂饮食，饮食中脂肪供热能应减到占总热能的 25%～30%，限制饱和脂肪酸的摄入（动物脂肪），以免加重肝脏和胰岛的负担，引起脂肪肝和肥胖。

（3）肝硬化患者肝功能低下，不能摄取和储存维生素，常有多种维生素缺乏，如：维生素 B_1、B_2、B_{12}、叶酸。因此，需要从食物中补充足量的维生素，尤其是 B 族维生素，能增强免疫功能，有利于肝脏的再生。此外，一些微量元素如锌、硒、铁等，对于肝病患者也很重要。

（4）肝病合并糖尿病的患者应忌酒，酒精可引起和加重肝脏损害。

2. 运动疗法　运动疗法也是糖尿病的基本治疗之一，但是肝源性糖尿病由于存在肝细胞损伤，肝功能异常往往使此项治疗受到限制。一般鼓励进行适量的日常生活活动，活动时间不宜过长且在餐后 30 分钟后开始进行，餐后 2 小时以后要保持相对安静。对轻、中度慢性肝炎，尤其较肥胖的患者，肝功能正常可以进行适量的运动。同原发性糖尿病一样也要制定运动处方，即以患者体力和耐力及肝功能为基础，制定符合本人状况的运动程序，包括运动种类、运动量、注意事项等。其益处是不但降低血糖还能改善精神状态，提高生活质量。

3. 辨证施护

（1）起居护理：①作息规律，注意寒温适宜，防止病情反复；②戒烟、酒；③保持皮肤清洁，皮肤瘙痒者可用祛湿毒中草药如地骨皮煎水洗澡，不抓搔皮肤，避免使用刺激性洗浴用品；④衣着宽松柔软，勤换洗，保护足部免受破溃；⑤修身养性，安心静养，避免房劳。

（2）饮食护理：饮食应清淡、温软、易消化，且具有高蛋白、高维生素，忌辛辣、生冷煎炸及油腻之品，定时定量进餐。可辨证配合食疗。①气滞湿阻型宜食疏肝理气、健脾利湿之品，如白萝卜、山药、柑橘等。食疗方：胡桃山药粥（胡桃肉、山药、小米、大米各适量）。②湿热蕴结型宜食清热利湿、攻下逐水之品，如菠菜、芹菜、黄瓜、冬瓜、赤小豆、雪梨等。食疗方：五豆粥（扁豆、黄豆、赤小豆、黑豆、大豆、莲子肉、大米）。③寒湿困脾型常食鲤鱼、乌鱼、鲫鱼、赤小豆等健脾利水食品，多用姜葱做调料。食疗方：鲫鱼 500g 加赤小豆 30g 煮汤，吃鱼喝汤；或三宝粥（薏苡仁、赤小豆、红枣）。④肝脾血瘀型宜食活血化瘀、行气利水之品，如木耳、洋葱、桃仁、山楂、茯苓、陈皮、当归等，可用葱、姜、桂皮等做调料。食疗方：赤桃归苓粥（取桃仁、赤芍、当归各 9g，水煎，滤汁去渣，加赤小豆 30g，粳米 60g 及水适量煮粥）。⑤肝肾阴虚型宜食滋养肝肾、凉血化瘀之品，如番茄、梨、藕粉等。食疗方：黑豆复肝散（黑豆、藕粉、干首乌、干地黄）。

（3）运动护理：因人而异、量力而为，循序渐进，以不觉疲劳为宜。可以选择八段锦，或其他自己喜欢的运动。

（4）情志护理：①患者自身应树立积极乐观的心态，正确认识疾病；②家属应鼓励患者做自己喜欢的事，或陪伴患者看小品、听相声，分散患者对病情的注意力；③还可适当采取音乐疗法，愤怒者选听《江河》《二泉映月》等有悲哀情绪的乐曲，以悲胜怒；悲伤者宜选择《喜相逢》《假日海滩》等节奏欢快的曲目。

六、预后转归

糖尿病是慢性肝病的常见并发症，多发生于肝炎肝硬化患者，糖尿病轻重与肝损害成正比，肝源性糖尿病的预后与年龄、饮食、身体素质、饮酒、用药合理性、并发症等因素相关。肝源性糖尿病预后较好，急慢性并发症较少，死亡原因多为原发肝病。血糖随肝功能好转而易于控制，积极治疗肝病有效改善肝功能，有利于纠正高血糖状态、改善胰岛素抵抗。肝源性糖尿病及时诊断治疗有利于原发肝病恢复、预防并发症发生。

七、疗效评价

（一）评价标准

DM 疗效判定包括疾病疗效判定标准、主要指标疗效（即降糖疗效）评价和证候疗效判定标准。

1. 疾病疗效判定标准

显效：中医临床症状、体征明显改善，证候积分减少≥70%；空腹血糖及餐后 2 小时血糖下降至正常范围，或空腹血糖及餐后 2 小时血糖值下降超过治疗前的 40%，糖化血红蛋白值下降至 6.2%以下，或下降超过治疗前的 30%。

有效：中医临床症状、体征均有好转，证候积分减少≥30%；空腹血糖及餐后 2 小时血糖下降超过治疗前的 20%，但未达到显效标准，糖化血红蛋白值下降超过治疗前的 10%，但未达到显效标准。

无效：中医临床症状、体征均无明显改善，甚或加重，证候积分减少不足 30%；空腹血糖及餐后 2 小时血糖无下降，或下降未达到有效标准，糖化血红蛋白值无下降，或下降未达到有效标准。

2. 主要检测指标（血糖）疗效判定标准

显效：空腹血糖及餐后 2 小时血糖下降至正常范围，或空腹血糖及餐后 2 小时血糖值下降超过治疗前的 40%，糖化血红蛋白值下降至正常，或下降超过疗前的 30%。

有效：空腹血糖及餐后 2 小时血糖下降超过治疗前的 20%，但未达到显效标准，糖化血红蛋白值下降超过治疗前的 10%，但未达到显效标准。

无效：空腹血糖及餐后 2 小时血糖无下降，或下降未达到有效标准，糖化血红蛋白值无下降，或下降未达到有效标准。注：空腹血糖、餐后 2 小时血糖应分别进行疗效评估。

3. 中医证候疗效判定方法

显效：临床症状、体征明显改善，积分减少≥70%。

有效：临床症状、体征均有好转，积分减少≥30%。

无效：临床症状、体征均无明显改善，甚或加重，积分减少不足 30%。

按照尼莫地平法计算：疗效指数（n）=[（治疗前积分–治疗后积分）÷治疗前积分]×100%。

（二）评价方法

1. 采用证型的半定量量表对单项症状疗效评价方法

消失：治疗前患有的症状消失，积分为零。

好转：治疗前患有的症状减轻，积分降低，但不为零。

无效：治疗前患有的症状未减轻或加重，积分未降低。

2. 代谢控制目标评价方法

按 1999 年亚洲–西太平洋地区 T2DM 政策组控制目标评价（表 11-1）。

表 11-1　1999 年亚洲–西太平洋地区 T2DM 政策组控制目标评价表

	理想	良好	差
血糖（mmol/L）空腹	4.6～6.1	≤7.0	>7.0
非空腹	4.4～8.0	≤10.0	>10.0
HbA1c（%）	<6.5	6.5～7.5	>7.5
血压（mmHg）	<130/80	>130/80～<140/90	≥140/90
BMI	男性<25	<27	≥27
女性<24	<26	≥26	
TC（mmol/L）	<4.5	≥4.5	≥6.0
HDL-C（mmol/L）	>1.1	1.1～0.9	<0.9
TG（mmol/L）	<1.5	1.5～2.2	>2.2
LDL-C（mmol/L）	<2.6	2.6～3.3	>3.3

胰源性糖尿病

一、概　述

胰源性糖尿病是一种继发性糖尿病，美国糖尿病协会（ADA）和世界卫生组织归类为 3C 型糖尿病（T3cDM）。胰源性糖尿病是指由于胰腺外分泌功能疾病导致的糖尿病，如胰腺炎（急性、复发或任何原因引起的慢性胰腺炎）、胰腺切除术（创伤）、肿瘤、囊性纤维化、血色素沉着症和纤维钙化性胰腺病。这些疾病当对胰腺的损伤达到一定程度时便会导致糖尿病的发生。既往认为 T3cDM 患病率较低，近年报道，糖尿病人群中其患病率为 5%～10%，因此现在认为 T3cDM 的患病率是被低估的，是继 2 型糖尿病之后，患病率第二高的糖尿病亚型[4]。

T3cDM 的临床特点表现为血糖控制较差、外周胰岛素敏感性正常或升高、肝胰岛素敏感性降低；同时存在蛋白质、脂肪、维生素 D 等吸收障碍而致的营养不良[5]，肠促胰素（incretin）水平及效应的降低[6]。

中医文献无胰源性糖尿病病名的记载，根据其症状表现，可归属于"消渴""痞满""腹痛"等范畴。对于胰源性糖尿病的治疗，重在调理脾胃。

二、病因病机

（一）病因

中医学讲究辨证论治，异病同治，虽引发胰源性糖尿病的疾病不同，但究其病因病机，总有共同之处。综观多篇文献，大致从以下几方面概括论述。

1. 肝胆湿热 情志不遂，肝气郁结；或饮食不节，嗜食肥甘；或嗜酒成性，酿生湿热；或因胆石、虫积等因素致使湿热内生，蕴结肝胆，阻滞中焦，甚则阳明腑实，热毒炽盛。常见或湿或热，或湿热搏结，病位可在肝胆、在脾胃、在肠腑。

2. 气滞血瘀 由于种种原因，特别是情志不遂，肝气不舒，结聚不散，气滞血瘀，血瘀又可留瘀化热、灼伤血络，恶性循环。气滞与血瘀常常并现，但亦有单纯气滞或血瘀者。当出现血瘀时，邪瘀血分，由气入血，由浅入深，可有化毒之象，若化热则见瘀热相搏。

3. 脾胃虚弱 患者或因长期酗酒；或因恣食肥甘而损伤脾胃；或因忧思恼怒，肝气郁结；或因砂石虫积阻滞肝气，木乘脾土，致脾胃虚弱，运化失职。最常见脾气虚弱，或肝脾不调。

4. 气血亏虚 疾病前期，正气抗邪，邪去正伤，后期尚未恢复，体质虚弱；或癌肿细胞耗伤气血；或术后伤及元气，出现机体功能减退，气血两虚状态。

5. 阴阳虚损 湿热瘀毒，耗气伤阴，疾病后期，常出现气阴两虚，或但见阴虚，或阴虚化热；阴阳互根，阴损及阳，气虚继续发展又可见阳虚，阳虚亦可出现寒化。

（二）病机特点

1. 胰腺疾病是胰源性糖尿病的始动因素 胰源性糖尿病是指由胰腺炎、遗传性胰腺炎、胰腺囊性纤维化，以及因胰腺炎、胰腺癌等行胰腺切除术后所引发的糖尿病。现代解剖学的胰腺《难经》称为"散膏"，《医学衷中参西录》也记载："膵子，形如膏故曰散膏，为脾之副脏，……散膏与脾为一脏；即膵与脾为一脏也。"胰腺属脾，与肝胆共主中焦脾胃的升降运化，胰腺与脾在生理上有密切的联系，在病理上则相互影响。胰腺疾病，必然会影响脾胃的正常运化功能，导致脾失升清，胃失和降，最终而成消渴，正如张锡纯在《医学衷中参西录》中所言："盖膵为脾之副脏……膵尾衔接于脾门，其余体之动脉又自脾脉分支而来，故与脾有密切之关系，迨至膵病累及于脾，至脾气不能散精达肺则津液少，不能通调水道则小便无节，是以渴而多饮多溲也。"因此，胰腺疾病是胰源性糖尿病的始动因素。

2. 肝胃郁热是胰源性糖尿病的主要病机　清·叶天士有云："郁则气滞，气滞久必化热，热郁则津液耗而不流，升降之机失度，初伤气分，久延血分"，肝失疏泄则气机失调，升降不利，气滞而郁，故调气又以调肝为先，肝郁久化热，肝火犯胃，患者多表现为心烦口苦，胸胁或脘腹胀满，口干口渴，大便干燥，舌红苔黄，脉弦数或滑实有力等症，胰源性糖尿病最常见的是由急慢性胰腺炎引发而来，临床上以肝胃郁热为主要证候特点，可以大柴胡汤加减治疗。方中柴胡、黄芩疏肝解郁，清肝泻热；白芍滋阴柔肝，与柴胡相配，一散一收，调理肝气；大黄、枳实通腑导滞，以泻胃肠积热；半夏、黄连，辛开苦降，开畅中焦，以恢复脾胃正常的升降功能。全方配伍共奏疏肝解郁，清胃降火，通腑导滞之功，使郁热得解，中满得消。肝胃郁热既是胰病的发病病机，也是糖尿病的发病病机。

3. 肝脾失调是胰源性糖尿病的内在因素　现代医学认为胰腺是重要的消化腺之一，其分泌的胰液则是人体最重要的消化液，促进人体对食物的消化吸收，在祖国医学文献记载中虽从未对胰腺作出过具体描述，但胰腺在消化系统中的作用与中医"脾主运化水谷"功能相似，故有些中医学者认为胰腺的病症可归属中医"脾病"的范畴。《金匮要略》曾有："见肝之病，知肝传脾，当先实脾"之训，从中我们可知肝与脾在临床上的密切关系，肝主疏泄，脾主运化，脾胃运化功能的健旺，正有赖于肝胆的疏泄，若肝失疏泄则脾病，气机郁滞，运化水谷失常，湿邪内生久困脾胃，土不荣木，木郁不达，症见脘腹胀满，胁肋隐痛，纳差便溏，消瘦乏力，舌淡，苔白微腻，脉弦缓无力。故在治疗慢性胰腺炎胰腺纤维化中疏肝同时，亦注重健脾化湿，所谓"土荣则木达"。

4. 瘀血阻络贯穿胰源性糖尿病的始终　恣食肥甘，长期酗酒，损伤脾胃，脾胃虚弱，运化失职，肝木相乘，或因忧思恼怒，肝气郁结，或因砂石阻滞胆管；肝胆失疏，肝脾失调，气机郁滞，血脉不行，导致气滞血瘀，血行瘀阻，因此急慢性胰腺炎尤其是胰腺术后的患者，均有瘀血内停的病理基础存在，活血化瘀法同样要贯穿于胰源性糖尿病治疗的始终。临床上抵当汤、复元活血汤、桃仁四物汤在活血化瘀，改善胰腺微循环障碍方面，均有很好的疗效。

三、临 床 诊 断

（一）中医诊断

1. 病史　有明确的胰腺疾病史，有多饮、多食、多尿、消瘦或尿中有甜味临床表现。

2. 依据中医病名内涵与临床表现确定中医病名　属祖国医学"消渴""腹痛""泄泻""胁痛"等范畴。

3. 临床特点

（1）症状：症状轻重不等，"三多一少"症状往往与腹痛、腹泻、恶心、腹胀、食欲减退等夹杂一起出现。

（2）体征：查体可见上腹压痛、黄疸等表现，严重者可见肠鸣音减弱或消失、移动性浊音、肝脾肿大等。

4. 临床分期　本病暂无临床分期。

（二）西医诊断

诊断要素有四：

1. 病史　在糖尿病发生之前有明确的胰腺疾病史，无糖尿病既往史和家族史。

2. 临床特点　胰源性糖尿病患者的临床表现有的隐性，有的显性，症状轻重不等；往往夹杂于胰腺疾病症状之间，可见腹痛、恶心、腹胀、食欲减退、消瘦等，偶可发生酮症酸中毒或高渗性昏迷并发症。胰源性糖尿病患者可出现空腹及餐后高血糖，但在应用胰岛素后却可见明显的低血糖反应，糖尿病呈脆性特征。血糖控制较差、外周胰岛素敏感性正常或升高、肝胰岛素敏感性降低；同时存在蛋白质、脂肪、维生素 D 等吸收障碍而致的营养不良；肠促胰素（incretin）水平及效应的降低。有胰腺外分泌功能不全的临床表现及胰腺病理性改变的影像学检查证据。

3. 体征　查体可见上腹压痛、黄疸等表现，严重者可见肠鸣音减弱或消失、移动性浊音、肝脾肿大等。

4. 辅助检查

（1）口服糖耐量试验（OGTT）：空腹血糖≥7.0mmol/L，餐后 2 小时血糖≥11.1mmol/L，但部分患者空腹血糖可轻度升高或正常。OGTT 的曲线形态偏高，表现高峰、高坡或趋高型；若 OGTT 示餐前血糖正常或轻度升高，餐后血糖≥11.1mmol/L 可确诊糖尿病；若＞7.8mmol/L 而＜11.1mmol/L 则诊断为糖耐量减低；对不能做 OGTT 的患者，应经常测定空腹和餐后 2 小时血糖值，以求早期诊断糖尿病。

（2）胰腺内分泌功能测定：对于慢性胰腺炎患者尤为重要，包括血糖及胰岛素测定、PP 测定及血清胆囊收缩素（cholecystokinin，CCK）测定。患者可出现血糖升高或糖耐量异常，血浆胰岛素水平降低；空腹及餐后血浆 PP 明显降低；血清 CCK 明显升高。

（3）血常规及 CRP：急性胰腺炎者可见白细胞增加，中性粒细胞核左移，CRP 增高；慢性胰腺炎在急性发作、胆道感染时亦出现白细胞升高。

（4）淀粉酶（amylase，AMY）：急性胰腺炎时，24 小时内血清淀粉酶（a-AMY）多超过正常上限 3 倍，血淀粉酶一般在起病 6～12 小时开始增高，48 小时达峰，而后逐渐下降，但应注意急重症急性胰腺炎、极轻胰腺炎、急性胰腺炎恢复期、高脂血症相关胰腺炎可能淀粉酶并不升高；慢性胰腺炎血淀粉酶可轻度升高；急性胰腺炎时，尿淀粉酶（UAMY）于血清淀粉酶逐渐下降之时开始升高，但尿淀粉酶准确性较差、影响因素多，故建议检测血清淀粉酶。

（5）脂肪酶（lipase，Lip）：急性胰腺炎通常于起病 24 小时之后血清脂肪酶开始升高，持续时间较长，约 7～10 天，超过正常值上限 3 倍有诊断价值，但由于其持续时间长，血清淀粉酶活性已经下降至正常，或其他原因引起血淀粉酶活性增高时，其测定与淀粉酶有互补作用。

（6）其他生化指标：有些急性胰腺炎患者胆红素（BIL）、转氨酶（ALT、AST）、乳酸脱氢酶（LDH）和碱性磷酸酶（ALP）增高，严重者血清白蛋白（ALB）降低、尿素氮（BUN）升高、血钙（Ca）下降；慢性胰腺炎患者查胆红素、碱性磷酸酶有助于了解有无胆道梗阻。

（7）肿瘤标志物：目前没有一种血清标志物可诊断早期胰腺癌，多种组合可能提高诊断率。癌抗原 19-9（CA19-9）、癌胚抗原（cancer embryo antigen，CEA）、癌抗原 242（CA242）、癌抗原 50（CA50）有助诊断。

（8）影像学检查：腹部平片、钡餐造影、超声、电子计算机 X 射线断层扫描技术（CT）、磁共振成像（MRI）、正电子发射计算机断层扫描（PET-CT）等检查有助诊断及鉴别原发病。

（9）病理学及细胞学检查主要用于肿瘤的诊断与鉴别诊断。

5. 其他 ①排除 T1DM；②PP 分泌不足；③肠促胰岛素分泌受损；④无明显胰岛素抵抗；⑤B 细胞功能受损；⑥血清脂溶性维生素 A、D、E、K 降低。

四、临床治疗

（一）提高临床疗效要点提示

1. 探病位、脾胰同源 胰源性糖尿病是指由胰腺炎、遗传性胰腺炎、胰腺囊性纤维化，以及因胰腺炎、胰腺癌等行胰腺切除术后所引发的糖尿病。据近代关于脾实质探讨的大量资料表明，从解剖、生理、病理学方面分析，中医的脾包括了现代解剖学中的脾和胰在内，脾为运化之脏，起着对水谷精微吸收、输布和转化的作用，故脾的运化功能与现代医学胰的分泌功能有着密切关系，其中也包括糖代谢在内。胰腺对各种营养、化学物质的吸收、分泌及排泄障碍均表现为脾功能失调的病理改变，即脾与胰为同一脏器。李东垣描述脾为："脾长一尺，掩太仓；太仓者，胃之上口，即中脘穴也"，这里的"脾长"即指胰腺。王清任在《医林改错》中指出"脾中有一管，体像玲珑，易于出水，故名珑管，脾之长短与胃相等"，认为胰腺为脾之珑管。现代学家何绍奇教授提出了脾胰同源，中医的"脾主运化"，主要是"转输""散精"功能，即把饮入于胃的水谷精微，通过肺的气化作用散布全身。西医中胰脏分泌的胰酶可促进食物淀粉、脂肪、蛋白质的消化；胰岛素控制着蛋白质、糖、脂肪三大营养物质的代谢和贮存。不难看出胰的作用是囊括于脾的"转输"和"散精"功能之中的。胰腺与脾在生理上有密切的联系，在病理上则相互影响，胰腺疾病，必然会影响脾胃的正常运化功能，导致脾失升清，胃失和降，最终而成消渴，正如张锡纯在《医学衷中参西录》中所言："盖膵为脾之副脏……膵尾衔接于脾门，其余体之动脉又自脾脉分支而来，故与脾有密切之关系……追至病累及于脾，至脾气不能散精达肺则津液少，不能通调水道则小便无节，是以渴而多饮多溲也。"

2. 审病机、重在脾虚湿盛 从西医学来说，胰腺具有外分泌和内分泌功能，其中外分泌的各种消化酶排入十二指肠，有利于碳水化合物、脂肪、蛋白质的消化，与中医学脾胃将饮食分解成精微和糟粕的作用相似。另外，胰腺分泌胰高血糖素、胰岛素入血，其中胰岛素参与糖、蛋白质和脂肪的代谢，促进外周组织对糖的摄取与利用，促进糖原合成抑制糖异生，与中医学脾胃主运化中的吸收水谷精微运输到全身相似。糖尿病的基本病理生理为绝对或相对胰岛素分泌不足所引起的蛋白质、脂肪、糖的代谢紊乱。因此，中医学脾胃功能失调与西医学糖尿病中胰岛素分泌缺陷和作用不足相对应。胰腺炎大多数是由胆囊炎、胆结石等胆道疾病及高甘油三酯血症诱发。主要症状有中上腹痛、慢性腹泻、明显的体重减轻，属于由脾气虚乏，脾失转输，湿邪困脾，脾经伏热，脾虚血瘀所致。过高的血糖结滞脉络，阻塞气机，缠绵耗气伤阴，久则酿成毒性，浊毒内蕴，损伤脏腑，临床以四君子汤合黄连温胆汤为主方加减治疗，益气健脾化湿，清泻脾热，活血通络。四君子汤（人参、茯苓、白术、甘草）益气健脾，主要改善脏腑功能，健脾既是补益胰脏，脾胰双补能保存剩余的胰岛 B 细胞，减缓胰岛 B 细胞衰竭，黄连温胆汤（黄连、陈皮、半夏、茯苓、甘草、枳实、竹茹）健脾祛湿，清热化痰。脾虚湿盛是其病理基础，痰浊瘀血是其病理产物。临床上应重视健脾，脾气健运，才能将饮食进入体内的葡萄糖化生精气，输布到全身各个脏腑组织，以营养四肢，使糖充分利用，健脾祛湿，益气通络协调脏腑功能。减缓胰岛 B 细胞衰竭，促进岛细胞再生。辨证与辨病相结合，标本兼治，既能防止胰腺炎发作，又能保护胰岛功能，稳定血糖。

3. 增疗效、不忘活血化瘀 胰源性糖尿病是指由于胰腺外分泌功能异常导致的糖尿病，目前归类为 3C 型糖尿病（T3cDM）。其常见的病因包括胰腺炎（急性、复发或任何原因引起的慢性胰腺炎）、胰腺切除术（创伤）、胰腺肿瘤、胰腺囊性纤维化和血色病等。以慢性胰腺炎、胰腺癌、血色病、先天性胰腺囊性纤维化多见，当这些疾病对胰岛的损伤达到一定程度时便可能导致糖尿病的发生。中医学认为多因恣食肥甘，长期酗酒，损伤脾胃，脾胃虚弱，运化失职，肝木相乘，或因忧思恼怒，肝气郁结，或因砂石阻滞胆管；肝胆失疏，肝脾失调，气机郁滞，血脉不行，气滞血瘀，脾失健运，酿生湿热，煎熬成痰，痰瘀交阻，结为积症。符合中医久病必虚、久病必瘀、久病入络理论，急慢性胰腺炎尤其是胰腺术后的患者，均有瘀血内停的病理基础存在，活血化瘀法同样要贯穿于胰源性糖尿病治疗的始终。中药活血通络、化瘀行气可以降低血液黏稠度，缓解微血管痉挛，增强组织的灌注量与回心血量，改善了胰腺组织的血液供应，增强胃肠功能，促进胰腺功能的恢复，从而达到治疗目的。

（二）治疗方法

1. 内治法

1.1　辨证论治，专病专方

肝胆湿热证

主证：上腹胀痛拒按或腹满胁痛，或胁下有痞块，或见发热口渴，口干口苦，身目发黄，黄色鲜明，或见呃逆恶心，心中懊侬，烦躁易怒，大便可见秘结或呈灰白色，小便短黄。舌质红，苔黄腻或薄黄，脉弦数或弦滑。

治则：清利湿热。

方药：龙胆泻肝汤加减：龙胆草（酒炒）6g、黄芩（炒）9g、栀子（酒炒）9g、泽泻12g、木通 9g、车前子 9g、当归（酒洗）3g、生地黄（酒炒）9g、柴胡 6g、生甘草 6g、茵陈 15g。

煎服方法：每日 1 剂，水煎分 3 次温服；或根据病情需要，每日 2 剂，分 4 次温服。药渣再煎，熏洗双足，内外同治、增强疗效。

方义分析：方中龙胆草大苦大寒，既能清利肝胆实火，又能清利肝经湿热，故为君药。黄芩、栀子苦寒泻火，燥湿清热，共为臣药。泽泻、木通、车前子渗湿泻热，导热下行，实火所伤，损伤阴血，当归、生地养血滋阴，邪去而不伤阴血，共为佐药。柴胡疏畅肝经之气，引诸药归肝经，甘草调和诸药，共为佐使药。

加减：肝胆实火热盛，去木通、车前子，加黄连 9g 泻火；若湿盛热轻者，去黄芩、生地，加滑石 15g、薏苡仁 20g 以增强利湿之功；阴囊囊肿，红热甚者，加连翘 15g、黄芩 9g、大黄 6g 以泻火解毒。

肝胃郁热证

主证：上腹疼痛，或见面色隐红，口干白渴，口苦口臭，急躁易怒，两胁胀满，尿黄赤，大便干。舌质红，苔黄，脉弦实有力。

治则：清肝和胃，内泻热结。

方药：大柴胡汤加减：柴胡 9g、黄芩 10g、半夏 10g、枳实 12g、厚朴 12g、大黄 9g、白芍 9g。

煎服方法：每日 1 剂，水煎分 3 次温服；或根据病情需要，每日 2 剂，分 4 次温服。药渣再煎，熏洗双足，内外同治，增强疗效。

方义分析：方中重用柴胡为君药，配臣药黄芩和解清热，以除少阳之邪；轻用大黄配枳实以内泻阳明热结，行气消痞，亦为臣药。芍药柔肝缓急止痛，与大黄相配可治腹中实痛，与枳实相伍可以理气和血，以除心下满痛，半夏和胃降逆，配伍大量生姜，以治呕逆不止，共为佐药。大枣与生姜相配，能和营卫而行津液，并调和脾胃，功兼佐使。

加减：若兼见脾胃虚象，可选半夏泻心汤攻补兼施。

腑实热结证

主证：脘腹胀满疼痛，坚实拒按，大便燥结不通，或可见恶心呕吐，日晡潮热，口干口渴，小便短赤。舌质红，苔黄厚腻或燥，脉洪大或滑数。

治则：通腑理气，攻下热结。

方药：大承气汤加减：大黄 12g，厚朴 12g，枳实 12g，芒硝 6g。

煎服方法：每日 1 剂，水煎分 3 次温服；或根据病情需要，每日 2 剂，分 4 次温服。药渣再煎，熏洗双足，内外同治，增强疗效。

方义分析：方中大黄泻热通便，荡涤肠胃，为君药。芒硝助大黄泻热通便，并能软坚润燥，为臣药，二药相须为用，峻下热结之力甚强；积滞内阻，则腑气不通，故以厚朴、枳实行气散结，消痞除满，并助硝、黄推荡积滞以加速热结之排泄，共为佐使。

加减：若兼气虚者，宜加人参 9g 补气，防泻下气脱；兼阴津不足者，加玄参 10g、生地 15g 以滋阴润燥。

瘀血内停证

主证：胸胁腹部疼痛，痛处不移，拒按，痛如针刺，上腹部或可扪及包块，压痛明显，面色淡白或晦滞如烟熏，身倦乏力，气少懒言，食欲不振，严重可见呕血便血。舌淡暗或有紫斑，脉沉涩。

治则：活血祛瘀，行气止痛。

方药：血府逐瘀汤加减：桃仁 12g、红花 9g、当归 9g、生地黄 9g、川芎 5g、赤芍 6g、牛膝 9g、桔梗 5g、柴胡 3g、枳壳 6g、甘草 3g。

煎服方法：每日 1 剂，水煎分 3 次温服；或根据病情需要，每日 2 剂，分 4 次温服。药渣再煎，熏洗双足，内外同治，增强疗效。

方义分析：方中桃仁破血行滞而润燥，红花活血祛瘀以止痛，共为君药。赤芍、川芎助君药活血祛瘀，牛膝活血通经，祛瘀止痛，引血下行，共为臣药。生地、当归养血益阴，清热活血；桔梗、枳壳，一升一降，宽胸行气；柴胡疏肝解郁，升达清阳，与桔梗、枳壳同用，尤善理气行滞，使气行则血行，以上均为佐药。桔梗并能载药上行，兼有使药之用；甘草调和诸药，亦为使药。合而用之，使血活瘀化气行，则诸症可愈。

加减：气机郁滞较重，加香附 20g，青皮 9g 等以疏肝理气止痛；胁下有痞块，属血瘀者，可酌加丹参 20g，郁金 15g，䗪虫 15g，水蛭 5g 等以活血破瘀，消癥化滞；若瘀痛入络，可加三棱 12g，莪术 12g 等以破血通络止痛。

脾胃虚弱证

主证：倦怠乏力，食欲不振，腹胀肠鸣，纳谷不化，稍进油腻则大便次数明显增加，面色萎黄，消瘦，大便溏薄。舌苔厚腻，脉缓或濡弱。

治则：健脾除湿，益气养胃。

方药：香砂六君子汤加减：人参 6g、白术 15g、茯苓 15g、甘草 6g、陈皮 12g、半夏 9g、砂仁 6g、木香 6g。

煎服方法：上加生姜 6g，每日 1 剂，水煎分 3 次温服；或根据病情需要，每日 2 剂，分 4 次温服。药渣再煎，熏洗双足，内外同治，增强疗效。

方义分析：香砂六君子汤由六君子汤加木香、砂仁而成，故名"香砂六君子汤"。用于治疗脾胃气虚，寒湿停滞中焦所致胃肠道疾病。方中以党参益气健脾，补中养胃为君。臣以白术健脾燥湿，佐以茯苓渗湿健脾，陈皮、木香芳香醒脾，理气止痛，半夏化痰湿，砂仁健脾和胃，理气散寒，使以甘草调和诸药。全方扶脾治本，理气止痛，兼化痰湿，和胃散寒，标本兼顾。

加减：可依据虚损程度酌用党参 15g，易动火者可选用太子参 15g；脾胃虚弱兼食积者可加用鸡内金 15g 等健胃消食药。

气血亏虚证

主证：倦怠乏力，不欲饮食，面色萎黄，消瘦，或可见腹胀隐痛，或可扪及包块。舌淡，苔薄白，脉沉细无力。

治则：益气补血。

方药：八珍汤加减：人参 6g、白术 12g、白芍 15g、茯苓 9g、川芎 6g、熟地黄 12g、当归 9g、甘草 3g、生姜 5 片、大枣 3 枚。

煎服方法：每日 1 剂，水煎分 3 次温服；或根据病情需要，每日 2 剂，分 4 次温服。药渣再煎，熏洗双足，内外同治，增强疗效。

方义分析：方中人参大补元气，与滋阴养血的熟地黄配伍，达到益气养血的功效，两味药共为本方的君药。白术和白茯苓能健脾祛湿，可以助君药人参加强益气补脾的功效；当归养心和营，白芍柔肝养阴，共助熟地黄加强滋阴养血的功效。上几味共为本方的臣药。川芎具有活血行气的功效，使血运流通，补而不滞，为本方的佐药。炙甘草能益气和中，调和诸药，为本方的使药。煎煮时，加入姜与大枣作为引，能调和脾胃，在本方中实际起到了佐使药的作用。诸药为伍，气血双补。

加减：心悸失眠加枣仁 20g，纳差加砂仁 6g。

气阴两虚证

主证：神疲乏力，气短懒言，口燥咽干，自汗、盗汗，或可见腹痛隐隐，形体消瘦，心烦失眠，小便短赤，大便干燥。舌红或淡红，苔薄少津，脉细数。

治则：益气养阴。

方药：一贯煎、生脉散加减：北沙参、麦冬、当归各 9g，生地黄 15g，枸杞 12g，川楝子

9g、太子参 15g。

煎服方法：每日 1 剂，水煎分 3 次温服；或根据病情需要，每日 2 剂，分 4 次温服。药渣再煎，熏洗双足，内外同治，增强疗效。

方义分析：方中重用生地黄为君，滋阴养血，补益肝肾。北沙参、麦冬、当归、枸杞子为臣，益阴养血柔肝，配合君药以补肝体，育阴而涵阳。并佐以少量川楝子，疏肝泻热，理气止痛，遂肝木条达之性，该药性苦寒，但与大量甘寒滋阴养血药配伍，则无苦燥伤阴之弊。诸药合用，使肝体得以濡养，肝气得以条畅，胸脘胁痛等症可以解除。

加减：大便秘结者，加入瓜蒌仁 12g、莱菔子 20g；午后虚热、多汗者，加入地骨皮 15g；胁胀痛甚，加入鳖甲 25g；胃胀满，难消化时，加入鸡内金 15g，春砂仁 6g，神曲 12g；若阴精亏虚较重，可加女贞子 10g，山药 15g，石斛 10g，黄精 10g，何首乌 12g 等；若有腹水加大腹皮 20g，猪苓 15g，茯苓 15g，白术 15g，车前草 20g 等。

寒实结滞证

主证：腹痛拒按，得温则减，胁下胀满，纳差，呕逆，面色晦暗少华，大便秘结。舌质淡，苔薄白，脉弦紧。

治则：温里通下。

方药：大黄附子汤加减：大黄 9g、附子 9g、细辛 3g。

煎服方法：每日 1 剂，水煎分 3 次温服；或根据病情需要，每日 2 剂，分 4 次温服。药渣再煎，熏洗双足，内外同治，增强疗效。

方义分析：本方意在温下，故重用辛热之附子，温里散寒，止腹胁疼痛，以苦寒泻下之大黄，泻下通便，荡涤积滞，共为君药。细辛辛温宣通，散寒止痛，助附子温里散寒，是为臣药。大黄性味虽属苦寒，但配伍附子、细辛之辛散大热之品，则寒性被制而泻下之功犹存，为去性取用之法。三味协力，而成温散寒凝、苦辛通降之剂，合成温下之功。

加减：腹痛甚，喜温，加肉桂 3g 温里祛寒止痛；腹胀满，可加厚朴 9g、木香 6g 以行气导滞；体虚或积滞较轻，可用制大黄 6g，以减缓泻下之功；如体虚较甚，加党参 15g、当归 12g 以益气养血；便秘者，重用大黄 6g，加枳实 12g；腹痛、里急后重者，加白芍 20g，延胡索 15g，木香 6g；腹泻者，大黄改后下为久煎，加炒白术 15g，五倍子 6g；食欲不振者，加神曲 15g，山楂 20g；偏湿热者，重用大黄，加黄连 6g，白头翁 15g；偏寒者，重用附片 9g，加干姜 9g，小茴香 12g；便血者，加炒地榆 15g，藕节 15g。

1.2　辨证施治，专证专药

六味安消胶囊

组成：土木香、大黄、山奈、寒水石（煅）、诃子、碱花。

功能：和胃健脾，导滞消积，行血止痛。

适应证：胃痛胀满，消化不良，便秘属于脾失健运，水谷不化，食积停滞。

用法：口服。每次 3～6 粒，每日 3 次。

注意事项：忌食肥甘厚味、油腻食物。

津力达颗粒

组成：人参、黄精、麸炒苍术、苦参、麦冬、地黄、制何首乌、山茱萸、茯苓、佩兰、黄连、知母、炙淫羊藿、丹参、粉葛、荔枝核、地骨皮。

功能：益气养阴，健脾运津。

适应证：用于 T2DM 气阴两虚证，症见：口渴多饮，消谷易饥，尿多，形体渐瘦，倦怠乏力，自汗盗汗，五心烦热，便秘等。

用法：开水冲服。1 次 1 袋，1 日 3 次。8 周为 1 个疗程，或遵医嘱。对已经使用西药患者，可合并使用本品，并根据血糖情况，酌情调整西药用量。

注意事项：忌食肥甘厚味、油腻食物。孕妇慎用。

六味地黄丸（软胶囊）

组成：熟地黄、酒萸肉、牡丹皮、山药、茯苓、泽泻。

功能：滋阴补肾。

适应证：用于肾阴亏损证，头晕耳鸣，腰膝酸软，骨蒸潮热，盗汗遗精，消渴。

用法：口服。水丸 1 次 5g，软胶囊 1 次 3 粒，1 日 2 次。

注意事项：忌辛辣不易消化食物。不宜在服药期间服用感冒药。

1.3 特色制剂

糖达平

组成：黄芪、白芥子、枳实、水蛭等药物组成。

功能：化痰活血通络。

适应证：痰湿型 2 型糖尿病。

用法：口服 1 次 3～5 片，1 日 2～3 次。

注意事项：忌食辛辣、油腻食物。

来源：河南省中医药研究院院内制剂

消渴治胶囊

组成：水蛭、葛根、丹参、地黄、西洋参等。

功能：健脾生津，活血化瘀。

适应证：用于糖尿病并发症、高脂血症、高血黏症等。

用法：口服。1 次 3 粒，1 日 3 次。8 周为 1 个疗程，或遵医嘱。

注意事项：忌食肥甘厚味、油腻食物。有胃病者饭后用药。

来源：河南省中医药研究院院内制剂

2. 外治法

2.1 药物外治法

处方：大黄粉 500g。

操作方法：大黄粉 10g 保留灌肠，每 12 小时 1 次，连用 7 天。

适应证：灌肠辅助治疗急性重症胰腺炎。

注意事项：灌肠的注意事项有几点，急腹症、妊娠早期以及消化道出血的患者不能进行灌肠。肝性脑病患者不能使用肥皂水灌肠。伤寒病患者的灌肠量不能多于 500ml，液面和肛门的距离不能大于 30cm。如果是灌肠降温的话，灌肠后半个小时再排便。

来源：田辉，王可富，吴铁军. 大黄粉灌肠辅助治疗急性重症胰腺炎临床分析. 山东医药[J]. 2005，45（26）：41-42.

2.2 非药物外治法

处方：取穴：足三里、下巨虚、内关、胆俞、脾俞、胃俞、中脘。

操作方法：强刺激，也可电刺激，15 天为 1 个疗程，间隔 5 天再进行下一个疗程。

适应证：糖尿病神经病变。

注意事项：针灸治疗糖尿病时应严格掌握适应证及禁忌证。针灸治疗糖尿病适合用于早期糖尿病，或者可以用于胰岛素分泌相对不足的人群。对已经胰岛素依赖的严重糖尿病患者，还是应该以中西结合为主。不适宜人群：1 型糖尿病孕妇；糖尿病急性代谢紊乱时如糖尿病酮症酸中毒或糖尿病高渗昏迷时不宜针灸；糖尿病合并有皮肤感染、溃疡者不宜针灸；饥饿、疲劳、精神紧张时不宜马上针刺。如果运动刚结束，或大怒，造成情绪不稳定的情况也不宜针灸，待情绪缓解，气血调和以后才可以行针灸治疗。

来源：河南省中医药研究院

3. 基础治疗

（1）一般治疗：急性期休息，禁食水；慢性期、疾病恢复期当先戒酒，大量摄入酒精后有时会引起低血糖甚至酸中毒，不纠正饮酒习惯，糖尿病很难控制；合理饮食，可防止病情加重、减少低血糖及并发症的发生，减少脂肪摄入，但要保证能量摄入，可适量补充脂溶性维生素；根据身体状况，适量运动。

（2）原发疾病的治疗：①急性胰腺炎患者应加强监护，补液支持，必要时予肠外营养，重症及胆源性胰腺炎应予抗生素，必要时抑制胰腺外分泌和胰酶活性，常选用生长抑素及其类似物、质子泵抑制剂，胰腺坏死感染、脓肿、腹腔间隔室综合征等危重情况当手术治疗；②慢性胰腺炎主要是针对病因、缓解症状及手术治疗，积极治疗胆系疾病、代谢障碍疾病，腹痛者可予止痛、抑制胰酶分泌、抑制胃酸分泌制剂，脂肪泻者胰酶替代治疗，必要时手术治疗；③早期手术切除是治疗胰腺癌最有效的措施，无根治手术条件患者应做相应的姑息手术，放化疗可改善症状，延长生存期，晚期及术后患者注意支持治疗。

（3）高血糖的治疗：①急性胰腺炎严重者可出现暂时性高血糖，甚至酮症酸中毒或高渗昏迷，应注意补液，使用胰岛素，纠正电解质紊乱及酸碱失衡等对症治疗；②慢性胰腺炎随疾病进展，胰岛明显损害，所有内分泌细胞都减少或缺失，此种糖尿病口服降糖药无效，需用胰岛素治疗。大多病例对胰岛素很敏感，且易出现低血糖，计算用量时应少于原发性糖尿病患者，且由少到多，逐步调整；③胰腺癌早期手术后血糖状况可能改善，对难行根治术的中、晚期癌，应根据全身状况选择糖尿病的治疗方法；④胰腺手术后糖尿病也主要是采取补充胰岛素治疗，可选用胰岛素泵，但无论何种方式均应防范低血糖发生，胰腺、胰岛移植可做参考。

（4）注意事项：①由于维生素吸收不良，胰源性糖尿病患者容易发生神经系统功能障碍，当合并自主神经受损时，会出现消化运动障碍以及与迷走神经有关的消化液和内分泌激素分泌异常。此外，儿茶酚胺的分泌障碍，可导致在低血糖发生时不出现心悸、冷汗等症状，而发生所谓无警告的意识丧失，应注意防范。②胰腺癌患者由于疼痛等致使摄食量减少，以及肝转移、肝实质的减少、糖原贮备减低容易引起低血糖，使用胰岛素治疗时应该注意。

五、护　理　调　摄

1. 膳食指导

（1）不要暴饮暴食：很多人有着暴饮暴食的不良饮食习惯，在遇见可口食物的时候就难以控制地吃下去很多，这样暴饮暴食就会使食物快速进入到十二指肠，刺激胰腺的分泌，久而久之就容易患胰腺炎，得了胰腺炎不注意就会引发胰源性糖尿病。

（2）不要过度饮酒：过度饮酒是损害身体健康的，其中对于胰腺也是一种损伤，经常饮酒会造成胰腺的分泌物黏稠，这样就会使胰腺的管道堵塞，久而久之就会引发炎症。过度饮酒对身体的其他方面也是有损害的，所以预防胰源性糖尿病首先就是不要过度饮酒。

（3）平衡饮食，预防高血脂的发生：高血脂也是会导致胰腺炎产生的，所以想要预防胰源性糖尿病，也就是预防胰腺炎，还是应该做好高血脂防控。日常生活中少吃一些肉类的食物，脂肪高的食物也要尽量避免，以免血液中的甘油三酯含量增高，引发高脂血症，进而导致胰腺炎。

（4）可常规补充脂溶性维生素。如果有胰腺外分泌功能不全的表现，可口服胰蛋白酶替代药物治疗，有助于控制腹泻、预防脂溶性维生素的缺乏，也可以保持肠内激素的分泌从而改善糖耐量。慢性胰腺炎患者常常存在维生素 D 的缺乏，骨质疏松症发生率可达 34%，推荐常规补充维生素 D。

2. 运动疗法　生活方式干预仍然是 T3cDM 治疗的基础，特别是戒烟、戒酒可以降低潜在胰腺炎症和纤维化风险。每周至少 150 分钟的中等强度有氧运动对疾病有益。

3. 辨证施护

（1）起居：中医十分重视生活起居护理，早在《内经》中就说："上古之人，其知道者，法于阴阳，和于术数，饮食有节，起居有常，不妄作劳，故能形与神俱，而尽终其天年，度百岁乃去。"生活起居的基本原则：顺应自然、平衡阴阳、起居有常、劳逸适度。

（2）饮食：要保证能量，减少脂肪摄入，避免高糖食品，宜少吃煎炒，多吃蒸炖，淡食为好，调味品不宜太咸、酸辣；易产气腹胀的食物不宜吃，例如炒黄豆、蚕豆、豌豆、红薯等；摄入丰富维生素，可选蔬菜水果，蔬菜最好将纤维煮软，防止增加腹泻概率；使用胰岛素治疗患者注意防范低血糖，少食多餐，适当加餐，随身携带食物。耐心向患者解释中医饮食治疗糖尿病的临床效果，有助于确保患者获得足够的营养并控制疾病的恶化。患有肺燥的人需要多吃瘦肉，蔬菜和豆制品，少吃刺激性食物。胃热炽盛的主要食物是黄豆和大豆，而副食品是黄瓜和豆腐。如果不能忍受饥饿，可以给患者喂食油菜、菠菜和卷心菜。也可以吃茄子、豆芽和冬瓜。肾阴不足的饮食要严格控制，严格遵医嘱用药，主食为豆类，全麦面粉，副食为油菜、芹菜和山药。

（3）运动：因人而异、量力而为，循序渐进，以不觉疲劳为宜。平时可以练习八段锦、太极拳等。

（4）情志：树立积极乐观的心态，正确认识疾病，分散对病情的注意力。

六、预后转归

糖尿病是胰腺疾病的常见并发症，多发生于急、慢性胰腺炎，胰腺癌、胰腺切除患者。胰腺弥漫性病变发生概率高，胰腺炎病程多年后可致胰腺结构及功能永久性损毁，出现胰腺外分泌及内分泌功能不全，所致糖尿病严重程度与累及胰岛细胞程度相关；胰腺肿瘤发生糖尿病的情况与肿瘤生长位置相关，胰体尾部癌肿者发生糖尿病较多，但胰腺癌整体预后甚差；胰腺手术者与切除多少、切除部位、手术涉及胰腺邻近组织（胃、十二指肠、空肠及胆管）情况及程度、患者的胰腺原发病变以及术前糖代谢情况有关，全胰或近全胰切除者糖尿病患病率极高，部分胰腺切除，尤其是切除一半以下者糖尿病患病率较低。胰腺不同部位的胰岛内所含有各种胰岛细胞比例不同，B 细胞在胰腺不同部位胰岛内比例相对一致，胰头部 PP 细胞较多，胰体尾部 A 细胞较多，PP 缺乏可致肝胰岛素抵抗，故胰头部切除可致肝糖产生不易受胰岛素抑制，而胰远端切除糖尿病程度相对较轻，但因胰高糖素不足而可致应用外源胰岛素时易发生低血糖反应。胰源性糖尿病胰岛素治疗效果较好，但较易出现低血糖，胰腺损伤较轻患者可恢复正常，若胰岛细胞因炎症等造成不可逆的损害，要靠外源性胰岛素治疗，有些可以行手术的胰腺癌，术后血糖情况可有改善，而未手术者糖耐量情况可随肿瘤恶化而加剧，理论上讲，胰岛或胰腺移植成功后可脱离胰岛素治疗。

七、疗效评价

（一）评价标准

DM 疗效判定包括疾病疗效判定标准、主要指标疗效（即降糖疗效）评价和证候疗效判定标准。

1. 疾病疗效判定标准

显效：中医临床症状、体征明显改善，证候积分减少≥70%；空腹血糖及餐后 2 小时血糖下降至正常范围，或空腹血糖及餐后 2 小时血糖值下降超过治疗前的 40%，糖化血红蛋白值下降至 6.2%以下，或下降超过治疗前的 30%。

有效：中医临床症状、体征均有好转，证候积分减少≥30%；空腹血糖及餐后 2 小时血糖下降超过治疗前的 20%，但未达到显效标准，糖化血红蛋白值下降超过治疗前的 10%，但未达到显效标准。

无效：中医临床症状、体征均无明显改善，甚或加重，证候积分减少不足 30%；空腹血糖及餐后 2 小时血糖无下降，或下降未达到有效标准，糖化血红蛋白值无下降，或下降未达到有效标准。

2. 主要检测指标（血糖）疗效判定标准

显效：空腹血糖及餐后 2 小时血糖下降至正常范围，或空腹血糖及餐后 2 小时血糖值下降超过治疗前的 40%，糖化血红蛋白值下降至正常，或下降超过治疗前的 30%。

有效：空腹血糖及餐后 2 小时血糖下降超过治疗前的 20%，但未达到显效标准，糖化血红蛋白值下降超过治疗前的 10%，但未达到显效标准。

无效：空腹血糖及餐后 2 小时血糖无下降，或下降未达到有效标准，糖化血红蛋白值无下降，或下降未达到有效标准。

注：空腹血糖、餐后 2 小时血糖应分别进行疗效评估。

3. 中医证候疗效判定方法

显效：临床症状、体征明显改善，积分减少≥70%。

有效：临床症状、体征均有好转，积分减少≥30%。

无效：临床症状、体征均无明显改善，甚或加重，积分减少不足 30%。

按照尼莫地平法计算：疗效指数（n）=[（治疗前积分–治疗后积分）÷治疗前积分]×100%。

（二）评价方法

1. 采用证型的半定量量表对单项症状疗效评价方法

消失：治疗前患有的症状消失，积分为零。

好转：治疗前患有的症状减轻，积分降低，但不为零。

无效：治疗前患有的症状未减轻或加重，积分未降低。

2. 代谢控制目标评价方法

按 1999 年亚洲–西太平洋地区 T2DM 政策组控制目标评价（表 11-2）。

表 11-2　1999 年亚洲–西太平洋地区 T2DM 政策组控制目标评价表

	理想	良好	差
血糖（mmol/L）空腹	4.6~6.1	≤7.0	>7.0
非空腹	4.4~8.0	≤10.0	>10.0
HbA1c（%）	<6.5	6.5~7.5	>7.5
血压（mmHg）	<130/80	>130/80~<140/90	≥140/90
BMI	男性<25	<27	≥27
女性	<24	<26	≥26
TC（mmol/L）	<4.5	≥4.5	≥6.0
HDL-C（mmol/L）	>1.1	1.1~0.9	<0.9
TG（mmol/L）	<1.5	1.5~2.2	>2.2
LDL-C（mmol/L）	<2.6	2.6~3.3	>3.3

八、本共识制定专家组成员及起草单位

共识专家组组长：庞国明　杨辰华　沈　璐

共识专家组副组长（按姓氏笔画排序）：

王红梅　甘洪桥　白　清　何　刚　张社峰　姚沛雨

温伟波　衡光培

共识专家组成员（按姓氏笔画排序）：

马新航　王小青　王体敬　王松夫　王爱军　叶守姣
田文涛　田忠于　白富彬　冯　冰　刘　玮　汤　菲
汤刚义　李　群　李玉东　李征锋　李洪生　何　晶
汪朝振　沈　洁　张　云　张太阳　张俊杰　张冠杰
张景祖　陈芹梅　陈荣月　陈敬贤　武洪民　苟文伊
委文静　郑文静　单培鑫　胡海英　柳忠全　闻海军
高　龙　郭乃刚　梅罗阳　梁立峰　韩　琳　曾豆云
鲍小凤　翟纪功

执笔人：杨辰华　张　芳　卢　昭　张社峰　林　娜

秘　书：朱翠翠　梅罗阳　周泽芳　赵　云　曾　己

组长单位：河南省开封市中医院、河南省中医药研究院附属医院、陕西省中医医院

副组长单位（按首字笔画排序）：

山东省菏泽市中医医院、云南中医药大学、四川省第二中医医院、河南省中医院、河南省南阳市中医院、福建中医药大学附属人民医院

起草单位（按首字笔画排序）：

江西中医药大学附属医院、江西省中西医结合医院、江苏省泰州市中医院、江苏省盐城市中医院、江苏省镇江市中医院、许昌红月糖尿病医院、河北省馆陶县中医院、河南省长垣中西医结合医院、河南省南阳市中医院、河南省黄河科技学院附属医院、湖北省英山县人民医院、湖南省岳阳市中医院

九、参　考　文　献

[1] Diagnosis and Classification of Diabetes Mellitus. Diagnosis and classification of diabetes mellitus[J]. Diabetes Care, 2010, 33: S62-S69.

[2] 衣蕾，杨俊生. 肝纤维化中医病机浅探[J]. 中医杂志，2005，46（11）：806-808.

[3] 《中国糖尿病膳食指南（2017）》[J]. 粮食与饲料工业，2017，6：65.

[4] 付建芳，姬秋和. 加强我国胰源性糖尿病的研究[J]. 中国科学：生命科学，2018，48（8）：896-901.

[5] Teichmann J, Mann S T, Stracke H, et al. Alterations of vitamin D3 metabolism in young women with various grades of chronic pancreatitis[J]. Eur J Med Res, 2007, 12: 347-350.

[6] Beglinger S, Drewe J, Schirra J, et al. Role of fat hydrolysis in regulating glucagon-like Peptide-1 secretion[J]. J Clin Endocrinol Metab, 2010, 95: 879-886.

第十二章

甲状腺功能亢进症中医临床诊疗专家共识

一、概　述

甲状腺功能亢进症（hyperthyroidism），简称甲亢，是指一组甲状腺呈现高功能状态的疾病，共同特点为甲状腺激素分泌增加导致的高代谢而基础代谢增加，以及交感神经系统的兴奋性增加。主要表现为甲状腺弥漫性肿大，可有突眼征、高代谢证候群、特征性皮损和甲状腺肢端病。近年来其发病率日益增高，由于人们生活节奏的加快，在生活压力增大、劳累、情绪压抑及长期熬夜等因素的影响下，甲亢的发病率已由 10 年前的 1%上升到现在的 2%，且仍有逐年增高的趋势，我国一组流行病学调查表明，甲亢在我国女性中的发病率占 2%，年发生率高达 0.2%～0.3%。发病密集人群为中青年女性，男女发病比率约为 1∶1.17[1]。

引起甲亢的病因包括：Graves 病、多结节性毒性甲状腺肿伴甲亢、垂体性甲亢、碘甲亢、甲状腺自主高功能腺瘤、绒毛膜促性腺激素（hCG）相关性甲亢。其中 Graves 病占所有甲亢的 85%左右，在甲亢发病病因中最为常见[2]。

甲亢在中医中属于"瘿病"范畴，中医认为本病的发生与患者长期情志不遂相关。本病好发于青年女性，因女子经、带、胎、产这些先天生理功能均靠肝维系，故遇情志、饮食、水土等致病因素，则气郁痰结而病。肝主疏泄，情志不遂则肝气郁滞，气机不畅，津液不行，聚而成痰，痰结凝滞颈前则瘿肿；气郁久而化火，火热夹痰，夹瘀上逆，结于眼目，可见眼肿；火旺伤阴耗气，向上引动君火，则心悸，向下灼伤肾水，故阴益亏，火益胜，阴亏愈久，阴阳同根，则阳气无以化生，最后成阴阳两虚之势[3]。

根据甲亢的临床发病特点和症状，可归属于中医的"瘿病""心悸""郁证""虚劳"等范畴。本章节只讨论瘿病。

二、病　因　病　机

（一）病因

情志不遂和正气不足为甲亢发生的主要原因[1]。

1. 情志不遂　历代医家多把瘿病责之于肝，认为甲亢的发病多与情志不遂有关。长期忿郁恼怒或忧思郁虑，使气机郁滞，肝气失于条达，津液失布，凝聚成痰，气滞痰凝，壅结于颈前则形成瘿病。隋代巢元方《诸病源候论》中云："瘿者由忧患气结所生""动气增患"。《济生方·瘿瘤论治》曰："夫瘿瘤者，多由喜怒不节，忧思过度，而成斯疾焉。"宋代陈言在《三因极一病证方论·瘿瘤证治》中也指出瘿病"此乃因喜怒忧思有所郁而成也""随忧愁消长"。

2. 正气不足　近年来随着对甲亢研究的不断深入，各医家注意到先天禀赋和正气亏虚与甲亢有密切关系。认为该病与体质因素、饮食水土、劳倦内伤等亦有相关。

（1）体质因素：《妇人大全良方》有："女子郁怒倍于男子"的记载。而妇女的经、孕、产、乳的生理变化都与肝经气血密切相关，肝气的条达又与情志密切相关，长期情志不遂，忧思郁虑或烦恼易怒易致肝经气血运行不畅，故本病女性的发病率较男性为高。《灵枢·决气》曰："两精相搏，合而成形。"人体质的不同与先天禀赋密切相关，父母精气或亏虚，或充盛，影响胎儿先天禀赋强弱。若先天天癸亏虚，肝血暗耗，冲任失充，阴精不足，脏腑津液失养，遇有情志不遂，则气郁痰结而病。或素体阴虚、肾阴不足、水不涵木、肝阴失敛，易炼液成痰、壅滞经络，结于颈前而成瘿。

（2）饮食水土失宜：长期饮食失宜，或水土不服，脾胃虚弱不能运化，致水湿停滞，痰浊内生，郁而化火，痰火互结，久病入络，瘀血内生，痰瘀火交阻于颈发为瘿病。《儒门事亲》中有"颈如险而瘿，水土之使然也"的记载。《淮南子·地形》提出："险阻气多瘿"的山险说，这些皆指出瘿病发病与饮食水土密切相关。

（3）劳倦内伤：瘿病的发生除与情志因素所致"外郁"相关外，亦存在因脏腑阴阳、气血不足导致"内郁"相关。其人后天失调，体质薄弱，积劳内伤，形神过耗，或诸病失治，久病失养，阴血耗伤，阴津不足则虚火内生，灼液成痰结于颈前而发病。正如明代李梴在《医学入门》所云："因七情劳欲……故生瘤赘""瘿多着颈项及肩，劳欲邪气乘经之虚而住。"

（4）感受外邪：机体正气不足，外邪乘虚侵入脏腑经络，而致气滞、痰凝、血瘀等病理产物凝结而形成瘿病。

（二）病机特点

中医认为，情志不遂是甲状腺功能亢进症的主要诱发因素，患者长久情志不畅导致肝气郁结，气郁日久化火，郁火凝聚津液成痰结于颈前；或肝失于疏泄，脾脏因思虑而气弱，肝气犯脾而致痰湿内生，痰气结于颈前而发。此外，甲状腺功能亢进症的发病与体质、水土饮食失宜等亦有关。本病患者的体质多为阴虚体质，素体肝肾阴虚，加上后天的情志失调、饮食失调、久居之地环境的影响而发生甲亢。其次由于药物的治疗不当,过用伤阴之品也可导致阴津亏损、阴虚阳亢发生本病[4]。现代医家多认为气滞、痰凝、血瘀、火热是甲状腺功能亢进症的主要病理因素，先天不足，肾阴亏虚则是甲状腺功能亢进症发病的根本，即"本虚标实"为其病机特点。早期气滞痰凝等实证多见，同时有阴虚表现；中期虚实同见，以阴虚阳亢为多，兼有痰、瘀等表现；后期气阴虚和脾肾两虚多见，以虚为主，兼杂湿、痰、瘀等。甲状腺功能亢进症虽以七情郁结为主要致病原因，但其主要病机为机体阴阳平衡的失调及心、肾、肝、脾等脏的功能紊乱，其发病机理复杂，因此在临床治疗中应辨证施治。

三、临 床 诊 断

（一）中医诊断

1. 病史　符合现代医学甲亢诊断标准，或有明确的甲亢病史。或平素有多食多饮，多汗多便，心悸怕热，身形消瘦的高代谢证候群，查体可见甲状腺肿大，眼部可见突眼、眼睑水肿，视力下降等临床表现[5]。

2. 依照中医内涵与临床表现确定中医病名　参照《正确认识中医对"瘿病"的定义范畴——"甲亢"不等同于"瘿病"》，甲状腺功能亢进证临床证候繁多，祖国医学根据其症状表现分散在"瘿病""心悸""中消""腹泻""汗症""虚劳"等病的范畴中。但中医文献中，有关"心悸""中消"等的描述，均属片段而不足以说明本病，唯"瘿病"与"甲亢"的关联最大。而瘿病所涵盖的范围较广，包括致甲状腺肿大的许多疾病，甲亢只是其中一种。

3. 临床特点
（1）症状：临床表现有多食多饮，多汗多便，心悸怕热，身形消瘦的症状，或因腹泻、虚劳、神昏等病就诊，或无症状，体检时发现本病者。
（2）体征：查体可见甲状腺肿大，眼部可见突眼、眼睑水肿，以神经、循环、消化等系统兴奋性增高和代谢亢进为主要表现的体征，严重时甚至出现甲状腺危象引起昏迷[6]。

4. 临床分期　甲亢初期多表现为阴虚阳亢证，多因喜怒无常、思虑过度所致。情志致病首先伤肝，肝性喜条达而恶抑郁，七情失调，肝气郁滞，经脉不利；肝火旺盛，进而引动心火，心火亢盛上可累及心阴，下可损及肾水，日久必有阴虚之证，而本虚标实，实则为阳亢之标。甲亢中期虚实并见，多见于气阴两虚证。甲亢病至后期，多见于阴阳两虚，疾病日久迁延阴损及阳，阴阳俱虚，病位由肝，累及心肾[1]。

（二）西医诊断

诊断要素有四：

1. 病史　有 Graves 病（GD）家族史；或有多食多饮，多汗多便，心悸怕热，身形消瘦等表现。

2. 临床特点　GD 的临床表现与患者发病时的年龄、病程和甲状腺激素（TH）分泌增多的程度有关。一般患者均有神经质，怕热多汗，皮肤潮湿，心悸乏力和体重减轻等。部分患者可有发热，但一般为低热。

3. 体征　不少患者以甲状腺肿大为主诉，甲状腺呈弥漫性对称性肿大，质软、吞咽时上下移动，少数患者的甲状腺肿大不对称或肿大不明显。眼部可见突眼、眼睑水肿，以神经、循环、消化等系统兴奋性增高和代谢亢进为主要表现的体征。

4. 辅助检查　检查血清总甲状腺素（TT_4）、血清总三碘甲状腺原氨酸（TT_3）、血清游离甲状腺素（FT_4）、游离三碘甲状腺原氨酸（FT_3）增高，促甲状腺激素（TSH）降低（一般 < 0.1mU/L），TSH 受体抗体（TRAb）、TSH 受体刺激抗体（TSAb）可鉴别甲亢病因，也是诊断GD 的指标，甲状腺放射性核素扫描对于诊断甲状腺自主高功能腺瘤有意义。诊断标准以《22个专业 95 个病种中医诊疗方案》为准。

5. 其他 若血清 TSH 水平低于正常值下限，而 TT_3、TT_4 在正常范围，不伴或伴有轻微的甲亢症状，为亚临床甲亢。另外甲状腺刺激抗体（TSAb）、甲状腺 ^{131}I 摄取率、甲状腺核素静态显像等检查可辅助辨别甲状腺功能亢进症类型[6]。

四、临床治疗

（一）提高临床疗效要点提示

1. 寻求古籍智慧 中医古籍对甲状腺功能亢进症的治疗有很多智慧值得我们去寻求。如《肘后方》提出应用海藻、昆布治疗瘿病，也提及了"治瘿瘤结气，散颈下硬核瘤"，并首次使用了外治法治疗瘿病。孙思邈《千金要方》中记载"以川州黄药子浸酒可治瘿疾"。《绍兴本草》中也曾记载了如何治疗瘿疬及瘿气。《神农本草经》最早提出治疗瘿病的药物为海藻，其性苦寒，主治瘿瘤结气，海藻可破结散气。《本草纲目》中，李时珍明确指出黄药子有凉血降火，消瘿解毒的功效，记载了黄药子酒治瘿病的方法。《证治准绳·疡医·瘿瘤》中也记载了使用海藻、黄药子为主的藻药散治疗气瘿。陈实功在《外科正宗·瘿瘤论》中提出瘿瘤的病因病机，并且拟定了海藻玉壶汤、活血消瘿汤、十全流气饮等效方，至今仍为临床常用方剂。《本草备要》提出瘿病的治疗药物有半夏、贝母、夏枯草、昆布、海藻、海带、铁、浮石，并且体现了中医治疗瘿病的辨证思路。清·林佩琴在《类证治裁》中提及"筋瘿者宜消瘿散结，血瘿者宜养血化瘿，肉瘿者宜补气化瘿，气瘿者宜理气消瘿，石瘿者宜软坚散结"。《三国志》曰："发愤生瘿，后所病稍大，自愿欲令医割之。"可见古代即有外科手术方法治疗瘿瘤。针灸治疗瘿病历史悠久，《诸病源候论》中记载："有气瘿，可具针之。"《太平圣惠方》提出了分类治疗方法："瘿有三种，有血瘿，可破之；有息肉瘿，可割之；有气瘿，可针之。"

2. 辨证论治

（1）辨证候之虚实：瘿病以气、痰、瘀壅结颈前为主要病机，所以一般属于实证，其中应着重辨明有无血瘀。病程日久，由实致虚，常出现阴虚、气虚的病变及相应的症状，其中以心、肝阴虚尤为多见，从而成为虚实夹杂的证候。学者[2]通过对 266 例甲亢患者进行临床调查发现，甲亢的病情演变规律为气滞痰凝证-阴虚阳亢证-阴虚风动证-气阴两虚证，其中阴虚阳亢证临床最常见，尽管甲亢症状多样，证型复杂，但阴虚阳亢是其他各型的病机本质。临床上，就诊患者出现不适症状与检查体征最多的为颈前肿大、心慌、心烦易怒、突眼、怕热多汗、形体消瘦、手足心热、舌红少苔、脉弦细而数等，症状表现及证型统计分析均表明甲亢以阴虚阳亢证为最常见[7]。

（2）辨火热之有无：瘿病日久每易郁而化火，应综合症状和舌脉辨别其有无火热，并辨别火热的程度。初发甲亢，由于正气尚盛，故感邪发病时正邪交争剧烈，多火证明显，或外感风火毒邪，正不胜邪而发病，故初发甲亢者多兼风火证[8]，风邪偏盛者，患者多表现为皮肤瘙痒、眼痒流泪或眼痒咳嗽，多在主证主方的基础上加用防风、蝉衣、浮萍等祛风止痒药；火邪多表现为肝火旺盛或阴虚阳亢，应辨证加用清肝泻火或滋阴降火药。情志或体质因素与本病发生关系密切，忿郁恼怒日久，气机郁滞，津凝痰结，血脉瘀阻，或素体阴虚，痰凝后更易化火使阴更伤，引起血脉瘀阻，临证时伴痰凝者尤其甲状腺肿大患者宜加用浙贝、瓜蒌、牡蛎等化痰散结药，血瘀者加用桃仁、赤芍、川芎、丹参等活血软坚药。

（3）分期辨证，辨证论治：甲亢初期多表现为阴虚阳亢证，多因喜怒无常、思虑过度所致。情志致病首先伤肝，肝性喜条达而恶抑郁，七情失调，肝气郁滞，经脉不利；肝火旺盛，进而引动心火，心火亢盛，上可累及心阴，下可损及肾水，日久必有阴虚之证，而本虚标实，实则为阳亢之标。治病首则求本，本虚则补之，标实以泻之，故滋阴潜阳为此类证型的基本治则。甲亢中期虚实并见，多见于气阴两虚证，治当补益损耗之气，滋养灼伤之阴，此期多用益气养阴法。甲亢病至后期，多见于阴阳两虚，疾病日久迁延阴损及阳，阴阳俱虚，病位由肝，累及心肾，治当防虚不受补，不可盲目补益阴阳，《灵枢·终始》中所说的"如是者，则阴阳俱不足，补阳则阴竭，泻阴则阳脱"，当徐徐图之，用较缓的养阴温阳法密切观察病情变化[9]。倪青教授[10-11]常根据患者复杂的临床表现及证型分为早、中、晚、末四期，早期以柴胡类疏肝为主，中期阴已伤，阳亢于外，以滋阴潜阳法为主，辅以化痰散结药，后期气阴两伤，以参芪地黄汤或生脉散加减，末期脾肾阳虚或见水湿内蕴，可施以温阳健脾法或藿朴夏苓汤加减；黄仰模教授[12]根据甲亢不同阶段的不同证候特点，将其分为早、中、晚三期分期治疗、分型论治，早期多见胃热、气滞，分别施以白虎加人参汤泻热和胃、柴胡疏肝散或四逆散疏肝清热，行气解郁，中期多见血瘀、痰阻，分别施以桃红四物汤或瓜蒌薤白白酒汤合桂枝茯苓丸加减以活血散瘀、消肿散结，晚期以本虚为主，根据气阴两虚、心脾两虚、心肝血虚的不同，分别治以益气养阴、健脾益气、补益心肝之法。

3. 内外同治，多途径给药　临床已经证实，中医外治法作为一种有效的辅助治疗方法发挥了中医特色，具有可绕过肝脏的首过效应、排除胃肠因素的干扰和灭活、不良反应小、可随时中断或恢复治疗等优势。中医药采用辨证论治指导下的内治法，以及中药塌渍、针刺、局部药物注射等外治法，在改善甲状腺功能亢进症的临床症状和延缓疾病的进展等方面取得了肯定的疗效。中药塌渍疗法可以刺激相应的穴位，通过经络系统之间的相互作用，以及作用于患部透皮吸收，使气血运行通畅，从而消除导致疾病的基本病理因素，达到治疗的目的。针刺可起到协调阴阳，滋阴降火，扶正祛邪，疏通经络作用，从而达到改善睡眠等甲亢相关临床症状的作用，因其具有持续治疗作用，所以能巩固疗效，防止复发。局部药物注射，例如中药莪术制剂莪术油，甲状腺局部用药具有吸收好、起效快、安全有效等功效，从而达到行气消积、疏肝化瘀、消瘀散结的作用。改变给药途径局部用药，可加大药物浓度，是一条理想的用药途径。中药外治法因其简便、易行、价格低廉、毒副作用低，以及甲状腺解剖位置的突出特点带来的优势使药物透皮直接作用于病变部位，使药物的吸收利用效率提高，治疗效果增强。

（二）治疗方法

1. 内治法[1, 13-14]

1.1　辨证论治，专病专方

肝郁气滞证

主证：甲状腺肿大，质软表面光滑，急躁易怒、两胁胀痛，吞咽不爽，喉间有痰，舌质红，苔白，脉弦数有力。

治则：疏肝理气，化痰散结。

方药：四逆散加减：柴胡 10g、芍药 10g、枳实 10g、白头翁 9g、丹参 12g、黄药子 6g、甘草 6g。

煎服方法：每日 1 剂，水煎分 3 次温服；或根据病情需要，每日 2 剂，分 4 次温服。药渣再煎，熏洗双足，内外同治，增强疗效。

方义分析：取柴胡入肝胆经，升发阳气，疏肝解郁，透邪外出，为君药。白芍敛阴养血柔肝为臣，与柴胡合用，以补养肝血，条达肝气，可使柴胡升散而无耗伤阴血之弊。佐以枳实理气解郁，泻热破结，与白芍相配，又能理气和血，使气血调和。白头翁凉血、解湿毒、消积散结，丹参活血祛瘀、凉血消痈，黄药子化痰散结消瘿，并有清热解毒之效。使以甘草，调和诸药，益脾和中。

加减：心悸失眠加琥珀（冲）1.5～3g，首乌藤 9～15g；腹泻，四肢乏力加茯苓 15～30g，薏苡仁 15～30g，山药 15～30g；汗多，消瘦疲乏，舌红少苔，脉细数加沙参 6～12g，天花粉 9～12g。

心肝火旺证

主证：甲状腺肿大，面红、目赤、眼肿，心烦心悸，头晕头痛，手抖舌颤，失眠多汗，口干口苦，小便色黄，舌边尖红，苔黄燥，脉弦数。

治则：清心泻肝。

方药：天王补心丹合一贯煎加减：人参 6g、茯苓 6g、玄参 6g、丹参 6g、桔梗 6g、远志 6g、当归（酒浸）15g、五味子 15g、麦门冬 15g、天门冬 15g、柏子仁 15g、酸枣仁（炒）15g、生地黄 30g、北沙参 9g、枸杞子 9g、川楝子 4.5g。

煎服方法：每日 1 剂，水煎分 3 次温服；或根据病情需要，每日 2 剂，分 4 次温服。药渣再煎，熏洗双足，内外同治，增强疗效。

方义分析：重用甘寒之生地黄，入心能养血，入肾能滋阴，故能滋阴养血，壮水以制虚火。天冬、麦冬滋阴清热，酸枣仁、柏子仁养心安神，当归补血润燥，共助生地滋阴补血，并养心安神，俱为臣药。玄参滋阴降火；茯苓、远志养心安神；人参补气以生血，并能安神益智；五味子之酸以敛心气，安心神；丹参清心活血，合补血药使补而不滞，则心血易生。桔梗为舟楫，载药上行以使药力缓留于上部心经，枸杞养血滋阴柔肝；北沙参滋养肺胃，养阴生津，意在佐金平木，扶土制木，为使药。

加减：耳鸣、腰膝酸软，加女贞子 6～15g，蔓荆子 6～10g，何首乌 10～20g；面赤手抖，加珍珠母 10～30g，钩藤 9～15g，煅牡蛎 15～30g，熟地黄 9～15g，黄芩 3～9g。

肝胃火旺证

主证：甲状腺肿大，面红目赤，急躁易怒，手抖舌颤，多食善饥，怕热多汗，口臭、口干、口苦，头晕头痛，消瘦，舌红，苔黄厚燥，脉沉弦数有力。

治则：理气活血，养阴清热。

方药：龙胆泻肝汤：龙胆草（酒炒）6g，黄芩（酒炒）9g，山栀子（酒炒）9g，泽泻 12g，木通 9g，车前子 9g，当归（酒炒）8g，生地黄 20g，柴胡 10g，生甘草 6g。

煎服方法：每日 1 剂，水煎分 3 次温服；或根据病情需要，每日 2 剂，分 4 次温服。药渣再煎，熏洗双足，内外同治，增强疗效。

方义分析：龙胆草大苦大寒，既能清利肝胆实火，又能清利肝经湿热。黄芩、栀子苦寒泻火，燥湿清热。泽泻、木通、车前子渗湿泻热，导热下行；实火所伤，损伤阴血，当归、生地养血滋阴，邪去而不伤阴血。柴胡舒畅肝经之气，引诸药归肝经；甘草调和诸药。

加减：失眠加酸枣仁（炒）10~20g，柏子仁 3~10g；头晕手抖加石决明 3~15g、天麻 10~20g；眼突加丹参 5~15g，赤芍 6~12g。

肝火犯肺证

主证：甲状腺肿大或无肿大，干咳、咳时牵引两胁疼痛，急躁易怒、喑哑、手抖，口干口苦，舌淡红苔薄白、脉弦细等。

治则：滋阴潜阳，清金制木。

方药：黛蛤散合百合地黄汤：青黛9g、蛤壳粉9g、百合20g、生地黄20g。

煎服方法：以水浸洗百合一宿，去其水；再以泉水 400ml，煎取 200ml，去渣；入地黄，加入青黛，蛤壳粉各9g（布袋包），煎取300ml，放温再服。

方义分析：方中青黛咸寒，入肝、肺、胃经，善清肝经郁火，并清肺热以止嗽。蛤粉苦咸寒，入肺、胃经，清肺止咳，软坚散结。二药配伍，使肝火得降，肺热得平。百合色白入肺，养肺阴而清气热；泉水清热利小便；生地黄色黑入肾，益心营而清血热。

加减：干咳者，加麦冬 10~20g，沙参 10~15g，浙贝母 5~10g，甘草 5~10g；心神不安者，加夜交藤 10~20g，炒酸枣仁 10~20g。

肝郁脾虚证

主证：甲状腺肿大或无肿大，急躁易怒与情志抑郁兼见、神疲乏力，自汗，纳呆食少、善太息、胸胁胀闷、便溏、失眠、手抖，舌苔白，脉弦细等。

治则：疏肝健脾，清热化痰。

方药：逍遥丸合香砂六君子汤加减：柴胡10g、当归10g、白芍10g、白术（炒）10g、茯苓10g、炙甘草8g、薄荷3g、人参6g、陈皮3g、法半夏6g、砂仁3g、木香3g。

煎服方法：每日 1 剂，水煎分 3 次温服；或根据病情需要，每日 2 剂，分 4 次温服。药渣再煎，熏洗双足，内外同治，增强疗效。

方义分析：柴胡疏肝解郁；白芍酸苦微寒，养血敛阴，柔肝缓急；当归味甘辛温，养血和血，且气香行气，为血中之气药；归、芍与柴胡相合，养血柔肝调气；木郁则土衰，肝病易传脾，故以白术、茯苓、炙甘草健脾益气，非单实土以抑木，且使营血生化有源；薄荷疏散郁遏之气，透达肝经郁热。柴胡为肝经引经药，又兼使药用；炙甘草益气补中，调和诸药。人参补气，法半夏、陈皮、木香、砂仁，功在益气和胃，行气化痰。

加减：烦躁易怒，加用龙胆草 3~6g，夏枯草 9~15g，决明子 9~15g，牡蛎 10~30g，钩藤 3~12g 等；心火扰神，心悸、烦热、失眠，加用黄连 3~12g，栀子 5~10g，莲子心 2~5g 等；食欲亢进，加用生石膏 15~30g，知母 6~12g，黄连 3~12g，黄芩 3~10g 等。

肝肾阴虚证

主证：甲状腺肿大或无肿大，急躁易怒，两胁胀痛，手抖舌颤，头晕，五心烦热，耳鸣，颧红盗汗，腰膝酸软，男子遗精阳痿，女子经少经闭，口干口苦、舌红少苔等。

治则：滋补肝肾，镇肝息风。

方药：杞菊地黄汤加减：枸杞子、山萸肉、当归各10g，菊花、牡丹皮、茯苓、蒺藜、泽泻各12g，怀山药、熟地各15g，甘草5g。

煎服方法：每日 1 剂，水煎分 3 次温服；或根据病情需要，每日 2 剂，分 4 次温服。药渣再煎，熏洗双足，内外同治，增强疗效。

方义分析：熟地、枸杞子益肾阳，养精髓；泽泻泻肾降浊，丹皮泻肝火，山茱萸滋肾益肝，山药滋肾补脾；茯苓利脾湿，菊花清肝明目；全方配伍，有滋肾养肝，益精明目之疗效。

加减：眼突加石决明 3～15g、夏枯草 3～15g；瘿肿加贝母 3～9g、丹参 5～15g、僵蚕 5～10g；男子早泄遗精加知母 6～12g、黄柏 3～9g；女子经少加女贞子 10g、旱莲草 6g、何首乌 10～20g。

心肾不交证

主证：甲状腺肿大或无肿大，心烦心悸，潮热盗汗，失眠健忘多梦，腰膝酸软，头晕耳鸣、乏力、男子遗精阳痿，女子经少经闭，口干，舌红少苔等。

治则：交通心肾，育阴潜阳。

方药：六味地黄丸合黄连阿胶汤：熟地黄 16g、山茱萸（制）8g、牡丹皮 6g、山药 8g、茯苓 6g、泽泻 6g、黄连 12g、黄芩 6g、芍药 6g、鸡子黄二枚、阿胶 9g。

煎服方法：每日 1 剂，水煎分 3 次温服；或根据病情需要，每日 2 剂，分 4 次温服。药渣再煎，熏洗双足，内外同治，增强疗效。

方义分析：熟地黄滋阴补肾，填精益髓；山萸肉补养肝肾，并能涩精；山药补益脾阴，亦能固精，共为臣；配伍泽泻利湿泻浊，并防熟地黄之滋腻恋邪；牡丹皮清泻相火，并制山萸肉之温涩；茯苓淡渗脾湿，并助山药之健运；黄连、黄芩泻心火，使心气下交于肾，正所谓"阳有余，以苦除之"；配伍味甘之芍药、阿胶、鸡子黄滋肾阴，使肾水上济于心，正所谓"阴不足，以甘补之"。

加减：心悸烦懊，烦热重，加用栀子 5～10g、水牛角 15～30g、莲子心 2～5g 等；心神不安、失眠重加磁石 9～30g、玄参 9～15g 等，情志失调，头晕手抖，加用龙胆草 3～6g、夏枯草 9～15g、牡蛎 10～30g 等。

阴阳两虚证

主证：心悸胸闷，神智昏聩，气短乏力，自汗畏寒或有发热大汗，头晕，失眠健忘，四肢厥冷，舌淡红苔薄白，脉沉弱或结代。

治则：益气敛阴，回阳固脱。

方药：生脉饮加减：人参 10g、麦冬 20g、五味子 10g、煅牡蛎 15g、黄芪 12g、生地 20g、山药 12g、白芍 9g。

煎服方法：每日 1 剂，水煎分 3 次温服；或根据病情需要，每日 2 剂，分 4 次温服。药渣再煎，熏洗双足，内外同治，增强疗效。

方义分析：人参补气，益气生津；麦门冬、生地养阴生津；五味子敛肺止咳、止汗；煅牡蛎软坚散结，黄芪补气升阳，白芍养血敛阴。

加减：肾亏精冷，夜多小便，健忘失眠，加龟板 15～30g、鹿角 3～5g、枸杞子 6～12g 等；腰背冷彻，四肢不温，加巴戟天 3～10g、肉苁蓉 5～10g。

1.2　辨证施治，专证专药

甲亢平复丸

组成：羊靥 40 个、玄参 100g、天花粉 100g、石决明 100g、海藻 120g、昆布 120g、麦门冬 60g、夏枯草 60g、知母 60g、黄柏 60g、煅牡蛎 60g、海浮石 60g、三棱 50g、莪术 50g、丹皮 50g、浙贝母 150g。

功能：清热养阴，化痰散瘀，软坚散结。

适应证：甲状腺功能亢进症缓解期。

用法：口服，每次服 1 丸，每日服 2 次，温开水送服。

注意事项：无明显副作用。

瘿瘤丸（一）

组成：黄芪 150g、党参 120g、麦门冬 120g、五味子 120g、沙参 120g、丹参 120g、龟板 200g、鳖甲 200g、何首乌 160g、夏枯草 160g、生牡蛎 200g、土贝母 160g、龙眼肉 150g。

功能：益气养阴，软坚散结。

适应证：甲亢，心悸不宁，自汗乏力，五心烦热，气短胸闷。

用法：口服，每次服 6g，每日服 3 次，温开水送服。亦可将以上药物每味药物之剂量各取十分之一，水煎服，每日 1 剂。

注意事项：无明显副作用。

瘿瘤丸（二）

组成：知母 200g、玉竹 200g、生地黄 200g、麦门冬 200g、生石膏 300g、龟板 250g、鳖甲 250g、何首乌 160g、丹参 120g、夏枯草 160g。

功能：养阴清胃，软坚散结。

适应证：甲亢燥热多汗，多食易饥，反而消瘦，烦渴，舌有裂纹。

用法：口服，每次服 6g，每日服 3 次，温开水送服。

注意事项：无明显副作用。

瘿瘤丸（三）

组成：当归 200g、沙参 200g、赤芍药 200g、白芍药 200g、川楝子 200g、香附 120g、郁金 200g、柴胡 120g、玳瑁 30g、龟板 200g、鳖甲 200g、麦门冬 200g、首乌 150g、龙骨 200g、生牡蛎 200g、夏枯草 180g。

功能：疏肝养肝，平肝潜阳。

适应证：甲亢焦躁不安，多疑易怒，失眠多梦，舌颤手抖。

用法：口服，每次服 6g，每日服 3 次，温开水送服。

注意事项：无明显副作用。

山核丸

组成：山豆根 30g、生地黄 30g、黄芪 30g、牡蛎 30g、橘核 30g、荔枝核 30g、山楂核 20g、夏枯草 20g、贝母 20g、党参 20g、海浮石 20g、白芷 18g、当归 15g、茯苓 15g、桔梗 12g、柴胡 10g、青皮 10g、川楝子 10g、郁金 10g。

功能：清热化痰，益气活血，软坚散结。

适应证：甲状腺功能亢进症。

用法：口服，每次服 10g，每日服用 2 次，饭前 30 分钟用温开水送服，1 个月为 1 个疗程。

注意事项：无明显副作用。

1.3　特色制剂

甲亢灵片

主要药物：墨旱莲、山药、丹参、龙骨（煅）、夏枯草、牡蛎（煅）。

功能：平肝潜阳，软坚散结。

适应证：用于具有心悸、汗多、烦躁易怒、咽干、脉数等症状的甲状腺功能亢进症。

用法：口服，1次6～7片，1日3次。

注意事项：无明显副作用。

甲亢灵颗粒

主要药物：墨旱莲、山药、丹参、龙骨、夏枯草、牡蛎。

功能：平肝潜阳，软坚散结。

适应证：用于具有心悸、汗多、烦躁易怒、咽干、脉数等症状的甲状腺功能亢进症。

用法：口服，每次1袋，每日3次。

注意事项：腹胀食少者慎用。

抑亢丸

主要药物：羚羊角、白芍、天竺黄、桑椹、延胡索（醋炙）、青皮（醋炙）、香附、玄参、石决明、黄精、黄药子、天冬、女贞子、地黄。

功能：育阴潜阳，豁痰散结，降逆和中。

适应证：用于瘿病（甲状腺功能亢进症）引起的突眼，多汗心烦，心悸怔忡，口渴，多食，肌体消瘦，四肢震颤等。

用法：口服，1次1丸，1日2次。

注意事项：宜戒饮酒及煎炸，辛辣刺激食物。请仔细阅读说明书并遵医嘱使用。

复方甲亢膏

主要药物：黄芪、党参、麦冬、白芍、夏枯草各15g，生地、丹参、生牡蛎各30g，苏子、五味子、制香附各10g，白芥子6g。

功能：益气养阴，化痰散结。

适应证：轻度或中度甲亢患者；对硫脲类药物过敏的甲亢患者；合并白细胞减少，不能使用抗甲状腺药物者；抗甲状腺药物治疗缓解后的巩固治疗。

用法：上方制成膏剂，每次10g，每日3次，3个月为1个疗程，可连续服用数疗程。

注意事项：重度甲亢、甲状腺危象者勿单独使用。

来源：浙江医科大学附属第一医院

复方甲亢宁片

主要药物：夏枯草、炙鳖甲、生牡蛎、玄参、太子参等。

功能：平肝潜阳，补益气阴，软坚散结。

适应证：主要用于甲亢肝阳上亢、气阴两虚型患者。

用法：上方加工成片剂，每次10片，每日3次，1个月为1个疗程。

注意事项：无明显副作用。

来源：中国中医科学院广安门医院

复方甲亢片

主要药物：玄参、炙黄芪、白芍、夏枯草、生地、郁金、生牡蛎等。

功能：滋阴益气，清热平肝。

适应证：主要用于气阴两虚型甲状腺功能亢进症。

用法：上方加工成片剂，每次 5 片，每日 3 次。

注意事项：无明显副作用。

来源：湖北省中医院

复方消瘿甲亢片

主要药物：玄参、牡蛎、炙黄芪、土贝母、芥子、紫苏子、夏枯草、青葙子等。

功能：软坚散结。

适应证：主要用于甲亢伴甲状腺肿大者。

用法：上方加工成片剂，每次 5 片，每日 3 次。

注意事项：无明显副作用。

来源：湖北省中医院

2. 中医外治法[1, 15-16]

2.1　毫针法

作用：滋阴清肝，调节阴阳。

处方：内关、足三里、间使、三阴交、合谷、太溪。

操作方法：甲状腺肿大的患者：加丰隆、气海；心悸失眠：加神门、内关；烦躁易怒：加行间、肝俞；多食易饥：加足三里、脾俞等。

每天针刺 1 次，每次留针 20～30 分钟，10 次为 1 个疗程，间隔 3 天再行下 1 个疗程，间隔时可选取双侧耳穴神门、皮质下、内分泌、心、脾、脑点，用王不留行籽贴压于各穴，每隔 2 小时自行按压各穴 1 次，有胀痛感即可。

2.2　中药塌渍疗法

甲亢膏

处方：生大黄、栀子、青黛、大贝、山慈菇等药共为细末。

操作方法：另用夏枯草水煎 3 次，浓缩滤液并加 95%乙醇，调制夏枯草酒液，然后和上药共调成软膏状，每次用甲亢膏适量敷于甲状腺处，外用油纸等固定，每晚睡前敷上，次日晨起取下，每日夜敷 1 次，连用 50 天。

2.3　艾灸治疗法

处方：大杼、风门、肺俞、大椎、身柱、风池。

操作方法：分别采用麦粒灸、实按灸方法，每次每穴灸 7～10 壮，至局部皮肤红晕、药气温热透达深部为度。每日或隔日 1 次，10 次为 1 个疗程。

2.4　药线点灸

处方：分 2 组穴位取穴：①颈部阿是穴（位于肿大的甲状腺上），颈部夹脊穴，大杼、风门、肺俞、大椎、身柱、风池、肝俞、肾俞；②耳上阿是穴（位于耳尖直上入发际约 1 寸处），膻中、天突、三阴交、内关、间使、足三里。

操作方法：以上 2 组穴位轮流交替使用，每日使用 1 组。

施灸方法采用广西中医药大学壮医药推广中心精制的壮医药线中的 2 号药线。医者右手食指和拇指持线端，并露出线头 1～2 厘米，将此线头在酒精灯上点燃，轻轻甩灭火焰使之形成圆珠状炭火，随即将此火星对准穴位，顺应腕和拇指的屈曲动作，拇指指腹稳重而敏感地将有火星的线头直接点按于穴位上，按火灭为 1 壮，每个穴位点灸 1 壮。每日施灸 1 次，5 天为 1 个疗程。

2.5　穴位埋线

处方：双侧肝俞、心俞穴常规消毒后局麻。

操作方法：用 12 号腰椎穿刺针穿入羊肠线 1.5～2 厘米，刺入穴位得气后，埋入羊肠线，以无菌干棉球按压片刻、外敷创可贴，2 周 1 次，4 次后，间隔 2 个月，再埋线 4 次。

2.6　耳穴疗法

处方：神门、内分泌、皮质下。

操作方法：心悸者：心、肾；汗多：肺；烦躁易怒、突眼者：肝；尿频者：肺、肾；易饥者：胃。

2.7　中药离子导入

处方：将具有软坚散结作用的中药（黄药子、昆布、半夏、胆南星、浙贝母、山慈菇、龟板、鳖甲、夏枯草等）浸泡煎成浓汁。

操作方法：将药垫浸透药汁放在甲状腺部位，连接好电离子导药机进行理疗，隔日 1 次，每次 30 分钟，此法尤其对消除甲状腺肿大疗效显著。

2.8　针挑疗法

处方：选用背正中线及背侧线上针挑点。

操作方法：背正中线上针挑点在每一脊椎棘突下，选取从平第 7 颈椎到平第 11 胸椎每一棘突下的针挑点共 12 个点；背侧线上针挑点分别平背正中线上针挑点，距背正中线旁开两横指，选取从第 2 胸椎棘突下到第 11 胸椎棘物突下的针挑点，左右共 20 个。总共采用 32 个点。针具采用自制不锈钢针挑针具。

针挑顺序为每次治疗选 3 个点针挑，按三角形顺序往下挑。如先挑第 7 颈椎棘突下针挑点，然后再分别挑左右背侧线上平第 2 胸椎棘突下的针挑点，3 个点呈一等腰三角形。

针挑方法先用针尖将穴位中心点皮肤挑破 2 毫米，将针尖刺入缺口皮下，挑出白色皮下纤维，将纤维挑断并挑出。刚开始挑出的纤维较短，挑出后用无菌棉签拭去。逐渐可挑出较长的纤维，旋转针柄使之缠绕在针尖上，慢慢将其完全拉出、挑断。先反复挑刺针口局部，至针口皮下纤维彻底挑尽，再扩大挑刺范围。将针沿皮下平行探入 0.5 厘米，用腕力逆时针方向往回挑，带出纤维，将纤维完全拉出、拉断。重复以上动作直至局部皮下纤维挑空，然后按逆时针方向将针眼周围直径 1 厘米范围内皮下纤维逐一挑空。挑刺完毕时以见局部皮肤微微下陷为度。

2.9　灯花灸

本法又叫灯草灸或打灯草，该法是采用灯心草浸茶油，点燃后灸一定穴位或部位，使其直接受到温热刺激。

处方：取穴为甲状腺凸点及周围 4 点、百会、廉泉、曲池、内关、足三里、天柱、攒竹、鱼腰、水突、膻中、合谷、大椎。突眼加丝竹空、睛明、风池、四白；心悸配神门；易饥消瘦、多汗加三阴交。

2.10　局部注射疗法

莪术油 2ml 甲状腺局部注射治疗，5 周为 1 个疗程。

3. 非药物外治法[1, 6]

手术治疗

适应证：①中、重度甲亢，长期服药无效，或停药复发，或不能坚持服药者；②甲状腺肿大显著，有压迫症状；③胸骨后甲状腺肿；④多结节性甲状腺肿伴甲亢。手术治疗的治愈率为95%左右，复发率为 0.6%～9.8%。

禁忌证：①伴严重 Graves 眼病；②合并较重心脏、肝、肾疾病，不能耐受手术；③妊娠初 3 个月和第 6 个月以后。

手术方式：通常为甲状腺次全切除术，两侧各留下 2～3g 甲状腺组织。主要并发症是手术损伤导致甲状旁腺功能减退症和喉返神经损伤，有经验的医生操作时，其并发症发生率为 2%，普通医院条件下的发生率达到 10%左右。

4. ^{131}I 治疗

（1）治疗效果和副作用的评价：治疗机制是甲状腺摄取 ^{131}I 后释放出 β 射线，破坏甲状腺组织细胞。^{131}I 治疗甲亢已有 60 多年的历史，现已是欧美国家治疗成人甲亢的首选疗法。我国自 1958 年开始用 ^{131}I 治疗甲亢至今已数十万例，但欧美国家的使用频度明显高于我国和亚洲国家。现已明确：①此法安全简便，费用低廉，效益高，总有效率达 95%，临床治愈率 85%以上，复发率小于 1%。第 1 次 ^{131}I 治疗后 3～6 个月，部分患者若病情需要可做第 2 次治疗。②没有增加患者甲状腺癌和癌症的发病率。③没有影响患者的生育能力和遗传缺陷的发生案例。④^{131}I 在体内主要蓄积在甲状腺内，对甲状腺以外的脏器，例如心脏、肝脏、血液系统等不造成急性辐射损伤，可以比较安全地用于治疗有这些脏器并发症的重度甲亢患者。

（2）适应证和禁忌证：2007 年中华医学会内分泌分科学会和核医学分科学会制《中国甲状腺疾病诊治指南》达成了下述共识。

适应证：①成人 Graves 甲亢伴甲状腺肿大 II 度以上；②ATD 治疗失败或过敏；③甲亢手术后复发；④甲状腺毒症心脏病或甲亢伴其他病因的心脏病；⑤甲亢合并白细胞（或）血小板减少或全血细胞减少；⑥老年甲亢；⑦甲亢合并糖尿病；⑧毒性多结节性甲状腺肿；⑨自主功能性甲状腺结节合并甲亢。相对适应证：①青少年和儿童甲亢，用 ATD 治疗失败，拒绝手术或有手术禁忌证；②甲亢合并肝、肾等脏器功能损害；③Graves 病，对轻度和稳定期的中、重度病例可单用 ^{131}I 治疗甲亢，对病情处于进展期患者，可于治疗前后加用泼尼松。

禁忌证：妊娠和哺乳期妇女。

（3）并发症：^{131}I 治疗甲亢后的主要并发症是甲状腺功能减退。国外报告甲减的发生率每年增加 5%，5 年达到 30%，10 年达到 40%～70%。国内报告早期甲减发生率约 10%，晚期达59.8%。核医学和内分泌学专家都一致认为，甲减是 ^{131}I 治疗甲亢难以避免的结果，选 ^{131}I 治疗主要是要权衡甲亢与甲减后果的利弊关系。由于甲减并发症的发生率较高，在 ^{131}I 治疗前需要患者知情并签字同意。医生应同时要告知患者 ^{131}I 治疗后有关辐射防护的注意事项。

5. 基础治疗[1, 3]

（1）饮食：甲亢患者一定要养成良好的饮食习惯。在日常工作饮食中有很多禁忌，除了含碘量丰富的食物不能吃，咖啡、浓茶之类的饮品建议患者也不要喝。海鲜类产品一般含碘量比较丰富，所以甲亢患者最好不要吃。日常生活中要以高蛋白、高能量、高维生素饮食为主，辛辣刺激类食物禁止食用。尤其是葱、姜、蒜、辣椒等。一定要限制碘的摄入，甲亢患者为了维持自身的能量消耗，除了正常的一日三餐以外，可以加餐 2～3 次。热能需求量一般是正常人的 2～3 倍，切记不能一次性摄入过量，可以根据患者实际情况适当增加餐次。海鱼、海虾、贝壳类海产品以及紫菜、海藻、海带类海产品都属于含碘量丰富的食物，因此甲亢患者应尽可能少地食用，因为碘是合成甲状腺激素的基础物质，所以摄入过的碘会加速甲状腺素的合成，从而加重甲亢患者的症状表现，中药牡蛎、丹参、昆布等也应该禁止食用。另外，甲亢患者也不能进食太咸的食物，因为食用盐里含有碘，摄入过量的话会加重患者疾病的症状表现。可以多吃蔬菜、水果。

（2）心理调节：在工作生活中，患者要注意控制自己的情绪。应正确认识和对待疾病，修身养性，陶冶性情，保持心情舒畅，调畅气机，树立战胜疾病的信心和乐观主义精神，配合医生进行合理的治疗和监测。

（3）作息规律：避免过度劳累，生活作息也十分重要，一定要保证充足的睡眠。

西药选用原则

抗甲状腺药物（ATD）治疗是甲亢的基础治疗，但是单纯 ATD 治疗的治愈率仅有 30%～40%，复发率却高达 50%～60%。ATD 分为硫脲类和咪唑类两类，硫脲类包括丙硫氧嘧啶（propylthiouracil，PTU）和甲硫氧嘧啶等；咪唑类包括甲巯咪唑（methimazole，MMI）和卡比马唑（carbimazole）等。普遍使用 MMI 和 PTU。两药比较：MMI 半衰期长，血浆半衰期为 4～6 个小时，可以每天单次使用；PTU 血浆半衰期为 60 分钟，具有在外周组织抑制 T_4 转换为 T_3 的独特作用，所以发挥作用较 MMI 迅速，控制甲亢症状快，但是必须保证 6～8 小时给药 1 次。PTU 与蛋白结合紧密，通过胎盘和进入乳汁的量均少于 MMI，所以在妊娠早期伴发甲亢时优先选用，妊娠伴发甲亢中后期可以使用 MMI[17]。

（1）适应证：①病情轻、中度患者；②甲状腺轻、中度肿大；③年龄<20 岁；④孕妇、高龄或由于其他严重疾病不适宜手术者；⑤手术前和 ^{131}I 治疗前的准备；⑥手术后复发且不适宜 ^{131}I 治疗者。

（2）剂量与疗程：以 PTU 为例，如用 MMI 则剂量为 PTU 的 1/10。①初治期：300～450mg/d，分 3 次口服，持续 6～8 周，每 4 周复查血清甲状腺激素水平 1 次。由于 T_4 的血浆半衰期在一周左右，加之甲状腺内储存的甲状腺激素释放约需要两周时间，所以 ATD 开始发挥作用多在 4 周以上。临床症状缓解后开始减药。临床症状的缓解可能要滞后于激素水平的改善。②减量期：每 2～4 周减量 1 次，每次减量 50～100mg/d，3～4 个月减至维持量。③维持期：50～100mg/d，维持治疗 1～1.5 年。近年来提倡 MMI 小量服用法。即 MMI15～30mg/d，治疗效果与 40mg/d 相同。在治疗过程中，出现甲状腺功能低下或甲状腺明显增大时，可酌情加用左甲状腺素（L-T_4），同时减少 MMI 的剂量。

（3）不良反应：①粒细胞减少：ATD 可以引起白细胞减少，发生率约为 5%，严重者可发生粒细胞缺乏症，发生率 0.37%左右。主要发生在治疗开始后的 2～3 个月内，外周血白细胞低于 $3×10^9/L$ 或中性粒细胞低于 $1.5×10^9/L$ 时应当停药。由于甲亢本身也可以引起白细胞减少，所以要区分是甲亢所致，还是 ATD 所致。治疗前和治疗后定期检查白细胞是必需的，发现有白细胞减少时，应当先使用促进白细胞增生药。②皮疹：发生率约为 2%～3%。可先试用抗组胺药，皮疹严重时应及时停药，以免发生剥脱性皮炎。③中毒性肝病：发生率为 0.1%～0.2%，多在用药 3 周后发生，表现为变态反应性肝炎，转氨酶显著上升，肝脏穿刺可见片状肝细胞坏死，死亡率高达 25%～30%。PTU 还可以引起 20%～30%的患者转氨酶升高，升高幅度为正常值的 1.1～1.6 倍。另外甲亢本身也有转氨酶增高，所以在用药前需要检查基础的肝功能，以区别是否是药物的副作用。

（4）停药指标：主要依据临床症状和体征。目前认为 ATD 维持治疗 18～24 个月可以停药。下述指标预示甲亢可能治愈：①甲状腺肿明显缩小；②TSAb（或 TRAb）转为阴性。

辅助用药[1, 3]：

治疗甲亢的辅助用药主要有 β 受体阻滞剂、甲状腺激素制剂和碘剂。

β 受体阻滞剂：可以改善患者交感神经兴奋的症状（心悸、心动过速、兴奋不宁等症状），一般作为控制阶段的辅助用药与硫脲类药物配合使用，尤其是在开始治疗的 1～2 周内，在抗甲状腺药物尚未发挥作用时，β 受体阻滞剂对改善患者的临床症状疗效显著。

甲状腺激素制剂：一般是从减量阶段开始加用甲状腺激素制剂，目的是稳定患者下丘脑垂体甲状腺轴的功能，抑制促甲状腺激素（TSH）的分泌，避免患者甲状腺肿大和突眼症状的加重。所用剂量为甲状腺片 20～60mg/d 或左旋甲状腺素（优甲乐）50～100μg/d。此类药物可长期服用，直至与抗甲状腺药物一起停用。临床对该类药物的使用尚有争议，使用需谨慎斟酌。

碘剂：主要用于甲亢的术前准备及甲状腺危象的抢救，一般不作为常规用药。而且，准备用碘剂前一定要在患者确定手术后方可使用。如果中途停用又不做手术，反而会使甲亢加重。

五、护 理 调 摄[1, 6]

1. 心理护理　甲亢与患者情绪相互影响，长期治疗和手术更易造成患者焦虑、恐惧等负面情绪。护理人员应该加强对患者的沟通，耐心讲解用药和治疗相关知识，发现患者情绪异常主动交流，一对一帮助，及时解决患者的困难和问题。

2. 饮食护理　护理人员对患者的饮食进行指导，嘱咐患者禁食含碘丰富的食物和加碘食盐等，禁食生冷、辛辣、重油的食物，多食蔬菜、水果和高蛋白食物，禁烟酒。对日常饮食的关注和调整药物治疗，更有利于对甲亢的治疗，有利于提高患者生活质量。

3. 健康指导　患者往往对疾病的认知不足，因此出现焦虑、抑郁、恐慌情绪，护理人员应对患者进行知识宣讲，用通俗易懂的语言讲解甲亢治疗和可能存在的风险，消除患者疑虑，结合患者实际情况，定制治疗计划，规范患者的饮食和作息，鼓励患者适度锻炼，加强自控能力。教导患者和家属了解各项指标，学会自我护理。

4. 跟踪评估　在治疗期间定期询问患者生理、心理状态，提醒各种注意事项，要求患者定期检查甲亢相关各项指标，告知患者若有任何疑问，可及时与医护人员联系。

5. 药物护理　了解药物的功效主治和服用时间，注意药物之间的交互作用，预防药物损害。

6. 辨证施护 肝郁气滞证：以疏肝理气，化痰散结为法。宜做好患者的精神护理，使之心情愉快，减少外来刺激，适当做一些有益心情舒畅的活动。饮食宜清淡，忌辛厚味，常食柑橘、荔枝、佛手、莱菔子、八月札等理气之品。饮食减少者可食薏苡仁粥、太子参粥、山药粥等健脾和胃，以达抑肝缓痛，疏肝理气的目的。

心肝火旺证：以养心柔肝为法。宜注意精神护理，多做疏导工作，对患者耐心体贴，态度和蔼，语言文明，鼓励患者自我调节心理平衡，提高治疗信心，保持心境平静，防止急躁易怒。饮食宜清淡，补充足够的热量和营养物质，如糖、蛋白质及维生素等，忌食辛辣、咖啡、烟酒及刺激性食物，多饮水，保证1天约3000ml以上，以补充水分的丢失。也可用菊花、夏枯草、石决明等泡水饮用，以清肝除烦为目的。

肝胃火旺证：以理气活血，养阴清热为法。患者宜卧床休息，生活、活动宜由护理人员协助进行，做到饮食有节，不暴食暴饮，安慰鼓励患者减轻精神紧张，避免情绪激动，多饮水，可用绿豆汤、荷叶水、芦根水、西瓜汁等代茶饮，禁吃辛辣、煎炸之品，以免伤阴而加重病情。

肝火犯肺证：以滋阴潜阳，清金制木为法。宜劝导患者勿恼怒，少忧愁，保持心情舒畅，使肝气条达。常吃水果和蔬菜，选用疏肝泻火的芹菜、香菇、柑橘等，可食用百合粥以润肺止咳，忌油炸、香燥之品。

肝郁脾虚证：以疏肝健脾，清热化痰为法。应加强精神护理，关怀体贴患者，了解其思想状况，做好安慰解释工作，并避免外来的精神刺激。饮食以清淡为主，多食理气健脾的食物，如鲜嫩苏叶、佛手、香橼、荸荠、魔芋等，以扶脾抑肝化痰为目的。

肝肾阴虚证：以滋补肝肾，镇肝息风为法。加强心理护理，多听优美、健康的音乐。饮食宜清淡，忌辛辣、煎炸等燥热劫阴之品，常食枸杞粥、麦冬粥、桑椹粥、百合粥及清蒸甲鱼等，以滋养肝阴，促进疾病向愈，也可用佛手、香橼、玫瑰花、桔梗泡水饮或食用。

心肾不交证：以交通心肾，育阴潜阳为法。患者宜静养少动，保持安静，饮食宜清淡为主，忌辛辣、煎炸等助火伤阴之品。常食银耳、龟肉、莲子等滋阴清热之品。可用槐花、茉莉花、郁金花等选其1~2味或各等量装入枕头内，对易怒、失眠者有效。

阴阳两虚证：以益气敛阴，回阳固脱为法。本病发展至此，已是甲亢危象，是病势已入险境，必须详细记录，积极抢救。可用艾灸关元、神阙、气海、百会以回阳救脱。四肢厥冷者，可用热水袋保温，注意防止烫伤皮肤，加强褥疮、口腔、饮食护理，保持呼吸道通畅，预防并发症发生。

六、预后转归

（1）年龄：年龄越小，复发可能性越大。

（2）甲状腺大小：Ⅱ度以上复发率明显增高。

（3）FT_3/FT_4比值>3复发的可能性增大[18]。

（4）有家族史的病人，复发的可能性增大。

（5）TSH受体抗体滴度高易复发（但目前检测标准不统一）。

年龄大于18岁，具有以上特点的人群，建议首选同位素治疗，对于以上人群药物治疗复发再行同位素治疗，可能会影响同位素治疗疗效。

同位素治疗对生殖细胞的影响：目前资料表明同位素治疗不会对生殖细胞造成持久危害，同位素治疗 3 个月～1 年后对妊娠不受影响，同位素治疗后造成的并发症甲减，行激素替代治疗也对生育无明显影响。

中医预后：瘿病的各种证候之间有一定的关系。痰结血瘀常为气郁痰阻的进一步发展，肝火旺盛及心肝阴虚分别概括瘿病中火旺及阴虚的两种证候，但因火旺及阴虚二者在病理上常相互影响，临床症状上常相兼出现。

瘿病的预后大多较好。瘿肿小质软、治疗及时者，多可治愈。但瘿肿较大者，不容易完全消散。若肿块坚硬、移动性差而增长又迅速者，则预后严重。肝火旺盛及心肝阴虚的轻、中症患者，疗效较好；重症患者则阴虚火旺的各种症状常随病程的延长而加重和增多，在出现烦躁不安、高热、脉疾等症状时，为病情危重的表现。

七、疗 效 评 价

参照 2002 年《中药新药临床研究指导原则》。①治愈：中医临床症状、体征消失或基本消失，证候积分减少 95%；②显效：中医临床症状、体征明显改善，证候积分减少 70%；③有效：中医临床症状、体征均有好转，证候积分减少 30%；④无效：中医临床症状、体征均无明显改善，甚或加重，证候积分减少不足 30%。注：计算公式（尼莫地平法）为：[（治疗前积分—治疗后积分）/治疗前积分]×100%。

八、本共识制定专家组成员及起草单位

共识专家组组长：庞国明　陆芝兰　方朝晖
共识专家组副组长（按姓氏笔画排序）：
　　　　　　左新河　许梦君　李红梅　张太阳　雷　烨
共识专家组成员（按姓氏笔画排序）：
　　　　　　马新航　王小青　王秉新　王爱军　田林涛　白　清
　　　　　　白富彬　冯　冰　冯文煦　叶守姣　刘　娜　邢仪霞
　　　　　　朱　珩　李洪生　李晨希　何　刚　汪朝振　严东标
　　　　　　张　云　张　辽　张　颖　张佳佳　张俊杰　张景祖
　　　　　　邹耀武　陈芹梅　陈荣月　陈康利　罗亚锋　武洪民
　　　　　　单培鑫　胡　然　赵　勇　高　龙　徐敏芳　郭乃刚
　　　　　　梁立峰　梅罗阳　韩　琳　鲍小凤　虞成华　瞿纪功
　　　　　　魏文静
执笔人：陆芝兰　许梦君　陈康利　李红梅
秘　书：左　亮　黄秀明　焦格娜　李博瀚

组长单位：河南省开封市中医院、湖南中医药高等专科学校附属第一医院、安徽中医药大学第一附属医院

副组长单位（按首字笔画排序）：

江西省中西医结合医院、陕西中医药大学第二附属医院、湖北省中医院

起草单位（按首字笔画排序）：

山东省菏泽市中医医院、江西中医药大学附属医院、江西省九江市中医医院、江苏省泰州市中医院、江苏省盐城市中医院、许昌红月糖尿病医院、河北省馆陶县中医院、河南省中医院、河南省长垣中西医结合医院、河南省周口市中医院、河南省南阳市中医院、湖北省襄阳市中医院

九、参 考 文 献

[1] 国家中医药管理局医政司. 22 个专业 95 个病种中医诊疗方案[M]. 2010：367-370.

[2] 林兰, 倪青, 张润云, 等. 甲状腺功能亢进症的病因学研究—附 266 例临床报告[J]. 辽宁中医杂志, 1999（10）：448-449.

[3] 滕卫平, 曾正培, 李光伟, 等. 中国甲状腺疾病诊疗指南[S]. 中华医学会内分泌学分会, 2008：16.

[4] 柯雅思, 赵进喜, 曲志成, 等. 赵进喜教授辨体质–辨病–辨证治疗甲状腺功能亢进症经验[J]. 世界中医药, 2014, 1：69-70.

[5] 周仲瑛. 中医内科学[M]. 北京：中国中医药出版社. 2003. 1：333-336.

[6] 倪青, 庞国明, 陈世波, 等. 内分泌病诊疗全书[M]. 北京：中国中医药出版社. 2016：615-707.

[7] 陈玮鸿. 甲状腺功能亢进症中医证候分布规律的研究[D]. 北京中医药大学, 2010.

[8] 郭永一. 甲状腺功能亢进症中医证型分布规律研究[D]. 南京中医药大学, 2015.

[9] 陈俊, 肖万泽. 甲状腺功能亢进症的病机特点及其证治规律初探[J]. 湖南中医杂志, 2012, 28（2）：78-79.

[10] 陈惠, 倪青. 甲状腺功能亢进症证治规律探讨[J]. 长春中医药大学学报, 2012, 28（6）：1023-1025.

[11] 计烨, 倪青. 从脏腑辨证出发论治甲状腺功能异常—倪青辨治甲状腺功能异常疾病经验[J]. 中国当代医药, 2016, 23（9）：106-109.

[12] 温俊茂, 许纪超, 孔祥瑞, 等. 名老中医黄仰模教授辨治甲亢经验之探讨[J]. 时珍国医国药, 2016, 27（10）：2521-2523.

[13] 刘丽娟, 黄仰模. 黄仰模教授中医治疗甲亢的经验[J]. 中国中医药现代远程教育, 2008（10）：1158-1159.

[14] 曹元成. 中医辨证治甲亢[J]. 家庭医药, 2014, 11：49.

[15] 郭小舟, 魏军平, 孟庆杰. 林兰治疗甲状腺功能亢进症经验[J]. 上海中医药杂志, 2010, 44（11）：9-11.

[16] 宋琼. 对 35 例甲亢失眠患者中医护理干预的体会[J]. 云南中医中药杂志, 2013, 34（2）：67-68.

[17] Erik K. Alexander, Elizabeth N. Pearce, Gregory A. Brent, et al. 2017. Guidelines of the American Thyroid Association for the Diagnosis and Management of Thyroid Disease During Pregnancy and the Postpartum[J]. Thyroid. 2017. Mar；27（3）：315-389.

[18] 任汉强, 沈小波. Graves 病抗甲状腺药物治疗后复发的相关因素分析[J]. 西南军医, 2012, 14（2）：263-265.

第十三章

甲状腺功能减退症中医临床诊疗专家共识

一、概　　述

甲状腺功能减退症（hypothyroidism，简称甲减），是由于多种原因导致的甲状腺激素合成及分泌减少，或生理效应不足而导致机体代谢减低的临床综合征。主要分为临床甲减（overt hypothyroidism）和亚临床甲减（subclinical hypothyroidism）。甲减的患病率与 TSH 诊断切点值、年龄、性别、种族等因素有关。美国国家健康与营养状况调查（NHANES Ⅲ）以年龄＞12 岁的普通人群为调查对象，TSH 正常上限为 4.5mU/L，亚临床甲减的患病率为 4.3%，临床甲减患病率为 0.3%[1]。根据 2010 年我国十城市甲状腺疾病患病率调查，以 TSH ＞4.2mU/L 为诊断切点，甲减的患病率为 17.8%，其中亚临床甲减患病率为 16.7%，临床甲减患病率为 1.1%[2]。女性患病率高于男性，随年龄增长患病率升高，我国甲减年发病率为 2.9‰[3]。

根据病变发生的部位不同可将甲减分为 3 类。①原发性甲减（primary hypothyroidism）由甲状腺腺体本身病变引起的甲减占全部甲减的 95%以上，且 90%以上原发性甲减是由于自身免疫、甲状腺手术和甲亢 131I 治疗所致。②中枢性甲减（central hypothyroidism）由下丘脑和垂体病变引起的促甲状腺激素释放激素（TRH）或者促甲状腺激素（TSH）产生和分泌减少所致的甲减，垂体外照射、垂体大腺瘤、颅咽管瘤及产后大出血是其较常见的原因；其中由于下丘脑病变引起的甲减称为三发性甲减（tertiary hypothyroidism）。③甲状腺激素抵抗综合征由甲状腺激素在外周组织实现生物效应障碍引起的综合征[4]。

本病发病隐匿，病程较长，不少患者缺乏特异症状和体征。症状表现以代谢率减低和交感神经兴奋性下降为主，病情轻的早期患者可以没有特异症状。中医学根据其临床表现出现甲状腺肿大、乏力、反应迟钝、发育迟缓等不同，可归属于中医学"瘿病""虚劳""五迟"等范畴。

二、病因病机

（一）病因

先天不足、劳倦过度、饮食不节、情志内伤、起居失常、年老体衰及手术损伤等导致肾、脾、肝、心等脏腑功能失调或虚损，以阳气虚衰为主，伴有痰浊、水饮、瘀血等阴邪留滞而呈现渐进性发展的本虚标实病证[5]。

1. 先天不足　父母体质虚弱，精血不旺；或因母体妊娠期间失于调养，而致胎气不足，先天之精生而虚弱，阳气不充，阴血亏虚，形体发育迟缓。

2. 劳倦过度　《素问·宣明五气》提出"久视伤血、久卧伤气、久坐伤肉、久立伤骨、久行伤筋，是谓五劳所伤"，伤及脏腑功能，导致虚损。另外，房事不节、恣情纵欲，耗损真阳真阴，也可形成虚劳。

3. 饮食不节　暴饮暴食，或不当用药，损伤脾胃，运化水谷精微功能失常，气血无源，脏腑失于濡养；长期饥饿，进食量少，或嗜欲偏食，营养摄入不全面，进食少碘，生化无源，损伤形脏。诚如《素问·生气通天论》："阴之所生，本在五味；阴之五宫，伤在五味。"阴阳互根，阴精乏源，日久必伤及阳气，出现全身虚损症状。

4. 情志内伤　情志失调，肝气郁结，疏泄失职，木横克土，脾运不健，气血生化乏源。《素问·阴阳应象大论》指出"恐伤肾""思伤脾""怒伤肝"……七情过则伤及脏气。《诊家四要》："曲运神机则劳心，尽心谋虑则劳肝，意外过思则伤脾，遇事而忧则劳肺，色欲过度则劳肾。"脏腑之气伤，或致阳气耗伤，或致阴津耗损，日久脏腑功能虚损。

5. 起居失常　喜谙深夜伏案工作，长期起居失常，阴血暗耗，常易导致形气损伤。居处恶地，水土失宜，毒气弥漫，环境异常，非人居所在，损伤形体。《杂病源流犀烛·颈项病源流》："西北方依山聚涧之民，食溪谷之水，受冷毒之气，其间妇女，往往生结囊如瘿。"

6. 年老体衰　年事渐高，肾中精气及命门之火不足，阳损及阴；肾阳亏虚，伤及脾阳，不能温运；肝肾同源，真阴不足，必及肝阴亦虚；阴阳不能互根互用，终致肾阴肾阳虚损。

7. 手术损伤　甲状腺手术或外伤、放射性碘治疗均可损伤人体正气及脏腑功能，肝、脾、肾诸脏失常，气血渐亏。

（二）病机特点

祖国医学对于甲状腺组织缺乏认识，常将颈前肿大的疾病统称为"瘿"。《诸病源候论·瘿候》："瘿者…初作与瘿核相似，而当颈下也，皮宽不急，垂椎椎然是也。"林兰教授认为甲状腺位于颈部两侧，为肝、肾、心、脾、胃之经络与任、督二脉循行所在，具有助肝疏泄、调畅气机及助肾生阳、升发阳气两方面功能，有五脏之形实，又有六腑传化之机，类于奇恒之府[6-9]。甲减发病的病位虽在颈之两侧甲状腺（古称为靥），脏病主要责之于肾、脾、肝，病久可累及心。

甲减多为慢性起病，早期处于亚临床期，无明显临床表现，或仅有甲状腺腺体肿大，或在常规体检时发现，或因特定疾病或药物的影响而突然发病。病性以本虚标实为主，阳虚为本病之本，痰浊、水饮、瘀血为本病之标[5]。患者亚临床期仅表现为肝失疏泄、气滞痰黏之气瘿；临床期因阳气虚损程度及涉及脏腑不同有脾阳不足、气血两虚至肾阳虚衰、痰浊水饮内停，甚则突然出现心肾阳虚、痰浊闭窍危重病证的渐进性发展过程。

肾为先天之本，真阳所居，肾阳为一身阳气之根本。《素问·生气通天论》："阳气者，若天与日，失其所则折寿而不彰。"张景岳亦云："天之大宝，只此一丸红日；人之大宝，只此一息真阳。"肾所内藏之元阳真火，温养五脏六腑，五脏之阳全赖肾阳而发挥正常功能。肾藏元精不足，肾气虚损，则生长发育迟缓、头昏乏力、男子性功能低下、女子月经紊乱、不孕；肾阳虚损，阳虚寒凝，则怕冷肢凉，阳痿不举，经行腹痛，白带清稀；且肾主水，气化失司，又可致水液停滞，则全身均可见肿胀难消。脾为后天之本，脾之阳气不足，则运化传输水谷精微功能减弱，化源匮乏，气血两虚，五脏之精气不能得以充养。气血不能荣于四末，则面色苍白、软弱无力、皮肤干燥、手足麻木；脾运失健，不能正常腐熟水谷，传导失司，则纳呆腹胀，大便秘结；内生湿浊，困阻机体，则面容虚浮、皮下水肿。肝主疏泄，喜条达而恶抑郁，为人体气机调节之枢纽。女子以肝为先天，尤其是进入中年之后，"年四十而阴气自半"，肝体阴而用阳，肝血不足，失于条达，气机郁滞，津凝成痰，痰瘀交阻，壅结颈前。病久累及于心，心为君主之官，水饮凌心，则心悸气短；阳气衰竭，浊毒蒙蔽心神，重则昏不识人，嗜睡不醒[10-12]。

综上所述，脾肾阳虚，肝失疏泄，气化失司，导致气滞、痰阻、饮停、血瘀；诸邪潴留体内，又会进一步影响诸脏腑功能的正常发挥。本病是以脾肾阳气虚损为主，病程中多兼有多种阴邪作祟，相互交错，病机错杂。在疾病的全程中，治疗护理得当与否，会发生标本虚实之主次矛盾的转化。

三、临 床 诊 断

（一）中医诊断

甲状腺功能减退症进行中医疾病诊断之前，必须符合现代医学甲减的诊断标准，然后根据患者的具体临床表现的差异进行中医学"瘿病""虚劳""五迟"等病名诊断。

1. 瘿病（参照《中医内科学》进行诊断）[13]

（1）瘿病以颈前喉结两旁结块肿大为临床特征，可随吞咽动作而上下移动。生长缓慢，早期触之多柔软、光滑，病程日久则质地较硬，或可扪及结节。

（2）多见于女性，常有饮食不节、情志不舒等病史，或发病有一定的地区性。

（3）早期多无明显的伴随症状，后期可见表情呆滞、反应迟钝、声音嘶哑、面色苍白、唇厚舌大、皮肤干燥等症。

2. 虚劳（参照《中医内科学》进行诊断）[13]

（1）虚劳以神疲体倦、面容憔悴、畏寒肢冷、心悸气短、自汗盗汗、脉虚无力为临床特征。病程较长，久虚不复，症状逐渐如重。

（2）具有引起虚劳的致病因素及较长的病史。

（3）排除类似病证。应着重排除肺痨及其他病证中的虚证类型。

3. 五迟（参照《中医儿科学》进行诊断）[14]

（1）五迟以小儿2～3岁还不能站立、行走为立迟、行迟；初生无发或少发，随年龄增长头发仍稀疏难长为发迟；牙齿届时不出或出之甚少为齿迟；1～2岁还不会说话为语迟。

（2）五迟之症不一定悉具，但见一二症者可分别做出诊断。还应根据小儿生长发育规律早期发现生长发育迟缓的变化。

（3）可有母亲孕期患病用药不当史；产伤、窒息、早产史；养育不当史；或有家族史，父母为近亲结婚者。

（二）西医诊断

参照《成人甲状腺功能减退症诊治指南》[15]《中国甲状腺疾病诊治指南》[4]西医诊断标准进行诊断。

1. 病史　详细地询问病史有助于本病的诊断。如：甲状腺手术、甲亢 ^{131}I 治疗；Graves病、桥本甲状腺炎病史和家族史等。

2. 临床表现　本病发病隐匿，病程较长，不少患者缺乏特异症状和体征。症状主要表现以代谢率减低和交感神经兴奋性下降为主，病情轻的早期患者可以没有特异症状。典型患者畏寒、乏力、手足肿胀感、嗜睡、记忆力减退、少汗、关节疼痛、体重增加、便秘、女性月经紊乱或者月经过多、不孕等。

3. 体格检查　典型患者可有表情呆滞、反应迟钝、声音嘶哑、听力障碍，面色苍白、颜面和（或）眼睑水肿、唇厚舌大、常有齿痕，皮肤干燥、粗糙、脱皮屑、皮肤温度低、水肿、手脚掌皮肤呈姜黄色，毛发稀疏干燥，跟腱反射时间延长，脉率缓慢。少数病例出现胫前黏液性水肿。本病累及心脏可以出现心包积液和心力衰竭。重症患者可以发生黏液性水肿昏迷。

4. 实验室诊断　血清 TSH 和总 T_4（TT_4）、游离 T_4（FT_4）是诊断甲减的第一线指标。原发性甲减血清 TSH 增高，TT_4 和 FT_4 均降低。TSH 增高，TT_4 和 FT_4 降低的水平与病情程度相关。血清总 T_3（TT_3）、流离 T_3（FT_3）早期正常，晚期减低。因为 T_3 主要来源于外周组织 T_4 的转换，所以不作为原发性甲减的必备指标。亚临床甲减仅有 TSH 增高，TT_4 和 FT_4 正常。

甲状腺过氧化物酶抗体（TPOAb）、甲状腺球蛋白抗体（TgAb）是确定原发性甲减病因的重要指标和诊断自身免疫甲状腺炎（包括桥本甲状腺炎、萎缩性甲状腺炎）的主要指标。一般认为 TPOAb 的意义较为肯定。

5. 其他检查　轻、中度贫血，血清总胆固醇、心肌酶谱可以升高，部分病例血清催乳素升高、蝶鞍增大，需要与垂体催乳素瘤鉴别。

甲减的诊断思路见图 13-1。

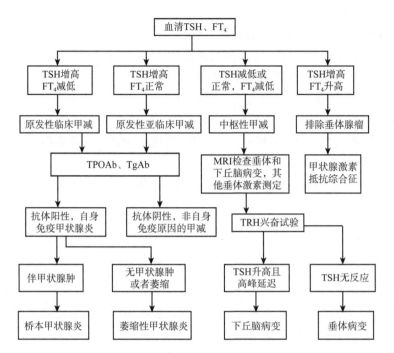

TSH：促甲状腺素；FT$_4$：游离T$_4$；甲减：甲状腺功能减退症；TPOAb：甲状腺过氧化物酶抗体；
TgAb：甲状腺球蛋白抗体；TRH：促甲状腺激素释放激素

图 13-1　甲状腺功能减退症诊断思路

四、临床治疗

（一）提高临床疗效要点提示

1. 辨标本虚实主次的不同　甲减的病性总属本虚标实，本虚以阳虚为甚，在疾病的发展过程中同时存在气血亏损及阳虚及阴，标实多为痰浊、水饮、瘀血或兼其一，或多种共兼。在诊治时需遵守《素问·标本病传论》："间者并行，甚者独行"的原则分清虚实标本的主次、缓急而辨治。

2. 辨五脏气血阴阳亏虚的不同　甲减多属虚损类疾病，辨证应以气、血、阴、阳为纲，五脏虚候为目。正如《杂病源流犀烛·虚损痨瘵源流》说："五脏虽分，而五脏所藏无非精气，其所以致损者有四：曰气虚、曰血虚、曰阳虚、曰阴虚。""气血阴阳各有所主，认得真确，方可施治。"一般说来，病情单纯者，病变比较局限，容易辨清其气、血、阴、阳亏虚的属性和病及脏腑的所在。但由于气血同源、阴阳互根、五脏相关，所以各种原因所致的虚损往往互相影响，由一虚渐至两虚，由一脏而累及他脏，使病情趋于复杂和严重，辨证时应多加注意。

3. 辨兼夹病证的有无　甲减一般均有较长的病程，辨证施治时还应注意有无兼夹病证。

（1）因病致虚、久虚不复者，应辨明原有疾病是否还继续存在。如因热病、寒病或瘀结致虚者，原发疾病是否已经治愈。

（2）有无因虚致实的表现。如因气虚血运无力，形成瘀血；脾气虚不能运化水湿，以致水湿内停等。

（3）是否兼夹外邪。虚劳之人由于卫外不固，易感外邪为患，且感邪之后不易恢复；治疗用药也与常人感邪有所不同。

若有以上兼夹病证，在治疗时应分清轻重缓急，予以兼顾。

（二）治疗方法

1. 内治法

1.1　辨证论治，专病专方

参考《内分泌病诊疗全书》《甲状腺疾病中西医结合治疗学》等制定[5-12, 18-19]），区别病情不同发展阶段制定治疗策略。亚临床期甲减的治疗在于阻断病情进一步发展，降低相关自身免疫抗体滴度，修复甲状腺淋巴细胞浸润损伤，避免进入临床期甲减。临床期甲减的治疗首当改善患者症状，逐步恢复甲状腺功能，并防范因病理产物的积聚同时合并其他疾病诱发黏液性水肿昏迷。

肝郁痰凝证

主证：表情呆滞，或仅反应稍迟钝，善太息，或见有瘿瘤，女性月经紊乱、不孕，可伴随体重轻度增加，大便秘结，舌质淡苔色白，脉弦细。常见于甲减早期或亚临床甲减患者。

治则：疏肝解郁，化痰散结。

方药：柴胡疏肝散合二陈汤加减：柴胡 10g、法半夏 10g、陈皮 10g、川芎 6g、香附 10g、枳壳 10g、炒白芍 10g、茯苓 10g、炙甘草 3g。

煎服方法：每日 1 剂，水煎分 3 次温服；或根据病情需要，每日 2 剂，分 4 次温服。药渣再煎，熏洗双足，内外同治，增强疗效。

方义分析：柴胡疏肝散方中以柴胡功善疏肝解郁，用以为君。香附理气疏肝，川芎活血行气，二药相合，助柴胡以解肝经之郁滞，并增行气活血之效，共为臣药。陈皮、枳壳理气行滞，芍药、甘草养血柔肝，均为佐药。甘草调和诸药，为使药。二陈汤方中半夏辛温性燥，善能燥湿化痰，为君药。陈皮为臣，既可理气行滞，又能燥湿化痰。君臣相配，寓意有二：一为等量合用，不仅相辅相成，增强燥湿化痰之力，而且体现治痰先理气，气顺则痰消之意；二为半夏、陈皮皆以陈久者良，而无过燥之弊，故方名"二陈"。佐以茯苓健脾渗湿，渗湿以助化痰之力，健脾以杜生痰之源。煎加生姜，既能制半夏之毒，又能协助半夏化痰降逆、和胃止呕。同样以甘草为佐使，健脾和中，调和诸药。

加减：若颈前见瘿瘤，食欲不振，苔厚腻，痰浊凝结重者，酌加浙贝母 10g、炒薏仁 15g。

脾阳不足证

主证：四肢不温，身重纳呆，腹胀，大便溏薄，下肢浮肿，女性带下量多，舌体胖大，舌质淡，舌苔色白，脉沉弱。

治则：健脾益气，温阳散寒。

方药：四君子汤合实脾饮加减：熟附子 6g（先煎）、党参 10g、炒白术 10g、茯苓 10g、草果 10g、厚朴 6g、干姜 10g、大腹皮 10g、陈皮 10g、炙甘草 3g。

煎服方法：每日 1 剂，水煎分 3 次温服；或根据病情需要，每日 2 剂，分 4 次温服。药渣再煎，熏洗双足，内外同治，增强疗效。

方义分析：四君子汤方中人参为君，甘温益气，健脾养胃。臣以苦温之白术，健脾燥湿，加强益气助运之力；佐以甘淡茯苓，健脾渗湿，苓术相配，则健脾祛湿之功益著。使以炙甘草，益气和中，调和诸药。四药配伍，共奏益气健脾之功。实脾饮方中附子、干姜温养脾肾，扶阳抑阴；厚朴、木香、大腹皮、草果仁下气导滞，化湿利水；茯苓、白术、木瓜健脾和中，渗湿利水；甘草、生姜、大枣益脾温中。诸药合用，共奏温脾暖肾，利水消肿之功。

加减：以脾阳不足为主，同时兼有肾阳受损见腰膝酸软、腹冷泄泻者，当温补脾肾，可灵活使用附子理中汤、真武汤等。

肾阳虚衰证

主证：形寒肢冷，精神萎靡，动作迟缓，表情淡漠，反应迟钝，面色苍白，毛发稀疏，性欲减退，月经不调，体温偏低，或为小儿筋骨萎弱，发育迟缓，舌体胖大，舌质淡，舌苔白，脉沉缓无力。

治则：填精补肾，温助肾阳。

方药：右归丸：熟地黄 12g，炮附片 9g（先煎），肉桂 3g，山药 15g，山茱萸 12g，菟丝子 15g，鹿角胶 6g，枸杞子 15g，当归 10g，杜仲 12g。

煎服方法：每日 1 剂，水煎分 3 次温服；或根据病情需要，每日 2 剂，分 4 次温服。药渣再煎，熏洗双足，内外同治，增强疗效。

方义分析：右归丸方中以附子、肉桂、鹿角胶为君药，温补肾阳，填精补髓。臣以熟地黄、枸杞子、山茱萸、山药滋阴益肾，养肝补脾。佐以菟丝子补阳益阴、杜仲补益肝肾、当归养血和血，助鹿角胶以补养精血。诸药配合，共奏温补肾阳，填精补肾之功。

加减：若颈前肿大者，可加鳖甲 10g，牡蛎 15g，浙贝母 10g。同时兼有心阳不足，心肾阳虚，气化无权，水气凌心，证见心悸怔忡、肢体浮肿、唇甲青紫者，当温补阳气、振奋心阳，宜合用参附汤治疗。小儿肝肾亏损，发育迟缓者，宜补肾养肝，可用加味六味地黄丸制成膏剂长期服用，区别齿迟、立迟、行迟等不同灵活辨证加味紫河车粉、龙骨、牡蛎、牛膝、桑寄生等制膏服用。

气血两虚证

主证：神疲乏力，少气懒言，反应迟钝，健忘，面色萎黄，纳呆便溏，手足不温，月经量少或闭经，舌质淡，苔薄白，脉细弱。

治则：益气养血。

方药：八珍汤：人参 10g，炒白术 10g，茯苓 10g，当归 10g，川芎 10g，白芍药 10g，熟地黄 10g，甘草 3g。

煎服方法：每日 1 剂，水煎分 3 次温服；或根据病情需要，每日 2 剂，分 4 次温服。药渣再煎，熏洗双足，内外同治，增强疗效。

方义分析：八珍汤方中人参与熟地相配，益气养血，共为君药。白术、茯苓健脾渗湿，助人参益气补脾；当归、白芍养血和营，助熟地滋养心肝，均为臣药。川芎为佐，活血行气，使地、归、芍补而不滞。炙甘草为使，益气和中，调和诸药。

加减：若肢冷明显者，加仙灵脾、巴戟天；脘腹胀满者，加砂仁 3g（后下）、厚朴 6g；如合并胁胀、颈前不适，可合用四逆散。

阳气衰微，痰浊闭窍证

主证：嗜睡，神昏，四肢厥冷，呼吸低微，肢体水肿，舌体胖大，舌质淡，苔白腻，脉微欲绝。常见于黏液性水肿昏迷者。

治则：回阳救逆，益气固脱。

方药：鼻饲人参四逆汤，苏合香丸，静滴参附注射液。患者清醒后改为口服。红参 10g（另煎），附片 9g（先煎），干姜 6g，炙甘草 6g，肉桂 3g。

煎服方法：每日 1 剂，水煎分 3 次温服；或根据病情需要，每日 2 剂，分 4 次温服。药渣再煎，熏洗双足，内外同治，增强疗效。

方义分析：人参四逆汤方中红参大补元气、益气固脱；附子辛甘大热，走而不守，能温肾壮阳以祛寒救逆，并能通行十二经，振奋一身之阳，生用则逐阴回阳之功更捷，是为君药；干姜辛温，守而救逆，并能通行十二经，振奋一身之阳，与附子相配，可增强回阳之功，是为臣药；甘草甘缓，和中缓急，温养阳气，并能缓和姜附燥热之性，是为佐药。

加减：若见唇面指端发绀者，可加丹参 10g，赤芍 10g，红花 10g，川芎 10g。

1.2 辨证施治，专证专药

桂附地黄丸（胶囊）

组成：肉桂、附子（制）、熟地黄、酒萸肉、牡丹皮、山药、茯苓、泽泻。

功能：温补肾阳。

适应证：用于肾阳不足，腰膝酸冷，肢体浮肿，小便不利或反多，痰饮，喘咳，消渴。

用法：口服。水蜜丸 1 次 6g，小蜜丸 1 次 9g，大蜜丸 1 次 1 丸，1 日 2 次。胶囊 1 次 7 粒，1 日 2 次。

注意事项：忌不易消化食物，感冒发热患者不宜服用，治疗期间，宜节制房事，对本品过敏者禁用，过敏体质者慎用，服本药时不宜同时服用赤石脂或其制剂。

归脾丸

组成：党参、白术（炒）、炙黄芪、炙甘草、当归、茯苓、远志（制）、酸枣仁（炒）、龙眼肉、木香、大枣（去核）。

功能：益气补血，健脾养心。

适应证：用于心脾两虚所致心悸怔忡，失眠健忘，面色萎黄，头昏头晕，肢倦乏力，食欲不振。

用法：口服。用温开水或生姜汤送服，水蜜丸每次 6g，小蜜丸每次 9g，大蜜丸每次 1 丸，每日 3 次。

注意事项：有痰湿、瘀血、外邪者，或热邪内伏、阴虚脉数者忌用。

金水宝

组成：发酵虫草菌粉（Cs-4）。

功能：补益肺肾，秘精益气。

适应证：用于肺肾两虚，精气不足，久咳虚喘，神疲乏力，不寐健忘，腰膝酸软，月经不调，阳痿。

用法：口服。1 次 3 粒，1 日 3 次。

注意事项：尚不明确。

2. 中医特色疗法（参考《内分泌及代谢系统疾病中医特色疗法》制定[17]）

2.1 传统针刺疗法

（1）体针针刺法：本病以肾脏虚损为其根本，主要累及脾、心、肝三脏，血瘀、痰湿是其病标。取穴：主穴取气海、脾俞、肾俞、心俞、足三里。畏寒、肢冷、乏力加灸大椎、命门、身柱；水肿、尿少加针刺关元、阴陵泉、丰隆、灸关元、神阙；腹胀、便秘加天枢、上巨虚、大肠俞；反应迟钝、智力低下加百会、四神聪、太溪；心律不齐、心动过缓加内关、神门；肌肉关节疼痛加合谷、阳陵泉、太冲、曲池；月经不调加三阴交、血海；性功能障碍加大敦、秩边、环跳；食欲减退加公孙、内关、中脘；郁闷、心烦加曲泽、膻中、肝俞；病久阴阳两虚者，加行间、太溪。取穴均为双侧，毫针补法为主。

（2）针刺人迎法：针刺人迎穴，每周3次。手法选用迎随补泻和《神应经》中论述的"三飞一进"的补法，按下列方法操作：进针至人迎穴部位后，静候5秒钟；用指甲轻弹针柄3次；以喉头为中心，往喉头方向向上向内搓针三下（名为飞）；再把针推进0.5～1厘米，将针向喉头方向拨一下（此为一进）。治疗本病需要得气，即患者甲状腺要有明显胀感。同时，注意针此部位，不能用呼吸补泻法，否则会因喉头上下起伏，导致刺破血管而形成血肿。

2.2 艾灸疗法

（1）艾条灸大椎穴：准备艾灸条，将其一端用火点燃，待烟去尽，将燃烧端由远至近靠向大椎穴，直到患者感到热度适宜（一般距皮肤1.5～3厘米），固定在这一部位，来回轻轻摆动艾灸条（需充分暴露皮肤，并注意防止明火烫伤），每天1次，每次灸15～20分钟（局部皮肤发红），15～30天为1个疗程，共治疗2个疗程，中间可休息数天。艾叶组成之艾条温灸大椎穴，能起温煦气血，透达经络作用，改善脏器功能，对提高机体免疫力，增加氧耗，促进代谢有明显作用。在药物治疗各种甲减症时，加用艾灸大椎穴能起到满意的协同作用。

（2）隔药粉艾炷灸：选用肾俞、脾俞、命门3穴，用二味温补肾阳的中药研粉，将药粉铺在穴位上，厚度为1厘米左右，然后将直径约5厘米的空心胶木圈放在药粉上，以大艾炷（艾炷底直径约为4厘米）在药粉上施灸，温度以患者舒适为宜，或自感有热气向肚腹内传导为度。每周灸治3次，每次灸3穴，每穴灸3～5壮，4个月为1个疗程。

2.3 穴位埋线疗法

取双侧肾俞、膀胱俞常规消毒局麻后，用12号腰椎穿刺针穿入羊肠线1～1.5厘米，刺入穴位得气后埋入羊肠线，以无菌干棉球按压片刻，外敷创可贴。2周1次，6次为1个疗程。根据甲状腺功能测定结果逐渐减量，直到停药。同时内服中药温阳利水益气可起到巩固疗效的目的。

2.4 耳针疗法

取穴取神门、交感、肾上腺、皮质醇下、内分泌、肾，均取双侧。以上穴位可分为两组，交替使用，留针30分钟，每隔10分钟运针1次。

2.5 五十营针刺合用穴位注射疗法

（1）五十营针刺疗法：所有患者均采用五十营循环疗法针刺任脉中脘和关元穴，肺经太渊，大肠经合谷，胃经足三里，脾经三阴交，心经神门，心包经大陵，肾经太溪以及肝经太冲等穴位。针刺方法采用迎随补泻法，穴位顺序根据经气在十二经脉的循环流注按顺序依次进针，留针时间为3分钟。

（2）核酪注射液局部注射：治疗30分钟后取出毫针，以核酪注射液穴位注射双侧手三里和足三里。常规消毒皮肤后，选用一次性无菌注射器和长五号针头，采用提插法进针直刺手三里和足三里穴，每个穴位分别注射1ml。10次为1个疗程，隔日1次，连续治疗6～7个疗程。五十营针刺循环疗法配合核酪注射液穴位注射治疗，在调节机体免疫功能的同时，亦使甲状腺功能趋于正常，充分体现了中医辨证论治、标本兼顾、整体调理的特点。

3. 基础治疗　（参考《内分泌病诊疗全书》[5]《成人甲状腺功能减退症诊治指南》[15]《中国甲状腺疾病诊治指南》[4]制定）。

3.1　饮食调护

①甲减患者机体代谢降低，产热减少，故饮食应适当增加富含热量的食物，如乳类、鱼类、蛋类及豆制品、瘦肉等。

②甲减患者胃肠蠕动功能下降，常有脾虚表现，口淡无味，消化不良，因此饮食应以易于消化吸收的食物为主，生硬、煎炸及过分油腻的食品不宜食用。

③阳虚症状明显时可用龙眼、红枣、莲子肉等煮汤服用，妇女可在冬令配合进食阿胶、核桃、黑芝麻等气血双补。

3.2　西药治疗

①治疗目标：临床甲减症状和体征消失，TSH、TT_4、FT_4 值维持在正常范围。左甲状腺素（L-T_4）是本病的主要替代治疗药物，一般需要终身替代；也有桥本甲状腺炎所致甲减自发缓解的报道。近年来一些学者提出应当将血清 TSH 的上限控制在 <3.0mU/L。继发于下丘脑和垂体的甲减，不能把 TSH 作为治疗指标，而是把血清 TT_4、FT_4 达到正常范围作为治疗的目标。

②治疗剂量：治疗的剂量取决于患者的病情、年龄、体重和个体差异。成年患者 L-T_4 替代剂量 50～200μg/d，平均 125μg/d。按照体重计算的剂量是 1.6～1.8μg·kg^{-1}·d^{-1}；儿童需要较高的剂量，大约 2.0μg·kg^{-1}·d^{-1}；老年患者则需要较低的剂量，大约 1.0μg·kg^{-1}·d^{-1}；妊娠时的替代剂量需要增加 30%～50%，甲状腺癌术后的患者需要剂量约 2.2μg·kg^{-1}·d^{-1}，以抑制 TSH 在防止肿瘤复发需要的水平。T_4 的半衰期是 7d，所以可以每天早晨服用 1 次。甲状腺片是动物甲状腺的干制剂，因其甲状腺激素含量不稳定和 T_3 含量过高已很少使用。

③服药方法：起始的剂量和达到完全替代剂量所需时间要根据年龄、体重和心脏状态确定。<50 岁、既往无心脏病史患者可以尽快达到完全替代剂量；>50 岁患者服用 L-T_4 前要常规检查心脏状态，一般从 25～50μg/d 开始，每天 1 次口服，每 1～2 周增加 25μg，直至达到治疗目标。患缺血性心脏病者起始剂量宜小，调整剂量宜慢，防止诱发和加重心脏病。理想的 L-T_4 服药方法是在饭前服用，与其他药物的服用间隔应当在 4 小时以上，因为有些药物和食物会影响 T_4 的吸收和代谢，如肠道吸收不及氢氧化铝、碳酸钙、消胆胺、硫糖铝、硫酸亚铁、食物纤维添加剂等均可影响小肠对 L-T_4 的吸收；苯巴比妥、苯妥英钠、卡马西平、利福平、异烟肼、洛伐他汀、胺碘酮、舍曲林、氯喹等药物可以加速 L-T_4 的清除。甲减患者同时服用这些药物时，需要增加 L-T_4 用量。

④监测指标：补充甲状腺激素，重新建立下丘脑–垂体–甲状腺轴的平衡一般需要 4～6 周的时间，所以治疗初期，每间隔 4～6 周测定相关激素指标。然后根据检查结果调整 L-T_4 剂量，直至达到治疗目标。治疗达标后，需要每 6～12 个月复查 1 次有关激素指标。

五、护 理 调 摄

1. 心理护理　甲亢与患者情绪相互影响，长期治疗和手术更易造成患者焦虑、恐惧等负面情绪。护理人员应该加强对患者的沟通，耐心讲解用药和治疗相关知识，发现患者情绪异常主动交流，一对一帮助，及时解决患者的困难和问题。

2. 饮食护理 护理人员对患者的饮食进行指导，嘱咐患者禁食含碘丰富的食物和加碘食盐等，禁食生冷、辛辣、重油的食物，多食蔬菜、水果和高蛋白食物，禁烟酒。对日常饮食的关注和调整药物治疗，更有利于对甲亢的治疗，有利于提高患者生活质量。

3. 健康指导 患者往往对疾病的认知不足，因此出现焦虑、抑郁、恐慌情绪，护理人员应对患者进行知识宣讲，用通俗易懂的语言讲解甲亢治疗和可能存在的风险，消除患者疑虑，结合患者实际情况，定制治疗计划，规范患者的饮食和作息，鼓励患者适度锻炼，加强自控能力。教导患者和家属了解各项指标，学会自我护理。

4. 跟踪评估 在治疗期间定期询问患者生理、心理状态，提醒各种注意事项，要求患者定期检查甲亢相关各项指标，告知患者若有任何疑问，可及时与医护人员联系。

5. 药物护理 了解药物的功效主治和服用时间，注意药物之间的交互作用，预防药物损害。

六、预 后 转 归

碘摄入量与甲减的发生和发展显著相关。我国学者发现碘超足量[尿碘中位数（MUI）200～299μg/L]和碘过量（MUI≥300μg//L）可以导致自身免疫性甲状腺炎和亚临床甲减患病率和发病率的显著增加，促进甲状腺自身抗体阳性人群发生甲减；碘缺乏地区补碘至碘超足量可以促进亚临床甲减发展为临床甲减。所以，维持碘摄入量在尿碘 100～199μg/L 安全范围是防治甲减的基础措施，特别是对于具有遗传背景、甲状腺自身抗体阳性和亚临床甲减等易感人群尤其重要[4]。

七、疗 效 评 价

疗效评定标准参照 2002 年《中药新药临床研究指导原则》。
①治愈：中医临床症状、体征消失或基本消失，证候积分减少 95%；
②显效：中医临床症状、体征明显改善，证候积分减少 70%；
③有效：中医临床症状、体征均有好转，证候积分减少 30%；
④无效：中医临床症状、体征均无明显改善，甚或加重，证候积分减少不足 30%。
注：计算公式（尼莫地平法）为：[（治疗前积分–治疗后积分）/治疗前积分]×100%。

八、本共识制定专家组成员及起草单位

共识专家组组长：庞国明　顾月星　郭乃刚　武　楠

共识专家组副组长（按姓氏笔画排序）：

王小青　王红梅　王爱军　张景祖　陈荣月　赵　璐

共识专家组成员（按姓氏笔画排序）：

马新航　王　娟　王秉新　王银姗　王清龙　左莹莹

左新河　叶守姣　田曙光　白富彬　冯　冰　邢仪霞

朱　珩　齐亚杰　许　华　李红梅　杨长领　张　云

张佳佳　张俊杰　张景祖　陈芹梅　武洪民　罗亚锋

周　凌　周水平　单培鑫　赵　勇　赵　博　赵　磊

胡　然　秦书彦　徐敏芳　高　达　高　昕　谢　敏

翟纪功　魏光辉

执笔人：庞国明　郭乃刚　武　楠　陈芹梅

秘　书：曹秋平　左莹莹　秦书彦

组长单位：河南省开封市中医院、江苏省盐城市中医院

副组长单位（按首字笔画排序）：

河南中医药大学第三附属医院、河南省长垣中西医结合医院、许昌红月糖尿病医院、河南省南阳市中医院

起草单位（按首字笔画排序）：

山西省长治市上党中医院、江西省九江市中医医院、江苏省泰州市中医院、河北省石家庄市中医院、河北省馆陶县中医院、河南省周口市中医院、河南省周口承悦糖尿病医院、湖北省中医院、湖北省襄阳市中医院

九、参 考 文 献

[1] Hollowell JG，Staehling NW，Flanders WD，et al. Serum TSH，T（4），and thyroid antibodies in the United States population（1988 to 1994）：National Health and Nutrition Examination Survey（NHANES III）[J]. J Clin Endocrinol Metab, 2002, 87（2）：489-499.

[2] Shan Z，Chen L，Lian X，et al. Iodine Status and Prevalence of Thyroid Disorders After Introduction of Mandatory Universal Salt Iodization for 16 Years in China：A Cross-Sectional Study in 10 Cities[J]. Thyroid, 2016, 26（8）：1125-1130.

[3] Teng W，Shan Z，Teng X，et al. Effect of iodine intake on thyroid diseases in China[J]. N Engl J Med, 2006, 354（26）：2783-2793.

[4] 中华医学会内分泌学分会《中国甲状腺疾病诊治指南》. 甲状腺疾病诊治指南—甲状腺功能减退症[J]. 中华内科杂志, 2007, 46（11）：968.

[5] 倪青，庞国明，陈世波，等. 内分泌病诊疗全书[M]. 北京：中国中医药出版社, 2016：209-230.

[6] 王泽，林兰. 林兰治疗甲状腺功能减退症经验[J]. 中医杂志, 2018, 59（21）：1815-1818.

[7] 任志雄，李光善，倪青，等. 林兰论治甲状腺功能减退症经验[J]. 上海中医药杂志, 2013, 47（4）：19-20.

[8] 任志雄，李光善，倪青. 林兰论治桥本甲状腺炎的学术思想[J]. 辽宁中医杂志, 2013, 40（4）：681-682.

[9] 郑亚琳，黄达，林兰. 林兰教授治疗甲状腺疾病经验介绍[J]. 新中医, 2013, 45（9）：175-176.

[10] 刘艳骄，魏军平，杨洪军. 甲状腺疾病中西医结合治疗学[M]. 北京：科学技术文献出版社, 2012：127-148.

[11] 刘学兰. 中医内分泌代谢病学[M]. 北京：科学出版社, 2017：264-273.

[12] 方朝晖. 中西医结合治疗甲状腺相关疾病[M]. 北京：科学出版社, 2016：58-73.

[13] 吴勉华，王新月. 中医内科学[M]. 北京：中国中医药出版社, 2012：296-301，407-416.

[14] 汪受传，虞坚尔. 中医儿科学[M]. 北京：中国中医药出版社，2012：196-204.

[15] 中华医学会内分泌学分会. 成人甲状腺功能减退症诊治指南[J]. 中华内分泌代谢杂志，2017，33（2）：167-180.

[16] 李全生，高天舒. 原发性甲状腺功能减退症中医治疗[J]. 辽宁中医药大学学报，2012，14（8）：162-164.

[17] 李惠林. 内分泌及代谢系统疾病中医特色疗法[M]. 北京：人民卫生出版社，2017：223-236.

[18] 陈志强，蔡光先. 中西医结合内科学[M]. 北京：中国中医药出版社，2012：546-552.

[19] 徐蓉娟，葛芳芳，李红. 中医辨治甲状腺功能减退症[J]. 上海中医药大学学报，2007（6）：42-43.

第十四章

甲状腺结节中医临床诊疗专家共识

一、概　　述

甲状腺结节是指各种原因导致甲状腺内出现一个或多个组织结构异常的团块[1]，可通过触诊甲状腺扪及肿块和甲状腺超声发现甲状腺局灶性回声异常。患者自觉症状较少，多表现为颈前不适，检查时可发现甲状腺肿大，触诊时可扪及大小不等的多个结节或少数人为单个结节。

目前，甲状腺结节在一般人群的触诊检出率仅为 3%～7%，而借助高分辨率超声的检出率可高达 20%～70%[2]，甲状腺结节中甲状腺癌的患病率为 5%～15%。女性高于男性，男女比例为 1.0∶2.8。

甲状腺结节可分为良性结节和恶性结节。良性结节：结节性甲状腺肿、炎症性结节、甲状腺囊肿、甲状腺腺瘤。恶性结节：主要为甲状腺癌。其中结节性甲状腺肿主要为增生性结节性甲状腺肿、毒性结节性甲状腺肿。炎症性结节：主要分为感染性和非感染性两类，感染性常见急性化脓性甲状腺炎、亚急性甲状腺炎引起的炎症性结节，结核或梅毒引起的炎症性结节极少见。非感染性炎症结节主要为慢性淋巴性甲状腺炎合并结节。甲状腺囊肿：多表现为结节性甲状腺肿、腺瘤退行性变和陈旧性出血伴囊性变，还包括甲状腺癌囊性变、先天的甲状舌骨囊肿和第四鳃裂残余导致的囊肿。

古代医家对甲状腺结节没有专门的描述，多认为甲状腺结节属于"瘿病"的范畴，《圣济总录》提出："石瘿、泥瘿、劳瘿、忧瘿、气瘿，是为五瘿。"《中药新药临床研究指导原则》将其分为"气瘿""肉瘿""石瘿"三类，以疼痛为主症的命名为"痛瘿"，主要指亚急性甲状腺炎引起的炎症性结节。以红肿热痛为主症的命名为"瘿痈"，相当于西医的急性化脓性甲状腺炎引起的炎症性结节。毒性结节性甲状腺肿、甲状腺炎、甲状腺肿瘤在其他章节有专门论述，在本章节不做详细描述。

二、病 因 病 机

（一）病因[3]

1. 饮食水土 《吕氏春秋·尽数篇》记载"轻水所，多秃与瘿人"，提示瘿病与饮食水质有关。晋代、隋代认识到瘿病与山区及地域水土有关，巢元方的《诸病源候论·养生方》曰"诸山水黑土中，出泉流者，不可久居，常食令人作瘿，动气增患"。《名医类案》记载："汝州人多病颈瘿，其地饶风池，沙入水中，饮其水生瘿。"从现代医学角度，考虑地域水土的含碘量有差异或含有某种毒性物质所致。饮食水土失调，影响脾胃运化功能，水湿代谢运化失调，聚而生痰，影响气血运行，壅聚于颈前而致病。

2. 情志内伤 《诸病源候论》记载"瘿者，由忧恚气结所生"。指出情志内伤可导致颈前瘿病。《济生方》亦云"夫瘿瘤者，多由喜怒不节，忧思过度，而成斯疾焉"。说明了长期情志不畅，忿郁恼怒，或忧患气结，可导致瘿病。《小品方》言"中国人息气结瘿者，但垂无核也。……其饮沙水喜瘿，有核瘰瘰耳，无根浮动在皮中，……"，提出了甲状腺结节的特征及情志生瘿的特点。过于忧虑或情绪不畅，肝木失于条达，气机郁滞不畅，则津液不能正常输布，易于凝聚成痰，气滞痰凝，壅结颈前，则形成瘿病。

3. 体质因素 "妇人以肝为先天"，妇女的经、孕、产、乳等生理特点与肝经气血有密切关系，遇有情志、饮食等致病因素，常引起气郁痰结、气滞血瘀及肝郁化火等病理变化，故女性易患瘿病，与女性患病率高于男性的流行病学结论具有一致性。且阴虚质之人，痰气郁滞之后易于化火，更加伤阴，常使病机复杂，病程缠绵。先天禀赋的体质因素与西医家族遗传病史的观念高度一致。

4. 感受毒邪 毒邪分为外毒、内毒，外毒为风热、湿热等，内毒可为外毒产生或脏腑功能失调产生的病理产物，如痰凝、血瘀等。急性、亚急性甲状腺炎引起的炎症性结节的发病与外感时邪等有关，当风热、湿热等外毒侵犯人体，影响气血，气机郁滞，津液内停，凝聚成痰，内毒痰邪凝滞，形成瘿肿，内成结块。

（二）病机特点

1. 肝气不舒为甲状腺结节的始动因素 肝主疏泄，喜条达而恶抑郁，调达全身气机，精神情志之调节功能，与肝密切相关。且肝经经过颈前，肝脉起于足大趾，上行环阴器……循喉咙，连目系，上至巅顶。若肝失疏泄，气机不畅，肝气犯脾，则脾失运化，津液不行，易致痰凝、瘀血，壅结于颈前，发为瘿病，结聚而成结。肝气不舒，肝经滞涩，不通则痛，导致颈前疼痛。肝气不舒，为甲状腺结节的始动因素。

2. 五脏失调是形成甲状腺结节的重要因素 甲状腺结节与肝关系最为密切，与心、脾、肺、肾有关。肝气不舒，容易犯脾，脾失健运，津液输布失常，容易凝聚成痰，壅聚于颈前。肺为华盖，主行水，主宣发肃降，通调水道，肺脏受损，宣降失司，气机失调，水道不通，津液不布，聚而为痰，交阻于颈，日久则发甲状腺结节，且"脾为生痰之源，肺为贮痰之器"，两者相互为害，痰源源不绝。肾为水脏，可调节水液代谢，肾足少阴之脉，从肾上贯肝膈，入肺中，循喉咙，挟舌本，肾气虚衰，肾阳温煦不足气血运行不畅，水液代谢受阻，容易生痰湿瘀阻，交阻于颈前。心主血脉，心气不足，气血流滞不畅，气滞则血不行，血流不畅则生瘀，血瘀凝滞于颈前。故五脏失调乃是形成甲状腺结节的重要因素。

3. 痰湿、血瘀为甲状腺结节重要的致病、病理因素 甲状腺亦为足太阴脾经所系，"脾足太阴经之脉，起于大指之端……，上膈，挟咽，连舌本，散舌下……，注心中"。脾胃为气血生化之源，脾阳气旺盛，气血充沛，脾主运化，运化失调，则水液代谢失调，津停则生湿，湿聚成痰凝，湿盛壅聚于颈前，可见于甲状腺囊肿，痰气凝结则形成甲状腺结节。

多数患者发现甲状腺结节已患病日久，久病入络，日久必瘀。随着现代生活节奏加快和精神压力增大，情志容易不畅，忧思恼怒均可导致肝失疏泄，肝气郁结，气血运行不畅，血停成血瘀，气为血之帅，血为气之母，血瘀阻滞气机，气机阻滞血液运行，互为因果，遂颈前成瘀，且还可与火热、痰湿之邪相互胶着，壅聚于颈前，形成甲状腺结节，故痰湿、血瘀既为甲状腺致病因素，也为病理因素。

三、临 床 诊 断[3, 4]

（一）中医诊断

1. 病史 符合现代医学甲状腺结节诊断标准，或有明确的甲状腺结节病史。或平素有颈前肿大、吞咽不适、咽部梗阻感等不适，查体可见甲状腺肿大，可触及单个或多个包块。

2. 依照中医内涵与临床表现确定中医病名 参照《结节性甲状腺疾病中医病名辨析》[5]《中药新药临床研究指导原则》[6]，"瘿病"可作为统称，"瘿结"是描述甲状腺疾病的结节存在的一种症状，而"结瘿"是甲状腺疾病的一种，是以瘿结为主要表现的一种疾病。简而言之，"瘿结"相当于"证"，"结瘿"相当于"病"。对于甲状腺结节以囊性为主，称为"瘿囊"。《中药新药临床研究指导原则》将"瘿瘤"分为"气瘿""肉瘿""石瘿"三类，整体而言，甲状腺结节命名以"肉瘿"为主。

3. 临床特点

（1）症状：临床表现为喉结正中一侧或双侧有单个肿块，呈半圆形，表面光滑，可随吞咽动作上下移动，按之不痛，生长缓慢，少数伴有局部疼痛、呼吸困难、声音嘶哑等。部分患者可发生肿物突然增大，并出现局部疼痛，是因乳头状囊性腺瘤囊内出血所致。巨大的肉瘿可压迫气管，使之移位，但少有发生呼吸困难和声音嘶哑者，有的可伴有性情急躁、胸闷易汗、心悸、手颤等症。极少数病例可发生癌变。

（2）体征：部分可触及喉结一侧或两侧肿块及甲状腺肿大。

（二）西医诊断[1, 7, 8]

1. 病史 ①患者的年龄、性别，结节的大小及变化和增长的速度、有无局部症状、有无甲亢或甲减的症状，是否伴有持续性声音嘶哑、发音困难、吞咽困难和呼吸困难。②有无头颈部放射线检查治疗史，有无甲状腺手术史、同位素治疗史。③有无甲状腺肿瘤、甲状腺髓样癌或多发性内分泌腺瘤病2型（MEN2型）、家族性多发性息肉瘤病、Cowden病和Gardner综合征等家族性疾病史。

2. 临床特点

（1）症状：绝大多数甲状腺结节患者没有临床症状，常常是通过体格检查或自身触摸或影像学检查发现。当结节压迫周围组织时，可出现相应的临床表现，如声音嘶哑、憋气、吞咽困难等。合并甲状腺功能亢进时，可出现甲亢相应的临床表现如心悸、多汗、手抖等。

（2）体征：甲状腺可见肿大或不肿大，结节肿物边界清楚，表面光滑，质地柔软，中等硬度，随吞咽运动而上下移动。生长缓慢，有出血时可迅速长大。一般无特殊不适感觉，部分患者会有压迫症状和吞咽异常的感觉。

3. 辅助检查

（1）实验室检查

①血清促甲状腺素（TSH）和甲状腺激素：所有甲状腺结节患者均应进行血清 TSH 和甲状腺激素水平测定。甲状腺恶性肿瘤患者绝大多数甲状腺功能正常。如果血清 TSH 减低，甲状腺激素增高，提示为高功能结节。此类结节绝大多数为良性。

②甲状腺自身抗体：血清甲状腺过氧化物酶抗体（TPOAb）和甲状腺球蛋白抗体（TgAb）水平是检测桥本甲状腺炎的金指标之一，有助于检测桥本甲状腺炎，但是少数桥本甲状腺炎可合并甲状腺乳头状癌或甲状腺淋巴瘤。

③甲状腺球蛋白（Tg）水平测定：由甲状腺滤泡上皮细胞分泌，多种疾病均可引起血清 Tg 升高，因此血清 Tg 对鉴别结节的性质没有很大的帮助。

④血清降钙素（CT）水平的测定：CT 水平明显升高提示甲状腺结节为髓样癌。血清 CT ＞100ng/ml 可诊断甲状腺髓样癌。有甲状腺髓样癌家族史或多发性内分泌腺瘤病家族史者，应检测基础或刺激状态下血清降钙素水平。

⑤红细胞沉降率（ESR）：有利于诊断感染性炎症性结节。血沉＞50mm/1h 时，对亚急性甲状腺炎是有力的支持，ESR 不增快也不能除外本病。

⑥血常规：用于检测炎症性结节，急性化脓性甲状腺炎白细胞总数及中性粒细胞增高；亚急性甲状腺炎白细胞正常或轻度升高。

（2）其他辅助检查

①甲状腺超声检查：高清晰甲状腺超声检查是评价甲状腺结节最敏感的方法。它不仅可用于结节性质的判别，也可用于超声引导下甲状腺细针穿刺、超声造影及细胞学（FNAC）检查。检查报告应包括结节的位置、形态、大小、数目、结节边缘状态、内部结构、回声形式、血流状况和颈部淋巴结情况。提示有甲状腺癌可能的超声特点：有沙砾样钙化；结节的回声低或实性；血流丰富或血流杂乱；结节边界不规则、向周围浸润、无晕；横截面前后径大于左右径（A/T≥1）。

②弹性超声成像和甲状腺超声造影技术在评估网状腺结节中的应用逐渐增多，其临床价值有待进一步研究。超声弹性成像对甲状腺结节的判断主要以颜色不同进行区分，其中显示蓝色则为良性，而超声图像显示红色，且红色比较重，则为恶性[9]。超声造影反映的是血流灌注状态和血流动力学状况，环状强化是良性结节的特征性表现，而不均质增强则为恶性结节。

③甲状腺核素显像：甲状腺核素显像的特点是能够评价结节的功能，适用于评估直径＞1cm 的甲状腺结节，甲状腺核素显像为"热结节"者，几乎可判断为良性；而通过"冷结节"来判断甲状腺结节的良、恶性帮助不大。

④MRI 和 CT 检查：可评估甲状腺结节和周围组织的关系，特别是发现胸骨后甲状腺肿有诊断价值。

⑤甲状腺细针穿刺细胞学检查（FNAC）检查：FNAC 检查是鉴别结节良、恶性最可靠、最有价值的诊断方法。文献报道其敏感性达 83%，特异性达 92%，准确性达 95%。怀疑结节恶性变者均应进行 FNAC 检查。局限是 FNAC 检查不能区分甲状腺滤泡状癌和滤泡细胞腺瘤。

甲状腺超声是甲状腺结节最常见的筛查方法，甲状腺弹性成像、超声造影可弥补甲状腺超声的不足来推断甲状腺结节的良恶性，其金标准为穿刺细胞学检查。

四、临床治疗

（一）提高临床疗效要点提示

1. 病证结合辨性质，定疗法　甲状腺结节特别是增生型结节性甲状腺肿患者，多没有明显的临床症状，单纯的四诊辨识往往对结节的性质和分类不能做出严谨的判断。病证结合既能对疾病的性质做出明确的鉴别，又能在疾病诊断的基础上进行辨证分析，有利于精准治疗。

（1）首先要进行甲状腺功能和甲状腺影像学等相关检查，辨别结节的分类和良恶性，对不同炎症的鉴别也有十分重要的意义。

（2）在明确诊断的基础上选择优势治疗方法，恶性结节或达到手术标准的需选择外科手术或放射或介入等治疗手段，避免延误病情。

（3）非手术适应证或有手术禁忌证的患者，在疾病诊断的基础上，进行辨证分析，发挥中医药的特色，达到防治并重的临床疗效。

2. 参透病机明要素，定法则　甲状腺结节以颈前结块为临床特征，缠绵难消为临床特点，因此，痰、瘀是甲状腺结节的基本病理要素，历来未有争议。

气郁痰阻血瘀：诸种因素致肝气郁结，气滞则痰留血瘀，治以理气化痰活血。

热盛痰停血瘀：热烁津为痰，痰阻脉络，治以清肝化痰活血。

脾虚痰滞血瘀：脾虚水谷不化反为痰浊，痰凝而致血瘀，治以健脾化痰活血。

寒凝痰瘀内生：素体阳虚或阳气虚损，水液不化形痰成瘀，治以温阳化痰活血。

阴虚痰血瘀阻：素体阴虚或阴血虚损，炼液成痰，痰瘀互结，治以养阴化痰活血。

3. 把握基点定疗法，倡特色

（1）首审痰瘀的主次：甲状腺结节存在痰瘀证候，尚需分清二者的主次，可偏痰结或偏瘀血或痰瘀并重，可参考病程的长短、结节的质地、中医临床证候及舌脉的表现，加以区别，明确化痰和化瘀的主从。虽然治痰治瘀主次有别，但痰化则气机调畅，有利于血行，瘀去则脉道通畅，而有利于痰清，此即所谓"痰化瘀清，瘀去痰散"之意，因此要注意痰瘀的兼治。若痰瘀并重则当兼顾合治，分消其势，使其不致互相狼狈为患。

（2）治以疏肝理气为先：甲状腺病位在颈部，属肝经所主，本属肝脏。肝主疏泄，调畅气机，气机失调则津液停积而为痰；气机郁结则血行不畅，形成血瘀、肿块。因此，治痰治瘀必先理气，肝气条达，则痰瘀随气而顺。

（3）治痰注意兼治火：痰的形成多由气滞，气之与火本属一源；"痰得火而沸腾，火得痰而煽炽"，无论因热而生痰，或因痰而生热，均当清化，用药不应温燥。若实火煎熬成痰，治以苦寒泻火；阴虚燥热生痰，治以甘寒清热，火降则痰自平。

（4）注重外治法：甲状腺位于颈前浅表处，便于针灸、熏法、溻法、贴法等外治法的应用，并且甲状腺特有的解剖位置，有药物经皮吸收的优势。因此，外治方法在甲状腺结节的治疗中起到了非常重要的作用。"外治之理，即内治之理，外治之药，即内治之药，所异者法耳"。指出了外治法与内治法只是在给药途径上不同，也需辨证用药。

（二）治疗方法

1. 内治法[10, 11, 12]

1.1 辨证论治，专证专方

气滞痰凝证

主证：颈前肿胀，有憋胀感，可触到结节，咽中异物感，精神抑郁，纳呆，或胸胁胀，或双乳胀痛，舌淡苔白或厚腻，脉弦滑。适用于单纯性甲状腺肿、青春期甲状腺肿等伴有结节者。

治法：消积软坚，利气化痰。

方药：逍遥散合四海舒郁丸加减：柴胡、姜半夏、厚朴、郁金、甘草各 10g，白芍、当归、茯苓、陈皮各 15g，薄荷 3g、青木香 15g、海蛤粉 9g、海带 10g、海藻 10g、昆布 10g、海螵蛸 10g。

煎服方法：每日 1 剂，水煎分 3 次温服；或根据病情需要，每日 2 剂，分 4 次温服。药渣再煎，熏洗双足，内外同治，增强疗效。

方义分析：四海舒郁丸源于《疡医大全》由海蛤粉、昆布、海藻、陈皮、青木香、海螵蛸六味中药组成，具有理气舒郁，化痰消瘿等作用。逍遥散源于《太平惠民和剂局方》，由柴胡、当归、白芍、白术、茯苓、炙甘草六味中药组成，有疏肝解郁，养血健脾作用。方中枳实解郁疏肝理气；浙贝母、生牡蛎、半夏、桔梗、昆布有理气化痰消瘿之作用；白芍、茯苓养肝阴滋心阴；柴胡有疏肝解郁之功效；白术、炙甘草有补脾益气，固表止汗，补中益气之功效；鳖甲、龟板有滋阴潜阳，软坚散结、消癥瘕之功效；夏枯草有清肝降火，清火散结之功效，与贝母、昆布配用可治痰火郁结的寒病、瘿瘤等。

加减：若胸胁胀痛明显者，加枳壳、川芎。

水湿停滞证

主证：颈前肿胀，可触及结节，质地中等，伴全身或颜面、下肢浮肿等，舌淡苔白腻，脉滑。适用结节性甲状腺疾病中出现水湿停驻者，多运用于甲减合并结节、甲状腺囊肿患者。

治法：利水散结。

方药：五皮饮加减：茯苓皮 10～20g、桑白皮 10g、陈皮 10g、生姜皮 10g、大腹皮 10g。

方义分析：方中以茯苓皮为君，取其甘淡渗利，行水消肿。臣以大腹皮下气行水，消胀除满；陈橘皮理气和胃，醒脾化湿。佐以桑白皮肃降肺气，以通调水道而利水消肿；生姜皮和降肺，行水消肿而除胀满。五药相合，共奏利水消肿，理气健脾之效。五药皆用其皮，则善行皮间之水气。诸药合用，共奏利水散结之功效。

煎服方法：每日 1 剂，水煎分 3 次温服；或根据病情需要，每日 2 剂，分 4 次温服。药渣再煎，熏洗双足，内外同治，增强疗效。

痰瘀互结证

主证：颈前可触及包块，触之坚硬，咽中异物感，伴面色晦暗，或胸胁刺痛、心悸，水肿，舌质暗，有瘀斑，脉结代或涩。适用于结节性甲状腺疾病后期证属痰瘀互结者、增生性甲状腺结节、炎性甲状腺结节。

治法：化痰散结，活血化瘀。

方药：海藻玉壶汤合桃红四物汤加减：海藻 30g、昆布 15g、贝母 15g、半夏 10g、青皮 6g、陈皮 10g、当归 15g、川芎 10g、连翘 10g、甘草 6g、归尾 10g、白芍 10g、丹皮 10g、香附 10g、延胡索 10g、生地 10g、红花 15g、桃仁 15g。

煎服方法：每日 1 剂，水煎分 3 次温服；或根据病情需要，每日 2 剂，分 4 次温服。药渣再煎，熏洗双足，内外同治，增强疗效。

方义分析：本方中海藻、海带、昆布化痰软坚，消瘿消结，为君药；配以半夏、贝母化痰散结；陈皮、青皮疏肝理气；川芎、当归辛散活血；连翘清热解毒，消肿散结；白芍敛阴养血；红花、桃仁破血行瘀，祛瘀生新；甘草调和诸药。诸药配伍，共奏化痰散结，活血化瘀之功。

加减：若血瘀之象重者，可加鬼箭羽、蜣螂虫等。

阳虚痰凝证

主证：颈部肿大，可触及结节，伴见畏冷怕寒，乏力，身体浮肿，大便干结。多见于甲状腺结节后期脾肾阳虚者，自身免疫性甲状腺炎甲减期，亚急性甲状腺炎甲减期。

治法：温阳散结。

方药：右归丸合阳和汤加减：熟地 10～20g、炒山药 10～15g、山茱萸 10～20g、枸杞 10～15g、鹿角胶 10g、菟丝子 10～15g、杜仲 10～15g、当归 10～15g、肉桂 10～15g、制附子 10～20g、麻黄 10～15g、白芥子 10～15g、姜炭 10g、生甘草 6g。

煎服方法：每日 1 剂，水煎分 3 次温服；或根据病情需要，每日 2 剂，分 4 次温服。药渣再煎，熏洗双足，内外同治，增强疗效。

方义分析：方中附子、肉桂、鹿角胶，温补肾阳，填精补髓。熟地，滋补阴血，填精益髓；配以血肉有情之鹿角胶，补肾助阳，益精养血，两者合用，温阳养血，以治其本；枸杞子、山茱萸、山药滋阴益肾，养肝补脾。菟丝子补阳益阴，固精缩尿；杜仲补益肝肾，强筋壮骨；当归养血和血，助鹿角胶以补养精血；少佐于麻黄，宣通经络；甘草生用为使，解毒而调诸药。诸药配合，共奏温阳散结之功。

阴虚痰凝证

主证：颈前肿大不显，扪之可及结节，或仅彩色超声可见，伴乏力，失眠，心烦潮热，或手足心热，头晕耳鸣，舌红或舌淡，苔少，脉细而无力，或细数。适用于甲亢合并结节，自身免疫性甲状腺炎合并结节。

治法：养阴散结。

方药：生脉饮合二至丸加减：麦门冬 10～20g、黄芪 10～30g、法半夏 15g、沙参 10g、玄参 10g、白术 10g、茯苓 10g、生地 10～30g、女贞子 10～20g、墨旱莲 10～20g。

煎服方法：每日 1 剂，水煎分 3 次温服；或根据病情需要，每日 2 剂，分 4 次温服。药渣再煎，熏洗双足，内外同治，增强疗效。

方义分析：方中麦门冬养阴清肺而生津，五味子敛肺止咳、止汗；女贞子，甘苦而凉，善能滋补肝肾之阴；旱莲草甘酸而寒，补养肝肾之阴，又凉血止血。二药性皆平和，补养肝肾，而不滋腻，故成平补肝肾之剂。法半夏燥湿化痰，消痞散结；沙参养阴清热；玄参清热凉血；茯苓、白术健脾化痰；诸药合而用之，共成养阴散结之功。

加减：阴虚甚者，加鳖甲、牡蛎等。

1.2 辨证施治，专证专药

小金丸（小金胶囊）

组成：木鳖子150g、制草乌150g、麝香30g、枫香150g、地龙150g、五灵脂150g、制乳香75g、制没药75g、当归75g、香墨12g。

功能：散结消肿，化瘀止痛。

适应证：用于痰气凝滞所致的瘰疬、瘿瘤、乳岩、乳癖（《中国药典》）。适用于气滞痰凝，阳虚痰凝证。

用法：口服。1次1.2～3g，1日2次，温开水送服。

注意事项：脾胃虚弱者慎用，运动员慎用、肝肾功能不全者慎用。

平消片（平消胶囊）

组成：郁金54g、仙鹤草54g、五灵脂45g、白矾54g、硝石54g、干漆（制）18g、麸炒枳壳90g、马钱子粉36g。

功能：活血化瘀，散结消肿，解毒止痛。

适应证：对毒瘀内结所致的肿瘤患者具有缓解症状，缩小瘤体，提高机体免疫力，延长患者生存时间的作用（《中国药典》）。

用法：口服。1次4～8片，1日3次。温开水送服。

注意事项：孕妇禁用；不宜久服。

西（犀）黄丸

组成：牛黄或体外培育牛黄15g、麝香或人工麝香15g、醋乳香550g、醋没药550g。

功能：清热解毒，消肿散结。

适应证：用于热毒壅结所致的痈疽疔毒、瘰疬、流注、癌肿（《中国药典》）。

用法：口服。1次3g，1日2次。温开水送服。

注意事项：孕妇禁用。

五海瘿瘤丸

组成：海藻100g、昆布100g、海螵蛸100g、海带100g、海螺100g、海蛤壳100g、夏枯草100g、川芎75g、白芷50g、木香10g。

功能：软坚消肿，消痰散结。

适应证：用于痰瘀互结所致甲状腺结节。

用法：口服。1次4.0克，1日2次。温开水送服。

注意事项：孕妇忌服，忌食生冷、油腻、辛辣。

夏枯草胶囊

组成：夏枯草50g、红糖20g。（由夏枯草膏改良剂型所制）

功能：清肝明目，散结消肿。

适应证：用于火热内蕴所致的头痛、眩晕、瘰疬、瘿瘤、乳痈肿痛；甲状腺肿大、淋巴结核、乳腺增生病见上述证候者（《中国药典》）。

用法：口服。1次2粒，1日2次。温开水送服。

注意事项：无明显副作用。

大黄䗪虫丸

组成：熟大黄 300g、土鳖虫 30g、黄芩 60g、桃仁 120g、杏仁 120g、芍药 120g、干地黄 300g、干漆 30g、虻虫 45g、水蛭 60g、蛴螬 45g、甘草 90g。

功能：活血破瘀，通经消癥。

适应证：用于瘀血内停所致的癥瘕、闭经，症见腹部肿块、肌肤甲错、面色黯黑、潮热羸瘦、经闭不行（《中国药典》）。

用法：口服。水蜜丸1次3g，小蜜丸1次3~6丸，大蜜丸1次1~2丸，1日1~2次。

注意事项：孕妇禁用，皮肤过敏者停服。

内消瘰疬丸

组成：夏枯草 240g、玄参 240g、青盐 150g、天花粉 30g、甘草 30g、白蔹 30g、当归 30g、海藻 30g、枳壳 30g、桔梗 30g、贝母 30g、大黄 30g、薄荷 30g、连翘 30g、海粉 30g、硝石 30g、生地 30g。

功能：软坚散结，化痰消瘰。

适应证：气滞痰凝所致甲状腺结节。

用法：口服。1次8丸，1日3次，温水送服。

注意事项：孕妇禁用，大便稀溏者慎用。

桂枝茯苓丸

组成：桂枝 100g、茯苓 100g、牡丹皮 100g、赤芍 100g、桃仁 100g。

功能：活血，化瘀，消癥。

适应证：用于妇人宿有癥块，或血瘀经闭，行经腹痛，产后恶露不尽（《中国药典》）。用于痰瘀互结所致甲状腺结节。

用法：口服。1次1丸（每丸重6g），1日1~2次，温水送服。

注意事项：孕妇忌用，或遵医嘱；经期停服；偶见药后胃脘不适、隐痛，停药后可自行消失。

1.3　特色制剂

活血消瘿片

主要药物：蜣螂虫、土鳖虫、蜈蚣、莪术、王不留行、桃仁、猫爪草、柴胡。

功能：活血化痰，消瘿散结。

适应证：痰瘀互结的甲状腺结节。

用法：口服。每片0.3g，1次4片，1日3次。

注意事项：无明显副作用。

来源：湖北省中医院院内制剂

理气消瘿片

主要药物：柴胡、青皮、橘叶、郁金、蜣螂虫、细辛、三棱、莪术等。

功能：疏肝理气，消瘿散结。

适应证：气滞痰凝所致甲状腺结节。

用法：口服。每片 0.3g，1 次 4 片，1 日 3 次。

注意事项：无明显副作用。

来源：湖北省中医院院内制剂

2. 中医外治法

2.1 针灸疗法[13]

处方：主穴：曲池，臂臑，内关，蠡沟，列缺，丰隆，委中；配穴：局部可触及结节者，局部围刺；不能触及者，加患侧扶突。

操作方法：泻法。每次留针 20～30 分钟，每周治疗 3 次，30 次为 1 个疗程。

适应证：甲状腺良性结节。

疗效观察：李晨等采用针灸治疗甲状腺结节，针刺观察组总有效率明显高于针刺空白组和药物组（$P<0.05$），针刺观察组治疗前后甲状腺结节体积明显缩小（$P<0.05$），针刺观察组治疗后结节体积明显小于针刺空白组和药物组（$P<0.05$）。

注意事项：时间较长、年龄较大、体质虚弱者，其疗效较差。

来源：北京市中西结合医院、北京市肛肠医院

2.2 耳穴疗法[3]

处方：取内分泌、颈、肝、脾、心。

操作方法：贴敷及按压：将磁珠耳贴或王不留行籽贴敷在双耳选用的耳穴上，每日自行按压 3～5 次，每次每穴按压 30～60 秒，刺激强度适中，每周更换 1 次。

适应证：甲状腺良性结节。

注意事项：①严重器质性疾病及伴有高度贫血者禁用。②外耳患有显著的炎症，如湿疹、溃疡、冻疮破溃等情况禁用。③妇女怀孕期间慎用。

2.3 中药外敷疗法

中药外敷优点在于可透皮而入、直达病灶，针对性强、治疗后无依赖性，可避免部分竣猛之药口服时伤及脾胃。

（1）甲状腺局部外用消瘿膏[14, 15]

处方 1：理气消瘿膏：柴胡、青皮、郁金、黄药子、急性子、莱菔子、猫爪草、夏枯草、山慈菇、蜣螂虫、三棱、莪术、冰片等。

处方 2：消瘿散结膏：白芥子、苏子、猫爪草、蜣螂虫、水蛭、冰片等。

操作方法：上述中药研磨成细粉，过筛后以凡士林、蜂蜜及蒸馏水加入药粉调制成膏药。使用时取适量膏药均匀涂抹于无菌纱布上（长约 10～15cm，宽约 6～8cm），外敷于颈前甲状腺区域，并用胶带固定，每日外敷一次，时间约为 4～6 小时，最长不超过 8 小时。

适应证：甲状腺结节。

疗效观察：龚甜采用中药外敷联合局部抽液治疗甲状腺结节 77 例，治愈 24 例，显效 24 例，有效 25 例，无效 4 例，总有效率为 94.81%；而中医证候疗效也较明显，总有效率为 92.21%。

注意事项：局部皮肤发红者则敷后 3 小时洗掉。

来源：湖北省中医院

（2）中药凝胶外敷[16]

处方：柴胡、半夏、厚朴、白花蛇舌草、夏枯草、郁金等。

操作方法：上方中药饮片水提、浓缩、定量，用现代凝胶药物制作技术制成质地均一、浅黄色、半流质凝胶状物。将中药凝胶6ml、厚1毫米均匀涂抹于颈前甲状腺区，贴上透药敷片，覆盖于颈前区甲状腺部位，并连接定向透药治疗仪的主机，予定向透药治疗。

适应证：甲状腺结节。

疗效观察：刘颖杰等采用消瘿方凝胶与传统中药贴膏治疗消融术后甲状腺结节的临床疗效与安全性比较，结果显示：甲状腺结节体积缩小率，对照组术后1个月和术后3个月，体积缩小率为（23.53±19.21）%及（50.62±22.89）%，治疗组体积缩小率为（54.21±27.04）%及（78.24±13.95）%，差异均有统计学意义（$P<0.05$）。对照组治愈率为91.67%，治疗组治愈率为96.67%。

注意事项：皮肤过敏引起的局部皮疹，采用氯地松乳膏外涂或暂时停用后皮疹消失。

来源：上海中医药大学附属市中医医院

（3）中药离子导入[17]

处方：桃仁、半夏、玄参、川楝子、橘核、浙贝母、昆布、僵蚕、海藻各10g，鳖甲20g、川芎6g、牡蛎30g、夏枯草15g。

操作方法：浸泡60分钟后煎煮，时间为半小时，萃取后制剂，于甲状腺结节部位放置浸泡药物后的药垫，经由药物离子导入仪将药物离子化渗透到甲状腺组织中。2天治疗1次，每次半小时，1个月为1个疗程。

适应证：甲状腺结节。

疗效观察：陆俊采用中药离子导入联合中药内服治疗76例甲状腺结节患者。结果显示：总有效率实验组92.11%，对照组44.74%，2组比较，差异有统计学意义（$P<0.01$）。治疗后实验组中医证候积分明显低于对照组，2组比较，差异有统计学意义（$P<0.05$）。

注意事项：皮肤过敏者可暂时停用。

来源：杭州市拱墅区大关上塘社区卫生服务中心

3. 非药物外治法

3.1 手术治疗

甲状腺结节手术治疗绝对指征：①出现与结节明显相关的局部压迫症状；②滤泡性肿瘤（细针穿刺细胞学检查FNA证实）；③毒性结节性甲状腺肿或Graves病合并结节；④功能自主性腺瘤；⑤胸骨后甲状腺肿；⑥结节恶变或临床高度怀疑恶变；⑦结节进行性长大伴有甲状腺癌高危因素，患者有强烈手术愿望。

相对指征：①最大结节直径>4cm；②因外观或思想严重焦虑造成心理障碍而影响正常生活，患者强烈要求手术；③策略性手术。

手术方式：通常为传统手术治疗（甲状腺部分切除术、甲状腺大部切除术、甲状腺腺叶切除术、甲状腺次全切除术、甲状腺全切除术）、腔镜手术治疗。总的来说，传统手术、腔镜手术后的复发率均很高，10年内复发率为10%～20%。

3.2 介入治疗[18, 19, 20]

经皮微波消融术（PMWA）：微波消融是在超声引导下植入消融电极到结节内，发射电波，形成高温，使结节细胞坏死，坏死的结节细胞通过新陈代谢活动被吸收，从而达到治疗甲状腺结节的目的。超声引导微波消融手术属于微创手术创口小，出血量少、恢复时间短。

射频消融术（RFA）：治疗良性冷结节在1个月内可使结节体积减小32.7%～58.2%，6个月内缩小50.7%～84.8%，同时减轻患者症状和改善容貌外观问题。另外，射频消融术对于复发性分化型甲状腺癌且手术有高危风险的患者也显示出良好的短期局部症状控制效果。射频消融治疗后会出现诸多并发症，例如疼痛、声音的变化、血肿、穿刺部位的皮肤烧伤、甲状腺功能亢进、甲状腺功能减退、水肿和发热等，但大多数患者可自行恢复且没有后遗症。

经皮激光消融术（PLA）：是在超声引导下将激光消融电极植入靶组织内，通过电极发生的激光束将能量转化成热能，组织被热能量高温加热后凝固性坏死并逐渐被机体吸收，从而达到消除局部增生组织的目的。作为新发展起来的微创治疗技术，其在国内临床甲状腺良性结节切除中的运用还不多见。

无水乙醇注射治疗：无水乙醇注射后，甲状腺结节即出现细胞脱水、组织变性、凝固型坏死和小血管栓塞等一系列病理变化，由此导致结节缩小或消失，患者症状很改善。本方法复发率较高。大的或多发囊肿可能需要多次治疗方能取得较好效果。对单发、实性结节不推荐使用。进行此治疗前，一定要先做FNAC检查，除外恶性变的可能后才能实施。适用于甲状腺囊肿或结节合并囊性变患者。

聚桂醇注射治疗：向囊内注入硬化剂聚桂醇，通过硬化剂对上皮细胞的刺激损伤作用而抑制细胞分泌囊液，同时产生无菌炎性反应使囊壁纤维化以达到治愈效果。聚桂醇注射液是一种新型清洁类硬化剂，具有表面活性，起泡性能强。相较于无水乙醇注射，疼痛减轻，低热、过敏等反应减少。适用于甲状腺囊肿或结节合并囊性变患者。

4. 基础治疗[1]

（1）抗炎治疗：对于炎症性结节，多因自身免疫、病毒感染、细菌或真菌感染、药物、创伤等因素所致，多为甲状腺炎所表现，如亚急性甲状腺炎等。及时予以抗病毒等治疗，甲状腺炎伴有炎症反应时，予以抗炎药物治疗，一般多选用非甾体抗炎药（如吲哚美辛75～150mg/d）或环氧酶-2抑制剂等，炎症反应剧烈时可适当选用糖皮质激素治疗。

（2）TSH抑制治疗：多选取左甲状腺素（L-T$_4$）抑制治疗，L-T$_4$治疗的目的是使已有的结节缩小。研究发现L-T$_4$治疗患者中，只有20%的甲状腺结节较前缩小，同时发现缩小的甲状腺结节停药后可以重新变大。适应证：少数甲状腺良性结节患者。不推荐：血清TSH水平<1.0mU/L、年龄大于60岁的男性患者、绝经后妇女及合并心血管疾病患者。不良反应：长期使用L-T$_4$治疗可导致绝经后妇女骨密度显著降低、心房颤动发生的危险性明显增加等。如果持续治疗3～6个月后甲状腺结节不缩小，或结节反而增大者，需要重新进行FNAC检查。

（3）^{131}I治疗：主要用于治疗自主摄取功能并伴有甲亢的良性甲状腺结节。对虽有自主摄取功能但不伴甲亢的结节，^{131}I可作为治疗选择之一。出现压迫症状或位于胸骨后的甲状腺结节，不推荐。处于妊娠期或哺乳期是^{131}I治疗的绝对禁忌证。该治疗的有效性为80%～90%。少数患者治疗后可发生甲减，极少数患者治疗后发生Graves病。

五、护 理 调 摄

1. 生活起居

（1）保持室内空气流通，定时开窗通风，光线柔和，环境安静，调节合适的温湿度，室温以 20℃左右为宜，湿度保持在 60%左右。

（2）适当休息与活动有助于甲状腺结节的恢复。临床症状明显时应及时卧床休息为主，尤其是食后 1 到 2 个小时不宜活动；临床症状明显改善时在注意休息的同时适当活动或进行体育锻炼，切忌过度劳累；无临床症状，各项实验室检查均正常可以不限制活动。

（3）加强自我保护，上衣领宜宽松，避免压迫甲状腺，严禁用手挤压甲状腺处。

（4）限制陪护和探视，重症患者卧床休息，合并甲亢粒细胞缺乏的患者实行保护性隔离。

2. 情志护理

（1）教育患者保持心情愉快，遇事勿恼怒，避免情志刺激扰动五志之火。

（2）向患者宣传本病的有关知识，使其了解相关的临床表现和治疗，减轻患者因疾病而产生的压力。消除患者的忧虑、恐惧情绪，减轻患者思想负担。

（3）告知患者家属患者病情，使之正确认识患者的病情，各方面关心、体贴患者，帮助患者疾病的治疗。

（4）引导患者参加适宜的文体活动，开展同伴支持教育，多与康复患者交流。

（5）应用中医七情归属法，了解患者情志状态，实行针对性的有效的情志护理，可采用移情易性法、情志相胜法、顺情解郁法等。

3. 膳食指导

（1）控制碘摄入。碘摄入量过多或者不足都能使结节的患病率升高，所以要适碘饮食[21]。成年男性每天摄入量控制在 120～165mg，女性每天摄入量控制在 100～115mg，处于妊娠阶段的女性可酌情增多 10mg。一般情况下不宜多吃含碘高的食物，如海带、紫菜、海鲜等。

（2）宜多吃具有增强免疫力的食物[22]。如木耳、香菇、蘑菇、薏米、红枣、山药等。宜进食新鲜水果和蔬菜，特别是菱、油菜、荠菜、猕猴桃等。可以进食河鱼、河虾、肉类、蛋、牛奶等。适量进食三文鱼、金枪鱼、带鱼、黄鱼等海鱼。

（3）尽量少吃容易引起甲状腺肿大的食品。如甘蓝、花菜、卷心菜等十字科类的植物及洋葱、大蒜等百合科蔬菜中含有的辛辣物质，即为硫苷类化合物，过多摄入会妨碍碘的吸收，有致甲状腺肿的作用。

（4）忌烟、酒，避免刺激性饮品如浓茶、咖啡等。忌食辛辣刺激性食物，如花椒、辣椒、葱、桂皮、生姜、羊肉等。忌食肥腻、油煎、油炸的食物。

（5）辨证施膳：

气滞痰凝证：宜食疏肝行气化痰之品，如陈皮、李子、丝瓜、萝卜、八角、丁香等，食疗方：佛手玫瑰花汤。

水湿停滞证：宜食利水渗湿之品，如冬瓜、赤小豆、马齿苋、扁豆、薏米等，食疗方：薏米粥或冬瓜汤。忌食生冷之品。

痰瘀互结证：可食祛瘀化痰食品，如山楂、柑橘，食疗方：荷叶粥。忌食肥甘厚腻之品，如肥肉、奶油等。

阳虚痰凝证：宜食温肾助阳之品，如牛肉、羊肉、枸杞、肉桂等，食疗方：清炖枸杞鸽或当归生姜羊肉汤。

阴虚痰凝证：宜食益气养阴之品，如山药、百合等，食疗方：山药排骨汤。

4. 用药护理

（1）中药汤剂根据证型予温服或温凉服，中西药之间间隔 30 分钟以上。

（2）注射用中成药制剂建议单独使用，如需联合给药，应考虑时间间隔或中性液体过渡，用药过程中观察有无不良反应。

（3）按剂量、按疗程服用口服药。指导患者了解抗甲状腺药物的常见不良反应及处理措施。对需终身替代治疗的患者，向其解释终身坚持服药的必要性。

5. 病情观察

（1）观察患者神志、血压、舌脉、胸憋、心悸等情况。

（2）观察肿块的皮肤色泽、大小、硬度、活动度、有无压痛、血管怒张、声音嘶哑、吞咽困难等情况。

（3）观察有无伴随甲亢、甲状腺毒症的表现，如怕热多汗、皮肤潮湿、多食易饥等症状。若出现发热（$T > 39℃$）、严重乏力、烦躁、多汗、心悸、心率 > 140 次/分、食欲减退、恶心、呕吐、腹泻、脱水等应警惕甲状腺危象的发生，应立即报告医生配合处理。

（4）观察有无伴随甲减、桥本甲减的表现，如易疲劳、怕冷、体重增加、记忆力减退等。若出现嗜睡、低温（$T < 35℃$）、呼吸减慢、心动过缓、血压下降等，应立即报告医生配合处理。

（5）监测体温，测定基础代谢率，观察并记录大便次数，定期测量体重等。

6. 健康教育

（1）向患者讲解有关瘿病的临床表现、相关检查、治疗、饮食原则和要求。认真分析患者的病情及预后，耐心解释疾病的危害和发展趋势，帮助患者了解疾病的发生、发展及治疗规律。

（2）指导患者了解坚持服药的重要性和必要性，强调随便减药或停药会造成病情反复。一成不变的用药剂量可能会引起药物性器官和组织的损伤，强调定期门诊复查的必要性。

（3）出现颈部肿块明显增大、声音嘶哑、吞咽困难和呼吸困难等，应立即就诊。

（4）遵医嘱定期复查甲状腺 B 超、甲状腺功能检测、血常规、肝功能等指标。

（5）指导患者掌握上述自我护理方法可有效地降低本病的复发率，延缓疾病进程。

六、预 后 转 归

（1）儿童甲状腺结节相对少见，恶性率高于成年人，癌肿占 15%。

（2）注意密切观察，定期复查，必要时 FNAC 鉴别良恶性。

（3）炎症性结节，炎性细胞浸润并破坏甲状腺细胞，会形成甲状腺功能减退。对于炎症性结节，可以予以抗感染、抗炎等对症支持治疗来减轻炎症对甲状腺的破坏，延缓甲减的进程。

（4）急性化脓性甲状腺炎较少见，严重时会转变成脓毒血症、败血症等危急症状，尽早予以抗感染治疗，早期局部宜用冷敷，晚期宜用热敷。根据药敏结果予以有效的抗生素、抗真菌药物抗感染治疗。如局部已形成脓肿或保守治疗不能使感染消退，应手术切开引流，也可进行针吸治疗。

七、疗效评价（增加甲状腺结节疾病疗效评价标准）

参考《中药新药临床研究指导原则》分别制定基于彩超表现的治疗有效率与中医证候积分疗效判定标准：

（1）甲状腺结节疗效评价标准

治愈：肿块不能触及，彩超显示肿物直径<0.3厘米；

显效：甲状腺肿物直径缩小≥60%；

有效：甲状腺肿物直径缩小≥30%；

无效：彩超显示甲状腺肿物直径无明显缩小。

（2）中医证候疗效评价标准

痊愈：中医症状和体征消失，中医证候积分减少≥95%；

显效：中医症状和体征明显改善，中医证候积分减少≥70%；

有效：中医症状、体征均有好转，中医证候积分减少≥30%；

无效：中医症状、体征均无改善，中医证候积分减少不足30%。

（3）疾病疗效判定标准

临床痊愈：临床症状、体征消失，中医证候积分减少≥95%；

显效：甲状腺肿物直径缩小≥60%，症状、体征明显改善，中医证候积分减少≥70%；

有效：甲状腺肿物直径缩小≥30%，症状、体征均有好转，中医证候积分减少≥30%；

无效：临床症状及体征不变甚至加重。

八、本共识制定专家组成员及起草单位

共识专家组组长：庞国明　左新河　雷　烨

共识专家组副组长（按姓氏笔画排序）：

王小青　王爱军　李红梅　杨长领　武　楠　郑仲华

共识专家组成员（按姓氏笔画排序）：

王　琰　王秉新　叶守姣　白　清　白富彬　冯文煦

邢仪霞　吉红玉　朱瑞雪　刘　玮　李　岚　李　蕾

李会敏　李鹏辉　沈　莺　张　辽　张　颖　张佳佳

张景祖　陈　芳　陈芹梅　罗亚锋　单培鑫　赵　勇

赵　璐　胡　然　夏方妹　高　龙　高　达　高　昕

黄俊臣　梅罗阳　梁立峰　翟纪功

执笔人：左新河　赵　勇　李红梅　李会敏　夏方妹

秘　书：谢　敏　曹秋平　付　畅

组长单位：河南省开封市中医院、湖北省中医院、陕西中医药大学第二附属医院

副组长单位（按首字笔画排序）：

江苏省盐城市中医院、河南省周口承悦糖尿病医院、河南省郑州市中医院、河南省南阳市中医院

起草单位（按首字笔画排序）：

江苏省泰州市中医院、河南中医药大学第三附属医院、河南省中医院、河南省长垣中西医结合医院、河南省安阳市中医院、河南省周口市中医院、河南省濮阳市中医医院、湖北省襄阳市中医院

九、参考文献

[1] 中华医学会内分泌学会《中国甲状腺疾病诊治指南》编写组. 中国甲状腺疾病诊治指南——甲状腺结节[J]. 中华内科杂志, 2008, 47（10）：867-868.

[2] Gharib H, Papini E, Paschke R, et al. AACE/AME/ETATask Force on Thyroid Nodules. American Association of Clinical Endocrinologists, AssociazionMedici Endocrinologi, and European Thyroid Association Medical Guidelines forClini-cal Practice for the Diagnosis and Management of Thyroid Nodules[J]. Endocr Pract, 2010, 16 Suppl 1：1-43.

[3] 倪青. 内分泌诊疗全书. [M]. 北京：中国中医药出版社. 2016：262-265.

[4] 周仲英, 蔡淦. 中医内科学[M]. 2 版. 北京：中国中医药出版社. 2014：502-511.

[5] 曾明星, 陈继东, 左新河, 等. 结节性甲状腺疾病中医病名辨析[J]. 北京中医药, 2017, 36（6）：525-528.

[6] 中药新药临床研究指导原则[M]. 北京：中国医药科技出版社, 2002：85-86.

[7] 中华医学会内分泌学分会, 中华医学会外科学分会内分泌学组, 中国抗癌协会头颈肿瘤专业委员会, 等. 甲状腺结节和分化型甲状腺癌诊治指南[J]. 中华核医学与分子影像杂志, 2013, 33（2）：96-115.

[8] 田文, 孙辉, 贺青卿. 超声引导下甲状腺结节细针穿刺活检专家共识及操作指南（2018 版）[J]. 中国实用外科杂志, 2018, 38（3）：6-9.

[9] 王缘. 对比超声弹性成像与常规超声应用于甲状腺良恶性结节中的诊断意义[J]. 中国现代药物应用, 2020, 14（3）：96-98.

[10] 陈如泉. 结节性甲状腺肿诊治的几个问题[J]. 中西医结合研究杂志, 2011, 2（3）：36-41.

[11] 曾明星, 向楠, 陈继东, 等. 陈如泉运用软坚散结法治疗结节性甲状腺疾病的经验[J]. 辽宁中医杂志, 2017, 44（5）：921-924.

[12] 赵勇, 徐文华, 陈如泉. 治疗甲状腺结节常见中成药的辨证选用[J]. 中成药. 2014, 6（36）：1334-1336.

[13] 李晨, 黄坚, 张亚风. 针刺治疗良性甲状腺结节临床观察[J]. 世界中医药, 2016, 11（7）：1327-1330.

[14] 龚甜. 中药内服外敷联合局部抽液硬化治疗甲状腺囊肿的临床疗效观察[D]. 湖北中医药大学, 2019.

[15] 王志宏. 中药内服加外敷联合甲状腺局部注射治疗桥本甲状腺炎的临床观察[D]. 湖北中医药大学, 2018.

[16] 刘颖洁, 王小平, 张宇, 等. 消瘿方凝胶治疗消融术后甲状腺结节疗效研究[J]. 陕西中医, 2019, 40（9）：1241-1243.

[17] 陆俊. 中药离子导入联合中药内服治疗甲状腺结节临床观察[J]. 新中医, 2015, 47（4）：119-120.

[18] 韩森, 周长明, 高英, 等. 超声引导下微波消融术治疗良性甲状腺结节的疗效及安全性分析[J]. 现代生物医学进展, 2017, 17（21）：4089-4092.

[19] 刘景萍, 胡健, 宋倩, 等. 超声引导下经皮激光消融治疗甲状腺良性结节疗效观察[J]. 海南医学, 2017, 28（14）：2356-2358.

[20] 代秀玲, 孙永康, 施倩, 等. 超声引导下聚桂醇硬化治疗甲状腺囊性结节的疗效研究[J]. 肿瘤影像学, 2017, 26（5）：354-357.

[21] 中华医学会地方病学分会, 中国营养学会, 中华医学会内分泌学分会. 中国居民补碘指南[M]. 北京：人民卫生出版社. 2018：5.

[22] 陈继东, 熊常初, 李宝华. 甲状腺疾病的调养康复[M]. 武汉：湖北科学技术出版社. 2018, 28-36.

第十五章

甲状腺炎中医临床诊疗专家共识

一、概　述

甲状腺炎是一类累及甲状腺的异质性疾病。由自身免疫、病毒感染、细菌或真菌感染、慢性硬化、放射损伤、肉芽肿、药物、创伤等多种原因所致甲状腺滤泡结构破坏，其病因不同，组织学特征各异，临床表现及预后差异较大。患者可以表现为甲状腺功能正常、一过性甲状腺毒症或甲状腺功能减退症（甲减），有时在病程中3种功能异常均可发生，部分患者最终发展为永久性甲减。

甲状腺炎可按不同方法分类：按发病缓急可分为急性、亚急性、慢性及其他甲状腺炎；按组织病理学可分为化脓性、肉芽肿性、淋巴细胞性、纤维性甲状腺炎；按病因可分为感染性甲状腺炎、亚急性甲状腺炎、自身免疫性甲状腺炎和其他甲状腺炎（放射及创伤因素等）。

中医学将以甲状腺肿大为主要临床表现的疾病归属于"瘿病"范畴，本章节重点论述亚急性甲状腺炎、慢性淋巴细胞性甲状腺炎、无痛性甲状腺炎、产后甲状腺炎。

（一）亚急性甲状腺炎

亚急性甲状腺炎（subacute thyrolditis），又有亚急性肉芽肿性甲状腺炎、（假）巨细胞甲状腺炎、非感染性甲状腺炎、移行性甲状腺炎、De Quervain甲状腺炎等多种称谓。本病呈自限性，是最常见的甲状腺疼痛疾病。多由甲状腺的病毒感染引起，以短暂疼痛的破坏性甲状腺组织损伤伴全身炎症反应为特征，持续甲减发生率一般小于10%，明尼苏达州一项160例28年随访研究达到15%。国外文献报道本病约占甲状腺疾患的0.5%～6.2%，发生率为每10万人年发生4.9，男女发病比例为1∶4.3，30～50岁女性为发病高峰。多种病毒如柯萨奇病毒、腮腺炎病毒、流感病毒、腺病毒感染与本病有关，也可发生于非病毒感染（如Q热或疟疾等）之后。遗传因素可能参与发病，有与HLA-B35相关的报道。各种抗甲状腺自身抗体在疾病活动期可以出现，可能继发于甲状腺滤泡破坏后的抗原释放。

（二）慢性淋巴细胞性甲状腺炎

慢性淋巴细胞性甲状腺炎（chronic lymphocytic thymiditis）又称桥本甲状腺炎（Hashimoto' B thyroidilis，HT），由日本学者 Hashimoto 于 1912 年首先报道，是自身免疫性甲状腺炎（autoimmune thyroidifis，AIT）的一个类型。除 HT 以外，AIT 还包括萎缩性甲状腺炎（atrophic thyroiditis，AT）、无痛性甲状腺炎（painiess thymiditis）以及产后甲状腺炎（postpartum thyroiditis，PPT）。按照 AIT 出现甲减的病例计算，国外报道 AIT 患病率占人群的 1%～2%。发病率男性 0.8/1000。女性 3.5/1000。也有报道，女性发病率是男性的 15～20 倍，高发年龄在 30～50 岁。如果将亚临床患者包括在内，女性人群的患病率高达 1/30～1/10，且随年龄增加，患病率增高。[1-2]

（三）无痛性甲状腺炎

无痛性甲状腺炎又称亚急性淋巴细胞性甲状腺炎、寂静性甲状腺炎。本病被认为是 AIT 的一个类型。有的学者也将产后甲状腺炎、胺碘酮致甲状腺炎、干扰素致甲状腺炎归入此类甲状腺炎。本病甲状腺的淋巴细胞浸润较 HT 轻。表现为短暂、可逆的甲状腺滤泡破坏、局灶性淋巴细胞浸润，50%患者血中存在甲状腺自身抗体。任何年龄均可发病，发病年龄以 30～50 岁为多。男女之比为 1∶2～1∶15。

（四）产后甲状腺炎

产后甲状腺炎（postpartum thyroiditis，PPT）是 AIT 的一个类型。临床表现为产后 1 年内出现一过性或永久性甲状腺功能异常。PPT 患病率 1.1%～21.1%，在碘充足地区平均患病率约为 7%。我国学者报道 PPT 的患病率是 11.9%。

二、病因病机

（一）病因

外感六淫、情志内伤、饮食及水土失宜、体质因素是本病的主要原因。

1. 外感六淫 外感六淫之邪，从口鼻或皮毛而入，侵袭肺系，肺失宣降，侵袭人体，或夹寒，或夹热，或夹燥，导致气机郁滞，气滞痰凝，壅结颈前，形成瘿病。

2. 情志内伤 忿郁恼怒或忧愁思虑日久，使肝气失于条达，气机郁滞，则津液不得正常输布，易于凝聚成痰，气滞痰凝，壅结颈前，形成瘿病。

3. 饮食及水土失宜 饮食失调，或居住在高山地区，水土失宜，一是影响脾胃的功能，使脾失健运，不能运化水湿，聚而生痰；二是影响气血的正常运行，致气滞、痰凝、血瘀壅结颈前发为瘿病。瘿病的发生与水土因素有密切关系。

4. 体质因素 妇女的经、孕、产、乳等生理特点与肝经气血有密切关系，遇有情志、饮食等致病因素，常引起气郁痰结、气滞血瘀及肝郁化火等病理变化，故女性易患瘿病。另外，素体阴虚之人，痰气郁滞之后容易化火，更加伤阴，常使病机复杂，病程缠绵。

（二）病机特点

气滞、痰凝、血瘀壅结颈前是瘿病的基本病机，初期多为气机郁滞，津凝痰聚，痰气搏结颈前所致，日久引起血脉瘀阻，气、痰、瘀三者合而为患。

本病的病变部位在肝脾，与心有关。肝郁则气滞，脾伤则气结，气滞则津停，脾虚则酿生痰湿，痰气交阻，血行不畅，则气、血、痰壅结而成瘿病。瘿病日久，在损伤肝阴的同时，也会伤及心阴，出现心悸、烦躁、脉数等症。

瘿病的病理性质以实证居多，久病由实转虚，可见气虚、阴虚等虚候或虚实夹杂之候。

在本病的病变过程中，常发生病机转化。如痰气郁结日久可化火，形成肝火亢盛症；火热内盛，耗伤阴津，导致阴虚火旺之候，其中以心肝阴虚最为常见；气滞或痰气郁结日久，则深入血分，血液运行不畅，形成痰结血瘀之候。重症患者则阴虚火旺的各种症状常随病程的延长而加重，当出现烦躁不安、谵妄神昏、高热、大汗、脉疾等症状时，为病情危重的表现。若肿块在短期内迅速增大，质地坚硬，结节高低不平者，可能恶变，预后不良。[3]

三、临床诊断

（一）亚急性甲状腺炎（瘿痛）

1. 中医诊断　参照高等医药院校《中医内科学》《中医外科学》。

（1）瘿肿质硬。

（2）瘿痛明显。

（3）发热、心悸、汗出。

（4）发病前多有感冒、咽痛病史。

2. 西医诊断　参照《中国甲状腺疾病诊疗指南》。[1]

（1）急性起病、发热等全身炎症症状。

（2）甲状腺肿大质硬，疼痛触痛明显。

（3）血沉增快，血清甲状腺激素浓度升高，与低吸碘率（早期）。

（4）发病前1～3周上呼吸道病毒感染史。

（二）桥本甲状腺炎

凡是弥漫性甲状腺肿大，质地较韧，特别是伴峡部锥体叶肿大，不论甲状腺功能是否改变，均应怀疑桥本甲状腺炎。如血清 TPOAb 和 TgAb 阳性，诊断即可成立。细针穿刺细胞学检查有确诊价值。伴临床甲减或亚临床甲减进一步支持诊断。

（三）无痛甲状腺炎

临床一般以临床甲减首诊。触诊和超声检查甲状腺无肿大或萎缩，血清 TPOAb 和 TgAb 阳性，即可诊断。

（四）产后甲状腺炎

产后 1 年之内发生甲状腺功能异常，可以表现为甲亢甲减双相型、甲亢单相型和甲减单相型 3 种形式；产前无甲状腺功能异常病史；排除产后 Graves 病。符合上述条件即可诊断为产后甲状腺炎。

目前尚无桥本甲状腺炎、无痛甲状腺炎、产后甲状腺炎的中医行业诊断标准，参照瘿病予以诊断。

四、临床治疗

（一）提高临床疗效要点提示

1. 辨证清晰，论治精当　甲状腺炎的辨证，需先分虚实，采用病因辨证与气血津液辨证相结合的辨证方法。实证多由于气郁、痰凝、血瘀、热毒导致，实则泻之，故实证采用清热解毒、理气解郁、化痰、活血化瘀相结合的方法治疗。虚证多因病程日久，耗伤气阴，日久阳气亏虚，多采用益气养阴甚则温阳的方法治疗。

2. 西医明确诊断，按照疾病发展规律治疗　甲状腺炎的发生发展过程，多造成甲状腺功能异常，需密切随访甲状腺功能，了解疾病发展规律，合理选择甲状腺激素与抗甲状腺素药物。如甲状腺炎长期损伤造成甲状腺功能减退需终身服用替代甲状腺激素。

注重心理干预：情志因素在甲状腺炎的发生发展中具有重要作用，临床诊疗中应关注患者情绪变化，及时疏导。

（二）治疗方法

1. 内治法

1.1　辨证论治，专证专方

热毒壅盛证[4-7]

主证：起病急，瘿肿质韧、触痛明显、口干畏热，舌红、苔薄黄、脉浮数。此证型多见于急性化脓性甲状腺炎、亚急性甲状腺炎早期。

治法：疏风清热，解毒消肿。

方药：银翘散合五味消毒饮加减：蒲公英 15g、板蓝根 10g、射干 10g、银花 10g、连翘 10g、牛蒡子 15g、元胡 12g、大青叶 10g、紫花地丁 10g、桔梗 10g、芍药 10g、牛膝 12g 等。

药物加减：高热者，加石膏 15g、山栀 10g、黄芩 10g、以加强清热；大便秘结者、加全瓜蒌 10g、天花粉 10g、大黄 5g、以清热通腑。

煎药方法：每日 1 剂，水煎分 3 次温服；或根据病情需要，每日 2 剂，分 4 次温服。药渣再煎，熏洗双足，内外同治，增强疗效。

气郁火旺证

主证：瘿肿、疼痛减轻，心悸汗出，心烦少寐，头晕乏力，舌红，苔少，脉弦数。此证型多见于急性化脓性甲状腺炎、亚急性甲状腺炎。

治法：行气解郁，泻火消肿。

方药：丹栀逍遥散加减：丹皮 10g、栀子 10g、当归 10g、白芍 10g、柴胡 6g、郁金 10g、薄荷 3g、延胡索 10g、川楝子 10g、茯苓 10g、白术 10g、青皮 10g、香附 10g、荔枝核 10g 等。

煎药方法：每日 1 剂，水煎分 3 次温服；或根据病情需要，每日 2 剂，分 4 次温服。药渣再煎，熏洗双足，内外同治，增强疗效。

气郁痰阻证

主证：瘿肿、疼痛明显减轻或消失，胁肋不舒，纳差，体倦乏力，质淡红，薄白苔或薄腻苔，脉弦滑。此证型多见于亚急性甲状腺炎早期，桥本甲状腺炎早期。

治法：理气解郁，化痰散结。

方药：柴胡疏肝散合二陈汤加减：柴胡 10g、芍药 10g、枳壳 10g、香附 10g、佛手 6g、贝母 9g、生牡蛎 20g、玄参 10g、陈皮 9g、薏苡仁 15g、白术 10g、茯苓 10g、甘草 6g 等。

煎药方法：每日 1 剂，水煎分 3 次温服；或根据病情需要，每日 2 剂，分 4 次温服。药渣再煎，熏洗双足，内外同治，增强疗效。

气阴两虚证

主证：瘿肿、疼痛消失，肢体困重，眼睑、面颊虚肿，大便秘结，舌质红，有齿痕，苔少，脉细弱或细数。此证型多见于亚急性甲状腺炎后期，桥本甲状腺炎后期，产后甲状腺炎、无痛甲状腺炎。

治法：健脾益气，养阴生津。

方药：生脉散合四君子汤加减：黄芪 20g、党参 15g、麦冬 10g、五味子 10g、白术 15g、茯苓 10g、当归 10g、浙贝母 10g、甘草 10g 等。

煎药方法：每日 1 剂，水煎分 3 次温服；或根据病情需要，每日 2 剂，分 4 次温服。药渣再煎，熏洗双足，内外同治，增强疗效。

1.2　辨证施治，专证专药

热毒壅盛证

中成药：连花清瘟胶囊、芩连胶囊（颗粒）、银黄含片、黄连上清丸等。

气郁火旺证

中成药：银黄含片、黄连上清丸、片仔癀等。

气郁痰阻证

中成药：逍遥散合板蓝根冲剂、抗病毒颗粒、夏枯草口服液等。

气阴两虚证

中成药：黄芪片、补中益气丸、夏枯草口服液等。

附：根据病情可辨证选用痰热清、喜炎平注射液、双黄连粉针等。

1.3　特色制剂

气消瘿片

组成：柴胡、青皮、橘叶、郁金、蜣螂虫、细辛、三棱、莪术等。

功能：疏肝理气，消瘿散结。

适应证：气郁痰阻型甲状腺炎。

用法：口服，1 次 6 片，1 日 3 次；或遵医嘱。

注意事项：无明显副作用。

来源：湖北省中医院院内制剂

活血消瘿片

组成：蛴螬虫、土鳖虫、蜈蚣、莪术、王不留行、桃仁、猫爪草、柴胡。

功能：活血化痰，消瘿散结。

适应证：痰瘀互结型甲状腺炎。

用法：口服，1 次 4 片，1 日 3 次。

注意事项：无明显副作用。

来源：湖北省中医院院内制剂

2. 外治法

2.1 灸法治疗[8]：

处方：取穴分两组：①膻中、中脘、关元；②大椎、肾俞、命门。取穴方法参考《经络腧穴学》。

操作方法：采用隔附子饼灸，每个附子饼外径为 1.8cm，内径为 1.3cm，直径为 3cm，重为 10g。两组穴位每次交替，轮流施灸。每次每穴灸 3 壮，每壮含纯艾绒 2g，隔日治疗 1 次，治疗 1 个月为 1 个疗程。

疗效观察：张育瑛等将 100 例桥本氏甲状腺炎患者随机分为治疗组和对照组，每组 50 例。治疗组采用隔附子饼灸配合药物治疗，对照组采用单纯药物治疗。结果：应用艾灸与口服左甲状腺素钠片结合对桥本甲状腺炎患者血清特异抗体及临床症状有显著的调节作用。

注意事项：避免烫伤。

来源：上海中医药大学

2.2 穴位贴敷治疗

消肿止痛散[9]

药物组成：延胡索 5g、夏枯草 5g、黄药子 3g、姜黄 5g、海藻 5g、冰片 10g。

操作方法：将诸药研磨为粉剂混合均匀，并使用酒精调和为糊状，将调和后的药物完全覆盖在颈部肿胀处，并用 TDP 神灯照射药物覆盖处 30 分钟，每日 1 次。

疗效观察：陈敏龙等将 86 例患者按就诊顺序，随机分入联合组与基础组。基础组给予患者西药综合疗法进行治疗，联合组在基础组的治疗基础上，再加入自拟解肌消瘿汤与消肿止痛散进行治疗，两组急性期治疗均 7 天为 1 个疗程，均治疗 2 个疗程。结果：采用中药内外结合的方式治疗亚急性甲状腺炎临床疗效明确。

注意事项：皮肤破损者禁用，过敏体质慎用。

来源：浙江省台州医院

米平瘿散[10]

药物组成：贝母、蚤休、松萝、冰片、儿茶、莪术。

操作方法：用现代化的加工技术将以上药物制作成微米颗粒，调敷于甲状腺体表部位，每日 1 次，时间在 8 小时以上，疗程为 2 周。

疗效观察：俞国等将 72 例亚急性甲状腺炎患者随机分为 2 组，2 组病例均服用吲哚美辛 25mg，每日 3 次。试验组同时使用微米平瘿散外敷甲状腺体表部位，每日 1 次，时间在 8 小时以上，疗程为2周。结论：微米平瘿散外敷联合吲哚美辛的方案在缩短起效时间，改善患者症状，改善血清 FT_3、FT_4、TSH 水平，提高疗效，减少糖皮质激素使用率方面优于单纯西药治疗，验证了微米平瘿散治疗亚急性甲状腺的临床疗效。

注意事项：过敏体质慎用，局部皮肤破损者禁用。

来源：四川省成都市第一人民医院

黄水蜜[11]

药物组成：大黄、黄芩、黄柏、黄连各等份研末，取 5～10g（具体量可视病变肿痛区域大小而定），羚羊角粉 5～10g（具体比例可视病变肿痛区域大小而定）。

操作方法：以上药物混匀，外敷颈前甲状腺区，每天1次。如局部肿痛明显者，可每天2次，每次外敷 2～4 小时。

疗效观察：魏华等将 53 例亚急性甲状腺炎患者根据临床辨证分为风热外袭、热毒壅盛型及肝胆火旺型进行辨证施治，同时配合本院制剂四黄水蜜加羚羊角粉外敷。结果：总有效率为100%。结论：中药内服配合外敷治疗亚急性甲状腺炎有较好疗效。

注意事项：过敏体质慎用，局部皮肤破损者禁用。

来源：广东省中医院

（3）耳穴压豆[12]：

耳穴定位：患者取坐位，一手持耳轮后上方，另一手持探棒由上而下在选区内找痛点或敏感点，分别为内分泌、皮质下、脾、胃、肝、肾6个穴位。对称性取双耳内侧穴。

操作方法：遵医嘱核对穴位，消毒耳郭，镊子夹王不留行籽贴敷在选用的耳穴上。指导患者每日自行按压 3～5 次，每次每穴 30～60 秒，3 天更换1次，双耳交替，3 天为1个疗程，观察 30 个疗程。贴穴过程中观察患者耳朵皮肤有无瘙痒情况，每日督促按揉，做好情志疏导，使患者放松。

疗效观察：李玲等选择 60 例 16～56 岁之间的桥本甲状腺炎患者，并经触诊和超声检查证实为甲状腺肿大Ⅰ度以上（包括Ⅰ度）的患者。随机分为耳穴压豆联合中药治疗组和单纯西药对照组，观察治疗前后甲状腺肿大的变化情况。结果：耳穴压豆法治疗桥本甲状腺肿效果显著，可促进已肿大的甲状腺缩小或消退，促使失调的脏腑功能恢复正常。

来源：安徽中医药大学

3. 西药治疗和预后

（1）亚急性甲状腺炎：早期治疗以减轻炎症反应及缓解疼痛为目的。轻症可用乙酰水杨酸、非甾体消炎药或环氧酶-2 抑制剂。糖皮质激素适用于疼痛剧烈、体温持续显著升高、水杨酸或其他非甾体消炎药治疗无效者，可迅速缓解疼痛，减轻甲状腺毒症症状。

甲状腺毒症明显者，可以使用 β 受体阻滞剂。由于本病并无甲状腺激素过量生成，故不使用抗甲状腺药物治疗。甲状腺激素用于甲减明显、持续时间久者；但由于 TSH 降低不利于甲状腺细胞恢复，故宜短期、小量使用；永久性甲减需长期替代治疗。

（2）桥本甲状腺炎

①随访：如果甲状腺功能正常，随访则是 HT 处理的主要措施。一般主张每半年到1年随访1次，主要检查甲状腺功能，必要时可行甲状腺超声检查。

②病因治疗：目前尚无针对病因的治疗方法。提倡低碘饮食。文献报道左甲状腺素（Ⅵ）

可以使甲状腺抗体水平降低，但尚无证据说明其可以阻止本病病情的进展。

③甲减和亚临床甲减的治疗：左甲状腺素替代治疗。

④甲状腺肿的治疗：对于没有甲减者，甲状腺激素可能具有减小甲状腺肿的作用，对年轻患者效果明显。甲状腺肿大显著、疼痛、有气管压迫，经内科治疗无效者，可以考虑手术切除。术后往往发生甲减，需要甲状腺激素长期替代治疗。

⑤TPOAb 阳性孕妇的处理：对于妊娠前已知 TPOAb 阳性的妇女，必须检查甲状腺功能，确认甲状腺功能正常后才可以怀孕；对于妊娠前 TPOAb 阳性伴临床甲减或者亚临床甲减的妇女，必须纠正甲状腺功能至正常才能怀孕；对于 TPOAb 阳性，甲状腺功能正常的孕妇，妊娠期间需定期复查甲状腺功能，一旦发生甲减或低 T_4 血症，应当立即给予左甲状腺素治疗，否则会导致对胎儿甲状腺激素供应不足，影响其神经发育。应当强调的是，由于妊娠的生理变化，妊娠期的甲状腺功能指标的参考值范围发生变化，需要采用妊娠期特异性的参考值范围。一般认为妊娠的血清 TSH 参考值范围是：妊娠 1～3 个月 0.3～2.5mU/L；妊娠 4～10 个月 0.3～3.0mU/L。

（3）无痛性甲状腺炎

①甲状腺毒症阶段：由于甲状腺毒症是甲状腺滤泡完整性受到破坏，使甲状腺激素溢出至血液循环所致，而非激素生成过多，故避免应用抗甲状腺药物及放射性碘治疗。β受体阻断剂或镇静剂可缓解大部分患者的临床症状。糖皮质激素虽可缩短甲状腺毒症病程，但并不能预防甲减的发生，一般不主张使用。

②甲减期：一般不需要治疗，如症状明显或持续时间久，可短期小量应用甲状腺激素，数月后停用。永久性甲减者需终身替代治疗。

③随访：由于本病有复发倾向，甲状腺抗体滴度逐渐升高，有发生甲减的潜在危险，故需在临床缓解后数年内定期监测甲状腺功能。

（4）产后甲状腺炎：多数 PPT 病例呈现自限性过程。甲亢期不需要服用抗甲状腺药物。甲亢症状严重者可给予β受体阻断剂等对症治疗。甲减期血清 TSH＜10mU/L 时不需要甲状腺激素的替代治疗，TSH 可以自行恢复。曾患 PPT 的妇女在产后 5～10 年内发生永久性甲减的危险性明显增加，建议每年监测 TSH。一旦发生甲减，应当及时治疗。如果计划再次妊娠，首先要确认甲状腺功能是否正常。妊娠期间也要定期检测甲状腺功能。

五、护 理 调 摄

1. 饮食护理

（1）发病初应饮食清淡。合并甲状腺功能亢进者，应进食高热量、高蛋白，富于糖类，含 B 族维生素及富含营养的食物。

（2）忌食煎炸、生冷、肥厚食物。

（3）忌饮酒、咖啡、浓茶，以减少环境和食物中对患者的不良刺激。

（4）辨证调护：对热毒壅盛和气郁火旺型患者鼓励其多饮水以补充水分丢失，可用夏枯草、菊花或石决明泡水代茶饮，有清热除烦之效。

2. 生活护理　增强机体抵抗力，避免上呼吸道感染及咽炎对预防本病发生有重要意义。发病初应注意休息，减少不良刺激，合理安排作息时间，保持居室安静和轻松的气氛。平时慎防与感冒患者接触以预防发病。

3. 心理护理（情志护理）

（1）应避免精神刺激。瘿痛患者由于担心自己的疾病转化为甲亢或甲减，且本病有一定反复性，有较长的服药史，容易失去战胜疾病的信心。所以以平和、耐心的态度对待患者，满足患者基本生理及安全需要，建立相互信任关系，使其情绪上保持稳定，树立信心，配合治疗，有利于疾病的恢复。

（2）提高患者对疾病的认知水平，使其了解相关的临床表现和治疗，减轻患者因疾病而产生的压力。

4. 药物护理　应指导患者按时按量规则用药，不可自行停服。

5. 病情观察　告知患者每周复诊 1 次，注意观察治疗后的体温、瘿肿、疼痛情况，记录退热时间、瘿肿、疼痛、压痛消失时间及瘿肿回缩时间。停药后 8 周内随访。

6. 健康教育

（1）向患者讲解有关瘿痛的临床表现、相关检查、治疗、饮食原则和要求。

（2）每周门诊做体检，抽血做血沉及甲状腺功能测定。出现高热、大汗淋漓时应及时就诊。

（3）掌握上述自我监测和自我护理可有效地降低本病的复发率。

六、预后转归

甲状腺炎一般预后良好。

七、疗效评价

（一）评价标准

1. 临床痊愈　症状及体征消失，血清 FT_3、FT_4、TSH 正常、血沉恢复正常。

2. 显效　症状及体征明显缓解，瘿肿、痛基本消失，血清 FT_3、FT_4、TSH 及血沉基本恢复正常。

3. 有效　症状及体征明显缓解，瘿肿、痛减轻，血清 FT_3、FT_4、TSH 及血沉有所改善。

4. 无效　症状及体征未见好转，瘿肿、痛无减轻，血清 FT_3、FT_4 仍增高或波动性增高，TSH 仍降低，血沉仍增高。

（二）主要临床证候疗效判定（表 15-1）

疗程结束后以减分率判断疗效。

$$减分率=[（治疗前积分-治疗后积分）÷治疗前积分]×100\%$$

表 15-1　主要临床证候量化计分表

分级 症状	无 0 分	轻 （2 分）	中 （4 分）	重 （6 分）
瘿肿	无	Ⅰ度肿大，质硬	Ⅱ度肿大，质硬或饱满	Ⅲ度肿大，质硬或饱满。
瘿痛	无	轻度疼痛	中度疼痛	重度剧烈疼痛
瘿肿触诊	无	轻度触痛，稍拒按	中度触痛，拒按	重度触痛，拒按
发热	无	潮热或低热	中度发热	寒战、高热
体倦乏力	无	易疲劳	疲倦，难以胜任重工作	精神不振，不能胜任轻工作
烦躁易怒	无	抑郁、善太息、易激惹、可控制	易激善怒、与人争吵、尚能自制	暴躁不安，难以控制
心慌	无	体力活动后出现	轻微体力活动后出现	静息时亦出现
睡眠	无	多梦眠不实	多噩梦易惊醒	难以入睡或嗜睡
汗出	无	易出汗	活动后出汗	汗出不止
耳鸣	无	偶尔发生	经常发生	经常发生，不能缓解
健忘	无	偶可记忆	难以回忆	转瞬即忘
肢体颤抖	0 分=无	2 分=有		
皮温	0 分=正常	2 分=异常（高或冰冷）		
头痛	0 分=无	2 分=有		
咽痛	0 分=无	2 分=有		
全身不适	0 分=无	2 分=有		
畏寒	0 分=无	2 分=有		
口渴	0 分=无	2 分=有		
胁肋不舒	0 分=无	2 分=有		
大便	0 分=正常	2 分=异常（大便次数增多或便溏或便秘）		
饮食	0 分=正常	2 分=异常（多食易饥或纳差）		
舌质	0 分=淡红	2 分=舌质异常		
苔	0 分=苔薄白	2 分=舌苔异常		
脉相	0 分=正常	2 分=脉相异常		

（三）评价方法[4]

1. 临床痊愈　中医临床症状、体征消失或基本消失，证候积分减少≥90%。

2. 显效　中医临床症状、体征明显改善，证候减分率≥70%为显效。

3. 有效　中医临床症状、体征好转，证候减分率≥30%为有效。

4. 无效　中医临床症状、体征无改善，证候减分率<30%为无效。

（四）随访（8 周后）疗效

1. 良好控制　症状、体征消失，血清 FT_3、FT_4、TSH 正常，血沉基本正常（低于或等于治疗结束时）。

2. 复发　症状及体征再次出现，血清 FT_3、FT_4、TSH、血沉恢复到治疗前。

八、本共识制定专家组成员及起草单位

共识专家组组长：庞国明　白　清　王宏献

共识专家组副组长（按姓氏笔画排序）：

王松夫　王银姗　左新河　代会容　杨长领　张　挺

共识专家组成员（按姓氏笔画排序）：

马小军　马新航　王秉新　邢仪霞　刘　玮　严东标

杜亮亮　邹小慧　张佳佳　张俊杰　张景祖　武洪民

单培鑫　胡　仙　胡欢欢　徐敏芳　高　龙　高　昕

梅罗阳　梁立峰　虞成毕　裴　迅　瞿纪功　颜　声

执笔人：白　清　高　龙

秘　书：高　龙　梅罗阳

组长单位：河南省开封市中医院、河南省中医院、浙江省义乌市中医院

副组长单位（按首字笔画排序）：

河南省周口承悦糖尿病医院、湖北省中医院、湖南省岳阳市中医院

起草单位（按首字笔画排序）：

甘肃省天水市中医院、江西省九江市中医医院、江苏省泰州市中医院、河北省馆陶县中医院、河南省长垣中西医结合医院、河南省周口市中医院、河南省周口承悦糖尿病医院、浙江省义乌市中医院

九、参 考 文 献

[1] 中华医学会内分泌学分会《中国甲状腺疾病诊治指南》编写组. 中国甲状腺疾病诊治指南—甲状腺炎[J]. 中华内科杂志, 2008, 47（9）：784-788.

[2] 邵迎新, 汪虹, 周云. 桥本甲状腺炎的病因病机探析[J]. 2020, 33（7）：4-6.

[3] 周仲瑛. 中医内科学[M]. 北京：中国中医药出版社, 2003：31-338.

[4] 中药新药临床研究指导原则：试行[M]. 北京：中国医药科技出版社, 2002.

[5] 陈玉婷, 李红. 李红教授分期辨治亚急性甲状腺炎的经验拾撷[J]. 中国中医急症, 2019, 28（8）：1482-1484.

[6] 黄洋, 李红. 亚甲方治疗血热夹瘀型亚急性甲状腺炎临床随机对照研究[J]. 上海中医药杂志, 2015, 49（1）：51-54.

[7] 卢园园, 闵晓俊, 谢敏, 等. 基于中医传承辅助系统治疗亚急性甲状腺炎组方规律分析[J]. 新中医, 2018, 50（10）：29-33.

[8] 张育瑛, 夏鸣喆, 李艺. 隔附子饼灸对桥本氏甲状腺炎血清特异抗体与甲状腺功能的相关性分析[J]. 上海针灸杂志, 2013, 32（1）：25-27.

[9] 陈敏龙, 马军杰. 中药内外结合治疗亚急性甲状腺炎的临床观察[J]. 中国中医急症, 2018, 27（8）：1464-1467.

[10] 喻国, 林婺, 张勤. 微米平瘿散治疗亚急性甲状腺炎临床观察[J]. 光明中医, 2019, 34（4）：1029-1031.

[11] 魏华, 黄皓月, 熊旻利. 中药内服外敷治疗早期亚急性甲状腺炎 53 例[J]. 新中医, 2010, 42（4）：54-55.

[12] 李玲, 陈晓雯. 耳穴埋豆法治疗桥本甲状腺肿 30 例[J]. 江西中医药大学学报, 2013, 25（2）：37-39.

第十六章

单纯性甲状腺肿中医临床诊疗专家共识

一、概　　述

瘿病肿块漫肿质软并随喜怒而消长，称为气瘿，俗称"大脖子"病。常见于离海较远的高原地区，我国云贵高原和黄土高原以及宁夏等地区居民多见。本病相当于西医学的单纯性甲状腺肿及部分地方性甲状腺肿，单纯性甲状腺肿是指非炎症或肿瘤原因导致的甲状腺代偿性肿大，可呈弥漫性或结节性肿大。以缺碘、过量摄入致甲状腺肿物质或相关酶缺陷等原因所致，甲状腺功能一般在正常范围。可呈地方性分布，缺碘为其主要病因。当人群患病率＞10%时称之为地方性甲状腺肿；也可呈散发分布，一般发病率在 5%以下。流行病学地方性甲状腺肿广泛分布于世界各地，主要见于离海较远，海拔较高的山区。在我国主要见于西南、西北、华北等地区。1960 年 WHO 首先提出地方性甲状腺肿是全球性疾病。1990 年联合国儿童基金会报道全球 15.72 亿人口生活在碘缺乏地区，由于开展了全国范围地方性甲状腺肿的普查和防治，目前我国本病发病率已经有显著下降。本病多见于女性，散发性甲状腺肿多发生于青春期、妊娠、哺乳期和绝经期[1-3]。

二、病　因　病　机

（一）病因

1. 水土失宜　《圣济总录·瘿瘤门》指出："山居多瘿颈，处险而瘿也"，《诸病源候论·瘿候》载："瘿者由忧恚气结所生，亦由饮沙水，沙随气入脉，搏颈下而成，初作与瘿核相似，而当颈下也，皮宽不急，垂槌槌然是也。恚气结成瘿者，但垂核槌槌无脉也""诸山水黑土中，出泉流者，不可久居，常食令人作瘿病，动气增患"。《杂病源流犀烛·颈项病源流》也说："西北方依山聚涧之民，食溪谷之水，受冷毒之气，其间妇女，往往生结囊如瘿。"可见中医学很早以前就认识到瘿病的发生与地域和水土因素密切相关。而这与现代医学中的地方性甲状腺疾病的发病特点相似。

2. 情志因素　忿郁恼怒或忧愁思虑日久，使肝气失于条达，气机郁滞，则津液不得正常输布，易于凝聚成痰，气滞痰凝，壅结颈前，则形成瘿病。《医学入门·瘿瘤》："瘿……原因忧患所生，故又曰因气，今之所谓影囊是也……总皆气血凝结成。惟忧患耗伤心肺，故瘿多著颈项。"《济生方·瘿瘤论治》说："夫瘿瘤者，多由喜怒不节，忧思过度，而成斯疾焉。大抵人之气血，循环一身，常欲无留滞之患，调摄失宜，气血凝滞，为瘿为瘤。"《外科正宗·瘿瘤论》提出："夫人生瘿瘤之症，非阴阳正气结肿，乃五脏瘀血、浊气、痰滞而成。"

3. 体质因素　妇女的经、孕、产、乳等生理特点与肝经气血有密切关系，故女性易患瘿病。宋·赵佶的《圣济总录》中记载："妇人多有之，缘忧患有甚于男子也。"另外，阴虚体质之人，在痰气郁结后易于化火，伤阴更甚，常使病机复杂，病程缠绵。

（二）病机特点

历代医家对"瘿病"的发病机制，各有其论。晋代皇甫谧《针灸甲乙经》曰："气有所结发瘤瘿。"明代医家江瓘在《名医类案》中称"其为少阳厥阴肝胆因郁怒痰气所成"。明代李梴的《医学入门》则认为"盖瘿、瘤本共一种，皆痰气结成"。明代陈实功所撰《外科正宗》提出："夫人生瘿瘤之症，非阴阳正气结肿，乃五脏瘀血、浊气、痰滞而成。"认为本病多因情志所致，发病多因肝之疏泄功能失调，以气郁为先，兼有血瘀、痰凝之证。清代医家林佩琴的《类证治裁》更有："瘿瘤其症属五脏，其原由肝火"的说法。清代沈金鳌在《杂病源流犀烛》中阐述："瘿瘤者，气血凝滞，年数深远，渐长渐大之证""其证皆隶五脏，其原皆由肝火。盖人怒动肝邪，血涸筋挛，又或外邪搏击，故成此二证。惟忧患耗伤心肺，故瘿多着颈项及肩。惟有所劳欲，邪乘经气之虚而住留，故瘤随处皆有。"

在致病因素的作用下导致脏腑经络功能失调，气滞、血瘀、痰凝结于颈部，逐渐形成瘿病，是各类瘿病共同的基本病理机制。《内经》将瘿的病机总结为"气动而内有所成"，病初常由情志不畅，肝失疏泄，气机升降失常，则形成气滞。气郁日久，积聚成形；或内生致病因素合邪为病，即可导致瘿病的发生；或气滞日久必致血瘀，形成癥结肿块；或肝气郁滞，横逆犯脾，脾失健运，痰湿内生；或因外邪所侵，体质虚弱等，使气机阻滞，津液积聚为痰，痰凝成核；或肝郁胃热，风温风热客于肺胃，积热上壅，热毒灼津为痰，痰火凝聚，搏结而成。

本病的病位主要在肝脾，肝气易郁，脾易生痰，肝脾同为气机条达的重要脏腑，肝郁则气滞，脾伤则气结或酿湿生痰，痰气交阻，血行不畅，则气血痰壅为病。瘿病的病理性质以实证居多，久病由实致虚，可见气虚、阴虚等虚候或虚实夹杂之候。瘿病日久，在损伤肝阴的同时也会伤及心阴，出现心悸、烦躁等症状。

三、临床诊断

（一）中医诊断

1. 病史　本病好发于青年女性，尤以怀孕期及哺乳期女性更为多见，在流行地区亦好发于学龄儿童。初起时无明显不适感，甲状腺呈弥漫性肿大，肿物边界不清，质软不痛，皮色如常。如肿块进行性增大，可垂于颈前，局部有沉重感，可压迫气管、食管、血管神经等而引起各种症状。

2. 依据中医病名内涵与临床表现确定中医病名 瘿病，又名瘿气、瘿瘤，是以颈前喉结两旁结块肿大为主要临床特征的一类疾病。瘿病的记载，可追溯到公元前 3 世纪。战国时期的《庄子·德充符》即有"瘿"的病名。《诸病源候论》说："气瘿之状，颈下皮宽，内结突起，然亦大，气结所致也。"确定气瘿之病名，《中医外科学》将其划定为西医单纯性甲状腺肿范畴。

3. 临床特点

（1）患者年龄多在 30～40 岁，以女性占多数。

（2）在结喉正中一侧或双侧有单个肿块，呈半圆形，表面光滑，可随吞咽动作而上下移动，按之不痛，生长缓慢，一般无明显全身症状。

（3）部分患者可发生肿物突然增大，并出现局部疼痛，是因腺瘤囊内出血所致。巨大肉瘿可压迫气管移位，但很少发生呼吸困难和声带麻痹。

（4）部分患者可伴有急躁、心悸、易汗、脉数、月经不调、手部震颤等；或出现能吃易饥、体重减轻、形体消瘦、神疲乏力、脱发、便溏等甲状腺功能亢进征象。少数患者可发生癌变。

（二）西医诊断

1. 临床表现 如在早期，肿大尚不严重，甲状腺功能正常，一般无症状，弥漫性甲状腺肿质地较软，有柔韧感；久病且严重者腺体肿大显著，如婴儿头，下垂于胸骨前，目前我国经普及碘盐后，如此严重的病例已明显减少。

肿大腺体可引起压迫症群：如气管受压，可有喉部紧缩感、慢性刺激性干咳、憋气、呼吸不畅；食管受压，可造成吞咽困难；喉返神经受压，早期可以出现声音嘶哑，痉挛性咳，晚期可失声；颈交感神经受压，可出现同侧瞳孔扩大，严重者出现 Horner 综合征（眼球内陷，瞳孔缩小，眼睑下垂）；如甲状腺肿位于胸骨后或胸腔内，可引起上腔静脉压迫综合征，使单侧头面部或上肢水肿等。

散发性甲状腺肿常在青春期、妊娠期、哺乳期及绝经期发生。腺体通常轻度肿大，呈弥漫性，质较软，晚期可有结节。

2. 体征 甲状腺弥漫性肿大，质地柔软，表面光滑，触之无痛。病程日久，或可触及大小不等、质地不一的结节，肿块可随吞咽动作而上下活动。

3. 辅助检查

（1）所有存在甲状腺肿的患者均应进行甲状腺功能的评估，以便排除甲亢或甲减。本病的特点是甲状腺肿大但甲状腺功能基本正常，甲状腺 I^{131} 摄取率常高于正常，但高峰时间很少提前出现。当 TSH 偏低，尤其是出现在既往已诊断的患者，提示有甲状腺功能自主性改变或存在未被诊断的 Graves 病，引起亚临床甲状腺毒症的可能。TG 抗体和 TPO 抗体可用于鉴别是否存在自身免疫性甲状腺疾病；甲状腺超声检查可提供甲状腺的形态、大小及结构，是否有结节、液化和钙化的信息。必要时，采用核素扫描，以评价甲状腺结节或组织是否有自主功能，胸骨后甲状腺肿可用 CT 或 MRI 明确其与邻近组织的关系及颈部甲状腺的延续情况。

尿碘的排泄与碘摄入量密切相关，是反映碘摄入量的最佳指标，测定尿碘可作为人体是否缺碘的指标，WHO 推荐的成年人每日碘摄入量为 150μg。尿碘中位数（MUI）100～200μg/L 是最适当的碘营养状态。

（2）超声波探测可显示：对称，均匀性甲状腺增大，规则，或有囊肿。

4. 鉴别诊断

（1）肉瘿：甲状腺肿块多呈球状，边界清楚，质地柔韧。

（2）瘿痈：有急性发病史；甲状腺灼热疼痛质地较硬，触痛明显。伴有发热、吞咽痛等全身症状。

四、临 床 治 疗

（一）提高临床疗效要点

1. 注意地域特点　可呈地方性或散在分布，长期饮用含高碘的水可导致甲状腺肿，在我国主要见于西南、西北、华北等地区。

2. 注意抓住本病的主要病机特点　本病的病机以虚为主，发病之初以肝气郁滞表现为主，中后期以痰凝、血瘀表现为主，痰瘀互结贯穿在本病始终，病程较长，缠绵难愈。

3. 分清主次，中病即止　瘿病存在痰瘀证，临证尚需分清二者先后及主次关系，辨其偏瘀血、偏痰结、兼夹虚实及寒热的不同。宜参考病程长短、甲状腺肿大有无结节肿块，加以区别。由于痰瘀的相伴为患，在具体诊治时，确定化痰与祛瘀的主从或是痰瘀并治。治痰治瘀虽然主次有别，但痰化则气机调畅，有利于活血；瘀去则脉道通畅，有助于痰清。此即所谓"痰化瘀消，瘀去散"之意。若痰瘀并重则当兼顾合治，分消其势。同时应注意不可孟浪过剂，宜"中病即止"，以免耗伤气血阴阳。

4. 重视情志，治中有防　忧思日久，肝气失调，气机郁滞，易形成此病，每遇情志刺激可使病证加重。凡精神情志之调节功能，与肝密切相关，临床常用疏肝理气解郁之法。

（二）治疗方法

1. 内治法

辨证论治，专证专方

肝郁气滞证

主证：颈部弥漫性肿大，皮色不变，质软无痛，边缘不清，随喜怒消长，肿块随吞咽动作上下移动；伴胸闷，善太息；舌质淡红，苔薄，脉沉弦。

治则：疏肝解郁，化痰软坚。

方药：四海舒郁丸合逍遥散（《疡医大全》）加减：昆布 10g、海带 15g、海藻 10g、海螵蛸 10g、海蛤壳 10g、青木香 15g、青陈皮 15g、柴胡 10g、当归 10g、白芍 10g、白术 10g、茯苓 12g、薄荷 3g、煨生姜 8g。

煎服方法：每日 1 剂，水煎分 3 次温服；或根据病情需要，每日 2 剂，分 4 次温服。药渣再煎，熏洗双足，内外同治，增强疗效。

方义分析：方中青木香、陈皮理气化痰；海蛤粉、海带、海藻、昆布清热化痰，软坚散结；

海螵蛸破血消瘿；柴胡疏肝解郁；当归、白芍养血柔肝；白术、甘草健脾和胃、茯苓利水渗湿，健脾养心；薄荷的功效与作用助柴胡以散肝郁；煨生姜温胃和中。两方合用共奏疏肝解郁，化痰软坚之效。加减：怀孕期或哺乳期，加菟丝子、首乌、补骨脂，若肝气不疏明显而见胸闷、胁痛者，加枳壳、香附、延胡索、川楝子；咽部不适，声音嘶哑者，加牛蒡子、木蝴蝶、射干。

气阴两虚证

主证：颈部肿块柔韧，随吞咽动作上下移动；常伴有急躁易怒、汗出心悸、失眠多梦、消谷易饥、形体消瘦、月经不调、手部震颤等；舌红，苔薄，脉弦。

治则：益气养阴，软坚散结。

方药：生脉散合海藻玉壶汤加减：党参 30g、麦冬 12g、五味子 8g、海藻 20g、昆布 15g、海带 30g、半夏 15g、贝母 8g、川芎 9g、独活 8g。

煎服方法：每日 1 剂，水煎分 3 次温服；或根据病情需要，每日 2 剂，分 4 次温服。药渣再煎，熏洗双足，内外同治，增强疗效。

方义分析：方中人参补肺气，生津液；麦门冬养阴清肺而生津；北五味子敛肺止渴、止汗，三药合用，共成补肺益气，养阴生津之功；昆布、海藻、海带、半夏、贝母、连翘化痰消肿，软坚散结消瘿；青皮、陈皮行气；当归、川芎调血，使痰消湿除，气血通畅而瘿瘤渐消。两方合用共奏益气养阴，软坚散结之效。加减：多汗加地骨皮 10g，煅龙骨（先煎）20g，煅牡蛎（先煎）20g；手抖加钩藤 10g、白芍 10g；甲状腺肿甚加三棱 10g、莪术 10g。

2. 外治法

针刺疗法：取主穴曲池、阿是穴，配穴天突。于肿大的甲状腺两侧选出对称点，即阿是穴，针刺 1～1.5 寸，有针感后退针，再刺曲池，隔日 1 次，15 次为 1 个疗程。或用耳针，取肾上腺、内分泌区，每日 1 次，15 次为 1 个疗程。

3. 基础治疗 青春期甲状腺肿大多可自行消退。轻度无症状的甲状腺肿可以暂时不予处理，密切观察临床症状和定期随访评估病情即可。事实上，有部分患者的肿大可能稳定多年不变。既往常用外源性甲状腺激素，补充内生甲状腺激素的不足，以抑制过多的内源性 TSH 分泌或对 TSH 的敏感性，达到缓解甲状腺增生的目的。但目前认为，这种治疗方法仅能使少数患者的甲状腺肿有所缩小，而长期服用甲状腺素可能带来甲状腺毒症的危害，如房颤、骨量丢失等。故已不建议用于本病的治疗。

（1）碘补充及病因治疗：对单纯缺碘者补碘是合理的，既是预防，也有治疗作用。补充后甲状腺即可见不同程度的回缩。食用碘盐是有效且相对安全的方法。一般来说，弥漫性甲状腺肿经持续补碘后 6～12 个月，甲状腺肿可回缩至正常，少数需数年时间，但结节一般不会因补碘而消失。有可确认的致甲状腺肿因素者应尽量予以纠正。

（2）同位素治疗：部分腺体过大，内科治疗无效且不能耐受手术治疗的患者及术后复发患者可考虑 I^{131} 治疗。I^{131} 治疗在缩小甲状腺体积方面疗效可靠，治疗后甲状腺体积逐渐缩小，绝大多数患者在 6～12 个月后可缩小 50% 左右。I^{131} 治疗后有可能出现甲减、一过性甲状腺毒症等，故需密切随访甲状腺功能，必要时加用甲状腺素并根据随访的 TSH 水平逐步调整至合适剂量。

（3）手术治疗指征：腺体过大，妨碍工作和生活；引起压迫症状，内科治疗无效；腺体内有结节，有发展为癌肿或甲状腺功能亢进症可能者。术后为防止再形成甲状腺肿及术后甲状腺功能偏低，宜长期服用干甲状腺制剂或 L-T$_4$。

五、护　理　调　摄

（1）山区、高原地区应注意食用含碘食盐并多食海洋食物。
（2）注意保持心情舒畅，忌恼怒。
（3）肿块生长较快时宜及时检查，以除恶变。
（4）做次全切除术时要包括瘤体深处的全层甲状腺组织，适当保留上下极，以防止遗留肿物而复发，术后应注意伤口有无渗血等。

六、预　后　转　归

单纯性甲状腺肿大多预后良好，少数发展为甲状腺功能异常或甲状腺结节、甲状腺癌。

七、疗　效　评　价

（一）评价标准

（1）甲状腺单个或多发性肿瘤经手术将病变侧甲状腺大部分切除或全部切除后，均能达到临床治愈标准。如为结节性甲状腺肿数年后有复发可能性极少。
（2）中医证候新版评价标准：
治愈：经中医辨证治疗瘤体缩小，较小瘤体基本消失。
显效：经中医辨证治疗瘤体 5 年内无增大。
有效：经中医辨证治疗后瘤体增大缓慢。
无效：中医辨证对瘤体无效。

（二）评价方法

1. 疗效标准　甲状腺肿瘤缩小或肿大情况。
2. 彩超检查　肿瘤缩小情况

八、本共识制定专家组成员及起草单位

共识专家组组长：庞国明　姜德友　张景祖
共识专家组副组长（按姓氏笔画排序）：
　　　　左新河　严东标　李鹏辉　周克飞　鲍玉晓　瞿纪功

共识专家组成员（按姓氏笔画排序）：

王　娟　王　琳　王海燕　刘　玮　李　群　杨长领
邱晓堂　沈　璐　张　挺　张　颖　张俊杰　单培鑫
赵　妍　赵　勇　徐敏芳　梁立峰　鲍小凤　蔡志敏

执笔人：翟纪功　张景祖　曹秋平

秘　书：贾林梦

组长单位：河南省开封市中医院、黑龙江中医药大学第一附属医院、河南省长垣中西医结合医院

副组长单位（按首字笔画排序）：

北京中医药大学深圳医院、江西省九江市中医医院、河南省周口承悦糖尿病医院、湖北省中医院

起草单位（按首字笔画排序）：

江苏省泰州市中医院、河北省石家庄市中医院、河北省馆陶县中医院、河南省三门峡市中医院、陕西中医药大学第二附属医院、陕西省中医医院、浙江省义乌市中医院、海南省中医院

九、参考文献

[1] Ladenson P，Kim M. Thyroid. Goldman-cecil Medicine[J]. 25th ed. W.B. Saunders，2016：1500-1510.

[2] Larsen PR，Davies TF，Schlumberger MJ，et al. Thyriod.Williams Textbook of Endocrinology[J]. 12th ed. Philadelphia：Saunders，2011：333-481.

[3] 中华医学会内分泌学分会《中国甲状腺疾病诊治指南》编写组. 中国甲状腺疾病诊治指南碘缺乏病[J]. 中华医学杂志，2008，47（8）：689-691.

第十七章

甲状腺肿瘤中医临床诊疗专家共识

一、概　述

甲状腺肿瘤是内分泌系统最常见的肿瘤。甲状腺肿瘤大多是原发性的，发生于甲状腺上皮细胞，其中主要来自滤泡上皮细胞，少数来自滤泡旁细胞。此外，甲状腺的一些非甲状腺组织也可发生肿瘤（如甲状腺恶性淋巴瘤、血管内皮瘤等）。由于甲状腺血流丰富，来源于其他部位的恶性肿瘤转移至甲状腺，而形成甲状腺转移癌。因此，广义的甲状腺肿瘤应包括甲状腺肿瘤、甲状腺非甲状腺组织肿瘤、异位甲状腺组织肿瘤及甲状腺转移癌。临床上，分为甲状腺良性肿瘤和恶性肿瘤两大类。根据肿瘤起源及分化差异，甲状腺癌又分为甲状腺乳头状癌、甲状腺滤泡癌、甲状腺髓样癌以及甲状腺未分化癌，其中，甲状腺乳头状癌约占全部甲状腺癌的85%～90%，而甲状腺乳头状癌和甲状腺滤泡癌合称分化型甲状腺癌[1-2]。

甲状腺癌占全身恶性肿瘤的 1.1%，男女发病比例约为 1：3。甲状腺癌的死亡率低，约占所有肿瘤死亡的 0.2%。近年来，全球范围内甲状腺癌的发病率增长迅速，据全国肿瘤登记中心的数据显示，我国城市地区女性甲状腺癌发病率位居女性所有恶性肿瘤的第 4 位。我国甲状腺癌将以每年 20%的速度持续增长。同时，甲状腺癌的死亡率却在下降，5 年相对生存率达95%以上。分化型甲状腺癌生物行为温和，预后较好。甲状腺未分化癌的恶性程度极高，中位生存时间仅 7～10 个月。甲状腺髓样癌的预后居于两者之间[3]。

甲状腺肿瘤归属于中医"肉瘿""石瘿"范畴。肉瘿是颈前喉结一侧或两侧结块，柔韧而圆，如肉之团，随吞咽动作而上下移动，相当于甲状腺腺瘤。石瘿是喉结两侧结块，坚硬如石，高低不平，推之不移，相当于甲状腺癌[4-5]。

二、病　因　病　机

（一）病因

1. 情志因素　陈实功《外科正宗·瘿瘤》指出："夫人生瘿瘤之症，非阴阳正气结肿，乃五脏瘀血、浊气、痰滞所成。"《济生方》云："夫瘿病者，多有喜怒不常，忧思过度而成斯疾焉。"随着现代社会生活节奏的加快，人们的情绪更易波动，在高压状态下处于紧张、焦虑、恐惧等不良情绪之中，长期不得缓解。情志不畅，内脏气机失于正常运行，不能行血输津，久致血瘀痰凝，相互搏结于颈部而成石瘿。

2. 饮食水土 《吕氏春秋·尽数》云："轻水者，多秃与瘿人。"宋代《圣济总录》："石瘿与泥瘿则因山水饮食而得之。"甲状腺肿瘤的发病与碘的摄入关系密切，饮食水土所致碘缺乏或者碘过量都可能诱发甲状腺肿瘤。饮食水土失宜，伤及脾胃，脾虚湿胜，化生痰浊，气血运行不畅，血脉瘀阻而成瘿瘤。

3. 禀赋体质 《幼科发挥》称"小儿疾病有因父母禀受所生者"，可见先天禀赋在体质形成过程中起着关键性的作用。肾为先天之本，先天禀赋不足，肾精亏虚，气血阴阳失调，脏腑机能失常，气、痰、瘀、湿、毒搏结而成瘿。

4. 毒邪损伤 毒由风、寒、暑、湿等六淫邪气盛极所化，六淫邪气或偏于峻猛或蕴藏郁久，皆可化而为毒。《医宗金鉴》所曰："怒气动肝则火盛血燥，或暴戾太甚则火旺逼血沸腾，复被外邪所搏而生瘿病危象。"外来毒邪与内生毒邪，相互作用。

（二）病机特点

1. 正气亏虚是甲状腺肿瘤发生的先决条件 中医学认为，邪之所凑，其气必虚。《医宗金鉴》"风雨寒热不得虚，邪不能独伤人……是故虚邪之中人也，留而不去，传舍于肠胃之外，膜原之间，留着于脉，稽留而不去，息而成积"。患者正气亏虚，气血乏源，使气机不畅，易于患癌。甲状腺肿瘤患者无论因何起病，其发病都是一个慢性过程，初起多不为患者察觉，至求医之时，一般已成疾日久，病久又会耗伤正气。

2. 气机郁滞是甲状腺肿瘤的始动因素 司疏泄者肝也。情志活动的异常导致肝失疏泄、气机失调、情志内伤，则津液输布失常，容易导致聚液成痰，气滞痰凝，壅结于颈部，形成甲状腺肿瘤。

3. 痰凝、血瘀是甲状腺肿瘤病理主要环节 情志内伤，气机郁滞，气滞痰凝，或饮食水土失宜，脾胃损伤，脾失健运，湿聚成痰。痰之生成，无不因于气机郁滞，故其为病随气升降，无处不至，所涉病证广泛，变幻多端，系疑难怪证之源。痰阻则血难行，血凝则痰易生；痰停体内，久必化瘀，瘀血内阻，久必生痰。甲状腺肿瘤发展过程中极易形成痰瘀互结之证，在病变过程中可以互为因果，胶结难解，顽结难去。

4. 毒邪是甲状腺肿瘤重要致病因素 气郁、痰凝、血瘀致瘿，郁久不解，变生毒邪。毒邪偏盛或蕴结日久，与痰、血相搏，化为痰毒、瘀毒。损伤毒邪致病，多属火属热，邪变为毒，多从火化，变生热毒。热毒致病，耗气劫阴，损伤脏腑，形成邪盛正衰之势，可致病情迁延日久，缠绵难愈，难以根除。毒邪内伏，气血亏虚，脏腑衰败，甚则兼夹变证蜂起，表现危笃，易伤及生命。

5. 热盛、阴伤是甲状腺肿瘤的重要变证 甲状腺肿瘤患者长期情志抑郁，肝失条达，郁而化火，内生之火热渐起，常会对气血阴阳及脏腑造成极大损害。由此可进一步增加内毒的化生及痰浊瘀血等病邪产物的堆积，一方面使邪毒顽恶难解，病邪深伏，同时又可加重对正气的损伤，形成恶性循环。火热、热毒之邪耗损阴津，肾阴肾阳为一身阴阳之本，乙癸同源，肝肾亏虚，精血衰败。

总之，甲状腺肿瘤是由于正气亏虚，情志不畅，气机郁滞，气血运行不畅，痰凝、血瘀互结，胶结难解，变生毒邪，痰、瘀、毒相搏，可形成热盛、阴伤之证，病邪深伏，气血阴阳衰败。

三、临床诊断

（一）中医诊断

1. 病史 符合西医学甲状腺肿瘤诊断标准，或有明确的甲状腺肿瘤病史。或平素有颈前喉结一侧或两侧结块，伴或不伴声音嘶哑、憋气、吞咽困难等临床表现。

2. 依照中医内涵与临床表现确定中医病名 参照《甲状腺病中医学术源流与研究》[6]《结节性甲状腺疾病中医病名辨析》[7]，甲状腺肿瘤的中医病名有：

肉瘿：颈前喉结一侧或两侧结块，柔韧而圆，如肉之团，随吞咽动作而上下移动。

石瘿：喉结两侧结块，坚硬如石，高低不平，推之不移。

3. 临床特点

（1）症状：①肉瘿：临床表现有结喉正中一侧或双侧有单个肿块，呈半圆形，表面光滑，可随吞咽动作上下移动，按之不痛，生长缓慢，少数伴有局部疼痛、呼吸困难、声音嘶哑等。②石瘿：颈前肿块生长迅速，质地坚硬如石，表面凹凸不平，推之不移，并可出现吞咽时移动受限，可伴有疼痛，呼吸或吞咽困难，甚或发生声音嘶哑等。或无症状，体检时发现本病者。

（2）体征：部分可触及喉结一侧或两侧肿块及甲状腺肿大。

4. 临床分期

（1）甲状腺肿瘤期：根据其临床表现或甲状腺超声、细针穿刺细胞学等辅助检查，鉴别其良恶性是关键。本期患者以实证为主，气、痰、瘀、毒、火为主要病理因素，也可虚实夹杂，伴气虚、阴虚、气阴两虚等。

（2）甲状腺肿瘤术后期：本期患者由于手术损伤，甲状腺激素抑制治疗或 ^{131}I 治疗，损伤人体正气，耗伤气血津液，以虚证为主，见于气虚、阴虚、气阴两虚、气血亏虚、阴阳两虚，可伴有气郁、痰浊、瘀血或热毒等实证。

（二）西医诊断

1. 病史 童年期头颈部放射性照射史或放射性尘埃接触史；全身放射治疗史；分化型甲状腺癌、甲状腺髓样癌或多发性内分泌腺瘤病 2 型、家族性多发性息肉病、某些甲状腺癌综合征等的既往史或家族史。

2. 临床特点 大多数甲状腺肿瘤患者没有临床症状。通常在体检时通过甲状腺触诊和颈部超声检查而发现甲状腺肿块。合并甲状腺功能异常时可出现相应的临床表现，如甲状腺功能亢进或甲状腺功能减退。晚期局部肿块疼痛，可出现压迫症状，常可压迫气管、食管，使气管、食管移位。肿瘤局部侵犯严重时可出现声音嘶哑、吞咽困难或交感神经受压引起霍纳综合征，侵犯颈丛可出现耳、枕、肩等处疼痛等症状。颈淋巴结转移引起的颈部肿块在甲状腺未分化癌发生较早。甲状腺髓样癌由于肿瘤本身可产生降钙素和 5-羟色胺，可引起腹泻、心悸、面色潮红等症状。

3. 体征 甲状腺肿瘤体征主要为甲状腺肿大或结节，甲状腺癌结节形状不规则、与周围组织粘连固定，并逐渐增大，质地硬，边界不清，初起可随吞咽运动上下移动，后期多不能移动。若伴颈部淋巴结转移，可触诊颈部淋巴结肿大。

4. 辅助检查 甲状腺功能（FT_3、FT_4、TSH）、甲状腺自身抗体（TGAb、TPOAb）、甲状腺癌肿瘤标志物检测（TG、Ct、CEA）、甲状腺癌的分子标志物检测、甲状腺超声、超声引导下细针穿刺活检、病理检测等。

表 17-1　甲状腺影像报告和数据系统（TI-RADS）分类表

分类	评价	超声表现	恶性风险
0	无结节	弥漫性病变	0
1	阴性	正常甲状腺（或术后）	0
2	良性	囊性或实性为主，形态规则、边界清楚的良性结节	0
3	可能良性	不典型的良性结节	<5%
4	可疑恶性	恶性征象：实质性、低回声或极低回声、微小钙化、边界模糊/微分叶、纵横比＞1 具有 1 种恶性征象	5%～85%
4a		具有 1 种恶性征象	5%～10%
4b		具有 2 种恶性征象	10%～50%
4c		具有 3～4 种恶性征象	50%～85%
5	恶性	超过 4 种恶性征象，尤其是有微钙化和微分叶者	85%～100%
6	恶性	经病理证实的恶性病变	无

四、临床治疗

（一）提高临床疗效要点

甲状腺肿瘤有良恶性之分，其临床表现、病情进展及预后转归有很大的差异，因此，临床要特别强调明确诊断，有依据地选择治疗手段。并且，引起肿瘤的原因错综，不同阶段的机理交杂，治疗上要明虚实，强辨证，制定合理的治疗原则。

1. 别良恶，确定治疗方法 由于甲状腺不同性质肿瘤的疾病进展和转归有很大的差异，临床上要首辨良恶性，要特别重视以下因素：

（1）家族遗传病史、易感因素、自身免疫性甲状腺炎病史和碘营养状态等。

（2）结节的大小、质地、形态、增长速度及活动度等；颈部有无异常淋巴结肿大。有无声音嘶哑、发音障碍、吞咽和呼吸困难等临床表现。

（3）西医影像学检查的鉴别，特别是甲状腺彩超技术的应用。

（4）恶性肿瘤和有明显压迫症状的良性肿瘤首选手术或放射或消融等治疗。非手术适应证或有手术禁忌证的患者，发挥中医药的特色，辨证用药，内外并治。

2. 辨虚实，拟定治疗法则 中医学认为甲状腺肿瘤的发生与水土因素、情志不和及肾气虚弱等有关，多因素共同致病；其病情隐匿，病程日久，病机错综复杂，最终以气郁、痰凝、血瘀为其主要病理改变。原则上早期多表现为实证，当以祛邪攻伐为主，如疏肝行滞、清热解毒、化痰散结、破血化瘀等法则。后期多耗气伤阴，致气血双亏，脏腑虚损，当攻补兼施，在攻伐的基础上益气养阴，补气养血，滋补五脏等。

3. 观局部，局部整体并重　甲状腺肿瘤局部的变化往往是我们判断疾病的良恶性、病程进展情况及疗效评估的重要依据，也是辨证施治的重要因素。局部与整体是对立统一的关系，可相互表现，也相互影响，包块皮肤颜色、大小、质地、活动度、疼痛与否等局部表现反映了病情的进展程度，也是各脏腑之间功能协调和虚实状态的重要表现，为辨证治疗提供了一定的依据。

4. 重外治，发挥中医特色　甲状腺位于颈前浅表处，便于外治法的开展，并且有利于药物吸收，药物作用直达病所，起到事半功倍的疗效。肿瘤类疾病往往使用毒性药材，局部使用大大减少了其对全身的副作用，特别是甲状腺癌后期，肿块压迫或脏腑功能损伤，患者进食困难，更体现了外治法的优势。因此，外治方法在甲状腺肿瘤的治疗中起到了非常重要的作用。

（二）治疗方法

1. 内治法

1.1　辨证论治，专证专方

肝气郁结证

主证：颈前一侧或两侧结块，质地软，可随情志而消长，颈部憋闷，胸闷憋气，胁肋胀痛，急躁易怒，口干口苦，舌质红，舌苔薄黄，脉弦。

治则：疏肝解郁，理气化痰。

方药：四逆散加减：柴胡 10～15g、枳实 10～15g、赤芍 10～15g、白芍 10～15g、香附 15～20g、青皮 10～15g、山慈菇 15～20g、八月札 10～15g。

煎服方法：每日 1 剂，水煎分 3 次温服；或根据病情需要，每日 2 剂，分 4 次温服。药渣再煎，熏洗双足，内外同治，增强疗效。

加减：肝郁化火者，加丹皮、栀子；肝郁乘脾，加白术、陈皮等。

痰气交阻证

主证：颈部肿块质硬，不随吞咽上下移动，咽喉梗塞，吞咽不畅，痰多，肢体倦怠，纳呆不适，舌质淡，苔白腻，脉滑或濡。

治则：理气化痰，散结消肿。

方药：四海舒郁丸加减：猫爪草 30g、海藻 15g、昆布 15g、海带 15g、海蛤壳 15g、海浮石 15g、白术 16g、清半夏 10g、陈皮 10g。

煎服方法：每日 1 剂，水煎分 3 次温服；或根据病情需要，每日 2 剂，分 4 次温服。药渣再煎，熏洗双足，内外同治，增强疗效。

加减：肝火偏旺者，加栀子、柴胡等。咽喉不适，加半夏、厚朴等。

痰湿凝结证

主证：颈前一侧或两侧结块，质地软或韧，胸闷憋气，腹胀，食少纳呆，口淡黏腻，肢体困重，舌质淡红，舌苔白厚腻，脉弦。

治则：健脾祛湿，化痰散结。

方药：周维顺主任医师经验方：半枝莲 30g，白花蛇舌草 30g，蒲公英 30g，山海螺 30g，黄药子 12g，苍术、白术各 12g，党参 12g，茯苓 12g，灵芝 30g，生薏苡仁、炒薏苡仁各 30g，浙贝母 12g，胆南星 6g，天竺黄 6g，法半夏 12g，瓜蒌皮 30g，佛手片 12g，鸡内金 12g[8]。

煎服方法：每日 1 剂，水煎分 3 次温服；或根据病情需要，每日 2 剂，分 4 次温服。药渣再煎，熏洗双足，内外同治，增强疗效。

加减：脾虚者，加黄芪 20~30g。腹胀者，加莱菔子；食少纳呆，加焦三仙等。

痰瘀互结证

主证：颈前一侧或两侧结块，质地韧或硬，推之不移，颈部憋闷疼痛，胸闷憋气，舌质暗红，舌苔白腻，脉弦或涩。

治则：理气化痰，散瘀破结。

方药：周维顺主任医师经验方：半枝莲 30g、白花蛇舌草 30g、山豆根 6g、海藻 15g、黄药子 12g、法半夏 12g、天竺黄 6g、胆南星 12g、花槟榔 9g、枳壳 12g、郁金 9g、丹参 30g、川芎 12g、莪术 12g、王不留行 12g、炙鳖甲 30g、灵芝 30g、生薏苡仁、炒薏苡仁各 30g、炒谷芽、炒麦芽各 15g[8]。

煎服方法：每日 1 剂，水煎分 3 次温服；或根据病情需要，每日 2 剂，分 4 次温服。药渣再煎，熏洗双足，内外同治，增强疗效。

加减：颈前疼痛者，加延胡索、川楝子、赤芍等。

瘀毒内结证

主证：见颈部肿块质硬，甚者红肿疼痛，不随吞咽上下移动，舌质红，苔厚腻，脉滑或濡。

治则：祛瘀散结，解毒消肿。

方药：朴春丽教授经验方：山慈菇 15g、夏枯草 35g、穿山甲 9g、莪术 20g、白芍 15g、半枝莲 25g、苦参 10g、连翘 20g、漏芦 15g、白芥子 10g、五味子 20g、半边莲 25g、远志 10g、香附 10g、玄参 20g、生牡蛎 35g、黄芪 30g、灵芝 6g[9]。

煎服方法：每日 1 剂，水煎分 3 次温服；或根据病情需要，每日 2 剂，分 4 次温服。药渣再煎，熏洗双足，内外同治，增强疗效。

加减：热毒较甚者，可加蒲公英、紫花地丁、紫背天葵等。

阴虚内热证

主证：颈前一侧或两侧结块，潮热汗出，口咽干燥，舌质红，舌苔薄黄，脉细。

治则：滋阴降火，软坚散结。

方药：周维顺主任医师经验方：黄柏 12g、知母 12g、炒黄芩 12g、麦冬 9g、北沙参 9g、葛根 12g、枸杞子 15g、猪苓 15g、茯苓 15g、半枝莲 30g、白花蛇舌草 30g、黄药子 12g、炙鳖甲 30g、法半夏 12g、广木香 6g、大枣 20g、生甘草 10g[8]。

煎服方法：每日 1 剂，水煎分 3 次温服；或根据病情需要，每日 2 剂，分 4 次温服。药渣再煎，熏洗双足，内外同治，增强疗效。

加减：心肾阴虚明显者，加生地、女贞子、墨旱莲、玄参等。

脾肾阳虚证

主证：颈前肿块凹凸不平，坚硬固定，面色无华，怕冷，头晕心悸，短气乏力，纳呆食少，形体消瘦，舌淡苔滑，脉沉细无力。

治则：温肾助阳，健脾化痰。

方药：真武汤加减：猫爪草 30g、海藻 15g、昆布 15g、茯苓 30g、生姜 9g、附片 9g、白术 15g、甘草片 6g。

煎服方法：每日 1 剂，水煎分 3 次温服；或根据病情需要，每日 2 剂，分 4 次温服。药渣再煎，熏洗双足，内外同治，增强疗效。

加减：水肿明显者，加猪苓、泽兰、益母草等。

气阴两虚证

主证：颈前肿块凹凸不平，坚硬固定，咽干口燥，倦怠乏力，气短懒言，舌红少津，苔薄，脉细数无力或细弦。

治则：养阴益气，解毒散结。

方药：生脉饮加减：太子参 15～20g、麦冬 15～20g、五味子 10～15g、山药 20～30g、墨旱莲 15～20g、女贞子 15～20g、薏苡仁 20～30g、白花蛇舌草 15～30g、猫爪草 15～20g、山慈菇 15～20g。

煎服方法：每日 1 剂，水煎分 3 次温服；或根据病情需要，每日 2 剂，分 4 次温服。药渣再煎，熏洗双足，内外同治，增强疗效。

加减：大便干结，加火麻仁、当归等。

甲状腺肿瘤围手术期

风热上扰证

主证：发热、咽痒、咽痛、咳嗽咯痰，术口疼痛，舌红、苔薄黄，脉弦、滑或浮。

治则：疏散风热，活血化瘀。

方药：牛蒡解肌汤加减：牛蒡子 10g、薄荷 10g、荆芥 12g、连翘 12g、栀子 10g、丹皮 10g、石斛 10g、玄参 15g、夏枯草 10g。

煎服方法：每日 1 剂，水煎分 3 次温服；或根据病情需要，每日 2 剂，分 4 次温服。药渣再煎，熏洗双足，内外同治，增强疗效。

加减：声音嘶哑，加蝉蜕等；术口疼痛，加延胡索等。

甲状腺肿瘤术后期

气阴两虚证

主证：疲倦乏力，五心烦热，舌质淡红或偏红，苔少或微黄，脉沉弦细。

治则：益气养阴，清热解毒。

方药：陈如泉教授经验方[10]：黄芪 20g、旱莲草 15g、女贞子 15g、沙参 10g、麦冬 10g、白花蛇舌草 20g、半枝莲 20g。

煎服方法：每日 1 剂，水煎分 3 次温服；或根据病情需要，每日 2 剂，分 4 次温服。药渣再煎，熏洗双足，内外同治，增强疗效。

加减：口干舌燥，加葛根、天花粉等。

阴虚火旺证

主证：心悸多汗，失眠多梦，头晕头痛，急躁易怒，眼干目涩，四肢震颤，五心烦热，颜面泛红，腰膝酸软，恶心纳少，大便干燥，消瘦乏力，口干咽燥，月经不调，舌苔薄黄、舌红少苔或剥苔，脉细数或脉弦细数。

治则：清热养阴散结。

方药：一贯煎加减：沙参 9g、麦冬 9g、当归 9g、生地黄 18～30g、枸杞子 9～18g、川楝子 5g。

煎服方法：每日 1 剂，水煎分 3 次温服；或根据病情需要，每日 2 剂，分 4 次温服。药渣再煎，熏洗双足，内外同治，增强疗效。

加减：若头晕、头痛、四肢震颤明显者则以清热平肝、潜阳息风的天麻钩藤饮加减。

脾肾阳虚证

主证：畏寒，乏力，腹胀，食欲减退，嗜睡，健忘，四肢倦怠，舌质淡，苔薄白，脉细弱。

治则：温肾健脾利湿。

方药：二仙汤加减：仙茅 6g、仙灵脾 6g、猪苓 30g、茯苓 15g、泽兰 10g、太子参 30g、炒白术 15g、泽泻 10g、川牛膝 15g、车前子 30g（布包）、冬瓜皮 15g、冬瓜子 15g、制香附 15g、蜜甘草 10g。

煎服方法：每日 1 剂，水煎分 3 次温服；或根据病情需要，每日 2 剂，分 4 次温服。药渣再煎，熏洗双足，内外同治，增强疗效。

加减：若阳虚怕冷甚者，仙茅加量至 9～15g、淫羊藿加至 15～20g；大便黏腻，肢体困重则加藿香、佩兰；身体水肿甚者可加荷叶，冬瓜皮、冬瓜子加量至 30g；腰背酸痛者可加补骨脂、菟丝子；耳鸣者加菊花、灵磁石；胃胀不适加砂仁、莱菔子、厚朴、佛手；睡眠差者可加酸枣仁、柏子仁、益智仁、生龙骨、生牡蛎、远志；乳房胀痛可加路路通、蜂房；下肢麻木抽搐者加木瓜、伸筋草；咽痛或咽部异物感明显加夏枯草、浙贝母、山慈菇、猫爪草。

肝郁气滞证

主证：颈部有不适感，颈部肿大，胸闷胁痛，喜太息，头晕目眩，失眠多梦，纳少，便可，舌红苔薄，脉弦。

治则：疏肝解郁。

方药：柴胡疏肝散加减：柴胡 10g、枳壳 10g、赤芍 15g、白芍 15g、香附 10g、郁金 10g、川芎 6g、陈皮 15g、甘草 10g。

煎服方法：每日 1 剂，水煎分 3 次温服；或根据病情需要，每日 2 剂，分 4 次温服。药渣再煎，熏洗双足，内外同治，增强疗效。

加减：见烦躁易怒，咽干目涩，面部烘热，口咽干燥，口苦，脉弦等肝火旺盛的表现，以疏肝解郁化火的丹栀逍遥散加减；若见肝脾不和证，以四逆散加减；咽部异物感者加山慈菇、猫爪草、浙贝母；睡眠差者加夜交藤、合欢皮、远志。

痰血瘀阻证

主证：颈部术后瘢痕硬结，手术切口疼痛不适，颈前有压迫感，部分可伴有眩晕、失眠、健忘、乏力、面色黧黑、手足麻木、肢体困倦。舌质紫暗或有瘀点，苔白腻，脉弦滑或涩。

治则：健脾化痰，活血散瘀。

方药：二陈汤加减方：法半夏 10～15g、茯苓 15g、炒白术 15g、陈皮 15g、丹参 20g、赤芍 10g、当归 15g、益母草 15g、猫爪草 12g、鬼箭羽 15g、三棱 15g、莪术 15g、石见穿 10g、王不留行 10g、胆南星 9g、苍术 10g、玄胡 15g。

煎服方法：每日 1 剂，水煎分 3 次温服；或根据病情需要，每日 2 剂，分 4 次温服。药渣再煎，熏洗双足，内外同治，增强疗效。

加减：咽部异物感者加夏枯草、山慈菇、猫爪草、浙贝母；情志不舒加香附、郁金。

热毒蕴结证

主证：颈部疼痛，颈部肿大，心悸、手抖，口干渴，纳可，眠欠安，入睡困难，大便干，小便可，舌红苔黄，脉数。

治则：清热利咽，解毒消瘿。

方药：倪青教授经验方[11]：忍冬藤 30g、蒲公英 15g、玄参 10g、麦冬 10g、桔梗 15g、炒牛蒡子 10g、金银花 30g、连翘 15g、生甘草 15g。

煎服方法：每日 1 剂，水煎分 3 次温服；或根据病情需要，每日 2 剂，分 4 次温服。药渣再煎，熏洗双足，内外同治，增强疗效。

加减：颈部疼痛者加野菊花、白花蛇舌草、半边莲、半枝莲；疼痛明显者，可适当加大清热解毒药物用量，如金银花用量可达 60～120g，同时可选用人工牛黄、水牛角粉等寒凉的清热重药；大便黏腻则加薏苡仁；小便稀溏加石榴皮。

1.2　辨证论治，专证专药

小金胶囊/小金丸

组成：木鳖子、制草乌、麝香、枫香、地龙、五灵脂、制乳香、制没药、当归、香墨。

功能：散结消肿，化瘀止痛。

适应证：用于痰气凝滞甲状腺肿瘤。症见肿块推之能动，皮色不变，肿硬作痛。

用法：口服。1 次 3～7 粒，1 日 2 次，小儿酌减。

注意事项：偶见皮肤过敏反应。孕妇禁用。

五海瘿瘤丸

组成：海带、海藻、海螵蛸、蛤壳、昆布、白芷、木香、海螺、夏枯草、川芎。

功能：软坚消肿。

适应证：用于痰核瘿瘤、瘰疬。

用法：口服。1 次 1 袋，1 日 2 次。

注意事项：孕妇禁用，忌食生冷、油腻、辛辣。

夏枯草胶囊/口服液/片

组成：夏枯草 50g、红糖 20g。

功能：清肝明目，散结消肿。

适应证：肝火旺盛的甲状腺肿瘤。

用法：口服。1 次 2 粒，1 日 2 次。温开水送服。

注意事项：无明显副作用。

慈丹胶囊

组成：莪术、山慈菇、马钱子粉、蜂房、鸦胆子、人工牛黄、僵蚕、丹参、黄芪、当归、冰片。

功能：化瘀解毒，消肿散结，益气养血。

适应证：瘀毒损伤所致甲状腺肿瘤。

用法：口服。1次5粒，1日4次。温开水送服。

注意事项：偶见服药后恶心。孕妇禁服，运动员慎用。本品还有马钱子、鸦胆子等，不可超量服用。

平消胶囊（片）

组成：郁金54g、仙鹤草54g、五灵脂45g、白矾54g、硝石54g、干漆（制）18g、麸炒枳壳90g、马钱子粉36g。

功能：活血化瘀，散结消肿，解毒止痛。

适应证：毒瘀内结所致的甲状腺肿瘤。

用法：口服。1次4～8片，1日3次。温开水送服。

注意事项：孕妇禁用；不宜久服，不可过量服用。用药过程中饮食宜清淡，忌食辛辣刺激之品。

西（犀）黄丸

组成：牛黄或体外培育牛黄15g、麝香或人工麝香15g、醋乳香550g、醋没药550g。

功能：清热解毒，和营消肿。

适应证：用于热毒壅结所致的甲状腺肿瘤。

用法：口服。1次3g，1日2次。温开水送服。

注意事项：孕妇禁用。

内消瘰疬丸

组成：夏枯草240g、玄参240g、青盐150g、天花粉30g、甘草30g、白蔹30g、当归30g、海藻30g、枳壳30g、桔梗30g、贝母30g、大黄30g、薄荷30g、连翘30g、海粉30g、硝石30g、生地30g。

功能：软坚散结。

适应证：用于气滞痰凝所致甲状腺肿瘤。

用法：口服，1次9g，1日1～2次，温水送服。

注意事项：阳证者慎用，孕妇慎用；忌食辛辣，油腻、海鲜等食品。

桂枝茯苓丸（胶囊）

组成：桂枝100g、茯苓100g、牡丹皮100g、赤芍100g、桃仁100g。

功能：活血，化瘀，消癥。

适应证：用于痰瘀互结、瘀水互结所致甲状腺肿瘤。

用法：口服，1次6丸，1日1～2次，温水送服。

注意事项：经期及经后3天内停服。本品含有赤芍，不宜与含藜芦的药物同用。孕妇慎用。

大黄䗪虫丸

组成：熟大黄300g、土鳖虫30g、黄芩60g、桃仁120g、杏仁120g、芍药120g、干地黄300g、干漆30g、虻虫45g、水蛭60g、蛴螬45g、甘草90g。

功能：活血消癥，祛瘀生新。

适应证：用于正气虚损，瘀血内停的甲状腺肿瘤。

用法：口服。1 次 3～6g，1 日 1～3 次，温开水送服。

注意事项：孕妇禁用；皮肤过敏者停服。

养正消积胶囊

组成：黄芪、女贞子、人参、莪术、灵芝、绞股蓝、炒白术、半枝莲、白花蛇舌草、茯苓、土鳖虫、鸡内金、蛇莓、白英、茵陈、徐长卿。

功能：健脾益肾，化瘀解毒。

适应证：脾肾阳虚、瘀毒内阻型甲状腺癌。

用法：口服。1 次 4 粒，1 日 3 次，温开水送服。

注意事项：无。

1.3　特色制剂

活血消瘿片

主要药物：蜣螂虫、土鳖虫、蜈蚣、莪术、王不留行、桃仁、猫爪草、柴胡。

功能：活血化痰，消瘿散结。

适应证：痰瘀互结型甲状腺肿瘤。

用法：口服，1 次 4 片，1 日 3 次。

注意事项：无明显副作用。

来源：湖北省中医院院内制剂

理气消瘿片

主要药物：柴胡、青皮、橘叶、郁金、蜣螂虫、细辛、三棱、莪术等。

功能：疏肝理气，消瘿散结。

适应证：气滞痰凝型甲状腺肿瘤。

用法：口服，1 次 5 片，1 日 3 次。

注意事项：无明显副作用。

来源：湖北省中医院院内制剂

2. 外治法

2.1　药物外治法

中药外敷法

处方：冰片、炮甲珠、半夏、莪术等。

操作方法：制成膏剂，每克含生药量为 1.25g，每次 50g，于每天睡前局部外敷，次日清晨洗掉。

适应证：甲状腺腺瘤。

疗效观察：蒋红玉[12]等采用中药内服与局部外敷合治法治疗甲状腺腺瘤 56 例，其中男 11 例，女 45 例，年龄 15～72 岁，平均（42.30±12.84）岁，病程 20 天～29 年，平均（31.93±62.50）月。研究结果显示治愈 29 例（51.8%），显效 15 例（26.8%），有效 6 例（10.7%），无效 6 例（10.7%），总有效率 89.3%。治疗前肿块大小（2.01±1.54）厘米，治疗后（0.33±0.25）厘米，比较差异具有统计学意义（$P<0.05$）。

注意事项：局部皮肤发红者则敷后 3 小时洗掉。

来源：暨南大学医学院第二附属医院深圳市人民医院

药酒

处方：黄药子、白酒。

操作方法：黄药子 300g 研为细末，与白酒 1500g 和匀，分装于 4 个 500ml 盐水瓶中，棉线扎紧瓶塞，放于铁锅中，加水后加温至 60～70℃，4 小时后取出，冷却过滤后即可。每次 6ml，每日 3 次，睡前加服 12ml。

适应证：甲状腺腺瘤。

疗效观察：马祥荣[13]观察黄药子酒治疗 48 例甲状腺腺瘤患者，其中男 3 例，女 45 例，年龄最小的 20 岁，最大的 61 岁，病程最短的 3 个月，最长的达 12 年。采用该方法治疗 1～2 个月后，40 例治愈，占 83.3%，5 例显效，占 10.3%，1 例有效，占 2.1%，2 例无效，占 4.2%。总有效率95.8%，治愈病例中 3 例 1 年后复发，再服黄药子酒 1 月后痊愈。

注意事项：不会饮酒者，可少量多次服用，保持口中常有酒味。伴肝病者忌服。

来源：江苏省靖江市斜桥医院

2.2 非药物外治法

针灸治疗

处方：鱼际、泽下、体缘三角。

操作方法：鱼际、泽下留针 15 到 20 分钟。鱼际进针 5 分，泽下进针 1 寸，体缘三角强刺激，以针下有重滞感为度。隔日针刺一次，不留针。

适应证：甲状腺腺瘤。

疗效观察：李景顺[14]采用中草药配合针灸治疗甲状腺腺瘤患者 47 例，其中男 3 例，女 44 例。治疗后痊愈 25 例（53.2%），好转 16 例（34%），无效 6 例（12.8%）。

注意事项：时间较长、年龄较大、体质虚弱者，其疗效较差；时间短、年龄小、体质好者，痊愈较速。

来源：河南中医药大学附属医院

3. 基础治疗

（1）甲状腺腺瘤：对于诊断明确又无恶性病变证据者，可以治疗，也可密切随诊或试用甲状腺制剂；观察肿瘤大小的变化，若有进一步增大或对周围组织有压迫表现者，应手术治疗。如是功能腺瘤，可用抗甲状腺药物治疗甲状腺功能亢进，待甲状腺功能亢进病情控制之后，再进行甲状腺的手术处理；也可进行放射性碘治疗。

（2）甲状腺癌[15, 16]：

①手术治疗：分化型甲状腺癌的治疗以外科治疗为主，辅以术后内分泌治疗、放射性核素治疗，某些情况下需辅以放射治疗、靶向治疗。甲状腺髓样癌以外科治疗为主，某些情况下需辅以放射治疗、靶向治疗。未分化型甲状腺癌的治疗，少数患者有手术机会，部分患者行放疗、化疗可能有一定效果，但总体来说预后很差、生存时间短。同时需要注意，肿瘤治疗的个体化很重要，每一个患者病情、诉求不同，临床诊治有一定灵活性。

分化型甲状腺癌：肿瘤 T 分级为 T1、T2 的病变，多局限于单侧腺叶，建议行患侧腺叶及峡部切除。对于部分有高危因素的患者，也可行全甲状腺切除。T3 病变肿瘤较大或已侵犯甲状腺被膜外肌肉，建议行全甲状腺切除。但对于一些较靠近甲状腺被膜的病灶，其本身可能不大，但是已经侵犯被膜外组织，可以行患侧腺叶及峡部切除，同时切除受侵犯的被膜外组织。

T4 病变已经侵犯周围结构器官，一般建议全甲状腺切除。T4a 病变在切除甲状腺的同时需要切除受累的部分结构器官，如部分喉（甚至全喉）、部分气管、下咽和部分食管等，并需要准备一定的修复方案。T4b 病变一般认为属于不可手术切除，但需根据具体情况判断有无手术机会，可能需要血管外科、骨科、神经外科等多学科协作。

甲状腺髓样癌：对于甲状腺髓样癌，建议行全甲状腺切除。如为腺叶切除后确诊的甲状腺髓样癌，建议补充甲状腺全切除。甲状腺髓样癌较易出现颈部淋巴结转移，大部分患者就诊时已伴有淋巴结转移，切除原发灶同时还需行颈部淋巴结清扫术（中央区或颈侧区），清扫范围除临床评估外，还需参考血清 Ct 水平。

未分化型甲状腺癌：少数未分化型甲状腺癌患者就诊时肿瘤较小，可能有手术机会。多数未分化型甲状腺癌患者就诊时颈部肿物已较大，且病情进展迅速，无手术机会。肿瘤压迫气管引起呼吸困难时，尽可能减瘤后，行气管切开术。

②分化型甲状腺癌的 ^{131}I 治疗：对高危复发危险分层患者强烈推荐 ^{131}I 治疗。对中危分层患者可考虑 ^{131}I 治疗，但其中有镜下甲状腺外侵犯但癌灶较小或淋巴结转移个数少、受累直径小且不伴高侵袭性组织亚型或血管侵犯等危险因素的中危患者经 ^{131}I 治疗后未能改善总体预后，可不行 ^{131}I 治疗。对低危分层患者，不推荐行 ^{131}I 治疗。对低危人群中淋巴结受累≤5 个（无节外侵犯、累及<0.2 厘米）者，已不再推荐行 ^{131}I 治疗。但若从便于通过监测血清 Tg 水平及 ^{131}I 全身显像后续随访的角度来看，可行 ^{131}I 治疗。

③放射治疗：甲状腺癌对放射治疗敏感度差，单纯放射治疗对甲状腺癌的治疗并无好处，外照射放疗仅在很小一部分患者中使用。放射治疗原则上应配合手术使用，主要为术后放射治疗。具体实施应根据手术切除情况、病理类型、病变范围、年龄等因素而定。

④全身治疗：内科治疗对部分对放射性碘治疗不敏感并出现远处转移患者和未分化型甲状腺癌有效。化疗对分化型甲状腺癌疗效差，靶向治疗更为重要；而对未分化型甲状腺癌主要的内科治疗是化疗。

⑤分化型甲状腺癌的 TSH 抑制治疗：分化型甲状腺癌术后 TSH 抑制治疗是指手术后应用甲状腺激素将 TSH 抑制在正常低限或低限以下、甚至检测不到的程度，一方面补充分化型甲状腺癌患者所缺乏的甲状腺激素，另一方面抑制分化型甲状腺癌细胞生长。抑制治疗用药首选 L-T$_4$ 口服制剂。TSH 抑制治疗最佳目标值应满足既能降低分化型甲状腺癌的复发、转移率和相关死亡率，又能减少外源性亚临床甲亢导致的副作用、提高生活质量。对患者个体而言，抑制治疗的 L-T$_4$ 剂量为达到其 TSH 抑制目标所需的剂量。对已清除全部甲状腺的分化型甲状腺癌患者，抑制治疗的 L-T$_4$ 剂量通常高于单纯替代剂量，平均约为 1.5～2.5μg/kg/d；老年（尤其年龄 80 岁以上）患者中，达到 TSH 抑制的 L-T$_4$ 剂量较年轻人低 20%～30%，原因在于老年人甲状腺激素外周降解率的降低大于口服吸收率的下降。

五、护 理 调 摄

1. 情志护理

（1）说理开导法。责任护士多与患者沟通，了解其心理状态，向患者解释喜怒不节、忧思过度易致气机逆乱的道理，引导患者自觉克服不良心理因素。保持乐观情绪，规律生活，避免过度紧张与劳累。

（2）解惑释疑法。重视患者主诉，及时解答疑问。组织同病种患者交流会，指导家属多鼓励、安慰患者、增加信心。

（3）五行相胜法。对于忧思患者指导多看多听喜剧、相声以及欢快的乐曲；对于焦躁易怒的患者，引导行深呼吸、冥想放松，听音乐如"高山流水""渔舟唱晚"等曲目。

（4）针对患者焦虑或抑郁的情绪变化，可采用暗示疗法或顺情从欲法，如精神放松法、呼吸控制训练法等。如"嘘、叹"呼吸调理，患者端坐位，全身放松，自然呼吸状态下吐"嘘"字以养肝，吐"呼"字以养脾，吐"嘻"字以养心，时间>30分/天。

2. 饮食护理

（1）接受 ^{131}I 治疗的患者服药当天咀嚼口香糖或者吃酸性食物，促进唾液腺分泌，防止唾液腺损伤。

（2）手术后恢复期饮食原则[17]：以易消化的普食为主，注意营养搭配，避免刺激性食物，适当多食含铁、钙丰富的食物。出现便秘时，可多食蔬菜、水果及粗纤维的食物，适当增加活动量，对于出现顽固性便秘的患者，可辅以六味地黄丸口服。

（3）^{131}I 治疗期间或激素治疗后出现口干舌燥、盗汗等阴虚火旺症状，可尽量增加滋阴降火的食物，如百合、藕汁、银耳、梨汁、枇杷等[18]。

（4）手术后痰湿内生的患者，宜多食青菜、山药、粳米、苹果、扁豆、薏苡仁等健脾化湿之品。

（5）伴有甲亢症状者，忌食海鲜、海带、紫菜及加碘盐等含碘高的食品[19]。

（6）宜多吃具有抗甲状腺癌作用的食物：茯苓、山药、香菇、猴头菇、无花果、慈菇、萝卜、菱、杏、魔芋、海参、海带及牛、羊、鹿等动物的靥肉。

（7）宜多吃具有增强免疫力作用的食物：甜杏仁、柿饼、芦笋、薏米、甲鱼、乌龟、核桃、香菇、蘑菇。

（8）宜吃具有健脾利水作用的食物，如核桃、黑大豆、山药、韭菜、荔枝、桑椹、青鱼、虾、淡菜、猪羊肾、雀肉、鹌鹑蛋、石榴、梅子、薏米、扁豆、山药、魔芋等。

（9）辨证施膳：

①肝气郁结证：宜疏肝行气化痰之品，如萝卜等，食疗方：玫瑰花茶或者佛手姜茶。

②痰气交阻证：可食行气化痰食品，如陈皮、柑橘，食疗方：青萝卜陈皮鸭汤；忌食肥甘厚腻之品，如肥肉、奶油等。

③痰湿凝结证：宜食利水渗湿之品，如冬瓜、薏米、荷叶等，食疗方：薏米石菖蒲粳米粥或冬瓜鲫鱼汤。忌食生冷之品。

④痰瘀互结证：可食祛瘀化痰食品，如山楂、贝母，食疗方：田七炖老鸭。

⑤瘀毒内结证：宜食清热解毒的食物，可用夏枯草制成凉茶，苦瓜制成饮品。

⑥阴虚内热证：宜食滋阴生津食物，如银耳、梨、桑椹等，食疗方：百合粥、枸杞粥，还可做成鸭肉汤。

⑦脾肾阳虚证：宜食温肾助阳之品，如牛肉、羊肉、狗肉、动物肾脏、韭菜、洋葱等，食疗方：羊肉粳米粥。

⑧气阴两虚证：宜食益气养阴之品，如瘦肉、玉米、红薯、胡萝卜、山药、葛粉等，可用黄芪、西洋参泡茶饮。少食辛辣刺激、油腻食物，尤其是热性食物，如辣椒、白酒等。

3. 辨"症"施护

（1）颈部肿大疼痛者：予以金黄消瘿膏或金黄膏或消瘀膏或理气消瘿膏外敷痛处，勿用力挤压甲状腺处。疼痛明显者，予以耳穴埋豆，取穴神门、交感、甲状腺等穴。

（2）术后失眠者：可予以耳穴埋豆，取穴神门、交感、肝、心、皮质下，予以双下肢穴位按摩，取足三里、阳陵泉、三阴交、涌泉穴等。遵医嘱穴位贴敷涌泉穴，也可给予每晚睡前足部中药泡洗。

（3）术后纳呆患者：观察患者口腔气味及舌质、舌苔的变化，保持口腔清洁，可穴位贴敷，取中脘、胃俞、足三里等穴位，也可耳穴贴压，取脾、胃、小肠、大肠、神门等穴。

4. 病情观察

（1）观察患者神志、血压、舌脉、胸憋、心悸等情况。

（2）观察肿块的皮肤色泽、大小、硬度、活动度、有无压痛、血管怒张、声音嘶哑、吞咽困难、气短、手足抽搐等情况。

5. 给药护理

（1）了解用药类别、时间、途径、药量，观察用药后反应。

（2）接受 ^{131}I 治疗的患者治疗前停服甲状腺激素 4 周。

（3）手术后坚持按时按量服用甲状腺激素制剂。优甲乐最好早餐前 1 小时一次性服用全天量，如有漏服，应于当日内口服。服用时应注意与其他药物间隔一段时间，与高血压药物、维生素、滋补品间隔 1 小时，与含铁、钙食物或药物间隔 2 小时，与奶、豆类食品间隔 4 小时，与考来烯胺或降脂树脂间隔 12 小时。

（4）中药汤剂根据证型予温服或温凉服；一般情况下每剂药分 2~3 次服用，具体服药时间可根据药物的性能、功效、病情遵医嘱选择适宜的服药时间，例如：安神药宜睡前服，补益药宜空腹服。中西药之间间隔 30 分钟以上。

6. 健康指导

（1）加强颈部功能锻炼：坚持每天进行上臂和颈部活动 30 分钟，持续 3 个月以上，防止瘢痕挛缩和废用综合征的发生。

（2）治疗：甲状腺全切除者应遵医嘱坚持服用甲状腺素制剂，以预防肿瘤复发；术后需行放射治疗者应遵医嘱按时治疗。

（3）定期复查：一般为 3~6 月复查一次，及时发现复发和转移病灶。

（4）随访：教会患者颈部自行体检的方法；患者出院后须定期随访，复诊颈部、肺部和甲状腺功能等。如有声音嘶哑，音调变低者出院后应继续行理疗、针灸，以促进恢复。若发现结节、肿块或异常应及时就诊。

六、预后转归

甲状腺腺瘤手术后即可治愈，无须特殊治疗及随访，预后良好，偶有复发者，可再行手术治疗。腺瘤的转归有多种情况，有的缓慢生长，不影响工作和生活；有的发生退行性变，以观察为主；有的可以发生癌变，以手术治疗为主，辅助其他治疗方法。

不同类型的甲状腺癌预后情况有所不同，其预后主要取决于是否早期发现，及时治疗。一般来说，乳头状癌转移早，早期发现，预后较好。滤泡状癌发展较快，属于中度恶性，且有侵犯血管的倾向，颈部淋巴结转移占 10%，预后不如乳头状癌。未分化癌恶性程度高，平均存活 3~6 个月，1 年存活率只有 5%~15%。髓样癌恶性程度中等，可有淋巴结转移和血运转移。

七、疗 效 评 价

1. 中医证候 观察中医药治疗对患者中医证候的改善情况。

评定指标：中医症状根据临床观察分为 4 级：（0）无症状、（1）轻度、（2）中度、（3）重度，治疗情况根据症状出现的情况记录。

评价方法：治疗前后症状总积分情况比较（疗前/疗后）：

显效：症状消失，或症状积分减少≥2/3

有效：症状减轻，积分减少≥1/3，≤2/3

无效：症状无减轻或减轻＜1/3

2. 甲状腺腺瘤疗效评价

治愈：腺瘤基本消失，临床主要症状消失或基本消失，血清学指标恢复正常；

显效：腺瘤体积缩小 70% 以上，临床主要症状明显改善，血清学指标基本恢复正常；

有效：腺瘤体积缩小 50% 以上，临床主要症状较前好转，血清学指标一定程度改善；

无效：腺瘤体积缩小不足 50%，临床主要症状、血清学指标基本无改善甚至加重。

3. 甲状腺癌生存质量 观察中医药对患者生活质量的影响，治疗前后行生活质量判定。

评定指标：卡氏评分。

评价方法：治疗前后评分情况比较：

显效：治疗后比治疗前提高 20 分以上；

有效：治疗后比治疗前提高 10 分以上；

稳定：治疗后比治疗前提高不足 10 分或没有变化；

无效：治疗后比治疗前下降。

4. 甲状腺癌客观疗效 观察中医药治疗对患者的瘤体变化。

评定标准：

（1）目标病灶的评价：

完全缓解：所有目标病灶消失，至少维持 4 周。

部分缓解：基线病灶最大径之和至少减少 30%，至少维持 4 周。

病变进展：基线病灶最大径之和至少增加 20% 或出现新病灶。

病变稳定：基线病灶最大径之和有减少但未达 PR 或有增加但未达 PD。

（2）非目标病灶的评价：

完全缓解：所有非目标病灶消失和肿瘤标志物恢复正常。

未完全缓解/病变稳定：一个或多个非目标病灶持续存在和（或）肿瘤标志物高于正常。

病变进展：出现新病灶和（或）非目标病灶明确进展。

八、本共识制定专家组成员及起草单位

共识专家组组长：庞国明　左新河

共识专家组副组长（按姓氏笔画排序）：

严东标　李　慧　沈　璐　陈芹梅　梁立峰　魏光辉

共识专家组成员（按姓氏笔画排序）：

马　丽　王　琰　王小青　王秉新　王爱军　仇丽伟

左新河　付婷婷　白　清　白富彬　冯文煦　邢仪霞

刘　玮　刘亚东　米　霞　李　岚　李会敏　杨长领

沈　莺　张佳佳　罗亚锋　周　凌　单培鑫　赵　勇

赵　璐　胡　然　夏方妹　高　龙　郭乃刚　黄俊臣

梅罗阳　康莉娟　梁立峰　程红卫　虞成毕　翟纪功

魏桂梅

执笔人：左新河　李会敏　夏方妹

秘　书：谢　敏　付　畅　周曦冉　刘　星

组长单位：河南省开封市中医院、湖北省中医院

副组长单位（按首字笔画排序）：

江西省九江市中医医院、江苏省泰州市中医院、江苏省盐城市中医院、陕西省中医医院

起草单位（按首字笔画排序）：

江苏省盐城市中医院、河南中医药大学第三附属医院、河南省中医院、河南省安阳市中医院、河南省周口市中医院、河南省周口承悦糖尿病医院、河南省南阳市中医院、河南省濮阳市中医医院、湖北省襄阳市中医院

九、参考文献

[1] 廖二元，莫朝晖.《内分泌学》（第2版）[M]. 北京：人民卫生出版社，2007，11.

[2] 中华人民共和国国家卫生健康委员会. 甲状腺癌诊疗规范（2018年版）[J/CD]. 中华普通外科学文献（电子版），2019，13（1）：1-15.

[3] 中华医学会核医学分会. ^{131}I治疗分化型甲状腺癌指南（2014版）[J]. 中华核医学与分子影像杂志，2014，34（4）：264-278.

[4] 李曰庆. 中医外科学[M]. 北京：中国中医药出版社，2002.5.

[5] 赵进喜，邓德强，王新歧. 甲状腺疾病相关中医病名考辨[J]. 陕西中医学院学报，2005（4）：1-3.

[6] 陈如泉，左新河. 甲状腺病中医学术源流与研究[M]. 北京：人民卫生出版社，2016：11.

[7] 曾明星，陈继东，左新河，等. 结节性甲状腺疾病中医病名辨析[J]. 北京中医药，2017，36（6）：525-528.

[8] 吴敏华，陈亚男，刘艳清. 周维顺主任医师治疗甲状腺癌经验[J]. 河南中医，2007，27（2）：22.

[9] 张鹏，朴春丽. 朴春丽教授运用解毒通络保缨法治疗甲状腺癌经验探讨[J]. 中西医结合心血管病电子杂志，2019，7（8）：30，34.

[10] 赵勇，徐文华，陈如泉. 陈如泉运用益气养阴扶正法治疗甲状腺癌术后经验[J]. 湖北中医杂志，2013，35（11）：24-25.

[11] 倪炎炎，倪青. 倪青治疗甲状腺乳头状癌术后经验[J]. 北京中医药，2018，37（9）：833-835.

[12] 蒋红玉，刘安国，赖贞，等. 中药内外合治甲状腺良性肿瘤的临床观察[J]. 中国中西医结合杂志，2002（10）：776-777.

[13] 马祥荣. 黄药子酒治疗甲状腺腺瘤 48 例[J]. 浙江中医杂志，1996，9：396.

[14] 李景顺. 中草药配合针灸治疗 47 例甲状腺腺瘤的体会[J]. 河南中医学院学报，1978，2：16-19.

[15] 刘艳骄，魏军平，杨洪军. 甲状腺疾病中西医结合治疗学[M]. 北京：科学技术出版社，2012：8.

[16] 中华医学会内分泌学分会. 甲状腺结节和分化型甲状腺癌诊治指南[J]. 中国临床肿瘤，2012，39（17）：1249-1272.

[17] 陈继东，熊常初，李宝华. 甲状腺疾病的调养康复[M]. 武汉：湖北科学技术出版社. 2018.

[18] 邵灿灿，吕久省，潘研，等. 燕树勋教授从痰气论治甲状腺癌术后经验探析[J]. 世界中西医结合杂志，2017，12（12）：1676-1678.

[19] 毛露凤，陈培丰. 陈培丰教授从气论治甲状腺癌经验[J]. 浙江中西医结合杂志，2015，25（1）：1-3.

第十八章

妊娠合并糖尿病中医临床诊疗专家共识

一、概　　述

妊娠合并糖尿病分为孕前糖尿病（pregnancy diabetes mellitus，PGDM）、妊娠期糖尿病（gestational diabetes mellitus，GDM）和妊娠期显性糖尿病（ODM）三类[1]。PGDM指孕前确诊的1型糖尿病、2型糖尿病或特殊类型糖尿病，约占孕期高血糖的7.9%；GDM是指妊娠期间发生的糖代谢异常，但血糖未达到显性糖尿病的水平，占妊娠期高血糖的83.6%；ODM也称妊娠期间的糖尿病，指孕期任何时间被发现且达到非孕人群糖尿病诊断标准，约占孕期高血糖的8.5%。妊娠合并糖尿病对母儿均有较大危害，故需引起重视。

妊娠期糖代谢特点：在妊娠早、中期，随孕周增加，胎儿对营养物质需求增加，通过胎盘从母体获取葡萄糖是胎儿能量的主要来源，孕妇血浆葡萄糖水平随妊娠进展而降低，空腹血糖约降低10%[2]。系因：①胎儿从母体获取葡萄糖增加；②妊娠期肾血浆流量及肾小球滤过率均增加，但肾小管对糖的再吸收率不能相应增加，导致部分孕妇自尿中排糖量增加；③雌激素和孕激素增加母体对葡萄糖的利用。因此，空腹时孕妇清除葡萄糖能力较非妊娠期增强。到妊娠中晚期，孕妇体内拮抗胰岛素样物质增加，如肿瘤坏死因子、瘦素、胎盘生乳素、雌激素、孕酮、皮质醇和胎盘胰岛素酶等使孕妇对胰岛素的敏感性随孕周增加而下降，为维持正常糖代谢水平，胰岛素需求量必需相应增加。对于胰岛素受限的孕妇，妊娠期不能代偿这一生理变化使血糖升高，出现GDM或使原有糖尿病加重。

由于本病通常无明显症状，一般由实验室检查诊断而来，该病在古籍中无记载，故中医学将妊娠合并糖尿病归于"妊娠消渴"范畴，《黄帝内经》云："此人必数食甘美而多肥也，肥者令人内热，甘者令人中满，故其气上溢，转为消渴。"清·叶桂《临证指南医案》详载：消渴之证，燥热为标，阴虚为本。《沈氏女科辑要》总结妊娠病病因病机为："妊娠病原有三大纲，一曰阴亏，精血有限，聚以养胎……阴分必亏；二曰气滞，腹中增一障碍……则升降之气必滞；三曰痰饮，脏腑之机括为之不灵……津液聚为痰饮。"

二、病因病机

五脏柔弱、五志过极、饮食失节、劳逸失度等均为妊娠合并糖尿病发生的主要原因。相对而言，五脏柔弱为内因，五志过极、饮食失节、劳逸失度为外因，内外因相合而致本病[6]。

（一）禀赋不足，脏腑虚弱

若素体禀赋不足，气血津液亏虚，孕后阴血下注冲任以养胎元，则阴血亏损益甚，阴阳失和，阴虚阳亢，虚热内生，津伤液耗，易发消渴；如《灵枢·五变》云："五脏皆柔弱者，善病消瘅。"《灵枢·本脏》："心脆则善病消瘅热中，肺脆肝脆脾脆肾脆，则俱善病消瘅易伤"，说明脏腑虚弱是消渴病的病理基础。孕后胎体渐长，孕妇气血阴液损耗更甚，且胎体增大影响中焦脾胃气机升降，津液输布失司，脾阴不足，胃阳亢奋，消谷善饥，肌肤失养，口干唇燥，小便失调，发为消渴。

（二）五志过极，情志失常

妇女妊娠后，由于其生理、生活、工作、学习等方面均发生了变化，导致其心理也发生较大变化，不能及时进行自我调节，故而出现情志失常。金·刘河间《刘河间·三消论》说："消渴者……耗乱精神，过违其度，而燥热郁盛之所成也。"明·周之干《慎斋遗书·渴》说："心思过度……此心火乘脾，胃燥而肾无救"，可发为消渴。清·叶天士《临证指南医案·三消》说："心境愁郁，内火自燃，乃消症大病。"若肝失条达，气机郁滞，郁久化火，则易伤津耗液，发为消渴。若劳思伤脾，则如张锡纯在《医学衷中参西录》中所说："脾气不能散精达肺则津液少，不能通调水道则小便无节，是以渴而多饮多溲也。"或如《素问·脏气法时论》所云："脾病者，身重、善饥、肉痿。"或如明·赵献可在《消渴论》中所指出的："脾土浇灌四脏，与胃行其津者也。脾胃既虚则不能敷布津液，故渴。纵有能食者，亦是胃虚引谷自救。"

（三）饮食不节，蕴湿生热

现代女性怀胎后，借利胎之口，过食肥甘厚味，乱用滋补之品，无所节制，损脾伤胃，脾胃运化失司，食积化热，热盛津伤，致液耗，食消，故而消渴由此而生。如《素问·奇病论》言："此肥美之所发也，此人必数食甘美而多肥也，肥者令人内热，甘者令人内湿，故其气上溢，转为消渴。"宋·赵佶《圣济总录》云："消瘅者膏粱之疾也。"元·朱丹溪《丹溪心法·消渴》中记载"酒面无节，酷嗜炙煿……脏腑生热，燥热炽盛，津液干焦，渴饮水浆，而不能自禁"。

（四）房劳过度，肾气受损

女子妊养胞胎之时，阴精、肾气下注冲任以养胎，于孕妇而言阴精、肾气相对不足，若孕期房劳过度，必将耗伤肾阴、肾气，至阴精、肾气亏虚，导致消渴的发生。南宋·严用和《济生方》有言："消渴之疾，皆起于肾，盛壮之时，不自保养，快情纵欲……遂使肾水枯竭，心火燔炽，三焦猛热，五脏干燥，由是渴利生焉。"唐·王焘《外台秘要·消渴消中》曰："房室过度，致令肾气虚耗故也，下焦生热，热则肾燥，肾燥则渴。""消渴者，原其发病，此责肾虚所致……腰肾既虚冷则不能蒸于上，谷气则尽下为小便者也，故甘不变。"明·赵献可《医贯》指出："命门火衰，不能腐熟水谷，水谷之气不能熏蒸于上，润于肺，如釜底无薪，锅盖干燥，故渴……并行五经，其所饮之水未经火化，直入膀胱，正谓饮一升溲一升，饮一斗溲一斗。"

（五）安逸过度，壅热生瘀

妊娠中后期，由于行动不便或娇弱慵懒，多数妇女缺乏运动。活动不足，血行不畅致壅滞成瘀；或活动量小，气血消耗过少，形体肥胖，体内积湿蕴热，发为消渴。

综上，妇女妊娠后阴血、肾精下聚于胞宫以养胎，致使全身阴血、肾气相对不足，如先天气血不足，肾、脾（胃）虚弱，或伴胎体（胎热）渐长的同时饮食不节、情志不调、劳逸过度、房事不节等，均可加重阴血、肾气的不足，从而导致本病的发生[6-8]。

三、临 床 诊 断

（一）中医诊断

怀孕，或伴有消渴病史，或平素有多饮、多食、多尿、消瘦或尿中有甜味的临床表现，且血糖等相关检查符合本病标准。但绝大多数患者无明显临床表现及体征。

（二）西医诊断[3-4]

1. 病史　妊娠期有三多症状（多饮、多食、多尿），本次妊娠并发羊水过多或巨大胎儿者，应警惕合并糖尿病的可能。但大多数 GDM 患者无明显的临床表现。

2. 临床特点

（1）自身因素：年龄≥35 岁、妊娠前超重或肥胖、糖耐量异常史、多囊卵巢综合征；

（2）家族史：糖尿病家族史；

（3）妊娠分娩史：不明原因的死胎、死产、流产史、巨大胎儿分娩史、胎儿畸形和羊水过多史、GDM 史；

（4）本次妊娠因素：妊娠期发现胎儿大于孕周、羊水过多；反复外阴阴道假丝酵母病感染者。

3. 体征　母体发生先兆子痫、早产、手术产、羊水过多、产后出血、感染等。胎儿及新生儿可发生呼吸窘迫综合征、黄疸、低钙血症、低血糖、血细胞增多。巨大儿可引发的肩难产、新生儿缺血缺氧性脑病、骨折甚至死亡等。

4. 辅助检查

（1）明确妊娠诊断，主要查彩超、血（或尿）HCG 等，明确宫内孕。

（2）在明确宫内孕的基础上进行相应血糖检测。

（3）GDM 的诊断标准：

①推荐医疗机构对所有尚未被诊断的 PGDM 或 GDM 的孕妇，在妊娠 24～28 周及 28 周后首次就诊时行 75g 葡萄糖耐量试验（OGTT）。75g 葡萄糖耐量试验（OGTT）的诊断标准：

空腹血糖（FPG）、OGTT 1h 血糖、OGTT 2h 血糖分别低于 5.1mmol/L、10.0mmol/L、8.5mmol/L。任何一点血糖值达到或超过上述标准即可诊断为 GDM。

②孕妇具有 GDM 高危因素或者医疗资源缺乏地区，建议妊娠 24～28 周首次检查静脉空腹血糖（FPG）。FPG≥5.1mmol/L，可以直接诊断为 GDM，不必行 75gOGTT。

（4）PGDM 的诊断标准：符合以下两项中任意一项者，可确诊为 PGDM。

①孕前已确诊为糖尿病的患者；

②孕前未进行过血糖检查的孕妇，孕期任何时间发现且达到非孕人群糖尿病诊断标准即可诊断为 PGDM：空腹血浆葡萄糖（FPG）≥7.0mmol/L；75g 口服葡萄糖耐量试验（OGTT），服糖后 2h 血糖≥11.1mmol/L；伴有典型的高血糖症状或高血糖危象，同时随机血糖≥11.1mmol/L；糖化血红蛋白（HbA1c）≥6.5%。

四、临床治疗

（一）提高临床疗效要点

本病发生于育龄期妇女妊娠这一特定时期，发病年龄较为年轻化，至孕检时才发现，尚无典型临床表现，并发症鲜少发生，故而临证多存在无证可辨情形。为提高临床疗效，我们应遵循以下三点：

第一，紧扣病机，精准用药：熟知发病机理，我们才能有的放矢、精准施治、合理用药，以求"观其脉证，知犯何逆，随证治之"之效。

第二，强化中医思维，辨病、辨证、辨体相结合，遵循"三辨诊疗模式"[9]：首先，依据患者不同临床表现分别进行消渴病、上消病、中消病、下消病、脾瘅病的中医病名诊断，以发挥中医病名在指导辨证论治中的正确导向作用；其次通过对病因病机认识，做到审证求因、知理明辨、随证治之的辨证论治思维；最后对于无证可辨的患者，遵循"三辨诊疗模式"之"辨体调治"的学术思想，分别采用补气、护正、温阳、养阴、祛湿、清热调糖等法则。

第三，坚定信念，弥久务功：临证过程中医者不但要对自己的中医思维、中医理念、中医功底有信心，更要帮助患者坚定信念，相信医者、相信中医药。临床试验证明通过采用中药结合运动饮食治疗 GDM 患者，可明显降低 GDM 孕妇并发胎膜早破、子痫前期、剖宫产、巨大胎儿、新生儿胎粪污染发生率[10]。

（二）中医治疗

识理明证、审证求因尤其要 "观其脉证，知犯何逆，随证治之"，临床实践表明妊娠合并糖尿病不尽是"阴虚热盛""气阴两虚"等证，而是动态发展的。庞国明教授专家医疗团队通过临床实践总结出七种证型，分别为热盛伤津证、气阴两虚证、肝郁脾虚证、痰浊中阻证、湿热内蕴证、脾肾气虚证、阴阳两虚证。

热盛伤津证

主证：口渴，多饮，多食易饥，形体消瘦，小便频数量多，心烦易怒，口苦，大便干结，舌质红，苔薄黄干，脉弦或数。

治则：清热生津止渴。

方药：清热养阴调糖饮加减：生石膏 10～30g、肥知母 10g、干生地 20g、麦门冬 10g、太子参 30g、粉葛根 10g、炒苍术 10g、木香 6g、升麻片 3～6g、生甘草 6g。

煎服方法：每日 1 剂，水煎分 3 次温服；或根据病情需要，每日 2 剂，分 4 次温服。药渣再煎，熏洗双足，内外同治，增强疗效。

方义分析：方中生石膏辛甘大寒，清阳明有余之火而不损阴；生地黄清热生津；知母苦寒质润、滋清兼备，一助石膏清胃热而止烦渴，一助生地养阴生津；麦门冬微苦甘寒，助生地滋阴而润胃燥，且可清心除烦；太子参益气生津；葛根既可生津又可升举清阳；苍术燥湿健脾，既能防止石膏清热太过，又可防止诸多滋阴药物腻而伤胃；木香宽中下气，升麻升举清阳，葛根升发津液，升降相因，气血调畅，清升浊降，从而使中气畅达；生甘草调和诸药，诸药合用，共奏清热养阴之功，使热清津复，阴精和合，血糖渐趋平稳。

加减：若大便干结者，加麻子仁 30g。

气阴两虚证

主证：倦怠乏力，精神不振，口干咽燥，口渴多饮，形体消瘦，腰膝酸软，自汗盗汗，舌质淡红或舌红，苔薄白干或少苔，脉沉细。

治则：益气养阴。

方药：益气养阴调糖饮加减：太子参 30g、黄芪 10～30g、生地 20g、山萸肉 20g、炒山药 30g、苍白术各 10g、泽泻 10g、茯苓 10～15g、木香 6g、麦门冬 10g、升麻 6g。

煎服方法：每日 1 剂，水煎分 3 次温服；或根据病情需要，每日 2 剂，分 4 次温服。药渣再煎，熏洗双足，内外同治，增强疗效。

方义分析：方中太子参益气生津；黄芪益气健脾固表；生地清热养阴生津，山萸肉补养肝肾涩精，取"肝肾同源"之意；炒山药补脾益肾，苍白术同用以增健脾利湿之力；泽泻利湿而补阴之不足；茯苓淡渗利湿，助山药健运，与泽泻共泻肾浊，助真阴复其本位；麦冬养阴生津；木香宽胸下气，升麻升举清阳，升降相因，气机畅达诸药合用，共奏益气养阴生津之功，使气复阴平，气阴和合，是以不降糖而血糖自平矣。

加减：乏力明显者，生黄芪可加至 50～60g；盗汗者加仙鹤草 30g。

肝郁脾虚证

主证：情志抑郁或因精神刺激而诱发血糖升高，烦躁易怒，脘腹胀满，大便或干或溏，常伴有乳房胀痛，舌质淡红，苔薄白，脉弦。

治则：疏肝健脾。

方药：疏肝健脾调糖饮加减：北柴胡 10g、全当归 10g、云茯苓 10～15g、生白芍 10～30g、苍白术各 10g、炒栀子 10g、淡豆豉 10g、苏薄荷 10g、生甘草 3g、升麻片 6g、鲜生姜 10g。

煎服方法：每日 1 剂，水煎分 3 次温服；或根据病情需要，每日 2 剂，分 4 次温服。药渣再煎，熏洗双足，内外同治，增强疗效。

方义分析：方中柴胡疏肝解郁，使肝气得以条达；当归养血和血；白芍酸苦微寒，养血敛阴，柔肝缓急；归、芍与柴胡同用，补肝体而助肝用，使血和肝和，血充则肝柔；木郁不达致脾虚不运，故以苍术、白术、茯苓燥湿健脾益气，栀子、淡豆豉清心除烦；薄荷疏散郁遏之气，透达肝经郁热；升麻升举清阳与牛膝配伍，升清降浊，调和气机，共为佐药；生姜温中和胃，甘草调和诸药。全方共奏疏肝健脾、达木运土、调和肝脾之功。

加减：失眠多梦者加夜交藤 30g。

痰浊中阻证

主证：形体肥胖，身重困倦，纳呆便溏，口黏或口干渴，但饮水量不多，舌质淡，苔腻，脉濡缓。

治则：燥湿健脾，化痰降浊。

方药：和中降浊调糖饮加减：苍白术各 10～20g、广陈皮 10g、建泽泻 10g、猪茯苓各 10～15g、川桂枝 6～10g、生苡仁 10～20g、姜半夏 6～9g、升麻 3～6g、生甘草 6g。

煎服方法：每日 1 剂，水煎分 3 次温服；或根据病情需要，每日 2 剂，分 4 次温服。药渣再煎，熏洗双足，内外同治，增强疗效。

方义分析：方中苍白术合用以健脾和胃，燥湿化浊，升阳散邪；生苡仁、陈皮燥湿化痰，姜半夏燥湿化痰、和胃降浊；猪茯苓、泽泻淡渗利水，升麻善升脾胃之阳气，桂枝温阳化气利水；甘草调补脾胃，和中气以助运化。本方总以燥湿健脾，化痰降浊为治疗大法，痰化湿去，脾升胃降，谷精水津游溢敷布正常，从而达到化痰止渴，调控血糖的目的。

加减：舌苔白厚腻、口中黏腻加佩兰 10g；下肢浮肿者加玉米须 30g。

湿热内蕴证

主证：口干口渴，饮水不多，口苦、口中异味，形体肥胖，身重困倦，大便黏腻不爽，舌质淡，苔黄腻，脉濡数。

治则：清热祛湿，理气和中，升清降浊。

方药：清热化湿调糖饮加减：川黄连 6～15g、炒栀子 10g、姜半夏 6～9g、生苡仁 10～30g、川黄柏 10g、炒苍术 10～30g、石菖蒲 6g、细芦根 30g、升麻片 3g。

煎服方法：每日 1 剂，水煎分 3 次温服；或根据病情需要，每日 2 剂，分 4 次温服。药渣再煎，熏洗双足，内外同治，增强疗效。

方义分析：方中黄连清热燥湿解毒；生苡仁健脾清热祛湿，《本草正》曰："薏苡仁，味甘淡，气微凉，性微降而渗，故能去湿利水……以其性凉，故能清热，止烦渴、上气。"但其功力甚缓用为佐使宜倍；半夏燥湿降逆而和胃，黄柏味苦，清下焦湿热；苍术燥湿健脾，善除中焦湿邪；石菖蒲健胃理气、利湿化痰；栀子清宣胸脘之郁热；芦根性甘寒质轻，清热和胃，除烦止呕，生津行水；升麻与半夏相伍升清降浊。诸药合用，清热化湿，理气畅中，升清降浊，安中调糖。

加减：大便黏滞不爽者加陈皮 10g；口苦或口中异味明显者加藿香 10g、佩兰 10g。

脾肾气虚证

主证：腰酸腰痛，眼睑或下肢水肿，自汗，小便清长或短少，夜尿频数，或五更泄泻，舌淡体胖有齿痕，苔薄白而滑，脉沉迟无力。

治则：健脾益肾。

方药：健脾益肾调糖饮加减：太子参 30g、生黄芪 30g、炒山药 30g、熟地黄 20g、山萸肉 20g、泽泻 10g、苍白术各 10～30g、猪茯苓各 10～20g、桑螵蛸 30g、木香 6g、升麻 6～10g。

煎服方法：每日 1 剂，水煎分 3 次温服；或根据病情需要，每日 2 剂，分 4 次温服。药渣再煎，熏洗双足，内外同治，增强疗效。

方义分析：方中太子参益气养阴生津，生黄芪以益气健脾；熟地补益肝肾益精血，山萸肉补养肝肾，取互滋互补之意；炒山药补脾益肾；苍白术健脾化湿运谷精、布津液；泽泻利湿消肿；猪茯苓淡渗利湿，助二术、山药以健脾；桑螵蛸固精缩尿、补肾助阳；木香行气，使全方补而不滞；升麻升举清阳；全方共奏，健脾益肾，运谷布津，化湿调糖之功。

加减：下肢肿明显者加汉防己 10g；夜尿频者加金樱子 30g。

阴阳两虚证

主证：口渴多饮，小便频数，夜间尤甚，夜尿常达 3～5 次，甚则十余次，混浊多泡沫，伴腰膝酸软，四肢欠温，畏寒肢冷，或颜面肢体浮肿，舌质淡嫩或嫩红，苔薄少而干，脉沉细无力。

治则：滋阴温阳，补肾涩精。

方药：阴阳双补调糖饮加减：肉桂 3g（后下）、川桂枝 6g、熟地黄 20g、山萸肉 30、枸杞子 30g、炒山药 30g、茯苓 10～20g、泽泻 10g、炒白术 10g、盐杜仲 20g、木香 6g、鹿角胶 10g、桑螵蛸 30g。

煎服方法：每日 1 剂，水煎分 3 次温服；或根据病情需要，每日 2 剂，分 4 次温服。药渣再煎，熏洗双足，内外同治，增强疗效。

方义分析：方中桂枝辛甘而温，温通阳气，二药相合，补肾阳，助气化，共为君药。肉桂辛甘性大热，补火助阳，散寒止痛；桂枝与肉桂同用，既可以增强温阳之力，又可助气化之功，使阳气得以通达。"善补阳者，必于阴中求阳，则阳得阴助，而生化无穷"，故加用甘温之熟地黄以滋阴补肾生精，配伍山茱萸、山药、枸杞子补肝养脾益精，阴生则阳长，同为臣药。泽泻、茯苓利水渗湿，配桂枝又善温化痰饮；木香行滞消胀，此三味寓泻于补，俾邪去而补药得力，并制诸滋阴药碍湿之虞，可使全方补而不滞；炒白术燥湿健脾，寓意培补先后天之义；盐杜仲、鹿角胶以滋补肝肾、益精养血，桑螵蛸固精缩尿、补肾助阳；俱为佐药。诸药合用，助阳之弱以化水，滋阴之虚以生气，使肾阳振奋，气化复常，则诸症自除。

加减：尿频而混浊者，加益智仁 10g；乏力明显者，加生黄芪 30g。

（三）西医治疗

1. 胰岛素　可应用于孕期的胰岛素类型：包括所有的人胰岛素如短效胰岛素、中效胰岛素（NPH）及预混的人胰岛素。胰岛素类似物有：门冬胰岛素和赖脯胰岛素。孕期胰岛素应用方案：对于空腹及餐后血糖均升高，推荐三餐前短效/速效胰岛素+睡前 NPH。由于孕期胎盘胰岛素抵抗导致的餐后血糖升高更为显著的特点，预混胰岛素应用存在局限性，不作为常规推荐。

2. 口服降糖药物　多项二甲双胍与胰岛素孕期应用的头对头研究证实了二甲双胍孕期应用的疗效及安全性，国内外针对二甲双胍的多个 Meta 分析提示，使用二甲双胍在控制餐后血糖、减少孕妇体重增加以及新生儿严重低血糖的发生方面都有益处。但由于我国尚无二甲双胍孕期应用的适应证，且口服降糖药物用于孕期糖尿病仍缺乏长期安全性的数据，故孕期不推荐使用口服降糖药。

生活方式干预+二甲双胍即可控制血糖的育龄期 2 型糖尿病患者以及胰岛素抵抗严重应用二甲双胍诱导排卵的多囊卵巢患者，可在服用二甲双胍的基础上怀孕。怀孕后停用二甲双胍。

如孕期有特殊原因需要继续服用二甲双胍的患者,应在充分告知孕期使用二甲双胍利弊的前提下,在胰岛素基础上加用二甲双胍。

五、计划妊娠的糖尿病患者孕前管理

（1）计划妊娠之前回顾如下病史：①糖尿病的病程；②急性并发症；③慢性并发症；④糖尿病治疗情况；⑤其他伴随疾病和治疗情况；⑥月经史、生育史、节育史；⑦家庭和工作单位的支持情况。

（2）了解糖尿病与妊娠之间的相互影响：评价血糖、糖化血红蛋白、血压、心电图、眼底、肝肾功能等指标，血压控制在 130/80mmHg 以下，加强糖尿病相关知识教育，戒烟。

（3）慢性并发症评价：孕前最有可能出现并发症的是糖尿病病史＞5 年、血糖控制欠佳的1 型糖尿病。视网膜病变：妊娠可加重糖尿病视网膜病变；未经治疗的增殖期视网膜病变不建议怀孕。糖尿病肾病：妊娠可加重已有的肾脏损害；妊娠可对部分患者的肾功能造成永久性损害；肾功能不全对胎儿的发育有不良影响。糖尿病大血管病尤其心血管病变：有怀孕意愿的糖尿病妇女心功能应该达到能够耐受平板运动试验的水平。

六、孕期糖尿病的管理

（一）辨证施护

1. 饮食护理 饮食调节治疗是治疗妊娠合并糖尿病的基本措施，理想的饮食既能提供维持妊娠胎儿的生长发育所需要的热量和能量，又不引起餐后血糖过高。预防酮症，保持孕期正常的体重增加，给予高蛋白、高纤维素、低脂肪饮食、提倡少食多餐，禁食辛辣等刺激性食物，如辣椒、浓茶、含酒饮料等。进食定时定量、多样化，不仅有利于提高胰岛素的敏感性，改善血糖代谢，还能调节胰岛素的剂量，而不发生低血糖或严重的高血糖。因此在治疗期间要加强饮食指导，帮助孕妇及家属提高对妊娠合并糖尿病的认识，严格执行饮食治疗。

2. 用药护理 要了解药物的功效主治，常见的不良反应，预防药物损害。

3. 心理护理 患者可出现情绪改变，表现为敏感、急躁易怒、焦虑，处理日常生活事件能力下降，家庭人际关系紧张。护士应向患者解释情绪、行为改变的原因，提高对疾病的认知水平。观察患者情绪变化，与患者及其家属讨论行为改变的原因，使其理解敏感、急躁易怒等是妊娠临床表现的一部分，可因治疗而得到改善，以减轻患者因疾病而产生的压力，提高对疾病的认知水平。减少不良刺激，合理安排生活。帮助患者处理突发事件，以平和、耐心的态度对待患者，建立相互信任的关系。与患者共同探讨控制情绪和减轻压力的方法，指导和帮助患者处理突发事件。护士还应指导妊娠患者的亲属，在生活上给予患者更多的关怀，帮助患者战胜疾病，早日康复。

4. 健康宣教 通过教育让患者了解有关糖尿病的临床表现、诊断性试验、治疗、饮食原则和要求，强调抗糖尿病药物长期服用药物的重要性，定期测量体重，每隔1～2 个月复查彩超和监测血糖情况，出现心悸、手抖、头晕、大汗淋漓、腹痛、体重锐减，应及时就诊；教会患者掌握自我监测和自我护理可有效地降低本病的复发率。

（二）饮食和运动的指导

妊娠期间的饮食原则为既能保证孕妇和胎儿能量需要，又能维持血糖在正常范围，而且不发生饥饿性酮症。尽可能选择低升糖指数的碳水化合物。应实行少量多餐制，每日分 5～6 餐。鼓励孕期运动，包括有氧运动及阻力运动。每次运动时间小于 45 分钟。

1. 饮食疗法　中国营养学会的推荐为：孕早期同孕前，孕中期、晚期平均需增加 837kJ（200 大卡热量）/d。

对于孕前理想体重的妇女，在妊娠早期的妇女能量需求为 126～159kJ/（kg·d），中、晚孕期可逐渐增加到 151～159kJ/（kg·d），其中碳水化合物占 50%～55%，蛋白质占 20%～25%，脂肪占 20%～30%，如果孕妇血脂高或肥胖者，应减少脂肪的摄入，肥胖者（BMI＞30kg/m^2），每日热量为 105kJ/kg，碳水化合物占每日总热量的 35%～40%。

应少量、多餐制，每日分 5～6 餐，以减少血糖波动。各餐能量的分配一般为：早、中、晚三次正餐分别占总能量的 10%～15%、30%、30%，上午 9～10 时、下午 3～4 时及睡前各加餐一次，分别占总热量的 5%～10%。注意多摄入富含纤维素和维生素的食品。饮食控制 3～5 天后测定血糖；包括 3 时、三餐前半小时及三餐后 2 小时、22 点血糖水平和相应尿酮体。如在严格控制饮食后出现尿酮体阳性，应重新调整饮食。应避免能量过度限制，尤其是碳水化合物摄入不足可能导致酮症的发生。妊娠初期不需增加蛋白质摄取量，妊娠中期、后期每天需增加蛋白质的量各为 6g、12g。

2. 运动疗法　妊娠妇女进行适当的运动，能增加机体对胰岛素的敏感性，同时促进葡萄糖的利用，对降低血糖有一定的帮助，尤其肥胖孕妇更应该餐后进行一定的锻炼。有研究显示，规律的运动不仅可以降低 GDM 发生的风险，还可以改善 GDM 患者的空腹和餐后血糖，以及改善心肺功能。

糖尿病患者若无禁忌证，均应每日进行至少 30 分钟中等强度的有氧运动。考虑到孕期母儿的安全，建议运动要循序渐进，量力而行，运动前要对孕妇情况进行评估。应该选择有氧运动，如快步走、游泳、跳舞等，不提倡进行剧烈的运动。先兆早产或者合并其他严重并发症者不适合进行运动。

（三）妊娠期糖尿病的血糖监测

1. 孕期血糖控制目标　经过医学营养治疗（medical nutrition therapy，MNT）和运动后孕妇血糖达不到下述标准应及时加用药物进一步控制血糖。GDM 孕妇餐前血糖 3.3～5.3mmol/L；餐后 1 小时血糖≤7.8mmol/L；餐后 2 小时血糖≤6.7mmol/L；夜间血糖不低于 3.3mmol/L，孕期 HbA1c 最好＜6.0%。

2. 自我血糖监测（SMBG）　用微量血糖仪测定毛细血管全血血糖水平。新诊断的高血糖孕妇，血糖控制不良或不稳定者以及孕期应用胰岛素治疗者，建议每日八次血糖监测血糖，包括 3 时、三餐前半小时及三餐后 2 小时、22 点；血糖控制稳定后至少每周复查一天的血糖（包括餐前、餐后以及夜间），根据血糖监测结果及时调整胰岛素的用量。不需要胰岛素治疗的

GDM 孕妇，在随诊时建议每周应检查一天四次血糖，包括空腹及三餐后 2h 末梢血糖监测。

3. 连续动态血糖测量（CGM） 孕前 DM 血糖控制不理想或者血糖明显异常的 GDM，需要加用胰岛素者。大多数 GDM 孕妇并不需要 CGM，不主张使用 CGM 作为临床常规监测血糖的手段。

4. 糖化血红蛋白（HbA1c）测定 HbA1c 反映取血前 2～3 个月的平均血糖水平，可作为糖尿病长期控制的良好指标，用于 GDM 诊断后的初次评估时，需要胰岛素治疗的 GDM 孕妇推荐每 2 个月检查 1 次。

5. 尿酮、血酮体检测 尿酮、血酮体有助于及时发现孕妇摄取碳水化合物或热量不足，也是早期糖尿病酮症酸中毒（DKA）的一个敏感指标，孕妇出现不明原因恶心、呕吐、乏力等不适或者血糖控制不理想时应及时监测。

（四）血压监测

妊娠期高血压疾病包括妊娠期高血压及慢性高血压合并妊娠，当收缩压≥140mmHg 和（或）舒张压≥90mmHg 时，可考虑使用降压药物治疗；收缩压≥160mmHg 和（或）舒张压≥110mmHg，必须降压药物治疗。常用口服降压药包括拉贝洛尔（每次 50～150mg，每日 3～4 次）、二氢吡啶类钙离子拮抗剂、α 受体阻滞剂酚妥拉明。但 ACEI 和 ARB 类均不推荐孕期使用。降压过程中需与产科医师密切合作，判断有无子痫前期或更重的妊娠期高血压疾病状态。

（五）体重管理

孕前肥胖及孕期体重增加过多均是 GDM 高危因素。需从孕早期即制定孕期增重计划，结合基础体重指数（BMI），了解孕期允许增加的体重。孕期规律产检，监测体重变化，保证合理的体重增长（表 18-1）。

体重指数（BMI），是用体重（公斤）除以身高（米）的平方得出的数值，是目前国际上常用的衡量人体胖瘦程度以及是否健康的一个标准。成人的 BMI 数值低于 18.5 为过轻，18.5 至 23.9 属于正常，24 至 27 属于过重，大于 28 是肥胖[5]。

表 18-1 不同 BMI 孕妇体重增长的推荐表

孕前 kg/m²		单胎孕妇孕期体重增长推荐（kg）	单胎妊娠中晚期每周体重增加推荐（kg）	双胎妊娠孕前体重增长推荐（kg）
消瘦	<18.5	12.5～18	0.51（0.44～0.58）	暂无推荐范围
正常	18.5～23.9	11.5～16	0.42（0.35～0.50）	17～25
超重	24～27.9	7～11.5	0.28（0.23～0.33）	14～23
肥胖	>28	5～9	0.22（0.17～0.27）	11～19

注：孕早期平均体重增加 0.5～2kg。

（六）孕妇并发症的监测

1. 妊娠期高血压的监测 每次孕期检查时应监测血压及尿蛋白，一旦并发子痫前期，按子痫前期原则处理。

2. 羊水过多及其并发症的监测 注意患者的宫高曲线及子宫张力，如宫高增长过快，或子宫张力增大，及时行超声检查，了解羊水量。

3. 糖尿病酮症酸中毒（DKA）症状的监测　孕期出现不明原因恶心、呕吐、乏力、头痛甚至昏迷者，注意检查患者的血糖、尿酮、血酮体，必要时行血气分析，明确诊断。

4. 感染的监测　注意有无白带增多、外阴瘙痒、尿急、尿频、尿痛等表现，定期行尿常规检测。

（七）胎儿监测

1. 胎儿发育的监测　在孕中期应用超声对胎儿进行产前筛查，孕晚期应 4～6 周行一次超声波检查，监测胎儿发育，尤其注意监测胎儿腹围（AC）等。同时，监测羊水量等。

2. 胎儿宫内发育状况的评价　妊娠晚期孕妇应注意监测胎动，需要应用胰岛素或口服降糖药物的糖尿病患者，孕 32 周起，每周 1 次无刺激胎心监护（NST）。可疑胎儿生长受限（FGR）尤其应严密监测。

3. 促胎儿肺成熟　孕期血糖控制不满意以及需要提前终止妊娠者，应在计划终止妊娠前 48 小时，促进胎儿肺成熟。

孕期双科共管：合并糖尿病的产科管理目的是使孕妇安全地度过孕期、分娩期、产褥期，获得体格发育正常的新生儿。需要做到早期诊断、规范治疗，加强对母儿的监测，多学科共同管理（产科学、内分泌学、胎儿医学等）。

七、妊娠期糖尿病产后管理

（1）孕期高血糖对母儿两代人的影响不因妊娠终止而结束。

（2）产后 GDM 停用胰岛素，PGDM 和妊娠期显性糖尿病胰岛素剂量至少减少 1/3。

（3）鼓励母乳喂养。

（4）PGDM 产后管理同普通人群，妊娠期显性糖尿病产后需要重新评估糖尿病类型及糖代谢状态，GDM 需进行短期及长期随访，母儿两代人代谢相关疾病风险均明显增加。

（5）GDM 随访：产后 6～12 周行 75gOGTT 评估糖代谢状态。长期随访：GDM 产后 1 年再行 75gOGTT 评价糖代谢状态。之后的随访间期：无高危因素者 2～3 年 75gOGTT 筛查 1 次。

八、疗效评价

（一）评价标准

妊娠合并糖尿病疗效判定包括疾病疗效判定标准、主要指标疗效（即降糖疗效）评价和证候疗效判定标准。

1. 疾病疗效判定标准

显效：中医临床症状、体征明显改善，证候积分减少≥70%；空腹血糖及餐后 2 小时血糖下降至正常范围或空腹血糖及餐后 2 小时血糖值下降超过治疗前的 40%，糖化血红蛋白值下降至 6.2%以下或下降超过治疗前的 30%。

有效：中医临床症状、体征均有好转，证候积分减少≥30%；空腹血糖及餐后 2 小时血糖下降超过治疗前的 20%，但未达到显效标准，糖化血红蛋白值下降超过治疗前的 10%，但未达到显效标准。

无效：中医临床症状、体征均无明显改善，甚或加重，证候积分减少不足 30%；空腹血糖及餐后 2 小时血糖无下降或下降未达到有效标准，糖化血红蛋白值无下降或下降未达到有效标准。

2. 主要检测指标（血糖）疗效判定标准

显效：空腹血糖及餐后 2 小时血糖下降至正常范围，或空腹血糖及餐后 2 小时血糖下降超过治疗前的 40%，糖化血红蛋白值下降至正常或下降超过治疗前的 30%。

有效：空腹血糖及餐后 2 小时血糖下降超过治疗前的 20%，但未达到显效标准，糖化血红蛋白值下降超过治疗前的 10%，但未达到显效标准。

无效：空腹血糖及餐后 2 小时血糖无下降或下降未达到有效标准，糖化血红蛋白值无下降或下降未达到有效标准。

注：空腹血糖、餐后 2 小时血糖应分别进行疗效评估。

3. 中医证候疗效判定方法

显效：临床症状、体征明显改善，积分减少≥70%。

有效：临床症状、体征均有好转，积分减少≥30%。

无效：临床症状、体征均无明显改善，甚或加重，积分减少不足 30%。

按照尼莫地平法计算：疗效指数（n）＝[（疗前积分–疗后积分）÷疗前积分]×100%。

（二）评价方法

1. 采用证型的半定量量表对单项症状疗效评价方法

消失：疗前患有的症状消失，积分为 0。

好转：疗前患有的症状减轻，积分降低，但不为 0。

无效：疗前患有的症状未减轻或加重，积分未降低。

2. 代谢控制目标评价方法（表 18-2、表 18-3）

表 18-2 代谢指标控制目标

		理想	良好	差
血糖（mmol/L）	空腹	3.3～5.3		>5.3
	非空腹	3.3～7.8		>7.8
HbA1c（%）		<6.0		≥6.0
血压（mmHg）		<130/80	>130/80～<140/90	≥140/90
BMI（kg/m^2）		<24	<26	≥26
TC（mmol/L）		<4.5	≥4.5	≥6.0
HDL-C（mmol/L）		>1.1	1.1～0.9	<0.9
TG（mmol/L）		<1.5	1.5～2.2	>2.2
lDL-C（mmol/L）		<2.6	2.6～3.3	>3.3

表 18-3　症状分级量化标准

症状	轻	中	重
口渴喜饮	饮水量稍增	饮水量增加半倍以上	饮水量增加 1 倍以上
多食易饥	饥饿感明显	餐前饥饿难以忍耐	饥饿难耐，易伴低血糖反应
小便频多	尿量 2～2.5L	尿量 2.5～3L	尿量 1 日 3L 以上
大便不爽	大便黏滞	大便黏滞，排之不尽	大便黏滞，需连续 2 次排便
大便干燥	排便硬而费力	大便硬结，2～3 日 1 行	大便硬结，3 日以上 1 行
大便频多	大便不成形	大便稀软，1 天 2～3 次	大便稀软，1 天 3 次以上
心　烦	偶尔发生	烦躁不宁	烦躁不宁，难以入眠
手足心热	手足心热	手足心热，喜露衣被外	手足握凉物方舒
倦怠乏力	不耐劳力	可坚持轻体力劳动	勉强支持日常活动
气短懒言	劳累后气短	一般活动即气短	懒言，不活动亦气短

注：主要症状积分方法为轻：2 分，中：4 分，重：6 分。

九、本共识制定专家组成员及起草单位

共识专家组组长：庞国明　陈荣月　赵　璐
共识专家组副组长（按姓氏笔画排序）：
　　　　冯　冰　孙　扶　邹译娴　邹晓玲　张　云　林湘东
共识专家组成员（按姓氏笔画排序）：
　　　　马新航　王志强　王利平　王体敬　田方方　田忠于
　　　　吉红玉　华　川　刘　玮　关文周　李洪生　杨长领
　　　　张俊杰　张晶改　张景祖　林湘东　郑仲华　单培鑫
　　　　赵苏红　夏方妹　高　昕　崔晓涵　梁立峰　谢　敏
　　　　翟纪功　魏桂梅
执笔人：陈荣月　冯　冰　张　云
秘　书：冯　冰　关文周　崔晓涵
组长单位：河南省开封市中医院、许昌红月糖尿病医院、河南中医药大学第三附属医院
副组长单位（按首字笔画排序）：
　　　　湖南中医药大学第一附属医院
起草单位（按首字笔画排序）：
　　　　山东省菏泽市中医医院、江西省九江市中医医院、江苏省泰州市中医医院、河北
　　　　省馆陶县中医院、河南省长垣中西医结合医院、河南省周口市中医院、河南省
　　　　周口承悦糖尿病医院、河南省郑州市中医院、湖北省中医院

十、参 考 文 献

[1] 朱大龙. 中国 2 型糖尿病防治指南（2020 年版）[J]. 中华糖尿病杂志，2021，13（4）：365-367.

[2] 郎景和. 中华妇产科杂志临床指南荟萃[M]. 2015 版. 北京：人民卫生出版社，2015：1-6.

[3] 陈佳，李映桃，王振宇，等. 2018 年美国妇产科学会与 2019 年美国糖尿病学会妊娠期糖尿病指南比较[J]. 国际妇产科学杂志，2019，46（3）：336-341.

[4] 谢幸，孔北华，段涛. 妇产科学[M]. 第 9 版. 北京：人民卫生出版社，2018：105-109.

[5] 王昊，漆洪波. 2019ADA "妊娠合并糖尿病管理"指南要点解读[J]. 中国实用妇科与产科杂志，2019，35（8）：890-894.

[6] 庞国明. 纯中药治疗 2 型糖尿病实践录[M]. 北京：中国中医药出版社，2019.

[7] 张玉立，谢伟，薛晓鸥. 妊娠期糖尿病的证素辨证初探[J]. 北京中医药大学学报，2013，36（1）：56-69.

[8] 付京喆. 妊娠糖尿病的概述及中医证候学调查分析[D]. 北京：北京中医药大学，2018：21-34.

[9] 庞国明，王凯锋，贾林梦，等. 纯中药治疗 2 型糖尿病"三辨诊疗模式"探悉[J]. 世界中西医结合杂志，2019，5：712-717.

[10] 许文娟，曾伟南，强春芳. 妊娠期糖尿病中药治疗的临床研究[J]. 中国实用医药，2011，6（14）：11-13.

第十九章

妊娠合并甲状腺功能减退症中医临床诊疗专家共识

一、概　　述

妊娠合并甲状腺功能减退症包括妊娠期临床甲状腺功能减退症和妊娠期亚临床甲状腺功能减退症。妊娠期临床甲状腺功能减退症诊断标准为 TSH＞妊娠期参考范围上限，且 FT_4＜妊娠期参考范围下限，如果不能得到 TSH 妊娠期特异性参考范围，妊娠早期 TSH 上限的切点值可以通过以下两个方法得到：普通人群 TSH 参考范围上限下降 22% 得到的数值或者 4.0mU/L。妊娠期亚临床甲状腺功能减退症诊断标准为血清 TSH＞妊娠期特异性参考范围上限，血清 FT_4 在妊娠期特异性参考范围之内[1]。还有一种情况，TSH 正常，FT_4 偏低，也属于妊娠甲减。妊娠期临床甲减仅占 TSH 升高者中的 2.4%，美国妊娠期临床甲减的患病率是 0.3%～0.5%；中国报告的患病率是 1.0%。妊娠合并甲减发病率逐年增高，主要因为患甲低的妇女频繁发生的不排卵周期致生育能力下降。此外，孕期常伴有一系列综合征，如自然流产、死胎及新生儿死亡等。存活的婴儿中有 10%～20% 先天畸形，50%～60% 躯体和智力发育障碍。但严重甲减的孕妇也可娩出正常的后代。孕期甲减最常见的原因是甲状腺自身免疫性疾病，大多数孕期妇女体内都有抗甲状腺的自身抗体。慢性甲状腺炎所致的甲状腺肿，是孕期妇女原发性甲低最常见的原因。

二、病　因　病　机

（一）病因

先天不足、情志内伤、劳倦过度、饮食不节、起居失常、年老体衰及手术损伤等导致肝、脾、肾、心等脏腑功能失调或虚损，以阳气虚衰为主，伴有痰浊、水湿、瘀血等阴邪留滞而呈现渐进性发展的本虚标实病证[2]。

1. 先天不足　父母体质虚弱，精血不旺；或因母体妊娠期间失于调养，而致胎气不足，先天之精生而不充，气血两亏，以致形体发育迟缓。

2. 情志内伤　情志失调，肝气郁结，疏泄失职，木横克土，脾运不健，气血生化乏源。

《素问·阴阳应象大论》指出"怒伤肝""喜伤心""思伤脾""忧伤肺""恐伤肾"。《诊家四要》:"曲运神机则劳心,尽心谋虑则劳肝,意外过思则伤脾,遇事而忧则劳肺,色欲过度则劳肾。"

3. 劳倦过度 《素问·宣明五气》提出"久视伤血、久卧伤气、久坐伤肉、久立伤骨、久行伤筋,是谓五劳所伤",伤及脏腑功能,导致虚损。另外,房事不节、恣情纵欲,耗损真阴,也可形成虚劳。

4. 饮食不节 暴饮暴食,或不当用药,损伤脾胃,运化水谷精微功能失常,气血无源,脏腑失于濡养;长期饥饿,进食量少,或嗜欲偏食,营养摄入不全面,进食少碘,生化无源,损伤形脏。诚如《素问·生气通天论》:"阴之所生,本在五味;阴之五宫,伤在五味。"

5. 起居失常 喜谙深夜伏案工作,长期起居失常,阴血暗耗,常易导致形气损伤。居处恶地,水土失宜,毒气弥漫,环境异常,非人居所在,损伤形体。《杂病源流犀烛·颈项病源流》:"西北方依山聚涧之民,食溪谷之水,受冷毒之气,其间妇女,往往生结囊如瘿。"

6. 年老体衰 年事渐高,肾中精气及命门之火不足,阳损及阴;肾阳亏虚,伤及脾阳,不能温运;肝肾同源,真阴不足,必及肝阴亦虚;阴阳不能互根互用,终致肾阴肾阳虚损。

7. 手术损伤 甲状腺手术或外伤、放射性碘治疗均可损伤体内正气及脏腑功能,肝、脾、肾诸脏失常,气血渐亏。

(二)病机特点

中医学常将甲状腺疾病统称为"瘿"。如:《诸病源候论·瘿候》:"瘿气由忧愤气结所生。"对于甲状腺的认识,因其位于会咽部,多称之为靥。靥的功能历代医家论述不全,林兰教授认为其位于颈部两侧,《内经》明确指出肝、肾、心、脾、胃之经络与任、督二脉循行经过,具有助肝疏泄、调畅气机及助肾生阳、升发阳气两方面功能,有五脏之形实,又有六腑传化之机,类于奇恒之府[3-6]。甲状腺功能减低病位虽在靥(颈之两侧),脏病主要责之于肝、脾、肾,病久可累及心、肺。

一般多为慢性起病,甲状腺功能减低早期处于亚临床期,无明显临床表现,或仅有甲状腺体的肿大,也可因特定疾病或药物的影响而突然发病。病性本虚标实,阳虚为甲减病之本,痰浊、水饮、瘀血则为病之标[2]。患者亚临床期仅表现肝失疏泄、气滞痰黏而为瘿气;临床期因阳气虚损程度及涉及脏腑不同有脾阳不足、气血两虚至肾阳虚衰、水湿内停,甚则突然出现心肾阳虚、痰浊闭窍危重病证的渐进性发展过程。

肝主疏泄,性喜条达而恶抑郁,是人体气机调节的枢纽。女子以肝为先天,尤其是进入中年之后,"年四十而阴气自半",肝体阴用阳,肝血不足,失于条达,气机郁滞,津凝成痰,痰瘀交阻,壅结颈前,对本病的发展起到了推波助澜的作用。肾为先天之本,真阳所居,肾阳为一身阳气之根本。《素问·生气通天论》:"阳气者,若天与日,失其所则折寿而不彰。"张景岳亦云:"天之大宝,只此一丸红日;人之大宝,只此一息真阳。"肾所内藏之元阳真火,温养五脏六腑,五脏之阳全赖肾阳而发挥正常功能。肾脏元精不足,肾气虚损,则生长发育迟缓、头昏乏力、男子性功能低下、女子月经紊乱、不孕;肾阳虚损,阳虚寒凝,则怕冷肢凉,经行腹痛，白带清稀；且肾主水，气化失司，又可致水液停滞，则全身均可见肿胀难消。脾为后天之本，脾之阳气不足，则运化水谷输布精微功能减弱，化源匮乏，气血两虚，五脏之精气不能得以充养。气血不能荣于四末，则面色苍白、软弱无力、皮肤干燥、手足麻木；脾运失健，不能正常腐熟水谷，传导失司，则纳呆腹胀，大便秘结；内生湿浊，困阻机体，则面容虚浮、皮下发生非凹陷性水肿。病久累及心肺，心为君主之官，水饮凌心，则心悸气短；阳气衰竭，浊毒蒙蔽心神，重则昏不识人，嗜睡不醒。肺主一身之气，治节出也，病至危重，升降出入失司，呼吸浅弱，失于宣肃，不能吸清呼浊[7-9]。

肝失疏泄，脾肾阳虚，气化失司，导致气滞、痰阻、饮停、血瘀。病理产物潴留体内，又会进一步影响诸脏腑功能的正常发挥。本病是以脾肾阳气虚损为主，病程中多兼有多种阴邪作祟，相互交错，病机错杂。在疾病的全程中，因治疗护理得当与否，会发生标本虚实之主次矛盾转化。

三、临 床 诊 断

（一）中医诊断

甲状腺功能减退症进行中医疾病诊断之前，必须符合现代医学甲减的诊断标准，然后根据患者的具体临床表现的差异进行中医学"瘿病""虚劳""五迟""水肿"等病名诊断。

1. 瘿病（参照《中医内科学》进行诊断）[10]

（1）多见于女性，以离海较远的山区发病较多。

（2）颈前结块肿大，其块可随吞咽动作而上下移动，触之多柔软、光滑，病程日久则质地较硬，或可扪及结节。

（3）基础代谢率（BMR）、甲状腺摄碘率、血清总甲状腺素（TT_4）测定及血清总三碘甲状腺原氨酸（TT_3）测定等试验，以及必要时做 X 线检查等，有助于鉴别瘿病的不同类型及了解病情的不同程度。

2. 虚劳（参照《中医内科学》进行诊断）[10]

（1）证候特征，多见神疲体倦，心悸气短，面容憔悴，自汗盗汗，或五心烦热，或畏寒肢冷，脉虚无力等症。若病程较长，久虚不复，症状可逐渐加重。

（2）具有引起虚劳的致病因素及较长的病史。

（3）排除类似病证。应着重排除肺痨及其他病证中的虚证类型。

3. 五迟（参照《中医儿科学》进行诊断）[11]

（1）小儿 2～3 岁还不能站立、行走为立迟、行迟；初生无发或少发，随年龄增长头发仍稀疏难长为发迟；牙齿届时不出或出之甚少为齿迟；1～2 岁还不会说话为语迟。

（2）五迟之症不一定悉具，但见一二症者可分别做出诊断。还应根据小儿生长发育规律早期发现生长发育迟缓的变化。

（3）可有母亲孕期患病用药不当史；产伤、窒息、早产史；养育不当史；或有家族史，父母为近亲结婚者。

4. 水肿（参照《中医内科学》进行诊断）[10]

（1）水肿初起多从眼睑开始，继则延及头面、四肢、腹背，甚者肿遍全身，也有先从下肢足胫开始，然后及于全身者。轻者仅眼睑或足胫浮肿；重者全身皆肿，肿处按之凹陷，其凹陷或快或慢皆可恢复。如肿势严重，可伴有胸腹水而见腹部膨胀，胸闷心悸，气喘不能平卧等症。

（2）可有乳蛾、心悸、疮毒、紫癜，感受外邪，以及久病体虚的病史。

（3）尿常规、24小时尿蛋白定量、血常规、血沉、血浆白蛋白、血尿素氮、肌酐、体液免疫、心电图、心功能测定、肾脏B超等实验室检查，有助于诊断和鉴别诊断。

（二）西医诊断

1. 病史 详细询问病史有助于本病的诊断，如甲状腺手术、甲亢 ^{131}I 治疗史及 Graves 病、桥本氏甲状腺炎病史和家族史等。

2. 临床特点 主要有全身疲乏、困倦、记忆力减退、声音嘶哑、便秘、言语徐缓、活动迟钝、表情呆滞、毛发稀疏、皮肤干燥、体温低等，严重者出现心脏扩大、心包积液、心动过缓、腱反射迟钝等症状和体征。

3. 体征 典型患者可有表情呆滞、反应迟钝、声音嘶哑、听力障碍，面色苍白、颜面和（或）眼睑水肿，唇厚舌大、常有齿痕，皮肤干燥、粗糙、头皮屑、皮温温度低、水肿、手脚掌皮肤可呈姜黄色，毛发稀疏干燥，跟腱反射时间延长，脉率缓慢。少数病例出现胫前黏液性水肿。本病累及心脏可以出现心包积液和心力衰竭。重症患者可发生黏液性水肿昏迷。

4. 辅助检查

（1）血清 TSH、TT_4 和 FT_4：原发性甲减血清 TSH 增高，FT_3 和 FT_4 均降低。TSH 增高以及 TT_4 和 FT_4 降低的水平与病情程度相关，血清 TT_3、FT_3 早期正常，孕早期可正常，可降低，因为 T_3 主要来源于外周组织 T_4 的转换，所以不作为诊断原发性甲减的必备指标。亚临床甲减仅有 TSH 增高，TT_4 和 FT_4 正常。

（2）甲状腺过氧化物酶抗体（TPOAb）、甲状腺球蛋白抗体（TgAb）是确定原发性甲减病因的重要指标和诊断自身免疫性甲状腺炎（包括桥本甲状腺炎、萎缩性甲状腺炎）的主要指标。一般认为 TPOAb 的意义较为肯定。日本学者经甲状腺细针穿刺细胞学检查证实，临床甲减患者一旦妊娠后，需要在妊娠前半期每4周监测1次包括血清 TSH 在内的甲状腺功能，根据控制目标，调整左旋甲状腺素（L-T_4）剂量。因为每4周检测1次甲状腺功能，可以检测到92%异常值；而每6周检测1次甲状腺功能，仅能发现73%异常值。

由于妊娠期临床甲减对甲状腺激素需求量增加是妊娠本身的原因所致，所以产后 L-T_4 剂量应当相应减少，并于产后6周复查母体血清 TSH 水平，调整 L-T_4 剂量。

有研究证实，TPOAb 阳性者的甲状腺均有淋巴细胞浸润。如果 TPOAb 阳性伴血清 TSH 水平增高，说明甲状腺细胞已经发生损伤。我国学者经过对甲状腺抗体阳性、甲状腺功能正常的个体随访五年发现，当初访时 TPOAb＞50U/ml 和 TgAb＞40U/ml，临床甲减和亚临床甲减的发生率显著增加。

5. 其他 轻、中度贫血，血清总胆固醇、心肌酶谱可以升高，少数病例血清泌乳素升高、蝶鞍增大。

四、不良结局

多项研究表明，妊娠期临床甲减会增加妊娠不良结局的风险，对胎儿神经智力发育也可能有不良影响。妊娠不良结局包括早产、低体重儿、死胎和流产等，妊娠高血压的发病风险也会增加。因此，了解妊娠期甲状腺功能减退的危害，重视对妊娠期甲状腺功能的筛查非常必要。

五、临床治疗

（一）提高临床疗效要点提示

1. 辨标本虚实主次的不同　甲减的病性总属本虚标实，正虚又以阳虚为甚，在疾病的发展过程中同时存在气血亏损及阳虚及阴，标实多为痰浊、水饮、瘀血或兼其一，或多种共兼。在诊治时需遵守《素问·标本病传论》中"间者并行，甚者独行"的原则分清虚实标本的主次、缓急而辨治。

2. 辨五脏气血阴阳亏虚的不同　甲减多属虚损类疾病，辨证应以气、血、阴、阳为纲，五脏虚候为目。正如《杂病源流犀烛·虚损痨瘵源流》说："五脏虽分，而五脏所藏无非精气，其所以致损者有四：曰气虚、曰血虚、曰阳虚、曰阴虚。""气血阴阳各有所主，认得真确，方可施治。"一般说来，病情单纯者，病变比较局限，容易辨清其气、血、阴、阳亏虚的属性和病及脏腑的所在。但由于气血同源、阴阳互根、五脏相关，所以各种原因所致的虚损往往互相影响，由一虚渐至两虚，由一脏而累及他脏，使病情趋于复杂和严重，辨证时应多加注意。

3. 辨兼夹病证的有无　甲减一般均有较长的病程，辨证施治时还应注意有无兼夹病证。

（1）因病致虚、久虚不复者，应辨明原有疾病是否还继续存在。如因热病、寒病或瘀结致虚者，原发疾病是否已经治愈。

（2）有无因虚致实的表现。如因气虚血运无力，形成瘀血；脾气虚不能运化水湿，以致水湿内停等。

（3）是否兼夹外邪。虚劳之人由于卫外不固，易感外邪为患，且感邪之后不易恢复；治疗用药也与常人感邪有所不同。

若有以上兼夹病证，在治疗时应分清轻重缓急，予以兼顾。

（二）治疗方法

1. 内治法

1.1　辨证论治，专证专方[7-9, 12-15]

区别病情不同发展阶段制定治疗策略。亚临床期甲状腺机能减退的治疗在于阻断病情进一步发展，降低自身免疫抗体滴度，修复甲状腺淋巴细胞浸润损伤，避免进入甲减临床期。临床期甲减早期的治疗首当改善患者症状，逐步恢复甲状腺功能，并防范因病理产物的积聚同时合并其他疾病诱发黏液性水肿昏迷。

肝郁痰凝证

主证：表情呆滞，或仅反应稍迟钝，善太息，或见有瘿瘤，女性月经紊乱、不孕，可伴随体重轻度增加，大便秘结，舌质淡苔色白，脉弦细。常见于甲减早期或亚临床期患者。

治则：疏肝解郁，化痰散结。

方药：柴胡疏肝散合二陈汤加减。柴胡 10g、法半夏 10g、陈皮 10g、川芎 6g、香附 10g、枳壳 10g、炒白芍 10g、茯苓 10g、炙甘草 3g。

煎服方法：每日 1 剂，水煎分 3 次温服；或根据病情需要，每日 2 剂，分 4 次温服。药渣再煎，熏洗双足，内外同治，增强疗效。

方义分析：柴胡疏肝散方中柴胡功善疏肝解郁，用以为君。香附理气疏肝，川芎活血行气，二药相合，助柴胡以解肝经之郁滞，并增行气活血之效，共为臣药。陈皮、枳壳理气行滞，芍药、甘草养血柔肝，均为佐药。甘草调和诸药，为使药。二陈汤方中半夏辛温性燥，善能燥湿化痰，为君药。陈皮为臣，既可理气行滞，又能燥湿化痰。君臣相配，寓意有二：一为等量合用，不仅相辅相成，增强燥湿化痰之力，而且体现治痰先理气，气顺则痰消之意；二为半夏、陈皮皆以陈久者良，而无过燥之弊，故方名"二陈"。佐以茯苓健脾渗湿，渗湿以助化痰之力，健脾以杜生痰之源。煎加生姜，既能制半夏之毒，又能协助半夏化痰降逆、和胃止呕。同时以甘草为佐使，健脾和中，调和诸药。

加减：若颈前见瘿瘤，食欲不振，苔厚腻，痰浊凝结重者，酌加浙贝母 10g，炒薏仁 10g。

脾阳不足证

主证：四肢不温，身重纳呆，腹胀，大便溏薄，下肢浮肿，女性带下量多，舌体胖大，舌质淡，舌苔色白，脉沉弱。

治则：健脾益气，温阳散寒。

方药：四君子汤合实脾饮加减。熟附子 6g（先煎）、党参 10g、炒白术 10g、茯苓 10g、草果 10g、厚朴 6g、干姜 10g、大腹皮 10g、陈皮 10g、炙甘草 3g。

煎服方法：每日 1 剂，水煎分 3 次温服；或根据病情需要，每日 2 剂，分 4 次温服。药渣再煎，熏洗双足，内外同治，增强疗效。

方义分析：四君子汤方中以人参为君，甘温益气，健脾养胃。臣以苦温之白术，健脾燥湿，加强益气助运之力；佐以甘淡茯苓，健脾渗湿，苓术相配，则健脾祛湿之功益著。使以炙甘草，益气和中，调和诸药。四药配伍，共奏益气健脾之功。实脾饮方中附子、干姜温养脾肾，扶阳抑阴；厚朴、木香、大腹皮、草果仁下气导滞，化湿利水；茯苓、白术、木瓜健脾和中，渗湿利水；甘草、生姜、大枣益脾温中。诸药合用，共奏温脾暖肾，利水消肿之功。

加减：以脾阳不足为主，同时兼有肾阳受损见腰膝酸软、腹冷泄泻者，当温补脾肾，可灵活使用附子理中汤、真武汤等。

肾阳虚衰证

主证：形寒肢冷，精神萎靡，动作迟缓，表情淡漠，反应迟钝，面色苍白，毛发稀疏，性欲减退，月经不调，体温偏低，或为小儿筋骨痿弱，发育迟缓，舌体胖大，舌质淡，舌苔白，脉沉缓无力。

治则：填精补肾，温助肾阳。

方药：右归丸。熟地黄 12g、炮附片 9g（先煎）、肉桂 3g、山药 15g、山茱萸 12g、菟丝子 15g、鹿角胶 6g、枸杞子 15g、当归 10g、杜仲 12g。

煎服方法：每日 1 剂，水煎分 3 次温服；或根据病情需要，每日 2 剂，分 4 次温服。药渣再煎，熏洗双足，内外同治，增强疗效。

方义分析：右归丸方中以附子、肉桂、鹿角胶为君药，温补肾阳，填精补髓。臣以熟地黄、枸杞子、山茱萸、山药滋阴益肾，养肝补脾。佐以菟丝子补阳益阴、杜仲补益肝肾、当归养血和血，助鹿角胶以补养精血。诸药配合，共奏温补肾阳，填精补肾之功。

加减：若阳虚畏寒明显者，肉桂易桂枝 6g；颈前肿大者，可加鳖甲 10g，牡蛎 15g，浙贝母 10g。同是兼有心阳不足，心肾阳虚，气化无权，水气凌心，见心悸怔忡、肢体浮肿、唇甲青紫者，当温补阳气、振奋心阳，宜合用参附汤治疗。小儿肝肾亏损，发育迟缓者，宜补肾养肝，可用加味六味地黄丸制成膏剂长期服用，区别齿迟、立迟、行迟等不同，灵活辨证加味紫河车粉、龙骨、牡蛎、牛膝、桑寄生等制膏服用。

气血两虚证

主证：神疲乏力，少气懒言，反应迟钝，健忘，面色萎黄，纳呆便溏，手足不温，月经量少或闭经，舌质淡，苔薄白，脉细弱。

治则：益气养血。

方药：八珍汤。人参 10g、炒白术 10g、茯苓 10g、当归 10g、川芎 10g、白芍 10g、熟地黄 10g、甘草 3g。

煎服方法：每日 1 剂，水煎分 3 次温服；或根据病情需要，每日 2 剂，分 4 次温服。药渣再煎，熏洗双足，内外同治，增强疗效。

方义分析：八珍汤方中人参与熟地相配，益气养血，共为君药。白术、茯苓健脾渗湿，助人参益气补脾，当归、白芍养血和营，助熟地滋养心肝，均为臣药。川芎为佐，活血行气，使地、归、芍补而不滞。炙甘草为使，益气和中，调和诸药。

加减：若肢冷明显者，加仙灵脾、巴戟天；脘腹胀满者，加砂仁 3g（后下）、厚朴 6g；如合并胁胀、颈前不适，可合用四逆散。

阳气衰微，痰浊闭窍证

主证：嗜睡，神昏，四肢厥冷，呼吸低微，肢体水肿，舌体胖大，舌质淡，苔白腻，脉微欲绝。常见于黏液性水肿昏迷者。

治则：回阳救逆，益气固脱。

方药：鼻饲人参四逆汤，苏合香丸，静滴参附注射液。患者清醒后改为口服。红参 10g（另煎）、附片 9g（先煎）、干姜 6g、炙甘草 6g、肉桂 3g。

煎服方法：每日 1 剂，水煎分 3 次温服；或根据病情需要，每日 2 剂，分 4 次温服。药渣再煎，熏洗双足，内外同治，增强疗效。

方义分析：人参四逆汤方中红参大补元气、益气固脱；附子辛甘大热，走而不守，能温肾壮阳以祛寒救逆，并能通行十二经，振奋一身之阳，生用则逐阴回阳之功更捷，是为君药；干姜辛温，守而不救逆，并能通行十二经，振奋一身之阳，与附子相配，可增强回阳之功，是为臣药；甘草甘缓，和中缓急，温养阳气，并能缓和姜、附燥热之性，是为佐药。

加减：若见唇面指端发绀者，可加丹参 10g、赤芍 10g、红花 10g、川芎 10g。

1.2 辨证施治，专证专药

桂附地黄丸（胶囊）

组成：肉桂、附子（制）、熟地黄、酒萸肉、牡丹皮、山药、茯苓、泽泻。

功能：温补肾阳。

适应证：用于肾阳不足，腰膝酸冷，肢体浮肿，小便不利或反多，痰饮喘咳，消渴。

用法：口服。水蜜丸 1 次 6g，小蜜丸 1 次 9g，大蜜丸 1 次 1 丸，1 日 2 次。胶囊 1 次 7 粒，1 日 2 次。

注意事项：无。

归脾丸

组成：党参、白术（炒）、炙黄芪、炙甘草、当归、茯苓、远志（制）、酸枣仁（炒）、龙眼肉、木香、大枣（去核）。

功能：益气补血，健脾养心。

适应证：用于心脾两虚所致心悸怔忡，失眠健忘，面色萎黄，头昏头晕，肢倦乏力，食欲不振。

用法：口服。用温开水或生姜汤送服，水蜜丸每次 6g，小蜜丸每次 9g，大蜜丸每次 1 丸，每日 3 次。

注意事项：有痰湿、瘀血、外邪者，或热邪内伏、阴虚脉数者忌用。

金水宝

组成：发酵虫草菌粉（Cs-4）。

功能：补益肺肾，秘精益气。

适应证：用于肺肾两虚，精气不足，久咳虚喘，神疲乏力，不寐健忘，腰膝酸软，月经不调。

用法：口服。1 次 3 粒，1 日 3 次。

注意事项：尚不明确。

2. 基础治疗[1]

（1）饮食调护

①甲减患者机体代谢降低，产热减少，故饮食应适当增加富含热量的食物，如乳类、鱼类、蛋类及豆制品、瘦肉等。平时可多食些甜食，以补充热量。

②甲减患者胃肠蠕动功能下降，常有脾虚表现，口淡无味，消化不良，因此饮食应以易于消化吸收的食物为主，生硬、煎炸及过分油腻的食品不宜食用。

③阳虚症状明显时可用龙眼、红枣、莲子肉等煮汤服用，妇女可在冬令配合进食阿胶、核桃、黑芝麻等气血双补。

（2）西药治疗

①治疗目标：临床甲减症状和体征消失，TSH、TT_4、FT_4 值维持在正常范围。$L-T_4$ 是本病的主要替代治疗药物，一般需要终身替代；也有桥本甲状腺炎所致甲减自发缓解的报道。近年来一些学者提出应当将血清 TSH 的上限控制在 <3.0mU/L。继发于下丘脑和垂体的甲减，不能把 TSH 作为治疗指标，而是把血清 TT_4、FT_4 达到正常范围作为治疗的目标。

②治疗剂量：治疗的剂量取决于患者的病情、年龄、体重和个体差异。成年患者 L-T$_4$ 替代剂量 50～200μg/d，平均 125μg/d。按照体重计算的剂量是 1.6～1.8μg/（kg·d）；儿童需要较高的剂量，大约 2.0μg/（kg·d）；老年患者则需要较低的剂量，大约 1.0μg/（kg·d）；妊娠时的替代剂量需要增加 30%～50%。甲状腺癌术后的患者需要剂量约 2.2μg/（kg·d），以抑制 TSH 在防止肿瘤复发需要的水平。T$_4$ 的半衰期是 7 天，所以可以每天早晨服用 1 次。甲状腺片是动物甲状腺的干制剂，因其甲状腺激素含量不稳定和 T$_3$ 含量过高已很少使用。

③服药方法：起始的剂量和达到完全替代剂量所需时间要根据年龄、体重和心脏状态确定。<50 岁、既往无心脏病史患者可以尽快达到完全替代剂量；>50 岁患者服用 L-T$_4$ 前要常规检查心脏状态。一般从 25～50μg/d 开始，每天 1 次口服，每 1～2 周增加 25μg，直至达到治疗目标。患缺血性心脏病者起始剂量宜小，调整剂量宜慢，防止诱发和加重心脏病。理想的 L-T$_4$ 服药方法是在饭前服用，与其他药物的服用间隔应当在 4 小时以上，因为有些药物和食物会影响 T$_4$ 的吸收和代谢，如肠道吸收不良及氢氧化铝、碳酸钙、消胆胺，硫糖铝、硫酸亚铁、食物纤维添加剂等均可影响小肠对 L-T$_4$ 的吸收；苯巴比妥、苯妥英钠、卡马西平、利福平、异烟肼、洛伐他汀、胺碘酮、舍曲林、氯喹等药物可以加速 L-T$_4$ 的清除。甲减患者同时服用这些药物时，需要增加 L-T$_4$ 用量。

④监测指标：补充甲状腺激素，重新建立下丘脑–垂体–甲状腺轴的平衡一般需要 4～6 周的时间，所以治疗初期，每间隔 4～6 周测定相关激素指标。然后根据检查结果调整 L-T$_4$ 剂量，直至达到治疗目标。治疗达标后，需要每 6～12 个月复查 1 次有关激素指标。

六、预 防 转 归

碘摄入量与甲减的发生和发展显著相关。我国学者发现碘超足量[尿碘中位数（MUI）200～299μg/L]和碘过量（MUI≥300μg/L）可以导致自身免疫性甲状腺炎和亚临床甲减患病率和发病率的显著增加，促进甲状腺自身抗体阳性人群发生甲减；碘缺乏地区补碘至碘超足量可以促进亚临床甲减发展为临床甲减。所以，维持碘摄入量在尿碘 100～199μg/L 安全范围是防治甲减的基础措施，特别是对于具有遗传背景、甲状腺自身抗体阳性和亚临床甲减等易感人群尤其重要[1]。

七、疗 效 评 价

疗效评定标准参照 2002 年《中药新药临床研究指导原则》。

①治愈：中医临床症状、体征消失或基本消失，证候积分减少 95%；

②显效：中医临床症状、体征明显改善，证候积分减少 70%；

③有效：中医临床症状、体征均有好转，证候积分减少 30%；

④无效：中医临床症状、体征均无明显改善，甚或加重，证候积分减少不足 30%。

注：计算公式（尼莫地平法）为：[（治疗前积分–治疗后积分）÷治疗前积分]×100%。

八、本共识制定专家组成员及起草单位

共识专家组组长：庞国明　陈荣月　李　蔚

共识专家组副组长（按姓氏笔画排序）：

冯　冰　孙　扶　邹晓玲　张珂珂　赵　璐　高　达

共识专家组成员（按姓氏笔画排序）：

王　晶　王国强　王焕焕　王蕊蕊　左新河　田方方

白慧敏　宁雪峰　刘　玮　刘龙飞　关文周　孙丹凤

李雯雯　杨　瑞　杨长领　张　云　张　颖　张进进

张晶改　张景祖　周　凌　郑仲华　单培鑫　赵　勇

赵　婷　赵苏红　夏方妹　高　昕　崔晓涵　翟纪功

执笔人：陈荣月　冯　冰　张　云　孙　扶　王云梦

秘　书：冯　冰　关文周　崔晓涵

组长单位：河南省开封市中医院、许昌红月糖尿病医院、甘肃省兰州市中医院

副组长单位（按首字笔画排序）：

河南中医药大学第三附属医院、河南省开封市中医院、湖南中医药大学第一附属医院

起草单位（按首字笔画排序）：

长春中医药大学附属医院、江苏省泰州市中医院、河南省长垣中西医结合医院、河南省周口市中医院、河南省周口承悦糖尿病医院、河南省郑州市中医院、陕西中医药大学第二附属医院、湖北省中医院

九、参考文献

[1] 中华医学会内分泌学分会《中国甲状腺疾病诊治指南编写组》. 甲状腺疾病诊治指南——甲状腺功能减退症[J]. 中华内科杂志，2007，46（11）：968.

[2] 倪青，庞国明，陈世波，等. 内分泌病诊疗全书[M]. 北京：中国中医药出版社，2016：209-230.

[3] 王泽，林兰. 林兰治疗甲状腺功能减退症经验[J]. 中医杂志，2018，59（21）：1815-1818.

[4] 任志雄，李光善，倪青，等. 林兰论治甲状腺功能减退症经验[J]. 上海中医药杂志，2013，47（4）：19-20.

[5] 任志雄，李光善，倪青. 林兰论治桥本甲状腺炎的学术思想[J]. 辽宁中医杂志，2013，40（4）：681-682.

[6] 郑亚琳，黄达，林兰. 林兰教授治疗甲状腺疾病经验介绍[J]. 新中医，2013，45（9）：175-176.

[7] 刘龙骄，魏军平，杨洪军. 甲状腺疾病中西医结合治疗学[M]. 北京：科学技术文献出版社，2012：127-148.

[8] 刘学兰. 中医内分泌代谢病学[M]. 北京：科学出版社，2017：264-273.

[9] 方朝晖. 中西医结合治疗甲状腺相关疾病[M]. 北京：科学出版社，2016：58-73.

[10] 吴勉华，王新月. 中医内科学[M]. 北京：中国中医药出版社，2012：296-301，407-416.

[11] 汪受传，虞坚尔. 中医儿科学[M]. 北京：中国中医药出版社，2012：196-204.

[12] 李全生，高天舒. 原发性甲状腺功能减退症中医治疗[J]. 辽宁中医药大学学报，2012，14（8）：162-164.

[13] 李惠林. 内分泌及代谢系统疾病中医特色疗法[M]. 北京：人民卫生出版社，2017：223-236.

[14] 陈志强，蔡光先. 中西医结合内科学[M]. 北京：中国中医药出版社，2012：546-552.

[15] 徐蓉娟，葛芳芳，李红. 中医辨治甲状腺功能减退症[J]. 上海中医药大学学报，2007，（11）：42-43.

第二十章

妊娠合并甲状腺功能亢进症中医临床诊疗专家共识

一、概　述

甲状腺功能亢进症（简称甲亢）是由于甲状腺腺体本身产生甲状腺激素过多，引起以神经、循环、消化等系统兴奋性增高和代谢亢进为主要表现的一组临床综合征。主要有潮热、心率增快、易激动、失眠、体重减轻、周期性瘫痪等高甲状腺毒症表现。

妊娠期甲亢发病率约为 1%，其中临床甲亢占 0.4%，亚临床甲亢占 0.6%。主要为弥漫性毒性甲状腺肿（Graves 病），妊娠前和新发的 Graves 病，占所有病因的 85%；其次为妊娠一过性甲状腺毒症（GTT），比例为 10%；甲状腺高功能腺瘤、结节性甲状腺肿、甲状腺破坏以及外源性甲状腺激素过量应用等，比例仅为 5%。由于甲亢患者不易妊娠且流产率高，妊娠合并甲亢者，一般病情相对较轻，或已接受过抗甲状腺药物、^{131}I 放射治疗或手术治疗（甲状腺部分或大部切除术、腺瘤切除术）。

妊娠合并甲状腺功能亢进症以血清 TSH 浓度降低、甲状腺激素浓度升高、HCG 水平升高为特征及潮热、心率快、易激动、失眠、体重减轻、低钾周期性麻痹等高甲状腺素代谢症候群，同时可伴有甲状腺肿大、甲亢性心脏病、突眼、流产、早产、死产等损害，大多数患者有程度不等的甲状腺肿大。

甲状腺功能亢进症是内分泌系统常见疾病，育龄妇女中发病率较高，而妊娠期合并甲状腺功能亢进症，属高危妊娠，容易导致不良妊娠结局；病情严重或经治疗不能控制时，可导致流产和早产，合并甲亢的孕妇由于代谢亢进，导致为胎儿提供的营养不足，可出现胎儿生长受限。由于甲亢发病率的上升，目前妊娠合并甲亢的孕妇也有所增加，且在甲亢的治疗中药物对胎儿的影响亦不容忽视。因此，维持正常的甲状腺功能对妊娠母体及胎儿发育至关重要。

二、中医学、现代医学对妊娠合并甲亢的认识

（一）中医对妊娠合并甲亢的认识

甲状腺功能亢进症，中医属于"瘿病"范畴，但传统普遍认为"瘿病"范围广泛，几乎涵

盖甲状腺肿大的所有疾病，故将其中医病名归为"瘿气"[1-2]。

妊娠合并甲亢在中医学中并无专门病名，现代研究多基于其不良结局将其归纳于"胎漏""胎动不安""滑胎""胎萎不长"等范畴，亦可根据妊娠合并甲亢出现的临床表现将其归为"虚劳""不寐""心悸"等[3]。目前中医对于妊娠期甲状腺疾病的研究多集中于不良妊娠结局合并甲状腺疾病的研究以及妊娠期甲状腺患者的体质研究[4]。

（二）中医病因病机

《诸病源候论·瘿候》曰："瘿者，由忧恚气结所生"，认为甲亢的发生主要与情志内伤有关。长期忿郁，肝气失于条达，郁久化火，造成阴虚火旺，火盛动风，煎熬津液，凝聚成痰，痰气凝结颈前，同时肝郁疏泄失常，横逆犯脾致脾气虚弱，痰湿内生，肝气夹痰上逆，痰气交凝于颈前肝经循行部位而发此病。此病日久，可发展为气阴两虚。

妊娠期阴血下注胞宫以养胎，则易使脏腑机能减退，气血生化不足，正气亏虚，从而导致肝郁、痰浊、血瘀等病理状态，导致甲状腺的病变。妊娠初期，由于血聚于下，冲脉气盛，则易肝气上逆，胃气不降，同时脾胃为气血生化之源，但胎赖血养，则孕妇易脾虚；肝气郁滞日久，郁而化火，脾虚运化水液无力，进而津液、气血郁结凝滞，火热壮盛，耗伤气阴，久聚成痰，痰气交阻，聚结于颈前而致甲状腺病变。

综上所述，妊娠合并甲亢多属本虚标实之证，以正虚邪实为主要病机，气阴两虚是本，气滞、痰凝为标。母体为充养胎元，自体气血生化不足，致正气虚损，合并妊娠期喜怒忧思，久郁不解，或突受精神刺激，情志不遂，肝郁气滞，津凝成痰，痰气交阻，毒邪蕴结，成虚实夹杂之证。

（三）现代医学对妊娠合并甲亢的认识

1. 妊娠期甲状腺功能生理变化 自妊娠 6 周开始，甲状腺结合球蛋白（TBG）水平将逐渐增加，在妊中期达到高峰并维持至足月妊娠。TBG 可较妊娠前增加 2～3 倍，这种变化主要是由于胎盘合成的较高水平的雌激素造成[5]；妊娠早期胎盘合成的绒毛膜促性腺激素（HCG）在 8～14 周达到高峰，由于 HCG 与 TSH 有相同的 α 亚单位、相似的 β 亚单位和受体亚单位，所以对甲状腺细胞的 TSH 受体具有刺激作用[6]，这种作用在妊娠第 8～14 周可以导致垂体-甲状腺轴的抑制[7]，有学者研究表明每 10000U/L 的 HCG 可导致 TSH 血清水平下降 0.1MIU/L；FT_4 增高 0.6pmol/L，因此 HCG 有温和的升甲状腺功能作用。同时甲状腺结合球蛋白增加 2～3 倍，血清总 T_3、T_4 浓度增加了 30%～100%，血清甲状腺球蛋白增加，而且肾的碘化物清除率增加，由于心输出量增加、脉率加快及对热的耐受性下降，正常妊娠的基础代谢率增加约 25%，因此总的来说，妊娠期甲状腺功能是轻度升高的，以保证妊娠期的正常代谢功能。

有学者研究发现，妊娠有可能使隐形甲亢显性化，甲亢患者由于甲状腺激素分泌过多，出现高代谢症候群，加重循环负担。妊娠后，体内循环血量增加，进一步加重循环系统负担，易出现心慌、乏力等症状，甚至心力衰竭。且孕妇和甲亢患者的表现有相似之处，尤其妊娠最初 3 个月，孕妇的代谢及心率较正常妇女增加，由于碘能通过胎盘，甲状腺呈现代偿性增大，由于甲状腺的增大和血流加快，少数孕妇的甲状腺部位可听到如甲亢时类似的血管杂音。本文中 5

例孕期确诊甲亢患者孕前均无明显症状，孕期由于妊娠剧吐、胎死宫内、体重不增等症状进行相关鉴别检查方能确诊，因此应注意甲亢孕期不典型症状的鉴别。

2. 甲亢对妊娠的影响

（1）甲状腺素妊娠期间变化：也有研究表明促甲状腺激素和促甲状腺激素释放激素从妊娠10 周左右即可在胎儿的脑垂体及下丘脑中检测，甲状腺激素和促甲状腺激素从第 12 周出现在胎儿循环中。除了在给予母体药物通过胎盘干涉胎儿甲状腺功能之外，胎儿和母体甲状腺功能基本上是自主调节的。滕红等人[8]在研究孕周与母儿甲状腺激素含量的关系中发现胎儿脐静脉及脐动脉血中的 TSH 值随着孕周的增加而增加，孕足月时脐静脉血中的 TSH 值增加达到高峰，但脐动脉血中 TSH 值略下降，反映了胎儿垂体-甲状腺轴功能日益成熟，而胎儿血中显示低 T_3 血症，T_4 接近正常成人，考虑可能是由于胎儿时期 5'-脱碘酶的活性受到某种抑制，使 T_4 向 T_3 转化受到影响，甲状腺功能作用处于较低状态，也是利于胎儿能量贮存，降低消耗的一种生理性保护机理。

（2）甲亢对母体的影响：未治疗的妊娠合并甲亢患者容易出现高血压及心脏疾病，还是流产、早产和低体重儿的高危因素，而且约 7% 的患者在产后 1 年内会罹患甲状腺功能异常。

多数学者认为血清甲状腺激素水平增高可使神经、肌肉兴奋性增高，机体耗氧，去甲肾上腺素和血管紧张素增加，致血管痉挛和宫缩加强，是导致甲亢合并妊娠发生流产、早产和妊高征的原因[9]。另有说法认为，甲状腺激素分泌过多，可抑制促性腺激素的作用，并影响三羧酸循环的氧化磷酸化过程，能量不能以 ATP 的形式贮存而消耗殆尽，故而引起流产、早产和死胎，妊娠期高血压、产时子宫收缩乏力、产后感染等的发生率也相应增高[10]。储赞军在研究80 例妊娠期甲亢患者后认为甲亢控制程度直接影响母儿预后，孕期甲亢症状仍然明显、甲状腺激素仍然增高者可导致母儿并发症明显升高[11]。而邬卫东等人认为甲亢患者在血清甲状腺激素水平正常后 1 年或停药后妊娠最佳，此时可顺利通过妊娠各期达足月[12]。

（3）甲亢对胎儿及新生儿的影响：母体的下丘脑-垂体-甲状腺轴对胎儿的甲状腺发育并没有影响，因为胎盘对 TSH、T_3、T_4 这类大分子物质不具有通透性，但近期的研究表明，在妊娠 6 周的胚胎液中就可检测到 T_4，在 10 周的胎儿神经细胞核中可检测到 T_3 受体，并在妊娠 12~16 周增加 6~10 倍。这些变化远早于胎儿自身的甲状腺发育，故目前认为在妊娠早期，母体的甲状腺素可以少量通过胎盘，并对胎儿的神经发育有重要作用。孕妇体内有甲状腺刺激免疫球蛋白（TSI，Graves 病患者体内常可检测到），该免疫球蛋白可通过胎盘，刺激胎儿甲状腺分泌甲状腺素，引起胎儿或新生儿甲亢。能通过胎盘的 TSI 易对胎儿及新生儿产生甲状腺毒性，虽然发生率不高，1% 左右，但若不认真对待可能产生严重的并发症，如：新生儿甲亢、胎儿心动过速、足月小样儿、早产、过期妊娠、骨龄提前、骨缝早闭、胎儿下丘脑-垂体-甲状腺轴抑制。

（4）亚临床型甲亢对妊娠母儿的影响：有研究 10 例妊娠合并亚临床型甲亢，5 例不规则治疗的患者均出现了产科并发症，另 5 例规则治疗则未出现产科并发症，亚临床型甲亢患者未出现明显甲亢症状，血 T_3、T_4 正常，患者体内不会出现高 T_3、T_4 血症对机体的影响，但仍有5 例不规则治疗患者出现产科并发症，当然由于病例数较少，存在偏倚，但仍应考虑此类患者体内存在某些可能影响母儿的因素，值得进一步研究证实。

三、临床诊断

（一）西医诊断

根据《妊娠期和产后甲状腺疾病诊治指南》妊娠合并甲亢定位为：FT_3、FT_4 值相对增高，TSH 明显受抑或不能检出（低于 0.1mU/L）。轻度甲亢：基础代谢率（BMR）增高 20%～30%；中度甲亢：基础代谢率（BMR）增高＞30%～60%；重度甲亢：基础代谢率（BMR）增高 60%。

1. 病史 有停经史，有易激动、烦躁失眠、心悸、乏力、怕热、多汗、消瘦、食欲亢进、大便次数增多或腹泻等表现。

2. 临床表现 以血清 TSH 浓度降低、甲状腺激素浓度升高、HCG 水平升高为特征及潮热、心率快、易激动、失眠、体重减轻、低钾周期性麻痹等高甲状腺素代谢症候群，同时可伴有甲状腺弥漫性肿大、甲亢性心脏病、突眼、流产、早产、死产等损害。起病可急可缓，妊娠早期甲亢症状可一过性加重，妊娠中期以后渐趋稳定，分娩、手术及感染时，又可使症状加重。妊娠期甲亢也可突然发作，进展迅速并出现甲状腺危象，表现为突然出现高热（39℃以上），脉搏＞160 次/分钟，脉压增大，焦虑、烦躁、大汗淋漓、恶心、厌食、呕吐、腹泻、脱水、休克、心律失常及心力衰竭、肺水肿等。

3. 体征 ①休息时心率＞100 次/分钟；②弥漫性甲状腺肿，可触及震颤，闻及血管杂音；③浸润性突眼；④手指震颤；⑤有时血压增高；⑥消瘦，但往往易被妊娠期体重增加所掩盖，故体重不随孕周增长而增加时应给予重视；⑦四肢近端肌肉消瘦和裂甲病。

4. 辅助检查 ①明确妊娠诊断，主要查彩超、血 HCG 等，明确宫内孕。②在明确宫内孕的基础上行甲状腺功能检查。妊娠早期血清 TSH＜妊娠期特异性参考范围下限（或 0.1mU/L），提示可能存在甲状腺毒症。应当详细询问病史、体格检查，进一步测定 FT_4、FT_3、TRAb 和 TPOAb。禁忌 ^{131}I 摄取率和放射性核素扫描检查。血清 TSH 低于妊娠期特异性参考范围下限（或 0.1mU/L），FT_4＞妊娠期特异性参考范围上限，可诊断为妊娠合并甲状腺功能亢进症。中国妇女妊娠不同时期血清 TSH 和 FT_4 参考范围见表 20-1。③超声检查：超声检查双侧甲状腺，可发现弥漫性甲状腺肿、单纯性甲状腺肿、甲状腺结节、甲状腺炎、甲状腺腺瘤、甲状腺囊肿等典型的特征，辅助鉴别诊断。

表 20-1 中国妇女妊娠不同时期血清 TSH 和 FT_4 参考范围（P2.5～P97.5）

试剂公司	TSH			FT_4			方法
	妊娠早期	妊娠中期	妊娠晚期	妊娠早期	妊娠中期	妊娠晚期	
DPC	0.13～3.93	0.26～3.50	0.42～3.85	12.00～23.34	11.20～21.46	9.80～18.20	化学发光免疫分析法
Abbott	0.07～3.38	0.34～3.51	0.34～4.32	11.30～17.80	9.30～15.20	7.90～14.10	化学发光免疫分析法
Roche	0.09～4.52	0.45～4.32	0.30～4.98	13.15～20.78	9.77～18.89	9.04～15.22	电化学免疫分析法
Bayer	0.03～4.51	0.05～4.50	0.47～4.54	11.80～21.00	10.60～17.60	9.20～16.70	化学发光免疫分析法
Beckman	0.05～3.55	0.21～3.31	0.43～3.71	9.01～15.89	6.62～13.51	6.42～10.75	化学发光免疫分析法

试剂公司	TSH			FT₄			方法
	妊娠早期	妊娠中期	妊娠晚期	妊娠早期	妊娠中期	妊娠晚期	
DiaSorin	0.02～4.41	0.12～4.16	0.45～4.60	8.47～19.60	5.70～14.70	5.20～12.10	化学发光免疫分析法
日本东曹	0.09～3.99	0.56～3.94	0.56～3.94	10.42～21.75	7.98～18.28	7.33～15.19	化学发光免疫分析法

注: TSH（mU/L）; FT₄（pmol/L）

（二）鉴别诊断

妊娠一过性甲状腺毒症发生率为 2%～3%，其病因与血 HCG 水平增高有关。临床可表现为甲亢症状，但无突眼，甲状腺自身抗体阴性。大多数患者只需对症治疗，严重者可短时应用抗甲状腺药物治疗。另外，妊娠妇女常出现情绪不安、易怒、怕热、多虑、易激动、脉搏快等症状，类似甲亢。妊娠早期反应表现为食欲缺乏、恶心、呕吐、体重下降等，也类似甲亢。妊娠剧吐者有 60%伴有甲亢生化指标异常，偶尔也有甲亢症状，直到妊娠 18 周后才能恢复正常。妊娠妇女甲状腺表现为生理性肿大，易与甲亢早期混淆。因此，应首先区分是妊娠本身引起的代谢变化还是甲亢。

四、临床治疗

（一）中医治疗

1. 妊娠合并甲亢的中医辨证分型　不同医家对妊娠合并甲亢的辨证尚有不同之处，但总体中西医结合治疗有较好的疗效[13]。本共识以传统中医瘿病辨证论治理论为基础，回顾文献，汇总名老中医经验[14]，认为妊娠合并甲亢可辨证如下：

肝郁气滞证

临床表现为烦躁易怒、心悸胸闷、善叹息、失眠多梦、口干口苦、头晕头痛、舌红苔黄、脉弦数。

痰凝内结证

临床表现为颈前喉结两旁结块肿大，按之较硬或有结节，肿块经久不消，或有刺痛，胸闷，或兼痰多，纳差，舌质暗或紫，苔薄白，脉弦或弦滑。

气阴两虚证

临床表现为甲状腺肿大或不大、心悸、眠差、纳呆、乏力、喉中异物感、口干、大便干结、舌淡、苔薄白、脉细滑或沉。

2. 妊娠合并甲亢的中医治疗

治疗目标

缓解病情，包括临床症状尤其是心理症状缓解；降低抗甲状腺药物的不良反应；减少病情复发；提高妊娠期生活质量。

治疗原则

妊娠合并甲亢的中医治疗，应治病与安胎并举，治疗当以疏肝理气、益气养阴、健脾化痰，兼以补肾扶正固胎为原则。慎用滑利、化瘀消癥、破血、破气药物。

辨证施治

肝郁气滞证：治宜疏肝清热，软坚散结。宜消瘰丸合小柴胡汤加减。气滞日久，郁而化火伤阴可选丹栀逍遥散。

痰凝内结证：治疗上宜健脾化痰，软坚散结。中医以名方寿胎丸加减为主，黄芪、白术、茯苓、枸杞子、菟丝子、川断、桑寄生、杜仲、阿胶、砂仁、黄芩、苎麻根。

气阴两虚证：治以益气养阴，方选生脉散合炙甘草汤加减。

富碘中药的运用

富含碘的中药在甲亢 Graves 病的治疗中，适用人群、剂量、疗程等尚有待进一步研究和明确[15]。但有研究表明，至少在碘充足地区，妊娠早期的 Graves 病患者应用碘有更好的安全性和有效性[16]。

常用中成药：寿胎丸、固肾安胎丸、嗣育保胎丸、参茸保胎丸、安胎丸、保胎灵、孕康口服液等[17]。

中医外治法

虽然在妊娠期进行针灸治疗，能够取得较好疗效，也能避免使用相关药物产生的毒副作用[18]。但是，针对妊娠合并甲亢，中医针刺及艾灸疗法需谨慎。"妊娠禁穴"的临床运用和作用机制仍有待进一步验证，运用这一类穴位时应当谨慎[19]。因其发病时期的特殊性，为保证安全性，针对不同的妊娠期机体状态以及不同穴位或穴位处方，针灸刺激参数设置需进一步研究[20]。

中药外敷局部甲状腺肿大部位及甲亢突眼部位，应选用性味平和药物，散结通络而又不伤胎元，不能使用妊娠期禁用药物。

（二）西医治疗

1. 一般治疗 注意休息，高热量、高蛋白、高维生素、低碘饮食，避免劳累，适当运动。

2. 西药选用原则

确诊妊娠 ①正在接受抗甲状腺药物治疗的妇女一旦确定妊娠，立即检测甲功和 TRAb，根据 FT_4 和 T_3 水平，决定是否继续抗甲状腺药物治疗，尽量在致畸关键期（妊娠 6～10 周）之前停药。②妊娠早期停用抗甲状腺药物后甲亢复发风险因素：妊娠前药物治疗的时间短（< 6 个月）、TSH 水平低、甲巯咪唑每天剂量超过 5～10mg 或丙硫氧嘧啶 100～200mg 才能维持甲状腺功能正常、有活动性眼病或巨大甲状腺肿和高水平 TRAb。③是否应用抗甲状腺药物治疗，要取决于妊娠期 FT_4 水平和患者的临床症状。

妊娠早期 ①密切监测甲功。②首选丙硫氧嘧啶，如果不能应用丙硫氧嘧啶，甲巯咪唑可以作为第二选择用药。③抗甲状腺药物的剂量取决于 T_4 升高的程度和症状的严重程度。甲巯咪唑与丙硫氧嘧啶的等效剂量比约为 1:（10～20），丙硫氧嘧啶每天 2～3 次，分开服用。

妊娠中晚期 目前尚无证据支持继续应用丙硫氧嘧啶或转换成甲巯咪唑。两种药物均可能有副作用，转换药物可能导致甲状腺功能变化。

3. 甲功监测 妊娠期应用抗甲状腺药物治疗的妇女，建议 FT_4 或 TT_4、T_3 和 TSH 在妊娠早期每 1～2 周检测一次，妊娠中、晚期每 2～4 周检测一次，达到目标值后每 4～6 周检测 1 次。

4. 控制目标　妊娠期监测甲亢的控制指标首选血清 FT_4/TT_4。控制的目标是应用最小有效剂量的丙硫氧嘧啶或者甲巯咪唑，使血清 FT_4/TT_4 接近或者轻度高于参考范围的上限。

5. 手术　①适应证：对抗甲状腺药物过敏或存在药物禁忌证。需要大剂量抗甲状腺药物才能控制甲亢。患者不依从抗甲状腺药物治疗。②手术时机：如果确需手术，最佳时间是妊娠中期（第 13～24 周）。③术前准备：短期应用碘化钾溶液和 β 受体阻滞剂。④术后评估：测定妊娠妇女 TRAb 滴度，以评估胎儿发生甲亢的潜在危险性。

6. 孕期双科共管　合并甲亢的产科管理目的是使孕妇安全地度过孕期、分娩期、产褥期，获得甲状腺功能正常的新生儿。需要做到早期诊断、规范治疗，加强对母儿的监测，多学科共同管理（产科学、内分泌学、胎儿医学等）。

孕前管理　孕前应当询问是否有甲状腺疾病病史及相关症状，做到早期诊断。如果为甲亢患者，应在病情完全控制 3 个月后妊娠；如接受 ^{131}I 治疗，至少 6 个月后方可妊娠。此阶段接受 L-T₄ 替代治疗，使血清 TSH 维持在 0.3～2.5mU/L。既往分娩过甲亢患儿、接受过 ^{131}I 治疗、部分甲状腺切除者还应当检测 TRAb。治疗后有甲状腺功能低下者应当补充适量甲状腺素。生育期患者 ^{131}I 治疗前 48 小时，需要做妊娠试验，核实是否妊娠，以避免 ^{131}I 对胎儿的辐射作用。孕期接受过 ^{131}I 治疗或检查，需终止妊娠。

孕期管理　妊娠合并甲亢患者应当增加产前检查的次数，监测孕妇血压、体重、宫高、腹围的变化，监测肝功能、白细胞和激素水平等，每月进行一次超声检查，及时发现胎儿甲亢、甲减；并加强对胎儿的监护。孕妇自身还应当注意避免感染、情绪波动，预防由此诱发的甲亢危象。甲亢孕妇易发子痫前期。注意早期补钙、低盐饮食、营养指导，避免高碘摄入。甲亢孕妇易早产，如果发生先兆早产，应积极保胎，用药注意避免 β 受体兴奋剂。孕 37～38 周住院观察，加强胎儿监护；孕妇还应行心电图及超声心动图检查，排除甲亢性心脏病。

分娩期管理　甲亢病情控制良好者，如果骨盆、宫颈条件好，估计胎儿不大，可考虑经阴道分娩，分娩时应鼓励患者，补充能量，注意缩短第二产程，必要时手术助产。剖宫产指征适当放宽。产后病情常加重，注意保证产妇休息，调整抗甲状腺药物的用药剂量，加强对母儿的监护，预防甲亢危象，及时发现胎儿甲状腺功能异常。

7. 妊娠合并甲亢的孕期监护　注意监护母亲的宫高、腹围、体重增长情况，加强营养，每 1～2 月进行 B 超检查，检测胎儿生长发育。一旦发现先兆早产，应积极进行保胎治疗，尽可能避免使用 β 受体兴奋剂。甲亢合并妊娠孕妇妊娠期高血压疾病发病率是正常孕妇的 10 倍，故应注意监测孕妇血压，尿蛋白，及时发现妊娠期高血压疾病。孕期由于腺垂体生理性肥大和胎盘激素的影响，可能加重甲亢病情，应定期监护孕妇甲状腺功能，合理治疗。甲状腺激素对心肌有直接作用，且妊娠为合并甲亢性心脏病的诱因，应常规检测心电图，超声心动图，早期发现心衰[21]。

8. 妊娠合并甲亢治疗难点

甲亢本身是一种内分泌疾病，在妊娠期患甲亢，需格外注意妊娠时特殊的生理特点，其治疗难点在于既要保证母体及胎儿的安全，又要控制甲亢病情的发展，因此妊娠期甲亢的治疗要特别谨慎。

由于甲亢病机复杂，在其疾病进展过程中，特别是由于现今临床对甲亢的早期诊断和西药的普遍应用，使甲状腺激素水平被迅速控制，及时阻断了甲亢的自然进程，中医病机也可能会发生变化。因此，探讨妊娠合并甲亢的治疗原则、防治规律具有重要临床价值。

五、护理调摄

膳食原则：保证高碳水化合物、高蛋白、高维生素饮食，提供足够热量和营养以补充消耗，满足高代谢需要。成人每日总热量应在 3000～3500 千卡以上，约比正常人提高 50%～75%，蛋白质每日 1.5～2g/kg，膳食中可以增加奶类、蛋类、瘦肉类等优质蛋白以纠正体内的负氮平衡。餐次以一日六餐或一日三餐间辅以点心为宜，主食应足量。WHO 推荐妊娠期和哺乳期妇女碘摄入量为 250μg/d，我国营养学会推荐妊娠期碘摄入量为 230μg/d，哺乳期为 240μg/d。每日饮水 2000～3000ml，补偿因腹泻、大量出汗及呼吸加快引起的水分丢失，有心脏疾病者除外，以防水肿和心力衰竭。忌食生冷食物，减少食物中粗纤维的摄入。口味清淡可改善排便次数增多等消化道症状。避免进食含碘丰富的饮食，忌食海带、紫菜、海产品等。食用无碘盐。慎用卷心菜、花椰菜、甘蓝等致甲状腺肿食物。避免刺激性食物的摄入，如浓茶、咖啡等，以免引起患者兴奋。定期监测体重、血尿素氮值。

辨证施膳

酸枣仁饮

膳食配方：炒酸枣仁、百合各 15g，莲子心 3g；制作及服用方法：水煎代茶饮；适用患者：甲亢患者合并不寐。

黄花菜汤

膳食配方：黄花菜 50g，甘草 3g，白芍、郁金、合欢花、柏子仁、陈皮各 6g；制作及服用方法：水煎服；适用患者：甲亢患者合并焦虑。

鲫鱼粥

膳食配方：鲫鱼 100g（去鳞、鳃及内脏），用纱袋装，糯米 50g；制作及服用方法：共煮粥食用；适用患者：甲亢患者合并胫前黏液水肿。

猪肾栗子粥

膳食配方：猪腰子 150g，栗子肉 30g（捣碎），枸杞子 15g，大米 50g；制作及服用方法：煮粥常食；适用患者：甲亢患者合并肌无力。

用药护理：要了解药物的功效主治，常见的不良反应，预防药害。

突眼的护理：要保护眼睛，戴深色眼镜，减少光线和灰尘的刺激。睡前涂抗生素眼膏，眼睑不能闭合者覆盖纱布或眼罩，将角膜、结膜损伤、感染和溃疡的可能性降至最低限度。眼睛勿向上凝视，以免加剧眼球突出和诱发斜视。每日做眼球运动，以锻炼眼肌，改善眼肌功能。定期眼科检查角膜以防角膜溃疡造成失明。

心理护理：患者可出现情绪改变，表现为敏感、急躁易怒、焦虑，处理日常生活事件能力下降，家庭人际关系紧张。此外由于甲亢所致突眼、甲状腺肿大等外形改变，患者会产生自卑心理。医护人员应向患者解释情绪、行为改变的原因，提高对疾病的认知水平。稳定孕妇情绪，注意休息，避免体力劳动。指导配合治疗，避免感染、精神刺激和情绪波动，以防甲亢危象的发生。观察患者情绪变化，与患者及其家属讨论行为改变的原因，使其理解敏感、急躁易怒等是甲亢临床表现的一部分，可因治疗而得到改善，以减轻患者原有的因疾病而产生的压力，提高对疾病的认知水平。减少不良刺激，合理安排生活。帮助病人处理突发事件，以平和、耐心的态度对待患者，建立相互信任的关系。与患者共同探讨控制情绪和减轻压力的方法，指导和帮助患者处理突发事件。医护人员还应指导甲亢患者的亲属，在生活上给予患者更多的关怀，帮助患者战胜疾病，早日康复。

教育：通过教育让患者了解有关甲亢的临床表现、诊断性试验、治疗、饮食原则和要求以及眼睛的防护方法；强调抗甲状腺药物长期服用的重要性，服用抗甲状腺药物患者应定期复查甲功、血常规、肝功能等指标。每日清晨卧床时自测脉搏，定期测量体重，脉搏减慢、体重增加是治疗有效的重要标志。告知出现高热、恶心、呕吐、大汗淋漓、腹痛、腹泻、体重锐减、突眼加重提示甲亢危象可能，应及时就诊；教会患者掌握自我监测和自我护理可有效地降低本病的复发率。

其他护理：远离烟草，吸烟者应戒烟、无吸烟者应避免吸二手烟。

六、预 防 调 摄

妊娠合并甲亢的预防调摄，从中医"治未病"理论来讲，包括"未病先防"和"既病防变"这两方面。其对患者降低甲状腺激素，提高促甲状腺激素水平，保障母体与胎儿健康，改善生活质量及远期预后，延缓疾病进展具有重要作用。具体方法包括避风寒，预防疾病外感；调情志，保持平和心态，勿生气、着急，避免情绪波动；慎起居，生活起居规律；劳逸结合，坚持适当锻炼，如中医养生之太极拳、八段锦等；合理饮食，忌食含碘食物，如海产品、海带、紫菜等；忌辛辣、烟酒等刺激性食物；忌油腻、甜食；低盐饮食，忌食腌制食品。

七、预 后 转 归

药物治疗的缓解率 30%～70% 不等，平均 50%，手术治疗的治愈率 95% 左右。复发率为 0.6%～9.8%。甲亢对妊娠的负面影响主要有流产、早产、先兆子痫、胎盘早剥等。另外易发生新生儿甲状腺功能亢进症和产后甲亢。

八、本共识制定专家组成员及起草单位

共识专家组组长：庞国明　陈荣月　韩颖萍
共识专家组副组长（按姓氏笔画排序）：
　　　　　冯　冰　杜　娟　李红梅　汪朝振　张太阳　张晶改
共识专家组成员（按姓氏笔画排序）：
　　　　　上官武珍　马原原　马新航　王　娟　王　琳　王体敬

田忠于　吉红玉　刘　玮　关文周　许　华　李洪生

杨长领　员富圆　张　云　张太阳　张俊杰　张景祖

郑仲华　单培鑫　赵　勇　赵　璐　赵娟朋　侯　伟

夏方妹　高　达　高　昕　崔晓涵　梁立峰　翟纪功

执笔人：陈荣月　张　云　李艳杰　王云梦

秘　书：关文周　崔晓涵

组长单位：河南省开封市中医院、许昌红月糖尿病医院、河南省人民医院

副组长单位（按首字笔画排序）：

江西省中西医结合医院、河南省开封市中医院、许昌红月糖尿病医院

起草单位（按首字笔画排序）：

山东省菏泽市中医医院、江西省九江市中医医院、江苏省泰州市中医院、河北省石家庄市中医院、河北省馆陶县中医院、河南中医药大学第三附属医院、河南省三门峡市中医院、河南省长垣中西医结合医院、河南省周口市中医院、河南省周口承悦糖尿病医院、河南省郑州市中医院

九、参 考 文 献

[1] 倪青. 甲状腺功能亢进症病证结合诊疗指南（2021-01-20）[J]. 世界中医药，2021，16（2）：193-196.

[2] 国家技术监管局. 中华人民共和国国家标准中医临床诊疗术语疾病部分[M]. 北京：中国标准出版社，1997：10.

[3] 邱晓霞. 妊娠合并甲状腺功能减退症患者的中医体质研究[D]. 杭州：浙江中医药大学，2016：3-5.

[4] 程淑莉. 妊娠早期合并甲状腺疾病患者中医证候特点及发病危险因素初步调查[D]. 北京：北京中医药大学，2021：13-15.

[5] 曹泽毅. 中华妇产科学[M]. 北京：人民卫生出版社，2005：588-593.

[6] 施秉银，马秀萍. 现代甲状腺疾病诊断与治疗[M]. 第1版. 西安：陕西科学技术出版社，1998：25-28.

[7] 杨钢. 内分泌生理与病理生理学[M]. 第1版. 天津：天津科学技术出版社，1996：526-529.

[8] 滕红，张为远. 孕周与母儿血甲状腺激素含量的关系[J]. 白求恩医科大学学报，1998，24（4）：347-348.

[9] 孙玉芝，乐杰. 妊娠合并甲状腺功能亢进[J]. 实用妇产科杂志，1993，9（2）：83.

[10] 张京莉. 妊娠合并甲状腺功能亢进24例临床观察[J]. 中国民康医学，2007，19（5）：343.

[11] 储赞军. 妊娠期甲状腺功能亢进80例临床分析[J]. 天津医科大学学报，2004，10（1）：84-86.

[12] 邬卫东，谭生荣. 甲状腺功能亢进并妊娠[J]. 实用妇产科杂志，1993，9（2）：83-84.

[13] 何虹妮，邱丽敏. 妊娠合并甲状腺功能亢进症的临床诊治与体会[J]. 中国民间疗法，2010，18（12）：55.

[14] 黄小敏. 甲状腺功能亢进症的国家级名中医辨治规律初探[D]. 广州：广州中医药大学，2012：49.

[15] 中国中西医结合学会内分泌学专业委员会. 富碘中药治疗Graves病专家共识[J]. 中国中西医结合杂志，2021，41（6）：663-667.

[16] Yoshihara A，Noh JY，Watanabe N，et al. Substi-tuting potassium iodide for methimazole as the treatment for Graves' disease during the first trimester may reduce the incidence of congenital anomalies：a retrospective study at a single medical institution in Japan[J]. Thyroid，2015，25（10）：1155-1161.

[17] 钱秋海. 甲状腺疾病与妊娠相关性及中西医防治与对策[A]. 中华中医药学会糖尿病分会2017年学术年会暨第十八次中医糖尿病大会论文汇编[C]. 2017.

[18] Da SILVA JB. Acupuncture in pregnancy[J]. Acupunct Med，2015，33（5）：350-352.

[19] 郝鸣昭，杨会生，郑晨思，等. 关于英国妇产科杂志"妊娠期针灸的安全性：一项回顾性队列研究"的分析与思考[J]. 上海针灸杂志，2021，40（7）：886-889.

[20] 寇任重，徐天成，张建斌，等. 论分经养胎理论及其运用[J]. 中医杂志，2016，57（21）：1810-1814.

[21] 陈叙，崔洪艳. 妊娠合并甲亢性心脏病的诊治[J]. 中国实用妇科与产科杂志，2005，（10）：595-597.

第二十一章

高尿酸血症与痛风中医临床诊疗专家共识

一、概　述

高尿酸血症是嘌呤代谢紊乱引起的代谢异常综合征。无论男性还是女性，非同日2次血尿酸水平超过420μmol/L，称之为高尿酸血症。血尿酸超过其在血液或组织液中的饱和度，可在关节局部形成尿酸钠晶体并沉积，诱发局部炎症反应和组织破坏，即痛风；可在肾脏沉积引发急性肾病、慢性间质性肾炎或肾结石，称之为尿酸性肾病。许多证据表明，高尿酸血症和痛风是慢性肾病、高血压、心脑血管疾病及糖尿病等疾病的独立危险因素，是其过早死亡的独立预测因子[1]。高尿酸血症和痛风是多系统受累的全身性疾病，已受到多学科的高度关注，其诊治也需要多学科共同参与。

高尿酸血症与痛风是一个连续、慢性病理生理过程，其临床表型具有显著的异质性。随着新的更敏感、更特异的影像学检查方法的广泛应用，无症状高尿酸血症与痛风的界限渐趋模糊[2-4]。因此，对其管理也应是一个连续的过程，需要长期的，甚至是终身的病情监测与管理。

高尿酸血症和痛风近年呈现明显上升和年轻化趋势[5-6]。荟萃分析显示[6]，中国高尿酸血症的总体患病率为13.3%，痛风为1.1%，已成为继糖尿病之后又一常见代谢性疾病。目前，我国广大医务工作者对高尿酸血症与痛风尚缺乏足够的重视，在其诊断、治疗及预防等方面存在许多盲区与误区，导致诊疗水平参差不齐、患者依从性差、转归不良[7-8]。近十年来，临床循证指南为临床医生提供了合理、安全、规范的诊疗准则，已成为发达国家临床决策的主要依据[9]。

中医根据其主症、发病阶段的不同而命名，中医在金元时期已有"痛风"之名，但是中医描述的"痛风"仅包括痛风性关节炎，不完全等同于现代医学的痛风。有人认为无症状性高尿酸血症应属于中医的"浊瘀病"[10-11]。临床表现为急、慢性关节炎时，属于中医"浊瘀痹""热痹""着痹""历节病""白虎风""痛风"等范畴；主要以尿路结石、肾结石为表现时，可归属于中医"石淋"范畴；以痛风肾病为主要表现时，可根据临床症状将其归属于"水肿""尿血""关格"范畴。

二、病因病机

（一）病因

痛风的病因病机可归纳为正虚邪实。正虚包括先天禀赋不足，肝脾肾亏虚，气血不足，营卫失和；邪实指后天过食肥甘厚味、辛辣之品，劳逸失调，情志不舒，外感风寒（热）湿之邪气，内生痰、瘀、湿、热。本病的病位初期在肢体、关节之经脉，继则侵蚀筋骨，内损脏腑。

痛风的发病是肝脾肾三脏功能失调，正邪相争的过程，正虚于内，浊毒内伏，复因感受外邪或劳逸失调、饮食过极、情志不舒等因素而诱发。如《类证治裁·痛风》指出："寒湿郁痹阴分，久则化热攻痛。"《证治准绳·痛风》认为："风湿客于肾经，血脉瘀滞所致。"但亦有血气虚劳者，如《医学入门·痛风》曰："血气虚劳不营养关节、腠理，以及嗜食肥甘酒酪以致湿郁成痰流注关节者。"

中医学认为，痛风的病因和发病机制主要在于人体正气不足，肝脾肾功能失调，痰浊内蕴，复感风、寒、湿、热之邪，或饮酒伤食、过度疲劳、七情内伤，或外伤、手术等诱因，内外合邪，浊瘀邪毒痹阻经脉，流注关节，发为痛风。主要的发病原因有以下四个方面：

1. 禀赋不足，脏气亏虚 禀赋不足，肝脾肾亏虚。脾主运化，主升清，脾运失司，湿浊内生；肾主水，肾脏失司，则影响排泄，湿浊内停，化生痰瘀，流注关节。《金匮要略·中风历节病》篇言"寸口脉沉而弱，沉即主骨，弱即主筋，沉即为肾，弱即为肝，汗出入水中，如水伤心，历节黄汗出，故曰历节"。肝主筋，肾主骨，肝肾不足，汗出腠理开泄，复因汗出入水，寒湿乘虚内侵，伤及血脉，浸淫筋骨，流入关节，气血运行凝涩，而发为本病。禀赋不足，肝脾肾亏虚为痛风的发病基础，虚损之处筋肉骨是易于受邪之地。

2. 外感邪气，痹阻不通 感受风、寒、湿、热之邪。如居住湿地或水中作业，或冒雨涉水，或汗出当风，或环境湿冷等原因，在正气不足，且卫外不固之时，风寒湿邪，或湿热之邪，即可入侵人体经脉，留着肢体、筋骨、关节之间，痹阻不通，发为本病。元代名医朱丹溪《格致余论》指出："彼痛风者，大率因血受热，已自沸腾，其后或涉冷水，或立湿地，或扇取凉，或卧当风。寒凉外搏，热血得寒，污浊凝涩，所以作痛，夜则痛甚，行于阴也。"

3. 饮食不节，损伤脾胃 过食肥甘厚味、辛辣炙煿，导致脾失健运，水湿内停，日久酿生痰浊，流注于肢体骨节发为痛风。如金代李杲《医学发明》曰："盖多饮乳酪醇酒水湿之属也，加以奉养过度，以滋其湿水之润下，气不能煦之，故下注于足，积久而作肿满疼痛，此饮之下流之气所致也。"又如张景岳《景岳全书·脚气》："今湿邪袭人皮肉筋脉；内由平素肥甘过度，湿壅下焦；寒与湿邪相结郁而化热，停留肌肤……病变部位红肿潮热，久则骨蚀。"指出平素过食膏粱厚味，致脾失健运，水湿不化，湿浊热毒内生，流注于筋骨关节，导致脉络失畅，不通则痛，发为痛风。

4. 情志不畅，肝失疏泄 肝主疏泄，调畅气机，尤在泾提出："历节为肾先虚，而肝复郁，为历节黄汗之本也。"《读医随笔·卷四》中记载："凡脏腑十二经之气化，皆必藉肝胆之气化以鼓舞之，始能调畅而不病。"肝郁气滞，则血行不畅，凝滞不通；情志失调则肝失疏泄，气血津液运化失司，则痰浊内生，湿浊留滞，亦可诱发痛风。

（二）病机特点

从痛风不同的病理阶段、不同临床表现和临床实际看，痛风不能与中医传统之"痛风"和"痹证"等病名完全等同，传统的认识与当今的临床实际已不能完全相应答，随着临床实践的深入探究与学术的发展而不断赋予新的内涵。

其病机特点可概括为以下几个方面：

1. 正亏于内、肝脾肾三脏亏虚是发病基础　先天禀赋不足或后天调摄失养，以致肝脾肾三脏亏虚，肾为先天之本，藏元阴而寓元阳，司气化而主水液代谢；脾为后天之本，为气血生化之源，主运化，升清降浊；肝为刚脏，体阴而用阳，主疏泄，调节机体津液代谢。人体水液正常输布赖于肝脾肾三脏功能相互协调，肝脾肾亏虚，脏腑水液代谢功能失调，导致水液输布失常，水饮停聚成痰，痰湿互结，复感外邪，可致发痛风。

2. 外感邪气、饮食劳倦是致病关键　正亏于内，风寒湿热之邪侵袭人体，壅于关节经络，气血瘀滞不通，临床表现为关节疼痛、屈伸痛甚等症状。由于感邪性质不同，或有偏胜，临床表现亦不同，风邪偏胜者为行痹，因风性善行而数变，故关节疼痛游走不定；寒邪偏胜者为痛痹，因寒主收引，其性凝滞，故关节疼痛有定处；湿气胜者为着痹，湿性重着黏腻，故肌肤关节麻木重着肿胀；热偏胜者为热痹，经络蓄热，故见关节红肿灼热、痛不可近。另一方面，饮食、劳倦、酗酒、情志不舒等因素亦可引动伏邪，痰浊流注关节、肌肉、骨骼，使气血运行不畅出现关节疼痛、麻木、重着、屈伸不利等形成本病。

3. 痰浊毒瘀贯穿始终，决定痛风病理转归　痰浊毒瘀在痛风的发生、发展中起着关键的作用。肝、脾、肾三脏亏虚，气血生化运行及水液代谢失常，产生痰湿、血瘀，痰湿内蕴日久与血瘀搏结，郁而化热则成毒，痰瘀毒互结，热盛则肉腐，从而导致关节破坏、痛风石形成；张石顽在《张氏医通》中这样记载："按痛风一症，灵枢谓之贼风，素问谓之痹，金匮名曰历节，后世更名曰白虎历节，多由风寒湿气乘虚袭于经络，气血凝滞所致。"又云："老人性急作劳，患两腿痛，动则痛甚，或血痢用涩药，恶血流入经络隧道而变痛风……壮年人性躁，兼嗜厚味，患痛风挛缩，此挟痰与气证。"故痰瘀相互交结，留驻肾、关节或脉道，日久成有形之结晶。如果痰瘀得到有效控制，病情即可缓解，痛风得愈。若痰浊毒瘀凝聚经隧，内及脏腑，浊湿蕴热，煎熬尿液，可见尿血石淋。浊毒久稽，损伤肾络，壅塞三焦以至"关格""癃闭"险恶之象环生。因此，痰瘀浊毒互结是痛风的主要病理因素，也是痛风发生发展的重要病理环节，决定着痛风的病理结局。

三、临床诊断

（一）中医诊断

高尿酸血症暂无中医诊断标准。

痛风性关节炎中医诊断标准参照中华人民共和国中医药行业标准《中医病证诊断疗效标准》（ZY/T001.1-94）。

（1）多以单个趾指关节，猝然红肿疼痛，逐渐疼痛剧如虎咬，昼轻夜甚，反复发作为主，可伴发热，头痛等症。

（2）多见于中老年男子，可有痛风家族史。常因劳累，暴饮暴食，吃高嘌呤食物，饮酒及外感风寒等诱发。

（3）临床特点：初起可单关节发病，以第一跖趾关节多见。继则足踝、跟、手指和其他小关节，出现红肿热痛，甚则关节腔可有渗液。反复发作后可出现"块瘰"（痛风石）。

（4）血尿酸、尿尿酸增高，发作期白细胞总数可增高。

（5）必要时做肾 B 超探测，尿常规，肾功能等检查，以了解痛风后肾病变情况。X 线摄片检查：可示软骨缘邻近关节的骨质有不整齐的穿凿样圆形缺损。

中医临床分期 病可分为"浊瘀病期""浊瘀痹期""浊瘀变症期"三个阶段。

浊瘀病期 本期患者无典型症状，单纯高尿酸血症或亚临床痛风，本期有发病的病理基础，但本阶段往往无关节疼痛，或仅有轻度关节酸楚、沉重不适，或体检发现血尿酸数值高，或关节超声、双能 CT 或 X 线发现尿酸钠晶体沉积和（或）痛风性骨侵蚀。此阶段有脾肾亏虚或痰湿阻滞等表现，治疗采取辨证论治与辨体论治相结合。

浊瘀痹期 本期患者有明显的肢体关节疼痛，疼痛剧烈，痛有定处，筋脉拘急，屈伸不利，手不可近，或见皮下结节，肌肤麻木不仁，或合并出现。根据其不同临床表现，又有急性发作期、间歇期、慢性期之分。治疗上以辨证论治为主，采用专证专方、专病专药、特色制剂等进行综合治疗。

浊瘀变症期 本期因浊瘀痹日久，痛风性关节炎反复发作，迁延不愈可发生痛风性肾病或痛风石等并发症，分别归属于"水肿""石淋""关格"等范畴。痛风还可导致痛风性眼病或合并心血管疾病、糖尿病、骨质疏松、神经系统疾病等，这些病症是痛风致死致残的主要原因，其诊疗参考相关疾病章节进行。

（二）西医诊断

高尿酸血症及痛风诊断参照中华医学会内分泌学分会《中国高尿酸血症与痛风诊疗指南（2019 年）》标准。

高尿酸血症诊断标准：非同日 2 次空腹血尿酸＞420μmol/L（成年人，不分男性还是女性）。分型：根据 UUE 和 FE_{UA}，分为肾脏排泄不良型、肾脏负荷过多型、混合型和其他型。

痛风诊断标准：执行 2015 年 ACR/EULAR 痛风标准，见表 21-1。

表 21-1 痛风诊断标准

诊断标准			
一、适用标准（符合准入标准方可应用本标准）：存在至少 1 次外周关节或滑囊的肿胀、疼痛或压痛。			
二、确定标准（金标准，无需进行诊断）：偏振光显微镜镜检证实在（曾）有症状关节或滑囊或痛风石中存在尿酸钠晶体。			
三、分类标准（符合准入标准但不符合确定标准时）：累计≥8 分可诊断痛风。			
	类别	评分	得分
临床特点			
受累关节分布：曾有急性症状发作的关节，滑囊部位（单或寡关节炎）	踝关节或足部（非第一跖趾关节）关节受累	1 分	
	第一跖趾关节受累	2 分	

续表

受累关节急性发作时症状：①皮肤发红（患者主诉或医生查体）；②触痛或压痛；③活动障碍	符合上述 1 个特点	1 分
	符合上述 2 个特点	2 分
	符合上述 3 个特点	3 分
典型的急性发作：①疼痛达峰<24h；②症状缓解≤14d；③发作间期完全缓解，符合上述≥2 项（无论是否抗炎治疗）	首次发作	1 分
	反复发作	2 分
痛风石证据：皮下灰白色结节，表面皮肤薄，血供丰富；典型部位：关节、耳郭、鹰嘴滑囊、手指、肌腱（如跟腱）	没有痛风石	0 分
	存在痛风石	4 分
实验室检查		
血尿酸水平：非降尿酸治疗中、距离发作>4 周时检测，可重复检测；以最高值为准	<4mg/dl（<240μmol/L）	−4 分
	4～<6mg/dl（240～<360μmol/L）	0 分
	6～<8mg/dl（360～<480μmol/L）	2 分
	8～<10mg/dl（480～<600μmol/L）	3 分
	≥10mg/dl（>600μmol/L）	4 分
关节液分析：由有经验的医生对有症状关节或滑囊进行穿刺及偏振光显微镜镜检	未做检查	0 分
	尿酸钠晶体阴性	−2 分
影像学特征		
（曾）有症状的关节或滑囊处尿酸钠晶体的影像学证据：关节超声"双轨征"，或双能 CT 的尿酸钠晶体沉积	无（两种方式）或未做检查	0 分
	存在（任一方式）	−2 分
痛风相关关节破坏的影像学证据：手、足 X 线存在至少一处骨侵蚀（皮质破坏，边缘硬化或边缘突出）	无或未做检查	0 分
	存在	4 分

亚临床痛风：无症状高尿酸血症患者，关节超声、双能 CT 或 X 线发现尿酸钠晶体沉积和（或）痛风性骨侵蚀。

难治性痛风：指具备以下三条中至少一条：①单用或联用常规降尿酸药物足量、足疗程，血尿酸≥360μmol/L。②接受规范化治疗，痛风仍发作≥2 次/年；③存在多发性和（或）进展性痛风石。

痛风性关节炎分期：

1. 无症状高尿酸血症/亚临床痛风　无症状高尿酸血症患者，关节超声、双能 CT 或 X 线发现尿酸钠晶体沉积和（或）痛风性骨侵蚀。近年来，高频超声、双能 CT 等影像学检查手段的广泛应用，发现无症状高尿酸血症患者关节及周围组织可出现尿酸盐晶体沉积甚至骨侵蚀现象，提示无症状高尿酸血症和痛风是一连续的病理过程。

对于无症状高尿酸血症患者，如影像学检查发现尿酸钠晶体沉积和（或）痛风性骨侵蚀，可诊断为亚临床痛风，并启动相应的治疗。

2. 急性痛风性关节炎　是痛风的主要表现，往往表现为患者初诊时的首发症状，主要表现为单个关节的红、肿、热、痛。多位于下肢，其中以足趾的红、肿、热、痛最为常见。但由于急性期大量炎性因子产生和应激激素水平升高，肾代谢性尿酸排泄增加，使该期患者血尿酸水平比平时低 60～100μmol/L，约 30%的患者血尿酸可处于正常水平，但急性期过后，血尿酸水平又恢复到急性期前水平，即血尿酸升高 60～100μmol/L。对临床表现不典型的痛风疑似患者，可根据一些检查包括 Ca-724、C 反应蛋白及血尿酸水平、X 光片，或可考虑使用超声检查受累关节及周围肌腱与软组织以辅助诊断。对血尿酸正常的痛风疑似患者，在医院有相关设备和条件的情况下，可考虑使用双能 CT 进行辅助诊断。同时应与蜂窝织炎、丹毒、化脓性关节炎、创伤性关节炎、反应性关节炎、假性痛风等相鉴别。

3. 间歇期痛风 为反复急性发作之间的缓解状态，通常无明显关节症状，此期诊断有赖于既往急性痛风性关节炎反复发作的病史及高尿酸血症。

4. 慢性期痛风 反复急性发作多年，受累关节肿痛等症状持续不能缓解，皮下痛风石多于首次发作 10 年以上出现，是慢性期的标志。

5. 肾脏病变 慢性尿酸盐肾病可有夜尿增多，出现尿比重和渗透压降低、轻度红白细胞尿及管型尿、轻度蛋白尿等，甚至肾功能不全。此时应与肾脏疾病引起的继发性痛风相鉴别。

四、临 床 治 疗

（一）提高临床疗效要点提示

1. 泄浊化瘀，调理脾肾贯穿治疗始终 施治首辨虚实，用药勿忘活血"通补"。痛风的基本病机为本虚标实。痛风的形成多由先天禀赋不足或后天调摄失养，以致肝脾肾三脏功能失司、水液运化失常，则痰浊瘀内生，加之外邪侵袭或劳逸失调、饮食不节、情绪失调，引动伏邪，发为痛风。故在临证中认为当首辨其虚实，虚当辨肝虚、脾虚、肾虚之所在；实当辨寒热痰瘀之所别。治疗当在辨证施治，遣方择药前提下，酌情选加化瘀通络之品，取其"以通为补""以通为助"之义。

湿浊痰瘀是贯穿始终的病理产物。浊毒瘀结内生，主要与脾肾二脏清浊代谢紊乱有关，脾肾功能失健，其运转输布和气化蒸发失常，水谷精微可化生湿浊、痰饮、瘀血等，停积体内，阻碍气血运行，浊瘀又可损及脏腑的生理功能。如此互为因果，形成恶性循环。脾肾不足、功能失调是发病的基础，是痛风反复发作缠绵难愈的内在因素，调益脾肾，正本清源，可以恢复和激发机体整体的功能，以杜绝和防止痰湿浊瘀的产生，从根本上改善代谢状态，从而抑制和减少尿酸的生成。

2. 审证当分期辨病、分期辨证相合，久病当推诸虫药搜剔 痛风治疗首当分期辨证治疗。痛风在自然的病程中有各期的临床特点，分为浊瘀病期，浊瘀痹期（包括急性发作期、间歇期、慢性期），浊瘀变症期。其中浊瘀痹期中的急性期毒热浊瘀突出，炎性反应明显。慢性期肝肾阴虚与痰浊瘀阻胶结多见。间歇期虽处于轻微关节症状的缓解状态，但仍存在脾气亏虚、浊瘀未清、正虚邪恋之征象。实质上这正是痛风三期不同阶段所反映"邪盛""正虚"消长演变出现的证候变化，浊毒瘀滞、脾肾失调始终是痛风致病的主线。治疗应在分期明了的前提下，精准辨证、恰当选方用药。而久病兼瘀，瘀浊难化，此时单用植物类活血药难免杯水车薪、难以奏效，可酌情添加虫类搜剔药。关节灼热、红肿热痛者，配以羚羊角粉或水牛角、广地龙清热通络；关节剧痛、痛不可近者，伍以全蝎、蜈蚣搜风定痛；关节肿大、僵硬畸形者，参以穿山甲、土元开瘀破结；伴有结节、痛风石者，投以僵蚕、牡蛎化痰软坚；腰背酸楚、骨节冷痛者，用以鹿角霜、蜂房温经散寒。在痛风浊毒痰瘀胶固，气血凝滞不宣，经络闭塞阶段，配伍虫蚁搜剔钻透、化痰开瘀之品，往往能出奇制胜。

3. 内外治并举成为提高临床疗效的重要途径 中医外治法通过对经穴及局部刺激作用，可明显改善局部血液微循环，减轻局部红肿热痛症状，同时也能在一定程度上调节患者的整体代谢水平，在治疗痛风上具有独特优势。中医外治法与内治法有殊途同归、异曲同工之效，且可补内治法之不逮，提高疗效。因此，已普遍引起重视。

（二）治疗方法

1. 内治法

1.1 辨证论治，专证专方

采取分期治疗的方法进行辨证论治，分为浊瘀病期，浊瘀痹期（包括急性发作期、间歇期、慢性期），浊瘀变症期。

浊瘀病期（无症状性高尿酸血症/亚临床痛风）

脾肾亏虚证

主证：神倦乏力，少息懒言，纳少腹胀，面色无华或浮肿，阳痿早泄，大便稀溏，小便清长，舌淡，苔白，脉沉细弱。

治则：健脾补肾。

方药：健脾益肾饮。党参 15g、炙黄芪 30g、茯苓 10g、炒白术 10g、制附子 6g、干姜 10g、仙茅 10g、仙灵脾 10g、桑寄生 10g、川芎 10g、甘草 6g。

煎服方法：每日 1 剂，水煎分 3 次温服；或根据病情需要，每日 2 剂，分 4 次温服。药渣再煎，熏洗双足，内外同治，增强疗效。

方义分析：炙黄芪气薄味厚，可升可降，阴中阳也，为补气药之长者，善补脾肺之气；党参甘温益气，健脾养胃；白术健脾燥湿，加强益气助运之力；茯苓健脾渗湿，苓、术相配，则健脾祛湿之功益著。仙茅、仙灵脾温肾阳，补肾精；桑寄生补肝肾、强筋骨。附子大辛大热，温壮元阳，破散阴寒；干姜温中散寒，助阳通脉，二者相须为用，一温先天以生后天，一温后天以养先天，则脾肾之阳得助。川芎为血中气药，活血行气，《日华子本草》言其"治一切气，一切劳损，一切血，补五脏，壮筋骨"；甘草益气和中，调和诸药。诸药配伍，共奏健脾补肾之功。

加减：肾气虚，腰膝酸软，乏力较著，加鹿角霜 10g、续断 10g、狗脊 10g；肾阳虚，畏寒肢冷，关节疼痛拘急，加杜仲 10g、菟丝子 10g、巴戟天 10g；脾阳虚，四肢不温，大便稀溏较重者，加山药 15g、薏苡仁 15g、砂仁 6g、白扁豆 15g。

痰湿阻滞证

主证：形体肥胖，腹部肥满，胸闷痰多，容易困倦，身重不爽，喜食肥甘醇酒，面部油多，多汗且黏，舌暗淡，苔白腻，脉弦滑。

治则：化痰除湿。

方药：化痰除湿饮。苍术 10g、厚朴 10g、陈皮 10g、法半夏 10g、茯苓 30g、薏苡仁 30g、川牛膝 15g、萆薢 10g、泽泻 10g、车前草 10g、甘草 6g。

煎服方法：每日 1 剂，水煎分 3 次温服；或根据病情需要，每日 2 剂，分 4 次温服。药渣再煎，熏洗双足，内外同治，增强疗效。

方义分析：方中苍术苦燥温散，善燥湿除痹；薏苡仁淡渗甘补微寒，善利湿除痹。两药合用，共同祛除下焦湿邪，川牛膝苦泄降，平而下行，既善活血通经、通利关节，又能引药下行而直达下焦。萆薢甘苦性平，入足阳明、厥阴，祛风除湿，以固下焦，坚筋骨，风湿去，则筋骨坚；泽泻咸寒，阴中微阳，入足太阳、少阴经之药，除湿行水；车前草性味甘、寒，清热、利湿、祛痰；半夏能入中焦，燥湿化痰，和胃除痞；陈皮、厚朴理气消胀；茯苓健脾和胃；甘草益气调中，兼调和诸药。诸药合用，共奏化痰除湿之功。

加减：若脾虚湿盛，胃气上逆，呕吐痰涎频作者，加藿香 10g、佩兰 10g、枳实 10g、竹茹 10g 芳香化浊之品；有化热之象者，可用桂枝芍药知母汤加减。

浊瘀痹期急性发作期

浊毒瘀滞证

主证：发病急骤，局部关节红肿热痛，疼痛剧烈，病及一个或多个关节，多兼有发热、口渴、烦闷不安或头痛汗出，小便短黄，舌红苔黄，或黄腻，脉弦滑数。

治则：泄浊解毒，活血通络。

方药：泄浊解毒活络饮。土茯苓 30g、萆薢 10g、薏苡仁 30g、川黄柏 10g、川牛膝 15g、虎杖 10g、忍冬藤 30g、泽泻 10g、车前草 10g、牡丹皮 10g、赤芍 15g、蚕沙（包煎）10g、水牛角 30g（先煎）、地龙 10g。

煎服方法：每日 1 剂，水煎分 3 次温服；或根据病情需要，每日 2 剂，分 4 次温服。药渣再煎，熏洗双足，内外同治，增强疗效。

方义分析：方中土茯苓泄浊解毒、健胃除湿、通利关节；萆薢甘苦性平，入足阳明、厥阴，祛风除湿，以固下焦，坚筋骨，分清泄浊。薏苡仁，利水渗湿，健脾除痹；泽泻利水渗湿；黄柏性寒味苦，清热燥湿，善除下焦之湿热；川牛膝苦泄降，平而下行，既善活血通经、通利关节，又能引药下行而直达下焦；虎杖清热利湿、活血定痛；忍冬藤清热解毒，通络止痛；车前草性味甘、寒，清热、利湿；蚕沙祛风除湿、强筋骨；地龙性寒而下行，《本草纲目》谓其能治足疾而通经络；水牛角清热凉血，泻火解毒；牡丹皮、赤芍清热凉血、活血化瘀；诸药合用，具有泄浊解毒、清热利湿、活血通络之效。

加减：若瘀血重者，加桃仁 10g，红花 10g，紫草 10g 以清热凉血，活血化瘀；若发热恶风者，加荆芥 10g，薄荷 10g 以疏风清热；若热盛伤阴，症见口渴心烦者，加玄参 15g、麦冬 10g、生地 15g 以清热滋阴生津；如热毒炽盛，化火伤津，深入骨节，而见关节红肿，触之灼热，疼痛剧烈如刀割，筋脉拘急抽挛，入夜尤甚，壮热烦渴，舌红少津，脉弦数，宜清热解毒，凉血止痛，可选用五味消毒饮合犀黄丸加减。

寒湿痹阻证

主证：关节疼痛，肿胀不甚，局部不热，得温则舒，痛有定处，屈伸不利，或见皮下结节或痛风石，肌肤麻木不仁，舌苔薄白或白腻，脉弦或濡缓。

治则：温经散寒，除湿通络。

方药：温经散寒通络饮。制川乌 3～6g、炙麻黄 6g、炙黄芪 30g、生白芍 10g、苍术 10g、羌活 10g、萆薢 10g、薏苡仁 30g、桂枝 10g、细辛 3g、威灵仙 10g、姜黄 10g、鸡血藤 30g、蜂房 10g。

煎服方法：每日 1 剂，水煎分 3 次温服；或根据病情需要，每日 2 剂，分 4 次温服。药渣再煎，熏洗双足，内外同治，增强疗效。

方义分析：方中川乌味辛苦，性热，有毒，其力猛气锐，内达外散，能升能降，通经络，利关节，其温经散寒，除湿止痛，凡凝寒痼冷皆能开之通之；麻黄辛微苦而温，入肺、膀胱经，其性轻扬上达，善开肺郁、散风寒、疏腠理、透毛窍，其宣散透表，以祛寒湿。二者配伍，同气相求，药力专宏，外能宣表通阳达邪，内可透发凝结之寒邪，外攘内安，痹痛自无。细辛散寒、祛风止痛；桂枝温通经脉、助阳化气；羌活祛风胜湿、止痛；威灵仙祛风湿、通经络、止痹痛；萆薢祛风除湿、坚筋骨；蜂房温经散寒、祛风通络止痛；苍术苦燥温散，善燥湿除痹；薏苡仁淡渗甘补微寒，善利湿除痹；生白芍宣痹行血；姜黄破血行气，通经止痛；鸡血藤补血、活血、通络；炙黄芪益气固卫，助麻黄、乌头温经止痛，亦制麻黄过散之性。诸药相伍，使寒湿去而阳气通，关节疼痛解除而屈伸自如。

加减：风邪偏盛者，可加祛风通络之品，如防己 10g、桑枝 20g、海风藤 15g、秦艽 10g等；寒邪偏盛者，可加温经散寒之品，如制草乌 6g、制附子 6g；湿邪偏盛者，可加胜湿通络之品，如独活 10g、木瓜 10g。对皮下结节或痛风石可加祛痰，化石通络之品，如制天南星 6g，金钱草 30g、炒白芥子 6g。若寒湿甚者，制川乌可改用生川乌 6g 或生草乌 6g；若肌肤麻木不仁，加海桐皮 10g、豨莶草 15g 以祛风通络；肿胀明显者，加茯苓 30g、泽泻 10g、五加皮 10g、车前子 10g 以利水祛湿。

浊瘀痹期（间歇期）

脾虚湿阻证

主证：急性疼痛消失，无明显症状，或仅有轻微的关节症状，或见身困倦怠，头昏头晕，腰膝酸痛，纳食减少，脘腹胀闷，舌质淡胖或舌尖红，苔白厚腻，脉滑无力等。

治则：健脾利湿，益气通络。

方药：健脾化湿通络饮。炙黄芪 30～60g、党参 15g、防己 10g、桂枝 10g、当归 10g、白术 10g、淫羊藿 10g、薏苡仁 30g、土茯苓 15g、萆薢 10g、甘草 10g。

煎服方法：每日 1 剂，水煎分 3 次温服；或根据病情需要，每日 2 剂，分 4 次温服。药渣再煎，熏洗双足，内外同治，增强疗效。

方义分析：方中炙黄芪升多降少，阳中微阴，专于气分，善补脾肺之气；党参补中益气，和脾胃，中气微弱，用以调补，甚为平妥；白术补气健脾祛湿，既助防己祛湿行水之功，又增黄芪益气固表之力；桂枝温通经脉、助阳化气；淫羊藿补肾健骨、祛风除湿；防己祛风行水；萆薢祛风除湿、坚筋骨；薏苡仁淡渗甘补微寒，善利湿除痹；土茯苓解毒、除湿、利关节。益气健中与祛风除湿药相合，祛风除湿而不伤正，益气固表而不恋邪，使风湿俱去，表虚得固。当归养血活血，扶正祛邪，甘草和中，兼可调和诸药。诸药相伍，祛风与除湿健脾并用，扶正与祛邪兼顾，使风湿俱去，诸症自除。

加减：形寒肢冷者加熟附子 6g、肉桂 6g；腹部胀满者加枳实 10g、大腹皮 30g。

浊瘀痹期（慢性期）

痰瘀痹阻证

主证：关节疼痛反复发作，日久不愈，时轻时重，或呈刺痛、固定不移，关节肿大，甚至强直畸形，屈伸不利，皮下结节，触之不痛，或皮色紫黯，或溃破，舌淡胖，苔白腻，脉沉涩或沉滑。

治则：化痰行瘀，蠲痹通络。

方药：和中化痰通络饮。桃仁 10g，红花 10g，当归 10g，川芎 10g，茯苓 15g，威灵仙 15g，法半夏 10g，陈皮 10g，夏枯草 10g，浙贝母 10g，海风藤 15g，白芥子 6g，全蝎 5g，蜈蚣 2条，甘草 6g。

煎服方法：每日 1 剂，水煎分 3 次温服；或根据病情需要，每日 2 剂，分 4 次温服。药渣再煎，熏洗双足，内外同治，增强疗效。

方义分析：方中以强劲破血之品桃仁、红花为君药，力主活血化瘀；当归滋阴补肝、养血活血通络；川芎活血行气、调畅气血，以助活血祛瘀之功。浙贝母、半夏化痰散结；夏枯草消痰软坚散结；白芥子散结通络止痛；茯苓、陈皮健脾除生痰之源；威灵仙祛风湿、通经络、止痹痛；海风藤祛风除湿、舒筋活络；全蝎、蜈蚣相须为用，均入肝经，通络止痛、攻毒散结，搜风通络，力专效猛；甘草调和诸药，而益脾胃。全方配伍得当，使瘀血祛、化瘀生新，脾胃健、痰消结散，共奏化痰行瘀，蠲痹通络之效。

加减：皮下结节者，可加制天南星 6g、白芥子 6g；关节疼痛甚者，可选加乳香 6g、没药 6g、延胡索 15g；关节肿甚者，加防己 10g、土茯苓 15g、滑石 15g；久病体虚，面色不华，神疲乏力者，加党参 15g、炙黄芪 30g。如对皮下结节，痛风石可选用炮穿山甲 10g、蛴螬虫 6g；疼痛剧烈者加乌梢蛇 6g。

肝肾阴虚证

主证：关节肿胀，缠绵而痛，昼轻夜重，病久屡发，病变关节畸形，筋脉拘急，屈伸不利，步履不便，肌肤麻木，面色晦暗，颧红口干，头晕耳鸣，盗汗遗精，舌边、尖红而少苔，脉细数。

治则：滋补肝肾，通络止痛。

方药：滋补肝肾通络饮。熟地黄 15g、茯苓 15g、泽泻 10g、丹皮 10g、山药 10g、山茱萸 10g、当归 10g、白芍 15g、怀牛膝 15g、威灵仙 10g、虎杖 10g、草薢 10g、秦艽 10g、乌梢蛇 10g、甘草 6g。

煎服方法：每日 1 剂，水煎分 3 次温服；或根据病情需要，每日 2 剂，分 4 次温服。药渣再煎，熏洗双足，内外同治，增强疗效。

方义分析：方中用熟地，甘温味厚，滋阴补血，益精填髓。用山茱萸，补肾养肝血，兼可固肾涩精，增强熟地补肝肾，助封藏之功；先天之精，需要后天之充养，故用山药健脾益精固肾。肾为水脏，主气化，由于肾阴亏虚，常导致虚火上炎，而肾浊不降，故配伍泽泻淡渗入肾，宣泄肾浊，以泻助补，并且可以制约熟地的滋腻碍胃之弊；茯苓甘淡入脾，淡渗利湿，助山药益脾。阴血不足则生内热，伏热内扰，复耗阴血，故加入丹皮清血中之伏热，以防耗伤阴血，并可制约山茱萸之温性。怀牛膝补益肝肾而强壮筋骨，且能活血。当归、白芍养血活血，使血足而筋自荣，络通则风易散，寓有"治风先治血，血行风自灭"之意；秦艽祛风通络；乌梢蛇甘、咸，温，性走窜，内走脏腑，外彻皮肤，透骨搜风；虎杖清热活血，通络止痛；威灵仙祛风除湿、通十二经；草薢苦平，祛风除痹、利湿去浊；甘草调和诸药。纵观全方，以滋补肝肾，活血通络为主，祛邪不伤正，扶正不留邪。

　　加减：冷痛较甚，可选加制附子 6g、制川乌 3g、干姜 10g。腰膝酸痛较明显者，可加鹿角霜 10g、续断 10g、补骨脂 10g、肉苁蓉 10g、骨碎补 10g；关节重着，肌肤麻木者，选加防己 10g、薏苡仁 15g、苍术 10g、鸡血藤 30g。

浊瘀变症期（肾脏病变期）

脾肾阳虚证

　　主证：病久屡发，关节肿痛，得寒加重，得温则减，昼轻夜重，局部关节变形，屈伸不利，腰膝酸软，或在指尖、跖趾、耳郭等处有痛风结石，眼睑及下肢浮肿，小便不利，大便稀溏，舌质暗淡，苔薄白或白腻，脉濡缓。

　　治则：温补脾肾，泄浊化瘀。

　　方药：温肾健脾通络饮。制附子 6g（先煎）、肉桂 6g、炙黄芪 30g、党参 15g、白术 10g、茯苓 15g、熟地 10g、山茱萸 10g、川萆薢 10g、补骨脂 10g、丹参 10g、泽兰 10g。

　　煎服方法：每日 1 剂，水煎分 3 次温服；或根据病情需要，每日 2 剂，分 4 次温服。药渣再煎，熏洗双足，内外同治，增强疗效。

　　方义分析：方中制附子、肉桂培补肾中元阳，温里驱寒；熟地入肝肾经，滋阴补血、益精填髓，阴中求阳；炙黄芪气薄味厚，可升可降，阴中阳也，为补气药之长者，善补脾肺之气；党参甘温益气，健脾和胃；白术健脾燥湿，加强益气助运之力；茯苓健脾渗湿，苓、术相配，则健脾祛湿之功益著，三药合用，以助黄芪补脾益气，兼能祛湿。山茱萸酸温补肾，补而不峻，平补肾之阴阳；萆薢祛风去湿、坚筋骨；补骨脂苦、辛、温，《本草蒙筌》谓："去诸风湿痹，去四肢冷疼"；丹参破癥除瘕，凡血病凝结者无不治之，又辛散而润泽，故能通利而涤邪也；泽兰行血利水；全方共奏温补脾肾，泄浊化瘀，通络止痛之功。

　　加减：肾气虚，腰膝酸软，乏力较著，加续断 10g、狗脊 10g；大便稀溏者，加山药 15g、干姜 6g、芡实 10g；下肢浮肿较甚者，加薏苡仁 30g、车前子 10g、冬瓜皮 10g；屈伸不利者，加全蝎 6g、鹿角霜 10g。

毒损肾络证

　　主证：痛风日久，腰酸膝软，四肢乏力，头晕耳鸣，恶心呕吐，腹胀，手足心热，时有四肢厥逆，气短乏力，失眠，浮肿，夜尿增多，消瘦，全身不适，关节疼痛，舌质暗红，脉沉细无力。

　　治则：解毒益肾，泄浊通络。

　　方药：解毒益肾通络饮。人参 10g（单煎）、黄芪 30g、炒白术 10g、熟地黄 10g、枸杞子 10g、山茱萸 10g、土茯苓 30g、泽泻 5g、大黄 10g、蒲公英 30g、藿香 30g、石菖蒲 10g、白花蛇舌草 30g、丹参 15g、地龙 10g。

　　煎服方法：每日 1 剂，水煎分 3 次温服；或根据病情需要，每日 2 剂，分 4 次温服。药渣再煎，熏洗双足，内外同治，增强疗效。

　　方义分析：方中人参得土中清阳之气，禀春升少阳之令而生，诸虚兼调，五脏俱补，大补元气、补脾益肾；炙黄芪可升可降，为补气药之长者，善补脾肺之气；白术健脾燥湿，加强益气助运之力，兼能祛湿；枸杞子入肝肾经，滋补肝肾；熟地滋阴补血、益精填髓；山茱萸酸温补肾，补而不峻，平补肾之阴阳，以助熟地之功；泽泻利湿而泄肾浊，并能减熟地黄之滋腻；土茯苓解毒、除湿；大黄凉血解毒、逐瘀通络；蒲公英清热解毒、散结、利尿；白花蛇舌草清热、利湿、解毒；地龙咸寒，能通经络、解热毒，利水道；丹参破瘀除癥，凡血病凝结者无不治之，又辛散而润泽，故能通利而涤邪也；藿香禀清和芬烈之气，芳香化浊、开胃止呕；石菖蒲辛苦而温，芳香而散，祛湿逐风，除痰消积，开胃宽中；全方以补气健脾益肾为主，兼以泄浊解毒、化瘀通络，扶正祛邪兼施，标本兼治。

加减：若兼有外感者可加苏叶 10g、羌活 10g、荆芥 10g；兼有风热者可加薄荷 10g、桑叶 10g、石膏 20g；有结石者可加海金沙 10g、金钱草 10g、鸡内金 30g；热淋者加通草 10g、淡竹叶 10g、瞿麦 10g、金银花 15g；若浊阴上逆，呕吐频作，服药困难者，可用大黄 10g、蒲公英 10g、土茯苓 30g、牡蛎 50g、丹参 10g、六月雪 10g 煎浓汤用于保留灌肠。

1.2　辨证施治，专证专药

痛风定片

组成：秦艽、黄柏、延胡索、赤芍、川牛膝、泽泻、车前子、土茯苓等。

功能：清热祛风除湿，活血通络定痛。

适应证：用于湿热所致的关节红肿热痛，伴有发热，汗出不解，口渴喜饮，心烦不安，小便黄；痛风病见上述证候者。

用法：口服，1 次 4 片，1 日 3 次。

注意事项：注意孕妇慎用。服药后不宜立即饮茶。

痛风舒片

组成：大黄、车前子、泽泻、川牛膝、防己等。

功能：清热，利湿，解毒。

适应证：用于湿热瘀阻所致的痛风病。

用法：口服，1 次 2～4 片，1 日 3 次，饭后服用。

注意事项：注意少吃海鲜、动物内脏等食品；忌啤酒和白酒。

复方伸筋胶囊

组成：虎杖、伸筋草、三角风、香樟根、飞龙掌血、大血藤、茯苓、泽泻、透骨香等。

功能：清热除湿，活血通络。

适应证：用于湿热瘀阻所致关节疼痛，屈伸不利。

用法：口服，1 次 4 粒，1 日 3 次。

注意事项：儿童、孕妇禁用。服药期间忌食生冷酸涩食品及海鲜。

当归拈痛丸

组成：当归、葛根、党参、苍术（炒）、升麻、苦参、泽泻、白术（炒）、知母、防风、羌活、黄芩、猪苓、茵陈、甘草等。

功能：清热利湿，祛风止痛。

适应证：风湿阻络，骨节疼痛，胸膈不利，或湿热下注，足胫红肿热痛，或溃破流脓水者，疮疡。

用法：口服。1 次 9 克，1 日 2 次。

注意事项：孕妇及风寒湿闭阻痹病者慎用，忌食辛辣油腻食物。

四妙丸

组成：苍术、牛膝、盐黄柏、薏苡仁等。

功能：清热利湿。

适应证：用于湿热下注所致的痹病，症见足膝红肿，筋骨疼痛。

用法：口服，1次6g，1日2次。

注意事项：孕妇慎用。

十五味乳鹏胶囊

组成：乳香、宽筋藤、决明子、渣驯膏、黄葵子、藏菖蒲、巴夏嘎、儿茶、诃子、安息香、毛诃子、铁棒锤、木香、人工麝香、余甘子等。

功能：消炎止痛，干黄水。

适应证：用于关节红肿疼痛，发痒痛风，黄水积聚。

用法：口服，1次2～4粒，1日2次。

注意事项：注意本品不宜长期大量服用；孕妇禁用。

痛舒片

组成：七叶莲、灯盏细辛、玉葡萄根、三七、珠子参、栀子、重楼、甘草等。

功能：活血化瘀，舒筋活络，化痞散结，消肿止痛。

适应证：用于跌打损伤，风湿性关节痛，肩周炎，痛风性关节痛，乳腺小叶增生。

用法：口服。1次3～4片，1日3次。

注意事项：注意本品不宜长期大量服用；孕妇禁用。

益肾蠲痹丸

组成：骨碎补、熟地黄、当归、徐长卿、土鳖虫、僵蚕（麸炒）、蜈蚣、全蝎、蜂房（清炒）、广地龙（酒制）、乌梢蛇（酒制）、延胡索、鹿衔草、淫羊藿、寻骨风、老鹳草、鸡血藤、葎草、生地黄、虎杖等。

功能：温补肾阳，益肾壮督，搜风剔邪，蠲痹通络。

适应证：用于症见发热，关节疼痛、肿大、红肿热痛、屈伸不利、肌肉疼痛、瘦削或僵硬，畸形的顽痹（类风湿性关节炎）。

用法：口服，1次8～12g，1日3次。

注意事项：注意妇女月经期经行量多停用，孕妇禁服。过敏体质和湿热偏盛者慎用本品。

通滞苏润江胶囊

组成：番泻叶、秋水仙、诃子肉、盒果藤、巴旦仁、西红花、司卡摩尼亚脂。

功能：开通阻滞，消肿止痛。

适应证：用于关节骨痛，风湿病，类风湿性关节炎，坐骨神经痛。

用法：口服，1次5～7粒，1日2次。

注意事项：孕妇忌用；痔疮患者慎用；肝肾功能不全者慎用；由于秋水仙为毒性药，主含秋水仙碱等，当出现无力、食欲减退、恶心、呕吐或腹胀、腹泻等不良反应时，应减少用量；本品不宜长期、过量服用；服药期间应定期进行血常规、肝、肾功能检查；本品应在医生指导下使用。

青鹏软膏

组成：棘豆、亚大黄、铁棒锤、诃子（去核）、毛诃子、余甘子、安息香、宽筋藤、人工麝香等。

功能：活血化瘀，消肿止痛。

适应证：用于风湿性关节炎、类风湿性关节炎、骨关节炎、痛风、慢性扭挫伤、肩周炎引起的关节、肌肉肿胀疼痛及皮肤瘙痒、湿疹。

用法：外用，取本品适量涂于患处，1日2次。

注意事项：破损皮肤禁用；孕妇禁用，运动员慎用。

肿痛搽剂

组成：肿痛搽剂是一个外用的民族药，由七叶莲、三七、雪上一枝蒿、滇草乌、金铁锁、玉葡萄根、灯盏细辛、金叶子、重楼、火把花根、八角莲、披麻草、白及等19味药材组成。

功能：消肿镇痛，活血化瘀，舒筋活络，化痞散结。

适应证：用于跌打损伤，风湿关节痛，肩周炎，痛风关节炎，乳腺小叶增生。

用法：外用，搽于患处，辅以按摩，1日2～3次。

注意事项：①严禁内服，放置于儿童拿不到的地方；②用药过程中如有瘙痒起疹，暂停使用。

2. 外治法

2.1 药物外治法

中药离子导入

处方：浊毒瘀滞证处方。野菊花15g、蒲公英15g、地龙10g、川芎15g、牡丹皮15g、赤芍20g、土茯苓30g、透骨草30g、冰片6g。

寒湿痹阻证处方。制川乌6g、制草乌6g、炙麻黄10g、白芷15g、威灵仙15g、透骨草30g、蜂房10g、冰片6g。

操作方法：水煎取汁500毫升加入陈醋150毫升，加入冰片，并将浸透药汁的药布放置在1.5厘米×10厘米×5厘米纯棉垫上，敷于病变区域及双侧肾俞穴，采用直流电与脉冲电波使药物离子由病灶局部及俞穴部位皮肤朝深处移动导入，每次20分钟，每天1次。

适应证：痛风性关节炎急性发作期。

疗效观察：菏泽市中医医院内分泌科治疗65例急性痛风性关节炎门诊患者，42例采用浊毒瘀滞证处方治疗，41例有效，1例无效，有效率97.6%；23例寒湿痹阻证处方治疗，23例有效，有效率达100%。

注意事项：关于治疗剂量的大小应因人而异，不能一味追求大电流。应以感觉舒适为宜。对皮肤感觉灵敏度差的患者更应注意防止烫伤。选择治疗剂量大小的原则是：小剂量对人体起兴奋作用，大剂量对人体起抑制作用，应根据病情需要选择适当剂量；治疗时，必须用浸湿浸透的大厚棉垫，药垫下边是皮肤患部，否则易烧、烫伤皮肤。注：棉垫应抻平，并与皮肤接实；在治疗过程中，医护人员及时观察患者局部及全身的情况，若出现红疹、瘙痒、水疱等情况，暂停使用并立即予以处理。

来源：菏泽市中医医院

中药熏洗

温通洗剂

组成：生草乌、生川乌、生南星、生半夏、艾叶各30g，生附子15g。

制法用法：上述药加清水2000毫升，浸泡1小时后，以文火煎煮45～60分钟，取出药液，倒入盆中，熏洗患处（先熏后洗），每次熏洗 30 分钟。每日 1 剂，每剂可熏洗 2 次，7 日为 1 个疗程。

功效主治：祛风除湿，温经通络，软坚散结。适用于痛风性关节炎。

疗效观察：两组副反应比较，治疗 600 例在治疗过程中未出现明显的不良反应，并且未出现消化道反应，有 76 例在激素减量时出现病情反复，对照组 10 例在治疗过程中有 68 例出现消化道反应，有 76 例在激素减量时出现病情反复。

注意事项：对孕妇及合并高血压、心脏病、病毒性肝炎、肾炎、肾盂肾炎等患者慎用。

来源：高彦堂.痹痛灵内外合治风寒湿痹证 600 例[J].陕西中医，2001（3）：135-136.

五枝汤

组成：桑枝、槐枝、椿枝、桃枝、柳枝各 30g，麻叶 1 把。

制法用法：上药加水适量，煎，去渣取汁。淋洗患处，不可见风。

功效主治：舒筋活络止痛。主治痛风，风湿痹阻型。

疗效观察：治疗结果 50 例患者中治疗 1～2 个疗程关节组织瘀肿、疼痛消失，恢复正常功能者 31 例，治疗 3 个疗程关节组织肿痛消退，但活动仅感轻微疼痛者 19 例。

注意事项：对孕妇及合并高血压、心脏病、病毒性肝炎、肾炎、肾盂肾炎等患者慎用。

来源：袁忠庆. 自拟五枝汤外洗治疗关节扭挫伤 50 例小结[J]. 甘肃中医，2005（12）：26.

中 药 外 敷

虎杖膏

组成：虎杖 100g，樟脑 16g，医用凡士林 280g。

制法用法：先将虎杖打粉过 80 目筛，樟脑用适量 50%乙醇溶化后倒入虎杖粉中。凡士林加热融化成液状，把虎杖粉倒入，同时不断搅拌均匀，加盖放置冷却成膏状即成。用时依据患关节的大小形态，裁剪合适的敷料，将药膏涂在敷料上 2～3mm 厚，敷在患处，纱布绷带包扎。隔日换药 1 次，直至痊愈。

功效主治：适用于痛风。

疗效观察：按 100：16：280 取虎杖、樟脑和医用凡士林，先将虎杖打粉过 80 目筛，樟脑用适量 50%乙醇溶化后倒入虎杖粉中，凡士林加热融化成液状，把上虎杖粉倒入，同时不断搅拌均匀，加盖放置冷却成膏状即成，用时依据患关节的大小形态，裁剪合适的敷料，将药膏涂在敷料上约 2～3mm 厚，敷在患处，纱布绷带包扎，隔日换药 1 次，直至痊愈。治疗结果 44 例治愈（用药后患关节红、肿、热、自发性疼痛消失，活动无疼痛）。5 例显效（红、肿、热、自发性疼痛消失，但活动轻度疼痛）。1 例有效（红消失，肿痛减轻）。

注意事项：对孕妇及合并高血压、心脏病、病毒性肝炎、肾炎、肾盂肾炎等患者慎用。

来源：谢东升.虎杖膏外敷治疗痛风性关节炎 50 例[J].浙江中医杂志，1995（5）：204.

三黄膏

组成：大黄、黄柏、黄芩、青黛、虎杖、大青叶、白芷、生地、丹皮各等份。

制法用法：以上中药开水及蜂蜜冲调，待凉后适量敷于患处。每天 2 次，每日 1 剂。

功效主治：清热除湿，通络止痛。适用于急性痛风性关节炎。

疗效观察：将 100 例急性痛风性关节炎患者随机分为两组，对照组 50 例，治疗组 50 例，对照组口服秋水仙碱及别嘌醇片，治疗组在对照组药物治疗基础上加用三黄膏持续外敷，两组均在治疗 1 周后观察临床疗效。结果：治疗组疗效优于对照组，两组比较，差异有统计学意义（P<0.05）。结论：三黄膏治疗痛风性关节炎疗效较好，可减轻患者痛苦，提高患者生活质量。

注意事项：应适量运动，以中等有氧运动为宜，可选择散步，以少量出汗为宜。

来源：彭顺华.三黄膏外敷治疗痛风性关节炎的疗效观察与护理[J].亚太传统医药，2012，8（11）：86-87.

四妙痛风膏

组成：苍术 100g，黄柏 100g，川牛膝 50g，厚朴 30g，牡丹皮 50g，青黛 50g，冰片 30g，薏苡仁 50g，忍冬藤 50g，苦参 50g。

制法用法：以上诸药加工成细粉，以温水调成膏状，每个部位选料 10g，均匀涂抹于自制药垫上，敷贴于患处，8～12 小时后拆除。每日 1 次，7 日为 1 个疗程。

功效主治：适用于急性痛风性关节炎。

疗效观察：本组病例经 7～15 天治疗后，36 例痊愈（关节红肿疼痛及局部压痛等症状完全消失，实验室检查恢复正常）；3 例好转（关节红肿疼痛及局部压痛等症状明显好转，实验室检查明显改善）；1 例无效（临床体征和实验室检查无明显变化）。

注意事项：在治疗中嘱患者节制饮食，忌烟酒、肉食及花生仁、豆类、菠菜、酸菜、海参、海带、海鱼等，多饮白开水，防止受凉、受寒、劳累，保持小便通畅。

来源：刘海云，陈玉珍.加味蜂蚤四妙散配合四妙痛风膏外敷治疗痛风 40 例[J].山东中医杂志，1997（1）：15-16.

痛风膏

组成：黄柏 90g，生大黄、姜黄、白芷、天花粉、厚朴、陈皮各 60g，甘草、生半夏、生南星各 30g，冰片 20g。

制法用法：将上述药物研成细末熬成膏状，视患处部位及大小，将膏药平摊于布上，温贴痛处，并用绷带固定，每 2 天换药 1 次，5～7 天为 1 个疗程。

功效主治：适用于急性痛风性关节炎。

疗效观察：治疗结果 100 例患者中治疗 1～2 个疗程关节组织瘀肿、疼痛消失，恢复正常功能者 85 例，治疗 3 个疗程关节组织肿痛消退，但活动仅感轻微疼痛者 12 例。

注意事项：对孕妇及合并高血压、心脏病、病毒性肝炎、肾炎、肾盂肾炎等患者慎用。

来源：丁庆余，宋恩峰，任开明，等.痛风膏治疗痛风的临床观察[J].中国中医骨伤科杂志，2009，17（10）：20-22.

清凉膏

组成：黄连、当归、紫草、薄荷、麻油等。

制法用法：清凉膏外敷覆盖红肿组织，并超过红肿部位 1 厘米，均匀涂抹，纱布包扎固定，防止膏剂水分蒸发而降低疗效。24 小时更换 1 次，连续使用 5 天。

功效主治：清热、解毒、凉血、消炎镇痛。适用于急性痛风性关节炎。

疗效观察：治疗结果 30 例患者中 21 例治愈，组织瘀肿、疼痛消失，恢复正常功能；7 例好转，2 例无效，总有效率 93.3%。

注意事项：对孕妇及合并高血压、心脏病、病毒性肝炎、肾炎、肾盂肾炎等患者慎用。

来源：张莹，黄文红.清凉膏外敷治疗急性痛风性关节炎 30 例[J].浙江中医杂志，2007

（6）：369.

芙蓉膏

组成：芙蓉叶、生大黄、赤小豆

制法用法：上药各等份，共研细末，按4∶6加入凡士林，调和成膏外敷患处，每日1次。

功效主治：清热消肿。适用于急性痛风性关节炎。

疗效观察：显效（症状、体征消失、血尿酸正常者）21例，有效（症状、体征明显减轻，血尿酸接近正常者）4例。外敷时间最短者4小时，最长者3天，平均为18小时。一般关节红肿热痛愈明显，效果愈佳。治疗中未见任何不良反应。

注意事项：局部皮肤破损者不宜使用。

来源：韩瑞英，汪健.芙蓉膏外敷治疗痛风25例[J].安徽中医学院学报，1994（2）：35.

金黄散

组成：黄柏、姜黄、白芷、制大黄各250g，天花粉500g，制南星、炒苍术、姜厚朴、陈皮、甘草各100g。

制法用法：上药共研细末混匀，每次20g用热水调糊局部外敷，每日1次，5～7天为1个疗程。

功效主治：适用于急性痛风性节炎。

疗效观察：显效（症状、体征消失、血尿酸正常者）8例，有效（症状、体征明显减轻，血尿酸接近正常者）9例。无效3例。一般关节红肿热痛愈明显，效果愈佳。治疗中未见任何不良反应。

注意事项：对孕妇及合并高血压、心脏病、病毒性肝炎、肾炎、肾盂肾炎等患者慎用。

来源：居琪珤. 金黄散外敷治疗急性发作痛风的临床观察[J]. 内蒙古中医药，2015，34（10）：73.

六神散

组成：六神丸6～10粒。牛黄、冰片、蟾酥、雄黄等。

制法用法：上药碾成粉末，倒入少量食醋调和，外涂于红、肿、热、痛关节处，适度按摩，以使药液渗透入皮肤；或根据红肿疼痛范围用一层纱布浸于药液中，浸透后湿敷关节处。每日早、晚各1次，3～5天为1个疗程。

功效主治：适用于急性痛风性节炎。

疗效观察：显效（症状、体征消失、血尿酸正常者）18例，有效（症状、体征明显减轻，血尿酸接近正常者）10例。无效2例。一般关节红肿热痛愈明显，效果愈佳。治疗中未见任何不良反应。

注意事项：对孕妇及合并高血压、心脏病、病毒性肝炎、肾炎、肾盂肾炎等患者慎用。

来源：秦秀芳，严小蓓.六神丸外敷治疗痛风急性发作临床观察[J].上海中医药杂志，2006（5）：30.

2.2　非药物外治法

针灸疗法

处方：太冲、三阴交、丰隆、足三里、上巨虚、下巨虚、阴陵泉、阳陵泉、曲池、太白、合谷、阿是穴。随证配穴：跖趾关节肿痛者加大都和行间穴，腕关节肿痛者加阳池、阳溪和腕骨穴；踝关节肿痛者加悬钟、昆仑和太溪穴；膝关节肿痛者加委中、梁丘和血海穴。

操作方法：患者取仰卧位，取主穴及配穴，消毒后，使用一次性无菌毫针，将针刺入穴位，得气后，施以相应的补泻手法，补泻手法以提插补泻与捻转补泻相结合。每次留针 20 分钟。1 天 1 次，疗程为 2 周；针刺部位应严格消毒，以防感染。

适应证：痛风性关节炎急性期。

疗效观察：通过针刺加口服中药治疗 45 例痛风性关节炎的疗效观察，镇痛效果优于西药组，且针刺加口服中药组降低血尿酸的作用也优于西药组，这表明针刺及口服中药具有调整机体嘌呤代谢、降低血尿酸水平的作用，在控制痛风性关节炎急性发作及缩短受累关节红肿热痛的消退时间方面具有显著的疗效，针刺加中药具有活血化瘀，泻瘀散邪，缓急止痛的作用。

注意事项：注意根据患者耐受性调整电流大小，避免产生不适。皮肤破损、有心脏疾病患者禁用。

来源：王焕程.针刺联合中药治疗痛风性关节炎急性发作期[J].长春中医药大学学报，2013，29（4）：679-680.

刺络放血法

处方：均取患侧红肿部位。

操作方法：碘伏消毒患处，用三棱针快速刺压痛点，出血为度，使用医用抽气罐吸拔，留罐 5 分钟，使用抽气阀反复抽吸罐内流出的血液，轻症出血量约 5 毫升，重症约 5～10 毫升。再留罐 5 分钟，拔罐消毒。隔日 1 次，1 周为 1 个疗程。

适应证：痛风性关节炎急性发作。

疗效观察：开封市中医院内分泌科治疗 51 例急性痛风性关节炎门诊患者，51 例均采用刺络放血 1 个疗程，51 例有效，有效率达 100%。

注意事项：血小板减少等易出血患者；肾脏疾病、骨髓增生性疾病引起的继发性痛风和应用利尿剂、化疗药物和放射治疗等使血尿酸增高等患者；合并有风湿性关节炎、类风湿性关节炎、化脓性关节炎或创伤性关节炎等疾病者禁用。

来源：开封市中医院

梅花针扣刺

处方：均取患侧阿是穴。

操作方法：碘伏消毒患处，梅花针扣刺患处，出血为度，拔罐 10 分钟，取罐后，用碘伏纱块遮盖患处，然后外敷黄连膏与岐黄膏，之后每日直接于患处外敷黄连膏与岐黄膏。黄连膏成分为黄连、姜黄、当归、生地黄等，取适量药材用麻油炸枯，捞去渣，下黄蜡，熔尽后用布将油滤尽入瓦罐中，以木棒不时搅动，晾凉后储瓶备用。岐黄膏成分为芙蓉花叶、生大黄、草河车、野菊花、生栀子、黄芩等，将药材研末成 60 目细粉，以沸水调膏即可。用时分别将黄连膏与岐黄膏刮于无菌纱块上，将二者重叠，黄连纱块在上，覆于患处。两组均以 7 天为 1 个疗程，1 个疗程前后对比观察疗效。

适应证：痛风性关节炎。对湿热蕴结型疗效最好。

疗效观察：两组患者治疗后的血尿酸、红细胞沉降率、中性粒细胞百分比及外周血白细胞计数均较治疗前明显下降（$P<0.05$）；但治疗后观察组和对照组相比较，中性粒细胞百分比及外周血白细胞计数下降不明显（$P>0.05$），血尿酸、红细胞沉降率变化相比较，差异有统计学意义（$P<0.05$）。

注意事项：注意根据患者适应性调整力度大小，避免产生不适。皮肤破损、有心脏疾病患者禁用。

来源：申开琴，敖虹.梅花针扣刺联合中药贴敷治疗痛风急性发作的疗效观察[J].中国中医急症，2018，27（11）：2020-2022.

3. 基础治疗

（1）一般治疗：建议所有高尿酸血症与痛风患者保持健康的生活方式，包括：合理饮食控制体重，规律运动等。饮食管理对于痛风患者非常重要，应避免进食高嘌呤食物如动物内脏、海鲜等，少饮含果糖饮料，严格戒酒，尤其是黄酒、啤酒、烈性酒，适量饮用脱脂牛奶、酸奶，增加新鲜蔬菜的摄入，不推荐也不限制豆制品（如豆腐）的摄入，进食樱桃可降低血尿酸水平。宜多饮水利于尿酸排出，每日量在 2000 毫升以上。

（2）痛风发作时抗炎镇痛治疗：尽早使用小剂量秋水仙碱或非甾体类消炎药（NSAIDs，足量、短疗程），对上述药物不耐受、疗效不佳或存在禁忌的患者，可全身应用糖皮质激素；累及多关节、大关节或合并全身症状的患者，可首选全身糖皮质激素治疗；发作累及 1～2 个大关节时，有条件者可抽吸关节液后，关节腔糖皮质激素治疗；疼痛 VAS≥7 分，或≥2 个大关节受累，或多关节炎，或一种药物疗效差的患者，可联合两种抗炎镇痛药物，如小剂量秋水仙碱与 NSAIDs 或小剂量秋水仙碱与全身糖皮质激素联用；有消化道出血风险或需长期使用小剂量阿司匹林患者，建议优先考虑选择性 COX2 抑制剂；疼痛反复发作、常规药物无法控制的难治性痛风患者，可考虑使用 IL-1 或 TNF-α 拮抗剂。

（3）高尿酸血症降尿酸治疗（ULT）起始与目标：无并发症，血尿酸水平≥540μmol/L 起始 ULT；建议血尿酸控制在<420μmol/L；有下列并发症之一，血尿酸水平≥480μmol/L 起始 ULT：高血压、脂代谢异常、糖尿病、肥胖、脑卒中、冠心病、心功能不全、尿酸性肾石病、肾功能损害（≥CKD2 期）；建议血尿酸控制在<360μmol/L。

痛风降尿酸治疗（ULT）起始与目标：无并发症，血尿酸水平≥480μmol/L 起始 ULT；建议血尿酸控制在<360μmol/L；有下列合并情况之一，血尿酸水平≥420μmol/L 起始 ULT：痛风发作次数≥2 次/年、痛风石、慢性痛风性关节炎、肾结石、慢性肾脏疾病、高血压、糖尿病、血脂异常、脑卒中、缺血性心脏病、心力衰竭和发病年龄<40 岁；建议血尿酸控制在<300μmol/L。

ULT 药物选择：选择降尿酸药物时，应综合考虑药物的适应证、禁忌证和高尿酸血症的分型；在痛风发作缓解 2～4 周起开始降尿酸药物治疗，药物治疗过程中出现痛风发作，不建议停用降尿酸药物；黄嘌呤氧化酶抑制剂：别嘌醇，高尿酸血症与痛风患者一线用药；使用前应进行 HLA-B*5801 基因检测，特别是 CKD3～4 期者；CKD1～2 期，起始剂量 100mg/d，每 2～4 周增加 100mg/d，最大剂量 800mg/d；CKD3～4 期，起始剂量 50mg/d，每 4 周增加 50mg/d，最大剂量 200mg/d；CKD5 期禁用。非布司他：痛风患者一线用药；起始剂量 20mg/d，2～4 周可增加 20mg/d，最大剂量为 80mg/d；合并心脑血管疾病的老年人应谨慎使用；CKD4～5 期降尿酸药物优先考虑非布司他，最大剂量 40mg/d。促尿酸排泄药物：苯溴马隆是高尿酸血症与痛风的一线用药；服用时应注意大量饮水及碱化尿液。起始剂量为 25mg/d，2～4 周可增加 25mg/d，最大剂量 100mg/d；禁用于肾结石者，慎用于合并慢性肝病者。重组尿酸酶制剂：聚乙二醇重组尿酸酶用于难治性痛风的降尿酸治疗；联合用药：单药足量、足疗程治疗，血尿酸仍未达标的患者，可考虑联合应用两种不同作用机制的降尿酸药物；不推荐尿酸氧化酶与其他降尿酸药物联用。

（4）碱化尿液：建议高尿酸血症与痛风患者晨尿 pH<6.0，尤其是正在服用促尿酸排泄药物时，定期监测晨尿 pH，可应用简易尿 pH 仪自行监测。pH<6.0 时，建议服用枸橼酸制剂、碳酸氢钠碱化尿液，使晨尿 pH 维持在 6.2～6.9，以降低尿酸性肾结石的发生风险和利于尿酸性肾结石的溶解。

（5）手术：如痛风石出现局部并发症（感染、破溃、压迫神经等）或严重影响生活质量时，可考虑手术治疗。

（6）并发症用药：高尿酸血症与痛风患者合并高血压时，建议降压药物首选氯沙坦和（或）钙离子通道阻滞剂，不推荐噻嗪类和袢利尿剂等单独用于降压治疗；合并高甘油三酯血症时，调脂药物建议首选非诺贝特；合并高胆固醇血症时，调脂药物建议首选阿托伐他汀钙；合并糖尿病时，建议优先选择兼有降尿酸作用的降糖药物，次选不升高血尿酸的药物。注意药物联合使用时，对尿酸及肝肾功能的影响。

（7）预防痛风发作：痛风患者降尿酸治疗初期，推荐首选小剂量（0.5～1mg/d）秋水仙碱预防痛风发作，至少维持 3～6 个月；肾功能不全患者，根据 eGFR 调整秋水仙碱用量；不能耐受秋水仙碱的患者，建议小剂量 NSAIDs（不超过常规剂量的 50%）或糖皮质激素（强的松 ≤10mg/d）预防发作，至少维持 3～6 个月；建议从小剂量起始降尿酸药物治疗，缓慢加量，避免或减少痛风发作。

五、护理调摄

1. 膳食指导

①不吃动物内脏，不吃贝壳类海鲜，不喝肉汤。②适当多食碱性食物，少吃酸性食物。③巧吃蔬菜和水果。④食物品种应多样化，少食多餐。⑤戒酒、戒烟。⑥限制每日总热量的摄入。通常情况下按每 100g 食物中嘌呤含量的多少将食物分为三类，嘌呤含量<50mg 为低嘌呤食物，适宜高尿酸血症及痛风患者食用；嘌呤含量 50～150mg 之间的为中等嘌呤含量食物，痛风急性发作期禁止食用，缓解期可适量食用；嘌呤含量>150mg 为高嘌呤食物，为高尿酸血症及痛风患者限制食用。

2. 运动疗法

①急性期避免剧烈运动，缓解期可适当运动。②运动时要注意比平常补充更多的水分，在排汗的同时也保证尿液的排泄量，双管齐下，更有利于体内尿酸的排泄。③保持规律运动，以保证身体良好的协调性和灵活性，避免关节受到损伤，不给痛风留有急性发作的诱因。④避免选择无氧运动。而中等强度有氧运动最适宜痛风患者。有氧运动包括：时间限制的快走、匀速慢跑、原地节奏跑、太极拳、气功、广播操、健美操、跳舞、踢毽子、打门球、跳绳、游

泳、非对抗性地打乒乓球、篮球、排球、羽毛球等。痛风患者应根据个人的身体条件、体力和耐力情况以及个人的喜好选择运动方式。⑤痛风患者和高尿酸血症患者在运动后，尤其要重视整理运动。因为，进行整理运动可以提高氧气的摄取，增加血流量，加速血液和肌肉中乳酸的排除，对于运动后尿酸的排出也有很大的帮助。⑥要做到五个原则：自我约束的原则；讲求个体适宜的原则；持之以恒的原则；循序渐进的原则；全面性的原则。⑦避免四个不宜：痛风患者不宜剧烈运动；痛风患者运动时身体不宜受到损伤；运动后不宜大量吃糖及饮用含果糖的饮料；运动后不宜饮酒。

3. 辨证施护

发作期，须注意卧床休息，并适当抬高患肢，必要时可关节制动，直至疼痛缓解72小时后开始适当轻微活动。间歇期，病人应注意鞋子的选择，尽量穿柔软舒适的鞋子，避免足部磨损造成感染。脾肾亏（阳）虚和肝肾阴虚证的患者切忌过度劳累，可适度调补。浊毒瘀滞证患者，居住环境宜清爽通风，室温偏凉。进食清淡易消化食物，多食水果蔬菜，禁饮酒，忌食动物内脏等肥甘厚味食物和辛辣刺激性食物以防酿生湿热，食疗宜选用性寒清利之品，如薏苡仁、白扁豆、芹菜、冬瓜、白萝卜、西瓜汁、绿豆、赤小豆等，局部可配合金黄散等清热祛湿中药冷敷。寒湿痹阻证患者，居住环境宜温暖，避风寒，防潮湿，鼓励患者多晒太阳，禁冷水洗澡，避免风寒湿邪外侵，对疼痛的部位可加防护套以助保暖，也可局部使用热水袋热敷，或艾灸、熏蒸等热疗，或使用温经散寒类中药外敷。忌生冷食品，烹调也可多食生姜、花椒、肉桂、白芷等辛温类香料。痰湿阻滞、脾虚湿阻或痰瘀痹阻证患者，居住环境宜温暖而干燥，应进食清淡易消化的食物，忌食生冷及肥甘厚腻食物以防伤及脾胃酿生痰湿。肥胖者宜减肥，纠正痰湿体质。食疗宜服用健脾祛湿之品，如白扁豆、山药、茯苓、芡实、薏苡仁等。

六、预后转归

痛风已不能单纯看成是一种关节痛，高尿酸血症目前已划归在代谢综合征范围，与糖尿病、中心性肥胖、高血压、脂代谢紊乱、微量白蛋白等代谢异常的疾病一样，均与心脑血管病的发生及预后相关。已有研究证明，血尿酸水平升高与心血管病死率密切相关，提示高尿酸血症是冠心病患者不良预后的独立危险因素。痛风的反复发作，造成的关节破坏和肾损害，严重影响人们的生活质量，并对生命造成威胁。痛风除少数由药物等引起者，可停用而达到对因治疗外，大多尚缺乏对因治疗和根治措施，痛风性关节炎反复发作，久病不愈，可导致或加速受累关节畸形、僵硬。痛风轻症不致影响寿命，但伴有心血管及肾进行性病变者，则预后不良。现代医学对痛风研究所取得的成果，已经遏制其对病人寿命的折损。因此，重视预防和积极治疗，是对疾病的进展加以控制和使之逆转的关键。

一般来说，痛风如能及早诊断，遵循医嘱，大多数痛风病人可以如正常人一样饮食起居、工作生活。慢性期患者经过治疗，痛风石可能缩小或溶解，关节功能可以改善，肾功能障碍也可以改善。也就是说，及时诊断有效治疗，不但能提高病人的生活质量，也会明显降低其病残率。

临床观察表明，30岁以前出现初发症状的患者，预示病情严重。发生尿酸性或混合性尿路结石者可并发尿路梗阻和感染。尿酸盐肾病主要表现为肾小管间质性病变,也可影响肾功能。并发高血压病、糖尿病或其他肾病者,如未经治疗可进一步导致尿酸盐排泄障碍,这不仅能加速关节内的病理进程,同时可使肾功能进一步恶化而危及生命。这些因素归纳如下:

（1）发病年龄越年轻者,病情越重。

（2）有阳性家族史者,病情较重。

（3）病程越长,渐进性损害越重。

（4）复发频率高,病情进展快者,预后较差。

（5）痛风结节形成较快者预后欠佳。

（6）痛风并发高血压病、冠心病及肾病者,病情较重。

（7）饮食控制与否,特别是在间歇期,饮食控制更为重要。

（8）治疗措施是否得当,特别是急性期控制是否迅速,间歇期是否坚持治疗与预后均有密切关系。

痛风本身不会直接造成病人死亡,其死亡原因主要有:①肾功能受损导致慢性肾衰竭,少数患者死于急性肾衰竭,占死亡原因的 20%~30%;②皮肤的痛风石破溃后未及时采取治疗措施而并发感染,如引起菌血症和败血症;③与痛风伴发的一些疾病,如高血压、动脉硬化和糖尿病等;④痛风性肾结石或肾盂积水导致反复的顽固性泌尿系统感染,尤其是肾盂肾炎并发坏死性肾乳头炎等。

七、疗 效 评 价

由于高尿酸血症及痛风性关节炎较为复杂,变化多端,且以痛风性关节炎危害较为明显,故本篇主要论述痛风性关节炎的疗效评价。

（一）评价标准

参照中华人民共和国中医药行业标准《中医病证诊断疗效标准》（ZY/T001.1-94）,《中药新药临床研究指导原则》痛风相关疗效评价标准进行疗效评估。

（二）评价方法

症状积分分级量化指标:

（1）11 点疼痛程度数字等级量表:0 分表示无疼痛,10 分表示能够想象到的最严重疼痛;1~3 分表示轻度疼痛,但仍可从事正常活动;4~6 分表示中度疼痛,影响工作,但能生活自理;7~9 分表示比较严重的疼痛,生活不能自理;10 分表示剧烈疼痛,无法忍受。

（2）关节肿胀:0 分,关节无肿胀或肿胀消失;1 分,关节肿胀、皮色红;2 分,关节显著肿胀、皮色发红;3 分,关节高度肿胀、皮色暗红。

（3）活动受限:0 分,关节活动正常;1 分,关节活动受限;2 分,关节活动明显受限;3 分,关节活动严重受限。

（4）患者本人及医生对病情的 VAS 评分。

临床控制：关节疼痛、红肿等症状消失，关节活动正常，积分减少≥95%。

显效：关节疼痛、红肿等症状消失，关节活动不受限，积分减少≥70%，<95%。

有效：关节疼痛、红肿等症状基本消除，关节活动轻度受限，积分减少≥30%，<70%。

无效：关节疼痛、红肿等症状与关节活动无明显改善，积分减少<30%。

注：计算公式（尼莫地平法）：[（治疗前积分−治疗后积分）÷治疗前积分]×100%

八、本共识制定专家组成员及起草单位

共识专家组组长：庞国明　何　刚　陈　秋

共识专家组副组长（按姓氏笔画排序）：

马立人　王松夫　娄　静

共识专家组成员（按姓氏笔画排序）：

王秉新　王爱军　仇丽伟　卢　昭　冯文煦　刘　波

汤刚义　严东标　李　爽　李书清　李丽萍　李洪生

杨辰华　吴　伟　沈　莺　张佳佳　张景祖　陈　革

陈芹梅　罗亚锋　单培鑫　胡　然　闻海军　郭乃刚

虞成毕　翟纪功　翟丽萍　樊启辉　操儒森

执笔人：邹耀武　何　刚　庞国明　娄　静

秘　书：王体敬　田忠于

组长单位：河南省开封市中医院、山东省菏泽市中医医院、成都中医药大学附属医院

副组长单位（按首字笔画排序）：

河南省平顶山市中医院、湖南省岳阳市中医院

起草单位（按首字笔画排序）：

江西中医药大学附属医院、江西省九江市中医院、江苏省泰州市中医院、江苏省盐城市中医院、河南省中医药研究院附属医院、河南省长垣中西医结合医院、河南省安阳市中医院、河南省周口市中医院、湖北省英山县人民医院、湖北省襄阳市中医院

九、参 考 文 献

[1] Bardin, Thomas and Richette, Pascal. Impact of comorbidities on gout and hyperuricaem-ia: an update on prevalence and treatment options[J]. BMC Med, 2017, 15（1）: 123.

[2] Andres, Mariano, Quintanilla, María-Amparo, Sivera, Francisca, et al. Silent monosodium urate crystal deposits are associated with severe coronary calcification in asymptomatic hyperuricemia: An exploratory study[J]. Arthritis Rheumatol, 2016, 68（6）: 1531-1539.

[3] Keen, Helen I, Davis, Wendy A, Latkovic, Erin, et al. Ultrasonographic assessment of joint pathology in type 2 diabetes and hyperuricemia: The fremantle diabetes study phase II[J]. J Diabetes Complications, 2018, 32（4）: 400-405.

[4] Dalbeth, Nicola, House, Meaghan E, Aati, Opetaia, et al. Urate crystal deposition in asymptomatic hyperuricaemia and symptomatic gout: A dual energy CT study[J]. Ann Rheum Dis, 2015, 74（5）: 908-911.

[5] Kuo，Chang Fu，Grainge，Matthew J，Zhang，Wei Ya，et al. Global epidemiology of gout：Prevalence，incidence and risk factors[J]. Nat Rev Rheumatol，2015，11（11）：649-662.

[6] Liu，Rui，Han，Chen，Wu，Di，et al. Prevalence of hyperuricemia and gout in mainland China from 2000 to 2014：A systematic review and meta-analysis[J]. Biomed Res Int，2015，2015：1-12.

[7] 路跃武，孟袁明. 原发性痛风患者治疗依从性及达标率调查研究[J]. 中华全科医师杂志，2018，17（4）：281-285.

[8] 章璐，赵孟君，周惠琼，等. 痛风诊治现状调查[J]. 中华临床医师杂志（电子版），2011，5（2）：427-430.

[9] Chen，Yao Long，Yang，Ke Hu and Norris，Susan L. Managing conflicts of interest in practice guidelines panels[J]. JAMA，2017，318（9）：866-867.

[10] 倪青，庞国明，陈世波，等. 内分泌病诊疗全书[M]. 北京：中国中医药出版社，2016：612.

[11] 钱玉中，李娜，苏于纳. 高尿酸血症中医病名及病因病机的探讨[J]. 中医药导报，2013，19（1）：111-112.

第二十二章

原发性骨质疏松症中医临床诊疗专家共识

一、概　述

骨质疏松症（osteoporosis, OP）是一种以骨量低，骨组织微结构损坏，导致骨脆性增加，易发生骨折为特征的全身性骨病[1]。骨质疏松症已经成为一个世界范围的健康问题，该病发病率高，医疗费用花费大，致残、致死率高，世界卫生组织将其列为老年人三大疾病之一[2]。随着人口老龄化，该病的发病率正逐年上升，对人类健康构成严重威胁。传统中医并无 OP 这一病名概念，与祖国医学"骨痿""骨痹""骨枯""骨极"等极为相似，其病变在骨，其本在肾，病因以肾虚为主，与肝、脾、瘀等密切相关，证属本虚标实，但综合考虑其临床证候特点，现代大多数学者一般将 OP 归属于"骨痿""骨痹"的范畴[3-4]。骨质疏松症可发生于任何年龄，但多见于绝经后女性和老年男性。骨质疏松症分为原发性和继发性两大类。原发性骨质疏松症包括绝经后骨质疏松症（Ⅰ型）、老年骨质疏松症（Ⅱ型）和特发性骨质疏松症（包括青少年型）。绝经后骨质疏松症一般发生在女性绝经后 5~10 年内；老年骨质疏松症一般指 70 岁以后发生的骨质疏松；特发性骨质疏松症主要发生在青少年，病因尚未明。继发性骨质疏松症指由任何影响骨代谢的疾病和（或）药物及其他明确病因导致的骨质疏松。骨质疏松骨折患者发生髋部骨折后，1 年内死亡率达 20%，永久残疾约占 30%，不能独立行走约占 40%，不能完成至少一项日常活动约占 80%。根据《原发性骨质疏松症诊疗指南（2017）》，早期流行病学调查显示：我国 50 岁以上人群骨质疏松症患病率女性为 20.7%，男性为 14.4%；60 岁以上人群骨质疏松症患病率明显增高，女性尤为突出[1]。根据《中国老年骨质疏松症诊疗指南（2018）》，2016 年中国 60 岁以上的老年人骨质疏松症患病率为 36%，其中男性为 23%，女性为 49%，这说明骨质疏松症已成为我国面临的重要公共卫生问题[5]。

二、病　因　病　机

1. 外邪（寒、湿、热）侵袭论　《灵枢·阴阳二十五人》云："感于寒湿则善痹，骨痛爪枯也。"《素问·痿论》曰："骨痿者,生于大热也。"《素问·气交变大论》曰："岁土太过,雨湿流行,肾水受邪……复则病痿痹,足不任身。"痹证日久则转化为骨痿,故寒、热、水湿共为导致本病的外因。

2. 肾虚论 《素问·逆调论》："肾不生,则髓不能满;肾气热则腰脊不举,水不胜火,骨枯而髓虚,足不任身;腰者,肾之府,转摇不能,肾将惫矣。"故肾虚为本病的发病根本。

3. 肝郁、肝虚论 《素问·上古天真论》云："七八,肝气衰,筋不能动……形体皆极。"《医宗必读·痿》曰："阳明虚则血气少,不能润养宗筋,故弛纵,宗筋弛纵则带脉不能收引,故足痿不用。"肝主宗筋,肝血亏耗,血不养筋,筋病及骨,骨体失养,故致骨质疏松症发生。高龄骨质疏松症患者同时存在"因郁致痿"及"因痿致郁"两种因素,互为因果。

4. 脾虚论 《素问·五脏生成篇》曰："肾之合骨也,其荣在发,其主脾也。"李杲《脾胃论·脾胃盛衰论》云："脾病则下流乘肾……足为骨蚀,令人骨髓空虚。"脾胃散精微以养四肢百骸,脾胃衰败则筋骨失养,不能灌溉以养骨生髓,则发展为骨痿,而致骨质疏松症。

5. 血瘀论 《灵枢·本脏》曰："经脉者,所以行气血而营阴阳,濡筋骨,利关节者也。"王清任《医林改错》云："元气既虚……血管无气,必停留而瘀。"瘀血既是病理产物,又为致疾因素。脏腑亏虚导致络脉虚损,络虚不行,进而气血瘀滞,因此络脉不通在骨质疏松症的发病中十分关键。

总之,骨质疏松症的发病与肝、脾、肾脏腑虚弱,气血亏虚引起的血瘀及经络瘀滞密切相关。

三、临 床 诊 断

(一)中医病名与辨证

依据临床表现确定中医病名。参照《素问·痿论》及《素问·长刺节论》骨质疏松症病名有二:骨痿记载,首见于《素问·痿论》,"肾主身之骨髓……肾气热,则腰脊不举……发为骨痿"。骨痹提出,首见于《素问·长刺节论》,"病在骨,骨重不可举,骨髓酸痛,寒气至,名曰骨痹"。李春岭等[6]研究古籍中医文献并结合西医对本病的认识,以及从骨密度减低等的影像表现来看,病名应归属"骨痿"。参照《骨质疏松症中西医结合诊疗指南》[7]《国家中医药管理局重点专科协作组骨质疏松症诊疗方案(2018)》《原发性骨质疏松症诊疗指南(2017)》等,将骨质疏松症分为脾肾阳虚、肝肾阴虚和血瘀气滞证三型[8-11]。

(二)西医诊断

参照《国家中医药管理局重点专科协作组骨质疏松症诊疗方案(2018)》《骨质疏松症中西医结合诊疗指南》等;OP 的诊断基于全面的病史采集、体格检查、骨密度测定、影像学检查及必要的生化测定。

1. 临床表现 骨质疏松症早期常无明显自觉症状。随着骨量丢失、骨组织微结构破坏进展,患者可有疼痛、脊柱变形和身高短缩等临床症状。多数患者可无临床症状,仅在行骨密度检查或发生骨折后才诊断为 OP。

（1）疼痛：当骨量丢失大于 12% 以上时有些患者会出现骨痛，以腰背痛多见，约占 70%～80%。OP 患者可在翻身、坐起及行走后出现腰背部或周身酸痛，多为游走性疼痛，夜间或负重增加时疼痛加重甚至伴有肌肉痉挛、活动受限。

（2）脊柱变形：严重 OP 患者因胸、腰椎椎体压缩性骨折可导致身高变矮或驼背等脊柱畸形，同时因胸廓畸形、腹部受压，从而影响心肺及腹部脏器功能。

（3）OP 性骨折：OP 患者日常活动中受到轻微外伤而发生的骨折称为 OP 性骨折，属于脆性骨折。当骨量丢失大于 20%，骨质疏松症的患者极易发生脆性骨折，可因为轻微外力（人体从站立高度或低于站立高度跌倒产生的作用力，或与之相当的力量）而发生骨折意外[12]。骨折常见部位为胸椎、腰椎、髋部、尺桡骨远端和肱骨近端。发生 OP 性骨折后，再发骨折的风险明显增加，尤其是 2 年内为再发骨折风险较高的关键时期[13]。

（4）心理症状：主要包括恐惧、焦虑、抑郁、自信心丧失等。老年患者常因自主生活能力下降及骨折后缺少与外界接触和交流而产生心理负担。

2. 辅助检查

（1）骨密度：指单位体积（体积密度）或单位面积（面积密度）所含骨量。骨密度测量方法较多，不同方法在 OP 的诊断、疗效监测及骨折危险评估中的作用各异。目前临床和科研常用的骨密度测量方法有双能 X 线（dual energy X-ray absorptiometry，DXA）、定量计算机断层照相术（quantitative computed tomography，QCT）和外周骨 QCT（peripheral quantitative computed tomography，pQCT）、定量超声骨密度检测（quantitative ultrasound system，QUS）等。

1）DXA：其主要测量部位是中轴骨，包括腰椎和股骨近端，如腰椎和股骨近端测量受限，可选择非优势侧桡骨远端 1/3（33%）。DXA 采用 T 值进行诊断，其测量的 T 值是将受试者骨密度值与正常参考人群的平均峰值骨密度和标准差比较。WHO 发布的 OP 诊断为：绝经后女性和 50 岁以上男性使用 DXA 测量结果，参照同性别、同种族健康成人峰值骨量减少 2.5 标准差（SD，standard deciations）（−2.5SD）及以上（表 22-1）。

表 22-1 WHO 骨质疏松症骨密度标准差诊断法

分级	诊断
正常	≥−1.0SD
骨量减少	−1.0～−2.5SD
骨质疏松	≤−2.5SD
严重骨质疏松	≤−2.5SD 并发生一处或多处骨折

2）QCT：QCT 测量的骨密度是真正的体积骨密度（volumetric bone mineral density，vBMD，单位 mg/cm^3），其测量结果不受测量感兴趣区周围组织影响。基于腰椎 QCT 的 OP 诊断标准如下[14]：vBMD≥120mg/cm^3 为正常，80mg/cm^3 < vBMD < 120mg/cm^3 为骨量减少，vBMD≤80mg/cm^3 为骨质疏松。

3）pQCT：是一种专门用于四肢（桡骨或胫骨远端）的 QCT 骨密度测量方法，只能做前臂和小腿的骨密度测量，其优点是辐射剂量比常规 CT 小。

4）QUS：具有无辐射、操作简单、费用低廉的优点，在社区及基层医院、体检场所得到广泛应用，如果测量指标低于正常，怀疑有骨质疏松症，应进一步测量 DXA 骨密度，常用测量部位有跟骨，还有胫骨、指骨和腕骨。

（2）骨转换标志物（bone turnover makers，BTMs）：是骨组织分解与合成代谢的产物，其水平变化代表全身骨骼代谢的动态状况[15-18]。BTMs 有助于鉴别原发性和继发性 OP、判断骨转换类型、预测骨丢失速率、评估骨折风险、了解病情进展、选择干预措施，监测药物疗效及依从性等。包括空腹血清 1 型前胶原氨基端延长肽（procollagen type1 N-peptide，P1NP）和血清 I 型胶原 C-末端交联肽（serum C-terminaltelopeptide of type 1 collagen，S-CTX）等。

（3）脆性骨折：是诊断 OP 的标准之一（无需依赖骨密度测定）。脆性骨折的诊断需具备以下条件：①无明显暴力损伤史或具有低能量损伤史；②骨折影像学检查证据；③排除肿瘤等其他原因造成的骨折[19]。

四、临床治疗

（一）提高临床疗效的要点提示

1. 查阅经典论著，明确病因病机　我们在总结前人及现代学者经验基础上，结合现代临床实际提出骨质疏松症的病因病机：①风寒、热、水湿共为导致本病的外因，肾气亏虚，卫外不固，经脉失于满养，易感受外邪，凡中风、受寒、着湿、坠堕、跌仆必致经络受阻、气血不畅而发疼痛，日久制动导致骨质疏松症。②肾虚论：肾虚为本病内因，肾气不足，肾精亏虚则骨髓失充、骨骼失养、脆弱无力，严重者腰脊不举、骨枯而髓减发为骨痿。③肝郁、肝虚论：肝主宗筋，肝血亏耗，血不养筋，筋病及骨，骨体失养，故致骨质疏松症发生。高龄骨质疏松症患者同时存在"因郁致痿"及"因痿致郁"两种因素，互为因果。④脾胃为后天之本：脾胃散精微以养四肢百骸，脾胃衰败则筋骨失养，不能灌溉以养骨生髓，则发展为骨痿，而致骨质疏松症。⑤脏腑亏虚导致络脉虚损，络虚不行，进而气血瘀滞，因此络脉不通在骨质疏松症的发病中十分关键。总之，骨质疏松症的发病与肝、脾、肾脏腑虚弱，气血亏虚引起的血瘀及经络瘀滞密切相关。

2. 辨证施治先后天同补，活血祛瘀依体质而别　本病主要以腰背疼痛、胫酸膝软等为主症，常有头晕耳鸣、发脱齿摇等临床表现，由于个体体质差异可偏于阴虚内热或阳虚外寒，或兼见肝郁、脾虚之证。治疗本病以补肾益髓、强腰壮骨为主以培补先天根基，兼以健脾和胃之法以调理后天沃土，同时结合疏肝理气、活血化瘀、行气通痹等。本病若合并骨折及血瘀，当急治其标，采用活血化瘀、续筋接骨为主。在辨证治疗的同时配以饮食疗法，可提高疗效。综合分析其证候因素和特征，可将该病分为 3 个常见证型：肝肾阴虚证、脾肾阳虚证、血瘀气滞证。

3. 依体质特点而治法因人而异　绝经期与老年的骨质疏松症发病机理不同而治法有别；此外，妇女有经、带、胎、产的特点，阴常不足、肾精衰少、冲任失调、肝血亏虚，故在补肾同时应补益肝血、调理冲任；老年人机体功能逐渐衰退，除常见的肾虚症状日益明显外，还会出现怕冷、四肢不温等阳虚症状；同时小儿有脾常不足的特点，又后天脾胃不和、消化吸收功能稍弱，应在补肾强骨基础上伍以健脾益气、补中和胃之品。

4. 病证结合，中西互补　许多疾病可以影响骨的代谢，导致继发性骨质疏松症，治疗上既要查明并注重原发疾病的生理特点，又要辨别中医证候，病证结合中西互补；例如类风湿性关节炎为自身免疫性疾病，疾病本身和激素的使用均可导致骨质疏松症的发生；类风湿性关节炎属中医"痹证"范畴，乃风寒湿邪痹阻，气血运行不畅所致，故本病引起的骨质疏松症表现以肾虚为主时除采用祛风散寒、除湿通络外，重点在滋补肝肾上，既对证起治疗作用，又可调节提高病人的自身免疫功能，对病起到治疗作用。

（二）治疗方法

1. 内治法

1.1　辨证论治，专证专方

参照《国家中医药管理局重点专科协作组骨质疏松症诊疗方案（2018）》及《骨质疏松症中西医结合诊疗指南》等[7-10]。

脾肾阳虚证

主证：腰膝冷痛、食少便溏；畏寒喜暖、腹胀、面色萎黄、舌淡胖苔白滑，脉沉迟无力。

治则：补益脾肾，强筋壮骨。

方药：补中益气汤合右归丸加减。黄芪18g、人参6g、炙甘草9g、白术9g、陈皮6g、升麻6g、柴胡6g、肉桂10g、鹿角胶10g、熟地黄10~30g、山茱萸10g、枸杞子10g、山药15g、菟丝子10~30g、杜仲10g、当归15g。

煎药方法：每日1剂，水煎分3次温服；或依据病情需要，每日2剂，分4次温服。药渣再煎，熏洗双足，内外同治，增强疗效。

方义分析：右归丸中附子、肉桂、鹿角胶培补肾中之元阳，温里祛寒，为君药；熟地黄、山茱萸、枸杞子、山药滋阴补肾，养肝补脾，填精补髓，取"阴中求阳"之义，为臣药；佐以菟丝子、杜仲补肝肾、健腰膝；当归养血和血与补肾之品相配合以补养精血。诸药合用，肝、脾、肾阴阳兼顾，仍以温肾阳为主，妙在阴中求阳，使阳得以归源。补中益气汤中重用黄芪，味甘微温，入脾、肺经，补中益气，升阳固表，为君药。配伍人参、炙甘草、白术补气健脾为臣，与黄芪合用，以增强其补益中气之功。血为气之母，气虚时久，营血亦亏，故用当归养血和营，协人参、黄芪以补气养血；陈皮理气和胃，使诸药补而不滞，共为佐药。并以少量升麻、柴胡升阳举陷，协助君药以升提下陷之中气，《本草纲目》谓："升麻引阳明清气上升，柴胡引少阳清气上行，此乃禀赋虚弱，元气虚馁，及劳役饥饱，生冷内伤，脾胃引经最要药也"，共为佐使。炙甘草调和诸药，亦为使药。诸药合用，使气虚得补，气陷得升则诸症自愈。气虚发热者，亦借甘温益气而除之。

肝肾阴虚证

主证：腰膝酸痛、手足心热；两目干涩、眩晕耳鸣、潮热盗汗、失眠多梦、舌红少苔、脉沉细数。

治则：滋补肝肾，填精壮骨。

方药：六味地黄丸加减。熟地黄10~30g、山茱萸10g、山药15g、牡丹皮15g、泽泻10~30g、茯苓15g。

煎药方法：每日 1 剂，水煎分 3 次温服；或依据病情需要，每日 2 剂，分 4 次温服。药渣再煎，熏洗双足，内外同治，增强疗效。

方义分析：方中熟地黄味甘，性温，入肝肾二经，有补肾益精之功，重用为君；山茱萸味酸，性微温，归肝肾二经，有补益肝肾，收敛固脱之功；山药甘平，归肺、脾、肾经，功能补脾养肺，固肾益精；牡丹皮辛苦微寒，归肝肾经，功能清热活血散瘀，可制约山茱萸之温涩；泽泻甘淡性寒，归肾与膀胱经，功能利水渗湿，泻热通淋，且可防熟地黄之滋腻；茯苓甘淡，性平，有健脾益气、渗湿止泻之功，即可助山药健运，又可助泽泻泻肾浊，三药合用，共为佐药。诸药配伍，"三补"与"三泻"共用，补重于泻，是以补为主，共奏滋补肝肾之功。

血瘀气滞证

主证：骨节刺痛、痛有定处；痛处拒按、多由外伤或久病史、舌质紫暗、有瘀点或瘀斑、脉涩或弦。

治则：理气活血、化瘀止痛。

方药：身痛逐瘀汤加减。桃仁 12g、红花 9g、赤芍 6g、川芎 4.5～10g、牛膝 9～30g、生地 9g、当归 9g、桔梗 4.5g、枳壳 3～15g、柴胡 3～15g、甘草 6g～10g。

煎药方法：每日 1 剂，水煎分 3 次温服；或依据病情需要，每日 2 剂，分 4 次温服。药渣再煎，熏洗双足，内外同治，增强疗效。

方义分析：方中桃仁破血行滞而润燥，红花活血祛瘀以止痛，共为君药；赤芍、川芎助君药活血祛瘀；牛膝活血通经，祛瘀止痛，引血下行，共为臣药；生地、当归养血益阴，清热活血；桔梗、枳壳，一升一降，宽胸行气；柴胡疏肝解郁，升达清阳，与桔梗、枳壳同用，尤善理气行滞，使气行则血行，以上均为佐药；桔梗并能载药上行，兼有使药之用；甘草调和诸药，亦为使药；合而用之，使血活瘀化气行，则诸症可愈，为治胸中血瘀证之良方。

1.2 辨证施治，专证专药

脾肾阳虚型可选用仙灵骨葆胶囊、金天格胶囊、续断壮骨胶囊等；肝肾阴虚型可选用恒古骨伤愈合剂等；血瘀气滞型可选用恒古骨伤愈合剂、续断壮骨胶囊等。

续断壮骨胶囊

组成：续断总皂苷。

功能：补肾壮骨。

适应证：用于原发性骨质疏松症属肝肾不足证，症见腰背疼痛、腰膝酸软、下肢疼痛、下肢痿弱、步履艰难等。

用法：口服，1 次 2 粒，1 日 3 次。

注意事项：肝肾功能异常者慎用。目前尚无孕妇及哺乳期妇女临床试验资料。

金天格胶囊

组成：人工虎骨粉。

功能：补肝肾、健骨。

适应证：用于肾阳虚、脾肾阳虚型、肝肾阴虚型骨质疏松症见腰背痛、腰膝酸软，下肢无力等症状的改善。

用法：口服，1 次 3 粒，1 日 3 次。

注意事项：肝肾功能异常者慎用。目前尚无孕妇及哺乳期妇女临床试验资料。服用期间多饮水。

仙灵骨葆胶囊

组成：淫羊藿、续断、丹参、知母、补骨脂、地黄。

功能：滋补肝肾，接骨续筋，强筋壮骨。

适应证：用于肾阳虚、脾肾阳虚型骨质疏松症、骨折、骨关节炎等。

用法：口服，1次3粒，1日2次。

注意事项：肝肾功能异常者慎用。目前尚无孕妇及哺乳期妇女临床试验资料。重症感冒期间不宜服用。

恒古骨伤愈合剂

组成：陈皮、红花、三七、杜仲、人参、洋金花、黄芪、钻地风、鳖甲。

功能：活血益气，补肝肾、接骨续筋，消肿止痛，促进骨折愈合。

适应证：脾肾阳虚、肝肾阴虚型及血瘀气滞型骨质疏松症见腰背痛、腰膝酸软，下肢无力等症状的改善。

用法：口服，1次25毫升，每两日服用1次，饭后1小时服用。

注意事项：①骨折患者需复位固定后再用药；②心、肺、肾功能不全者慎用；精神病史、青光眼、孕妇忌用。

1.3　特色制剂

十五味骨伤丸

组成：地龙、土鳖虫、人参、丹参、赤芍、制何首乌、红花、煅自然铜、儿茶、大黄、陈皮、菟丝子、女贞子、砂仁、三七。

功能：祛瘀活血，消肿止痛，续筋接骨。

适应证：用于跌打损伤、骨折。

用法：口服。1次6克，1日2次。

注意事项：忌食生冷、油腻及刺激性食物。孕妇禁服。

来源：开封市中医院院内制剂

十四味骨疏康胶囊

组成：狗脊、杜仲、女贞子、补骨脂、牡蛎、巴戟天、党参、白术、砂仁、当归、熟地黄、乳香、没药、延胡索。

功能：补肾填精，健脾益气，通络止痛。

适应证：用于肾虚兼脾胃虚弱所致骨质退变、骨质疏松症，症见腰脊、四肢酸痛、乏力纳差等。

用法：口服，1次6～9粒，1日2～3次。

注意事项：忌食生冷、油腻及刺激性食物。

来源：开封市中医院院内制剂

骨松强骨丸

组成：黄芪、制附子、鹿角霜、首乌、淫羊藿、骨碎补、三七粉、葛根。

功能：益气补肾，强筋壮骨，温阳通脉，理气止痛。

适应证：脾肾阳虚型骨质疏松症。表现为腰背或全身冷痛，腰膝酸软，遇寒痛甚，气短乏力，不能持重，不能久坐，舌黯淡，苔白，脉沉细、弦涩。

用法：1 袋/次，2 次/日，口服。

注意事项：请在医生指导下服用。孕妇慎用。

来源：河南省洛阳正骨医院院内制剂

骨松健骨丸

组成：熟地、山茱萸、当归、淫羊藿、菟丝子、女贞子、白术、地龙。

功能：滋补肝肾，填精补髓，化瘀通络，壮骨止痛。

适应证：肝肾阴虚型骨质疏松症。表现为腰背或全身酸困疼痛，四肢乏力，腿脚抽筋，手足麻木，烦躁易怒，心悸失眠，烘热汗出，舌红，苔黄，有裂纹，脉细数。

用法：1 袋/次，2 次/日，口服。

注意事项：请在医生指导下服用。孕妇慎用。

来源：河南省洛阳正骨医院院内制剂

2. 外治法

2.1 药物外治法

中药熏蒸法

处方：伸筋草 15g、透骨草 15g、归尾 9g、红花 9g、乳香 6g、没药 6g、生地黄 12g、骨碎补 15g、秦艽 9g、海桐皮 15g、五加皮 9g、桑枝 9g、桂枝 9g。每剂加黄酒 60g。

操作方法：将中药加水 4000 毫升，煎煮沸后 5～10 分钟，将药液倒入特制熏蒸床槽内，并以文火维持药液沸腾，使蒸汽持续而均匀，每次熏蒸 30 分钟，每日 2 次，4 周为 1 个疗程。

适应证：根据不同中医证型选择合适的熏蒸温度。

疗效观察：吕良友等[20]在原治疗基础上联合应用中药熏洗治疗骨质疏松性胸腰椎骨折，共观察 46 例，随机分组，对照组、治疗组各 23 例，对照组采用中药外用熏洗治疗，治疗组采用中药外用熏洗配合金天格胶囊内服，一日 3 次，一次 3 片，连续服用 3 个月。分别观察患者疼痛视觉模拟评分法（visual analog scale，VAS）评分、治疗效果。结果治疗后，2 组患者的疼痛均有改善，治疗组 VAS 评分、治疗组总有效率均优于对照组，差异有统计学意义（$P < 0.05$）。结果显示金天格胶囊配合中药外用熏洗治疗骨质疏松性胸腰椎骨折有显著疗效，能明显改善胸腰背疼痛，增加骨量，改善生活质量。潘廷明等[21]在原治疗基础上联合应用中药熏药治疗骨质疏松性桡骨远端骨折，共观察 70 例，随机分组，对照组、治疗组各 35 例，对照组采用手法复位石膏外固定治疗，观察组患者在对照组的基础上加用中药熏洗治疗。比较两组骨折愈合时间，6 个月后患者掌倾角、尺偏角和桡骨高度，以及腕关节活动度和 Robbins 腕关节评分。6 个月后，骨折愈合时间短于对照组（$P < 0.01$），腕关节主动屈曲活动度、背伸活动度、旋前活动度、旋后活动度及 Robbins 评分均大于对照组（$P < 0.01$）。结果表明手法复位石膏外固定联合中药熏洗治疗骨质疏松性桡骨远端骨折临床效果显著,值得在临床中进一步推广应用。沈文华等[22]在对照组基础上加用中药熏蒸治疗 3 个月，结果治疗组和对照组的总有效率分别为 94.12%、79.41%；治疗组 VAS 疼痛评分和 Oswestry 功能障碍指数（oswestry disability index，ODI）下降程度均高于对照组。席世珍等[23]将 180 例原发性骨质疏松疼痛症（Primary Osteopototic Pain，POPP）患者按中医证型分为肾阳虚血瘀证、肝肾阴虚血瘀证、脾肾气虚血瘀证 3 型，再把各证型组患者随机分为高温组和低温组各 30 例，评价不同熏蒸温度

对缓解不同证型 POPP 的有效性。结果肾阳虚血瘀组和肝肾阴虚血瘀组的高温组疗效均优于低温组；脾肾气虚血瘀组的低温组疗效优于高温组。结果显示熏蒸温度是治疗不同证型 POPP 的一个重要影响因素，根据中医证型选择适宜的温度和时间，可以提高疗效、缩短病程、减轻患者病痛。

注意事项：严格筛选适应证，排除禁忌证，控制熏蒸温度，对症处理。

来源：潘廷明，董忠，杨连梓. 手法复位石膏外固定联合中药熏洗治疗骨质疏松性桡骨远端骨折的临床研究[J]. 白求恩医学杂志，2018，3（16）：235-237.

中药贴敷法

处方：独活 30g、当归 10g、杜仲 10g、肉桂 10g、桑寄生 10g、牛膝 10g、细辛 10g、防风 10g、川芎 10g、川乌（炙）10g、赤芍 10g、白芥子 10g、草乌 10g、延胡索 10g。

操作方法：将上药共研细末，取适量用蜂蜜调成糊状，贴于腰背或疼痛处，1 日 2 次，15 天为 1 个疗程。

适应证：各个证型骨质疏松症。

疗效观察：穴位敷贴是一种特殊的中药外敷疗法，是基于中医整体观念和经络腧穴理论的指导下，应用中药作用于腧穴，通过特定部位药物吸收的直接作用和穴位刺激激发经气的间接作用，整体调节机体平衡[24]。中药穴位敷贴能够抑制骨代谢速率，降低骨转化指标，减轻POPP[25]。种清治等[26]应用由威灵仙、骨碎补、川乌、草乌等二十四味中药研制成的李氏千捶膏治疗 POPP 患者 1480 例，结果敷药 1~5 次后，641 例患者疼痛症状基本缓解。敷药 1~7 次后，824 例患者疼痛症状基本消失，其余 14 例严重腰腿疼效果不佳，有效率达 98%。高静等[27]选用子午流注纳支法穴位敷贴(观察组)和传统穴位敷贴(对照组)治疗肝肾不足证 POPP 患者，结果干预后两组 VAS 评分和简版 ODI 均显著改善。观察组和对照组总有效率分别为85.7%和 74.3%。

注意事项：如出现潮红、轻微红肿、小水疱、微痒、烧灼感等为药物的正常刺激作用；若出现局部灼热感，立即去除，出现较严重的皮肤红斑、水疱、瘙痒等应立即停止贴敷，对症处理，出现全身过敏者应请皮肤科会诊。皮肤出现小疱者，可表面涂以龙胆紫溶液，较大者可先用消毒针从水疱下端挑破，或用一次性注射器抽出，后涂以龙胆紫溶液，包扎预防感染，必要时请皮肤科会诊。

中药离子导入法

处方：威灵仙 20g、桃仁、穿山龙、红花、川芎、当归尾、地龙、䗪虫、姜黄、透骨草、伸筋草各 15g。

操作方法：将诸药加 95%乙醇 2000 毫升，山西陈醋 100 毫升，浸泡 2 周，取浸泡液备用，采用北京无线电仪器厂生产的离子导入治疗仪（含正、负电极板各 4 个，电极衬垫 8 个）。把作用电极板分别放置于命门穴、腰阳关穴及腰背部疼痛部位的阿是穴，在电极衬垫和皮肤之间放置用中药液浸湿的纱布块，用电极板将药液导入体内。治疗电流为 30~50mA，治疗 20 分钟，3 次/周，连续 2 月。

适应证：各个证型骨质疏松症。

疗效观察：樊继波等[28]选择离子导入骨碎补总黄酮治疗 OP 患者，应用 VAS 疼痛评分及腰椎骨密度检测法进行评价，结果治疗 3 个月后，离子导入骨碎补总黄酮治疗组的总有效率达到 93.1%。王丹[29]采用中药配合中药离子导入方法治疗肝肾不足证 POPP 患者 61 例，结果显效 27 例，有效 34 例，总有效率为 100%。

注意事项：如出现潮红、轻微红肿、小水疱、微痒、烧灼感等为药物的正常刺激作用；若出现局部灼热感，立即去除，出现较严重的皮肤红斑、水疱、瘙痒等应立即停止，对症处理，出现全身过敏者应请皮肤科会诊。

2.2 非药物外治法

针灸疗法

处方：针刺选穴以足三里、肾俞、脾俞、关元、太溪、三阴交、大椎、太白为主，配以痛处所属静脉络穴，配合针刺补泻手法，达到补肾健脾、活血止痛。灸法采用补肾填精、温阳壮骨、疏通经络等，通过直接灸、隔药灸等方法，选穴大椎、大杼、肝俞、肾俞、脾俞、中脘、膻中、足三里、命门、神阙、关元等穴位。

操作方法：针法，补肾健脾、活血止痛，每日 2 次，每次留针 20 分钟，10 天 1 个疗程；灸法，补肾填精、温阳壮骨、疏通经络，每日 1 组穴，每穴灸 5 壮，15 天 1 个疗程。

适应证：各类型骨质疏松症。

疗效观察：张遂辉[30]等在原有治疗基础上联合运用古溪针刀法治疗老年骨质疏松症，通过观察结果显示患者的疼痛、日常生活能力、腰椎及左髋关节骨密度均在治疗后 6、12 个月有所改善，在治疗后 6 个月疼痛得到明显缓解（$P<0.05$），日常生活能力、腰椎及左髋关节骨密度得到明显提高（$P<0.05$），且在治疗 12 个月后日常生活能力、腰椎及左髋关节骨密度仍在不断改善（$P<0.05$）。罗成斌[31]等应用针法结合灸法、罐法，通过刺激皮部、络脉、经脉等经络系统，结果显示患者生存质量、骨质、中医临床症状等治疗 3 个月后均有显著提高（$P<0.05$）。陈普燕[32]等在原有治疗基础上联合应用针灸取足三里、三阴交、脾俞、肾俞穴位，针刺得气后加艾灸以治疗中老年骨质疏松症，通过观察 6 个月后，患者治疗后症状积分均明显降低（$P<0.001$），腰椎和股骨 BMD 较治疗前明显提高（$P<0.01$），腰椎 BMD 较对照组增加明显（$P<0.05$），疗效肯定。韩士杰[33]通过研究竹圈盐联合针灸（取穴：大椎、足三里、肾俞、关元俞及背部阿是穴）治疗原发性骨质疏松腰背痛，结果显示：治疗后腰背疼痛评分及骨密度测定 T 值与同组治疗前比较，差异均具有统计学意义（$P<0.01$，$P<0.05$）。治疗后腰背疼痛评分及骨密度测定 T 值与对照组比较，差异均具有统计学意义（$P<0.05$）。方振伟[34]等在原有治疗基础上观察 12 周后显示联合赵氏雷火灸对原发性骨质疏松症患者临床症状积分、检测骨钙素及 PICP 表达均具有统计学意义（$P<0.05$），能明显改善骨质疏松症患者疼痛等症状。

注意事项：晕针者立即停止针刺，全部拔出针，患者去枕平卧，并采取必要的急救措施。滞针：嘱患者放松，或在滞针腧穴附近进行循按或叩弹针柄，或在附近再刺一针。弯针：应停止行针，将针顺着弯曲的方向缓慢退出。断针：用左手拇示指在针旁按压皮肤，使针的残端暴露在外，右手用镊子将针拔出；若折断部分深入皮肤时，应在 X 线下定位，手术取出。血肿：一般自行消退，若局部肿痛剧烈，可先冷敷后热敷之法。气胸：立即起针，并让患者采取半卧位休息，切勿翻转体位。对于严重者及时组织抢救。

手法复位疗法

操作方法：患者俯卧于牵引床上，助手握患者双踝部，用力牵引患者双下肢，并逐渐加大力度，顺势牵引 5～10 分钟，术者立于患者左侧，结合解剖学骨性标志及临床经验准确定位损伤椎体的棘突，左手掌固定并按压于此位置，术者的右前臂置于患者双大腿前方，用力抬起双下肢及骨盆，置腰椎于过伸位（若术者立于患者右侧，则左右手相反），助手同时配合术者顺势抬高双下肢，复位后缓慢将患者放平并翻身置于平卧位，腰段垫枕（长约 80cm，宽约 15cm，高约 5～8cm），1 周后依时间及患者锻炼情况指导患者五点支撑法、三点支撑法进行腰背肌功能锻炼，并定期复查 CT 或 MRI。

适应证：单纯椎体压缩性骨折，椎体前方压缩不超过椎体厚度的 1/2，不合并附件骨折或韧带撕裂者。

疗效观察：通过手法作用于体表局部，可舒经通络，促进血液循环，滋养神经和免疫系统，具有改善骨质代谢、缓解疼痛及改善功能的疗效。刘毓等[35]应用五仁散热熨药枕配合后伸复位可明显减轻单纯性骨质疏松性椎体压缩骨折（OVCF）早期疼痛，有效率达 97.56%。高宏文等[36]认为，单纯手法仅能短时间内恢复部分伤椎高度和纠正脊柱后弯畸形，且早期缓解疼痛不明显。手法复位后的患者因长期卧床休养，可能会导致椎体前方空虚，无力支撑上方组织，加重伤椎塌陷，导致更严重的后凸畸形。孙永强等[37]采用术前手法复位联合 PVP 治疗严重 OVCF 患者 98 例，结果显示，手法复位结合 PVP 可最大程度恢复伤椎高度，增大压缩区域骨组织的体积，大大降低注入骨水泥时的阻力，最大程度地缓解患者的疼痛程度和保护脊髓。

注意事项：伴 OP 性骨折或严重 OP 者，应注意手法力度，掌握量与度。应谨慎使用此法。

推拿疗法

处方：推拿取穴：肾俞、大肠俞、脾俞、命门、足三里、三阴交、血海、阴陵泉及腰部阿是穴；手法：㨰、一指禅推、点、按、揉、擦等手法。

操作方法：用㨰、按、揉等手法放松患侧背腰部肌肉，手法操作约 5 分钟。局部痛点治疗：点按、弹拨等手法治疗作用于肾俞、大肠俞、脾俞、胸腰椎棘突内侧阿是穴等处，手法操作约 10 分钟；点按三阴交、血海、阴陵泉、足三里 5 分钟；结束在背腰部区域涂擦按摩膏等介质，医者用小鱼际来回施以擦法，以透热为佳。

适应证：各型骨质疏松症。

疗效观察：推拿法作为中医临床常用的治疗方法之一，无毒副作用，目前对于其治疗 OP 的研究不多，往往与针灸、穴位注射等联合应用，随着人们对生活质量的追求及医务工作者的技术水平的提高，推拿治疗 OP 必将成为研究的热点。牛国平等[38]选取 147 例 OP 患者随机分为治疗组 74 例与对照组 73 例，治疗组给予中医针灸推拿治疗，针灸穴位为肾俞、肝俞、肩井、足三里、尺泽、列缺、内关等，针刺得气后行温针灸，每个穴位灸艾条 2 壮，长度为 1 厘米；采用提插捻转补法进针，针灸持续时间为 0.5 小时，同时配合轻度按摩法及揉擦法进行推拿治疗，以患者腰脊部为刺激点及中心，选择至阳穴、委中穴、背俞穴及腰阳关等穴位，每 2 天推拿 1 次，每次 15 分钟，30 次为 1 个疗程，每天 1 次对照组给予利塞膦酸钠治疗，持续治疗 1 个疗程（3 个月）后，治疗组患者日常生活功能及治疗有效率显著高于对照组，疼痛程度明显较轻，骨密度水平显著优于对照组，差异均具有统计学意义（$P<0.05$）；结果表明：针灸推拿法治疗原发性骨质疏松症效果显著，可有效改善患者的疼痛度及日常活动功能，有利于骨密度的补充。曲建鹏等[39]采用推拿手法能够有效地缓解肾虚血瘀型骨质疏松症患者的腰背痛等

症状，作用明显，效果肯定。但洪映等[40]观察 60 例原发性骨质疏松症患者，每组 30 人，观察组采用推拿穴位手法刺激及针灸疗法，对照组应用钙尔奇 D，治疗能够有效地缓解骨质疏松症患者的腰背痛等症状，效果肯定。

注意事项：伴骨质疏松性骨折或严重 OP 者，应注意手法力度，掌握量与度。应谨慎使用此法。

3. 西药治疗 参照《原发性骨质疏松症诊疗指南（2017）》及《骨质疏松症中西医结合诊疗指南》等[8-11]。

（1）骨健康基本补充剂：包括钙剂和普通维生素 D，是 OP 的基础治疗措施。对于≥50岁人群，增加膳食来源的钙摄入量或服用钙剂可增加骨密度。充足的维生素 D 可增加肠钙吸收、促进骨骼矿化、保持肌力、改善平衡能力和降低跌倒风险。如果饮食中钙供给不足可选用钙剂补充，绝经后妇女和老年人钙摄入推荐量为 1000～1200mg/d，维生素 D 推荐剂量为 800～1200U/d。

（2）骨吸收抑制剂：①双膦酸盐类药物；②降钙素类；③雌激素类；④选择性雌激素受体调节剂类（SERMs）。

（3）骨形成促进药：甲状旁腺素类似物（PTHa）特立帕肽、阿巴洛肽。

（4）其他：活性维生素 D；维生素 K_2；四烯甲萘醌；Romosozumab（硬骨抑素单抗）。

（5）骨质疏松性骨折治疗原则：复位、固定、功能锻炼、促进骨折愈合及抗骨质疏松治疗。治疗目标可分为两个部分：近期目标是改善临床症状、减少并发症；远期目标是促进骨折愈合、功能康复、预防再骨折。治疗应强调动静结合、筋骨并重、内外兼治、医患合作，在综合评估患者全身状况、骨折部位、骨折类型、OP 程度后选择手术或非手术治疗[41]。

（6）骨折治疗期间抗骨质疏松开始治疗的时机及干预措施：骨质疏松性骨折抗骨质疏松药物干预需要根据骨质疏松严重程度，注重个体化原则，考虑药物的适应证和禁忌证、临床疗效、安全性、经济性和依从性等诸多因素，合理应用。

1）骨质疏松性骨折后，早期钙和维生素 D 用药剂量可酌情增加；钙剂应注重元素钙含量，推荐补充元素钙 1000mg/d；普通维生素 D 补充剂量推荐为 800U/d。

2）骨质疏松性骨折发生前，已使用抗骨质疏松药物者，应重新评估骨质疏松状况，不建议盲目停药。

3）骨质疏松性骨折发生前，未使用抗骨质疏松药物者，应在骨折处理后，患者全身情况稳定时，尽早使用抗骨质疏松药物治疗[42]。

（7）抗骨质疏松治疗的联合与序贯：钙剂及维生素 D 作为基础治疗药物，可以与骨吸收抑制剂或骨形成促进剂联合使用[1]。

甲状旁腺素类似物等骨形成促进剂可以序贯使用双膦酸盐类药物或 RANKL 抑制剂（如地舒单抗）治疗[43]。双膦酸盐与地舒单抗同为骨吸收抑制剂，不建议联合使用[43]。

（8）干预疗程、随访评估、方案转换：双膦酸盐类药物疗程一般为 3～5 年，而后再根据治疗后骨代谢指标改变、再骨折风险程度改变决定"继续用药"或"停药观察（药物假期）"。rhPTH1-34 使用不超过 2 年。

激素类和生物制剂类药物一旦停用，其疗效即消退，需序贯其他治疗。雌激素和选择性雌激素受体调节剂尚无明确疗程限定，使用时间可根据治疗效果确定。

使用抗骨质疏松药物干预后，应保持定期随访，了解并处理不良反应、骨折愈合情况、临床症状改善情况、再骨折预防实施情况等。

抗骨质疏松治疗效果，早期可观察骨转换指标，如 P1NP 和 S-CTX 的改变，并帮助提高干预依从性。抗骨质疏松治疗 1 年后，可比较双能 X 线骨密度是否超过最小有意义变化值，以评估疗效。

对于确定治疗无效患者，IOF 专家组提出的药物转换原则可供参考：转换为更强效的同一类型抗骨吸收的药物；口服剂型药物转换为注射剂型药物；抗骨吸收类药物转换为促骨形成类药物[42]。

4. 基础治疗

（1）膳食指导：依据中医"药食同源、药食同工、药食同理"的观点，食物兼具营养和药物价值。其中羊肉、枸杞、乌鸡、海参、龙眼、韭菜、生姜等可补益肝肾，银耳、猪肝、黑豆、玫瑰花等可养肝疏肝，山药、薏米、山楂、牛肉、大枣可健脾益胃，常配伍食用。研究表明，单纯或配合食疗膳食，可明显改善 OP 患者骨代谢指标，提高骨密度，缓解疼痛症状。

（2）运动疗法：古称"导引"。"导"即导气令和，"引"即引体以柔，导引是呼吸吐纳与肢体运动相结合的一种运动方式。OP 常骨病及筋，筋失濡养，而筋病致气血瘀阻，加重骨病。导引遵循"动静结合，筋骨并重"的思想，对体质虚弱、骨质疏松性骨折高风险及不能耐受较高强度运动者，选择太极拳、八段锦、五禽戏及易筋经等，可增强骨质代谢，提高骨密度，改善肌力和平衡能力，降低跌倒风险。太极拳以意识指导动作，调节脏腑功能，被证实相对安全；八段锦以肌肉等长收缩为主，动作轻柔、缓慢；易筋经作为全方位的运动，动作舒缓、柔中带刚；五禽戏中腰部运动贯穿始终，故对腰椎骨量增加尤为明显。导引过程需动作轻柔，循序渐进、防止跌倒。

五、护　理　调　摄

（1）教育：通过讲座、宣传册、电话访问、支持团队、微信群、微信公众号、抖音及网站等途径，向患者解释 OP 的发生机制和疾病转归，指导患者管理生活方式、运动习惯和情绪心态。

（2）饮食：均衡营养，建议摄入富含钙、低盐和适量蛋白质的均衡膳食，推荐每日蛋白摄入量 0.8～1.0g/kg 体质量，并每天摄入牛奶 300 毫升或相当量的奶制品。避免过度减肥，维持合理体重、戒烟、限酒、避免过量饮用咖啡、碳酸饮料及少用影响骨代谢的药物等。

（3）充足日照：建议 11：00～15：00 之间，尽可能多地暴露皮肤于阳光下晒 15～30 分钟（取决于日照时间、纬度、季节等因素），每周两次，以促进体内维生素 D 的合成，尽量不涂抹防晒霜，以免影响日照效果。但需注意避免强烈阳光照射，以防灼伤皮肤。（说明：光照不等于日照，晒太阳是为了使阳光中的紫外线照射人体皮肤，并非普通光照可替代；应强调晒太阳的适宜时间段及推荐时长的说明；因季节等因素会显著影响晒太阳效果，需视情况调整。）

（4）规律运动：运动可增加患者肌肉力量和耐力，改善姿势平衡和协调性，使步行能力提高，跌倒与脆性骨折风险减低。运动还可改善骨密度、维持骨结构。运动形式包括有氧运动、渐进抗阻训练、冲击性运动、负重运动以及太极、八段锦、五禽戏等民族传统健身运动，这些运动单独或联合能显著提高参与者骨密度，有效预防 OP。开始新的个体训练前应咨询临床医生，进行相关评估，遵循个体化、循序渐进、长期坚持的原则选择适合的运动方式。

（5）康复疗法：行动不便者可选用拐杖助行器等辅助，以提高行动能力，减少跌倒发生。此外，可行适当的环境改造如将楼梯改为坡道，浴室增加扶手等，以增加安全性。骨质疏松性骨折患者可佩戴矫形器，以缓解疼痛、矫正姿势，预防再次骨折等。

六、预后转归

"治未病"理论作为中医药防治原发性 OP 的核心理论，注重中医整体观念，贯穿于疾病发生前后渐进性全程，对 OP 的预防具有深远意义。

（1）未病先防：关注 OP 易感体质，早筛查、早诊断。遵循"慎起居、调饮食、畅情志"的养生原则，提倡健康的生活方式，保证日常钙质摄入，补充蛋白质、维生素及微量元素，戒除或减少吸烟、过量饮酒等不良生活方式。顺应天时，遵"四时"安排户外活动、练功与日照，预防跌倒。

（2）既病防变：对于骨量减少者，应早期干预。对于 OP 患者，应尽早、正规化、阶梯性治疗，补充钙剂、维生素 D 或抗 OP 药物。可联合食疗药膳、中药内服、有氧运动（步行、中医导引等）和中医外治法（中药热敷、中药蜡疗、烫熨治疗、磁震热疗等）等，提高骨量，缓解症状，延缓骨量丢失。同时预防跌倒，避免骨折。

（3）已病防复：OP 患者骨折后，应尽快恢复自理能力，降低致残率，同时预防骨折再次发生。可根据年龄、身体状况选择不同的运动方式，老年 OP 患者首选体力消耗小、注重肢体协调性的运动，如中医导引。同时，积极与 OP 患者沟通、交流，必要时早期心理干预，消除其心理负担，坚持服药。OP 需长期治疗，期间应定期复查肝肾功能、骨密度和 BTM 等，及时调整用药方案[41]。

七、疗效评价

（一）评价标准

参照国家中医药管理局制定的中医病证诊断疗效标准：
治愈：腰背痛症状消失，胸腰部活动自如。
好转：腰背痛减轻，胸腰部活动功能基本恢复。
未愈：症状未改善。

（二）评价方法

1. 中医证候　中药内服应根据病情变化随症加减，对症治疗后可根据《中药新药临床研究指导原则》评价患者治疗前后疼痛、中医临床症状、体征改善情况及证候积分，判定 OP 疗效及控制情况。

2. 新发骨折　新发骨折的出现常意味着再发骨折的风险显著增加。一旦发生，应首先评估药物依从性、继发性骨丢失因素及其他药物或疾病的影响，再考虑调整治疗方案。

3. 骨密度　建议每年检测 1 次 DXA 或 QCT，病情发生变化或为调整方案可半年复查 1 次。

4. 骨转换标志物（BTM）的检测　BTM 在起始治疗数日至 3 个月后可快速反映治疗效果，并能早期发现对于治疗无应答者。IOF 推荐空腹血清 P1NP 和 S-CTX 作为反映骨形成和骨吸收敏感标志物。在治疗前检测基线值，并在药物干预 3 至 6 个月时复测。

八、专家共识制定专家组成员及起草单位

共识专家组组长：庞国明　赵明宇　何　刚　贾虎林
共识专家组副组长（按姓氏笔画排序）：
王松夫　阮志华　杜春生　邹晓玲　胡永召　郭乃刚
共识专家组成员（按姓氏笔画排序）：
王　娟　王　琳　王小青　王红梅　王体敬　王秉新
邓兰英　卢蕾蕾　田忠于　白富彬　冯　冰　孙海滨
李洪生　李贺赟　杨长领　吴源陶　沈　璐　张　云
张佳佳　陈荣月　林　娜　林湘东　金　浩　郑仲华
顾建伟　康莉娟　韩　琳　曾豆云　翟丽萍

执笔人：阮志华　李鹏辉
秘　书：阮志华　贾林梦
组长单位：河南省开封市中医院、河南省洛阳正骨医院（河南省骨科医院）、山东省菏泽市中医医院、河南省南阳市骨科医院
副组长单位（按首字笔画排序）：
江苏省盐城市中医院、湖南中医药大学第一附属医院、湖南省岳阳市中医院
起草单位（按首字笔画排序）：
江西中医药大学附属医院、江苏省泰州市中医院、许昌红月糖尿病医院、河南省周口市中医院、河南省周口承悦糖尿病医院、河南省郑州市中医院、河南省南阳市中医院、海南省海口市中医院

九、参考文献

[1] 中华医学会骨质疏松和骨矿盐疾病分会. 原发性骨质疏松症诊疗指南（2017）[J]. 中华骨质疏松和骨矿盐疾病杂志，2017，10

（5）：413-443.

[2] 张智海，张智若，刘忠厚，等. 中国大陆地区以-2.0SD 为诊断标准的骨质疏松症发病率回顾性研究[J]. 中国骨质疏松杂志，2016，22（1）：1-8.

[3] 顾从德. 黄帝内经·素问[M]. 北京：人民卫生出版社，1956.

[4] 邓昶，周明旺，付志斌，等. 骨质疏松症的中医病因病机及其治疗进展[J]. 中国骨质疏松杂志，2017，23（8）：1105-1111.

[5] 中国老年学和老年医学学会骨质疏松分会. 中国老年骨质疏松症诊疗指南（2018）[J]. 中国骨质疏松杂志，2018，24（12）：1541-1567.

[6] 李春岭，王德惠，李普宏. 骨质疏松症的中医病名辨析[J]. 云南中医中药杂志，2017，7（38）：13-15.

[7] 中国中西医结合学会骨伤科专业委员会. 骨质疏松症中西医结合诊疗指南（2019）[J]. 中华医学杂志，2019，99（45）：3524-3533.

[8] 谢雁鸣，宇文亚，董福慧，等. 原发性骨质疏松症中医临床实践指南（摘录）[J]. 中华中医药杂志，2012，27（7）：1886-1890.

[9] 姚新苗，史晓林，王健，等. 浙江省中医药防治原发性骨质疏松症分级诊疗专家共识（2017）[J]. 浙江中医杂志，2018，53（4）：237-241.

[10] 葛继荣，郑洪新，万小明，等. 中医药防治原发性骨质疏松症专家共识（2020）[J]. 中国骨质疏松杂志，2020，26（12）：1717-1728.

[11] 国家食品药品监督管理局药品评审中心. 中药新药临床研究指导原则[M]. 北京：中国医药科技出版社，2015：100.

[12] 王亮，马远征. 骨内科临床实践[M]. 北京：科学技术文献出版社，2019：10.

[13] Johansson H，Siggeirsdóttir K，Harvey NC，et al. Imminent risk of fracture after fracture[J]. Osteoporos Int，2017，28（3）：775-780.

[14] Engelke K，Adams JE，Armbrecht G，et al. Clinical use of quantitative computed tomography and peripheral quantitative computed tomography in the management of osteoporosis in adults：The 2007 ISCD Official Positions[J]. J Clin Densitom，2008，11（1）：123-162.

[15] Hu WW，Zhang Z，He JW，et al. Establishing reference intervals for bone turnover markers in the healthy shanghai population and the relationship with bone mineral density in postmenopausal women[J]. Int J Endocrinology，2013：513925.

[16] Gao C，Qiao J，Li S S，et al. The levels of bone turnover markers 25（OH）D and PTH and their relationship with bone mineral density in post menopausal women in a suburban district in China[J]. Osteoporos Int，2017，28（1）：211-218.

[17] Li M，Li Y，Deng W，et al. Chinese bone turnover marker study：reference ranges for C-terminal telopeptide of type 1 collagen and procollagen 1 N-terminal peptide by age and gender[J]. PLoS One，2014，9（8）：e103841.

[18] Li M，Lv F，Zhang Z，et al. Establishment of a normal reference value of parathyroid hormone in a large healthy Chinese population and evaluation lf its relation to bone turnover and bone mineral density[J]. Osteoporos Int，2016，27（5）：1907-1916.

[19] 张智海，刘忠厚，李娜，等. 中国人骨质疏松症诊断标准专家共识（第三稿-2014 版）[J]. 中国骨质疏松杂志，2014，20（9）：1007-1010.

[20] 吕良友，林志宏. 金天格胶囊配合中药熏洗治疗骨质疏松性胸腰椎骨折 23 例[J]. 光明中医，2019，5（34）：714-716.

[21] 潘廷明，董忠，杨连梓. 手法复位石膏外固定联合中药熏洗治疗骨质疏松性桡骨远端骨折的临床研究[J]. 白求恩医学杂志，2018，3（16）：235-237.

[22] 沈文华，何伟涛，黄磊. 中药熏蒸配合密盖息治疗骨质疏松性腰背痛的疗效分析[J]. 浙江创伤外科，2016，21（5）：846-848.

[23] 席世珍，李海婷，邢林波. 中药熏蒸对不同证型骨质疏松所致下腰痛护理研究[J]. 中医药临床杂志，2016，28（4）：565-567.

[24] 张艳宏. 穴位贴敷疗法的理论基础及目前应用现状[J]. 甘肃中医，2007，（2）：1-3.

[25] 何康宏，梁博程，李旭云，等. 中药穴位敷贴治疗绝经后骨质疏松症[J]. 长春中医药大学学报，2015，31（6）：1240-1242.

[26] 种清治. 李氏千捶膏治疗老年骨质疏松所致各种痛症 1480 例疗效观. 中华中医药学会、中华中医药学会民间特色诊疗技术研究分会. 中华中医药学会民间特色诊疗技术研究分会第十次学术年会暨上海市中医药学会第六次民间传统诊疗技术研究学术年会大会论文集[C]. 中华中医药学会、中华中医药学会民间特色诊疗技术研究分会：中华中医药学会，2017：1.

[27] 高静，叶艳，吴晨曦，等. 子午流注纳支法穴位贴敷治疗老年性骨质疏松症：随机对照研究[J]. 中国针灸，2017，37（4）：349-354.

[28] 樊继波，覃勇，李莎，等. 离子导入骨碎补总黄酮对骨质疏松症患者腰椎骨密度影响临床研究[J]. 中国骨质疏松杂志，2013，19（12）：1256-1258.

[29] 王丹，田颖. 首乌二子丸配合中药穴位离子导入治疗肝肾不足型绝经后骨质疏松症 61 例[J]. 陕西中医，2015，36（7）：787-788.

[30] 张遂辉，郭敏，郭慧明，等. 古溪针刀辅助鲑降钙素治疗老年骨质疏松症的临床疗效分析[J]. 中国骨质疏松杂志，2017，12（22）：1639-1642.

[31] 罗成斌，徐金龙，杨增荣，等. 整体调节针法治疗原发性骨质疏松症的临床研究[J]. 中国骨质疏松杂志，2016，11（20）：1459-1465.

[32] 陈普燕，姜锦林，杨强，等. 温针联合中药治疗中老年骨质疏松症疗效评价[J]. 时珍国医国药，2015，26（5）：1179-1180.

[33] 韩士杰. 竹圈盐灸配合针灸治疗原发性骨质疏松腰背痛的临床研究[J]. 上海针灸杂志，2016，11（35）：1331-1333.

[34] 方振伟，王野，张兰，等. 赵氏雷火灸对原发性骨质疏松症患者骨钙素及 PICP 表达的影响[J]. 辽宁中医杂志，2018，6（43）：1254-1256.

[35] 刘毓，蓝国建，袁智辉. 五仁散热熨药枕配合后伸复位治疗老年性单纯胸腰椎骨折的临床疗效观察[J]. 中国医学创新，2015，12（24）：83-85.

[36] 高宏文，唐志荣，陈景宇，等. 俯卧位骨盆牵引下手法复位治疗胸腰椎单纯压缩骨折的疗效观察[J]. 中医正骨，2014，26（1）：38-42.

[37] 孙永强，李增方，于增军，等. 手法复位联合经皮椎体成形术对老年骨质疏松性椎体骨折患者椎体高度及疼痛的影响[J]. 解放军医学院学报，2018，（1）：39-41，44.

[38] 牛国平，崔书欣，唐斐，等. 针灸推拿法治疗原发性骨质疏松症临床研究[J]. 中医学报，2015，30（10）：1527-1529.

[39] 曲建鹏，马弘毅，陈鹏，等. 温阳健脾推拿法联合药物治疗肾虚血瘀型骨质疏松腰背痛 60 例[J]. 浙江中医杂志，2017，52（6）：426.

[40] 但洪映. 针灸推拿法治疗原发性骨质疏松症临床研究[J]. 世界最新医药资讯，2016，16（18）：90.

[41] 中国中西医结合学会骨伤科专业委员会. 骨质疏松症中西医结合诊疗指南（2019）[J]. 中华医学杂志，2019，99（45）：3524-3533.

[42] 中华医学会骨科学分会骨质疏松学组. 骨质疏松性骨折诊疗指南[J]. 中华骨科杂志，2017，37（1）：1-10.

[43] 中华医学会骨质疏松和骨矿盐疾病分会. 地舒单抗在骨质疏松症临床合理用药的中国专家建议[J]. 中华骨质疏松和骨矿盐疾病杂志，2020，13（6）：499-508.

第二十三章

原发性醛固酮增多症中医临床诊疗专家共识

一、概　　述

原发性醛固酮增多症（primary aldosteronism，PA，简称原醛症）是由肾上腺皮质病变致醛固酮分泌过多，引起体内潴钠排钾，血容量增多，肾素-血管紧张素系统活性受抑制。主要表现为高血压、低血钾、肌无力、多尿等[1-2]。

PA曾被认为是罕见病，在高血压人群中的患病率在0.46%至1.0%之间[3]。但现在越来越多的证据表明，PA的患病率并不低。随着诊断技术的提高，特别是血浆醛固酮/肾素活性比值（aldosterone/plasma renin activity ratio，ARR）的广泛应用，使得相当部分血钾正常的PA患者得以确诊[4]。由于其所选人群的特征和使用的诊断方法不同，不同研究得出的PA患病率差异很大。Monticone等[5]对一般高血压人群的1672例患者进行研究，PA的总患病率为5.9%，其中在1级高血压中为3.9%，2级高血压中为9.7%，3级高血压中为11.8%，这表明PA的患病率随高血压的严重程度而增加。在我国，2010年由中华医学会内分泌分会牵头在中国11个省的19个中心对1656例难治性高血压患者进行流行病学研究，结果显示PA的患病率为7.1%[6]。王梦琳等[7]对3706例住院继发性高血压患者病因构成分析，结果显示PA占19.64%。

PA主要分为6型，即醛固酮瘤（aldosterone-producing adenoma，APA）、特发性醛固酮增多症（idiopathic hyperaldosteronism，IHA）、原发性肾上腺皮质增生（primary adrenal hyperplasia，PAH）、家族性醛固酮增多症（familial hyperaldosteronism，FH）、分泌醛固酮的肾上腺皮质癌（aldosterone-producing adrenocorticalcarcinoma，ASAC）及异位醛固酮分泌瘤或癌（ectopic aldosterone-producing adenoma or carcinoma，EAA）。其中IHA约占60%，APA约占35%[8]。

中医学对于本病没有专门论述，但有类似的论述，《素问·至真要大论》云："诸风掉眩，皆属于肝……诸痉项强，皆属于湿。"《证治汇补·眩晕》云："以肝上连目系而应于风，故眩为肝风。"对于本病的命名，多根据本病的临床表现，如头痛、眩晕、肌肉麻痹、震颤，甚至痿废不用等特征，将其归于"肝风""眩晕""头痛""痉证""痿证""痹证"等范畴[9]。

二、病因病机

（一）病因

外感湿邪、饮食不节、情志不遂、跌仆损伤等均为本病的诱因。先天不足、久病体虚或房事不节伤及肝肾，筋脉失养是本病的主要因素[10]。

1. 外感湿邪　《素问·生气通天论》云："湿热不攘，大筋软短，小筋弛长，软短为拘，弛长为痿。"久处湿地或涉水冒雨，感受外来湿邪，湿留不去，郁久化热，致湿热浸淫筋脉，影响气血的运行，使筋脉失于滋养而成痿。

2. 饮食不节　《症因脉治·眩晕总论》云："饮食不节，水谷过多，胃强能纳，脾弱不能运化，停留中脘，有火者则煅炼成痰，无火者则凝结为饮。中州积聚，清明之气窒塞不伸，而为恶心眩晕之症矣。"嗜食肥甘，过食辛辣，或长期嗜酒，损伤脾胃，健运失司，湿从中生，蕴湿积热，亦致湿热阻滞筋脉、气血运行不畅，使筋脉肌肉弛纵不收，发为本病；或脾失健运，水湿聚而生痰、痰阻中焦，清阳不升，清窍失养，发为眩晕或头痛。

3. 情志失调　《素问·阴阳应象大论》云："怒伤肝。"《素问·至真要大论》云："诸风掉眩，皆属于肝。"《素问·标本病传论》云："肝病头目眩，胁支满。"情志失调，肝失疏泄与本病密切相关。忧思恼怒太过，肝失条达，肝气郁结，气郁化火，肝阴耗伤，肝阳上亢，可形成阴亏阳亢动风，发为眩晕、头痛。

4. 先天不足　人体禀赋来源于先天，肾为先天之本，肾主骨生髓，脑为髓海，脑髓依赖于肾精的不断化生。《灵枢·海论》云："髓海不足，则脑转耳鸣，胫酸眩冒，目无所见，懈怠安卧。"故先天禀赋不足，肾精亏虚，髓海失充，或肾精久亏，脑髓空虚，发为眩晕、头痛。

5. 房事不节　房事不节，肾精亏损，肾主藏精生髓，脑为髓之海，髓海空虚，发为眩晕；劳欲过度，伤及肝肾，精血受损，筋脉失其营养和濡润而致肢体痿弱无力。

6. 跌仆损伤　跌仆损伤，气血瘀阻，不得畅行，阻滞筋脉，四肢筋脉失养而成痿。《仁斋直指方》云："瘀滞不行，皆能眩晕。"瘀血内阻，经脉不通，脏腑失养，脑窍不通，发为眩晕。

（二）病机

1. 湿热浸淫　久居湿地，冒受雨露，感受寒湿之邪郁遏化热，或饮食不节，生冷肥甘太过，损伤脾胃，脾不能运化水湿而内生湿热，若湿热未及清除，濡滞肌肉，浸淫经脉，气血不运，肌肉筋脉失养，发为痿病；湿性黏滞，湿蒙清阳，头为清阳之府，清阳不布，气血不畅，发为头痛。

2. 肝气不舒　肝主疏泄，忧思郁闷，肝气郁结，肝气疏泄失常，络脉失于条达拘急而头痛。肝体阴而用阳，肝气郁结，气郁化火，暗耗阴血，肝阳失敛而上亢，阳升风动，发为眩晕；气壅脉满，清阳受扰发为头痛。

3. 肝肾阴虚　先天不足、病久体虚或房事不节伤及肝肾，肝肾不足、水不涵木，易致上实下虚之症，出现头痛、眩晕；肾藏精而开窍于耳，肾精损伤，髓海空虚，出现头晕、耳鸣；肝肾久亏，精血耗损，筋骨肌脉失去濡养而致四肢乃至全身肌肉乏力；肝阳虚越，血不养筋，还可出现风动抽搐。

4. 脾胃亏损 脾胃为后天之本，气血生化之源，若素体虚弱，久病成虚，或饮食不节，脾胃受损，脾胃既不能运化水谷以化生气血，而精血不足，也不能转输精微，五脏失其润养，筋脉失其滋煦，发为痿病；气血生化无源，清窍失养，而作头痛、眩晕。

5. 瘀血阻络 跌仆损伤，瘀血阻滞，四肢筋脉失于濡养，发为痿病；久病入络，络行不畅，血瘀气滞，络脉失养而致头痛；瘀血内停，痹阻清窍，发为眩晕。

本病病位在肝，继则脾肾，最终可及五脏。病理性质为本虚标实，病初以标实为主，后以正虚为主，标实以湿热中阻为主，正虚以肝肾阴虚为主。病机为肝脾肾虚损，湿热痰瘀阻滞[11]。

三、临 床 诊 断

（一）中医诊断

1. 病史 符合现代医学 PA 诊断标准，有高血压和低血钾的临床综合征表现。

2. 依据中医病名内涵与临床表现确定中医病名 PA 患者具有眩晕、麻木、震颤等症状者诊为"肝风"；PA 患者以头痛为主者诊为"头痛"；PA 患者以眩晕为主者诊为"眩晕"；PA 患者以肌肉痹着疼痛为主者诊为"痹证"；PA 患者以肢体痿弱无力为主者诊为"痿证"。

3. 临床特点

（1）症状：以头痛、眩晕、肌肉麻痹、震颤、甚至痿废不用等症状为主要临床表现。肝肾亏虚可见耳鸣、腰膝酸软；肾气亏虚可见多尿，尤以夜尿多；阴虚内热可见口渴、多饮；心脉失养可见心悸。

（2）体征：早期仅有高血压，未出现低血钾时，无明显体征。后随血钾下降时可出现骨骼肌及消化、中枢神经、循环、泌尿等系统的相关低血钾体征。

4. 临床分期 本病早期多为实证，外感湿邪，郁遏肝经，久而化热而致肝经湿热；情志失调，肝失疏泄，肝气不舒而致肝风内动；气郁化火，耗伤阴血，阴不制阳，或水不涵木，肝阳上亢。常见于初期高血压症群者。

本病中期虚实并见，实证日久亦化热伤阴，而致肝、肾、脾、胃等脏腑亏虚。常见于高血压症群伴神经肌肉功能障碍者。

本病后期，病情严重，阴损及阳，阴阳衰竭可见心肾阳虚。常见于失钾性肾病并发心力衰竭症候群者。

（二）西医诊断

1. 病史 有高血压和低血钾的临床综合征表现。

2. 临床特点

（1）高血压：为最常出现的症状，随病情进展，血压逐渐升高，对常用降压药效果不及一般原发性高血压，部分病人可呈难治性高血压，出现心血管病变、脑卒中。

（2）神经肌肉功能障碍：①肌无力及周期性瘫痪：血钾愈低，肌肉受累愈重。②肢端麻木，手足搐搦。

（3）肾脏表现：①慢性失钾致肾小管上皮细胞呈空泡样变性，浓缩功能减退，伴多尿，尤其夜尿多，继发口渴多饮。②常易并发尿路感染。③尿蛋白增多，少数发生肾功能减退。

（4）心脏表现：①心电图呈低血钾图形：Q-T 间期延长，T 波增宽、降低或倒置，U 波明显，T、U 波相连成驼峰状。②心律失常：较常见者为阵发性室上性心动过速，最严重时可发生心室颤动。

（5）其他表现：儿童病人有生长发育障碍，与长期缺钾等代谢紊乱有关。缺钾时胰岛素的释放减少，可出现糖耐量减低。

3. 体征　早期仅有高血压，未出现低血钾时，无明显体征。后随血钾下降时可出现骨骼肌及消化、中枢神经、循环、泌尿等系统的相关低血钾体征。

4. 辅助检查

（1）血、尿生化检查：①低血钾：一般在 2～3mmol/L，严重者更低。②高血钠：血钠一般在正常高限或略高于正常。③碱血症：血 pH 和 CO_2 结合力为正常高限或略高于正常。④尿钾高：在低血钾条件下（＜3.5mmol/L），尿钾仍在 25mmol/24h 以上。

（2）尿液检查：①尿 pH 为中性或偏碱性。②尿比重通常在 1.010～1.018，少数病人呈低渗尿。③部分病人有蛋白尿，少数发生肾功能减退。

（3）醛固酮测定：血浆醛固酮浓度及尿醛固酮排出量受体位及钠摄入量的影响，立位及低钠时升高。PA 中血浆、尿醛固酮均增高。伴严重低血钾者，醛固酮分泌受抑制，血、尿醛固酮增高可不太显著，而在补钾后醛固酮增多更为明显。

（4）肾素、血管紧张素 Ⅱ 测定：血醛固酮水平增高而肾素、血管紧张素 Ⅱ 水平降低为 PA 的特征，血浆醛固酮（ng/dl）/血浆肾素活性[ng/（ml·h）]比值＞30 提示 PA 可能性，＞50 具有诊断意义。

（5）影像学检查

1）肾上腺 CT 表现：醛固酮瘤，CT 上表现为单侧肾上腺腺瘤（直径＜2cm），呈圆形或椭圆形，边界清楚，周边环状强化，而中央往往仍为低密度，腺瘤同侧及对侧肾上腺无萎缩性改变。特醛症，CT 上可有不同表现。双侧肾上腺形态和大小表现正常，或仅仅是密度稍致密；双侧或单侧肾上腺增大，边缘饱满，肢体较粗，密度不均，或呈颗粒状；单侧肾上腺孤立性结节，密度类似正常肾上腺或稍低；双侧肾上腺多个小结节。分泌醛固酮的肾上腺皮质癌直径常大于 4cm。

2）双侧 AVS（肾上腺静脉取血）检查：区分原醛症有无优势分泌对治疗方案的选择至关重要，几乎所有醛固酮瘤或 PAH 行单侧肾上腺切除后血钾水平均能恢复正常，血压下降或完全恢复正常比例也可达到 30%～60%。而对特醛症及糖皮质激素可抑制性醛固酮增多症（glucocorticoid-remediable aldosteronism，GRA）患者而言，单侧或双侧肾上腺全切并不能降低患者血压，药物治疗才是首选方法。

影像学检查往往不能发现微小腺瘤，或者不能区分无功能瘤和醛固酮瘤，而 AVS 则是区分单侧或双侧分泌最可靠、最准确的方法。目前，AVS 的灵敏度和特异度均可达到 90% 以上，明显优于肾上腺 CT（78% 和 75%），因此 AVS 被公认为原醛症分型诊断的"金标准"。但由于 AVS 属有创检查而且价格昂贵，应在确诊原醛症且有手术意愿的患者中进行。

5. 临床诊断　临床上对于 PA 可通过筛查、确诊、分型三个步骤进行诊断。

（1）筛查

1）筛查方法：推荐 ARR 作为 PA 的首选筛查指标。清晨起床后保持非卧位状态（可以坐位，站立或者行走）至少 2 小时，静坐 5～15 分钟后采血，检测血浆醛固酮、血浆肾素活性。注意采血时需小心，避免溶血，送血时保持室温，避免无活性肾素转换为活性肾素，离心后即刻将血浆冷冻保存。

2）筛查对象：推荐对以下人群进行 PA 筛查。①持续性血压＞150/100mmHg（1mmHg=0.133kPa）、难治性高血压（联合使用 3 种降压药物，其中包括利尿剂，血压＞140/90mmHg；联合使用 4 种及以上降压药物，血压＜140/90mmHg）。②高血压合并自发性或利尿剂所致的低钾血症。③高血压合并肾上腺意外瘤。④早发高血压家族史或早发（＜40 岁）脑血管意外家族史的高血压患者。⑤PA 患者中存在高血压的一级亲属。⑥高血压合并阻塞性睡眠呼吸暂停。

3）结果判断：由于 ARR 受年龄、体位、药物等诸多因素影响，对 ARR 的切点报道不一，当醛固酮单位为 ng/dl 时，最常用切点是 30；当醛固酮单位为 pmol/L 时，最常用切点是 750。

（2）确诊：ARR 进行 PA 筛查试验有一定假阳性，必须选用一种或几种确诊试验来避免 PA 被过度诊断。目前主要有 4 种确诊试验，包括口服高钠饮食、氟氢可的松试验、生理盐水输注试验及卡托普利试验。

1）口服高钠饮食：3 天内将每日钠盐摄入量提高至＞200mmol（等同于氯化钠 6g），同时补钾治疗使血钾维持在正常范围，收集第 3 天至第 4 天 24 小时尿液测定尿醛固酮。结果判断：尿醛固酮＜10μg/24h 排除 PA，＞12μg/24h（梅奥医学中心）或 14μg/24h（克利夫兰医学中心）PA 诊断明确。

2）氟氢可的松试验：氟氢可的松 0.1mg q6h×4d，同时补钾治疗（血钾达到 4mmol/L）、高钠饮食（每日三餐分别补充 30mmol，每天尿钠排出至少 3mmol/kg），第 4 天上午 10：00 采血测血浆醛固酮、血浆肾素活性，上午 7：00 及 10：00 采血测血浆皮质醇。结果判断：第 4 天上午 10：00 血浆醛固酮＞6ng/dl，PA 诊断明确。

3）生理盐水输注试验：试验前必须卧床休息 1 小时，4 小时静滴 2 升生理盐水。试验在早上 8：00～9：00 开始，整个过程需监测血压和心率变化，在输注前及输注后分别采血测血浆肾素活性、血醛固酮、皮质醇及血钾。结果判断：生理盐水试验后血醛固酮＞10ng/dl，PA 诊断明确，＜5ng/dl 排除 PA。

4）卡托普利试验：坐位或站位 1 小时后口服 50mg 卡托普利，服药前及服用后 1 小时、2 小时测定血浆肾素活性、醛固酮、皮质醇，试验期间患者需始终保持坐位。结果判断：正常人卡托普利抑制试验后血醛固酮浓度下降大于 30%，而 PA 患者血醛固酮不受抑制。

（3）分型：主要包括肾上腺影像学检查和分侧 AVS。建议年龄在 20 岁以下的 PA 患者，或有 PA 或早发脑卒中家族史的患者，应做基因检测以确诊或排除 GRA；对于发病年龄很小的 PA 患者，建议行 KCNJ5 基因检测排除家族性醛固酮增多症Ⅲ型（FH-Ⅲ）。

四、临　床　治　疗

（一）提高临床疗效要点提示

（1）合理归属中医病名：原发性醛固酮增多症主要表现为高血压、低血钾、肌无力、多尿等。根据患者特异性症状，如头痛、眩晕、肌肉麻痹、震颤，甚至痿废不用等特征，可归于"肝风""眩晕""头痛""痉证""痿证""痹证"等中医疾病范畴。不宜归属于固定的中医病名，也有利于准确辨证施治，提高疗效。

（2）明析病因病机：先天不足、久病体虚或房事不节伤及肝肾，筋脉失养是主要病因。外感湿邪、饮食不节、情志不遂、跌仆损伤等均为本病的诱因。由此病机以肝脾肾虚损，湿热痰瘀阻滞为关键。

肝肾不足、水不涵木，易致上实下虚之症，出现头痛、眩晕；肾藏精而开窍于耳，肾精损伤，髓海空虚，出现头晕、耳鸣；肝肾久亏，精血耗损，筋骨肌肉失去濡养而致四肢乃至全身肌肉乏力；肝阳虚越，血不养筋，还可出现风动抽搐。湿热内蕴引起者，因湿为阴邪，其性重浊滞腻，与热相合，蒸蕴不化，胶着不去，故病程缠绵难愈；湿蒙清阳，故头晕、头胀；湿热壅塞清窍，则耳鸣作响；湿热浸淫经脉，气血阻滞，筋脉弛缓而成痿。

临床上也只有真正明晰"病证"的关键病因病机，方能有的放矢，精准施治，合理用药。

（3）辨标本虚实寒热之偏盛：中医认为原发性醛固酮增多症病位在肝，而病根于肾，以阴虚、实热为主，多夹有湿瘀阻滞，最终成为心肾阴阳俱损之症。治病首则求本，本虚则补之，标实以泻之，肝肾不足为其本，湿瘀阻滞为其标。病初起，标实为主，病邪壅盛，治以祛邪为主。疾病发展中，正气不耐邪攻，抑或先天禀赋本不足，机体出现正气渐亏，邪气仍实，即为正虚邪实，治以攻补兼施；病至后期，病史延长，正气衰退，无力祛邪，则以本虚为甚，治以扶正为先。

（4）辨证结合辨病：明确诊断，中西医结合治疗。不同表现原发性醛固酮增多症根据各自病理变化规律，予针对性治疗；同时在辨证论治前提下予中药内服、外用结合的方式干预，发挥中西医结合的优势。结合症状，以高血压为主要表现，辨证肝阳上亢；低钾无力为气虚瘀滞之象。病证结合，治疗方能直达病所，取得临床疗效。

（二）治疗方法

1. 内治法

1.1　辨证论治，专证专方

肝气动风证

主证：头痛，眩晕，耳鸣，面部潮红，性情抑郁或烦躁易怒，口苦，口干喜饮，胸胁胀闷，皮肤麻木有蚁行感、得揉按稍舒，甚则手足痉挛、抽搐，舌边红、苔薄白或薄黄，脉弦或弦数。

治则：疏肝解郁，平息肝风。

方药：丹栀逍遥散合天麻钩藤饮加减。柴胡 3～10g、当归 6～12g、白芍 6～15g、白术 6～12g、茯苓 10～15g、炙甘草 2～10g、薄荷 3～6g、牡丹皮 6～12g、栀子 6～10g、天麻 3～10g、钩藤 3～12g、石决明 6～20g。

煎服方法：每日 1 剂，水煎分 3 次温服；或根据病情需要，每日 2 剂，分 4 次温服。药渣再煎，熏洗双足，内外同治，增强疗效。

加减：若手足抽搐、痉挛频发者，可以加龟板、磁石、生牡蛎以助平肝息风；或者肢体麻木、疼痛者，加入川芎、牛膝、桃仁、红花，以活血行瘀通络；若症状表现头胀痛明显，以头晕目眩为主者，可以天麻钩藤汤加减，以平肝潜阳[12]。

肝阳上亢证

主证：眩晕耳鸣，头晕且胀，每因烦劳或恼怒而头晕，头痛加剧，面潮红，急躁易怒，少寐多梦，口苦，舌质红，苔黄，脉弦。

治则：平肝潜阳，滋养肝肾。

方药：天麻钩藤饮加减。天麻 3～10g、钩藤 3～12g、石决明 6～20g、栀子 6～10g、黄芩 3～10g、川牛膝 5～10g、杜仲 6～10g、益母草 9～30g、桑寄生 9～15g、夜交藤 9～15g、茯神 10～15g、独活 3～10g、细辛 1～3g、秦艽 3～10g、茯苓 10～15g、人参 3～9g、甘草 2～10g、当归 6～12g、芍药 6～15g、生地黄 10～15g。

煎服方法：每日 1 剂，水煎分 3 次温服；或根据病情需要，每日 2 剂，分 4 次温服。药渣再煎，熏洗双足，内外同治，增强疗效。

加减：若肝火上炎，口苦目赤，烦躁易怒者，加龙胆草、牡丹皮、夏枯草；若肝肾阴虚较甚，目涩耳鸣，腰膝酸软，舌红少苔，脉弦细数者，可加枸杞子、何首乌、生地、麦门冬、玄参；若目赤便秘加大黄、芒硝。

肝经湿热证

主证：两下肢沉重软弱无力，肌肉痹着麻木隐隐作痛，或阵发性肌肉痉挛，眩晕，头痛困重，胸闷，纳呆，口苦，口黏腻，喜温饮，小便频数或者尿频、尿急、尿道灼热疼痛，腰痛拒按，带下量多色黄，舌红，苔黄腻，脉弦数。

治则：清利湿热，通筋活络。

方药：龙胆泻肝汤合四妙散加减。龙胆草 3～6g、柴胡 3～10g、栀子 6～10g、泽泻 6～10g、当归 6～12g、黄连 2～5g、生地黄 10～15g、苍术 3～9g、黄柏 3～12g。

煎服方法：每日 1 剂，水煎分 3 次温服；或根据病情需要，每日 2 剂，分 4 次温服。药渣再煎，熏洗双足，内外同治，增强疗效。

加减：对于肢体痹着、隐隐作痛者，可加丹参、桃仁、路路通以活血通络，行痹止痛；若湿热中阻，胸闷、纳呆者，可加入陈皮、扁豆、杏仁、砂仁等理气化湿和中的药物；若患者表现以下焦湿热为主，出现典型的尿频、尿急、尿痛及湿热带下，可改用白头翁汤合导赤散或八正散。

肝肾阴虚证

主证：目眩耳鸣，遗精盗汗，下肢痿软无力，腰膝酸软，不能久立，舌红少苔，脉细数。

治则：补益肝肾，滋阴清热。

方药：六味地黄丸合杜仲秦艽汤加减。熟地黄 9～15g、山茱萸 6～12g、山药 6～12g、泽泻 6～10g、茯苓 10～15g、牡丹皮 6～12g、杜仲 6～10g、秦艽 3～10g、天麻 3～10g、防己 5～10g、乳香 3～5g、没药 3～5g、红花 3～10g、威灵仙 6～10g、桂枝 3～10g。

煎服方法：每日 1 剂，水煎分 3 次温服；或根据病情需要，每日 2 剂，分 4 次温服。药渣再煎，熏洗双足，内外同治，增强疗效。

加减：若阴虚火旺，症见五心烦热，潮热颧红，可加鳖甲、龟板、知母、黄柏、牡丹皮、地骨皮等；若遗精滑泄者，可加芡实、莲须、桑螵蛸等；若失眠多梦健忘，加阿胶、鸡子黄、酸枣仁、柏子仁等交通心肾，养心安神。

脾胃亏虚证

主证：突发肌肉软弱麻痹，或下肢，或四肢，甚则呼吸麻痹而危及生命。初发常伴有感觉异常，如蚁行感、麻木、肌肉隐痛，继而出现软瘫，反射常消失或减低，持续时间可数小时或数周，严重者可伴神志障碍。

治则：健脾益气，健运升清。

方药：补中益气汤加减。人参 3～9g、白术 6～12g、山药 6～12g、扁豆 9～15g、茯苓 10～15g、薏苡仁 9～30g、陈皮 3～10g、砂仁 3～6、莲子 6～15g。

煎服方法：每日 1 剂，水煎分 3 次温服；或根据病情需要，每日 2 剂，分 4 次温服。药渣再煎，熏洗双足，内外同治，增强疗效。

加减：湿邪不著，气血亏虚为主，表现为心慌、气短、少气懒言、失眠多梦者，可选用归脾汤以补气养血健脾；手足抽搐、拘挛者，加生龙牡、钩藤，以平肝息风。

心肾阳虚证

主证：心慌，心悸，呼吸喘促，胸闷，失眠健忘，头昏头痛，腰膝酸软，四肢软弱无力，甚则瘫痪，小便清长，夜尿多，口渴欲饮，饮不解渴，舌淡，苔薄白，脉软弱无力或虚弱有间歇。

治则：温补心肾以通阳。

方药：参附汤合金匮肾气丸加减。茯苓 10～15g、泽泻 6～10g、牡丹皮 6～12g、山药 6～12g、山茱萸 6～12g、生地黄 10～15g、桂枝 3～10g、附子 3～15g、甘草 2～10g、龙骨 10～15g、牡蛎 9～30g。

煎服方法：每日 1 剂，水煎分 3 次温服；或根据病情需要，每日 2 剂，分 4 次温服。药渣再煎，熏洗双足，内外同治，增强疗效。

加减：若肾阳虚明显者，可以肉桂、桂枝同用；若患者表现夜尿多、烦渴多饮、饮后不舒、心悸等阳虚水道不调，可用五苓散加减，通调水道，恢复正常的水液气化功能。若患者以心悸、脉结代等心阳虚症状为主要表现，可用炙甘草汤加减治疗，以通阳复脉。

气虚血瘀证

主证：四肢无力，肌肉麻木不仁，四肢不温，面色萎黄无华，舌质淡，脉细弱无力。

治则：益气补血，活血通络。

方药：黄芪桂枝五物汤加减。黄芪 9～30g、党参 9～30g、鸡血藤 9～15g、生姜 3～10g、大枣 6～15g、桑枝 9～15g、白术 6～12g、白芍 6～15g、茯苓 10～15g、地龙 5～10g、当归 6～12g、桂枝 3～10g。

煎服方法：每日 1 剂，水煎分 3 次温服；或根据病情需要，每日 2 剂，分 4 次温服。药渣再煎，熏洗双足，内外同治，增强疗效。

加减：唇黯、舌紫黯者加川芎、红花、桃仁；腰痛者加川续断、杜仲、怀牛膝；失眠心悸者可用归脾汤。

1.2 辨证施治，专证专药

罗布麻茶[13]

组成：罗布麻叶。

功能：平肝安神，清热利水。

适应证：用于肝阳眩晕，心悸失眠，浮肿尿少，高血压病，神经衰弱，肾炎浮肿。

用法：开水冲泡代茶饮。1次1～2袋，1日2～3次。

逍遥丸[14]

组成：柴胡、当归、白芍、炒白术、茯苓、炙甘草、薄荷。

功能：疏肝健脾，养血调经。

适应证：用于肝郁脾虚所致的郁闷不舒，胸胁胀痛，头晕目眩，食欲减退，月经不调。

用法：口服。小蜜丸1次9克，大蜜丸1次1丸，1日2次。

天麻钩藤颗粒[15]

组成：天麻、钩藤、石决明、栀子、黄芩、牛膝、盐杜仲、益母草、桑寄生、首乌藤、茯苓。

功能：平肝息风，清热安神。

适应证：用于肝阳上亢所引起的头痛、眩晕、耳鸣、眼花、震颤、失眠、高血压见上述证候者。

用法：开水冲服。1次1袋，1日3次，或遵医嘱。

龙胆泻肝丸

组成：龙胆、柴胡、黄芩、栀子（炒）、泽泻、木通、盐车前子、酒当归、地黄、炙甘草。

功能：清肝胆，利湿热。

适应证：用于肝胆湿热，头晕目赤，耳鸣耳聋，耳肿疼痛，胁痛口苦，尿赤涩痛，湿热带下。

用法：口服。小蜜丸1次6～12克（30～60丸），大蜜丸1次1～2丸，1日2次。

四妙丸

组成：苍术、牛膝、盐黄柏、薏苡仁。

功能：清热利湿。

适应证：用于湿热下注所致的痹病，症见足膝红肿、筋骨疼痛。

用法：口服。1次6克，1日2次。

二妙丸

组成：苍术（炒）、黄柏（炒）。

功能：燥湿清热。

适应证：用于湿热下注，足膝红肿热痛，下肢丹毒，白带，阴囊湿痒。

用法：口服。1次6～9克，1日2次。

六味地黄丸

组成：熟地黄、酒萸肉、牡丹皮、山药、茯苓、泽泻。

功能：滋阴补肾。

适应证：用于肾阴亏损，头晕耳鸣，腰膝酸软，骨蒸潮热，盗汗遗精，消渴。

用法：口服。水丸 1 次 5 克，水蜜丸 1 次 6 克，小蜜丸 1 次 9 克，大蜜丸 1 次 1 丸，1 日 2 次。

金匮肾气丸

组成：地黄、山药、酒萸肉、茯苓、牡丹皮、泽泻、桂枝、附子（制）、牛膝（去头）、盐车前子。

功能：温补肾阳，化气行水。

适应证：用于肾虚水肿，腰膝酸软，小便不利，畏寒肢冷。

用法：口服。1 次 4～5 克（20～25）粒，1 日 2 次。

独活寄生丸

组成：独活、桑寄生、熟地黄、牛膝、细辛、秦艽、茯苓、肉桂、防风、川芎、党参、甘草、酒当归、白芍、盐杜仲。

功能：养血舒筋，祛风除湿，补益肝肾。

适应证：用于风寒湿闭阻，肝肾两亏，气血不足所致的痹症，症见腰膝冷痛，屈伸不利。

用法：口服。水蜜丸 1 次 6 克，大蜜丸 1 次 1 丸，1 日 2 次。

健步丸

组成：盐黄柏、盐知母、熟地黄、当归、酒白芍、牛膝、豹骨（制）、醋龟甲、陈皮（盐炙）、干姜、锁阳、羊肉。

功能：补肝肾，强筋骨。

适应证：用于肝肾不足，腰膝酸软，下肢痿弱，步履艰难。

用法：口服。1 次 9 克，1 日 2 次。

十全大补丸

组成：党参、炒白术、茯苓、炙甘草、当归、川芎、酒白芍、熟地黄、炙甘草、肉桂。

功能：温补气血。

适应证：用于气血两虚，面色苍白，气短心悸，头晕自汗，体倦乏力，四肢不温，月经量多。

用法：口服。水蜜丸 1 次 6 克，小蜜丸 1 次 9 克，大蜜丸 1 次 1 丸，1 日 2～3 次。

2. 外治法

2.1　针灸疗法

体　针

肝阳上亢

处方：百会、风池、曲池、太冲、侠溪、肝俞穴。

操作方法：采用泻法。

肝肾阴虚

处方：肝俞、肾俞、气海、关元、三阴交、太溪、内关、足三里穴。

操作方法：采用泻法或平补平泻法。

气血亏虚

处方：脾俞、肾俞、足三里、百会、气海、膈俞、神门、太溪穴。

操作方法：采用补法或平补平泻法。

加减：若血压高者，可刺曲池、足三里穴；若耳鸣者，可刺听会、翳风穴；若肢体麻木、痉挛，在下肢者，可取环跳、阳陵泉、足三里、委中、解溪等穴，在上肢者，可取大杼、肩髃、合谷、外关等穴；小便量多者，可加用关元、三阴交、肾俞、膀胱俞等穴。虚证用补法，虚实夹杂用平补平泻法。

耳　针

处方：肝、肾、降压沟点、内分泌、交感穴。

操作方法：每次选取 1～2 穴，埋针，每 3～5 日更换 1 次。

花　针

操作方法：叩击皮肤麻木处。

2.2　埋线疗法

处方：风池、肝俞、肾俞、曲池、足三里、三阴交、太冲穴。

操作方法：选取穴位，做好进针点的标记，局部常规碘伏消毒，镊取一根羊肠线，放置在一次性使用埋线针针管的前端，左手拇、示指捏起或绷紧进针部位皮肤，右手持埋线针刺入穴位内，达到应有深度得气后，一边慢推针芯，一边将埋线针慢拔出使胶原蛋白线埋植在穴位的皮下组织或肌层内，针孔处贴创口贴或输液贴，针眼处 48 小时内勿接触水。

2.3　耳尖放血疗法

处方：单侧耳轮顶端的耳尖穴（耳尖穴在耳郭的上方，当折耳向前，耳郭上方的尖端处）。

操作方法：让患者选择舒适的体位，以坐位为佳。取穴，先用手指按摩耳郭使其充血，再消毒。医者左手固定耳郭，右手持一次性采血针对准穴位迅速刺入 1～2 毫米深，随即出针。放血，先轻轻挤压针孔周围的耳郭，使其自然出血，然后用酒精棉球吸取血滴。出血量一般根据患者的疾病、体质而定。每次放血 5～10 滴，每滴如黄豆大小，直径约 5 毫米。共治疗 7 个疗程：一般是隔日 1 次，每周 3 次，12 次为 1 个疗程。初次治疗取双侧耳尖放血，以后两耳隔次交替操作。

适应证：肝阳上亢证。

注意事项：针刺前要先对患者的耳郭进行揉按，使其充血。注意进针的深度，以刺入 1～2 毫米深为宜，以不穿透软骨膜为度。每侧放血 5～10 滴，每滴如黄豆大小，直径约 5 毫米。合并有高血糖的患者，血糖控制正常，才施本法。

2.4　耳穴压豆疗法

处方：肾、交感、皮质下、心、肝穴。配穴：耳背的心、肝、肾穴。

操作方法：耳穴贴压药丸，贴压在上述耳穴之上。每周治疗 3 次，或每日 1 次。嘱患者每日自行按压各耳穴 3～5 次。

功效：滋阴潜阳，平肝清热。

适应证：肝阳上亢证。

耳穴降压药丸的制作：丹参、地龙各 10g，用 100 毫升 85%乙醇浸泡 10 天。过滤去渣，每 100 毫升浸泡液中加冰片 1g。再放大小适中成熟的草决明，浸泡 10 天，备用，把胶布剪成 0.8 厘米×0.8 厘米；放一粒药浸草决明于中央。

2.5　推拿疗法

按揉百会、上星、印堂、睛明、攒竹、太阳、头维、安眠、风池、风府、听宫、听会，分推前额，按摩翳风、翳明和枕部，拿揉曲池、内关、外关、四渎、合谷、足三里、三阴交，搓涌泉，掐太冲。头部按摩手法要轻，肢体手法可适当加重。

医者双手掌自肩背部向足跟方向直推 3～5 次，用双掌揉背部及下肢后侧 2～3 次，再以双手拇指按压第 6 颈椎 2 分钟，然后依次点按大椎、肩井、肺俞穴。

2.6　敷贴疗法

（1）处方：珍珠母、槐花、吴茱萸、川芎各等量，米醋适量。

用法：将上 4 味药共研细末，过筛，贮瓶密封备用。用时取药末适量，以米醋调和如膏状，分别敷于脐孔及双侧涌泉穴，盖以纱布，胶布固定，每天换药 1 次，10 次为 1 个疗程。

（2）处方：吴茱萸、白芷、川芎、胆南星各 50g。

用法：将诸药共研细末，装瓶备用。用时取药末适量，以温水调成糊状，直接敷于肚脐上，用纱布覆盖，胶布固定，每 2 天换药 1 次。

2.7　气功疗法

（1）放松功：将身体分为两侧、前、后 4 条线，第 1、2 条线头部两侧→颈部→小臂→肘关节→前臂→腕关节→两手→十指；第 3 条线面部→颈部→胸部→腹部→两大腿→膝关节→两小腿→两脚→足趾；第 4 条线枕部→项部→背部→腰部→两大腿后部→两小腿后部→脚→足底。

方法：站式或坐式，双目微闭，心神安静，自然呼吸。先注意一个部位，然后依次下移，有步骤、有节奏地依次放松。放松完 4 条线为 1 个循环，然后把注意力集中在丹田，意守 3～4 分钟。一般 1 次做 2～3 个循环后收功。

（2）强壮功：采用坐式或站式，静呼吸或深呼吸法。吸气宜短，呼气宜长。站式意守涌泉或外景，坐式意守丹田。

3. 西医治疗　治疗方案的选择取决于 PA 的病因和患者对药物的反应，治疗方法包括手术和药物治疗两种。

（1）手术治疗：推荐 APA 或单侧肾上腺增生患者行腹腔下单侧肾上腺切除术（ASS），如果患者存在手术禁忌或不愿意手术，推荐使用醛固酮受体拮抗剂治疗。

（2）药物治疗：推荐 IHA 首选药物治疗，安体舒通作为一线用药，依普利酮作为二线药物。对于 GRA 首选小剂量糖皮质激素治疗。

1）醛固酮受体拮抗剂：安体舒通是一种醛固酮受体拮抗剂，起始治疗剂量为 20mg/d，如病情需要，可逐渐增加至最大剂量 100mg/d。开始服药后每周需监测血钾，根据血钾水平调整安体舒通剂量。注意事项：安体舒通导致的男性乳房发育呈明显剂量相关性，必要时可同时加用氨苯蝶啶、阿米洛利等减少安体舒通剂量，以减轻其不良反应；为避免高钾血症的发生，肾功能不全 CKD 3 期患者慎用。肾功能不全 4 期及 4 期以上禁止服用。依普利酮是一种选择性醛固酮受体拮抗剂，不拮抗雄激素和孕激素受体，不导致严重的内分泌紊乱。起始剂量 25mg/d，由于其半衰期短，建议 1 天给药 2 次。注意事项：肾功能不全 CKD 3 期患者慎用。肾功能不全 4 期及 4 期以上禁止服用。

2）糖皮质激素：主要通过抑制垂体 ACTH 分泌以减少醛固酮作用，建议服用长效或中效糖皮质激素，地塞米松起始剂量为 0.125～0.25mg/d；泼尼松起始剂量为 2.5～5mg/d，2 种药物均在睡前服用。注意事项：过量糖皮质激素治疗会导致医源性库欣综合征，影响儿童生长发育，建议使用最小剂量糖皮质激素使患者血压或血钾维持在正常范围，如血压控制不佳，可联合使用醛固酮受体拮抗剂。

3）其他降压药物：醛固酮主要通过上调肾小管远曲小管上皮钠通道活性从而促进钠钾交换。对上皮细胞钠通道有阻断作用的药物，如阿米洛利、氨苯蝶啶等对 PA 都有一定治疗效果，作为保钾利尿剂，它们能缓解 PA 患者的高血压、低血钾症状，而不存在安体舒通所致的激素相关性不良反应。但由于其作用相对较弱，且无上皮保护作用，并不作为一线用药。血管紧张素转化酶抑制剂（ACEI）、血管紧张素 II 受体阻滞剂（ARB）可能对部分血管紧张素 II 敏感的 IHA 有一定治疗效果，而钙拮抗剂（CCB）主要用于降低血压，对醛固酮分泌并无明显抑制作用。如患者单用安体舒通治疗血压控制不佳时，可联合使用多种不同作用机制的降压药。

五、护 理 调 摄

1. 生活起居护理　根据年龄和身体状况指导合适的运动，避免剧烈运动和情绪激动。眩晕急性发作时，应卧床休息，闭目养神，减少头部晃动，切勿摇动床架，宜加强巡视，症状缓解后方可下床活动，动作宜缓慢，防止跌倒。保证充足的睡眠。保持室内洁净通风、凉爽，忌湿热，湿度不宜过高。病室光线偏暗，避免强光刺激[1]。

2. 饮食护理

（1）一般饮食

适当给予高热量、高维生素、富含钾的肉类、水果及蔬菜等易消化的饮食。可进食的患者鼓励其多饮水，保持体液平衡。应少量多餐，忌肥甘厚味之品，限制含钠盐的食物。指导患者进食富钾食物，如海藻、冬瓜、西瓜、马铃薯、香蕉、花生、瘦肉、海带等，大量出汗后，不要马上饮用过量白开水或糖水，可适量饮用果汁或淡盐水，防止低血钾。本病患者多烦躁易怒，指导其避免进食辛辣温燥食物。

（2）辨证施膳

1）肝气动风证：该证的治则主要为平肝息风，推荐的食疗方为鱼头排骨汤，再加入天麻、枸杞，每日服用，连服 5 天。

2）肝阳上亢证：可选用天麻二明粥，即天麻、石决明、草决明，煎成水后再加粳米熬制成粥，宜食海带、山楂、萝卜、芹菜、鱼类。

3）肝经湿热证：饮食以清淡为主，食疗方青鱼煮韭黄，禁食辛辣、油腻及过咸之品。

4）肝肾阴虚证：可选用首乌山楂饮，首乌、山楂共煎汤，加少许白糖，或杜仲炖猪肚，可滋补肝肾或服用阿胶以养心安神。

5）脾胃亏虚证：可选用首乌鸡汤，首乌加鸡蛋，煎水饮。饮食宜进补，如蛋类、奶类、鱼类、瘦肉等，少量多餐，清淡易消化，可以选择各种粥类，如黄芪粥、党参粥、莲子红枣粥等。

6）心肾阳虚证：食疗方有鹿茸香菇菜心及人参当归猪心汤，平时可以适量多进食虾米、红枣粉、黄牛肉、羊肉（瘦）。

7）气虚血瘀证：宜食补气、活血作用的食物，如黑米、黑豆、桃仁等，忌生冷、油腻辛辣的食物。

3. 情志护理

（1）多与患者沟通，了解其心理状态，进行有效针对指导。

（2）肝阳上亢情绪易激动者，讲明情绪激动对疾病的不良影响，指导患者学会自我情绪控制。根据五音疗法，肝阳上亢者，可以选择商调式的音乐，有良好制约愤怒和稳定血压的作用，阴虚阳亢者，可选择羽调的音乐，其柔和清润的特点有滋阴潜阳的作用。

（3）眩晕较重，心烦焦虑者，减少探视人群，给患者提供安静的休养空间，鼓励患者听舒缓音乐，分散心烦焦虑感。

（4）多向患者介绍相关疾病知识及治疗成功经验，增强患者信心，鼓励患者积极面对疾病。

4. 用药护理

（1）指导患者正确服用螺内酯，螺内酯可以纠正患者的低血钾，减轻高血压，是治疗原醛症的一线药物。但长期应用可出现男性乳腺发育、阳痿，女性月经不调等不良反应，不良反应明显者及时告知医生。服药过程中要注意监测患者的高血压和低血钾是否得到改善，及时留取患者的血、尿标本，复查电解质。不良反应明显者告知医生。

（2）部分患者需同时使用钙通道阻滞剂、血管紧张素转化酶抑制剂或糖皮质激素治疗，要严格遵医嘱用药，监测血压和不良反应。

（3）中药汤剂宜温服，眩晕伴呕吐者中药宜冷服，或姜汁滴舌后服用，采用少量频服。静脉滴注活血化瘀、通络止痛等中药制剂，应严格按照操作程序，注意观察用药后的反应。

5. 病情观察

（1）术前护理

1）定时监测患者血压，异常血压及时向医生反馈，遵医嘱按时督促病人服用降压药。

2）记录患者神经肌肉障碍症状，应限制病人活动范围，嘱其不能离开病室，要防止跌倒，加强对患者的保护措施。

3）准确记录昼夜尿量，以便了解病情变化及安体舒通的治疗效果。

4）术前1日补充肾上腺皮质激素。

5）术前予低钠高钾饮食，密切观察血钾、血钙等情况变化，必要时静脉补钾及应用醛固酮拮抗剂。

（2）术后护理

1）严密观察病人的血压、脉搏、呼吸变化，术后48小时内每2～4小时测量一次血压、脉搏[2]。

2）观察病人肾上腺皮质功能不足的表现，如腓肠肌疼痛，周身无力，头晕，恶心，脉搏增快等。

3）定时观察引流管中引流量及性状，并定时挤压，避免扭曲打折。

4）观察电解质紊乱是否纠正，准确记录24小时出入水量。

6. 健康教育

（1）进行疾病相关知识教育，指导患者自我监测血压，如实做好记录，以供临床治疗参考。

（2）对长期服用药物治疗的患者，指导患者遵医嘱合理用药，定时随诊，监测肝、肾功能和电解质，对于长期服用激素治疗的患者注意讲解激素治疗的不良反应等。2 个月内复查醛固酮。

（3）指导患者进行适当的功能锻炼，可适当选择体操、降压操等进行功能锻炼，在眩晕缓解期，可选择眩晕康复操进行功能锻炼。

（4）阐述烟酒对该病的危害，指导患者戒烟限酒。

六、预 后 转 归

1. 转归　本病的各证候间常相互转化，若湿热浸淫，迁延日久，下注肝肾，则致肝肾亏损；肾虚证水不涵木，可转化为肝阳证；肝阳证化火伤阴，可转化为肾虚证；肝肾阴虚，日久不复，阴损及阳则出现阳虚证候，或为阴阳两虚之证；病程日久，影响气血运行，则常夹瘀滞。

2. 预后　中医学认为本病预后取决于发病原因、起病经过、病情轻重及治疗得当与否等。若治疗及时，诊治无误，可使病情得到缓解，部分病例可获痊愈，预后亦佳；若失治误治，病久不愈，脏气损伤已可概见，效果多欠佳，预后差。

现代医学认为，根据病因及治疗方式不同，预后不同：

（1）特发性醛固酮增多症无手术指征，经中西医结合治疗，预后良好。

（2）醛固酮瘤手术效果良好，手术后电解质紊乱可获纠正，临床症状消失，大部分患者血压降至正常或接近正常[16, 17]。

（3）醛固酮癌预后不良，发现时往往已失去手术根治机会，化疗药物如米托坦、氨鲁米特、酮康唑等可暂时减轻醛固酮分泌过多所致的临床症状，但对病程演进无明显改善[18]。

（4）ACTH 依赖型需长期使用地塞米松治疗。

七、疗 效 评 价

（一）评价标准

1. 疾病疗效判定标准[19]

临床痊愈：临床症状、体征消失，理化检查恢复正常。

显效：临床主要症状、体征基本消失，积分减少 2/3 以上，理化检查明显改善。

有效：主要症状、体征减轻，积分减少 1/3 以上，理化检查有所改善。

无效：达不到上述有效标准或恶化者。

2. 证候疗效判定标准

临床痊愈：中医临床症状、体征消失或基本消失，证候积分减少 95%。

显效：中医临床症状、体征明显改善，证候积分减少 70%。

有效：中医临床症状、体征均有好转，证候积分减少 30%。

无效：中医临床症状、体征均无明显改善，甚或加重，证候积分减少不足 30%。

注：计算公式（尼莫地平法）为：[（治疗前积分–治疗后积分）÷治疗前积分]×100%。

3. 血压疗效判定标准[20]

显效：舒张压下降 10mmHg 以上，并达到正常范围；舒张压虽未降至正常，但已下降 20mmHg 或以上。

有效：舒张压下降不及 10mmHg，但已达到正常范围；舒张压较治疗前下降 10～19mmHg，但未达正常范围；收缩压较治疗前下降 30mmHg 以上。须具备其中 1 项。

无效：未达到以上标准者。

（二）评价方法

采用证型的半定量量表对单项症状疗效进行评价的方法（表 23-1）：

消失：治疗前患有的症状消失，积分为零。

好转：治疗前患有的症状减轻，积分降低，但不为零。

无效：治疗前患有的症状未减轻或加重，积分未降低。

表 23-1　症状分级量化标准

症状	轻	中	重
眩晕	头晕眼花，时作时止	视物旋转，不能行走	眩晕欲仆，不能站立
头痛	轻微头痛，时作时止	头痛可忍，持续不止	头痛难忍，上冲额顶
急躁易怒	心烦偶躁	心烦急躁，遇事易怒	烦躁易怒，不能自止
腰酸	晨起腰酸，捶打可止	持续腰酸，劳作加重	腰酸如折，休息不止
膝软	微觉膝软乏力	膝软不任重物	膝软不欲行走
五心烦热	晚间手足心热	心烦手足心灼热	烦热不欲衣被
头如裹	微觉头沉	头重似裹布	头重如戴帽而紧
胸闷	轻微胸闷	胸闷明显，时见太息	胸闷如窒
呕吐痰涎	恶心偶见痰涎清晰	干呕时吐痰涎如唾	呕吐痰涎量多
畏寒肢冷	微畏寒	畏寒肢冷明显	畏寒肢冷，欲加衣被
面赤	面微红赤	面赤明显	面赤如妆
目赤	轻微目赤	目赤明显	目赤如鸠眼
口干	口微干	口干少津	口干时饮水
口苦	晨起口苦	口苦食不知味	口苦而涩
便秘	大便干，每日一行	大便秘结，两日一行	大便艰难，数日一行
溲赤	小便稍黄	小便黄而少	小便黄赤不利
心悸	偶见轻微心悸	心悸阵作	心悸怔忡
失眠	睡眠稍有减少	时见失眠	不能入睡
耳鸣	耳鸣轻微	耳鸣重听，时作时止	耳鸣不止，听力减退
健忘	偶见忘事，尚可记起	时见忘事，不易想起	转瞬即见遗忘，不能回忆
口淡	口中轻微无味	口淡较重	口淡不欲饮食

续表

症状	轻	中	重
食少	饮食稍有减少	饮食减少	饮食明细减少
气短	活动后气短	未活动亦气短	气短较重
夜尿频	夜尿1次	夜尿2~3次	夜尿3次以上

注：主要症状积分计为：无0分，轻2分，中4分，重6分；次要症状积分计为：无0分，轻1分，中2分，重3分。

八、本共识制定专家组成员及起草单位

共识专家组组长：庞国明　左新河　朱章志
共识专家组副组长（按姓氏笔画排序）：

　　　　王小青　叶乃菁　李征锋　陈勇锋　娄　静　钱　莹
共识专家组成员（按姓氏笔画排序）：

　　　　王　娟　王　琳　王海燕　付　畅　白富彬　齐亚杰
　　　　严东标　苏春花　杨长领　杨辰华　吴　滢　沈　璐
　　　　张津怀　赵　勇　赵　磊　徐敏芳　康莉娟　谢　敏
　　　　雷　烨　虞成毕　裴　迅　操儒森
执笔人：左新河　裴　迅　徐敏芳
秘　书：赵　勇　谢　敏
组长单位：河南省开封市中医院、湖北省中医院、广州中医药大学第一附属医院
副组长单位（按首字笔画排序）：

　　　　成都中医药大学附属医院、江西中医药大学附属医院、河南省南阳市中医院、
　　　　湖北省武穴市中医院
起草单位（按首字笔画排序）：

　　　　甘肃省天水市中医院、江西省九江市中医医院、河北省石家庄市中医院、河南
　　　　省三门峡市中医院、河南省中医药研究院、河南省周口承悦糖尿病医院、陕西
　　　　中医药大学第二附属医院、陕西省中医院

九、参考文献

[1] 葛均波，徐永健，王辰. 内科学[M]. 第9版. 北京：人民卫生出版社，2018.

[2] 廖二元. 内分泌代谢病学[M]. 第3版. 北京：人民卫生出版社，2012.

[3] Ross EJ. Aldosterone and Aldosteronism[M]. London，UK：Whitefriars Press，1975.

[4] 中华医学会内分泌学分会肾上腺学组. 原发性醛固酮增多症诊断治疗的专家共识[J]. 中华内分泌代谢杂志，2016，32（3）：188-195.

[5] Monticone S，Burrello J，Tizzani D，et al. Prevalence and Clinical manifestations of primary aldosteronism encountered in primary care practice[J]. J Am Coll Cardiol，2017，69（14）：1811-1820.

[6] Sang X，Jiang Y，Wang W，et al. Prevalence of and risk factors for primary aldosteronism among patients with resistant hypertension in

China[J]. J Hypertens，2013，31（7）：1465-1472.

[7] 王梦琳，王浩，赵海鹰，等. 高血压专科 3706 例住院继发性高血压患者病因构成分析[J]. 中华高血压杂志，2020, 28(2): 155-162.

[8] 《中国高血压防治指南》修订委员会. 中国高血压防治指南（2018 年修订版）[M]. 北京：人民卫生出版社，2019.

[9] 高天舒，白华. 实用中医内分泌病学[M]. 沈阳：辽宁科学技术出版社. 2018.

[10] 倪青，庞国明. 中国中西医专科专病临床大系内分泌病诊疗全书[M]. 北京：中国中医药出版社. 2016.

[11] 韩明向，田金洲. 现代中医临床辨病治疗学[M]. 北京：人民卫生出版社. 2001.

[12] 黄泰康，孙勤国，刘学耀. 内分泌代谢病中医治疗学[M]. 北京：中国医药科技出版社. 2002.

[13] 国家药典委员会编. 中华人民共和国药典 2015 年版—部[M]. 北京：中国医药科技出版社. 2015.

[14] 冯建华，郭宝荣. 内分泌与代谢病的中医治疗[M]. 北京：人民卫生出版社. 2001.

[15] 倪青，闫秀峰，于春江. 内分泌代谢病中成药治疗指南[M]. 北京：科学技术文献出版社. 2016.

[16] Zhou Y, Zhang M, Ke S, et al. Hypertension outcomes of adrenalectomy in patients with primary aldosteronism：a systematic review and meta-analysis[J]. BMC Endocr Disord，2017，17（1）：61.

[17] Funder J W，Carey R M，Fardella C，et al. Case detection，diagnosis，and treatment of patients with primary aldosteronism： an endocrine society clinical practice guideline[J]. J Clin Endocrinol Metab，2008，93（9）：3266-3281.

[18] 朱理敏，龚艳春，林伯贤，等. 原发性醛固酮增多症患者药物治疗随访分析[J]. 中华高血压杂志，2013，21（6）：531-535.

[19] 中药新药临床研究指导原则试行[M]. 北京：中国医药科技出版社. 2002.

[20] 中国医学科学院. 高血压病的疗效评定参考标准（1974 年修订）[J]. 人民军医，1976，（1）：80.

第二十四章

肾上腺皮质功能减退症中医临床诊疗专家共识

一、概　述

肾上腺皮质功能减退症（adrenocortical insufficiency，AI）是由各种因素导致的肾上腺皮质激素分泌不足所致。皮肤色素沉着是最具特征性的表现，在暴露处、摩擦处、乳晕、瘢痕等处尤为明显，黏膜色素沉着见于牙龈、舌部、颊黏膜等处。其他症状包括易倦、乏力、体重减轻、头晕、直立性低血压、低钠血症、低镁血症、女性腋毛和阴毛稀少或脱落等[1, 2]。

AI 根据病因可分为原发性肾上腺皮质功能减退症（primaryadrenocortical insufficiency，PAI）和继发性肾上腺皮质功能减退症（secondaryadrenocortical insufficiency，SAI）。PAI 主要由于感染、自身免疫、肿瘤、药物及遗传等破坏双侧绝大部分肾上腺组织所致；SAI 则由于垂体、下丘脑等病变引起促肾上腺皮质激素（adrenocorticotropic hormone，ACTH）分泌不足，继发肾上腺皮质激素分泌减少所致。PAI 的患病率为 100～140/百万，年发病率为 4/百万[3, 4]，SAI 的预估患病率为 150～280/百万[5]。自身免疫性肾上腺炎是成人发病的首因，占总发病率的 80%～90%，而儿童 PAI 的病因构成与成人明显不同，先天性肾上腺皮质增生是其最常见病因，占 71.8%[6]。

中医学根据本病的临床表现，以"黑疸"命名，但从整体而论，与"女劳疸""虚劳"等病也有类似之处[7]。《黄帝内经》中首先论述了黑色归于肾的理论。汉代张仲景《金匮要略》也有"黑疸"及"女劳疸"的记载，所述"目青面黑""额上黑"等症状与本病表现极为相似。其后《续名医类案·卷十六》有"满面皆黑色"的病案介绍，在清·张仲华《爱庐医案》之黑疸病案，其症见"肌肤舌唇尽黑，手指肤间俱暗"，不仅有"额上黑"，且有舌黑、指黑、肤黑，更酷似原发性肾上腺皮质功能减退症。

二、病因病机

（一）病因

中医学认为本病多由先天不足、五脏柔弱所致，也可由外感六淫迁延失治，烦劳过度，饮食不节，大病之后失于调理等发病[8]。

1. 禀赋不足　先天禀赋虚弱，体质不佳。如父母体虚，先天缺陷，胎元失养，孕育不足等，均可导致五脏阴阳气血俱损，发为本病。

2. 外感六淫，迁延失治　外感六淫之邪气与体内正气相争，正邪相搏于表，此阶段是疾病初期，若及时诊治通常可以阻断病邪由外传内，但由于失治、误治等原因，正虚邪陷，以致精气损伤，变证丛生，从而导致本病的发生。

3. 烦劳过度　烦劳过度，因劳致虚，日久成损，尤以劳神过度及恣情纵欲较为多见。忧郁思虑，积思不解，所欲未遂等劳伤心神，易使心失所养，脾失健运，心脾损伤，气血亏虚成疾。早婚多育、房事不节、频犯手淫等，易使精气亏虚，肾气不足，久则阴阳亏损成疾。

4. 饮食不节　平素饮食不节，暴饮暴食，饥饱不调，脾胃受损，导致后天化源匮乏，先天之精失后天气血所养，则肾精不足，脏腑气血阴阳日渐衰退虚弱而致病。

5. 病后失调　大病久病失治调护不当，迁延不愈，或初愈后失于调理，以致脏气损伤，或热病日久耗伤阴血，或瘀血内结，新血不生，或痨虫久留，耗伤正气，久则五脏受损，累积于肾，而成本病。

（二）病机

1. 肾阳亏虚　肾阳不足，机体失于阳气之温煦，皮肤经脉失养，可见面部黧黑，倦怠无力，畏寒肢冷，腰膝酸软，阳痿不举，舌质紫暗，舌苔薄白，脉沉细弱。

2. 脾肾两虚　脾肾两虚，脾虚湿困，清阳不升，浊阴不降，气血津液生化无源，可见面色无华，头昏神疲乏力，纳呆脘腹胀满，间或恶心呕吐，大便次频质溏，形体消瘦软弱；脾在体为肌，脾气虚弱，肌肉失养，故见四肢色黯欠温，腰腿酸软无力。久病失治，累及于肾，肾阳虚衰，阳气不振，火不暖土，可见畏寒肢冷，腹泻，腰酸，肤色黧黑，舌质淡暗，苔薄，脉沉濡细。

3. 肝肾阴虚　肝肾阴虚，肝肾精津不足，阴虚不能制阳，阳气偏亢，灼伤阴津，肌肤失于濡润，可见面色晦暗，午后两颧发赤，目眶黧黑，皮肤干燥色枯，发枯不泽或脱发，形体消瘦，潮热盗汗，失眠多梦，舌质暗红或红、少苔，脉沉细弦涩。

4. 气血亏虚　全身气血两亏常常在脾肾阳虚的基础上形成，尤以气虚之表现明显，如头昏神疲，肢软无力，心悸气促，纳差消瘦，舌淡，苔白，脉沉。血亏系由营养不良所致，由于气为血帅，气行则血行，气虚失于推动，加之血虚，易血行瘀滞，故气血亏虚日久，易夹杂瘀血为病，可见肤黯干燥，面黑欠华，发枯稀疏，舌质暗或有瘀点，舌下脉络曲张，苔薄，脉沉细涩。

5. 阴竭阳脱　阴阳离决，阳气离散，阴液不固，阳脱则四肢厥冷，大汗淋漓，如珠如油，气息微弱，口张，舌质淡，脉微欲绝。阴竭则肌肤干瘪，眼眶深陷，汗出身热，烦躁昏谵，唇干齿燥，舌质干红，脉虚数或疾。本证大都属肾上腺危象，需要及时抢救。

综上所述，本病病位在肾，与肝、脾关系密切，涉及心、肺，脏腑虚损是本病的基本病机。早期以元气不足为主，气虚推动无力，引起血脉瘀滞，气虚血瘀始终贯穿于本病的各种证之中，相兼为病，使病情趋于复杂严重。若病变进一步发展，总趋势是气血阴阳虚损日益加重，终至阴阳离决而危及生命[9]。无论先天不足，外感疴疾，或内伤烦劳，大病体虚，其损均在肾，影响元阴元阳。如为肾阳虚衰，则不能温煦血脉，以致经行不畅，瘀浊外露；如为肾精失藏，精衰则肾阳不振，致使阴寒内盛，寒则凝滞，血气失运，脉络瘀阻。肾阴肾阳虚衰，则导致其他脏腑和全身虚弱，冲任失调，而现诸证。

三、临 床 诊 断

（一）中医诊断

1. 病史 符合现代医学 AI 诊断标准。

2. 依据中医病名内涵与临床表现确定中医病名 依据本病全身皮肤及黏膜色素沉着的特征性表现，将本病命名为"黑疸"。依据临床表现为虚弱、疲乏、厌食、腹泻等一系列功能衰退的症状，将本病归属于"虚劳"范畴。

3. 临床特点 本病临床上以全身倦怠乏力、纳差消瘦、眩晕心悸、皮肤色素沉着等为主要表现。早期患者可无明显临床症状，或仅有轻度乏力、厌食，但皮肤黏膜色素沉着可提供初步诊断依据。其色素沉着具有以下特点：分布广泛，散见于全身皮肤，黏膜内、皮内色素普遍加深，面部、四肢等暴露部位及皮肤皱褶、受压部位尤为明显，颜色由棕黄、棕黑、褐黑渐次加深，最后发展为全身黧黑如焦煤。与此同时，脏腑虚损证候亦日渐由轻转重[10]。

（二）西医诊断

1. 临床特点 主要表现为乏力、虚弱、抑郁；纳差、体重减轻；头晕、直立性低血压；恶心、呕吐、腹泻等。

2. 体征 色素沉着，尤其是日光暴露部位，皮肤皱褶处、黏膜、瘢痕、乳晕。低血压，体位性摔倒。肾上腺危象时还可见腹部压痛、反跳痛，意识模糊、谵妄。

3. 辅助检查

（1）血液生化检查：可有低血钠、高血钾。脱水严重时低血钠可不明显，高血钾一般不重，如血钾升高明显需考虑肾功能不全或其他原因。少数病人可有轻度或中度高血钙，如有低血钙和高血磷则提示合并有甲状旁腺功能减退症。脱水明显时有氮质血症，可有空腹低血糖，糖耐量试验示低平曲线。

（2）常规检查：常有正细胞正色素性贫血，少数病人合并有恶性贫血。白细胞分类示中性粒细胞减少，淋巴细胞相对增多，嗜酸性粒细胞明显增多。

（3）激素检查：①基础血、尿皮质醇，尿 17-羟皮质类固醇测定常降低，但也可接近正常。②PAI 的血浆基础 ACTH 测定明显增高，超过 55pmol/L，常介于 88~440pmol/L，而 SAI 的 ACTH 浓度降低。③ACTH 兴奋试验：静脉滴注 ACTH 25U，维持 8 小时，观察尿 17-羟皮质类固醇和（或）游离皮质醇变化，正常人在兴奋第一天较对照日增加 1~2 倍，第二天增加 1~1.5 倍。肾上腺皮质功能不全者多无反应。

（4）影像学检查：结核病病人 X 线摄片、CT 或 MRI 检查可见肾上腺增大及钙化阴影。其他感染、出血、转移性病变在 CT 扫描时也可显示肾上腺增大，而自身免疫病所致者肾上腺不增大。

4. 其他

（1）对具有无法解释的、提示 PAI 症状或体征（脱水、低血压、低血钠、高血钾、发热、腹痛、色素沉着或儿童期低血糖）的急症患者进行检测。

（2）在条件及环境允许的情况下，对提示 PAI 症状或体征的患者给予 ACTH 兴奋试验以确诊。

（3）对有严重肾上腺皮质功能减退症状或肾上腺危象的患者，推荐在诊断性试验结果出来前即给予合适剂量的静脉皮质醇治疗。

四、临 床 治 疗

（一）提高临床疗效要点提示

精准辨证，分清脏腑主次及证候演变特征。本病属脏腑之气衰退之病证，脾肾亏虚是其根本，气血两虚、气虚血瘀存在于整个病程。辨证时首先要辨病变脏腑之所在，脾气虚弱则见食欲不振，腹胀腹痛，大便溏薄，消瘦等症；肾气亏损则出现毛发脱落，腰膝酸软，性欲减退，阳痿早泄，闭经不育；肝血不足则呈现头昏眼花，手抖肌颤，心情抑郁。但由于气血同源，五脏相关，气虚导致血瘀、血虚；由一脏累及他脏，使病情趋于复杂和严重，辨证须予以注意，分清以何脏为主，何脏为次，为治病之根本[11]。其次要辨证候转化与演变特征，本病多因禀赋不足，气血亏虚，脏腑功能失调所致，起病缓慢，早期脏腑损伤较轻，以元气不足为主，因气虚推动无力，引起血脉瘀滞，故多为气虚血瘀之证。病变过程中脏腑虚损日益加重，若命门火衰，火不生土，多演变为脾肾阳虚证；若肾精亏虚，肝阴不足，则转化为肝肾阴虚证。临床以脾肾阳虚证为多见，日久阳损及阴，阴损及阳，亦可出现阴阳两虚证候，各类证候间又可交叉互见[10]。若病变进一步发展，或元阳衰败，或阴液耗竭，可导致阴阳虚极阳脱、阴脱之危候。

重视补益脾肾，辨证选药灵活变通。脾胃为后天之本，为气血生化之源，脾胃健运，五脏六腑、四肢百骸方能得到滋养。肾为先天之本，寓元阴元阳，为生命本原。重视补益脾肾，则能促进各脏虚损的恢复。对于虚中夹实及兼感外邪者，当补中有泻。脾肾虚衰，五脏之阴无以滋，五脏之阳不能发，五脏六腑之功能衰退，以致精血水液不能正常代谢运行，从而产生血瘀、痰饮等实邪滞留于体内，治疗应补中寓通，根据病程之长短、邪正之盛衰、是否兼夹痰瘀临证变通，如湿热壅滞，加枳实、苍术、豆蔻、藿香等芳香理气化湿之品；肝郁气滞，加郁金、香附疏肝理气行郁；气血亏虚加人参、黄芪、当归益气补血；水湿内停加茯苓、猪苓淡渗利湿；瘀血阻滞加桃仁、红花、茜草活血祛瘀；积聚包块加浙贝、牡蛎软坚散结等[12]。

治疗以阴阳双补为要。本病发病缓慢，常以虚损症状就诊，但临床所见患者并非一派虚寒之象，多表现为头晕乏力、腰膝酸软、肢疲体倦、食欲减退、面色黧黑等阴阳两虚之证，加之患者多长期应用激素替代治疗，现代中医药理研究多认为激素乃温热之品，可振奋肾阳，动用肾阴，应用日久必加重肾阴损耗。故治疗应平治于权衡，临证圆通，以阴阳双补为要，而非一味取温阳之法[13]。

以平为期，以缓图效。本病病程一般较长，病位较深，病势较重，病机多为正气虚损，其标实证候也多因虚而起，所以需标本兼治，扶正祛邪，使邪去而正安，且驱邪必须适度，以临床症状缓解即可，切勿大量长期使用攻伐之品以致正气亏耗。阴平阳秘，则机体功能正常；邪盛或正衰则可导致阴阳失衡，此时方药的作用即为去除病因，帮助人体自身调节，恢复阴阳平衡。因此，用药当以阴阳平衡为度，此外本病有个长期治疗的过程，不可贪求峻剂速效，显效则应守法守方、缓剂而长期调治，亦可选用膏剂、丸剂、中成药等缓而图之，巩固疗效，并配合其他治疗方法以协同增效。

（二）治疗方法

1. 内治法

1.1 辨证论治，专证专方

肾阳不足证

主证：面部黧黑，两手晦暗，精神不振，倦怠无力，少气懒言，畏寒肢冷，腰膝酸软，阳痿不举，下肢水肿，舌质紫暗，舌苔薄白，脉沉细弱。

治法：温肾壮阳。

方药：右归丸合桂附八味丸加减。制附子 6g、党参 10g、肉桂 6g、黄芪 30g、肉苁蓉 10g、菟丝子 10g、熟地黄 15g、山药 10g、茯苓 10g、丹参 20g、补骨脂 10g、鹿角胶 15g、杜仲 10g、甘草 10g。

煎服方法：每日 1 剂，水煎分 3 次温服；或根据病情需要，每日 2 剂，分 4 次温服。药渣再煎，熏洗双足，内外同治，增强疗效。

方义分析：方中制附子滋补肾中之元阳，温里散寒，为君药。熟地黄滋补肾阴，山药益气养阴，共为臣药，有滋阴益肾，养肝补脾，填精益髓之效，取"阴中求阳"之义。鹿角胶、肉桂、补骨脂、肉苁蓉补肾助阳，菟丝子、杜仲健腰膝，补肝肾；党参补中益气，丹参养血和血，与补肾之品相协，以补养精血，为佐药，甘草调和诸药，诸药配伍，肝脾肾阴阳兼顾，以温肾阳为主，于阴中求阳，使元阳得以归原，为佐使药。

加减：伴腰酸步履艰难者，加川、怀牛膝各 15g，蜈蚣 1 条；性欲减退者可酌加鹿茸 5g，海马 6g 等血肉有情之品，亦可配合淫羊藿 15g、仙茅 12g；纳谷欠馨者，可加白术、焦三仙、鸡内金各 10g；色素沉着较明显者，加枸杞子 15g，或当归 12g、丹参 15g、鸡血藤 30g。

脾肾阳虚证

主证：面色黧黑无华，头昏神疲乏力，纳呆，脘腹胀满，间或恶心呕吐，大便次频质溏，形体消瘦软弱，四肢色黧欠温，腰腿酸软无力，舌质淡暗，苔薄，脉沉濡细。

治则：健脾助运，温肾壮阳。

方药：补中益气汤或黄芪建中汤合桂附八味丸加减。党参 10g、黄芪 30g、白术 10g、黄精 10g、鸡血藤 25g、当归 10g、蒲黄 10g、鸡内金 10g、山茱萸 10g、肉苁蓉 10g、鹿衔草 10g、甘草 10g。

煎服方法：每日 1 剂，水煎分 3 次温服；或根据病情需要，每日 2 剂，分 4 次温服。药渣再煎，熏洗双足，内外同治，增强疗效。

方义分析：方中重用黄芪，甘微温，入脾肺经，益肺气固表，益气升阳，故为君药；臣以黄精补中益气，党参补脾益气，助黄芪益气和中；佐以白术补脾，当归养血，鸡内金健脾消积助运。同时合用桂附八味丸加减，配伍肉苁蓉、鹿衔草滋补肾中之元阳，温里散寒，山茱萸补益肝肾；甘草调和诸药，诸药配伍，脾肾兼顾，共奏健脾助运，温肾壮阳之功，功兼佐使。

加减：阳虚明显者加附子 6g、肉桂 6g；恶心呕吐加姜半夏 9g、竹茹 6g；呃逆者加柿蒂 10g、旋覆花 5g；腹胀者加枳壳 8g、厚朴 8g、木香 4g；腹痛者加延胡索 10g、川楝子 10g、白芍 25g；腹泻者加砂仁 6g、肉豆蔻 9g、神曲 10g、焦山楂 10g；伴脱肛中气下陷者，加升麻 6g、柴胡 6g、禹余粮 10g。

肝肾阴虚证

主证：周身皮肤黧黑，以面部、齿龈、乳头、手纹等处为甚，午后两颧发赤，低热或手足心发热，皮肤干燥色枯，发枯不泽或脱发，形体明显消瘦，精神萎靡不振，间或烦躁易怒，夜间潮热盗汗，失眠多梦，头晕目花，软弱无力，男子可见遗精，女子月经紊乱或闭经，舌质暗红或红少津，舌苔薄少，脉弦细或细数。

治则：滋肾柔肝，养血化瘀。

方药：一贯煎、补肝汤、左归丸、杞菊地黄丸加减。沙参 10g、麦冬 10g、山茱萸 10g、黄精 20g、生地黄 20g、枸杞子 15g、代赭石 10g、鹿衔草 10g、龟甲 20g、鳖甲 20g、生蒲黄 10g、银柴胡 10g、胡黄连 10g。

煎服方法：每日 1 剂，水煎分 3 次温服；或根据病情需要，每日 2 剂，分 4 次温服。药渣再煎，熏洗双足，内外同治，增强疗效。

方义分析：方中重用生地黄、龟甲、鳖甲，三者共为君药，以滋阴养血，补益肝肾；辅以鹿衔草滋补肾中之元阳，温里散寒，山茱萸补益肝肾，枸杞子、沙参、麦冬滋阴养血柔肝，代赭石平肝潜阳，乃取"肝肾同源"之义；佐银柴胡、胡黄连清虚热，除骨蒸，消疳热；生蒲黄活血化瘀。诸药合用，体现以补益肝肾为主，少佐清热、活血化瘀之品，则诸症自除。

加减：伴有阳虚神疲乏力、形寒纳差者，加肉苁蓉 10g；目眩者加天麻 10g、青葙子 10g；烦躁心悸者，加磁石 25g、酸枣仁 15g、五味子 9g；失眠多梦者，加朱砂粉 1g（冲）、酸枣仁 15g；本型在治疗过程中，其虚热之证可渐次消退，阳虚之证相对可渐有所现，则原方可去银柴胡、胡黄连，加肉苁蓉、菟丝子各 10g。

气血两虚证

主证：头昏神疲，肢软无力，心悸气促，纳差消瘦，肤黧干燥，面黑欠华，发枯稀疏，四肢颤动，汗多，男子阳痿，女子经少，舌淡暗，苔薄白，脉沉细迟。

治则：温阳补气，养血活血，兼以化瘀。

方药：十全大补汤加减。黄芪 15g、龙眼肉 30g、鹿衔草 15g、鸡血藤 15g、党参 15g、熟地 15g、当归 15g、川芎 10g、白芍 10g、何首乌 10g、桂枝 10g、生蒲黄 10g、炙甘草 10g。

煎服方法：每日 1 剂，水煎分 3 次温服；或根据病情需要，每日 2 剂，分 4 次温服。药渣再煎，熏洗双足，内外同治，增强疗效。

方义分析：本方由十全大补汤加减，方中党参与熟地、黄芪相配，益气养血，共为君药；当归、白芍养血和营，助熟地补益阴血，鹿衔草温补肾阳，均为臣药。佐以桂枝温经通脉，何首乌补肝肾、益精血、强筋骨、乌须发，龙眼肉大补气血，川芎活血行气，使之补而不滞，炙甘草益气和中，调和诸药，为使药。全方补血而不滞血，活血而不伤血，气为血之帅，血为气之母，益气而生血，助阳以和阴，如此可达更好地补气养血之效。

加减：气虚明显者以红参 10g 易党参；阳虚明显者加附子 6g、肉桂 6g；血虚明显者加阿胶 15g、丹参 15g；月经量少者加益母草 12g、香附 12g、桑寄生 15g；有血瘀见症者，可用桂枝、韭菜子、牛膝、蜈蚣等为佐。

阴竭阳脱证

主证：阴竭则肌肤干瘪，眼眶深陷，汗出身热，烦躁昏谵，唇干齿燥，舌质干红，脉虚数或疾。阳脱则四肢厥冷，大汗淋漓，如珠如油，气息微弱，舌质淡，脉微欲绝，严重时出现厥脱、昏迷。

治则：益气救阴，回阳固脱。

方药：阴竭者用生脉散加减。人参 10g、麦冬 30g、五味子 9g、山茱萸 10g、龙骨 30g、牡蛎 30g。阳脱者用四味回阳地黄饮或附子加龙骨牡蛎汤加减。附子 12g、炮姜 10g、人参 10g、炙甘草 12g、龙骨 30g、牡蛎 30g[7, 10]。

煎服方法：每日 1 剂，水煎分 3 次温服；或根据病情需要，每日 2 剂，分 4 次温服。药渣再煎，熏洗双足，内外同治，增强疗效。

方义分析：阴竭者生脉散加减，方中人参甘温，益元气，补肺气，生津液，故为君药；麦冬甘寒养阴清热，润肺生津，故为臣药；人参、麦冬合用，则益气养阴之功益彰；五味子酸温，敛肺止汗，生津止渴，为佐药，山茱萸补益肝肾，收涩固脱。四药合用，一补一润一敛一收，益气养阴，生津止渴，敛阴止汗，使气复津生，汗止阴存，气充脉复。

阳脱者四味回阳地黄饮或附子加龙骨牡蛎汤加减，方中人参甘温大补元气；附子大辛大热，温壮元阳；炮姜温中散寒，三药相配，共奏回阳固脱之功。两方中均用龙骨、牡蛎两药相配为伍，相须为用，镇潜固涩，养阴摄阳，阴精得敛，阳气得潜，既能增强安神固涩之功，又能增强潜阳固精之效，从而使阴阳调和，阴平而阳秘，益气救阴，回阳固脱。

1.2 辨证施治，专证专药

甘草流浸膏

组成：甘草浸膏加工制成。

功能：缓和药，能减轻对咽部黏膜的刺激，并有缓解胃肠平滑肌痉挛与去氧皮质酮样作用。

适应证：用于慢性肾上腺皮质功能减退症。

用法：口服。1 次 2～5 毫升，1 日 3 次。

十全大补丸

组成：党参、炒白术、茯苓、炙甘草、当归、川芎、酒白芍、熟地黄、炙甘草、肉桂。

功能：温补气血。

适应证：用于气血两虚，面色苍白，气短心悸，头晕自汗，体倦乏力，四肢不温，月经量多。

用法：口服。水蜜丸 1 次 6 克，小蜜丸 1 次 9g，大蜜丸 1 次 1 丸，1 日 2～3 次。

六味地黄丸

组成：熟地黄、酒萸肉、牡丹皮、山药、茯苓、泽泻。

功能：滋阴补肾。

适应证：用于肾阴亏损，头晕耳鸣，腰膝酸软，骨蒸潮热，盗汗遗精，消渴。

用法：口服。水丸 1 次 5 克，水蜜丸 1 次 6 克，小蜜丸 1 次 9 克，大蜜丸 1 次 1 丸，1 日 2 次。

金匮肾气丸

组成：地黄、山药、酒萸肉、茯苓、牡丹皮、泽泻、桂枝、附子（制）、牛膝（去头）、盐车前子。

功能：温补肾阳，化气行水。

适应证：用于肾虚水肿，腰膝酸软，小便不利，畏寒肢冷。

用法：口服。1 次 4～5 克（20～25）粒，1 日 2 次。

济生肾气丸

组成：熟地黄、山茱萸（制）、牡丹皮、山药、茯苓、泽泻、肉桂、附子（制）、牛膝、车前子。

功能：温肾化气，利水消肿。

适应证：用于肾阳不足，水湿内停所致的肾虚水肿，腰膝酸重，小便不利，痰饮咳喘。

用法：口服。1 次 6 克，1 日 2～3 次。

人参养荣丸

组成：人参、白术（土炒）、茯苓、炙甘草、当归、熟地黄、白芍（麸炒）、炙黄芪、陈皮、远志（制）、肉桂、五味子（酒蒸）。

功能：温补气血。

适应证：用于心脾不足，气血两亏，形瘦神疲，食少便溏，病后虚弱。

用法：口服。1 次 6 克，1 日 1～2 次。

河车大造丸

组成：紫河车、熟地黄、天冬、麦冬、盐杜仲、牛膝（盐炒）、盐黄柏、醋龟甲。

功能：滋阴清热，补肾益肺。

适应证：用于肺肾两亏，虚劳咳嗽，骨蒸潮热，盗汗遗精，腰膝酸软。

用法：口服。1 次 1 丸，1 日 2 次。

大补阴丸

组成：熟地黄、盐知母、盐黄柏、醋龟甲、猪脊髓。

功能：滋阴降火。

适应证：用于阴虚火旺，潮热盗汗，咳嗽咯血，耳鸣遗精。

用法：口服。水蜜丸 1 次 6 克，1 日 2～3 次；大蜜丸 1 次 1 丸，1 日 2 次。

参苓白术散

组成：人参、茯苓、白术（炒）、山药、白扁豆（炒）、莲子、薏苡仁（炒）、砂仁、桔梗、甘草。

功能：补脾胃，益肺气。

适应证：用于脾胃虚弱，食少便溏，气短咳嗽，肢倦乏力。

用法：口服。1 次 6～9 克，1 日 2～3 次。

金水宝胶囊

组成：发酵虫草菌粉。

功能：补益肺肾，秘精益气。

适应证：用于肺肾两虚，精气不足，久咳虚喘，神疲乏力，不寐健忘，腰膝酸软，月经不调，阳痿早泄。

用法：口服。1次3粒，1日3次。

2. 外治法

2.1 针灸

温针

处方：关元、气海、命门、肾俞等穴。

操作方法：用补法，得气后在针上加艾灸20分钟，每日1次，12次为1个疗程。

体针

早期、晚期病机为虚。

处方：脾俞、胃俞、肝俞等穴。

操作方法：用补法。

中期病机为虚中夹实，夹有瘀血。

处方：章门、期门等穴。

操作方法：用平补平泻法。

耳针

处方：肝、脾、肾、内分泌穴。

操作方法：每次可选1～2穴针刺或埋针治疗。

梅花针

操作方法：局部轻点刺，对于色素沉着者，每日或隔日叩打1次，至局部轻度潮红为度。

2.2 推拿

处方：中脘、鸠尾、气海、天枢、肝俞、脾俞、肾俞、足三里、内关等穴。

操作方法：用一指禅、推、摸、按、揉、拿等手法。

2.3 气功

在疾病治疗过程中，辅以自我气功治疗，对增强患者体质是有益的，可选择练习内养功、八段锦等功法。

2.4 熏洗

温阳汤沐足[14]

组成：附子、桂枝、花椒、当归、川芎、红花、苏木、蛇床子各15g。

适应证：用于脾肾阳虚。

操作方法：煎水每晚浸足约30分钟。

2.5 穴位贴敷[15]

处方：大椎、肾俞、血海、足三里、神阙、脾俞等穴。

操作方法：将黄芪、当归、知母、丹参、甘松、五味子、桂枝、冰片等药物研成粉，加入赋形剂制成1厘米×1厘米方块，用医用胶布将制备好的药物贴敷于以上穴位处，每次贴敷4

小时，1天1次，14天为1个疗程。

2.6 穴位注射

处方：双侧足三里。

操作方法：穴位局部常规消毒，使用一次性无菌注射器抽取黄芪注射液2毫升，取一侧足三里穴，直刺进针0.6～1.0寸，上下提插得气后，回抽无回血，快速注入药液，同样方法注射另一侧足三里穴。

3. 西医治疗

（1）基础治疗

1）糖皮质激素替代治疗：根据身高、体重、性别、年龄、劳动强度等，确定合适的基础量。宜模仿生理学激素分泌昼夜节律，在清晨睡醒时服全日量的2/3，下午4时前服余下1/3。一般成人，每日剂量开始时氢化可的松20～30mg或可的松25～37.5mg，以后可逐渐减量，有发热等并发症时适当加量。

2）食盐及盐皮质激素：食盐的摄入量应充分，每日至少8～10克，如有大量出汗、腹泻时应酌情增加食盐摄入量，大部分病人在服用氢化可的松和充分摄盐下即可获满意效果。有的病人仍感头晕、乏力、血压偏低，则需加用盐皮质激素，可每日口服9α-氟氢可的松，上午8时1次口服0.05mg～0.1mg，如有水肿、高血压、低血钾则减量。

（2）病因治疗：如有活动性结核者，应积极给予抗结核治疗。补充替代剂量的肾上腺皮质激素并不影响对结核病的控制，如病因为自身免疫病者，则应检查是否有其他腺体功能减退，如存在，需作相应治疗。

（3）肾上腺危象治疗：为内科急症，应积极抢救。

1）补充液体：典型的危象病人液体损失量约达细胞外液的1/5，故于初治的第1、2日内应迅速补充生理盐水每日2000～3000毫升。对于以糖皮质激素缺乏为主、脱水不甚者补盐水量适当减少，适当补充葡萄糖液以避免低血糖。

2）糖皮质激素：立即静脉注射氢化可的松100mg，使血皮质醇浓度达到正常人在发生严重应激时的水平。以后每6小时加入补液中静滴100mg，第2、3天可减至每日300mg，分次静滴，如病情好转，继续减至每日200mg，继而100mg，呕吐停止，可进食者，可改为口服。

3）积极治疗感染及其他诱因。

（4）外科手术或其他应激时治疗：在发生严重应激时，应每天给予氢化可的松，总量约300mg或更多。大多数外科手术应激为时短暂，故可在数日内逐步减量，直到维持量，较轻的短暂应激，每日给予氢化可的松100mg即可，以后酌情递减。

五、护 理 调 摄

1. 生活起居护理 该疾病早期的证候以阳虚为主，阳虚证者，宜安置在向阳温暖的病室，温度稍微偏高一点，且阳虚病人多汗而偏湿，湿度应偏低[16]；保持病房的安静有助于病人的休养，并保持室内空气流通，可以排除病房内的各种秽浊之气，增进患者的食欲；指导患者动静结合，即静心休养有利于脏腑功能的恢复。随着病情好转，应适当增加活动量，可使经络通畅，关节滑利，气血营卫调和，但应以不感到疲劳为原则。根据四时气候变化，做好起居护理，春夏之际，注意养阳。

2. 饮食护理 本病患者由于肾上腺皮质激素分泌不足，常表现有食欲减退、嗜咸食、体重减轻、恶心、呕吐、胃烧灼感、消化不良、腹泻、腹胀及腹痛等症状，护理上应重点注意以下问题。

（1）一般饮食

1）鼓励患者高碳水化合物、高蛋白、高钠饮食的摄入。

2）本病患者多食欲不振，消化道症状明显，宜食易消化的高蛋白食物，如瘦肉、鱼、鸡蛋等，鼓励少吃多餐。

3）本病患者多阳虚畏寒，应多食用性温食品，如羊肉、牛肉等。

4）注意避免进食含钾丰富的食物，防止高血钾的发生，以免诱发心律失常。

5）在病情许可的情况下，鼓励患者多摄取水分，一般每天 3000 毫升以上。

6）如出现大量出汗、呕吐、腹泻等症状，应增加食盐的摄入量（每天 8～10 克），保证钠盐的补充。

（2）辨证施膳

1）肾阳不足证：可用肉桂、补骨脂、杜仲泡水代茶饮，亦可用怀山药、茯苓。食疗方有熟附生姜狗肉汤。

2）脾肾阳虚证：可用当归、川芎、熟地泡水代茶饮，可用淫羊藿茯苓炖鹌鹑，脾胃呆滞者，可用鸡内金炒熟后泡水服用，忌辛燥动火之品。

3）肝肾阴虚证：可选用枸杞子、黑芝麻、红枣研磨成粉，加水冲成糊状食用，亦可用银耳、虫草炖瘦肉或食用双耳汤以补益肝肾；脾胃虚寒、泄泻腹痛者，忌食生冷瓜果和寒凉、腥臭的食物。

4）气血两虚证：可选用黄芪、党参、红花、川芎泡水代茶饮。食疗方有人参炖乌鸡，加生姜，具有温补阳气之效。

5）阴竭阳脱证：阳脱证，服用人参汤；阴虚证，可选生脉汤。

3. 情志护理 七情平稳，则气血调和，本病导致患者自我形象的紊乱且病情反复，对患者造成很大的心理负担，导致患者情志异常，伤及脏腑。

（1）通过关心体贴、言语开导的方法得到患者的理解，继而释疑解惑，向患者耐心解释疾病的相关知识、治疗方法及可能获得的效果，从而以情胜情，使患者积极地配合治疗。

（2）鼓励患者亲属给予更多的关心和支持，鼓励患者与他人交往，以减轻孤独和自卑，增加自信心。

（3）对伴有精神障碍的患者应避免刺激性言行，注意倾听，防止意外事件发生。

（4）肝在志为怒，藏血，主疏泄，肝气条达，疏泄有常，气血调和，滋养肌肤，调节情志可以增加患者的治疗效果[17]。

4. 用药护理

（1）指导患者认识所服用药物的名称、剂量、用法及不良反应。

（2）告知患者规律服用糖皮质激素的重要性，遵医嘱服药，不能随意停药或更改用药剂量，否则可能出现反跳现象而加重病情。

（3）中医认为人体内的经气就像潮水一样，会随着时间的流动，在各经脉间起伏流注，且每个时辰都会有不同的经"值班"，指导患者模仿激素分泌昼夜节律给药，在清晨（上午 8 点前）清醒时，即辰时，胃经当令，服全日量的 2/3（如氢化可的松 20mg），下午 4 点前，即申时，膀胱经当令，服余下的 1/3（如氢化可的松 10mg），服药效果更加。

（4）服用中药方剂时宜饭后温服，食欲不佳者，可少量顿服，坚持服用。

5. 病情观察

（1）监测患者的生命体征，观察患者有无食少体倦、面色萎黄、体重减轻甚至恶心欲吐、大便稀溏等情况并记录。

（2）记录 24 小时出入量，观察患者皮肤的颜色、湿度及弹性，注意有无脱水表现，如皮肤干燥色枯，色素沉着、粗糙、缺乏弹性、发枯不泽或脱发等。

（3）监测有无低血钠、高血钾、高血钙、低血糖及血清氯化物降低的临床表现。

（4）使用盐皮质激素的患者，重点监测有无头痛、水肿、高血压等药物过量的表现。

（5）观察患者有无四肢厥冷，大汗淋漓如珠，气息微弱，舌质淡润，脉微欲绝，皮肤干瘪，眼眶深陷，汗出身热，烦躁谵妄等肾上腺危象的表现，配合医生积极抢救。

6. 健康教育

（1）指导患者定期随访。

（2）嘱加强营养及适当运动，以增强机体抵抗力，避免感染结核等。

（3）积极预防应激（如感染、外伤），避免危象发生，如果出现肾上腺危象征象应立即就医。

（4）外出时携带识别卡片，发生意外时及时得到救助。

六、预后转归

长期坚持合理的治疗，病人的寿命及劳动力均可接近正常，部分病人可完全停用激素或减至很小维持剂量，个别病人能正常妊娠及生育，但在分娩期应注意防止危象发生，小儿产前产后生长发育完全正常。治疗中病人抵抗力低，易患呼吸道感染、胃肠功能紊乱，甚至发生危象，此时死亡率高，应予注意。

七、疗效评价

1. 疾病疗效判定标准[18, 19]

临床控制：症状消失，无色素沉着，体重、体力恢复，可以正常进食，无呕吐、腹痛、腹泻、血压下降等症状，相关的理化检查恢复正常。

显效：主要症状消失，色素沉着减轻，体力部分恢复，体重接近发病前状态，相关的理化检查基本正常。

有效：症状好转，相关的理化检查指标有所改善。

无效：症状、体征、相关的理化检查均无改善。

2. 中医证候疗效判定标准参照 2002 年《中药新药临床研究指导原则》[18]

治愈：中医临床症状、体征消失或基本消失，证候积分减少 95%。

显效：中医临床症状、体征明显改善，证候积分减少 70%。

有效：中医临床症状、体征均有好转，证候积分减少 30%。

无效：中医临床症状、体征均无明显改善，甚或加重，证候积分减少不足30%。按照尼莫地平法计算：疗效指数（n）=[（治疗前积分—治疗后积分）÷治疗前积分]×100%。

八、本共识制定专家组成员及起草单位

共识专家组组长：庞国明　左新河　徐寒松

共识专家组副组长（按姓氏笔画排序）：

王小青　王秉新　张太阳　柳忠全　高言歌

共识专家组成员（按姓氏笔画排序）：

王　娟　王　捷　王　琳　付　畅　白富彬　华　川

向振宇　齐亚杰　严东标　苏春花　李征锋　杨长领

杨文奎　吴　滢　位亚辉　张　挺　赵　勇　徐敏芳

唐亚辉　康莉娟　谢　敏　虞成毕　操儒森

执笔人：左新河　华　川　谢　敏　徐敏芳

秘　书：赵　勇　贾林梦　付　畅

组长单位：河南省开封市中医院、湖北省中医院、贵州省第二人民医院

副组长单位（按首字笔画排序）：

江西省中西医结合医院、河南省周口市中医院、河南省南阳市中医院、河南黄河科技学院附属医院

起草单位（按首字笔画排序）：

甘肃省天水市中医院、江西中医药大学附属医院、江西省九江市中医院、河北省石家庄市中医院、河南省三门峡市中医院、河南省周口承悦糖尿病医院、浙江省义乌市中医院、海南省中医院

九、参考文献

[1] 葛均波，徐永健，王辰. 内科学[M]. 第9版. 北京：人民卫生出版社，2018.

[2] 廖二元. 内分泌代谢病学[M]. 第3版. 北京：人民卫生出版社，2012.

[3] Bornstein S R, Allolio B, Arlt W, et al. Diagnosis and Treatment of Primary Adrenal Insufficiency: An Endocrine Society Clinical Practice Guideline[J]. J Clin Endocrinol Metab, 2016, 101（2）：364-389.

[4] Husebye E S, Allolio B, Arlt W, et al. Consensus statement on the diagnosis, treatment and follow-up of patients with primary adrenal insufficiency[J]. J Intern Med, 2014, 275（2）：104-115.

[5] Charmandari E，Nicolaides N C，Chrousos G P. Adrenal insufficiency[J]. Lancet，2014，383（9935）：2152-2167.

[6] Perry R，Kecha O，Paquette J，et al. Primary adrenal insufficiency in children：twenty years experience at the Sainte-Justine Hospital，Montreal[J]. J Clin Endocrinol Metab，2005，90（6）：3243-3250.

[7] 倪青，庞国明. 中国中西医专科专病临床大系内分泌病诊疗全书[M]. 北京：中国中医药出版社，2016.

[8] 高天舒，白华. 实用中医内分泌病学[M]. 沈阳：辽宁科学技术出版社. 2018.

[9] 陈志强. 中西医结合内科学新世纪[M]. 第3版. 北京：中国中医药出版社. 2016.

[10] 韩明向，田金洲. 现代中医临床辨病治疗学[M]. 北京：人民卫生出版社. 2001.

[11] 鲍学全，全小林. 疑难病中医治疗及现状[M]. 北京：人民卫生出版社. 1995.

[12] 徐由立，王宝家，郑秀丽，等. 宋兴教授治疗黑疸经验[J]. 时珍国医国药. 2019，30（10）：2510-2512.

[13] 胡爱芳，师艺航，高靖. 吴深涛教授治疗肾上腺皮质功能减退经验[J]. 云南中医中药杂志. 2017，38（10）：1-3.

[14] 周德生，肖志红. 中医外治方全书珍藏本[M]. 长沙：湖南科学技术出版社. 2015.

[15] 颜延凤. 内科常见病外治疗法[M]. 北京：中国中医药出版社. 2017.

[16] 孙秋华. 中医护理学[M]. 第3版. 北京：人民卫生出版社. 2012.

[17] 刘昊雯. 内分泌疾病诊断与治疗策略（下册）[M]. 吉林：吉林科学技术出版社. 2016.

[18] 中药新药临床研究指导原则（试行）[M]. 北京：中国医药科技出版社. 2002.

[19] 许建挺，鲁特飞，程雯. 中西医结合治疗肾上腺肿瘤术后皮质功能减退的临床疗效[J]. 中华中医药学刊，2016，34（6）：1421-1424.

第二十五章

垂体瘤中医临床诊疗专家共识

一、概 述

垂体瘤是一组起源于垂体的肿瘤，是内分泌系统常见的肿瘤，占所有颅内肿瘤的 15%，国外调查显示垂体瘤的人群患病率约 77/10 万。垂体瘤可发生于任何年龄，男性略多于女性。垂体瘤既有肿瘤的性质，也有内分泌性质[1]，它不仅具有占位性病变的特征，而且是一种内分泌腺肿瘤，可影响机体的新陈代谢，引发多种内分泌疾病。在所有的垂体瘤中，57%为泌乳素细胞腺瘤，28%为无功能瘤，11%是生长激素细胞腺瘤，2%是 ACTH 细胞腺瘤，垂体腺瘤过量分泌垂体激素，产生一系列代谢紊乱和脏器损害（如肢端肥大症、闭经–乳溢–不育症、库欣综合征等）。肿瘤压迫可使其他垂体激素分泌不足，可引起相应的靶腺功能低下（如继发性甲减、继发性性腺功能减低）。肿瘤压迫鞍区结构，可导致相应功能严重障碍（多见头痛、视力视野改变、三叉神经痛、面部麻木等）[2]。中医无此病名，多根据症状归属于"头痛""真头痛""风痰""头风""眩晕""厥逆""中风""癫痫""积聚""瘘病""虚劳""阳痿""闭经""溢乳"等疾病的范畴。

二、病 因 病 机

本病多认为属于"髓海"病变。多因先天禀赋不足，肝肾亏虚，脑髓失养，后天脾胃失调，气血不足，风、火、痰、湿、瘀、虚之邪气互为作用，痰浊内生，痰瘀互结，肝风内动，耗伤津液，因果交错，虚实夹杂而变生，其中肾精亏虚、脑髓失养为本，痰瘀互结、邪毒积聚为标[3, 4]。

三、临 床 诊 断

（一）中医诊断

1. 病史 有眩晕、视物模糊、溢乳、闭经、毛发异常、生长发育异常等疾病。

2. 依据中医病名内涵与临床表现确定中医病名　属于"头痛""真头痛""风痰""头风""眩晕""厥逆""中风""癫痫""积聚""痿病""虚劳""阳痿""闭经""溢乳"等疾病的范畴。

3. 临床特点　少气懒言、泌乳、体重增加、形寒肢冷、体重下降、头晕头痛、面浮肢肿、五更泄泻或完谷不化、毛发不华、耳鸣目眩、面容改变、心悸不安、视野缺损、口苦咽干、潮热盗汗、肢端肥大及痤疮多毛等。

4. 临床分期　参考《中西医结合肿瘤病学》，分为 4 型：气血亏虚型、痰湿内阻型、脾肾阳虚型、肝肾阴虚型[5-7]。

（二）西医诊断

参照《中国难治性垂体腺瘤诊治专家共识（2019）》[8]《中国肢端肥大症诊治共识（2021）》[9]《中国垂体催乳素腺瘤诊治共识（2014）》[10]《中国库欣病诊治共识（2015）》[11]等诊断标准进行诊断。

1. 病史　有头晕、视物模糊、溢乳、闭经、毛发异常、生长发育异常等疾病。

2. 临床特点

（1）临床表现

1）激素分泌过多症群。泌乳素（PRL）型腺瘤：女性表现为月经紊乱或闭经，男性表现为性功能减低，部分患者可合并泌乳或触发泌乳；生长激素（GH）型腺瘤：巨人症或肢端肥大症，如面容改变，手足粗大（鞋子尺码增加），到疾病后期，可发生关节炎、心功能衰竭、糖尿病、高血压和视神经受压所致的视力、视野改变；促肾上腺皮质激素（ACTH）型腺瘤：库欣综合征，如向心性肥胖、常合并高血压和高血糖；促甲状腺激素（TSH）型腺瘤：甲状腺功能亢进症状；无功能性腺瘤：早期无症状或垂体前叶多种激素分泌不足的症状。

2）垂体本身受压症群。由于肿瘤体积增大，瘤以外的垂体组织受压而萎缩，造成其他垂体促激素的减少和相应周围靶腺体的萎缩。临床表现多为复合性，有时以性腺激素低下为主；有时以继发性甲状腺功能减退为主；偶有继发性肾上腺皮质功能低下。

3）垂体周围组织压迫症群。如头痛、视力减退、视野缺损和眼底病变、眼球运动障碍、突眼；三叉神经痛或面部麻木等。

（2）影像学检查

1）头颅平片及分层摄片：可发现局限性骨质改变。

2）CT 扫描检查：可用于显示鞍底和床突的形态及肿瘤对骨质的侵犯，还能够有效发现钙化，发现出血及转移病灶。

3）MRI：是垂体瘤首选的影像诊断手段，可发现 3 毫米的微腺瘤，并能提供肿瘤的确切形状、大小、生长方向，及肿瘤与周围软组织（包括鞍上池、第三脑室、视交叉、海绵窦）的关系。

4）正电子发射断层显像（PET）：PET 可以观察到垂体瘤的血流量、局部葡萄糖代谢、氨基酸代谢、蛋白质合成、受体密度和分布等生理和生化过程，能用于区别治疗中的肿瘤坏死和复发。

5）单光子发射计算机体层摄影（SPECT）：采用放射性标记的多巴胺受体激动剂 SPECT

可用于鉴别泌乳素瘤和无功能瘤；而采用放射性标记的生长抑素扫描可用于诊断异位 ACTH 综合征。

（3）内分泌学检查：血糖、肝肾功、电解质，血、尿常规，血 ACTH-COR 节律、24h-UFC、甲状腺功能，性激素六项、生长激素等，必要时行功能试验如地塞米松抑制试验、OGTT 生长激素抑制试验等。

四、临 床 治 疗

（一）提高临床疗效要点提示[12]

识病明证，病证结合，分证论治：首先要根据病史、症状、舌脉、体征及辅助检查，明确疾病的中西医诊断（即识病），其次在明确疾病诊断的前提下，精准识证，即通过望闻问切四诊合参，在真正明晰"病证"的关键病因、病机，方能有的放矢、精准施治。

衷中参西，结合检验，对症辨治：垂体疾病大多与激素分泌异常有关，利用现代医学检测方法，借助 CT、MRI 等现代检测手段，可扩大中医药的感知范围，可明确疾病发展趋势，同时为治疗提供参考，中西医结合，发挥最大疗效。

谨守病机，调和阴阳，痰瘀同治：垂体疾病临床表现多样复杂，但总不离阴阳虚实，阴阳平衡，权衡寒热，"其实者，散而泄之""坚者削之""结者散之""留者攻之"，抓住疾病本质特点及主要病机，气滞、痰凝、血瘀、毒聚为标，肝阴亏虚、肾精不足、脾胃失调为本，守方守度，以"和"为法治之。

扶正祛邪，攻补兼施，主次兼治，虚则补之，实则泻之，攻实不伤正、补虚不碍邪，主次分明，先后有期。早期应以祛邪为主，如化痰消肿、活血消肿、清热解毒等；中后期应以扶正为主，固本清源，扶正祛邪，以治其本。

调摄情志，养心安神，心身共治：郁怒伤肝、情志不遂、气机逆乱、痰浊蒙闭也为本病的病机特点。临证除酌加疏肝解郁药外，还需鼓励患者树立战胜疾病的信心，解除其精神负担，指导患者在日常生活工作中培养心胸开阔、积极乐观的性格，保持良好的精神状态，劳逸结合，养成良好的作息习惯。

（二）内治法

1. 辨证论治，专证专方

气血亏虚证

主证：月经失调、性功能改变、毛发不华、少气懒言、乏力自汗、溢乳，舌红，苔薄白，脉细。

治则：益气养血。

方药：补中益气汤合八珍汤方加减。升麻 6g、柴胡 12g、黄芪 15g、党参 15g、白术 10g、生地黄 30g、白芍 15g、当归 10g、川芎 10g、茯苓 10g、生姜 10g、大枣 10g、炙甘草 10g。

煎服方法：每日 1 剂，水煎分 3 次温服；或根据病情需要，每日 2 剂，分 4 次温服。药渣再煎，熏洗双足，内外同治，增强疗效。

方义分析：方中重用黄芪，补中益气、升阳益表，为君药。党参、白术补气健脾，当归养血活血，熟地滋阴养血，白芍滋阴柔肝，川芎活血行气，为臣药。升麻、柴胡升阳举陷，陈皮理气和胃、补而不滞，为佐药。炙甘草调和药性，为使药。

肝肾阴虚证

主证：耳鸣目眩、心悸不安、体重下降、潮热盗汗、口苦咽干，舌红、苔少、脉细。

治则：滋补肝肾。

方药：六味地黄汤合天王补心丹加减。熟地黄 30g、山药 15g、山萸肉 15g、茯苓 10g、牡丹皮 10g、当归 10g、天冬 10g、麦冬 10g、酸枣仁 10g、柏子仁 10g、远志 10g、党参 10g、玄参 10g、丹参 15g、五味子 10g、桔梗 10g。

煎服方法：每日 1 剂，水煎分 3 次温服；或根据病情需要，每日 2 剂，分 4 次温服。药渣再煎，熏洗双足，内外同治，增强疗效。

方义分析：方中重用熟地黄滋补肝肾、填精益髓，为君药。山茱萸补养肝肾，并能涩精；山药补益脾阴，亦能固肾，共为臣药。天冬、麦冬滋阴清热，酸枣仁、柏子仁、远志养心安神，丹参养血安神，五味子敛气安神，桔梗宣肺利咽，玄参滋阴生津，当归补血润燥，党参、茯苓健脾益气，牡丹皮凉血散瘀、清泻虚热，均为佐药。

痰湿内阻证

主证：肢端肥大、体重增加、面容改变、呕恶痰多、身重倦怠、纳呆食少，舌胖、苔腻、脉滑。

治则：化痰除湿。

方药：平胃散合二陈汤加减。苍术 10g、厚朴 10g、陈皮 10g、姜半夏 10g、茯苓 10g、生姜 10g、大枣 10g、炙甘草 10g。

煎服方法：每日 1 剂，水煎分 3 次温服；或根据病情需要，每日 2 剂，分 4 次温服。药渣再煎，熏洗双足，内外同治，增强疗效。

方义分析：方中苍术辛香苦温，入中焦燥湿健脾，湿去则脾运有权，脾健则湿邪得化，为君药。陈皮除湿健脾，厚朴行气除满，为臣药。茯苓健脾除湿，姜半夏燥湿健脾，生姜降逆止呕，大枣健脾益气，为佐药。炙甘草调和药性，为使药。

脾肾阳虚证

主证：五更泄泻、完谷不化、形寒肢冷、面浮肢肿，舌淡胖、苔白、脉沉。

治则：健脾益肾。

方药：附子理中丸合真武汤加减。熟附片 10g（先煎）、干姜 10g、党参 15g、白术 10g、白芍 10g、炙甘草 10g。

煎服方法：每日 1 剂，水煎分 3 次温服；或根据病情需要，每日 2 剂，分 4 次温服。药渣再煎，熏洗双足，内外同治，增强疗效。

方义分析：方中熟附片温阳散寒，通经止痛，为君药。干姜温脾阳、去寒邪；党参、白术补气健脾，为臣药。白芍滋阴柔肝，为佐药。炙甘草调和药性，为使药。

2. 辨证论治，专证专药

垂宁方颗粒[13]

组成：天南星、姜半夏、三棱、莪术、海藻、昆布、生牡蛎、瓦楞子、石见穿、川芎等。

功能：燥湿化痰、软坚散结、行气化瘀。

适应证：高泌乳素血症性垂体腺瘤属痰湿停滞、瘀血内阻证者。

用法：每次1克，每日3次，1个月为1个疗程，疗效不显著或者治疗前症状较重者，每次可达3克，每日3次。

注意事项：气虚者慎用。

通络地黄汤[14]（叶伟洪经验方）

组成：生地黄、茯苓、山萸肉、牡丹皮、泽泻、怀山药、蕤仁、女贞子、旱莲草、白芍、丹参、田七末。

功能：补益肝肾、活血柔肝、化瘀通络。

适应证：肝肾两虚、脉络瘀阻型垂体瘤术后患者。

煎服方法：每日1剂，水煎分3次温服；或根据病情需要，每日2剂，分4次温服。药渣再煎，熏洗双足，内外同治，增强疗效。

注意事项：阳虚或实证者慎用。

固泉汤[15]（常向明经验方）

组成：黄芪、桂枝、茯苓、白术、枣皮、山药、菟丝子、金樱子、生地黄、桑螵蛸、覆盆子、苏木、鸡内金、乌药、知母、升麻。

功能：健脾益气、行气活血、温阳固摄。

适应证：垂体腺瘤术后尿崩症患者。

煎服方法：每日1剂，水煎分3次温服；或根据病情需要，每日2剂，分4次温服。药渣再煎，熏洗双足，内外同治，增强疗效。

注意事项：实证者慎用。

抑乳胶囊[16-17]（张越林经验方）

组成：蛤蚧、鹿角胶、当归、䗪虫、郁金。

功能：补肾益精、活血化瘀、行气通络。

适应证：高泌乳素血症。

用法：每次3粒，每日2次，口服。

注意事项：实证者慎用。

清上蠲痛汤[18-19]（沈炎南经验方）

组成：川芎、白芷、黄芩、麦冬、独活、羌活、防风、细辛、当归、杭菊花、陈皮、白芍、草决明、蕤仁、甘草。

功能：清热活血、平肝祛风、清上蠲痛。

适应证：垂体瘤伴头痛者。

煎服方法：每日1剂，水煎分3次温服；或根据病情需要，每日2剂，分4次温服。药渣再煎，熏洗双足，内外同治，增强疗效。

注意事项：气血亏虚者慎用。

3. 特色制剂

头痛宁胶囊

组成：土茯苓、天麻、制何首乌、当归、防风、全蝎。

功能：息风涤痰，逐瘀止痛。

适应证：本品用于偏头痛、紧张性头痛属于痰瘀阻络证。证见：痛势甚剧，或攻冲作痛，或痛如锥刺，或连及目齿，伴目眩畏光，胸闷脘胀，恶心呕吐，急躁易怒，反复发作。

用法：口服，1次3粒，1日3次。

注意事项：气血亏虚者慎用。

桂枝茯苓胶囊

组成：桂枝、茯苓、牡丹皮、桃仁、白芍。

功能：活血、化瘀、消癥。

适应证：本品用于妇人瘀血阻络所致癥块、经闭等。

用法：口服，1次3粒，1日3次。

注意事项：经期停服。

（三）外治法

针刺疗法

处方：神庭、攒竹、太阳、外关、中脘、悬钟、太冲为主穴，结合足疗基本反射区（肾、输尿管、膀胱）。

操作方法：平刺或斜刺。足底穴位予以按摩。

适应证：垂体瘤表现为头痛者。

注意事项：有出血倾向或凝血功能障碍者慎用。

（四）基础治疗

垂体瘤治疗的目的包括解除占位效应、纠正激素的过度分泌、改善垂体功能低下、尽可能保存正常的垂体功能、改善患者生命质量，主要包括手术治疗、放射治疗及药物治疗。治疗手段的选择需充分评估各种手段的优点、风险，医生和患者需对此有充分的认识，治疗应个体化。

1. 手术治疗　主要有经蝶窦手术、经颅手术等。

2. 放射治疗　包括外照射（高能射线治疗、重粒子放射治疗、立体定向放射神经外科治疗）、内照射（通过开颅手术或经鼻腔穿过蝶窦途径将放射性物质植入蝶鞍当中进行放射）。

3. 药物治疗　腺垂体功能减退者根据靶腺受损的情况，给予适当的替代补充治疗。腺垂体功能亢进者：常选用多巴胺受体激动剂（溴隐亭、培高利特、卡麦角林），赛庚啶，生长抑素类似物（奥曲肽、兰瑞肽），生长激素受体拮抗剂（培维索孟）等。

五、护理调摄

1. 常规护理　饮食有节，起居有常，避风保暖，不妄作劳，劳逸结合，保持情志舒畅。

2. 心理干预护理　积极主动地与患者沟通交流，以此来增加患者对护理人员和医院的信任程度；要积极向患者及其家属讲解相关的护理知识和注意事项，进而增加患者及其家属对垂体瘤这一疾病的了解程度，增强患者对护理和治疗的信心，并树立正确的治疗观念，避免出现消极的治疗情绪。结合每位患者的具体表现和心理素质特征，为其制定针对性较强的心理干预护理方案，做到对患者心理状态的实时掌握[20]。

3. 辨证施护 根据不同体质类型予以药膳治疗，如痰湿重者给予山药薏仁粥，气血不足者给予当归大枣粥等[21]。

六、预后转归

临床上绝大多数的垂体瘤是良性肿瘤，一部分可通过药物控制，手术也可采用神经内镜下经鼻微创手术，创伤较少，恢复快。最主要是提高对这类疾病的警惕性，早期发现、及时治疗，通常预后情况良好。

七、疗效评价

目前尚无统一的疗效评价标准和评价方法，本文参照中华人民共和国中医药行业标准《中医病证诊断疗效标准》（ZY/T001.1-94），2002 年《中药新药临床研究指导原则》垂体瘤、泌乳素瘤等相关疗效评价标准进行疗效评估。

（一）疾病疗效判定标准

显效：异常指标恢复到正常值范围；临床症状消失或消失＞2/3；停药后 1 年随访未复发者。

有效：异常指标下降＞50 %以上；临床症状消失≥2/3；病情稳定者。

无效：异常指标与治疗前相比无明显改变；临床症状无改善或改善＜1/3；不久复发者。

（二）证候疗效判定标准

临床痊愈：中医临床症状、体征消失或基本消失，证候积分减少≥95%。

显效：中医临床症状、体征明显改善，证候积分减少≥70%。

有效：中医临床症状、体征均有好转，证候积分减少≥30%。

无效：中医临床症状、体征均无明显改善，甚或加重，证候积分减少不足 30%。

（三）主要指标疗效判定

根据临床研究的目的应对主要的疗效观测指标，包括症状、体征和实验室观测指标等进行疗效判定。

1. 中医证候诊断标准

（1）气血亏虚证

主证：月经失调、少气懒言、乏力自汗、溢乳。

次证：毛发不华、性功能改变、舌红、苔薄白、脉细。

（2）肝肾阴虚证

主证：耳鸣目眩、潮热盗汗、口苦咽干。

次证：体重下降、心悸不安、舌红、苔少、脉细。

（3）痰湿内阻证

主证：肢端肥大、呕恶痰多、身重倦息、纳呆食少。

次证：体重增加、面容改变、舌胖、苔腻、脉滑。

（4）脾肾阳虚证

主证：五更泄泻、完谷不化、形寒肢冷、面浮肢肿。

次证：腰膝酸软、舌淡、脉沉。

2. 症状分级量化标准 该症状分级量化选择垂体疾病常见症状进行分级量化，供临床研究者参考，在临床研究中，可对其症状进行选择和补充，根据各症状中的权重合理设定分值（表25-1）。

表 25-1 垂体疾病症状分级量化标准

症状	轻	中	重
乏力	肢体稍倦，可坚持轻体力活动	四肢乏力，勉强坚持日常活动	全身无力，终日不愿活动
盗汗	偶有汗出多	经常汗出、夜间尤甚	汗出较多，常湿衣襟
性功能减退	偶有勃起障碍	时有勃起障碍	不能勃起
泌乳	偶有泌乳	时有泌乳	泌乳不止
纳差	食量减少 1/4	食量减少 1/3	食量减少 1/2
头痛	轻微头痛，时作时止	头痛可忍，持续不止	头痛难忍，上冲巅顶
头晕	偶有头晕	时有头晕	整日头晕，站立不稳
恶心呕吐	偶有恶心	时有恶心，偶有呕吐	频频恶心，时有呕吐
口苦咽干	偶觉口苦咽干	晨起口干苦	整日觉口干苦
痰多吐涎	痰涎量少，偶有咳吐	痰涎量中等，经常咳吐	痰涎量多，咳吐不止
耳鸣	偶觉耳鸣	耳鸣时有发作	耳鸣不止
大便稀溏	大便不成形	每日 2~3 次，便溏	每日 4 次以上，便稀溏
尿黄	小便稍黄	小便黄而少	小便深黄，尿量明显减少
浮肿	眼睑部浮肿	双下肢凹陷性浮肿	全身浮肿
畏寒肢冷	微有畏寒	畏寒肢冷明显	畏寒欲加衣被

计分方法：主症轻、中、重分别计2、4、6分，次症轻、中、重分别计1、2、3分。

八、本共识制定专家组成员及起草单位

共识专家组组长：庞国明 秦贵军 何 刚

共识专家组副组长（按姓氏笔画排序）：

王志强　卢　昭　李玉东　邹晓玲　陈荣月　崔　云

共识专家组成员（按姓氏笔画排序）：

王　娟　王　捷　王　琳　王红梅　王琳樊　冯　冰

冯志海　刘　星　吴　巍　张　云　张景祖　周曦冉

贾林梦　焦格娜

执笔人：庞国明　王志强　卢　昭　陈丹丹

秘　书：卢　昭　贾林梦

组长单位：河南省开封市中医院、郑州大学第一附属医院、山东省菏泽市中医医院

副组长单位（按首字笔画排序）：

许昌红月糖尿病医院、河南黄河科技学院附属医院、浙江中医药大学附属宁波中医院、湖南中医药大学第一附属医院

起草单位（按首字笔画排序）：

长春中医药大学附属医院、甘肃省天水市中医院、河北省石家庄市中医院、河南中医药大学第一附属医院、河南省三门峡市中医院、河南省长垣市中医院、河南省郑州市中医院、河南省南阳市中医院

九、参 考 文 献

[1] 林果为，王吉耀，葛均波. 《实用内科学·内分泌系统疾病》[M]. 北京：人民卫生出版社，2017：2147-2195.

[2] 母义明. 垂体瘤诊治进展[J]. 解放军医学杂志，2017，42（7）：576-578.

[3] 施扬，张喆，张秋娟. 垂体腺瘤中医证候特征分析[J]. 浙江中医药大学学报，2014，38（12）：1393-1395.

[4] 施扬，张秋娟. 垂体腺瘤中医证型规范化研究[J]. 北京中医药，2014，33（11）：836-838.

[5] 杨亚伟，孙雯婷，白丽君. 裴正学教授治疗垂体微腺瘤的临床经验[J]. 中医临床研究，2018，10（36）：82-84.

[6] 尚姗姗，董文尧，李先强. 中西医结合治疗脑垂体瘤的临床研究新进展[J]. 湖北中医杂志，2011，33（1）：77-79.

[7] 柯娜娜，衡先培. 衡先培教授论治垂体瘤临床经验[J]. 中医药导报，2018，24（15）：40-43.

[8] 中国难治性垂体腺瘤诊治专家共识（2019）[J]. 中华医学杂志，2019（19）：1454-1459.

[9] 中国垂体腺瘤协作组. 中国肢端肥大症诊治共识（2021版）[J]. 中华医学杂志，2021，101（27）：2115-2126.

[10] 中国垂体催乳素腺瘤诊治共识（2014版）[J]. 中华医学杂志，2014，94（31）：2406-2411.

[11] 中国库欣病诊治专家共识（2015）[J]. 中华医学杂志，2016，96（11）：835-840.

[12] 徐川，张秋娟. 中医药治疗垂体瘤的思路与方法[J]. 上海中医药大学学报，2014，28（4）：106-108.

[13] 张珩，张秋娟，张红智. 中医药治疗62例泌乳素型脑垂体腺瘤的临床研究[J]. 现代中西医结合杂志，2013，22（6）：625-627.

[14] 伟洪，辛霭丽，林志俊，等. 通络地黄汤治疗复发性脑垂体瘤1例[J]. 中国中西医结合外科杂志，1999（5）：59.

[15] 常向明，姜杰. 固泉汤治疗垂体腺瘤术后尿崩症[J]. 贵阳中医学院学报，2003（4）：26-27.

[16] 张越林. 抑乳胶囊治疗垂体微腺瘤的临床对比观察[J]. 中国中西医结合杂志，1998（11）：687-688.

[17] 张越林，祝兆林，彭力，等. 抑乳胶囊治疗高泌乳素血症的临床研究[J]. 中医杂志，1998（10）：603-605，580.

[18] 谢立奎. 沈炎南教授治疗垂体瘤经验[J]. 湖南中医杂志，1992（5）：54.

[19] 卢传坚，黎汉津. 沈炎南教授治疗垂体瘤经验[J]. 新中医，1992（5）：15-16.

[20] 池洁珊. 心理干预在垂体瘤护理中的应用[J]. 中国实用医药，2018，13（14）：163-167.

[21] 冀海珍. 垂体瘤的护理[J]. 中西医结合心血管病杂志，2018，6（10）：136-138.

第二十六章

性腺疾病中医临床诊疗专家共识

第一节　性早熟中医临床诊疗专家共识

一、概　　述

性早熟（precocious puberty）是儿科内分泌系统常见的发育异常性疾病之一，主要是指女童在 8 岁前、男童在 9 岁前出现第二性征发育的异常性疾病，也称为青春期早熟。发病机制为体内性甾体激素超过青春期前水平，并作用于其敏感的靶器官和靶组织。依据性别可分为男性性早熟和女性性早熟。根据病因，性早熟主要分为三类：促性腺激素依赖性性早熟（中枢性性早熟）、非促性腺激素依赖性性早熟（外周性性早熟）和不完全性早熟。近年来，儿童饮食和营养结构的改变，过量服用含有性激素的滋补品，环境污染和社会媒体性相关内容的影响等诸多原因，使下丘脑-垂体-性腺轴（HPGA）提前启动，导致我国儿童性早熟发病率逐年上升。据有关统计，目前我国儿童性早熟的平均发病率已达到 1%，在某些经济发达的城市发病率更高达 3%，其中以特发性中枢性性早熟最为常见，占女童性早熟的 80%～90%，男童性早熟的 40%，女性的发病率是男性的 4～5 倍。

中医古代医籍无此病名，根据发病机制及临床表现可称之为"天癸早至"，若以乳房发育为主者可归属为"乳病"范畴。中医学认为，性早熟的根本病机为肾之阴阳失衡，病位在肝脾肾。若肾阴亏损，可致相火旺盛，表现为青春期提前发动、功能亢进，出现性征提前发育、手足心热、面颊胀痛生火、舌质红等。又因乳房及外阴归于足厥阴肝经，故肝气郁结、肝经湿热也可导致患儿夜寐不安，性格急躁，乳房增大胀痛，阴道分泌物增多等。由于脾为助湿生痰之源，若患儿过食肥甘，易生湿酿痰，郁而化热，暗耗肾阴，致性征发育提前。性早熟使患儿生长发育加快，骨骺过早闭合，影响患儿的最终身高；月经初潮提前，还会造成患儿的行为异常和心理负担。因此，提高对本病的认识、重视程度与早期诊断和及时治疗极为重要。

二、病因病机

（一）现代医学认识

1. 中枢性性早熟（真性性早熟、促性腺激素依赖性性早熟） 中枢性性早熟其主要的原因与下丘脑提前增加促性腺激素释放激素（gonadotropin releasing hormone，GnRH）的分泌和释放量、提前激活性腺轴功能密切相关。促性腺激素过早分泌，使内、外生殖器发育和第二性征提前呈现，这些过程呈进行性并直至生殖系统成熟。所以真性性早熟患儿体内发生的激素变化过程实际上是一个过早发生的完整的正常青春期发育过程。

（1）特发性真性性早熟（idiopathic true sexual precocity，ICPP）：占整个性早熟的 70%～80%，女性∶男性约为 9∶1。患者无器质性病变，可能是大脑皮质活动的节律紊乱所致，除极少数患者可能是常染色体显性和 X 连锁隐性遗传外，大部分没有家族史。约有半数患者脑电图提示异常，说明其发生可能由尚未被认识的脑部病变所引起。

（2）中枢神经系统疾病所致性早熟：在男性性早熟的患者中，中枢神经系统器质性病变所致者约占全部性早熟的 2/3 以上。正常儿童的中枢神经系统存在抑制 GnRH 生产和分泌的神经通路。中枢神经系统病变破坏了这种抑制或直接刺激下丘脑促性腺活动的脑细胞，使下丘脑提前释放 GnRH，青春期提前发动。常见的病为下丘脑后部及第三脑室附近的肿瘤。某些中枢神经系统的肿瘤，如灰结节错构瘤，本身具有分泌 GnRH 的功能，可直接导致真性性早熟。此外，感染、炎症、创伤等均可引起真性性早熟。

2. 外周性性早熟 患者虽然因体内性激素增加而出现性早熟的症状或体征，但 HPGA 并未真正启动，垂体促性腺激素释放不增加，第二性征的发育顺序与正常青春期发育不一致，性腺也未成熟。在非促性腺激素依赖性的性早熟（外周性性早熟）患者中，卵巢肿瘤、卵巢囊肿或罕见的肾上腺腺瘤自身可产生雌激素。这些病变常可产生高浓度的雌激素，此类患儿的病情进展比中枢性性早熟者要快。

（1）非垂体源性促性腺激素过多所致性早熟：很多肿瘤可以分泌多种促性腺激素样肽类物质，从而引起性早熟。常见的分泌促性腺激素的肿瘤有：肝细胞癌、绒毛膜上皮细胞癌或畸胎瘤。医源性给予过多的绒毛膜促性腺激素也可使睾丸间质细胞分泌过多雄激素从而导致性早熟。因为这些病因不能形成像正常垂体那样规律性有比例地释放促性腺素，因此一般不能形成完善的生精或排卵功能。

（2）内源性性激素过多所致性早熟：肾上腺皮质肿瘤是男孩最常见的引起假性性早熟的病因。其他原因还包括男性睾丸间质细胞肿瘤或增生，女性卵巢颗粒细胞肿瘤或增生，先天性肾上腺皮质增生症引起脱氢异雄酮和雄烯二酮分泌过多。

（3）外源性性激素过多所致性早熟：多见于雌激素摄入过多。儿童误服避孕药、较长时间服用含有蜂王浆、花粉、鸡胚、蚕蛹、动物初乳等食品或外用含有雌激素的物品。哺乳期妇女服用雌激素可通过乳汁进入婴儿体内，大量可引起婴儿假性性早熟。

（4）其他原因的性早熟：幼年黏液性水肿或多发性骨纤维发育不良可伴有性早熟表现。前者多数青春期延迟，偶为性早熟。有学者认为是由促甲状腺素（thyroid stimulating hormone，TSH）升高引起，TSH 的 α 亚基与 FSH、LH 的 α 亚基有同源性，作用于性腺受体导致性激素分泌增多。后者是 G5 蛋白 α 亚基的基因发生点改变，造成 GTP 酶活性显著降低，引起腺苷酸环化酶持续激活，导致 cAMP 增多，从而引发激素反应细胞的增殖及功能亢进，表现为一个或多个内分泌腺自主功能亢进、多发性纤维异样增殖和皮肤色素沉着三联征。其性早熟是由卵巢黄体化的滤泡囊肿自主性产生过多的雌激素所致。

3. 不完全性早熟 不完全性早熟包括乳房早熟、阴毛早熟（肾上腺功能初现）及单纯月经初潮提前而无其他青春期发育的表现。乳房早熟的定义为乳房开始发育而无其他青春期发育的表现，身高突增或骨成熟加速。阴毛早熟的定义为出现阴毛、腋毛而无其他青春期发育的表现，通常与肾上腺源性雄激素分泌增多（肾上腺功能初现）有关。尽管单独乳房发育或阴毛发育通常是自限性的，但它们可能是真性性早熟的首发症状，应该对这类患儿严密随访。

（二）中医学认识

中医学认为性早熟的发病原因是儿童后天培补太过、营养失衡，肾气过早充盛，形成"气有余便是火"的病理机制。小儿稚阴未长，肾阴不足，无以制阳，肾中的阴阳失衡，造成性发育的提前。从中医角度大体可归纳为三个方面：

1. 肾阴未充，相火偏亢 小儿肾阴未充，虚火易动，肾中阴阳不平衡，出现肾阴未充而相火偏旺，实质上是"肾"与"天癸"对生长发育及生殖功能调节障碍的一种表现。肾为先天之本，主元阴元阳，先天之精藏于肾，受后天水谷精微滋养，不断充实。小儿肾常亏虚，肝常有余，阴阳失调，易致相火偏亢而发病。

2. 肝失疏泄，郁而化火 肝藏血、主疏泄，为调节气机之主司，若因疾病或精神情志等因素导致肝失疏泄，肝气郁结，肝郁化火，火热炎上，从而出现"天癸"早至等性早熟现象。

3. 脾虚痰结，湿浊下注 脾为后天水谷精微化生之所，脾虚生湿，郁而化热，暗耗肾阴，出现天癸早至，任、带之脉不固而湿浊下注生殖器官等而引发性早熟。

总之，本病发病原因主要是由于小儿肾的阴阳失衡，肾阴不足，相火亢盛所致。若因疾病或精神因素引起肝失疏泄、肝郁化火、肝火上炎，导致"天癸"早至，第二性征提前出现。肾为先天之本，主元阴元阳，小儿系"稚阴稚阳"之体，肾常不足，肝常有余，易致阴阳失衡。肾阴不足，不能制阳，阴阳失调，相火偏亢，则冲任二脉为病。天癸至，冲任二脉和肝肾经脉相互交错，肝肾同源，肾主闭藏，肝主疏泄，肝肾相须协调。若肝气不疏，横逆犯脾，肝郁化火，脾虚生湿，湿热内蕴，在上则夹痰瘀结于乳络，在下则湿热下注胞宫阴器，引动相火，出现月经提前来潮等。由此可见，肾阴亏虚，相火妄动，气郁、痰、湿、瘀滞为其主要病理机制。

三、临 床 诊 断

（一）中医诊断

1. 病史 符合性早熟的诊断条件。

2. 依据中医病名内涵与临床表现确定中医病名 古代医籍无此病名，根据发病机制及临床表现可称之为"天癸早至"，若以乳房发育为主者可归属为"乳疬"范畴。

3. 临床特点 小儿乃至阴至阳之体，阳常有余，阴常不足。如后天培补太过，进食血肉有情之品太多，或通过母体间接摄入含激素类药物，都可使肾气过早充盈，"天癸"早至。肾气过于亢盛，气有余便是火，肾阴相对不足，致阴虚火旺；或因情志因素致肝气不疏，肝气郁结，气滞痰阻则出现肝郁痰结证；郁久化热，致肝肾相火太过，则肝经湿热，耗伤肾阴，肾水滋养心火不能，水火不济，出现心火亢盛，久则累及他脏，造成肝肾阴虚、脾肾亏虚。

4. 临床分型

肝郁痰结证

1）临床证候：女性乳房胀痛并伴有乳核增大，触之疼痛，月经提前来潮，带下量多黏稠。男性睾丸过早增大，喉结出现，胡须生长，情志抑郁，胸闷不适，善叹息，或烦躁不安，心烦易怒，口苦口干，小便短黄，大便秘结。舌质淡胖或红，舌苔黄，脉弦滑。

2）辨证要点：情志不畅，胸闷不适，急躁易怒，大便秘结。舌质红，舌苔黄，脉弦。

肝经湿热证

1）临床证候：女性乳房增大，阴毛生长，月经过早来潮。男性睾丸增大，阴茎增粗，阴囊潮湿，头胀头痛，急躁易怒，口干苦涩，胸胁胀闷不适，小便黄赤，大便干。舌红苔腻，脉弦滑。

2）辨证要点：头胀头痛，急躁易怒，口干苦涩，胸胁胀闷不适，阴囊潮湿，舌红苔腻，脉弦滑。

心火亢盛证

1）临床证候：女性月经过早来潮，乳房发育。男性睾丸过早增大，胡须生长，心烦不寐，舌糜，口干咽干，舌质红，苔少，脉细数。

2）辨证要点：心烦不寐，舌糜，口干咽干，舌质红，苔少，脉细数。

脾虚痰结证

1）临床证候：女性乳房发育，有硬结，压痛明显，分泌物增多，或见脸部痤疮。男性睾丸增大，胡须生长，喉结出现，倦怠乏力，少气懒言，食少纳呆，脘腹胀满，形体偏胖，面色淡黄或萎黄，小便黄，大便稀溏。舌淡红，苔腻，脉滑。

2）辨证要点：倦怠乏力，少气懒言，食少纳呆，脘腹胀满，面色淡黄或萎黄，大便稀溏。舌淡红，苔腻，脉滑。

阴虚火旺证

1）临床证候：乳房发育，女孩月经提前来潮，男子遗精，五心烦热，潮热盗汗，面赤口渴，少寐，形体消瘦，小便短黄，大便秘结。舌红绛，少苔，脉细数。

2）辨证要点：五心烦热，潮热盗汗，面赤口渴，少寐，形体消瘦，舌红绛，少苔脉细数。

脾肾阳虚证

1）临床证候：除性早熟表现外，可见纳差，乏力，畏寒，手足不温，大便干或溏。舌质淡，苔薄白，脉沉迟或弱。

2）辨证要点：纳差，乏力，畏寒，手足不温，舌质淡，苔薄白，脉沉迟或弱。

肝肾阴虚证

1）临床证候：除性早熟表现外，伴见身材瘦小，肌肤不荣，发黄不泽，两目干涩眼眶黧黑，五心烦热，舌体瘦舌质红，苔少，脉细数。

2）辨证要点：身材瘦小，肌肤不荣，发黄不泽，两目干涩，眼眶黧黑，五心烦热，脉细数。

（二）西医诊断

1. 病史　符合"性早熟"的诊断条件。

2. 临床特点

（1）特发性性早熟：占所有性早熟的大多数，女性的发病率是男性的约4～9倍。早期表现在女性乳房发育、月经来潮、阴毛生长等，乳房发育是雌激素作用的结果，而规律的月经是雌激素、孕激素共同协调作用所致，阴毛生长则是由肾上腺来源的雄激素所致。幼儿出现阴道出血可能与下丘脑–性腺轴生理性活跃有关。表现在男性为发际后移、胡须生长、喉结出现、声调增粗、肌肉发达、阴毛生长最终呈男性分布、阴囊出现褶皱及色素沉着等，是雄激素作用的结果，同时睾丸由青春期前的1毫升左右增大至4毫升以上。男女主要临床表现为第二性征的出现与生长加速，并且与正常青春发育无明显不同。男女患者均在早期身高骤长，由于骨骺提早闭合，到成年的身材反而低于正常人。男性患者有明显的遗传倾向。特发性性早熟少数可为暂时性的，数月后能转为正常发育。

（2）中枢神经性性早熟：50%中枢性性早熟儿童开始发育年龄早于6岁，女性表现有乳房发育，小阴唇变大，阴道黏膜细胞的雌激素依赖性改变，子宫、卵巢增大，阴毛出现，月经初潮，男性表现为睾丸和阴茎增大，阴毛出现，肌肉发达，声音变粗，男女性均有生长加速，骨骼成熟加速，最终可导致终身高低于靶身高。当病变范围小时，性早熟是唯一临床表现，多数人经过一段时间后出现一些下丘脑功能紊乱的表现，如尿崩症、多食、肥胖、厌食消瘦、体温调节紊乱或其他精神症状，在伴有颅内肿瘤等中枢神经系统病变时，可有头痛、呕吐、视力改变或其他神经系统症状和体征。

（3）多发性骨纤维发育不良伴性早熟综合征（McCune-Albright syndrome）：骨骼系统纤维发育不良，皮肤色素沉着，性早熟是构成本病的三联征。多见于女孩，男孩一般少见。性发育表现与特发性性早熟不同，先有阴道出血而后才有乳房发育及其他性征表现。

（4）少年性甲状腺功能低下伴性早熟：大多数第二性征发育延迟，月经迟发。而少数未治疗的少年原发性甲状腺功能减退病人，可有不同程度的性早熟的表现，多见于女性同时有溢乳、卵巢囊肿、蝶鞍增大和色素沉着。甲状腺功能低下伴性早熟者，给予甲状腺激素治疗后性早熟可消失。

（5）不完全性早熟：单纯乳房过早发育和单纯阴毛过早发育，可以归类于青春期变异。多发生于6个月至2岁，表现为乳房发育，多为双侧同时发育，体积小，乳头乳晕不发育，阴毛出现，数月至2～3年自行回缩。原发性甲状腺功能减退的女孩、肾上腺功能出现早熟的女孩可以有类似的表现。

3. 体征

（1）女孩性发育的早期征象：①身高加速增长和骨盆发育；②乳房下有硬结、肿痛；③乳晕、乳房增大，隆起，着色；④大阴唇、腋窝着色和出现色素较浅的长毛；⑤阴道分泌物增多、内裤上有少许分泌物、阴部疼痒等；⑥皮下脂肪增多。

（2）男孩性发育的早期征象：①睾丸、阴囊增大，着色；②腋窝、上唇、阴部出现细而色浅的长毛；③变声和出现喉结；④身高增长加速。

4. 辅助检查

（1）血清性激素测定：性激素的分泌呈现出显著的年龄特点，如在 2 岁前，男孩血酮、女孩血雌二醇均较高，2 岁后下降并持续维持在低水平，至青春期再度升高，其水平与发育程度密切相关。性早熟者性激素水平较正常同龄小儿显著升高，而性腺肿瘤者的性激素往往增加更甚。先天性肾上腺皮质增生者的血17-羟孕酮及尿17-酮类固醇升高在假性早熟中可因病因不同而不同，但多数不高，先天性肾上腺皮质增生或肾上腺癌患者尿 17-酮类固醇增加。如果第二性征已达青春中期程度时，血清促黄体生成素（LH）基础值可作为初筛，如大于 50U，即可确定其性腺轴已发动，不必再进行促性腺激素释放激素（GnRH）激发试验。

（2）促性腺激素测定：对于鉴别真性和假性性早熟具有较大意义。真性性早熟者的促性腺激素水平升高，假性者水平低，肿瘤患者则显著升高。促卵泡素（FSH）、黄体成素（LH）的分泌也具有与性激素类似的年龄差异，在青春期早期，其分泌特点为睡眠诱发的脉冲式释放。因此，一次性血标本往往不能够反映出真正的分泌水平，如留取 24 小时尿标本测定则意义较大。

（3）GnRH 激发试验：该试验对性腺轴功能已启动而促性腺激素基础值不升高者是重要的诊断手段，GnRH 可使促性腺激素分泌释放增加，其激发峰值即可作为诊断依据。GnRH 激发试验方法：常规用 GnRH（戈那瑞林）2.5μg/kg 或 100μg/m^2 静脉注射前 0 分钟，注射后 30 分钟、60 分钟时采血样，测血清黄体生成素（LH）和尿促卵泡素（FSH）浓度（GnRHa 经典试验方法的 120 分钟可省略）。合成的 GnRH 类似物（GnRHa）的激发作用比天然者强，峰值在 60～120 分钟出现，但不推荐其在常规诊断中使用。诊断 CPP 的 LH 激发峰值的切割值取决于所用的促性腺激素检测方法。用放射免疫法测定时，LH 峰值在女童应 >12.0U/L、男童 >25.0U/L、LH 峰/FSH 峰 >0.6～1.0 时可诊断 CPP；用免疫化学发光法（ICMA）测定时，LH 峰值 >5.0U/L、LH 峰/FSH 峰 >0.6（两性）可诊断 CPP；如 LH 峰/FSH 峰 >0.3，但 <0.6 时，应结合临床密切随访，必要时重复试验，以免漏诊。

（4）黄体生成素释放激素（LHRH）兴奋试验：此试验对鉴别真性和假性性早熟很有价值，按 100μg/m^2 静脉注射 LHRH，于注射前及注射后 15 分钟、30 分钟、60 分钟、90 分钟分别采血测定血清 FSH 及 LH 含量。在静脉注射后 15～30 分钟，真性性早熟者的 FSH 与 LH 水平成倍升高，而假性性早熟者无此反应，单纯性乳房早发育者仅稍有增高。

（5）甲状腺功能测定（TSH、FT$_3$、FT$_4$）：以确定有无甲减所导致的性早熟。

（6）血浆 ACTH、FSH 测定：结合促性腺激素和性激素，对先天性肾上腺皮质增生（CAH），特别是异性性早熟的诊断有帮助。

5. 相关检查

（1）骨骼发育指标的检测：①骨龄：骨龄反映骨骼的成熟度，能够较为准确地反映青春发育的程度。目前认为 TW2 计分法是骨龄评定最为精确的方法之一，其根据左手的桡骨下端、腕骨及手掌、指骨的骨化中心和干骺端的发育程度进行评分计算。真性性早熟及先天性肾上腺皮质增生症患者，骨龄往往较实际年龄提前。单纯性乳房早发育者骨龄不提前，而原发性甲状腺功能减低者骨龄显著落后。骨龄超过生理年龄 1 年以上可视为提前，骨龄是提示发育成熟最简易、可信的诊断以及治疗检测指标。骨龄延迟者提示甲状腺功能低下。骨龄提前考虑为真性性早熟，睾丸、卵巢和肾上腺产生雄激素的肿瘤或先天性肾上腺皮质增生。对诊断性早熟，特别是鉴别引起性早熟的原因意义很大。②骨矿含量及骨密度：骨矿含量及骨密度是骨盐沉积状况的一种定量指标，在儿童期及青春期均能比较精确地反映出骨骼的发育与成熟程度。通常采用单光子吸收骨矿分析仪来测定桡骨中、下 1/3 交界处的骨宽度及骨矿含量，再换算出骨密度值。骨龄与骨矿含量及骨密度从不同的方面反映出骨骼的发育及成熟程度，两者是相辅相成的。真性性早熟小儿的骨矿含量及骨密度大多较同龄小儿显著增高，且病情越重、病程越长越显著。

（2）X 线检查：长骨（如四肢骨）X 线片检查若发现有纤维性发育不良伴囊性变，则有利于 McCune-Albright 综合征的诊断。头颅正侧位片鞍上钙化提示颅咽管癌，松果体钙化和异位多提示颅内肿瘤。

（3）腹部 CT 和盆腔超声检查：除了可以确定女童的卵巢有无占位性病变外，还可观察卵巢和子宫的发育情况。未发育的子宫呈管形，青春后期的子宫呈琵琶形。盆腔 B 超还能准确地测定出子宫和卵巢的长、宽、厚径，计算其体积大小。此外，还能进一步测定出卵泡的直径及数目，如果卵巢内出现四个及以上大于 0.4cm 的卵泡，即表示青春发动已开始。而卵泡直径大于 0.5cm，则即将排卵。女性真性性早熟可见卵巢和子宫均发育增大；肾上腺区域增大或腺瘤、肝脏占位性病变、睾丸间质细胞等均提高，为假性（周围性）性早熟。

（4）MRI：头颅 MRI 具有多方位成像、不受骨骼伪影干扰、对软组织有良好的分辨率等优点，能清楚显示出下丘脑、垂体、松果体及其邻近脑组织的病变，如果采用顺磁性造影剂则可以进一步提高对微细病变的检测率。因此，头颅 MR 是目前诊断下丘脑、垂体疾病最理想的影像检查技术。对器质性病变所致真性性早熟的病因诊断，如下丘脑错构瘤、垂体微腺瘤、松果体瘤等的确诊，也很有价值。鉴于头颅 CT 检查可能会引起儿童脑垂体放射性损伤，尤其是处于青春发育阶段的脑垂体对射线更敏感，且骨骼伪影可以明显干扰软组织病变的正确判断，故头颅 CT 检查正逐渐被 MR 检查所替代。

（5）阴道脱落细胞涂片检查：女童进行连续阴道脱落细胞涂片检查可以了解雌激素对阴道上皮细胞的影响程度，用以判断雌激素水平的高低。

四、临床治疗

（一）提高临床疗效要点提示

抓住病机特点，确立治疗大法。肾阴阳失衡，肾阴不足，相火偏旺是小儿性早熟的主要病机。小儿为稚阴稚阳之体，易虚易实，易发生阴阳不平衡。现代儿童由于营养过剩、过食肥甘厚味、或过早接触淫秽色情影视视频，萌动肾精，过早促发性征发育，劫耗肾阴，阴阳失衡。故治疗当以"滋肾阴，泻相火"为治疗大法。应当指出，中医学的肾，相当于现代医学"下丘脑-垂体-性腺"轴等神经内分泌系统，过剩的营养及早启动性腺轴，表现为儿童性早熟。临床上我们发现很多性早熟儿童体型偏胖，禀赋过旺，体内阳气偏盛，发为"壮火"。正如《素问·阴阳应象大论》："壮火之气衰，少火之气壮。壮火食气，气食少火。壮火散气，少火生气。"病理上"壮火"耗损肾阴，使性早熟儿童出现不同程度的肾阴不足，相火偏亢的表现，如怕热、口干、五心烦热、便秘、月经先期而至，舌质红绛或舌边尖红等。

针对病位脏腑，着重调理肾、肝、脾。本病病位在肾，涉及肝脾。祖国医学认为"乙癸同源"，小儿肝常有余，肾常不足。根据"虚则补其母，实则泻其子"的原则，予滋水涵木法，治以泻肝、柔肝、清肝、疏肝等。常用白芍、生地、柴胡、生麦芽、旱莲草、女贞子、夏枯草、薄荷等。本病患儿多喜食肥甘，食欲过旺，或水谷精微不能运化，成为膏脂，聚湿生痰。治疗上还当注重清胃健脾，化痰和络，肝脾同治。

悉心审证求因，调脏不忘"痰、热、郁、瘀"。临床治疗性早熟切忌不经中医四诊辨证，犯教条主义，一律投以滋阴泻火之品，滥用知柏地黄丸、大补阴丸等。在滋阴疏肝的同时，要通过四诊资料，着重认清"痰、热、郁、瘀"的区别，辨清主次矛盾，或辅以疏肝理气，或健脾化痰，或清热和中，或散瘀消滞。不可拘泥于"滋阴降火"一法。

注重内外同治，不可忽视食疗调摄。除内服方药外，应当注重外治法。如男童乳腺发育者，可加用叶天士"男妇乳病方"（香附、青皮、橘叶、夏枯草等）内服外用，或加用八将膏外敷。要重视食疗调摄，孙思邈指出"安身之本，必资于食"。选用药食同源类药材与食物同食，性味平和，纠正阴阳失衡。如猫爪草30g、金针果100g、山楂30g、瘦猪肉250g，喝汤。治疗性早熟患者可取得满意疗效。

（二）治疗方法

1. 内治法

1.1 辨证论治，专病专方

肝郁痰结证

主证：女性胸胁胀痛并伴有乳核增大，触之疼痛，月经提前来潮，带下量多黏稠。或男性睾丸过早增大，喉结出现，胡须生长，情志抑郁，胸闷不适，善叹息，不安，急躁易怒，口苦口干，小便短黄，大便秘结。舌质红，苔黄或黄白相间，脉弦滑。

治则：疏肝结郁，化痰散结。

方药：柴胡疏肝散加减。柴胡10g、黄芩10g、当归10g、郁金10g、香附6g、白芍10g、生地10g、麦芽15g、夏枯草15g、生甘草6g。伴有心烦易怒等热盛表现者加丹皮10g、栀子10g、野菊花10g；伴有盗汗、五心烦热等阴虚火旺者加知母10g、黄柏10g；阴道出血加旱莲草15g、白茅根30g；阴茎增粗、易充血加琥珀粉6g（冲）、龟板15g（先煎）。

煎服方法：每日1剂，水煎分3次温服；或根据病情需要，每日2剂，分4次温服。药渣再煎，熏洗双足，内外同治，增强疗效。

方义分析：方中柴胡、郁金、香附疏肝理气；当归、白芍养血柔肝；夏枯草清热散结，调和寒热；甘草、麦芽和中护胃，调达气机。

肝经湿热证

主证：女性乳房增大，阴毛生长，月经过早来潮。男性睾丸增大，阴茎增粗，阴囊潮湿，头胀头痛，急躁易怒，大便秘结。舌质红，舌苔黄腻，脉弦滑。

治则：清肝火，利湿热。

方药：龙胆泻肝汤加减。栀子15g、黄柏5g、生地10g、泽泻10g、知母10g、当归10g、白芍15g、夏枯草10g、龙胆草10g、柴胡10g。不寐多梦加首乌藤30g、珍珠母30g；小便黄赤、涩痛加甘草梢 6g、竹叶 6g。

煎服方法：每日 1 剂，水煎分 3 次温服；或根据病情需要，每日 2 剂，分 4 次温服。药渣再煎，熏洗双足，内外同治，增强疗效。

方义分析：方中黄芩、黄柏、连翘、夏枯草、木通、龙胆草、泽泻、藿香清热利湿；当归、白芍、生地、知母养血滋阴；柴胡疏肝理气，调理气机。

心火亢盛证

主证：女性月经过早来潮，乳房发育。男性睾丸过早增大，胡须生长不寐，舌糜，口干咽干，舌质红，苔少，脉细数。

治则：清心泻火，养心安神。

方药：黄连阿胶汤加减。黄连 10g、白芍 15g、生地 15g、阿胶 10g、鸡子黄一枚，失眠多梦加钩藤 20g 后下，夜交藤 30g。

煎服方法：每日 1 剂，水煎分 3 次温服；或根据病情需要，每日 2 剂，分 4 次温服。药渣再煎，熏洗双足，内外同治，增强疗效。

方义分析：方中黄连清心泻火；鸡子黄、白芍、生地、阿胶养血滋阴；钩藤降逆潜阳，夜交藤宁心安神。

脾虚痰结证

主证：女性乳房发育，有硬结，压痛明显，分泌物增多，或见脸部痤疮。男性睾丸增大，胡须生长，喉结出现，倦怠乏力，少气懒言，食少纳呆，脘腹胀满，或形体肥胖，面色淡黄或萎黄。小便黄，大便稀溏。舌质红，苔腻，脉滑。

治则：健脾益气，化痰散结。

方药：二陈汤加减。姜半夏 10～15g、青皮 10～15g、陈皮 10～15g、仙茅 10g、淫羊藿 10g、浙贝母 10g、全瓜蒌 30g、益智仁 20g。乳房肿痛结块明显者加王不留行 30g、荔枝核 20g。

煎服方法：每日 1 剂，水煎分 3 次温服；或根据病情需要，每日 2 剂，分 4 次温服。药渣再煎，熏洗双足，内外同治，增强疗效。

方义分析：方中半夏、浙贝母、瓜蒌化痰散结；青皮、陈皮理气疏肝；仙茅、淫羊藿温阳化痰；益智仁健脾益肾。

阴虚火旺证

主证：乳房发育，女孩月经提前来潮，男子遗精，潮热盗汗，五心烦热，少寐，形体消瘦，小便短黄，大便秘结。舌红绛，少苔，脉细数。

治则：滋阴益肾降火。

方药：知柏地黄汤加减。生地 15g、玄参 15g、知母 15g、黄柏 6g、丹皮 10g、泽泻 10g、山药 15g、夏枯草 15g、龟甲 5g、炒麦芽 20g。盗汗加瘪桃干 20g、地骨皮 15g；白带多加芡实 10g、椿根皮 10g；阴道流血加旱莲草 20g、仙鹤草 30g、白茅根 30g。

煎服方法：每日 1 剂、水煎分 3 次温服；或根据病情需要，每日 2 剂，分 4 次温服。药渣再煎，熏洗双足，内外同治，增强疗效。

方义分析：方中生地、玄参、知母、龟甲滋阴增液；黄柏、丹皮、夏枯草清热泻火；山药、泽泻、麦芽健脾利湿。

脾肾阳虚证

主证： 除性早熟临床表现外，还可见纳差，畏寒，乏力，手足不温，大便干，舌质淡，苔薄白，脉沉迟或弱。

治则： 温肾健脾。

方药： 附子理中汤加减。太子参 20g、白术 15g、干姜 10g、附子 10g、甘草 6g、当归 15g、熟地 15g。头晕者加夏枯草 15g、钩藤 15g；阴道流血加旱莲草 15g、仙鹤草 20g、白茅根 30g。

煎服方法： 每日 1 剂，水煎分 3 次温服；或根据病情需要，每日 2 剂，分 4 次温服。药渣再煎，熏洗双足，内外同治，增强疗效。

方义分析： 方中太子参、白术健脾益气；干姜、附子温中健脾；当归、熟地气血同治，益阴扶阳；甘草调和诸药。

肝肾阴虚证

主证： 除性早熟临床表现外，可见身材瘦小，肌肤不荣，发黄不泽，两目眼眶黧黑，五心烦热，舌体瘦小，舌质红，苔少，脉细数。

治则： 滋补肝肾。

方药： 杞菊地黄汤加减。枸杞 15g、菊花 15g、熟地 15g、山药 15g、丹皮 10g、瓜蒌皮 10g、丹参 15g、当归 15g、太子参 15g、茺蔚子 15g。双目干涩加黄精 15g、蝉衣 6g；头晕加夏枯草 15g、白蒺藜 20g。

煎服方法： 每日 1 剂，水煎分 3 次温服；或根据病情需要，每日 2 剂，分 4 次温服。药渣再煎，熏洗双足，内外同治，增强疗效。

方义分析： 方中枸杞、熟地滋、茺蔚子补肝肾，填精益髓；山药、太子参健脾益肾，调理气阴；丹皮、丹参、当归、瓜蒌皮滋阴清热，活血通络。

1.2 辨证施治，专证专药

知柏地黄丸：每次 3～8 粒，每日 3 次，温开水送服。适用于性早熟阴虚火旺证。

大补阴丸：每次 2.5～6g，每日 3 次，温开水送服。适用于性早熟阴虚火旺证。

六味地黄丸：每次 3～8 粒，每日 3 次，温开水送服。适用于性早熟肝肾阴虚证。

丹栀逍遥散：每次 6g，每日 3 次，温开水送服。适用于性早熟肝郁痰结证。

杞菊地黄丸：大蜜丸每次 1 丸，1 日 2 次，温开水送服。适用于性早熟肝肾亏虚证。

2. 外治法

耳穴贴压法：取交感、内分泌、肝、神门、脾等穴位。先将耳郭用 75%乙醇消毒，以探棒探得阳性反应点，然后将带有王不留行籽的胶布贴于阳性反应点处，手指按压，使耳郭有热胀感，每日按压 5 次，每次 5 分钟，一周换贴 1 次，两耳交替。3 个月为 1 个疗程。

3. 基础治疗

性早熟的危害在于：①由于性激素影响，体格增长过早加速，骨骺融合提前，生长期缩短，致使最终的成人身高低于按正常青春期发育的同龄儿童身高；②性早熟儿童虽性征发育提前，但心理、智力发育水平仍为实际年龄水平，过早的性征出现和生殖器官发育会导致未成熟孩子心理障碍；③器质性病变所致性早熟将给机体带来危害，尤其是恶性肿瘤。

性早熟的治疗目标是最大限度地缩小与同龄人的差异，改善最终身高，控制和减缓第二性征成熟程度和速度，预防初潮出现和减少对心理行为的影响。有明确病因者，最主要的治疗是去除病因。药物治疗主要用于真性性早熟,包括特发性真性性早熟和中枢神经系统肿瘤所致的性早熟。中枢神经系统肿瘤所致的性早熟很难通过切除肿瘤来治疗。目前用于治疗性早熟的药物主要有 GnRH 激动剂类似物、孕激素制药和抗雄激素制剂。

五、护 理 调 摄

1. 饮食调护 指导家长不同年龄阶段的患儿生长发育所需的能量,不随意给儿童食用含有性激素的滋补品和生长激素合成饲料喂养的禽兽类食物,不使用含有性激素的化妆品,忌胆固醇高的食物,如黄鳝、泥鳅等。同时忌甜食,如巧克力、咖啡等,饮食以清淡为主,多吃水果、新鲜蔬菜以及不经生长激素饲料喂养的禽肉、蛋类等。

2. 情志调护 性早熟患儿常有较强烈的性要求,而其自制力相对薄弱,常会发生一些不轨行为;同时常成为同伴嘲笑和戏谑的对象,给其带来了巨大的心理压力。根据病人的性格,与其父母共同对其进行青春期教育和心理辅导,保护儿童使其避免遭受凌辱,树立自信心。同时,避免肝气郁结加速性早熟,影响其身心健康。

3. 起居 按时作息,规律起居,戒除不良生活与饮食习惯,避免幼儿长时间的灯光照射。避风寒,防治其他疾病。养成良好的生活习惯,注意生理卫生。

4. 运动 性早熟很多是因营养过剩、肥胖引起,所以体育锻炼也很重要。积极参加运动、锻炼身体,不仅能够增强机体的抗病能力,还能够减轻体重。体育锻炼可选择跳绳、游泳、打球。游泳每次至少半个小时。合理安排运动时间,注意运动量。

六、预 后 转 归

性早熟的治疗效果取决于诊断是否正确。真性性早熟的治疗需要抑制下丘脑-垂体-卵巢轴的功能直到正常月经来潮的年龄。假性性早熟去除引起性早熟的病因即可。性早熟的患儿身体早熟,智力和性心理尚不成熟,容易发生社会问题,因此要有足够的认识,需要进行适当的心理治疗。

七、疗 效 评 价

1. 中医病证诊断疗效标准

显效:症状和体征消失,乳房疼痛,肿块消失,血清生殖激素(FSH、LH、E2、GH)水平降至正常。

有效:症状和体征好转,乳房疼痛消失,肿块缩小,血清生殖激素(FSH、LH、E2、GH)水平降低,但比正常水平高。

无效:症状及体征无改善,肿块没有缩小,血清生殖激素(FSH、LH、E2、GH)水平无变化，甚至升高。

2. 检查疗效标准

治愈：①B超结果：乳房肿块消失，卵巢、子宫恢复正常，临床症状消失；②X线判断：骨骼发育无超前；③雌激素测定：血液中E2、FSH、LH的浓度降到正常范围。

显效：乳房肿块缩小2/3，临床症状及所有检查均有明显改善。

有效：乳房肿块缩小1/3，症状及检查有所改善。

无效：所有症状及检查无改善或加重。

3. 中医证候疗效评定标准

临床痊愈：症状体征消失或基本消失，积分减少≥95%。

显效：症状体征明显改善，积分减少≥70%。

有效：症状体征有改善，积分减少≥30%。

无效：症状体征无明显改善，积分减少不足30%。

注：证候积分计算按尼莫地平法：疗效指数（n）=（治疗前积分–治疗后积分）÷治疗前积分×100%

4. 总体疗效评定标准 参照《现代儿科学》中有关标准评定。

治愈：乳房缩小至B1期，硬结完全消散，阴道分泌物消失，子宫卵巢及性激素恢复幼稚水平，骨龄增长低于年龄及身高龄增长。

显效：乳房明显缩小，由B3期缩至B2期，或由B4期缩至B3期，硬结部分消散，阴道分泌物明显减少，子宫卵巢明显缩小，性激素水平明显降低，骨龄增长等于年龄或身高龄的增长。

无效：乳房无缩小，硬结无消散，阴道分泌物无减少，子宫卵巢无缩小，性激素水平无降低，骨龄增长快于年龄及身高龄的增长。

八、本共识制定专家组成员及起草单位

共识专家组组长：庞国明　陈　杰　崔　云

共识专家组副组长（按姓氏笔画排序）：

冯志海　刘树林　李征锋　张　科　赵　伟　洪新田
雷　烨

共识专家组成员（按姓氏笔画排序）：

于永江　卫艺芬　王　娟　王　琳　王小青　王红梅
王凯锋　韦洪怀　刘　卓　米　霞　严东标　李晨希
李博瀚　杨艳忠　吴　骏　吴洪涛　沈　琳　陈　曦
范海聆　周　开　赵潇湘　莫世安　郭　丹　黄艳丽
虞成华　詹佳佳

执笔人：陈　杰　赵　伟　张　科　沈　琳　陈　曦

秘　书：张　科　贾林梦

组长单位：河南省开封市中医院、江苏省扬州市中医院、浙江中医药大学附属宁波中医院

副组长单位（按首字母笔画排序）：

广州中医药大学顺德医院附属均安医院、江西中医药大学附属医院、河南中医药大学第一附属医院、陕西中医药大学第二附属医院

起草单位（按首字母笔画排序）：

长春中医药大学附属医院、甘肃省天水市中医院、许昌红月糖尿病医院、河北省石家庄市中医院、河南省三门峡市中医院、河南省南阳市中医院、浙江省宁波市中医院、海南省中医院

九、参 考 文 献

[1] 颜纯，王慕逖，小儿内分泌学[M]. 第一版. 北京：人民卫生出版社，2006：316.

[2] 陈宝荣. 内分泌及代谢性疾病[M]. 第一版. 北京：北京科学技术出版社，2014：173-175.

[3] 中华医学会儿科学分会内分泌遗传代谢学组青春发育调查研究协作组. 中国九大城市女性儿童第二性征发育和初潮年龄调查[J]. 中华内分泌代谢杂志，2010，26（8）：669-675.

[4] 陈智清. 中药对特发性真性性早熟女孩骨龄的影响[J]. 中国中西医结合杂志，2000，20（1）：42.

[5] 房艳艳，疏肝健脾化痰法治疗女童30例特发性性早熟疗效观察[J]. 中国中西医结合儿科学，2014，6（4）：331-332.

[6] 叶进. 化痰泻火法治疗女童特发性性早熟30例临床研究[J]. 江苏中医药，2009，41（4）：26-27.

[7] 薛媛媛. 性早熟女童中医证候、证型分布规律的研究[J]. 中国中西医结合儿科学，2013，5（6）：481-482.

[8] 李文京. 性早熟发病相关因素的机制研究[J]. 中国实用儿科学，2011，15（11）：884-885.

[9] 蔡德培，季志英，时毓民. 滋阴泻火方及甲地孕酮治疗女性特发性性早熟的临床研究[J]. 中国中西医结合杂志，2001，21（10）：732-735.

[10] 王眷生，徐勇，蒋培，等. 性早熟儿童家庭社会行为因素病例对照研究[J]. 中国妇幼保健，2008，23（18）：2524-2526.

[11] 郑宝珠，贺琴，樊莉蕊. 环境中的植物激素和人体健康[J]. 中国社会医学杂志，2007，24（4）：251-253.

第二节　男性性腺功能减退症中医临床诊疗专家共识

一、概　　述

男性性腺功能减退症（male hypogonadism）指男性血液循环中睾酮浓度下降所致的低雄激素状态，常伴男性不育症。由于睾丸疾病所致的男性性腺功能异常称为原发性性腺功能减退症；由于下丘脑和垂体疾病引起的则称为继发性性腺功能减退症。雄性激素随着年龄的增长而轻微下降，在健康男性中也会发生。在中年男性中，性腺功能减退症的发生率为2.1%～12.8%，其中40～79岁的低睾酮和性腺功能减退症的患者发病率为2.1%～5.7%。性腺功能减退症在老年男性、肥胖男性、并存疾病较多以及身体健康状态欠佳的男性中发病更为普遍。正常的性腺发育和功能维持有赖于完整的下丘脑-垂体功能和调节机制。睾丸功能异常造成的雄激素分泌减少，雄激素在外周靶器官作用的异常、下丘脑和垂体疾病引起性腺激素分泌缺乏以及某些全身性疾病均可导致男性性功能减退症。男性性腺功能减退症患者的临床症状因下丘脑-垂体-

性腺轴功能缺失的原因、程度和起病早晚而有所不同,严重者表现为完全女性化,轻者只出现轻度性功能减退。

本病中医学无性腺功能减退症的病名,但根据其症状可归纳于中医学的"阳痿""早泄""不育症""性欲减退""虚劳"等相关疾病辨证施治。

二、病 因 病 机

中医认为,性腺功能正常的前提是精气神充足,阴阳调和,与心、肝、肾、脾四经关系最为密切。肾藏真阴真阳,主生殖,施作强,出伎巧,肾阳衰微,命火不足,不能温煦,肾水亏损,不足以灌溉,则表现性欲淡漠,性功能下降。肝藏血,主宗筋,因血虚肝脉失养,或情志不畅,肝气郁滞,子盗母气,出现性腺功能低下。心主神明,心神不宁,神无所归,与肾水不能相交。脾为后天之本,气血生化之源,思虑伤脾,气血不足,皆影响性腺功能,导致男女生殖障碍,不能有子。

西医认为性腺功能减退症由于睾丸功能障碍引起,或者是由下丘脑-垂体-性腺轴的一个或多个环节的功能障碍导致。可根据功能障碍的层面(睾丸、下丘脑和垂体、下丘脑/垂体和性腺、雄激素靶器官)将男性性腺功能减退症分为睾丸源性男性性腺功能减退症(原发性性腺功能减退症);下丘脑-垂体源性男性性腺功能减退症(继发性性腺功能减退症);以及雄激素作用缺陷三大类。其中原发性睾丸障碍是性腺功能减退症最常见的原因,可导致睾酮水平低,精子发生障碍和促性腺激素升高(高 LH 和 FSH)。继发性性腺功能减退症是青春期延迟的最常见原因。对性腺功能减退症进行分类具有治疗意义,建议通过 LH 和 FSH 水平来区别原发性和继发性性腺功能减退症。见表 26-1、表 26-2。

表 26-1 原发性性腺功能减退症的形式

疾病	雄性激素缺乏的原因
睾丸下降不全或异位睾丸	睾丸下降失败,睾丸发育不良
Klinefelter 综合征 47,XXY	生殖细胞中的性染色体未分离
睾丸肿瘤	睾丸发育异常
睾丸炎	病毒或非特异性睾丸炎
获得性的无睾症	创伤,肿瘤,扭转,炎症,医源性,手术切除
继发性睾丸功能障碍	药源性,毒品,毒素,全身性疾病,精索静脉曲张
(原发性)睾丸萎缩/睾丸发育不全	男性不育(原发性或特发性原因)
先天性无睾症(双侧患病率 1 例/2 万名男性,单侧患病率为其 4 倍)	子宫内扭转是最可能的原因
46,XY 性发育不良(DSD)(原男性假两性畸形)	类固醇生物合成酶缺陷导致睾酮合成障碍
性腺发育不全(同"条索状性腺")	XY 性腺发育不全,可以由不同基因的突变引起
46,XX 男性综合征(患病率 1/10000~20000)	在减数分裂期间,Y 染色体的 DNA 片段易位后,男性当前的遗传信息从 Y 染色体到了 X 染色体
Noonan 综合征(患病率 1/1000~1/5000)	身材矮小,先天性心脏病,隐睾症
灭活 LH 受体突变,Leydig 细胞发育不全(患病率 1/1000000~1/20000)	灭活 LH 受体突变,Leydig 细胞不能发育

表 26-2 继发性性腺功能减退症的形式

疾病	雄性激素缺乏的原因
高催乳素血症	催乳素分泌性垂体腺瘤或药物诱导
单纯性促性腺激素分泌不足性性腺功能减退症	特异性或不明原因的突变影响了 GnRH 的合成或作用
卡尔曼氏综合征（促性腺激素分泌不足的性腺功能减退症伴有嗅觉丧失，发病率万分之一）	GnRH 缺乏症和嗅觉丧失，由遗传因素决定
继发性 GnRH 缺乏症	药物，毒素，全身性疾病
垂体功能减退症	放射治疗，创伤，感染，血色素沉着病和血管功能不全或先天发育缺陷
垂体腺瘤	激素分泌腺瘤；转移到垂体或垂体柄
Prader-Willi 综合征（PWS）	先天性 GnRH 分泌紊乱
先天性促性腺激素不足性性腺功能减退症	X 染色体隐性遗传病，多数患者由 DAX1 基因突变引起
Pasqualini 综合征	单纯性 LH 缺乏症

三、临床诊断

（一）中医诊断及鉴别诊断

1. 病史 符合男性性腺功能减退症的诊断条件。

2. 依据中医病名内涵与临床表现确定中医病名 古代医籍无此病名，但根据其症状可归纳于中医学的"阳痿""早泄""不育症""性欲减退""虚劳"等相关疾病辨证施治。

3. 临床特点 了解性腺功能减退症常见中医症状，包括寒热、二便、性功能，男性生殖功能评估，以及第二性征、生殖系统体格检查。正常夫妻生活中患者性兴趣、性要求明显减少，甚至没有，性交次数每月不足 2 次，甚至没有。

4. 与男性腺功能减退症相关中医疾病鉴别诊断

（1）阳痿：两者均可出现勃起功能障碍，但单纯阳痿更多见于功能性、心因性，而性腺功能减退症往往出现激素水平异常，如 T 减低，LH、FSH 升高或降低。同时性腺功能减退症患者往往合并多种生殖功能或性功能障碍。

（2）性厌恶：性厌恶是指对性活动存在持续的或周期性发作的厌恶和抵触，发病以女性为多。患者表现为对性生活的厌恶甚至恐惧，躲避任何形式的性行为。而性腺功能减退症患者往往激素水平异常，合并生殖功能障碍或其他内分泌靶器官激素缺乏症候群。

（3）性欲减退：可合并功能性病因与器质性病因。功能性多为精神因素，并无慢性疾病史。病程反复，一旦诱因解除则症状缓解，呈间歇性低下，病情较轻。外生殖器局部无病变，阴茎夜间勃起试验正常。心理治疗多有效。器质性多有生殖器病史（外伤手术史），慢性疾病史或服药史。病程持续，虽有反复，但不能恢复到原来的性欲状态，病情较重。外生殖器或神经系统多有异常，阴茎夜间无膨胀。内分泌检查有异常。性腺功能减退症常见于器质性问题，多伴有内分泌激素水平异常。

（二）西医诊断

1. 病史 本病在病史采集的过程中，评估和排除系统性疾病、营养不良和消化不良的体征以及持续的急性疾病非常重要，还需要积极询问患者的治疗用药史。

2. 诊断依据 性腺功能减退诊断的依据是由雄激素缺乏引起的持续存在的症状和体征，以及使用可靠方法测定的持续的睾酮水平低下（至少两次检测）。

3. 症状体征 2017 版 EAU《男性性腺功能减退症指南》指出血液循环中雄激素水平低下，可能与患者的临床症状和体征相关联，《指南》将男性性腺功能减退的临床症状分为三类。见表 26-3。

表 26-3 睾酮缺乏的症状与体征

症状分类	具体表现
睾酮缺乏的症状与体征	睾丸体积减小、男性不育症、体毛减少、男性乳房异常发育、体重与肌肉力量下降、内脏型肥胖、代谢综合征、胰岛素抵抗和 2 型糖尿病、骨矿物质密度降低和创伤性骨折、轻度贫血
性方面症状	性欲和性活动减少、勃起功能障碍、夜间勃起减少
认知和心理症状	潮热、情绪变化、疲劳和愤怒、睡眠障碍、抑郁、认知功能减退

以上症状，在正常睾酮水平的男性中也可以发生，可能有多种原因，而不只是睾酮缺乏。性腺功能减退的中老年男性最常见的症状是性欲降低、性活动减少、勃起功能障碍、情绪变化和体能下降，其他与睾酮下降相关的因素是肥胖和身体健康状况欠佳。雄激素缺乏的症状和体征的变化取决于发病年龄，病程和缺乏的严重程度。

4. 体格检查 包括：体重指数、腰臀比（或腹部矢状径）、体毛、男性型脱发、男性乳房发育、睾丸大小（睾丸测量计或超声波测定）、阴茎和前列腺检查。

5. 辅助检查 建议早上在禁食状态下 11 点前进行睾酮监测；用可靠的方法至少检测两次总睾酮。对于总睾酮水平接近正常值低限（8～12nmol/L）、怀疑或已知的性激素结合球蛋白（SHBG）水平异常者需要游离睾酮检测；常规对睾酮缺乏的疾病或治疗过程进行睾酮水平评估，同时治疗可能需要指证。这包括：性功能障碍、2 型糖尿病、代谢综合征、肥胖、垂体肿瘤、继发于鞍区放射以及下丘脑和鞍区的其他疾病、用抑制睾酮水平的药物进行治疗（例如皮质类固醇和阿片剂）、中度至严重慢性阻塞性疾病、不育、骨质疏松症或低创伤性骨折、艾滋病毒感染与肌肉减少症。分析 LH 血清水平以区别原发性和继发性性腺功能减退症。

四、临 床 治 疗

（一）提高临床疗效要点提示

忌滥用补肾壮阳，损伤真阴，而致阴精亏损，阴不济阳，阳无所依，宗筋失养，从而使性腺功能减退。出现男性阳痿、早泄、精子质量下降不育。治疗上当重视滋阴填精、补肾充髓，使阴精充足，与阳相济，阳得阴助。则男子肾气充足，宗筋受润得养，肾子精子得滋，女子冲任调和，生殖功能恢复正常。

心主君火，对相火有强大的支配和制约作用，亦可直接或间接地影响人体腺轴的平衡稳定。

凡情绪激动，心神不宁，火旺阴亏，阳亢于上，阴衰于下，水火不济而致阳道不振，冲任失调，女子不能受孕有子。治疗当注重交通心肾，滋阴降火，引火归原，代表方如交泰丸、黄连清心饮等。

肝气拂郁涩滞，血脉运行不畅，阳气不能布达，则出现男女性性腺功能减退症的各种临床表现。如男子宗筋举而不坚，女子排卵异常，精卵不能如期接触受精。治疗当以解郁泻热达阳于外；升降气机，调和于内，则木气冲和，血脉通调，阳气布达，男子阳事得举，女子恢复排卵，故能有子。临床上可选用仲景四逆散加减。

重视中西医结合，明确诊断。尤其需完善下丘脑-垂体-睾丸（卵巢）激素检查评估，明确有无靶器官激素替代指征。同时发挥中医药辨证施治的优势，提高临床疗效。

（二）治疗方法

1. 内治法

辨证论治，专病专方

命门火衰证

主证：素体阳虚，或久病或老龄，性欲低下，厌恶房事，伴有腰酸膝软，面色㿠白，形寒怕冷，或阴囊潮湿，或神疲乏力，或阳痿早泄，舌淡胖，脉沉迟。

治则：温肾壮阳。

方药：赞育丹加减。熟地黄 12g、白术 10g、当归 10g、枸杞子 12g、杜仲 10g、仙茅 10g、淫羊藿 10g、巴戟天 10g、山萸肉 10g、炒韭子 10g、蛇床子 10g、肉桂 2g（后下）。

煎服方法：每日 1 剂，水煎分 3 次温服；或根据病情需要，每日 2 剂，分 4 次温服。药渣再煎，熏洗双足，内外同治，增强疗效。

方义分析：方中熟地、枸杞子、当归、山萸肉滋阴养血，阴中求阳；杜仲、仙茅、淫羊藿、巴戟天、炒韭子、蛇床子、肉桂温肾助阳；白术健脾益气，助气血生化之源。

肾阴不足证

主证：素体阴虚，或有房事不节史，性欲淡漠，头昏耳鸣，腰酸膝软，五心烦热，骨蒸盗汗，齿摇发脱，舌红苔薄，脉细数。

治则：补益肾精。

方药：壮骨丸（原名虎潜丸）加减。黄柏 15g、知母 15g、熟地黄 15g、龟甲 20g（先煎）、锁阳 10g、当归 10g、牛膝 10g、白芍 10g、陈皮 10g、紫河车 10g。

煎服方法：每日 1 剂，水煎分 3 次温服；或根据病情需要，每日 2 剂，分 4 次温服。药渣再煎，熏洗双足，内外同治，增强疗效。

方义分析：方中熟地、龟甲、牛膝、当归、白芍滋阴养血，壮水制火；黄柏、知母清热泻火，清血分虚热；锁阳、紫河车阳中求阴；陈皮理气和中，补而不滞。

心肾不交证

主证：有神经衰弱史，性欲减退，阳痿遗精，女子月经不调，或月经先期，色红量多，或心烦不寐，头晕耳鸣，咽干健忘，精神萎靡，舌尖红苔少，脉细数。

治则：交通心肾。

方药：交泰丸加减。黄连 2g、肉桂 2g（后下）、女贞子 10g、墨旱莲 10g、枸杞子 10g、白蒺藜 10g、柏子仁 10、酸枣仁 10g、茯神 10g、韭菜子 10g、龙齿 15g（先煎）。

煎服方法：每日 1 剂，水煎分 3 次温服；或根据病情需要，每日 2 剂，分 4 次温服。药渣再煎，熏洗双足，内外同治，增强疗效。

方义分析：方中黄连清心泻火；肉桂引火归原，交通心肾；女贞子、旱莲草、枸杞子滋阴补肾，壮水制火；柏子仁、酸枣仁、茯神宁心安神；龙齿、白蒺藜疏肝潜阳；韭菜子阳中求阴，平调阴阳。

肝郁不舒证

主证：素体血亏，或有情志不畅史。性欲低下或厌恶房事，伴有胸胁苦满，默默不欲饮食，喜叹息，焦虑不宁，头晕失眠，舌质黯，脉弦或郁而不扬。

治则：治以疏肝解郁。

方药：方选柴胡疏肝饮加减。柴胡 10g、制香附 15g、枳壳 10g、川芎 10g、青皮 6g、白芍 10g、甘草 3g、丹皮 10g、栀子 10g。

煎服方法：每日 1 剂，水煎分 3 次温服；或根据病情需要，每日 2 剂，分 4 次温服。药渣再煎，熏洗双足，内外同治，增强疗效。

方义分析：方中柴胡疏肝解郁；香附、枳壳、川芎、青皮理气疏达；白芍养血柔肝；丹皮、栀子凉血清肝。

心脾两虚证

主证：多因思虑过度，损伤心脾，性欲低下，面色少华，失眠健忘，神疲乏力，舌淡苔白，脉细弱。

治则：补益心脾。

方药：归脾汤加减。党参 15g、白术 15g、炙黄芪 15g、龙眼肉 10g、当归 10g、茯神 10g、远志 10g、酸枣仁 20g、炙甘草 5g。

煎服方法：每日 1 剂，水煎分 3 次温服；或根据病情需要，每日 2 剂，分 4 次温服。药渣再煎，熏洗双足，内外同治，增强疗效。

方义分析：方中党参、白术、黄芪健脾益气；龙眼肉、当归、酸枣仁养血安神；茯神、远志宁心开窍；甘草调和中州。

2. 外治法

（1）针灸

治法以补益肾气为主。毫针刺用补法，或针灸并用。

处方：肾俞、命门、三阴交、关元等穴。

（2）电针

处方：①八髎、然谷；②关元、三阴交。二组穴可交替使用，用低频脉冲电，通电 3～5 分钟。

（3）水针

处方：关元、中极、肾俞等穴。取维生素 B_1 注射液 50mg 或丙酸睾丸素 5mg，轮流注入上穴，每隔 2～3 天一次，四次为 1 个疗程。

3. 基础治疗

（1）一般治疗

①保持健康的生活方式，去除危险因素：如保持良好的心态和夫妻关系，加强体育锻炼，避免久坐、吸烟、酗酒等不良生活习惯。②积极控制合并的慢性疾病：许多慢性疾病如糖尿病、冠心病等是造成或加重本病的因素。

（2）激素补充治疗

1）治疗的适应证与禁忌证：睾酮治疗旨在恢复男性生理范围内的睾酮水平，恢复生理性雄激素的功能和改善生活质量，例如幸福感、性功能、肌肉力量和骨矿物质密度。在开始治疗前，需进行血液、心血管、乳房和前列腺评估，评估心血管危险因素，并优化已存在心血管疾病的二级预防；在治疗期间，应监测睾酮、血细胞比容、血红蛋白和前列腺特异性抗原（prostate-specificantigen，PSA）；谨慎治疗已存在心血管疾病、静脉血栓栓塞或慢性心脏衰竭的男性性腺功能减退症且需要睾酮治疗的患者，通过临床评估仔细监测，血细胞比容不超过0.54，睾酮水平最好保持在正常健康范围中线。

睾酮治疗的主要适应证：青春期延迟（原发性或先天性 HH，Kallmann 综合征）；克氏综合征伴有性腺功能减退症；性功能障碍伴睾酮水平下降；性腺功能减退症伴骨量下降；成年男性伴有低睾酮水平和多种临床症状和体征，特别是未成功治疗的肥胖和并存疾病发生的和性腺功能减退症有一致临床表现；垂体功能减退症；睾丸功能障碍和性腺功能减退症；2 型糖尿病伴有性腺功能减退症。

睾酮治疗的主要禁忌证：局部晚期或转移性前列腺癌，男性乳腺癌，渴望生育的男性，血细胞比容＞0.54，严重慢性心力衰竭/纽约心脏病协会Ⅳ级。

2）治疗的益处：睾酮治疗可能会改善症状，但许多性腺功能减退症的男性患有慢性疾病和肥胖。降低体重，改善生活方式和治疗并存疾病可以增加睾酮，减少糖尿病和心血管疾病的相关风险。睾酮治疗可以改善许多身体系统和功能，包括：骨矿化、代谢综合征的症状、男性性问题，控制糖尿病、记忆力和抑郁症状，但许多性腺功能减退症的男性伴有肥胖，减肥、改善生活方式和对合并疾病的治疗比睾酮替代治疗更为重要，一项 Meta 分析还显示睾酮对心情有显著的正面影响。在接受睾酮治疗的性腺功能减退症的男性中，观察到体重指数和腰围减少，血糖和血脂改善。睾酮治疗显示可适度增加性功能低下的男性性功能，有助于改善性腺功能减退症的男性对 PDE5 抑制剂的反应，但对睾酮水平正常的男性不是非常有效。近期的观点认为睾酮治疗可以改善低睾酮水平的体弱男性的生活质量和体能。

3）治疗的选择：常用睾酮制剂，可用的制剂是口服制剂、肌内注射剂和透皮贴剂。常用的有长效的十一酸睾酮、短效的环戊丙酸睾酮和庚酸睾酮、透皮睾酮制剂。柠檬酸内酯目前被用作男性性腺功能减退症的非适应证的药物。除了有生育治疗指征的患者，HCG 治疗方法不推荐用于男性性腺功能减退症的长期治疗。尽管证据有限，雌激素拮抗剂和芳香化酶抑制剂仍是希望生育的性腺功能减退症患者的进一步选择。对于合成代谢雄激素类固醇（anabolic-androgenic steroids，AAS）导致的低促性腺激素性性腺功能减退症可以用 HCG 和选择性雌激素受体调节剂（selective oestrogen receptor modulators，SERM）治疗，直到生殖内分泌轴恢复。睾酮替代疗法的建议见表 26-4。

表 26-4　替代疗法的睾酮制剂

制剂	用法	优点	缺点
十一酸睾酮	口服；每 6h 2～6 粒	通过淋巴系统吸收，从而减少肝脏受累	睾酮水平在阈值中间上下波动。每天需要多次摄入脂肪食物
环戊丙酸睾酮	肌内注射；每 2～3 周 1 次	短效制剂，允许在发生副作用的情况下停药	睾酮水平可能发生波动
庚酸睾酮	肌内注射；每 2～3 周 1 次	睾酮水平稳定而无波动的长效制剂	睾酮水平会发生波动
十一酸睾酮	肌内注射；每 10～14 周注射 1 次	睾酮水平稳定而无波动的长效制剂	长效制剂，如果发生副作用，不能及时撤药
透皮睾酮	凝胶；每日用药	睾酮水平稳定而无波动	人际传播的风险
皮下埋植物	每 5～7 个月皮下埋植	持续时间长，血清睾酮水平恒定	植入物感染和挤压的风险

（3）LHRH 脉冲式治疗或 HCC+HMC 联合治疗

1）适应证：LHRH 脉冲式皮下注射适用于 Kallmann 综合征和 IHH；HCG+HMG 联合治疗适用于 Kallmann 综合征、IHH 及垂体性性腺功能低下症。

2）制剂和方法：①LHRH10μg 皮下注射脉冲，每 90min 1 次，治疗 3～6 个月以上。②HCG1500～2000U 肌内注射，每周 2 次；HCG1500～2000U+HMG75U 肌内注射，每周 2 次。以上治疗 3～6 个月以上。

3）合理性：对 Kallmann 综合征 IHH 选用以上方法治疗，不仅可能促进患者睾丸产生雄激素，促进男性化，而且还可能促进睾丸曲细精管发育，产生精子而恢复生育功能。

4）安全性及副作用：以上两种治疗方法安全，副作用小。

（4）原发病和特殊病的处理

1）对于下丘脑、垂体等部位肿瘤，需采用外科手术、γ 刀治疗或放疗；对外源性药物所致性腺功能低下症需停用相关药物。

2）对完全性雄激素不敏感综合征，需切除睾丸，用雌激素替代治疗促进女性化，并对外生殖器按女性矫形手术。

3）对 5α-还原酶缺乏症治疗，除进行尿道下裂修补外，尚需用 DHT 治疗，争取婴幼儿时期治疗，但长期治疗的后果及副作用尚待观察。

五、护 理 调 摄

保持良好的心态、健康的生活方式，加强体育锻炼，避免久坐、吸烟、酗酒等不良生活习惯。

六、预 后 转 归

性腺功能减退症的临床结局，取决于发病年龄和性腺功能减退症的严重程度。

1. 产前雄性激素缺乏　在妊娠期的前 14 周，睾酮水平对于男性外生殖器的正常男性化至关重要。在这个时期由于 AR 或 LH 受体功能不足引起的雄激素缺乏或雄激素抵抗可能导致生殖器发育异常，由于外生殖器明显异常，诊断为性发育障碍的患者年龄往往较小。然而，由于青春期发育延迟，表型谱两端的患者在儿童期可能被忽视，而在青春期被确诊。

2. 青春期前雄性激素缺乏　青春期延迟的定义为在 14 岁时没有睾丸增大。青春期延迟并不一定表示存在疾病。在严重雄激素缺乏的情况下，青春期前的早发性性腺功能减退症的诊断和治疗相当简单。常见的临床表现与体征有青春期延迟、小睾丸、隐睾症、男子女性型乳房发育、高音调声音、骨骺未闭、线性增长到成年、无睾症、体毛/面部毛发稀疏、不育症、骨量降低、肌肉减少、性欲下降/性活动减少。

3. 成年期发病的性腺功能减退症　成年期发病的性腺功能减退症定义为睾酮缺乏，通常与临床症状或体征有关，此类患者常有正常的青春发育期以及正常的男性第二性征。症状或体征可能没有特异性，必须通过激素测定来证实临床的怀疑。但是个体之间存在较大差异，即使在一个个体内，不同靶器官的阈值水平可能不同，雄性激素受体活性可能也与这种差异有关。对于原发性男性性腺功能低下症，用雄激素治疗可以明显改善低雄激素状态，体力增强，性欲也提高，但对于希望恢复生育力是不可能。

4. 2 型糖尿病患者的性腺功能减退症　2 型糖尿病中男性性腺功能性减退症高发。最常见的症状和体征是性功能障碍。据报道，高达 70% 的糖尿病男性勃起功能障碍可能由不同或组合的病因（血管、神经、药物、心理因素）引起，性腺功能减退症约占 30%，单独使用睾酮治疗可能不够，可能需要联合使用与 PDE5 抑制剂。睾酮缺乏与 2 型糖尿病男性的心血管危险因素相关，一些研究中发现睾酮替代治疗（testosterone replacement therapy，TRT）可以改善胰岛素抵抗，控制血糖，减少身体脂肪和腰围，降低总胆固醇和低密度脂蛋白、脂蛋白 a。有一些证据表明，TRT 可以降低死亡率。

七、疗 效 评 估

（1）控制血清 T 水平的初始目标应该是正常年青男性参考值的中间水平。

（2）疗效评估包括 T 缺乏相关症状和体征，如：性欲、性功能、肌肉功能、身体脂肪及骨密度改善情况的评估。如果患者在一个合理的（一般为 3~6 个月）时间内（性欲、性功能、肌肉功能及身体脂肪在 3 到 6 个月内可改善；骨密度的改善则需要 2 年左右）无明显获益，则应再次评估有无其他导致 T 缺乏的病因。

（3）对于中老年男性每 3、6、12 个月定期监测血细胞比容、血红蛋白及 PSA 水平，并做直肠指诊，以后转为每 6~12 个月监测 1 次。同时，患者应在第 6、12 个月时分别监测骨密度，之后第 2 年时监测一次。在治疗与监测过程中，需要考虑到患者可能的自发缓解情况，应当停药适当的时间后检测患者的症状、血清 T 水平，以判断患者是否自发缓解。

八、本共识制定专家组成员及起草单位

共识专家组组长： 陈　杰　秦贵军　崔　云
共识专家组副组长（按姓氏笔画排序）：

王志刚　李征锋　吴洪涛　张　科　赵　伟　韩建涛

共识专家组成员（按姓氏笔画排序）：

马　丽　王　娟　王　琳　王双月　甘洪桥　白慧敏

刘龙飞　米　霞　严东标　李　群　李晨希　杨艳忠

员富圆　何　晶　沈　琳　沈　璐　张冠杰　陈　曦

周　开　胡海兵　侯　伟　黄艳丽　符芸瑜　程红卫

虞成华　薛川松

执笔人： 陈　杰　赵　伟　张　科　沈　琳　陈　曦
秘　书： 赵　伟　贾林梦
组长单位： 江苏省扬州市中医院、郑州大学第一附属医院、浙江中医药大学附属宁波中医院
副组长单位（按首字笔画排序）：

甘肃省天水市中医院、江西中医药大学附属医院、河南省开封市中医院

起草单位（按首字笔画排序）：

长春中医药大学附属医院、四川省第二中医院、许昌红月糖尿病医院、河北省石家庄市中医院、河南省三门峡市中医院、浙江省宁波市中医院、海南省三亚市中医院、海南省中医院

九、参　考　文　献

[1] 李焱风，杨毅坚，秦国政，等. 2017版EAU《男性性腺功能减退症指南》解读[J]. 中国性科学，2018，27（1）：5-11.
[2] 郭军，张强. 《EAU男性性腺功能低下指南（2012年版）》解读[J]. 中国性科学，2013，22（1）：9-12.
[3] 徐则乔，黄兴，王强，等. 十一酸睾酮胶丸治疗中老年男性性腺功能减退症临床研究[J]. 中国性科学，2018，27（2）：32-34.

第三节　男性乳房发育症中医临床诊疗专家共识

一、概　　述

男性乳房发育症（gynecomastia，GYN）又称为"男性乳房肥大症"或"男子女性型乳房"，是一种常见的男性内分泌疾病，指的是男性的乳腺组织出现异常的增生或发育，可发生于男性任何年龄。男性的乳腺发育在新生、幼儿时期和青春期是短暂的，且通常为良性，但是发生在青春期前、青年和中年的乳腺发育则被认为是不正常的，需进一步的检查以排除乳癌或其他可能。中医文献中虽无本病的记载，但对于该疾病的描述，属于中医的"乳疬、乳

肿、乳节”等范畴。

二、病　因　病　机

（一）中医病因病机

（1）禀赋不足，肾气不充。《素问·上古天真论》中云男子“二八肾气盛，天癸至，精气溢泻，阴阳和，故能有子”。肾为先天之本，主生长发育。先天禀赋不足，肾气不充；或年老体虚，肾虚精亏；或久病及肾，失其濡养，以致肾虚精亏，肾脏的阴阳失调，肾气不足，则会导致冲任失调，经脉气血失其所养，循行失调，则气血聚于乳络而发为乳病。

（2）饮食不节，劳逸失调。男性患者，喜食肥甘厚味，易损伤脾胃，造成运化失调，久则酿成痰湿，痰湿凝聚，血脉不畅，脉络失和，而发为乳病。若过分贪图安逸，不思运动，久而则脾气受损，酿成痰湿，阻遏气机，气血痰湿凝聚于乳房，发为乳病。

（3）七情所伤，五志过极。多由情绪不遂或暴怒伤肝，肝失疏泄，肝气郁结，久而气血郁滞，进而郁久化火，炼液为痰，血脉受阻，痰湿气血凝聚，发为乳病。

（4）年老体衰，气血瘀滞。《素问·上古天真论》有云男子“七八，天癸竭，精少，形体皆极”，人入花甲之年，天癸已竭，常伴五脏精少，津液亏虚，脉道不利，则气血瘀滞，聚于乳络而发乳病。精亏液竭，气血瘀滞日久，造成阴虚内热，阴阳失调，病情日笃。

（二）西医病因病机

男性乳房发育分为生理性与病理性。其中生理性男性乳房发育多见于新生儿期、发育期和中年后期。新生男婴的乳房发育原因可能与胎内受到母体雌激素的影响有关，一般数周后消失，也有报道持续数月甚至数年的例子；发育期男性乳房发育多见于14～18岁男孩，其发生原因可能与生长激素、性激素及肾上腺素对乳腺的刺激有关，但大多随着年龄的增长，于发育期后消退。中年后期男性乳房发育大多在50岁以后出现，可能与男性体内的雄激素水平的全面下降有关。

目前，男性乳腺发育症的患病机制尚未完全阐明，但一般认为患者本人的遗传因素和其所在的环境因素有着重要作用，其他因素如饮食结构的改变、药物的服用也会影响其患病率。

（1）血液循环中性激素水平紊乱：一般认为，男性乳腺发育症和血液循环中的性激素水平紊乱有关，包括患者体内雌激素增多，或雌激素与雄激素的比值增高。当雌激素与雄激素的比值增加时，能够刺激产生性激素结合蛋白（又称为睾酮-雌二醇结合球蛋白，SHBG）。而SHBG与睾酮（T）的亲和力远高于雌激素与睾酮（T）的亲和力，这样就会使得血液中的有生物活性的游离雌激素与雄激素的比值增加，从而引发男性的乳腺增生。

（2）组织对激素的反应发生改变：除了性激素水平的紊乱外，组织对激素的反应发生了改变也会引起男性乳腺发育。当组织对激素的反应发生改变时，雄激素受体对睾酮（T）敏感性降低，雌激素作用相对增强，而造成男性的乳腺增生。

（3）性激素代谢障碍：男性乳腺发育症的出现与性激素代谢障碍也有着密切关系。现有学者认为，某些原因导致的芳香化酶作用增强，从而促进雄激素向雌激素转化是男性乳腺发育症的重要的病理机制，而芳香化酶抑制剂则表现出对男性乳腺发育症的治疗作用。芳香化酶是属于细胞色素 P450 的一种复合酶，可氧化脱去 C19 类固醇（雄烯二酮和睾酮）的 19-甲基，使 A 环芳构化，从而转变成 C18 雌激素（雌酮和雌二醇）。因此，芳香化酶是体内合成雌激素的重要酶。当芳香化酶作用增强时，雌激素增多，雌激素与雄激素的比值增高，从而促进男性的乳腺增生。

（4）下丘脑-垂体及其控制下的内分泌轴的功能性或器质性改变：下丘脑-垂体系统，可以分泌垂体激素，其中促性腺激素（gonadotropins，Gn）是调节脊椎动物性腺发育，促进性激素生成和分泌的糖蛋白激素。它可以影响雌激素与雄激素的比值，也能增强睾丸间质细胞（leydigcell）的芳香化酶活性，使睾丸产生雌激素增加。原发性睾丸功能减退时，黄体生成素（LH）反馈性升高或异位肿瘤分泌人绒毛膜促性腺激素（HCG），这些都会刺激睾丸间质细胞分泌睾酮，而在分泌时其中部分在外周可转化为雌激素。雌激素分泌增多，其通过对睾酮生物合成酶的影响，进一步减少合成睾酮，从而导致雌激素/雄激素比例失调，继而出现男性乳腺发育症。

（5）药源性因素：一些药物、手术可能会产生一定的不良反应而造成男性乳房发育。有报道显示：男性获得性免疫缺陷综合征（AIDS）患者在服用一些包括印地那韦、司他夫定和沙奎那韦等在内的抗逆转录病毒药物中，可能会出现罕见的不良反应，包括男性乳房肿块，即 GYN；而在前列腺癌的雌二醇透皮疗法，约 80% 病人会发生轻中度的 GYN；同时 GYN 也是雌激素去势治疗的生理变化之一；此外，睾丸癌化疗患者也可能会诱发 GYN。

（6）甲状腺功能亢进或减退：甲亢病人偶伴有男性乳腺发育，原因未明，经抗甲亢药物治疗后消失，甲减伴男性乳腺发育可能与 PRL 分泌过多，雌激素不足等有关。POEMS 综合征发生的乳腺发育主要与甲减有关。

（7）男性患者肥胖与乳房发育密切相关，且二者呈正相关。食量大、进食快、喜爱零食、常喝饮料等不良饮食行为和不经常运动、久坐、沉迷网络等不良生活习惯容易导致男性肥胖，因此，要养成良好的生活习惯，改善日常饮食，从而避免男性乳腺发育症的发生。

（8）不明原因的男性乳房发育：还有一部分的男性患者乳房发育找不到明确的患病原因，检查中各种激素测定均在正常范围，临床上通常将此诊断为特发性男性乳腺发育症。现有学者认为其发生可能与环境污染有关。环境污染物中有一些类雌激素样化合物，如烷基苯酚类、双酚类、邻苯二甲酐酸类、多氯联苯类物质、有机氯农药及二噁英类化合物等，当他们进入人体后会产生类似性激素样作用，从而造成男性乳房发育。

三、临床诊断

（一）中医诊断

1. 病史 符合男性乳房发育症诊断标准，或有明确的男性乳房发育症病史。

2. 依据中医病名内涵与临床表现确定中医病名 中医文献中并无"男性乳房发育症"的病名，但根据其症状表现，属于中医"乳疬""乳核"的范畴。乳疬之名源于《疮疡经验全书》，亦有称之为"乳节"者。《疡科心得集·乳痈乳疽证》指出："男子乳头属肝，乳房属肾，以肝肾血虚，肾虚精怯，故结肿痛。"除此以外，古代书籍多有提及男性乳房发育：《外科正宗·乳痈论》中"男子乳节与女子微异，女损肝胃，男损肝肾，盖怒火房欲过度，以此肝虚血燥，肾虚精怯，血脉不得上行，肝经无以荣养，遂结肿痛"。《外科医案汇编·乳胁腋肋部》中"男子之乳房属肾……乳中结核，气郁……虽云肝病，其本在肾"。由此可见，在古代就已经开始运用中医药辨证治疗此病[1-2]。

（二）西医诊断

1. 病史

（1）患者可以出现单侧或双侧乳房发育，但最终均发展为双侧乳房发育，但两侧发育程度不尽相同。男性乳腺发育症的患者可以出现单侧或双侧可触及的乳腺组织，呈圆盘状结节或弥漫性增大，有时可伴有乳头和乳晕增大。

（2）患者可能出现疼痛或者乳头异常分泌物：男性乳腺增生症的患者可能出现局部隐痛不适或触痛，少数患者在挤压乳头时可见少量白色分泌物溢出。

（3）注意原发疾病的影响：男性乳腺发育症的患者要注意是否有原发病，器质性疾病引起的病理性男性乳腺发育症，应有原发病的临床表现。

2. 体征

男性乳腺发育症的患者早期可能未见明显体征，但当其中后期时，可以发现其乳腺区域有一块可触及的乳晕下坚实的乳腺组织，底端游离，直径>2厘米。可以通过体格检查确定男性乳腺发育：检查者将拇指置于受检者的乳房的一边而将食指放在乳房的另一边，拇指与示指逐渐并拢，并对皮肤加表浅的压力。男性乳房发育症患者乳房处可触及有弹性的或坚实的盘状组织，以乳头为中心向四周延伸，并且对并拢的手指产生阻力。

3. 辅助检查

（1）实验室检查：包括性腺激素测定、肝肾功能检查、皮质醇与促肾上腺皮质激素、17羟孕酮、血尿皮质醇测定、甲状腺功能测定等。其中性腺激素测定可以有助于诊断是否有原发性或继发性睾丸功能减退症；肝肾功能检查有助于诊断肝和肾衰竭；皮质醇与ACTH、17-OHP、血尿皮质醇测定可评价先天性肾上腺皮质增生；甲状腺功能测定则可以排除甲状腺功能异常。

（2）影像学检查：包括乳腺B超、乳腺X线照相、细针穿刺细胞学检查（FNA）等。乳腺B超：乳房超声检查具有无创、准确度高的特性，近年来被推荐为首选的乳房影像学检查方法。它可以直观地显示乳腺大小、形态和内部回声，同时还可直观地显示乳房中是否有肿块，以及肿块的性质、部位、大小、形态、边界及血流信号等。

乳腺X线照相：男性乳腺发育症的X线特征为患者的乳头后方可以见到扇状或分支状的致密影。致密影通常可以分为三种类型：①结节型（Ⅰ型或发育良好型）：乳头后方出现大部分边界清楚的结节，结节可呈扇状，向乳腺深部组织延伸，其后缘较模糊并逐渐消失于前胸壁脂肪内；患者结节严重者可以形成以乳头为顶点的三角形致密影或者形成乳头后盘状肿块样结构。②分支型（Ⅱ型或纤维静止型）：即表现为乳头后方分布的分支状结构，结节呈线状、条状、分支状影，并呈放射状，伸向乳腺深部脂肪组织内，尤以外上象限为著。③弥漫型或弥漫结节型，照相表现为增大的乳腺内弥漫的结节样高密度影，此类似于女性致密型乳腺的表现，此类患者多为使用雌性激素治疗的患者[3]。

（3）乳腺组织病理检查：通过肉眼观察到标本大体表现为：乳腺肿块质韧扁平，切面呈灰白色，呈盘状，无完整包膜，并可见孔状导管断面。可以将之分为弥漫型和局限型两种；弥漫型边界不清楚，弥漫增生的组织融合到周围组织内；局限型则呈局限性增生，边界较为清楚。

通过光镜可以观察到：镜头下的标本可见大量纤维组织增生，其中脂肪的含量不等，散在分布着增生、延长并出现分支和扩张的乳腺导管，乳腺导管扩张，上皮增生，呈乳头状，基本上不形成腺泡和小叶结构。根据患者病情程度的轻重，可见将标本分为三种组织类型：第一个是旺炽型男性乳腺增生，其标本特点是腺管上皮增生明显，间质多为大量的成纤维细胞，其中含有脂肪组织，并伴有毛细血管增生的轻度淋巴细胞浸润，患者病程多在 4 个月之内；第二种为纤维型或硬化型男性乳腺增生，它的特点是病变标本主要由胶原纤维构成，内含有散在的扩张乳腺管，并伴有轻度或中度的上皮细胞增生，患者的病程多在 1 年以上；第三种类型为中间型男性乳腺增生，是介于以上两型之间的中间阶段，已开始间质纤维化，病程在 5～12 个月。

通过电镜观察：乳腺导管显示两种细胞，上皮细胞和肌上皮细胞。上皮细胞沿着管腔排列数层，核呈圆形、较为规则，胞浆内有少数线粒体、短形粗面内质网和不明显的高尔基器，有时还可见胞浆内腔与原有管腔相通。部分病例显示上皮细胞因为胞浆密度不同，故可分为明细胞和暗细胞两种。暗细胞的数量较少，分布较为杂乱，位于细胞膜的附近，且与桥粒相连。肌上皮细胞特点是含有与基底膜平行排列的肌丝。间质内以成纤维细胞居优势，呈梭形，内有发育良好的粗面内质网。

四、临床治疗

（一）提高临床疗效要点提示

注重辨病与辨证相结合。辨病为先，弄清生理性或病理性乳腺发育，治其可治，对于恶性器质性疾病当早发现，或外科手术处理，以免延误病情。在辨病的基础上发挥辨证论治之长，灵活施治。

本病各年龄阶段病因病机有所不同。年轻者，气滞痰凝，实证居多；中老年者，肝肾亏损，虚证居多。男子乳疬，状如妇乳，有肿块者易治，无肿块者难消，为发病学和治疗学中的两个特点。

男性乳腺发育症相当于中医的"乳疬"，最早见于宋·窦汉卿《疮疡经验全书》。临床上年轻患者多由性情暴躁，气郁化火，炼液成痰，气滞痰凝，痰气互结，脉络失和而成。临床上我们常用叶天士"乳疬方"作为此类患者的基础方，药物组成：香附、青皮、橘叶、夏枯草。此方重在疏肝理气，可合二陈汤和胃化痰，加牡蛎软坚，组成"加味乳疬方"。此外，注重内外同治，外用八将膏散结消肿，可提高临床疗效。

（二）治疗方法

1. 内治法

1.1　辨证论治，专证专方

气滞痰凝证

主证：单侧或双侧乳房的乳晕部位有肿块、疼痛，常随情绪变化而消长，伴有胸胁郁阙不适，乳头溢液，口干。舌淡，苔薄白，脉弦。

治则：疏肝理气，化痰散结。

方药：柴胡疏肝散加减。柴胡 10g、青陈皮各 10g、薄荷 3g、香附 10g、牡丹皮 10g、郁金 10g、路路通 15g、法半夏 10g、焦栀子 10g、当归 12g、白芍 12g、白术 10g、浙贝母 12g、全瓜蒌 15g、生牡蛎 30g。

煎服方法：每日 1 剂，水煎分 3 次温服；或根据病情需要，每日 2 剂，分 4 次温服。药渣再煎，熏洗双足，内外同治，增强疗效。

方义分析：方中柴胡、郁金、香附、薄荷、青皮、陈皮疏肝理气；当归、白芍养血柔肝；路路通、半夏、瓜蒌、贝母、牡蛎通络止痛，软坚散结；栀子、丹皮清肝泻火，调和寒热。

肝肾不足证

主证：双侧或一侧乳房如妇人状，扪之有乳汁状物溢出，自觉轻微胀痛，可伴有腰酸乏力，遗精或阴冷、睾丸小等。舌淡苔白，脉沉细或沉细无力。

治则：补益肝肾。

方药：左归丸加减。熟地黄 12g、枸杞子 15g、菟丝子 10g、鹿角胶 10g、龟甲胶 10g、炮甲片 10g、夏枯草 15g、当归 12g、白芥子 10g、三棱 10g、莪术 10g、川楝子 10g、青陈皮各 10g。

煎服方法：每日 1 剂，水煎分 3 次温服；或根据病情需要，每日 2 剂，分 4 次温服。药渣再煎，熏洗双足，内外同治，增强疗效。

方义分析：方中熟地、枸杞子、菟丝子、鹿角胶、龟甲滋肾填精，阴阳双补；当归、白芥子、三棱、莪术、炮山甲养血活血，化痰通络；夏枯草、青皮、陈皮、川楝子疏肝理气，清散郁热。

1.2　辨证论治，专证专药

五子衍宗丸/左归丸

每次 6 克，每日 2 次。适用于男性乳腺发育症肾精不足者。

右归丸

每次 6 克，每日 2 次。适用于男性乳腺发育症肾阳不足者。

六味地黄丸

每次 6 克，每日 3 次。适用于男性乳腺发育症肝肾不足者。

金匮肾气丸

每次 20 粒（4 克）～25 粒（5 克），1 日 2 次。适用于男性乳腺发育症肾气不足者。

知柏地黄丸

每次 6 克，每日 3 次。适用于男性乳腺发育症肾阴亏虚，阴虚火旺者。

乳核散结片

每次 4 片，每日 3 次。适用于男性乳腺发育症患者。

丹栀逍遥散

每次 6 克，每日 3 次。适用于男性乳腺发育症气滞血瘀者。

消瘰丸

每次 6 克，每日 3 次。适用于男性乳腺发育症痰气交阻者。

（3）单验方

1）草决明 25～50g，开水 500ml 冲泡代茶饮，或将其压成粉末，每次 25g，每日 2 次，开水冲服。马齿苋 100g，加水 500ml，浸泡 30 分钟，煮沸过滤，每日 1 剂，每次 250ml，早晚分服。

2）生鹿角 50g，加水 500ml，浸泡 30 分钟，水煎后，黄酒为引送服，每日三次。可持续服用数月。

2. 外治法　在对男性乳腺发育症的治疗中，外治疗法有着副作用小，疗效确切，价格低廉，患者易于接受等优点，但缺点是对男性乳腺发育症的研究不够深入，缺乏统一疗效评价标准等。

（1）药物贴敷法：将药物三七、桃仁、红花、丹参、乳香、没药等研成细末，用水、醋、酒、蛋清调成糊状，或用呈凝固状的油脂（如凡士林等）、黄醋、米饭制成软膏、丸剂或饼剂，或将中药汤剂熬成膏，或将药末散于膏药上，再直接贴敷穴位、患处（阿是穴），用来治疗疾病的一种无创痛穴位疗法。对于男性乳腺发育症来说，药物贴敷是一种独特的治疗手法。

（2）穴位埋线法

处方：以三阴交、肾俞、肝俞穴为主，配以天宗、肩井、期门穴。

操作方法：首先将常规皮肤消毒，将 00 号医用羊肠线剪成 1cm 等长线段，用 7 号注射针针头做套餐，0.40mm×50mm 毫针剪去针尖做针芯。弯头血管钳夹持羊肠线段插入套管后，针芯从套管尾部插入，将套管针头插入穴位，针芯向前插入得气后退出。按压片刻后用创可贴覆盖即可。

适应证：穴位埋线是一种长效、低创痛的针灸疗法，它特别适用于各种慢性、顽固性疾病以及时间紧和害怕针灸痛苦的人。

注意事项：嘱患者 2 天内埋线区不得触水，以防感染。2 天后每日睡前自行按压穴位 10～20 分钟。穴位埋线每 2 周 1 次，6 次为 1 个疗程。同时可以佐以中药汤剂或西药口服配合治疗。

（3）针刺治疗：可以在肿块四周上下左右各 1 寸处，向肿块方向刺入约 1 寸，但不刺入肿块内。常规刺足三里、三阴交穴，平补平泻，留针 30 分钟，日 1 次，8 次为 1 个疗程，3 天后行第 2 个疗程。烦躁易怒者加刺太冲穴。乳房为足阳明胃经所及，所以取肿块四周阿是穴，采用围刺法，可疏通局部经络气血，软坚散结，刺足三里穴谓之上病下取，以畅阳明经气，针三阴交穴可调补肝肾，诸穴合用，可达标本同治之效。

3. 饮食、运动疗法　对于肥胖者，饮食、运动是男性乳腺发育症治疗的方法之一。饮食方面，应根据患者具体情况进行合理的安排和调整。对于体重超标的患者来说，应避免肥甘厚味，尽量以清淡饮食为主，增加饮食中的纤维素含量，注意营养搭配。运动应根据患者自身情况决定，避免太过剧烈，争取达到标准体重。

4. 手术治疗　手术治疗是男性乳腺发育症的疗法之一，目前手术方法可分为三种：常规开放手术切除法，抽吸法（吸脂法），抽吸加开放手术切除法。当患者需要进行手术治疗时，需要满足至少以下几种：患者为假性男性乳房发育症，乳房发育已经严重影响美观或造成心理影响；患者为非继发性男性乳房发育症，年龄在 17～20 岁之间（乳房发育持续 2 年以上者）、20 岁以上或者老年病人（持续 1 年以上者）；患者为继发性或药物性男性乳房发育症，原发病治愈或停药后 1～2 年后乳房发育仍未消退者；患者怀疑乳房恶变者。这里值得注意的是：年龄小于 20 岁的男性乳腺发育症患者，必须慎重选择是否需要进行手术治疗。因为患者尚在发育，仍然有乳房自行消退的可能，若手术过早，则可能剥夺乳房自行消退的时机，且由于体内激素的不稳定，造成乳房的再次发育并有乳头坏死、感觉缺失等并发症的风险。建议患者随诊观察 1～2 年再决定是否手术。

按照乳房的大小以及有无多余皮肤分类（Simon 法）：Ⅰ类，轻度乳房增大，没有多余皮肤；ⅡA 类，中等程度的乳房增大，没有多余皮肤；ⅡB 类，中等程度的乳房增大，伴有多余皮肤；Ⅲ类，显著的乳房增大伴明显的多余皮肤，类似于下垂的女性乳房。

按照乳腺组织中乳腺实质与脂肪组织的比例分类（Rohrich 法）：Ⅰ类，轻度肥大没有下垂（＜250g），A、B 纤维为主；Ⅱ类，中度肥大没有下垂（250～500g），A、B 纤维为主；Ⅲ类，重度肥大伴轻度下垂（＞500g），腺体或纤维；Ⅳ类，重度肥大伴重度下垂（Ⅱ类或Ⅲ类），腺体或纤维。

（1）开放手术切除法

适用于：Simon ⅡB 类和Ⅲ类，Rohrich 法Ⅲ类和Ⅳ类的病人。理论上，所有需要外科手术治疗的男性乳腺发育症患者均可采用此法，但考虑到美观等因素，仅建议 Simon ⅡB 类和Ⅲ类，Rohrich Ⅲ类和Ⅳ类的病人选择此类手术。

优点：开放手术切除法一般采用较少的手术切口，且切口多选择在腋窝、乳晕内、晕周等术后比较隐蔽或瘢痕较小的部位，具有术后乳头坏死及乳头感觉障碍、血肿、血清肿等并发症发生率低以及术后瘢痕小等优点。乳房皮肤的弹性较好的轻度和中度增大的男子乳腺发育症患者，术中无需进行皮肤切除，可以避免在乳晕以外遗留明显手术瘢痕。对于乳房明显肥大合并过多皮肤的重度患者则需要切除皮肤。可以选择乳晕半环形切口、晕周（晕内）环形切口、乳房双环形切口等手术切口，但前两种较为常见。

（2）抽吸法（吸脂法）

适用于：Rohrich ⅠB 类、ⅡB 类、假性 GYN 或以脂肪增生为主的男性乳腺发育症患者。

优点：抽吸法（吸脂法）采用负压吸引的方法，去除乳房皮下脂肪和乳腺实质，具有简便、快速、容易控制胸部外形、并发症少、术后瘢痕和畸形的发生率低及病人术后恢复快等特点。有利于弥漫性增大的乳房的重新塑性，仅遗留较小的手术瘢痕。

（3）抽吸加开放手术切除法

适用于：Simon ⅡB 类和Ⅲ类，Rohrich Ⅲ类和Ⅳ类男性乳腺发育症患者。

优点：抽吸加开放手术切除法出血量少，安全性大，操作简单，易于掌握，可以显著地降低常规手术的并发症的发生率，可以获得更好的美观效果[4-5]。

5. 常规口服药　当患者无法耐受手术时、肿块小于 5cm 或限于乳晕下硬结可以考虑服用口服药治疗本病。口服药治疗不仅可以减轻患者症状，而且还可促进发育乳房的消退。这里主要介绍较为常用的几种药物。

（1）雄激素制剂：对于有睾丸功能减退症的患者来说，睾酮有着良好的疗效。然而补充睾酮的同时，睾酮可能在芳香化酶作用下转化为雌激素，从而进一步加重男性乳腺增生。

（2）他莫昔芬（tamoxifen）：雌激素拮抗剂，能使增生乳腺减小。可能出现胃肠道反应，如食欲减退、恶心、呕吐、腹泻；神经精神症状，如头痛、眩晕、抑郁等；视力障碍；骨髓抑制；其他如皮疹、脱发、体重增加、肝功能异常等不良反应。

（3）克罗米芬（clomiphene）：克罗米芬一般指枸橼酸氯米芬胶囊，抗雌激素药物，作用明显，可减轻中年人的乳房发育，但本身可导致乳房发育，副反应较大；较常见的不良反应有肿胀、胃痛、下腹部痛；较少见的有：视力模糊、复视、眼前感到闪光、眼镜对光敏感、视力减退、皮肤和巩膜黄染。下列反应持续存在时应予以注意：潮热、乳房不适、便秘或腹泻、头昏或晕眩、头痛、食欲和体重增加、毛发脱落、精神抑郁、精神紧张、好动、失眠、疲倦、恶心呕吐、皮疹、过敏性皮炎、风疹块、尿频等，也可有体重减轻。国外有极个别发生乳腺癌、睾丸癌的报告。当本病患者出现肝功能损害、精神抑郁、血栓性静脉炎等时禁用。

（4）丹那唑（danazol）：又名安宫唑、达那唑，为抗绒毛膜促性腺激素药，可减轻疼痛和乳房发育的程度，但副作用有水肿、恶心、脂溢性皮炎、体重增加等。对不明原因的男性乳房发育，在手术前可考虑先用本品治疗。

（5）双氢睾酮庚烷盐：可直接作用于靶细胞，不受芳香化酶的作用，疗效较好。

6. 放射治疗　近年来有报告显示放射治疗可以作为男性乳腺发育症的治疗选项之一。斯堪的纳维亚随机临床试验显示，预防性反射治疗可以显著减少抗雄激素引起的 GYN 及乳房疼痛的发生率。

五、护理调摄

1. 预防　现在男性乳房发育症的发病原因及机理目前尚未完全明了，但根据临床资料分析，常与患者本人的遗传因素和环境因素有关，其他因素如饮食结构的改变，药物的服用也会影响其患病的概率。因此，首先要从自身做起，杜绝一切不良的生活习惯。包括饮食要避免过量食用肥甘厚味，尽量选择低糖、低盐、低脂、高维生素、高纤维、多元素的食物；对于烟酒也要杜绝；运动量要适量，避免剧烈运动；保持心情的愉悦，不要大起大落；对于肥胖者，发现乳房可疑症状及早进一步检查，以便及早做出根治性选择或制订随访计划，避免误诊、漏诊，使男性乳房发育症能早期发现、早期诊断和早期治疗。

2. 调护　对于男性乳房发育症患者来说，心理帮助是十分有效果的。男性乳房发育症虽然是一种良性乳腺疾病，但是它影响了患者的美观，给患者造成了一定的心理阴影。患有乳房发育症的男性因为外形而有较强的自卑感，十分渴望通过手术来解除躯体的异常和精神的压抑，他们对手术效果抱有极大的希望，但多数患者又担心手术切口影响美观，从而产生了一定的心理负担，因此患者容易出现悲观、焦虑、抑郁、失望、烦躁等不良的负面情绪，此时家属和医护人员在面对男性患者的时候应该多与他们交流沟通，解答他们对于男性乳房发育症的疑惑，帮助他们正确地认识乳房发育，叮嘱他们日常生活需要注意的细节。患者能经常保持开心、快乐的情绪，生活、工作就能精神振作，经常做有益于健康的运动、工作，这也是会提升患者治疗依从性，并有助于临床疗效的提升。

六、预后转归

预后及转归与临床分期、病理类型及治疗有关，但总体而言，预后尚可。生理性男性乳腺发育症，一般可自行缓解。药源性男性乳腺发育症建议先停用造成乳房发育药物，再进行治疗。其他类型可以考虑手术、药物、中医治疗。

七、疗效评价

（一）体重控制目标

控制体重对于男性乳腺发育症患者是一个良好的指标。把体重控制在健康体重范围内，有利于患者控制病情。建议的健康体重范围为体重指数（BMI）<24kg/m²，其中体重指数（BMI）的计算方法是：体重指数=体重（公斤）/身高（米）的平方。

（二）临床治疗标准

临床治愈：结节状完全消散，无胀痛症状，彩超复查无异常。

显效：结节状基本消散，无疼痛症状，彩超复查，局部还略显纤维化增生状。

有效：结节状明显缩小，但没完全消散，疼痛现象间断时作。

无效：症状与治疗前无明显改善，彩超复查仍同前或者增大。

八、本共识制定专家组成员及起草单位

共识专家组组长：庞国明　陈　杰　孙自学

共识专家组副组长（按姓氏笔画排序）：

李　肖　宋震宇　张　科　赵　伟　崔　云　韩建涛

共识专家组成员（按姓氏笔画排序）：

甘洪桥　李征锋　李晨希　刘　博　刘树林　沈　琳

严东标　吴洪涛　邱晓堂　张冠杰　张　挺　陈　曦

周　开　胡海兵　赵　磊　郭乃刚　黄艳丽　虞成华

执笔人：陈　杰　赵　伟　张　科　沈　琳　陈　曦

秘　书：沈　琳　贾林梦

组长单位：江苏省扬州市中医院、河南省中医药大学第一附属医院、河南省中医院

副组长单位（按首字笔画排序）：

甘肃省兰州市西固区中医院、江西中医药大学附属医院、河南省开封市中医院、

浙江中医药大学附属宁波中医院

起草单位（按首字笔画排序）：

广州中医药大学第一附属医院、四川省第二中医院、江苏省盐城市中医院、许

昌红月糖尿病医院、陕西省中医医院、浙江省义乌市中医院、浙江省宁波市市中医院、海南省中医院

九、参 考 文 献

[1] 贺飞龙，施开德，治疗男性乳房发育症两种不同术式比较[J]. 北华大学学报（自然科学版），2013，14（1）：54-57.

[2] 袁晴. 侯俊明教授治疗男性乳房发育症经验浅析[J]. 现代养生，2017（14）：188-189.

[3] 莫小勤，梁少华，李廷冠治疗男性乳房发育症经验[J]. 河南中医，2013，33（7）：1045-1047.

[4] 钱会利，蔡景龙，王忠媛. 男性乳房发育的分类和外科治疗[J]. 实用美容整形外科杂志，2003（3）：149-151.

[5] 谢玉蓉，龙力，席珊珊，等. 男性乳腺发育症和男性乳腺癌的 X 线和超声影像分析[J]. 肿瘤影像学，2018，27（3）：193-197.

第二十七章

多囊卵巢综合征中医临床诊疗专家共识

一、概　　述

多囊卵巢综合征（PCOS）是一种最常见的妇科内分泌疾病之一。在临床上以雄激素过高的临床或生化表现、持续无排卵、卵巢多囊样改变为特征，常伴有胰岛素抵抗和肥胖。育龄妇女中多囊卵巢综合征的患病率为 5%～10%，是生育期妇女月经紊乱的最常见原因。中医学尚无多囊卵巢综合征这一病名，根据其临床表现，可将本病归为"月经后期""闭经""经期延长""月经过少""崩漏""不孕症"等疾病范畴。

二、病　因　病　机

（一）病因

1. 从脏腑论治

（1）肾虚：《黄帝内经》云："女子七岁，肾气盛，齿更发长……七七，任脉虚，太冲脉衰少，天癸竭，地道不通，故形坏而无子也。"肾藏精，主生长生殖，若肾精不足，元阴亏虚，气血生化乏源，不能下注胞宫，使月事延期而至甚或闭经；肾阳亏虚，温煦气化功能失司，或肾气亏虚，蒸化失常，水湿停聚则痰湿内生，可致胞络阻滞，致月经后期、闭经甚则不孕等。《类经附翼》亦云："脾胃赖之，济仓廪之富；……故肾为先天之本，为五脏六腑之大主"，若肾阳亏虚，火不暖土，聚液亦为痰，痰湿阻塞胞脉，滞而不行可致月经不调、不孕等。

（2）脾虚：《丹溪心法》云："肥盛妇人，禀受甚厚，恣于酒食，经水不调，不能成孕，以躯脂满溢，湿痰闭塞子宫故也。"脾为后天之本，主运化，若脾气亏虚，运化失司，水精不能四布，内聚为痰为饮。《景岳全书》云："阴阳总宗筋之会……可见冲脉之血，又为阳明水谷之所化，而阳明胃气又为冲脉之本也。故月经之本所重在冲脉，所重在胃气。"若脾胃不足，气血生化乏源，可致冲脉血海失充，可出现月经后期、月经过少等。

（3）肝郁：肝藏血，主疏泄，女子以肝为先天。肝血不足，冲任血海不得按时溢满，或精血同源，肝血失藏，肾精充养不足，可致月经后期、闭经等；肝调节一身之气的运行，若气血运行不利，内停为瘀，可见闭经、月经后期等；肝主疏泄，使男子正常排精，女子正常排卵行经，故肝脏疏泄失常可致不孕。肝属木，脾属土，若肝失疏泄，克伐脾土，脾失健运，水湿内停，聚而成痰，而痰湿瘀滞冲任、胞宫、脂膜、肌肤，可导致月经后期、闭经、不孕及肥胖等。

综上可知，PCOS 的脏腑辨证主责肾、脾、肝，痰湿是其病理产物。蔡小荪[1]教授认为 PCOS 属中医的痰湿闭经，肾阳虚是痰湿闭经的根本因素。柴松岩认为 PCOS 以痰湿结聚型多见，以脾肾不足为本，湿浊结聚或血瘀实为脾肾不足的病理产物。两者均强调脾肾为本，痰湿为标，由此可见补肾健脾化痰在多囊卵巢综合征治疗中的重要性。

2. 从痰湿论治　中医对痰湿体质的认识，始于《内经》。古代医家并未明确提出"痰湿体质"，多称为肥人、富贵之人、膏粱之人等，或称"肥白人多痰湿"。《女科切要·调经门》"肥白妇人，经闭而不通者，必是痰湿与脂膜壅塞之故"，提出痰湿为导致月经不调的重要因素。痰湿体质是指由于津液运化失司，脾不散精，精微物质运行输布障碍与转化失调，痰湿凝聚、互蕴，迁延日久而逐渐形成的以黏滞重浊为主的偏颇体质状态。《丹溪心法》云："若是肥盛妇人，禀受甚厚，恣于酒食，经水不调，不能成胎，谓之躯脂满溢，闭塞子宫，宜行湿燥痰。"都指出了先天体质以及后天饮食等共同作用，从而导致了痰湿体质。《石室秘录》载："肥人多痰，乃气虚也，虚则气不运行，故痰生之。"《张聿青医案》指出："形体丰者多湿多痰。"痰湿壅阻，滞而不通。《医宗金鉴·妇科心法要诀》曰："女子不孕之故，由其伤冲任也，……或因体盛痰多，脂膜壅塞胞中而不孕。"由此可见，传统医学对痰湿致 PCOS 理论很早就有了一定的认识，并为后人对痰湿致病中医病机的研究提供了理论基础。故痰湿内盛成为历代医家公认的 PCOS 的主要病机之一。

3. 任督二脉损伤致病　李中梓《医宗必读》中提出"先天之本在肾"，强调肾藏精生髓，上通于脑，下泌天癸，冲任之本，系胞之处，月经之本，主生长发育，主生殖，为水火之脏，是为生命之源，先天之本。《难经·二十难》中指出，督、任、冲三脉同源，皆源于"胞中"先天精气。"任脉起于中极之下，以上毛际，上关元，至咽喉，别络唇口"[2]，统司男女"天癸"，主宰人体阴阳之气化，任脉脉气耗损，致女子"地道不通，故形坏而无子"。而"督脉起于下极之俞，并于脊里，上至风府入属脑"[3]，由此可见任督二脉是一个联系人体肾-天癸-冲任-胞宫轴的桥梁。有学者提出经络中枢理论，认为人体任脉系统是由内胚叶的肠管系组成，督脉系统是由神经系统及皮肤的外胚叶组成。丘脑下部-脑下垂体系统支配的自主神经系统乃人体五脏六腑之所属，认为是任、督二脉的上极，亦属于经络中枢系统范畴[4]。当任、督二脉失常可引起人体阴阳平衡失调，气机逆乱，痰瘀内生，导致肾-天癸-冲任-胞宫轴功能失常，是 PCOS 发病主要原因[5]，同时任、督二脉与 PCOS 两者相互影响，互为因果，最后形神俱病。因此，任督二脉的生理功能与 PCOS 病因病机有着密切的关联。

（二）病机

1. 从脏腑辨证

（1）补肾：现代医家治疗肾虚型 PCOS，多以补肾活血、补肾化痰、补肾疏肝为法。如李一北等[6-8]认为补肾活血法能够明显地改善多囊卵巢综合征患者 FSH、T、LH 的分泌，降低雄激素分泌，并减少双侧卵巢卵泡个数。《景岳全书》中的右归丸补肾调经，方以附子、肉桂、鹿角胶为君药，温补肾阳，填精益髓；臣以熟地、枸杞子、山茱萸、山药滋阴益肾，养肝补脾；佐以菟丝子补阳益阴；杜仲补益肝肾；当归养血和血，助鹿角胶以补阳益精血。除此之外，有研究表明知柏地黄丸[9]、金匮肾气丸[10]、消导调经汤[11]治疗肾虚证 PCOS 患者，同样可调节患者性激素水平，调节月经周期。岑怡等[12]研究认为补肾化痰法可有效改善 PCOS 患者氧化应激水平，使 SOD 水平明显上升，MDA 水平明显下降，改善胰岛素抵抗。若补肾药和化痰药相须为用，还可以降低 PCOS 患者的雄激素水平，同时能调节卵巢酶系统，使增厚的卵巢包膜变薄，增大的卵巢恢复正常[13]。现代药理研究证实，补肾化痰法还可提高子宫内膜对胎儿的容受性[14]。定经汤具有补肾填精，疏肝健脾功效，李玉嫦[15]认为其联合达英-35 治疗 PCOS 患者的子宫内膜厚度、月经恢复率、月经恢复时间、自主排卵率和复发率结果明显优于对照组。

（2）健脾：《医宗必读》云"脾为生痰之源"。故肾为生痰之本，脾为生痰之源。肾主水，脾主运化，若肾虚气化失司，脾失健运，水液代谢失常，则聚湿成痰，阻滞冲任胞宫，则不能摄精成孕；痰湿内困，清阳不升，浊阴不降则头晕胸闷；痰湿溢于肌肤则肥胖；流滞于经隧，则四肢倦怠，疲乏无力。寇丽辉[16]认为中药复方（黄芪、白术、茯苓、丹参、陈皮等）同样可改善脾虚型 PCOS 患者胰岛素抵抗，两方中均以黄芪为君，健脾益气，而黄芪中的重要成分黄芪多糖能够降低血糖、增加机体对胰岛素的敏感性、抑制胰岛 B 细胞凋亡，对改善胰岛素抵抗和治疗糖尿病有良好的效果[17]。

（3）疏肝：女子以肝为先天，黄文芳[18]运用疏肝法对肝郁型多囊卵巢综合征治疗后临床总有效率以及排卵率、周期排卵率、妊娠率均有显著提高，且效果优于西药对照组，说明运用中医辨证治疗 PCOS 患者尤其要重视肝郁症。罗鹏[19]以养阴舒肝胶囊（柴胡、郁金、白芍等）治疗 PCOS 伴不孕患者发现养阴舒肝胶囊可增加卵巢血流搏动指数（PI），降低阻力指数（RI），比单纯西药治疗更具优势。李青丽[20]研究发现百灵调肝汤加减可显著改善多囊卵巢综合征患者卵巢体积、子宫内膜厚度。江伟华[21]研究发现丹栀逍遥丸联合西药治疗可降低 LH，提高妊娠率，改善胰岛素抵抗，且作用优于单纯使用二甲双胍。陆申奕[22]等以中药周期疗法联合安体舒通片治疗肝肾阴虚型 PCOS，发现在减少腰膝酸软及心烦盗汗等症状上作用明显。俞氏清肝方（当归、白芍、郁金、玫瑰花、丹参、生山楂、川牛膝等）是俞超芹教授治疗 PCOS 肝经湿热证的验方，全方共奏养血柔肝、清利湿热、补肾化痰祛瘀之效。俞瑾[23]研究发现俞氏清肝方可有效促进患者排卵、有利于妊娠，明显改善患者月经不调、痤疮、经前乳胀、心烦易怒、口干口苦临床症状，逆转紊乱的内分泌水平，其作用机理可能与降低患者雄激素水平、改善患者炎症微环境状态相关。

2. 从痰论治　古人认为痰湿与 PCOS 密切相关，而且现代中医研究也认为痰湿证为 PCOS 的主要证型[24]，且在对 PCOS 中医证候要素的分布特征研究中发现，痰湿证出现的频率最高。众多中医妇科学者的研究成果也支持了上述理论的成立,如侯丽辉教授通过对大量文献古籍的整理并结合现代医学提出了"痰瘀胞宫"的理论，同时在长期临床中发现脾虚痰湿型 PCOS 的患者占多数。痰湿证：治法以燥湿除痰，理气行滞为主，方用苍附导痰丸，《叶天士女科》中方为：苍术、香附、枳壳各 2 两，陈皮、茯苓各 1 两 5 钱，胆星 1 两，甘草 1 两。陈军运用补肾化痰汤治疗肾虚痰凝型 PCOS 有效率为 96.6%。方为：仙茅 12g、淫羊藿 10g、鹿角霜 15g、石英 20g、熟地黄 15g、白芍 15g、茯苓 20g、桑白皮 15g、象贝 15g、绿梅 6g、陈皮 10g、皂角刺 15g。主治月经稀发，量少，形体肥胖，带下量多，舌胖大，苔白腻，脉沉细。

3. 从任、督二脉论治 任、督二脉为肾所司，均起于胞中；任脉行于身前，为诸阴经之海，阴津精血皆灌注于任脉，而上通于脑；督脉行于身后，为诸阳经之会，主气亦主阳，循脊髓入脑。《素问·骨空论》中提出，任、督二脉同生殖、发育的关系紧密，《奇经八脉考》"其脉起于肾下胞中，至于少腹，乃下行于腰，横骨围之中央"；文中提到的"胞中"位于人体少腹部内，其位置大约于两肾之下到少腹横骨中央，乃男女藏精气之所，相当于现代医学中生殖系统及其内分泌腺；王冰有云"胞中者，谓男女丹田之通称也，在女子为女子胞，在男子即精宫"；冲、任、督在妇女生理、病理上相配相资，构成中医妇科理论的核心部分。冲、任、督、带对女子月经、生殖、泌乳等生理功能的调节作用，现代医学认为与神经-内分泌系统相关。从任、督二脉循行路线直接或间接与 PCOS 的病位（肾、脾、肝）关联。由此可见，调任通督针法对于 PCOS 的治疗是从任、督二脉入手。选穴多选取任、督脉及肝脾肾三条阴经经脉上的穴位，取任脉的关元、中极穴，肝、脾、肾三经交会穴之三阴交穴，取督脉的中脘、关元、中极穴，此外还有经外奇穴卵巢、子宫穴以调补胞宫。这样配穴可达到治肝肾、调冲任的目的，维系机体阴阳平衡，调节月经的正常来潮。

三、临 床 诊 断

（一）中医诊断

中医学根据其临床表现常诊断为：月经后期、闭经、经期延长、月经过少、崩漏等，参照全国高等教育"十五"国家级规划教材《中医妇科学》。月经周期延后 7 天以上，甚至 3~5 个月一行者名称为"月经后期"；月经周期正常，月经量明显减少，或行经时间不足 2 天，甚或点滴即净者，称为"月经过少"；月经周期基本正常，行经时间超过 7 天，甚或淋漓半月方净者，称为"经期延长"；崩漏是指经血非时暴下不止或淋漓不尽，前者谓之崩中，后者谓之漏下。崩与漏出血情况虽不同，然二者常交替出现，且其病因病机基本一致，故概称"崩漏"。

（二）西医诊断

参照 2011 年中华人民共和国卫生行业标准颁布的 PCOS 诊断标准：月经稀发或闭经或不规则子宫出血是诊断必需条件，另外再符合下列 2 项中 1 项，即可诊断为疑似 PCOS：①高雄激素的临床表现或高雄激素血症；②超声表现为一侧或双侧卵巢内直径 2~9 毫米的卵泡数≥12 个，或卵巢体积≥10cm³；具备上述疑似 PCOS 诊断条件后还必须排除其他可能引起高雄激素的疾病和引起排卵异常的疾病才能确定诊断。

1. 临床表现

（1）月经紊乱：PCOS 导致患者无排卵或稀发排卵，约 70% 伴有月经紊乱，主要的临床表现形式为闭经、月经稀发和功血，占月经异常妇女 70%~80%，占继发性闭经的 30%，占无排卵型功血的 85%。由于 PCOS 患者排卵功能障碍，缺乏周期性孕激素分泌，子宫内膜长期处于单纯高雌激素刺激下，内膜持续增生易发生子宫内膜单纯性增生、异常性增生，甚至子宫内膜非典型增生和子宫内膜癌。

（2）高雄激素相关临床表现

1）多毛：毛发的多少和分布因性别和种族的不同而有差异，多毛是雄激素增高的重要表现之一，临床上评定多毛的方法很多，其中世界卫生组织推荐的评定方法是 Ferriman-Gallway 毛发评分标准。我国 PCOS 患者多毛现象多不严重，大规模社区人群流调结果显示 mFG 评分＞5 分可以诊断多毛，过多的毛发主要分布在上唇、下腹和大腿内侧。

2）高雄激素性痤疮：PCOS 患者多为成年女性，伴有皮肤粗糙、毛孔粗大，与青春期痤疮不同，具有症状重、持续时间长、顽固难愈、治疗反应差的特点。

3）女性型脱发（FPA）：PCOS 患者 20 岁左右即开始脱发。主要发生在头顶部，向前可延伸到前头部（但不侵犯发际），向后可延伸到后头部（但不侵犯后枕部），只是头顶部毛发弥散性稀少、脱落，它既不侵犯发际线，也不会发生光头。

4）皮脂溢出：PCOS 产生过量的雄激素，发生高雄激素血症，使皮脂分泌增加，导致患者头面部油脂过多，毛孔增大，鼻唇沟两侧皮肤稍发红、油腻，头皮鳞屑多、头皮痒，胸、背部油脂分泌也增多。

5）男性化表现：主要表现为有男性型阴毛分布，一般不出现明显男性化表现，如阴蒂肥大、乳腺萎缩、声音低沉及其他外生殖器发育异常。PCOS 患者如有典型男性化表现应注意鉴别先天性肾上腺皮质增生、肾上腺肿瘤及分泌雄激素的肿瘤等。

（3）卵巢多囊样改变（PCO）：关于 PCO 的超声诊断标准虽然进行了大量的研究，但仍众说纷纭，加上人种的差异，其诊断标准的统一更加困难。2003 年鹿特丹的 PCO 超声诊断标准是单侧或双侧卵巢内卵泡≥12 个，直径在 2～9 毫米，和（或）卵巢体积（长×宽×厚/2）＞10 毫升。同时可表现为髓质回声增强。

（4）其他

1）肥胖：肥胖占 PCOS 患者的 30%～60%，其发生率因种族和饮食习惯不同而不同。在美国，50% 的 PCOS 妇女存在超重或肥胖，而其他国家的报道中肥胖型 PCOS 相对要少得多。PCOS 的肥胖表现为向心性肥胖（也称腹型肥胖），甚至非肥胖的 PCOS 患者也表现为血管周围或网膜脂肪分布比例增加。

2）不孕：由于排卵功能障碍使 PCOS 患者受孕率降低，且流产率增高，但 PCOS 患者的流产率是否增加或流产是否为超重的结果目前还不清楚。

3）阻塞性睡眠窒息：这种问题在 PCOS 患者中常见，且不能单纯用肥胖解释，胰岛素抵抗较年龄、BMI 或循环睾酮水平对睡眠中呼吸困难的预测作用更大。

4）抑郁：COS 患者抑郁发病率增加，且与高体质指数和胰岛素抵抗有关，患者生活质量和性满意度明显下降。

2. 辅助检查

（1）基础体温测定表现为单相型基础体温曲线。

（2）超声检查见卵巢增大，包膜回声增强，轮廓较光滑，间质回声增强；一侧或两侧卵巢各有 12 个及以上直径为 2～9 毫米无回声区，围绕卵巢边缘，呈车轮状排列，称为"项链征"。连续监测未见主导卵泡发育及排卵迹象。

（3）腹腔镜检查见卵巢增大，包膜增厚，表面光滑，呈灰白色，有新生血管。包膜下显露多个卵泡，无排卵征象，如无排卵孔、无血体、无黄体。镜下取卵巢活组织检查可确诊。

（4）诊断性刮宫应选在月经前数日或月经来潮 6 小时内进行，刮出的子宫内膜呈不同程度增生改变，无分泌期变化。对闭经或月经不规律者，可以了解子宫内膜增生情况。目前临床较少使用。

（5）内分泌测定：①血清雄激素：睾酮水平正常或轻度升高，通常不超过正常范围上限的 2 倍，可伴有雄烯二酮升高，脱氢表雄酮、硫酸脱氢表雄酮正常或轻度升高。②血清 FSH、LH：血清 FSH 正常或偏低，LH 升高，但无排卵前 LH 峰值出现。LH/FSH 比值 ≥（2～3）。LH/FSH 比值升高多出现于非肥胖型患者，肥胖患者因瘦素等因素对中枢 LH 的抑制作用，LH/FSH 比值也可在正常范围。③血清雌激素：雌酮（E1）升高，雌二醇（E2）正常或轻度升高，并恒定于早卵泡期水平，E1/E2＞1，高于正常周期。④尿 17-酮类固醇：正常或轻度升高。正常时提示雄激素来源于卵巢，升高时提示肾上腺功能亢进。⑤血清催乳素（PRL）：20%～30% 的患者可伴有血清 PRL 轻度增高。⑥抗米勒管激素（AMH）：血清 AMH 水平较正常明显增高，多为正常人的 3～4 倍。⑦其他：腹部肥胖型患者，应检测空腹血糖及口服葡萄糖耐量试验（OGTT），还应检测空腹胰岛素及葡萄糖负荷后血清胰岛素。肥胖型患者可有甘油三酯增高。

四、临 床 治 疗

（一）提高临床疗效要点提示

精究临床悟病机、切中原委立法则：实践出智慧，这也是中医临床的要则，只有精究临床诊治，品过程、细节、疗效、经验、教训，才能逐步发现、悟透、把握其致病的关键，取效的原理。临床上也只有真正明晰"病证"的关键病因、病机，方能有的放矢、精准施治、合理用药。多囊卵巢综合征是妇科的常见病和疑难病，属于内分泌紊乱综合征。由于排卵障碍导致月经紊乱、闭经和不孕，临床表现多属于虚实夹杂、本虚标实之证。病因病机是以脏腑功能失常为本，痰浊、寒凝、瘀血阻滞为标。治疗上以滋肾补肾为主，当根据肾虚证、脾虚痰湿证、气滞血瘀证、肝郁化火证、寒凝胞宫证而分别采取补肾调经、健脾化痰除湿、行气活血、疏肝泻火等法。

持续强化中医思维、因人因时因地制宜：中医学认为"天人相应"，大自然千变万化、寒暑交替，时刻都影响着人体的生理与病理，而人体本身又有禀赋、体质、年龄的不同，以及生活习惯和环境等差异，有无生育要求的不同目的，因而在治疗多囊卵巢综合征之时，就必须注意到自然因素和人的因素，即所谓因时、因地、因人制宜。

内外并举、中西结合：外治之理即内治之理，外治之药即内治之药。由此可见，坚持以中医基础理论为指导，严格遵循辨证论治的原则，是提高中药外治临床疗效关键之所在。外治之宗吴师机强调，中药外治必须"先辨证、次论治、次用药"。针药结合治疗在改善症状、调整月经周期和控制体重方面具有较好的疗效。对于迫切要求生育而中医药促进排卵未有明显的疗效者，应配合西医促排卵治疗，必要时行腹腔镜探查术。

缓图其效、务求久功：我们临床中首先与患者进行沟通，经患者同意后选用中医综合治疗，通过调整内脏功能，以达到远期疗效，告知其不能急功近利。以"整体观念"为指导原则，结合患者的症、舌、脉、纳眠及二便等情况，综合考虑分析，审证求因，辨病与辨证相结合，标本兼治。主要优势有因人施治，个体化治疗，改善症状快，方法多样，剂型多样，采用中成药、中药汤剂及药茶等，有利于提高患者依从性。

（二）治疗方法

1. 内治法

1.1　辨证论治，专证专方

肾阴虚证

主证：月经紊乱无期，出血淋沥不净或量多，色鲜红，质稠；头晕耳鸣，腰膝酸软，或心烦；舌质偏红，苔少，脉细数。

治则：滋肾填精。

方药：左归丸加减。熟地黄 15g～20g、山药 20g～30g、枸杞子 15g、山茱萸 10g、川牛膝 10g～15g、鹿角胶 10g、龟板胶 10g、菟丝子 10g～15g。

煎服方法：每日 1 剂，水煎分 3 次温服；或根据病情需要，每日 2 剂，分 4 次温服。药渣再煎，熏洗双足，内外同治，增强疗效。

方义分析：方中重用熟地黄滋肾益精；枸杞子补肾益精、养肝明目；鹿龟二胶，为血肉有情之品，峻补精髓，其中龟板胶偏于补阴，鹿角胶偏于补阳，在补阴之中配伍补阳药，意在"阳中求阴"；菟丝子性平补肾。以上为补肾药组。佐山茱萸养肝滋肾、涩精敛汗，山药补脾益阴、滋肾固精，牛膝益肝肾、强腰膝、健筋骨、活血，既补肾又兼补肝脾。

加减：如胁胀痛者，加柴胡、香附、白芍疏肝解郁柔肝；咽干，眩晕者，加玄参、牡蛎、夏枯草养阴平肝清热；心烦，寐差者，加五味子、柏子仁、夜交藤养心安神；阴虚生热热象明显者，参照崩漏虚热证治疗。

肾阳虚证

主证：月经初潮迟至，月经后期，量少，色淡，质稀，渐至闭经，或月经周期紊乱，经量多或淋沥不尽；婚久不孕，形态较胖，腰痛时作，头晕耳鸣，面额痤疮，毛发浓密，小便清长，大便时溏；舌淡，苔白，脉沉弱。

治则：温肾助阳，调经助孕。

方药：右归丸加减。熟地黄 15g～20g、制附子 6g～9g、肉桂 3g～6g、山药 10g～15g、山茱萸 9g～15g、菟丝子 10g～15g、鹿角胶 10g、枸杞子 10g～15g、当归 10g、炒杜仲 10g～15g。

煎服方法：每日 1 剂，水煎分 3 次温服；或根据病情需要，每日 2 剂，分 4 次温服。药渣再煎，熏洗双足，内外同治，增强疗效。

方义分析：方中以附子、淫羊藿、鹿角胶为君药，温补肾阳，填精补髓；臣以熟地黄、枸杞子、山茱萸、山药、补骨脂滋阴益肾，养肝补脾；佐以菟丝子补阳益阴，固精缩尿；杜仲补益肝肾，强筋壮骨；当归养血和血，助鹿角胶以补养精血。诸药配合，共奏温补肾阳，填精止遗之功。

加减：若患者肾阴亏虚致阴阳两虚，恐其辛热伤肾，去肉桂、附子，加阿胶；兼有月经不至或愆期，为痰湿阻滞脉络所致，可加半夏、陈皮、贝母、香附以理气化痰通络；兼见少腹刺痛不适，月经有血块而块出痛减者，为血滞，可酌加桃仁、红花以活血行滞。

脾虚痰湿证

主证：月经后期，量少色淡，或月经稀发甚或闭经，形体肥胖，头晕胸闷，喉间痰鸣，肢倦神疲，脘腹胀闷，带下量多，舌体胖大色淡，苔厚腻，脉沉滑。

治则：化痰除湿，通络调经。

方药：苍附导痰丸加减。苍术 15g～20g、香附 20g、枳壳 12g、半夏 9～12g、陈皮 10～12g、茯苓 15g、胆南星 6g、甘草 6g。

煎服方法：每日 1 剂，水煎分 3 次温服；或根据病情需要，每日 2 剂，分 4 次温服。药渣再煎，熏洗双足，内外同治，增强疗效。

方义分析：方中二陈汤化痰燥湿，和胃健脾；苍术燥湿健脾；香附、枳壳理气行滞，南星燥湿化痰；神曲、生姜健脾和胃，温中化痰。全方有燥湿健脾化痰调经之功。

加减：若月经不行，为顽痰闭塞者，可加浙贝母、海藻、石菖蒲软坚散结，化痰开窍；痰湿已化，血滞不行者，加川芎、当归活血通络；脾虚痰湿不化者，加白术、党参以健脾祛湿；胸膈满闷者，加郁金、薤白以行气解郁。

气滞血瘀证

主证：月经后期量少或数月不行，经行有血块，甚则经闭不行，精神抑郁，烦躁易怒，胸胁胀满，乳房胀痛，舌质暗红或有瘀点瘀斑，脉沉弦涩。

治则：行气活血，化瘀调经。

方药：膈下逐瘀汤加减。五灵脂 6～9g、当归 9～12g、川芎 6～10g、桃仁 9～12g、丹皮 6～12g、赤芍 6～12g、乌药 6～12g、延胡索 6g、甘草 9g、香附 6～9g、红花 9～10g、枳壳 9～10g。

煎服方法：每日 1 剂，水煎分 3 次温服；或根据病情需要，每日 2 剂，分 4 次温服。药渣再煎，熏洗双足，内外同治，增强疗效。

方义分析：本方证系因肝郁气结，瘀血阻滞所致。方用红花、桃仁、五灵脂、赤芍、牡丹皮、延胡索、川芎、当归活血通经，行瘀止痛；香附、乌药、枳壳调气疏肝。与血府逐瘀汤相比，本方活血祛瘀之品较多，因而逐瘀之力较强，止痛之功更好。至于本方中甘草用量较重，一则是取其调和诸药，使攻中有制；二则是协助主药以缓急止痛，更好发挥其活血止痛之能。

加减：若经血不行者，可加牛膝、卷柏、泽兰等行血通经之品；若寒凝血瘀，见小腹凉，四肢不温者，酌加肉桂、巴戟天、石楠叶以温阳通脉。

肝郁化火证

主证：月经稀发量少或数月不行，经行有块，甚则经闭不行，或月经紊乱，毛发浓密，面部痤疮，经前胸胁乳房胀痛，大便秘结，小便黄，带下量多，外阴时痒，舌红苔黄厚，脉弦数。

治则：清肝泻热，除湿化痰。

方药：丹栀逍遥散加减。丹皮 10g、炒栀子 10g、当归 12g、白芍 12g、柴胡 6～10g、茯苓 10g、炒白术 10g、炙甘草 3～6g、薄荷 6～9g、生姜 3～6g。

煎服方法：每日 1 剂，水煎分 3 次温服；或根据病情需要，每日 2 剂，分 4 次温服。药渣再煎，熏洗双足，内外同治，增强疗效。

方义分析：方中牡丹皮、栀子、柴胡疏肝解郁，清热凉血；当归、白芍养血柔肝；白术、茯苓、炙甘草健脾和中；薄荷助柴胡疏达肝气。惟煨姜辛热，非血热所宜，可去而不用。诸药合用，使肝气畅达，肝热得清，热清血宁，则经水如期。

加减：若湿热之邪阻滞下焦，大便秘结者，加大黄清热通便；若肝气不舒、溢乳者，加夏枯草、炒麦芽以清肝回乳；胸胁满痛者，加郁金、王不留行以活血理气；月经不行，加生山楂、牡丹皮、丹参以活血通经；若肝经湿热而见月经不行，带下多，阴痒者，可选用龙胆泻肝汤。

寒凝胞宫证

主证：月经稀发量少，或数月不行。畏寒，怕冷，手足厥逆，痛经，腰骶部坠胀，白带多，清稀无异味，纳少，腹胀，大便稀溏，小便清长。舌体淡胖，齿痕，苔白，脉沉细无力。

治则：温经散寒，养血通脉。

方药：当归四逆汤合暖肝煎加减。当归 15g、桂枝 15g、白芍 15g、细辛 5g、大枣 15g、制附子 10g、炙甘草 10g、小茴香 6g、肉桂 5g、乌药 10g、茯苓 20g、枸杞子 10g

煎服方法：每日 1 剂，水煎 3 次温服；或根据病情需要，每日 2 剂，分 4 次温服。药渣再煎，熏洗双足，内外同治，增强疗效。

方义解析：本方以桂枝汤去生姜，倍大枣，加当归、通草、细辛组成。方中当归甘温，养血和血，桂枝辛温，温经散寒，温通经脉，为君药。细辛温经散寒，助桂枝温通经脉，白芍养血和营，助当归补益营血，共为臣药。配伍小茴香、肉桂、制附子大补命门，命门火固，脾胃便能运化水谷，化生气血，让寒气无生成之地。

加减：若少腹冷痛明显，可加香附、高良姜、吴茱萸等以加强温经散寒理气止痛之功。

1.2　辨证论治，专证专药

定坤丹

组成：红参、鹿茸、西红花、三七、白芍、熟地黄、当归、白术、枸杞子、黄芩、香附、茺蔚子、川芎、鹿角霜、阿胶、延胡索、鸡血藤膏、红花、益母草、五灵脂、茯苓、柴胡、乌药、砂仁、杜仲、干姜、细辛、川牛膝、肉桂、炙甘草。

功效：滋补气血，调经舒郁。

适应证：适用于气血两虚、气滞血瘀所致的月经不调、经行腹痛。

用法：口服。一次 3.5～7g，1 日 2 次；或遵医嘱。

注意事项：忌生冷油腻及刺激性食物；伤风感冒时停服；有高血压、心脏病、肝病、糖尿病、肾病等慢性病严重者应在医师指导下服用；青春期少女及更年期妇女应在医师指导下服用；平素月经正常，突然出现月经过少，或经期错后，或阴道不规则出血者应去医院就诊；服药 1 个月症状无缓解，应去医院就诊；对本品过敏者禁用，过敏体质者慎用；本品性状发生改变时禁止使用；请将本品放在儿童不能接触的地方；如正在使用其他药品，使用本品前请咨询医师或药师。

右归胶囊

组成：熟地黄、附子（炮附片）、肉桂、山药、山茱萸（酒炙）、菟丝子、鹿角胶、枸杞子、当归、杜仲（盐炒）。

功效：温补肾阳，填精止遗。

适应证：本品用于肾阳不足，命门火衰，精神不振，怯寒畏冷，阳痿遗精，大便溏薄，尿频而清。

用法：口服。1次4粒，1日3次。

注意事项：尚不明确。

归肾丸

组成：熟地黄、山茱萸、山药（炒）、菟丝子、枸杞子、杜仲（盐炒）、当归、茯苓。

功效：滋阴养血，填精益髓。

适应证：本品用于肾水不足，腰酸脚软，血虚，头晕耳鸣。

用法：口服，1次9g，1日2～3次。

注意事项：忌辛辣食物；感冒病人不宜服用；服药两周或服药期间症状无改善，或症状加重，或出现新的严重症状，应立即停药并去医院就诊；按照用法用量服用，小儿及孕妇应在医师指导下服用；对本品过敏者禁用，过敏体质者慎用；本品性状发生改变时禁止使用；儿童必须在成人监护下使用；请将本品放在儿童不能接触的地方；如正在使用其他药品，使用本品前请咨询医师或药师。

丹栀逍遥丸

组成：牡丹皮、栀子（炒焦）、柴胡（酒制）、白芍（酒炒）、当归、白术（土炒）、茯苓、薄荷、炙甘草。

功效：疏肝解郁，清热调经。

适应证：本品用于肝郁化火，胸胁胀痛，烦闷急躁，颊赤口干，食欲不振或有潮热，以及妇女月经先期，经行不畅，乳房与少腹胀痛。

用法：口服，1次6～9g，1日2次。

注意事项：少吃生冷及油腻难消化的食品；服药期间要保持情绪乐观，切忌生气恼怒；服药一周后，症状未见缓解，或症状加重者，应及时到医院就诊；孕妇慎用；对本品过敏者禁用，过敏体质者慎用；本品性状发生改变时禁止使用；儿童必须在成人监护下使用；请将本品放在儿童不能接触的地方；如正在使用其他药品，使用本品前请咨询医师或药师。

龟龄集

组成：人参、鹿茸、海马、枸杞子、丁香、穿山甲、雀脑、牛膝、锁阳、熟地黄、补骨脂、菟丝子、杜仲、石燕、肉苁蓉、甘草、淫羊藿、天冬、大青盐、砂仁等。

功能：固肾补气，调补冲任。

适应证：主要用于肾气亏虚，冲任不固，月经不调，不孕不育。

用法：口服，早餐前2h，淡盐水冲服送服。

注意事项：忌生冷刺激性食物，孕妇禁用，伤风感冒者停用。

1.3 特色制剂

十味调经丸

组成：党参、山茱萸、当归、白芍、五味子、女贞子、续断等。

功能：滋补肝肾，养血调经。

适应证：主要用于肾虚血热型崩漏及月经失调。

用法：口服，1 次 6g，1 日 2～3 次。

注意事项：忌食辛辣、油腻食物。

来源：开封市中医院院内制剂

消囊丸

组成：淫羊藿 15g，全当归 15g，水蛭 9g，赤芍 20g，益母草 15g，川芎 12g，莪术 15g，白术 15g，红花 9g，怀牛膝 15g，炒桃仁 12g，丹皮 15g，泽泻 15g，茯苓 15g。

功能：补肾活血，调补冲任。

适应证：主要用于肾虚血瘀型月经失调。

用法：口服，1 次 6g，1 日 2～3 次。

注意事项：忌食辛辣、油腻食物。

来源：开封市中医院院内制剂

2. 外治法

2.1　药物外治法

耳穴贴压

处方：选穴子宫、卵巢、下丘脑、脑垂体、肾、内分泌等。

操作方法：用 75%乙醇棉球消毒耳郭后，将王不留行籽置于 0.5cm×0.5cm 胶布上，对准穴位贴压，使患者感到发热感、酸痛、麻胀等。每天按压所贴耳穴 3～5 次，每次每穴按压 50 下。所有穴位贴，3 天换 1 次，连续治疗 1 个月。

适应证：雄激素增加合并胰岛素抵抗型多囊卵巢综合征。

疗效观察：电针配合耳穴贴压治疗多囊卵巢综合征能有效改善症状与提高疗效，其作用的发挥与降低血清 FSH 与 LH 的表达及其减弱胰岛素抵抗有关。研究显示，PCOS 患者无论肥胖与否都具有不同程度的 IR 及高胰岛素血症。在 IR 环境下，PCOS 的长期发展可使患者妊娠糖尿病、糖耐量受损及 2 型糖尿病发生的危险性提高。而耳穴贴压可能通过下丘脑垂体系统，影响体液中激素等的动态平衡，激发体内非特异性防御反应，广泛动员机体各种免疫因素，因而对疾病的治疗具有明显的调节作用。本文两组治疗后的 Homa IR 与 FIN 值均明显下降，同时治疗后观察组的 Homa IR 与 FIN 值显著低于对照组。

注意事项：贴敷完毕后注意保持固定贴敷部位。

来源：李立楠，张玉虹，王静. 电针配合耳穴贴压对多囊卵巢综合征患者血清性激素及胰岛素水平的影响[J]. 湖南中医药大学学报，2015，35（2），53。

2.2　非药物外治法

穴位埋线

处方：选穴肝俞、肾俞、阴陵泉、丰隆、关元、脾俞、天枢等。

操作方法：常规消毒后，将羊肠线穿入埋线针，将针刺入皮肤并缓慢推进，出现针感后，边退针管边推送针芯，将羊肠线埋植在肌肉层（深度 1～2cm），针孔处贴创可贴，背部穴位埋线时采用俯卧位，腹部穴位采用仰卧位。每月治疗 1 次，共治疗 3 次。

适应证：雌激素紊乱型多囊卵巢综合征。

疗效观察：穴位埋线治疗患者血清 TAC、CAT 及 Gcl-c 水平下降明显，表明联合穴位埋线对降低患者氧化应激水平有协同作用，且埋线在肌肉层效果最佳，可能与肌肉层埋线能促使神经-体液系统发挥作用，促进血液循环，加速炎症的吸收。

注意事项：嘱咐患者埋线当天不可洗澡、不要出汗，8小时内针孔不与水接触。

来源：张丽峡，李丹萍.穴位埋线联合炔雌醇环丙孕酮治疗多囊卵巢综合征疗效观察[J].上海针灸杂志，2020，39（3），339-343。

电针

处方：选穴胰俞、三阴交。

操作方法：取穴定位，采用 0.30×15mm 毫针，取胰俞、三阴交直刺入 3～5mm，接通 HANS-LH202H 型电针治疗仪，同侧胰俞、三阴交连接同一输出的两个电极，对侧连接另一输出的两个电极，采取连续波，频率 2Hz，强度 1.5mA，通电 20 分钟，每周 5 次，总疗程为 8 周。

适应证：胰岛素抵抗型多囊卵巢综合征。

疗效观察：针刺治疗胰岛素抵抗型多囊卵巢综合征可通过降低胰岛素抵抗、提升胰岛素敏感性，从而抑制胰岛素和 LH 分泌、促进 FSH 水平升高，调整下丘脑-垂体-卵巢神经内分泌生殖轴，使其趋于正常，恢复排卵功能。

注意事项：治疗中询问患者有无不适感。

来源：陈旭.电针刺激胰俞穴、三阴交对胰岛素抵抗型多囊卵巢综合征大鼠性激素、ISI 及 HOMA-IR 的影响[J].新中医，2015，47（1），220。

温针灸

处方：选穴关元、中极、气海、次髎、三阴交、子宫等。

操作方法：进行常规消毒，选用 28 号毫针进针，刺入 1.5 寸毫针，患者自觉明显针感后，点燃 2cm 左右的艾炷，并将其置于针柄尾端，等待艾灸热量经针刺穴位逐渐进入患者的肌肉组织；待艾炷燃尽，变为灰烬，温针灸治疗结束。每穴 2 炷，每次治疗 30 分钟。

适应证：各种证型多囊卵巢综合征。

疗效观察：治疗后，研究组 LH、FSH、LH/FSH、T 等血清激素水平显著低于对照组（P<0.05）；研究组总有效率为 94.29%，显著高于对照组的 74.29%（P<0.05）。结论：与常规西药对症治疗相比，电针联合温针灸治疗多囊卵巢综合征的临床效果更为确切，还能改善血清激素水平，具有较高的临床应用价值。通过电针联合温针灸治疗多囊卵巢综合征可取得显著的临床疗效。使用电针分别刺激关元、中极、气海、次髎、三阴交、子宫等穴位，不但能够调理肝、肾、脾等重要脏器，还能达到活血化瘀、调理冲任的目的，进而改善血清激素水平，调整卵巢功能。而温针灸的治疗，则能够借助温热的药物刺激肌肉组织及经络，激发机体组织的器官功能，促进内分泌及激素水平的调整，最终实现扶正祛邪、温通气血的治疗目标。因此，对多囊卵巢综合征患者实施电针联合温针灸治疗，有助于除湿逐寒、消瘀散结、温补阳气，进而调节患者的脏腑机能，改善免疫功能，促进新陈代谢，恢复卵巢的正常功能，消除不孕、月经失调等临床症状。

注意事项：心脑血管疾病及恶性肿瘤患者禁用，严密观察患者局部皮肤有无不适感。

来源：何渊，黄丽娟. 电针联合温针灸治疗多囊卵巢综合征电针联合温针灸治疗多囊卵巢综合征 35 例临床观察[J]. 按摩与康复医学，2020，11（5），45-46。

调理脾胃针法

处方：选穴中脘、足三里（双）、丰隆（双）、合谷（双）、太冲（双）、曲池（双）、阴陵泉（双）、血海（双）、三阴交（双）、地机（双）、子宫（双）、归来（双）、关元等。

操作方法：嘱患者针刺前排尿，排尿后取仰卧位，身体放松，对选择的腧穴部位的皮肤进行 75% 的乙醇消毒，采用 0.3mm×（50～60mm）毫针，针刺深度以得气为度，其中平补平泻法：中脘、太冲、血海穴；行疾提插补法：足三里、三阴交、阴陵泉穴；行疾提插泻法：曲池、隆谷、合谷、地机穴；呼吸补法：子宫、关元、归来穴。每日治疗 1 次，每次需留针 30 分钟，10 分钟需要行针 1 次，共行针 3 次用以加强针感。治疗 28 天计 1 个疗程，1 个疗程结束后休息 2 天继续进行下 1 个疗程，连续治疗 3 个疗程。

适应证：痰瘀互结型多囊卵巢综合征。

疗效观察：调理脾胃针法能明显改善多囊卵巢综合征患者的激素水平、排卵情况，临床效果显著。中医古籍中并无"多囊卵巢综合征"的说法，观其临床表现，属中医学"闭经""不孕"等范畴。"闭经"一证首见于《内经》："月事不来者，胞脉闭也。"《丹溪心法》云："肥盛妇人，禀受甚厚，恣于酒食，经水不调，不能成孕，以躯脂满溢，湿痰闭塞子宫故也。"《医宗金鉴·妇科心法要诀》认为痰壅胞宫是妇女不孕的重要原因之一，曰"女子不孕之故，由其伤冲任也，……一或因体盛痰多，脂膜壅塞胞中而不孕"。综上所述，古籍中提及类似多囊卵巢综合征的主要病因病机是素体肥盛，痰壅胞宫。随着生活水平的提高，肥胖的人越来越多，肥人多食肥甘，导致脾胃运化失司，冲任气血生化乏源，气血无以下注胞宫或脾胃运化失司，水湿停聚，痰湿内生，可致胞络阻滞，皆使月事延期、月经稀发甚或闭经。脾运不健，湿聚脂凝，阻遏冲任，以致气血难荣胞宫，不能摄精成孕。张智龙教授的调理脾胃针法旨在健脾祛湿，中脘穴升清降浊；足三里、阴陵泉、丰隆、三阴交穴健脾胃，以助胃气水谷之运化；合谷、曲池穴通降胃肠，扫荡一切邪秽；太冲穴意在调肝木以防横克脾土；血海、地机穴活血养血，化血中之瘀滞而通络。此十穴合用，从脾胃入手，改善气血生化之源以祛瘀生新而扶正，杜绝痰湿生化之源以祛湿化瘀而通经。除外，对症治疗，加取关元、归来、子宫以期补益冲任、调摄经血之功。《素问·举痛论》云："寒气客于冲脉，冲脉起于关元。"关元穴有补益冲任、温宫调经之效；归来穴既位于子宫附近，又是足阳明胃经穴，脾胃乃后天之本，使得气血来源充足；子宫穴属于经外奇穴，为治疗妇科之经验穴。诸穴合用，共奏调理脾胃、祛痰化湿、活血通经之效。综上，调理脾胃针法针刺治疗多囊卵巢综合征有很好的临床疗效，且安全、费用少、副作用小、患者易于接受，值得推广。

注意事项：勿饱食、饥饿状态下行针。

来源：李童，薛莉.调理脾胃针法治疗多囊卵巢综合征的疗效观察[J].内蒙古中医药，2020，2（2）：125-126.

刮痧

处方：选穴肺俞、脾俞、肾俞、中脘、水分、关元、曲池、外关、足三里、丰隆、血海、阴陵泉、承山、三阴交、天枢等。

操作方法：按从上到下，从内到外，先阳后阴的原则进行；用角刮法以 45°～60°角刮具体穴位，每个穴位刮 30～40 次，每日 1 次。30 次为 1 个疗程，共治疗 5 个疗程。

适应证：肥胖型多囊卵巢综合征。

疗效观察：中医学认为，肥胖症的发生主要与脾胃的功能密切相关。其病理机制为本虚标实，本为脾胃不足，运化失司，标为痰、湿、热、滞。脾虚日久及肾，脾肾两虚。土壅木郁，肝失疏泄，气滞血瘀，日久可变生月经不调，甚至闭经，不孕等。因此本病的治疗原则是健脾补肾疏肝、祛湿化痰、理气活血。本文刮痧治疗肥胖伴多囊卵巢综合征，所选天枢穴为足阳明胃经穴，属大肠经募穴，可通调肠胃、健脾化痰，是减肥要穴；丰隆穴为胃经络穴，长于化痰除湿，也是减肥要穴；足三里穴健脾和胃化湿；水分穴擅长泌别清浊、通调水道，以利水消肿；阴陵泉穴健脾化痰、除湿利尿；肾俞、脾俞两穴合用，先后天同补，促进水液的代谢和输布，达到祛湿化痰调经的作用；三阴交穴调经养血、疏肝健脾补肾；肝俞穴疏肝解郁。诸穴配合，具有补肾健脾祛湿、疏肝理气、养血调经之作用。现代医学认为肥胖易引起内分泌代谢紊乱，是高胰岛素血症的主要原因。胰岛素水平的增加刺激了卵巢间质组织生成雄激素，形成高睾酮血症，外周组织中雄激素增加可经芳香化后向雌激素转化，又促使雌激素水平上升，从而对下丘脑–垂体–性腺轴形成直接抑制的作用。现代研究表明：①刺激耳穴可使饥饿中枢兴奋性降低，饱食中枢兴奋性增强，从而改变其饮食习惯；②耳穴中的内分泌、三焦、胃、脾等具有较好地调整胃肠、内分泌及全身代谢的作用。通过刮痧对经穴的刺激，使秽浊之气由里及表宣泄，滞留在体内的毒素向外排出。同时，通过对穴位局部的刺激，使人体神经末梢或感受器产生效应，再经过中枢神经系统的调节，使机体各部位产生协调作用，最终达到新的平衡状态。本实验结果显示，通过刮痧合耳穴贴压治疗，患者的体重、体重指数、血清胰岛素、睾酮等指标均较治疗前显著降低（$P < 0.01$）。初步说明用刮痧联合耳穴贴压疗法治疗肥胖伴多囊卵巢综合征患者，不仅具有减肥作用，同时能对患者体内胰岛素抵抗，雄激素分泌过多等内分泌紊乱现象产生良性调节作用。尚有待进一步的对照观察。

注意事项：刮痧后避风寒，勿洗澡。

来源：孔月晴.刮痧配合耳穴贴压对肥胖伴有多囊卵巢综合征患者血清胰岛素及睾酮的影响[J].中国中医药科技，2014，21（6），700.

红外线治疗

处方：选穴中极、关元、双侧子宫、双侧三阴交。

操作方法：患者采取仰卧的姿势，放松心情，取穴后，采用 TDP 特定电磁波治疗器 CQ-29 对电刺激部位进行红外线照射 20 分钟，距离为 30～35cm，2 次/天，治疗时间为 3 个月经周期。

适应证：各型多囊卵巢综合征。

疗效观察：盆底神经肌肉电刺激结合红外线照射治疗多囊卵巢综合征所致不孕的效果显著，不良反应发生较少，可能是因为电刺激结合红外线照射通过温度的升高，以及电刺激的刺激作用，可以对患者体内的血液循环具有调节作用，改善月经和提高排卵率，同时还能够改善子宫内膜的容受性，提高妊娠率。

注意事项：治疗期间需防止照射过程中温度太高烫伤患者。

来源：姚丽，聂磊，李涛.盆底神经肌肉电刺激结合红外线照射治疗多囊卵巢所致不孕的疗效观察[J].贵州医学，2020，44（2），278.

肌肉电刺激治疗

处方：选穴中极、关元、双侧子宫、双侧三阴交。

操作方法：患者采取仰卧的姿势，放松心情，在患者的中极、关元、双侧子宫、双侧三阴交处粘贴盆底治疗仪神经肌肉刺激仪 PHENIXUSB4 电极片进行电刺激 25 分钟，每隔 1 天进行 1 次，治疗时间为 3 个月经周期。

适应证：各型多囊卵巢综合征。

疗效观察：盆底神经肌肉电刺激结合红外线照射治疗多囊卵巢综合征所致不孕的效果显著，不良反应发生较少，可能是因为电刺激结合红外线照射通过温度的升高，以及电刺激的作用，可以对患者体内的血液循环具有调节作用，改善月经和提高排卵率，同时还能够改善子宫内膜的容受性，提高妊娠率。

注意事项：治疗期间需询问患者有无不适，对电极刺激以舒适为宜。

来源：姚丽，聂磊，李涛. 盆底神经肌肉电刺激结合红外线照射治疗多囊卵巢所致不孕的疗效观察[J]. 贵州医学，2020，44（2），278.

3. 基础治疗

（1）饮食、心理指导：教育患者保持良好的心态，强调良好的心态在治疗中的作用，改变患者对疾病的认识，鼓励患者树立信心，对已出现的及可能出现的新症状做好充分的心理准备。

（2）运动指导：指导患者每天运动 1 次，每次 1.0～1.5 小时，以慢跑为主，并根据患者具体情况安排运动的时间、形式，将运动渗透到生活的细节中，如以步代车、行走楼梯等。

（3）用药指导：很多 PCOS 患者需要长期服药，因此患者要有打"持久战"的思想准备，坚持规范用药，不仅能把体重稳定在理想水平，在用药前医务人员应向患者详细讲清药物的副作用，自行购药服用是极不安全的。所以 PCOS 患者用药、换药必须经医生检查，做必要的化验，然后遵医嘱用药，千万不能凭想象，更不能一味地追求新药、特药或认为价格越贵的药效果就越好。

五、护理调摄

1. 预防指导　创造丰富多彩的生活，保持大脑功能，增进身心健康。适当体育锻炼和劳动，改善机体血液循环，维持神经系统的稳定性。提前认识本病，做好心理准备；正视"负性生活事件"，正确处理家庭和社会关系。

2. 膳食指导　适当控制饮食，服用钙片或食用含钙丰富的食物，少食脂肪含量高的食品，多吃蔬菜、水果和瘦肉、排骨、鱼虾、豆制品、海带等，少吃动物内脏。

戒烟酒、咖啡及咖啡因食品，定期进行妇科检查，在医生指导下适当地服用激素和钙来防治神经失调、骨质疏松、生殖器老年萎缩等。

3. 心理保健　了解相关知识，保持心情舒畅；注意生活规律，舒缓身心，保持积极的生活态度。

六、预后转归

多囊卵巢综合征因其多态性，涉及多系统的代谢紊乱。病情复杂，缠绵难愈。一般预后尚可。多数患者病程较长，青春期表现为月经稀发、闭经或崩漏，月经不能按时来潮；育龄期因为无排卵而影响生育；孕后容易流产，需早期治疗，孕期保胎治疗，及时观察胚胎情况，完善围生期的检查；生育后亦需长期治疗，防止发生糖尿病、子宫内膜癌、乳腺癌等。

七、疗 效 评 价

1. 临床疗效判定 疗效标准参照《实用妇产科学》和《中药新药临床研究指导原则》多囊卵巢综合征疗效判断标准。

痊愈：临床症状消失，患者怀孕或 B 超示卵巢恢复正常，患者血清性激素水平 FSH、LH、T 及 LH/FSH 均正常。

显效：临床的症状基本消失。患者没有怀孕但患者测得血清性激素水平（包含 LH/FSH、T）正常或降低 70% 以上，出现有优势卵泡或排卵正常，卵巢体积缩小 70% 以上。

有效：临床的症状减轻，患者没有怀孕，卵巢体积缩小 30% 以上，T 值降低，LH/FSH 比值降低 30%。

无效：未达到上述标准。

疗效评价方法为治疗 3 个疗程后，通过体重、BMI 值测算、血液性激素水平检测、B 超观测卵巢大小、排卵情况、成熟卵泡直径、月经恢复周期统计，对两组患者治疗前与治疗后进行分析与评估，分析其总疗效。有效率 =（治愈 + 显效 + 有效）/n×100%。

2. 中医证候疗效判定 中医证候与临床表现积分依据《中医量化诊断》拟定。

中医证候疗效指数：（n）=（治疗前评分 – 治疗后评分）/治疗前评分×100%。

痊愈：中医证候疗效指数 ≥90%

显效：70% ≤中医证候疗效指数 <90%

有效：30% ≤中医证候疗效指数 <70%

无效：中医证候疗效指数 <30%

八、本共识制定专家组成员及起草单位

共识专家组组长： 庞国明　陈霞波　杜　鹃

共识专家组副组长（按姓氏笔画排序）：

王　瑛　王利平　李　慧　陈　杰　娄　静　贺支支

共识专家组成员（按姓氏笔画排序）：

王　娟　王海燕　王焕焕　王慢慢　田曙光　冯　冰

任　彬　李征锋　李建平　杨长领　张　云　张　侗

张珂炜　张蔚苓　陈荣月　周　凌　周子林　郑仲华

赵　璐　赵少英　赵娟朋　秦书彦　徐玉慧　高　达

郭乃刚　黄艳丽　鲍小凤　翟丽萍

执笔人：杜　鹃　王焕焕　徐玉慧　李艳杰

秘　书：贾林梦

组长单位：河南省开封市中医院、浙江省宁波市中医院

副组长单位（按首字笔画排序）：

江西中医药大学附属医院、江苏省扬州市中医院、河南省三门峡市中医院、湖南省湘潭市中医医院

起草单位（按首字笔画排序）：

江苏省泰州市中医院、江苏省盐城市中医院、河南中医药大学第三附属医院、河南省长垣中西医结合医院、许昌红月糖尿病医院、河南省周口承悦糖尿病医院、河南省郑州市中医院、海南省三亚市中医院、海南省海口市中医院、浙江中医药大学附属宁波中医院

九、参 考 文 献

[1] 付金荣，许华云. 蔡小荪教授治疗多囊卵巢综合征月经失调临床经验[C]. 第十三次全国中医妇科学术大会论文集，2013：126-128.

[2] 焦顺发，焦青峰. 督脉是脊髓浅识[J]. 中国针灸，2006，26（10）：761.

[3] 郭宇丹，李坤寅，姜心婵，等. 李坤寅运用附桂八味丸治疗妇科病医案3则[J]. 新中医，2017，49（5）：187-188.

[4] 李东霞，胡培佳，程红亮. 通督调神针法对不同分期特发性面神经麻痹疗效观察[J]. 中医药临床杂志，2014，26（10）：1023-1024.

[5] 张星. 督灸治疗寒凝血瘀型原发性痛经的临床研究 [D]. 济南：山东中医药大学，2014.

[6] 李一北. 自拟补肾活血汤治疗多囊卵巢综合征临床研究[J]. 四川中医，2014，32（9）：60-61.

[7] 孟祥军，白菊，李晶宇，等. 补肾活血法治疗肾虚血瘀型多囊卵巢综合征的效果观察[J]. 临床合理用药，2018，11（2）：41-42.

[8] 刘新敏，徐信，郑冬雪. 加减知柏地黄汤治疗肾阴虚火旺证多囊卵巢综合征高雄激素血症的临床观察[J]. 中国中西医结合杂志，2018，38（1）：29-32.

[9] 钟旭，曹睿，蒋洪梅，等. 金匮肾气丸对多囊卵巢综合征患者内分泌代谢的影响[J]. 世界中医药，2018，13（10）：2492-2495.

[10] 孟丹. 消导调经汤联合克罗米芬治疗肾虚痰湿血瘀型多囊卵巢综合征所致不孕症以及对患者对卵巢体积的影响[J]. 辽宁中医杂志，2018，45（2）：331-333.

[11] 王萍，林辉，黄群，等. 补肾活络方治疗多囊卵巢综合征肾虚血瘀证的临床研究[J]. 北京中医药大学学报，2013，36（9）：637-639.

[12] 岑怡，周建华，徐竺婷，等. 补肾化痰清解法对胰岛素抵抗型多囊卵巢综合征氧化应激影响的临床观察[J]. 上海中医药杂志，2018，52（2）：62-66.

[13] 祁冰，郝松莉，侯丽辉. 多囊卵巢综合征胰岛素抵抗与中医药干预 [J]. 中医杂志，2011，52（8）：656-658.

[14] 谢红英. 补肾化痰活血法联合针灸对多囊卵巢综合征子宫内膜容受性的影响研究[J]. 亚太传统医药，2017，13（23）：121-122.

[15] 李玉嫦，曾蕾，李永红. 定经汤加减联合达英-35治疗多囊卵巢综合征[J]. 中医学报，2018，11（33）：2235-2238.

[16] 寇丽辉，王颖，孙淼，等. 中药复方治疗脾虚痰湿型多囊卵巢综合征疗效观察 [J]. 世界中西医结合杂志，2018，13（1）：8-11.

[17] Fu J, Wang Z, Huang L, et al. Review of the botanical acteristics, phytochemistry, and pharmacology of Astragalus membranaceus（Huangqi）[J]. Phytotherapy Research，2014，28（9）：1275-1283.

[18] 黄文芳，刘素媛，杨叔禹. 疏肝法对肝郁型多囊卵巢综合征疗效系统性分析 [J]. 中医药临床杂志，2018，30（3）：455-460.

[19] 罗鹏，唐芙蓉，何明仙，等. 养阴舒肝胶囊对多囊卵巢综合征伴不孕患者卵巢血流动力学和妊娠结局的影响[J]. 中药药理与临床，2018，34（2）：109-111.

[20] 李青丽. 百灵调肝汤加减治疗肝郁气滞型多囊卵巢综合征不孕症的临床观察 [J]. 特色疗法中国民间疗法，2018，26（9）：20-21.

[21] 江伟华，石明晴. 丹栀逍遥丸辅治肝郁型多囊卵巢综合征 Meta 分析[J]. 浙江中西医结合杂志，2018，28（3）：243-245.

[22] 陆申奕，张萍青. 中西药联合治疗肝肾阴虚型多囊卵巢综合征临床观察[J]. 浙江中医杂志，2015，50（8）：595-596.

[23] 俞瑾，刘璐茜，翟东霞. 多囊卵巢综合征肝经湿热证患者炎症微环境状态及补肾清肝法的改善作用[J]. 北京中医药大学学报，2018，41（8）：689-695.

[24] 常久，李晓君. 多囊卵巢综合征中医证型分布特点的现代文献研究[J]. 中医性科学，2014，23（3）：60-63.

第二十八章

更年期综合征中医临床诊疗专家共识

一、概　述

更年期是指妇女从生育期向老年期过渡的生理转化时期，共同表现出月经的不规则，介于40~60岁之间。更年期综合征（又称围绝经期综合征）是指在此时期由于卵巢功能衰退而引起的下丘脑-垂体-卵巢轴（HPO）功能障碍，出现一系列躯体症状的综合征。绝经前期是指绝经发生之前更年期过程中的一个阶段，此期月经周期不规律。绝经是指更年期妇女最后一次月经，月经持续停止1年以上者进入绝经期。我国妇女平均绝经年龄为49.5岁，欧美妇女为51岁[1]。一般在绝经过渡期月经紊乱时，这些症状已经开始出现，可持续至绝经后2~3年，仅少数人到绝经5~10年后症状才减轻或者消失。它是妇女在一生中必然要经历的一个内分泌变化的过程。

本病属于中医学的"绝经前后诸证"范畴。本病的发生是妇女在绝经前后，肾气渐衰，冲任二脉虚衰，精血不足，天癸渐绝，月经将断，绝经出现的生理变化，本是妇女正常的生理变化，但有些妇女由于素体差异以及生活环境等的影响，不能适应这个阶段的生理过渡，使阴阳二气失去平衡，脏腑气血不协调，而出现一系列的证候群，如眩晕耳鸣，烘热汗出，心悸失眠，烦躁易怒，潮热；或面目、下肢浮肿，纳呆，便溏；或月经紊乱，情志不宁等。证候轻重不一，参差出现，持续时间长短不一，短者一年半载，长者迁延数年[2]，甚至影响工作和生活。据统计，更年期的妇女约有2/3可产生程度不同的更年期综合征[3]。

二、病因病机

（一）现代医学认识

现代医学认为，女性的更年期综合征出现的根本原因是由于生理性或者病理性或手术引起的卵巢功能衰竭。卵巢功能一旦衰竭或被切除或破坏，卵巢分泌雌、孕激素的功能减退，使下丘脑、垂体和卵巢的功能平衡失调，雌激素对脑垂体的反馈抑制作用减弱，导致垂体促性腺激素[（卵泡刺激素（FSH）和黄体生成素（LH）]的分泌增加，从而影响下丘脑与脑垂体的调节机制及其他内分泌腺（如甲状腺、肾上腺）与垂体间的平衡关系，并干扰大脑皮层与自主神经系统的功能，产生各种临床表现及代谢紊乱，其中自主神经功能紊乱的临床现状尤为常见。但是本病的发生及其症状程度的轻重，除与上述内分泌功能状态有关外，同时也与人的体质和心理健康状态、环境和精神因素密切有关[3]。所以病因主要可以分为四类：

1. 机体衰老因素 卵巢功能衰退后，分泌雌激素和排卵逐渐减少并失去周期性，直至停止排卵。促性腺激素的分泌增加，雌激素的靶器官如阴道、子宫、乳房、尿道等的结构和功能改变，从而在围绝经期出现月经不规则，潮热、多汗、心悸、尿频、尿失禁，阴道干燥，性欲减退，睡眠差，骨质疏松及身体发胖等一系列生理现象。

2. 神经递质因素 激素调节功能退化而导致患者多有情绪不稳，易激动，易紧张，多梦，记忆力衰退等症状。下丘脑神经递质内源性阿片肽（EOP）、肾上腺素（NE）、多巴胺（DA）等与潮热发生明显相关。5-羟色胺（5-HT）对内分泌、心血管、情感和性生活等均有调节作用。更年期综合征的患者自主神经功能障碍与血中 5-HT 明显降低有关。β-EP 抗体的下降表示免疫系统调节神经内分泌的功能发生紊乱而出现各种神经精神症状。

3. 遗传因素 孪生姐妹更年期综合征开始的时间完全相同，症状和持续时间也极相近。个体人格特征、神经类型、文化水平、职业、社会人际、家庭背景与更年期综合征发病及症状严重程度有关。提示本病的发生可能与高级神经活动有关。

4. 钙流失 由于钙质流失引发骨质疏松，也是造成更年期综合征的常见原因[4]。

（二）中医学认识

本病属于中医学的"绝经前后诸证"范畴。本病发生的根本原因是肾气渐衰，天癸将竭，冲任虚损，精血不足，阴阳失调。如《素问·上古天真论》曰："七七任脉虚，太冲脉衰，天癸竭，地道不通，故形坏而无子也。"此句直接指出了妇女更年期的生理变化，即肾气渐衰，而有冲任二脉失调的病理。本病 90% 以上属于肾阴虚或偏阴虚。阴虚天癸竭乏，上则影响心肝，下则影响子宫，心肝失养。心肝两脏，原为阴中之阳脏，心者君火也，肝者相火也，阴虚不能涵阳，水亏不能养火，心肝气火偏旺，火旺不仅上扰神魂，出现情志异常，而且又将下扰子宫血海，出现月经紊乱，天癸已竭，月经又多半出现衍期闭经。重于心者，必致心烦失眠，且心者，不仅主神明，而又主血脉，血脉失和，神魂失宁，又致烘热出汗、胸闷心悸、怔忡不安等症；重于肝者，又必致头晕头痛，焦躁忿怒、胸胁胀痛等症；但病发于心者为多见，因为子宫、胞脉、络脉下系于肾，上通于心，心、肾、子宫有着内在的联系。天癸既竭，子宫失养，经血失调或者闭止，则气火不得随经血下泄，又将随胞、脉、络而扰乎心肾，使心肾更不得交济，心、肾、子宫之间更加失和，而形成这一时期特有的综合征。

阴虚日久，又必及阳，或者素体脾肾阳虚，天癸既竭，阴虚心火上炎，阳虚则火不暖土，脾胃不运，则水谷不化，水湿不输，因而出现腹胀便溏，面浮肢肿等复杂病证，甚则上热下寒等病理变化。此外尚可能由于心肾失济、肝脾不和，从而又将致痰湿、瘀血等病理产物，形成更年期综合征中更为复杂的病变[3]。

综上所述，本病以肾虚为主，因偏阴虚或偏阳虚，或阴阳两虚而出现不同证候，并可累及心肝脾[2]。

三、临　床　诊　断

（一）中医诊断

1. 年龄　发病年龄大于 40 周岁。

2. 主要症状　月经紊乱或绝经期间出现烘热汗出，或情绪改变。

3. 次要症状　腰酸背痛、头晕耳鸣；或胁肋疼痛、乳房胀痛、头痛；或心悸怔忡、心烦不宁、失眠多梦；或手足心热、阴道干燥伴灼热感、性交痛，口干便秘；或腰背冷痛、形寒肢冷、精神萎靡、面浮肢肿、性欲淡漠、小便清长、夜尿多等；舌淡红或偏红，苔薄白或薄黄、脉细数或沉细。

具备疾病诊断中 1、2，和（或）兼见次要症状中的 1～2 项以上，结合舌脉即可诊断[5]。

（二）西医诊断

1. 病史　确诊前除外心血管疾病、精神神经疾病和泌尿生殖系统等器质性病变，以免误诊。

2. 临床特点　多发生于 45 岁以下的女子。多有月经不规则或闭经，及出现潮热出汗、心悸、抑郁、失眠、易激动、血压波动（收缩压升高）、皮肤麻木、蚁行感等症。第二性征可有不同程度的退化。生殖器官可有不同程度的萎缩，有时并发阴道炎。血、尿 FSH 及 LH 明显升高，雌激素水平降低（低于卵泡早期的水平）。

3. 体征

（1）月经紊乱：为更年期综合征的最早症状。表现形式：①过去月经周期一贯正常，现在月经突然停止，比较少见；②月经周期缩短，经期延长，经量多，甚至阴道大出血，有时淋漓不断，可致贫血，约经历 1～2 年，月经逐渐减少至停闭；③最常见的是月经周期延长，经期短，经量逐渐减少，最后绝经。

（2）潮热与潮红：为更年期最突出的症状，发生率约为 80%。表现为阵发性热感，起于面部，向颈部、胸部扩散，伴有弥漫性或片状发红，而后伴有出汗，此为潮红，如只有热感而无潮红、出汗，称之为潮热。两者常同时出现，多在午后、傍晚及夜间发作，持续时间可从数秒至数分钟，甚至更长，轻者每天数次，重者十余次或几十次。一般汗后有畏寒感。

（3）心血管症状：①高血压：主要是收缩压升高、波动明显，伴潮热潮红。②心悸及"假性心绞痛"：常见心悸、心前区疼痛，胸部压迫感，类似心绞痛发作，但与体力活动无关，用硝酸甘油无效，雌激素可缓解。常有阵发性心动过速或过缓，心律不齐等，但心电图往往正常，未发现器质性病变。

（4）精神、神经症状：其发生率约占绝经期妇女的 56%。表现为忧虑、抑郁、易激动，失眠，健忘，头晕，头痛，神经过敏等。有时喜怒无常，似精神病发作。

（5）骨及关节肌肉症状：①关节及肌肉疼痛：更年期妇女常发生急性或慢性肌肉痛，多见于肩、颈、腰骶、骶髂关节等部位。劳累或者受寒可加重，休息后缓解。关节痛多见于膝关节、腰骶关节、髋关节及手指关节等。②骨质疏松：以累及脊柱为主，表现为腰背痛。较易发生骨折，以股骨颈、腕骨、脊椎骨折常见。

4. 辅助检查

（1）一般检查：①注意有无心血管疾病、肝肾疾病、肥胖、水肿、营养不良及精神-神经系统功能紊乱。②妇科查体：应常规做宫颈细胞学检查，并注意有无性器官炎症、肿瘤。有绝经后流血者，应做分段诊刮和内膜病理检查。细胞学异常者，应做宫颈多点活检和宫颈管搔刮。卵巢增大者注意排除肿瘤。③乳房常规检查。

（2）特殊检查：①激素测定：包括 HPO、肾上腺轴、甲状腺轴、胰腺功能的激素测定。②血生化：包括血钙、磷、血糖、血脂、肝肾功能。③医学影像学检查：重点是确诊骨质疏松症。包括骨密度、骨皮质厚度单/多束光吸收测量、中子活性测定、CT 和 MRI 检查等。

5. 其他

（1）膀胱尿道症状：尿频，尿急，尿失禁。

（2）生殖器官萎缩：易患老年性阴道炎。

（3）消化系统症状：食欲不振，腹胀便秘。

（4）感觉异常：指趾麻木，皮肤麻木，瘙痒。

（5）代谢紊乱：血糖、血脂升高，逐渐肥胖。

（6）五官症状：眩晕耳鸣，眼部干燥，畏光，过敏性鼻炎等。

四、临 床 治 疗

（一）提高临床疗效要点提示

更年期综合征是临床常见病，性激素治疗被认为是临床治疗最有效的方法，可提高更年期妇女生活质量，但不良影响有待进一步研究，在预防冠心病和认知功能障碍中的作用尚存在争议。此外，通过身体锻炼、心理调节、饮食调理、非性激素治疗（镇静药、抗抑郁药等）及中医药辨证论治也可起到一定效果。所以，针对更年期综合征的治疗，随着现代医学模式的改变，需要综合生理、心理、社会等多种因素考虑，制定综合性的治疗方案，减少不良反应的发生，以达到最佳治疗效果。

1. 注重精神心理治疗　心理治疗是围绝经期综合征治疗的重要组成部分，可辅助使用自主神经功能调节药物，如谷维素、地西泮（安定）。还可以服用维生素 B_6、复合维生素 B、维生素 E 及维生素 A 等。给病人精神鼓励，解除疑虑，建立信心，促进健康的恢复，建议采取以下措施延缓心理衰老。

（1）科学地安排生活，保持生活规律化，坚持力所能及的体育锻炼，少食动物脂肪，多吃蔬菜水果，避免饮食无节，忌烟酒。为防骨质疏松，围绝经期和绝经后妇女应坚持体育锻炼，增加日晒时间，摄入足量蛋白质和含钙食物。

（2）坚持力所能及的体力和脑力劳动，坚持劳动可以防止肌肉、组织、关节发生"废用性萎缩"现象。不间断地学习和思考，学习科学文化新知识，使心胸开阔，防止大脑发生"废用性萎缩"。

（3）充实生活内容，如旅游、烹饪、种花、编织、跳舞等，以获得集体生活的友爱，精神上有所寄托。

（4）注意性格的陶冶，更年期易出现急躁、焦虑、抑郁、好激动等情绪，要善于克制，并培养开朗、乐观的性格，善用宽容和忍耐对待不称心的人和事，以保持心情舒畅及心理、生理、精神上的平静状态，有利于顺利度过更年期。

2. 注重"治未病"思想

（1）未病养生，防病于先：通过日常的养生保健来维护机体的健康状态，主动地对抗疾病，充分发挥人体自身的能动性，而不是将自身的健康寄托在医生身上。华佗在《中藏经·劳伤论第十九》中指出"调神气，慎酒色，节起居，省思虑，薄滋味者，长生之大端也"，《黄帝内经》亦重视人体正气在抗邪防病中的主导作用，指出"夫精者，生之本也，故藏于精者，春不病温""正气存内，邪不可干"，提倡把预防寓于日常生活之中进行。

1）调整心态，舒缓压力：更年期是人生长发育由成熟向衰退转折的时期，是生命的必然过程，不以人的意志为转移，提前认识更年期综合征的发病原因及转归，了解其临床表现，为更年期的不适做好心理准备，切忌盲目疑虑，放大身体不适。

2）健康的生活方式，起居有常：《黄帝内经》指出"饮食有节，起居有常，不妄作劳"。提倡"法于阴阳，和于术数""广步于庭""引导按跷"，劳逸结合，工作、生活应有规律，戒除烟酒等不良嗜好。

3）合理的膳食：更年期妇女胃肠吸收功能减退，膳食应当低盐低脂，忌酒，同时增加富含纤维素饮食及植物蛋白摄取，选择富含 β-胡萝卜素、维生素 C 和 E 的食物，多摄取富含钙质的食物和每天六至八杯的清水。

4）讲究个人卫生：特别是口腔卫生和皮肤卫生，每天清水冲洗外阴，保持适度的清洁与舒适。

（2）善于诊查，其微易救：更年期女性应及时关注自身变化，定期进行全面的体检，包括血脂、血压、血糖、妇检、宫颈防癌涂片、骨密度等，尽可能早期发现或延缓各种疾病的发生。《黄帝内经》指出"故邪风之至，疾如风雨，故善治者治皮毛"，即强调早期治疗，祛邪易于见效。

（3）通晓其病，早遏其路：即治其未传，既病之后，宜及早治疗，防止疾病传变，即《黄帝内经》所谓"见微得过，用之不殆"之意。关注更年期抑郁症、乳腺疾病及骨质疏松。中医认为"肾主骨生髓"，肾虚则骨髓化源不足，不能滋养骨骼、经脉导致肌肉、骨骼、关节酸痛，故更年期要注重补肾壮骨，养肝柔筋。

（4）预施针药，未雨绸缪：中医认为更年期综合征是肾气不足，天癸衰少，冲任不足，以至阴阳失衡所致，所以在防治时应当以补肾气，调整阴阳为主要方法。在辨证论治理论的指导下，根据不同证型予以相应的药膳、中药、针灸、火罐等方法，调整并维持机体的阴阳平衡，扶助正气，延缓衰老。

3. 中西医理论的有机结合　现代医学将卵巢发育分为青春前期、青春期、性周期、更年期及绝经期，与《素问·上古天真论》"女子七岁肾气盛，齿更发长；二七而天癸至，任脉通，太冲脉盛，月事以时下，故有子……七七任脉虚，太冲脉衰少，天癸竭，地道不通，故形坏而无子也"的论述相似。对比不同时期，雌二醇与"天癸"关系密切，即"天癸"不断耗竭，雌二醇的浓度也同时下降。从120例更年期综合征患者的临床观察中发现，阴虚心火旺者尿儿茶酚胺增高，阴虚肝火旺者尿17-羟皮质类固醇增高，阴虚心肝火均旺者两者均增高。应用滋肾清心类汤剂后，以上各项指标均有下降，临床总有效率达89.2%[3]。

（二）治疗方法

1. 内治法

辨证论治，专病专方

本病证主要在于阴虚水少，心火偏旺。阴水虚少者以肾为主，但亦有心阳虚，心液少所致心火旺者。简称肾虚心热证、阳虚心热证，以及夹郁证、夹血瘀、夹痰浊证。故主要治法按照发时调心，从心血（脉）心神为主论治，但要兼顾其肾。平时以调补肝肾为主，兼以调心。阴虚者，滋阴清降，阳虚者，温阳宁心，如兼有痰浊、血瘀、水湿者，当合而治之。

肾阴虚证

主证：头目晕眩耳鸣，头部面颊阵发性烘热，汗出，五心烦热，腰膝酸疼，或月经先期或先后不定，经色鲜红，量或多或少，或皮肤干燥、瘙痒，口干，大便干结，尿少色黄。舌红少苔，脉细数。

治则：滋养肾阴，佐以潜阳。

方药：左归饮（《景岳全书》）加减。制首乌10g、龟板20g（先煎）、熟地10g、山药10g、枸杞10g、山茱萸10g、茯苓10g、甘草6g。

煎服方法：每日1剂，水煎分3次温服；或根据病情需要，每日2剂，分4次温服。药渣再煎，熏洗双足，内外同治，增强疗效。

方义分析：方中熟地、枸杞、山茱萸、制首乌益肝肾，补精以补先天；山药、茯苓、炙甘草健脾和中，补后天以养先天；龟板育阴潜阳，补益冲任。如皮肤瘙痒者，可酌加蝉蜕、防风、海桐皮、玉竹以润燥疏风。头痛眩晕者，可酌加天麻、钩藤、石决明以平肝息风，或再加牛膝、桑寄生以引血下行[2]。

肾阳虚证

主证：面晦黯，精神萎靡，形寒肢冷，腰膝酸冷，纳呆腹胀，大便溏薄或经行量多，或崩中暴下，色淡或黯，有块，面浮肢肿，夜尿多或尿频失禁，或带下清稀。舌淡，或胖嫩边有齿印，苔薄白，脉沉细无力。

治则：温肾扶阳，佐以温中健脾。

方药：右归丸合理中丸（《伤寒论》）加减。熟地10g、山茱萸10g、枸杞10g、党参10g、白术10g、山药10g、干姜6g、当归10g、附子6g、肉桂10g、干姜6g、鹿角胶20g、杜仲10g、菟丝子10g、炙甘草6g。

煎服方法：每日1剂，水煎分3次温服；或根据病情需要，每日2剂，分4次温服。药渣再煎，熏洗双足，内外同治，增强疗效。

方义分析：方中熟地、山茱萸、枸杞滋养肝肾；附子、肉桂、干姜、鹿角胶、杜仲、菟丝子温补肾阳；党参、白术、山药、炙甘草健脾益气；当归养血调经，如便溏者，可去之，酌加肉豆蔻以温涩止泻。温肾药物，可用补骨脂、仙灵脾、仙茅、覆盆子等，较之附、桂更适用于本病[2]。

肾阴阳俱虚证

主证：时而见畏寒，时而烘热汗出，头晕耳鸣，腰酸乏力，舌苔薄，脉细。

治则：补肾扶阳，益养冲任。

方药：二仙汤（《中医方剂临床手册》）加减。熟地 10g、女贞子 10g、旱莲草 20g、仙茅 10g、仙灵脾 10g、当归 10g、巴戟天 10g、黄柏 10g、知母 10g。

煎服方法：每日 1 剂，水煎分 3 次温服；或根据病情需要，每日 2 剂，分 4 次温服。药渣再煎，熏洗双足，内外同治，增强疗效。

方义分析：方中以仙茅、仙灵脾、巴戟天温肾阳，熟地、女贞子、旱莲草滋养阴精，黄柏、知母泻相火而益阴，当归温润养血而调冲任。

兼肝郁

主证：烘热出汗，头晕腰酸，胸闷烦躁，情绪激动，胸闷忧郁，胁肋疼痛，口苦咽干，月事紊乱，经量多，色鲜红，有时夹有血块，舌红苔黄腻，脉弦滑。

治则：滋阴清心，疏肝解郁。

方药：逍遥饮（《景岳全书》）加减。熟地 15g，当归、白芍、枣仁、茯苓、怀山药、炙龟甲（先煎）各 10g，甘草、陈皮、合欢皮、制远志各 6g，炒山栀 9g。

煎服方法：每日 1 剂，水煎分 3 次温服；或根据病情需要，每日 2 剂，分 4 次温服。药渣再煎，熏洗双足，内外同治，增强疗效。

加减：纳欠便溏者，去熟地、当归 10g，加太子参 15g；夜寐甚差或失眠者，加入夜交藤 15g、龙齿（先煎）10g[6]。

兼血瘀

主证：绝经前后，小腹作痛，或有癥瘕病史，胸痹或劳累后头痛，烘热出汗，烦躁寐差，月事紊乱，量少淋沥，色黑有块，或量多如崩如冲，舌质紫暗，脉弦涩。

治则：滋阴清心，活血化瘀。

方药：杞菊地黄汤（《医级》）加减。桃仁、红花各 9g，当归、赤白芍、丹参、熟地各 10g，柴胡、桔梗各 6g，枸杞子 12g，甘菊 6g，怀山药、炙鳖甲、茜草各 12g，郁金 9g。

煎服方法：每日 1 剂，水煎分 3 次温服；或根据病情需要，每日 2 剂，分 4 次温服。药渣再煎，熏洗双足，内外同治，增强疗效。

加减：血瘀型崩漏者，去桃仁、红花，加入马鞭草 15g，五灵脂、益母草各 12g，蒲黄（炒）10g；小腹胀滞、胸闷者，原方去熟地，加入制香附 9g，木香 6g[6]。

兼痰浊

主证：绝经前后，烘热出汗，胸闷烦躁，肥胖，头晕目眩，胸痞不舒，夜寐甚差，时泛恶心，轻度浮肿，纳欠神疲，舌苔黄白腻厚，脉细滑弦。

治则：滋阴息风，化痰燥湿。

方药：半夏白术天麻散（《脾胃论》）加减。钩藤 15g（后下）、丹皮 10g、莲子心 3g、怀山药 10g、天麻 9g、半夏 6g、白术 12g、泽泻 10g、薏苡仁 15g、陈皮 6g。

煎服方法：每日 1 剂，水煎分 3 次温服；或根据病情需要，每日 2 剂，分 4 次温服。药渣再煎，熏洗双足，内外同治，增强疗效。

加减：口腻痰多，大便干燥，加服防风通圣丸每次 4g，日服 2 次。大便溏薄者，加入藿香 5g，神曲 10g，砂仁 3g（后下）；脾虚水湿外溢者，加入黄芪、党参各 15g，防己 10g，车前子 10g（包煎）[6]。

2. 非药物外治法

耳穴贴压

处方：肾、心、肝、胆、神门、内分泌等穴位。

操作方法：用王不留行籽或者磁珠贴压，肾、心、肝穴用弱刺激手法，胆、神门、内分泌穴用强刺激手法。

适应证：伴有烘热汗出、精神紧张等症状者。

注意事项：注意消毒，防止感染。选穴准确，动作轻巧，按压力度适中，使病人有"得气"的感觉即可。胶布潮湿、脱落应及时更换。撤籽后，若局部出现红肿、破损，应及时消毒处理，严防引起软骨膜炎[5]。

体针

处方：肾俞、内关、神门、四神聪等穴位。

操作方法：平刺进针。

适应证：适用于伴有失眠症状者。

疗效观察：可明显改善焦虑及失眠症状。

注意事项：精神过于紧张，情绪不稳定，过饥过饱者不予针灸。有出血倾向者不予针灸。有皮肤感染、溃疡、瘢痕和肿瘤部位不予针灸。大血管及重要脏器部位不可针灸。

电针

处方：肾俞、关元、大赫、水道、三阴交等穴位。

操作方法：使用前把强度旋钮调至零位，再将电针每对输出的 2 个电极分别连接在 2 根毫针上。通电时应逐渐加大电流强度，避免刺激。

适应证：伴有尿频、尿急以及排尿困难等症状者。

疗效观察：可明显改善尿频、尿急及排尿困难症状。

注意事项：每次治疗前，检查电针机输出是否正常。治疗后须将输出调节电钮等全部退至零位，随后关闭电源，撤去导线。电针感应强，通电后会产生肌肉收缩，须事先告诉病人使其思想上有准备，配合治疗。对患有严重心脏病的病人，治疗时应严加注意，避免电流回路经过心脏；不宜在延髓、心前区附近的穴位使用电针，以免诱发癫痫和引起心跳呼吸骤停。曾作为温针使用过的毫针针柄表面往往氧化，而导电不良；有的毫针针柄有铝丝绕制，并经氧化处理成金色，导电性能也不好。如使用须将输出电极夹在针身上。治疗时，如遇到输出电流时断时续，往往是电针机发生故障或导线断损，应及时修理。

灸法

处方：命门、气海、涌泉、断红穴等穴位。

操作方法：隔姜片艾灸或者多功能艾灸仪等。

适应证：伴有怕冷、四肢不温、夜尿频多等阳虚症状者。

疗效观察：可明显改善患者肾阳虚衰的怕冷、四肢不温、夜尿频多等症状。

注意事项：施灸部位宜先上后下，先灸头顶、胸背，后灸腹部、四肢。规范操作，防止艾灰脱落烫伤皮肤或烧坏衣物。若灸后出现皮肤微红灼热，属于正常现象。如出现小水疱，无需处理，可自行吸收；如水疱较大，可用无菌注射器抽出疱内液体，覆盖无菌消毒纱布，保持干燥，防止感染。熄灭后的艾条应装入小口玻璃瓶内，以防复燃，发生火灾。

微波辐射疗法

处方：神阙穴。

操作方法：月经干净三天开始微波辐射治疗仪治疗。

适应证：伴有怕冷、四肢不温、夜尿频多等阳虚症状者。

疗效观察：可明显改善患者肾阳虚衰的怕冷、四肢不温、夜尿频多等症状。

注意事项：治疗后注意创面干燥，防止感染。

3. 基础治疗

（1）一般治疗：对于烦躁、失眠、头痛，忧虑症状明显者，可适当选用一些镇静剂或调节自主神经功能的药物，比如：安定、谷维素、维生素 B_6 等。

（2）西药选用：激素治疗，雌激素、孕激素、雄激素等；防治骨质疏松药物，钙剂、维生素 D、降钙素、双膦酸盐等。

五、护　理　调　摄

1. 预防指导　创造丰富多彩的生活，保持大脑功能，增进身心健康。适当体育锻炼和劳动，改善机体血液循环，维持神经系统的稳定性。提前认识本病，做好心理准备；正视"负性生活事件"。正确处理家庭和社会关系。

2. 膳食指导　适当控制饮食，服用钙片或食用含钙丰富的食物，少食脂肪含量高的食品，多吃蔬菜、水果和瘦肉、排骨、鱼虾、豆制品、海带等，少吃动物内脏。

戒烟酒、咖啡及咖啡因食品，定期妇科检查，在医生指导下适当地服用激素和钙来防治神经失调、骨质疏松、生殖器老年萎缩等。

3. 心理保健　了解相关知识，保持心情舒畅；注意生活规律，舒缓身心，保持积极的生活态度。

六、预　后　转　归

女性更年期又可分为绝经前期（月经周期不规则）、绝经期（月经完全停止连续 6 个月以上）和绝经后期。全过程大约经历 2~5 年甚至更长的时间。女性生命的三分之一时间将在绝经（更年期最突出表现）后度过。因此，必须重视和做好更年期不同时期的预防和保健措施，以期获得更好的预后。

（1）血管功能失调：阵发性潮红及潮热，即突然感到胸部、颈部及面部发热，出汗、畏寒，有时伴心悸、胸闷、气短、眩晕等症状。

（2）月经失调：绝经前月经周期开始紊乱，经期延长、经血量增多甚至血崩，有些妇女可有周期延长、经血量渐减少，以后月经停止，性器官和第二性征由于雌激素的减少而萎缩。

（3）精神、神经症状：更年期妇女往往有忧郁、抑郁、易激动、失眠、好哭、记忆力减退、思想不集中等，有时喜怒无常，类似精神病发作。

（4）性欲减退：阴毛及腋毛脱落，性欲减退，阴道分泌物减少，性交时疼痛感，继而导致性生活次数减少或者厌恶性生活的情绪发生。

（5）肿瘤易发：更年期为常见肿瘤的高发年龄，常见的有子宫肌瘤、宫颈癌、卵巢肿瘤等。如能早些发现，早治疗，可提高治疗效果及患者生存率。

七、疗 效 评 价

（一）评价标准

参照国家食品药品监督管理局"中药、天然药物治疗女性更年期综合征临床研究技术指导原则"制定。

$$疗效指数（n）=\frac{治疗前总积分-治疗后总积分}{治疗前总积分}\times100\%$$

1. 临床症状评分 采用表 28-1《绝经综合征（中医）评定量表》（根据"十五"国家科技支撑计划"重大疑难疾病中医防治研究项目研究"成果制定）和表 28-2 国内改良 Kupperman 标准评分法进行评定。

临床控制：疗效指数积分值减少≥95%；

显效：70%≤疗效指数＜95%；

有效：30%≤疗效指数＜70%；

无效：疗效指数＜30%。

2. 单项症状疗效判定标准

临床控制：症状消失；

显效：症状明显好转，治疗后比治疗前减少 2 个等级；

有效：症状好转，治疗后比治疗前减少 1 个等级；

无效：症状无变化，或减轻不明显。

评价方法

（二）在患者就诊不同时间进行量表评分

（1）就诊第 1 天：进行《绝经综合征（中医）评定量表》（表 28-1）、国内改良 Kupperman 量表评分（表 28-2）。

（2）就诊第 56 天：进行《绝经综合征（中医）评定量表》评分、国内改良 Kupperman 量表评分。

表 28-1　绝经综合征（中医）评定量表

（1）您有盗汗吗？（入睡后出汗）（S3）

1. 没有　　　　　2. 偶尔有　　　　　3. 时有时无　　　　　4. 经常有　　　　　5. 总是有

（2）您有关节酸痛吗？（S5）

1. 没有　　　　　2. 偶尔有　　　　　3. 时有时无　　　　　4. 经常有　　　　　5. 总是有

（3）您觉得烦躁吗？（P1）

1. 根本不烦　　　2. 有点烦　　　　　3. 一般　　　　　　4. 比较烦　　　　　5. 极烦

（4）您缺乏耐心吗？（P3）

1. 完全不缺乏　　2. 有点缺乏　　　　3. 一般　　　　　　4. 比较缺乏　　　　5. 极缺乏

（5）您有心悸吗？（自觉阵发性心跳剧烈，不能自主，心慌不安）（S12）

1. 没有　　　　　2. 偶尔有　　　　　3. 时有时无　　　　　4. 经常有　　　　　5. 总是有

（6）您感觉闷闷不乐，或者抑郁吗？（P4）

1. 没有　　　　　2. 偶尔有　　　　　3. 时有时无　　　　　4. 经常有　　　　　5. 总是有

（7）您有外阴或阴道不适吗？（干涩、灼热、瘙痒）（S6）

1. 没有　　　　　2. 偶尔有　　　　　3. 时有时无　　　　　4. 经常有　　　　　5. 总是有

（8）您感到恐慌，易受惊吓吗？（P10）

1. 没有　　　　　2. 偶尔有　　　　　3. 时有时无　　　　　4. 经常有　　　　　5. 总是有

（9）您变得无心处理日常家务吗？（C2）

1. 没有　　　　　2. 偶尔有　　　　　3. 时有时无　　　　　4. 经常　　　　　　5. 总是

（10）您有失眠吗？（P2）

1. 没有　　　　　2. 偶尔有　　　　　3. 时有时无　　　　　4. 经常有　　　　　5. 总是有

（11）您有性交干涩不适或灼热、疼痛吗？（S7）

1. 没有　　　　　2. 偶尔有　　　　　3. 时有时无　　　　　4. 经常有　　　　　5. 总是有

（12）您会因情绪波动影响与家人沟通吗？（C1）

1. 没有　　　　　2. 偶尔有　　　　　3. 时有时无　　　　　4. 经常　　　　　　5. 总是

（13）您有胸闷吗？（S14）

1. 没有　　　　　2. 偶尔有　　　　　3. 时有时无　　　　　4. 经常有　　　　　5. 总是有

（14）您感到孤独吗？（P9）

1. 没有　　　　　2. 偶尔有　　　　　3. 时有时无　　　　　4. 经常　　　　　　5. 总是

（15）您有四肢不温吗？（S11）

1. 没有　　　　　2. 偶尔有　　　　　3. 时有时无　　　　　4. 经常有　　　　　5. 总是有

（16）您容易疲劳吗？（S17）

1. 根本不容易　　2. 有点容易　　　　3. 一般　　　　　　4. 比较容易　　　　5. 极容易

（17）您有心烦吗？（L1）

1. 没有　　　　　2. 偶尔有　　　　　3. 时有时无　　　　　4. 经常有　　　　　5. 总是有

（18）您有自汗吗？（潮热后出汗或无故出汗）（S2）

1. 没有　　　　　2. 偶尔有　　　　　3. 时有时无　　　　　4. 经常有　　　　　5. 总是有

（19）您经常尿频或夜尿增多吗？（S9）

1. 没有　　　　　2. 偶尔有　　　　　3. 时有时无　　　　　4. 经常　　　　　　5. 总是

续表

（20）您有头痛吗？（S15）

| 1. 没有 | 2. 偶尔有 | 3. 时有时无 | 4. 经常有 | 5. 总是有 |

（21）您容易伤心流泪吗？（P7）

| 1. 根本不容易 | 2. 有点容易 | 3. 一般 | 4. 比较容易 | 5. 极容易 |

（22）您感到情绪紧张吗？（P6）

| 1. 没有 | 2. 偶尔有 | 3. 时有时无 | 4. 经常 | 5. 总是 |

（23）您有潮热吗？（一阵阵发热）（S1）

| 1. 没有 | 2. 偶尔有 | 3. 时有时无 | 4. 经常有 | 5. 总是有 |

（24）您有腰背酸痛吗？（S4）

| 1. 没有 | 2. 偶尔有 | 3. 时有时无 | 4. 经常有 | 5. 总是有 |

（25）您感到悲观失望吗？（P5）

| 1. 没有 | 2. 偶尔有 | 3. 时有时无 | 4. 经常 | 5. 总是 |

（26）您有性要求下降吗？（S8）

| 1. 根本不下降 | 2. 有点下降 | 3. 一般 | 4. 明显下降 | 5. 极下降 |

（27）您有心慌吗？（S13）

| 1. 没有 | 2. 偶尔有 | 3. 时有时无 | 4. 经常有 | 5. 总是有 |

（28）您感到处理问题的能力下降吗？（P11）

| 1. 根本不下降 | 2. 有点下降 | 3. 一般 | 4. 明显下降 | 5. 极下降 |

（29）您怕冷吗？（S10）

| 1. 没有 | 2. 偶尔怕冷 | 3. 时有时无 | 4. 经常怕冷 | 5. 极怕冷 |

（30）您变得对任何事都考虑过多吗？（P8）

| 1. 没有 | 2. 偶尔有 | 3. 时有时无 | 4. 经常 | 5. 总是 |

（31）您感到做事效率不如以前吗？（C3）

| 1. 没有 | 2. 偶尔有 | 3. 时有时无 | 4. 经常 | 5. 总是 |

（32）您感到全身或局部肿胀不适吗？（S18）

| 1. 没有 | 2. 偶尔感到 | 3. 时有时无 | 4. 经常感到 | 5. 总是感到 |

（33）您有皮肤感觉异常吗？（蚁行感，麻木，刺痛或瘙痒）（S16）

| 1. 没有 | 2. 偶尔有 | 3. 时有时无 | 4. 经常有 | 5. 总是有 |

（34）您难以入睡或容易醒吗？（L2）

| 1. 没有 | 2. 偶尔有 | 3. 时有时无 | 4. 经常 | 5. 总是 |

（35）您对您目前的健康状况如何评价？

| 1. 很好 | 2. 好 | 3. 不好也不差 | 4. 差 | 5. 很差 |

表 28-2 国内改良 Kupperman 评分

症状	记分
潮热出汗	□ 0=无症状 1=偶有症状 2=症状持续 3=影响生活
感觉异常	□ 0=无症状 1=偶有症状 2=症状持续 3=影响生活
失眠	□ 0=无症状 1=偶有症状 2=症状持续 3=影响生活
易激动	□ 0=无症状 1=偶有症状 2=症状持续 3=影响生活

续表

抑郁	□ 0=无症状 1=偶有症状 2=症状持续 3=影响生活
眩晕	□ 0=无症状 1=偶有症状 2=症状持续 3=影响生活
疲乏	□ 0=无症状 1=偶有症状 2=症状持续 3=影响生活
骨关节、肌肉痛	□ 0=无症状 1=偶有症状 2=症状持续 3=影响生活
心痛	□ 0=无症状 1=偶有症状 2=症状持续 3=影响生活
心悸	□ 0=无症状 1=偶有症状 2=症状持续 3=影响生活
皮肤蚁走感	□ 0=无症状 1=偶有症状 2=症状持续 3=影响生活
性交痛	□ 0=无症状 1=偶有症状 2=症状持续 3=影响生活
泌尿系症状	□ 0=无症状 1=偶有症状 2=症状持续 3=影响生活

病情分度　轻度：15~20分；中度：21~35分；重度：>35分。

我国采用国内改良的 Kupperman 评分法：基本方法是以症状程度乘以症状指数。症状指数是固定的，例如潮热出汗是 4，感觉异常、失眠、易激动、性交痛、泌尿系症状是 2，其余的症状是 1。症状程度分为 0~3 分 4 个等级，即：无症状为 0 分，偶有症状为 1 分，症状持续为 2 分，影响生活为 3 分。

国内常用的改良 Kupperman 评分方法：潮热出汗 4×症状程度=0~12 分，感觉异常 2×症状程度=0~6 分，失眠 2×症状程度=0~6 分，易激动 2×症状程度=0~6 分，抑郁 1×症状程度=0~3 分，眩晕 1×症状程度=0~3 分，疲乏 1×症状程度=0~3 分，骨关节、肌肉痛 1×症状程度=0~3 分，头痛 1×症状程度=0~3 分，心悸 1×症状程度=0~3 分，皮肤蚁走感 1×症状程度=0~3 分，性交痛 2×症状程度=0~6 分，泌尿系症状 2×症状程度=0~6 分，总分为0~63 分。

评分标准：绝经综合征（中医）评定量表的主要评定依据为项目所定义的症状出现的频度，分 5 级，没有、偶尔有、时有时无、经常、总是。正向评分题，依次评为 1、2、3、4、5；反向评分题，则评分 5、4、3、2、1。绝经综合征（中医）评定量表的主要统计指标为总分。在自评者评定结束后，将 20 个项目的各项得分相加，即得总分[5]。

八、本共识制定专家组成员及起草单位

共识专家组组长：庞国明　陈　杰　苟文伊
共识专家组副组长（按姓氏笔画排序）：
　　　　王　娟　王海燕　杨文奎　沈　璐　张　科　赵　伟
共识专家组成员（按姓氏笔画排序）：
　　　　马　贞　马小军　王云梦　王红梅　王利平　孔丽丽
　　　　邓兰英　孙　扶　严东标　李征锋　李晨希　沈　琳
　　　　陈　曦　陈丹丹　周　开　张蔚苓　战　群　莫世安
　　　　黄艳丽　虞成华

执笔人：陈 杰 赵 伟 张 科 沈 琳 陈 曦

秘 书：张 科 贾林梦

组长单位：河南省开封市中医院、江苏省扬州市中医院、四川省第二中医医院

副组长单位（按首字母笔画排序）：

江西中医药大学附属医院、河北省石家庄市中医院、河南省三门峡市中医院、陕西省中医医院、海南省中医院

起草单位（按首字母笔画排序）：

长春中医药大学附属医院、甘肃省天水市中医院、江西省九江市中医医院、许昌红月糖尿病医院、河南省南阳市中医院、浙江省宁波市中医院、海南省三亚市中医院、海南省海口市中医院、浙江中医药大学附属宁波中医院

九、参 考 文 献

[1] 廖二元, 莫朝晖. 内分泌学[M]. 北京：人民卫生出版社, 2007：1170-1175.

[2] 罗元凯. 中医妇科学[M]. 上海：上海科学技术出版社, 2003：86-87.

[3] 夏桂成. 月经病中医诊治[M]. 北京：人民卫生出版社, 2015：429-465.

[4] 倪青, 庞国明, 陈世波, 等. 内分泌诊疗全书[M]. 北京：中国中医药出版社, 2016：64-698.

[5] 22 个专业 95 个病种中医诊疗方案. 北京：中国中医药管理局, 2010：523-530.

[6] 夏桂成. 中医妇科诊疗手册[M]. 北京：中国中医药出版社, 2017：193-199.

第二十九章

闭经中医临床诊疗专家共识

一、概　　述

闭经（amenorrhea）为生理性或病理性现象。性发育成熟后，遗传、解剖及生理功能正常的妇女都会有规律地周期性月经来潮。闭经为妇科内分泌系统的常见疾病，表现为无月经或月经停止，闭经本身并不能成为一个诊断，而是一种病理生理的症状。现代医学将其分为生理性闭经和病理性闭经。生理性闭经指女性因某种生理原因而出现一定时期的月经不来潮，如青春期前、妊娠期、哺乳期和绝经后等。病理性闭经指因某些全身性或局部病变而使月经不来潮，临床上又分为原发性闭经和继发性闭经[1]。年满 18 岁后月经尚未来潮；或 16 岁既无月经亦无第二性征发育；或第二性征发育成熟 2 年以上仍无月经来潮者称为原发性闭经（primary amenorrhea）。月经周期已建立，月经停止 6 个月，或按自身原有月经周期计算停止 3 个周期以上者称为继发性闭经（secondary amenorrhea）。也有妇女由于生活环境的突然改变，偶见一二次月经不潮，又无其他不适者，亦可暂不作病论。至于因先天性生殖器发育异常或后天器质性损伤而无月经者，非药物治疗所能奏效，不属本节论述范围。

闭经最早记载于《内经》，称为"女子不月""月事不来"。《素问·阴阳别论》云："二阳之病发心脾，有不得隐曲，女子不月。"其后各医家对本病的病因、病机以及证治多有论述，医家对闭经的论述颇多，如《景岳全书·妇人规》以"血枯""血隔"分虚实立论，言简理明[2]。后续形成了较为系统而完整的理论体系。在治疗方面，传统医学通过天然药物内服、外用，并配合针灸、推拿、气功、药膳等综合措施治疗闭经，对于改善全身症状、恢复自主月经、调整卵巢功能和防止卵巢早衰等具有较大的优势，并具有疗效稳定、无不良反应等优点。

二、病　因　病　机

（一）现代医学认识

原发性闭经多为遗传因素及生殖器官解剖异常，由于先天性发育不良或后天损伤，引起生殖道闭紧或粘连造成阻碍，月经虽来潮但不能排出，则称之为假性闭经或隐经。正常月经周期的建立和维持有赖于下丘脑–垂体–卵巢轴功能的正常调节及子宫内膜对性激素的周期性反应[3]。下丘脑分泌促性腺激素释放激素（GnRH），作用于垂体，使其分泌雌激素，并促使周期性排卵，使子宫内膜出现周期性改变而有正常的月经周期。病理性闭经的病因复杂，如下丘脑–垂体–卵巢轴的神经内分泌调节、靶器官子宫内膜对性激素的周期性反应及下生殖器的通畅，其中任何一个环节发生障碍，均可导致闭经。根据主要病因的解剖部位不同，将闭经分为四大类，即子宫性闭经、卵巢性闭经、垂体性闭经及下丘脑性（中枢性）闭经。由于闭经的原因不同，其治疗和预后也有所不同。

1. 子宫性闭经　病变在子宫，闭经的原因在于子宫内膜不能对性激素发生反应，故称子宫性闭经。此类患者月经调节功能正常，卵巢有功能，常见疾病为子宫内膜损伤或粘连、子宫内膜炎、子宫发育不全或子宫缺如、子宫切除术后或子宫腔内放射治疗后。对于原发性闭经，先天性子宫缺如患者无法治疗，但对于先天性宫颈发育异常患者可行手术治疗；对继发性闭经患者，可根据病因学诊断结果选择相应的治疗方法。

2. 卵巢性闭经　闭经的原因在于卵巢，因卵巢缺如或其他疾病原因不能合成性激素而致血中性激素水平低，子宫内膜不发生周期性变化而发生闭经。先天性卵巢发育不全或缺如的患者卵巢未发育或仅呈条索状，无功能，导致原发性闭经，如性染色体异常的特纳综合征（Turner syndrome）、性染色体正常的单纯卵巢发育不全等。

（1）卵巢功能早衰：妇女 40 岁前，由于卵巢内卵泡耗竭或医源性损伤，发生卵巢功能衰竭，称为卵巢早衰，第二性征衰退，生殖器逐渐萎缩，功能退化，出现继发性闭经，并伴更年期综合征的有关症状。

（2）卵巢切除或组织被破坏：手术切除双侧卵巢或双侧卵巢经放射治疗或严重炎症导致卵巢组织被破坏以致功能丧失，可出现原发性或继发性闭经。

（3）卵巢肿瘤：产生雄激素的卵巢肿瘤过量分泌雄激素，抑制了下丘脑–垂体–卵巢轴的功能而导致闭经。分泌雌激素的颗粒细胞肿瘤可持续分泌雌激素，抑制排卵并出现子宫内膜增长过少而导致闭经。

（4）卵巢抵抗综合征：卵巢内有始基卵泡，临床上表现为原发性闭经，第二性征发育差，激素测定雌激素低，促性腺激素水平升高。

（5）多囊卵巢综合征（PCOS）：下丘脑–垂体–卵巢轴功能障碍引起的以慢性无排卵、月经稀少或闭经、高雄激素血症（多毛、痤疮）、不孕、卵巢多囊样改变等为特征的综合征。原发性闭经者占 5%，51%～77%患者呈现为继发性闭经，初潮年龄正常或延迟，继而月经稀发、月经过少或闭经，22%～29%出现功能失调性子宫出血。

3. 垂体性闭经　垂体性闭经是指腺垂体器质性病变或功能障碍，影响促性腺激素（FSH、LH）的合成和分泌，使卵巢功能异常而引起闭经。除少数青春期前生长的垂体瘤可造成原发性闭经外，大部分为继发性闭经。

（1）垂体前叶功能减退：包括垂体损伤和原发性垂体促性腺功能低下。由于垂体缺血、炎症、放射及手术等破坏了腺垂体的功能，表现为部分或全部功能丧失而致闭经。希恩综合征（Sheehan syndrome）是由于产后大出血、休克等引起腺垂体缺血坏死，垂体功能减退，出现产后无乳汁、性欲减退、闭经、第二性征衰退，生殖器逐渐萎缩，并伴有消瘦、面色苍白、怕冷，脱发、低血糖、低血压等低基础代谢症状，其与妊娠相关。与妊娠无关的则为西蒙兹病（Simmonds disease）。皆表现为原发性闭经。

（2）垂体肿瘤：腺垂体肿瘤包括生长激素腺瘤、催乳素腺瘤、促甲状腺激素腺瘤、促性腺激素腺瘤的混合瘤、无功能垂体腺瘤等，虽然表现各异，但多共同表现为闭经。发病年龄不同，闭经种类也不同。如青春期前发病常表现为原发性闭经，青春期后发病则为继发性闭经的表现。

（3）空蝶鞍综合征：因蝶鞍隔受损致脑脊液沿蛛网膜下隙突向垂体窝并压迫垂体，整个蝶鞍被脑脊液充满形成空蝶鞍。由于垂体柄受压，促性腺激素释放激素（GnRH）和多巴胺不能经垂体的门脉系统到达垂体，临床上出现闭经、泌乳等症状。

4. 下丘脑性（中枢性）**闭经**　下丘脑性闭经是最常见的一类闭经，下丘脑功能失调或器质性疾病使促性腺激素释放激素（GnRH）合成异常，从而影响垂体及卵巢功能而引起闭经。病因较为复杂，包括全身性疾病，神经下丘脑性因素，药物、颅咽管瘤等。

（1）精神因素：环境改变、精神创伤等外界刺激，如寒冷可导致中枢神经与下丘脑之间功能失调，并通过下丘脑-垂体-卵巢轴，使排卵功能障碍，影响卵泡成熟而致闭经。

（2）神经性厌食症：由于精神因素引起患者厌食、严重消瘦、闭经等下丘脑功能紊乱。

（3）营养不良症：由于营养失调或某些消耗性疾病如胃肠功能紊乱、严重肺结核、严重贫血、血吸虫病、疟疾等，引起全身营养不良，以致影响下丘脑下部的促性腺激素释放激素与生长激素的合成与分泌，从而抑制促性腺激素，致性腺功能减退而导致原发性或继发性闭经。

（4）药物抑制综合征：有些妇女注射或口服避孕药后导致继发性闭经，是由于药物抑制了下丘脑和垂体的功能，常为可逆，一般停药3～6个月即可自然恢复。

（二）中医学认识

月经也称月信、月事、月水、信水、经水、经候等。月经初潮是性成熟的临床标志，月经期的规律、恒定，在一定程度上反映了妇女的健康状况。月经的产生机理与"肾-天癸-冲任-胞宫"之间功能的建立与平衡有关。《素问·上古天真论》指出："女子七岁，肾气盛……二七而天癸至，任脉通，太冲脉盛，月事以时下……七七任脉虚，太冲脉衰少，天癸竭，地道不通。"说明肾气的盛衰与天癸的至竭，冲任的通盛、虚衰与月经的潮止有极为密切的关系。而月经是由胞宫蓄藏和排出的，提示了月经的产生与肾、天癸、冲任、胞宫之间密切相关。是由脏腑所化生，故又与全身脏腑及气血活动有关。以上是月经产生机理的初步探讨，强调了肾、天癸、冲任、胞宫在其中的重要作用，证之于临床确有指导意义。如原发性闭经中医释理多认为系先天肾气不足，冲任未充盛，故月经迟迟不至，治疗采用补肾气，益冲任之法常可获效。

肾藏精，天癸是来于先天，靠后天之精不断补充濡养的一种阴精，藏之于肾，所以肾精是天癸的物质基础。"天癸既至，精之将盛也，天癸未至，精之未盛也"。肾气是月经产生的原动力，肾精是月经产生的物质基础。故说"经水出诸肾"。上面重点讨论了肾在月经产生中的重要作用，强调了肾、天癸、冲任、胞宫是月经产生的重要环节，但并不否认其他脏腑、气血、经络在月经产生中的作用。月经的主要成分是血，血由脏腑所化生，赖气以运行。心主血，肝藏血，脾生血统血；肺主气，气为血之帅，共同为月经的产生准备条件，同时又参与气血的贮藏、统摄、运行与调节，经络是运行气血到达胞宫的通路，也直接参与月经的生理活动，三者共同作用，当脏腑功能正常，气血充盛，经络通畅时才为月经的产生奠定了基础，在肾气充盛，天癸至，任通冲盛的情况下，脏腑气血经络作用于胞宫，月经即可产生。

本病的病因病机较复杂[4]，按"辨证求因"原则可分为虚、实两端。虚者精血不足，血海空虚，无血可下；实者邪气阻隔，脉道不通，经血不得下行。虚者多因肝肾不足，气血虚弱，阴虚血燥而成经闭；实者多由气滞血瘀，痰湿阻滞导致闭经。

（1）肝肾不足：禀赋不足，肾气未盛，精气未充，肝血虚少，冲任失于充养，无以化为经血，乃致经闭。或因多产、堕胎、房劳，或久病及肾，以致肾精亏耗，肝血亦虚，精血匮乏，源断其流，冲任亏损，胞宫无血可下，而成闭经。《医学正传》云："月经全借肾水施化，肾水既乏，则经血日以干涸。"也有因肾阳素虚，阳气不达，阳虚生寒，虚寒滞血，而致经闭。

（2）气血虚弱：脾胃素弱，或饮食劳倦，或忧思过度，损伤心脾，营血不足；或大病、久病，或吐血、下血、堕胎，小产等数脱于血，或哺乳过长过久，或患虫积耗血，以致冲任亏虚，血海空乏，无血可下，故成闭经。《兰室秘藏》云："妇人脾胃久虚，或形羸气血俱衰，而致经水断绝不行。"

（3）阴虚血燥：素体阴虚或失血伤阴，或久病耗血，或过食辛燥灼烁津血，以致血海燥涩干涸，故成经闭。若日久病深，精亏阴竭，血海涸竭，则可发展为虚劳闭经。如《景岳全书·妇人规》说："正因阴竭，所以血枯……或以咳嗽，或以夜热。"

（4）气滞血瘀：七情内伤，肝气郁结不达，气血瘀滞。或因经、产之时，血室正开，感受风冷寒邪，或内伤寒凉生冷，血为寒凝而瘀，或因热邪煎熬阴血成瘀。气滞则血瘀，血瘀必气滞，二者相因而致。冲任瘀阻，胞脉壅塞，经水阻隔不行，故致闭经。

（5）痰湿阻滞：肥胖之人，多痰多湿，痰湿壅塞经隧。或脾阳失运，湿聚成痰，脂膏痰湿阻滞冲任，胞脉闭而经不行。《女科切要》说："肥白妇人，经闭而不通者，必是湿痰与脂膜壅塞之故也。"

三、临床诊断

（一）中医诊断

对育龄期停经者，首先应排除妊娠。闭经的诊断，首先要辨清虚实。月经闭止虽是虚、实两种证型闭经的共同主症，但其发病过程、临床表现及妇科检查均有显著的差异，渐而发展成闭经。虚性闭经：患者多表现为形体衰弱，面黄或苍白，伴头晕耳鸣，腰酸腿软，心悸气短，失眠纳差，严重者可见两颧潮红，五心烦热，汗出等一派虚证。妇科内诊检查，子宫小于正常，或者已萎缩，诊断性刮宫子宫内膜少或刮不出内膜。测基础体温单相 BBT 低，阴道涂片性激素水平低下。发病史中有分娩或流产的出血史。实性闭经：月经周期基本正常，而突然月经闭止（除外生理性闭经）。患者形体不衰，精神正常，可伴有胸胁胀满，乳房胀痛，小腹胀痛，以及烦躁等症。发病史中常有突然暴怒，或感受寒湿之邪等，妇科检查一般无异常。即使发病初期为实证，如不及时治疗，很快会发展为虚证，或虚实夹杂证。从临床上来看，闭经虚证多，实证少。

1. 肝肾不足证

（1）临床证候：年逾 18 岁尚未行经，月经初潮偏迟，或后期量少、色淡、质稀薄渐至经闭不行，症见腰膝酸软、头晕耳鸣、夜尿频多、阴部干涩、带下量少、面色晦暗，舌质淡、苔少，脉沉弱或细涩。

（2）辨证要点：面色晦暗，腰膝酸软，闭经兼见肝肾亏损证候。

2. 气血虚弱证

（1）临床证候：月经逐渐后延，量少，经色淡而质薄，继而停经不行，症见气短少神，头昏眼花，面色萎黄，纳差。舌淡少苔，脉沉涩。

（2）辨证要点：久病体弱或因失血而致气血两亏，出现闭经兼见气血虚弱证候。

3. 阴虚血燥证

（1）临床证候：经血腥臭，由少而渐至停经，咳吐脓痰。症见五心烦热，两颧潮红，盗汗，舌红苔少，脉细数。若症见咳嗽、潮热、盗汗，应进一步检查，发现结核病灶则应同时给以抗痨治疗。

（2）辨证要点：闭经兼见阴虚血燥证候。

4. 气滞血瘀证

（1）临床证候：月经数月不行，伴精神抑郁，口出浊气，闻之浊秽。症见烦躁易怒，小腹胀痛或拒按。舌边紫暗，或有瘀点，脉沉弦或沉涩。

（2）辨证要点：小腹胀满，闭经兼见气滞血瘀等全身证候。

5. 痰湿内阻证

（1）临床证候：月经停止，伴带下量多色白，闻之浊腥，形体肥胖伴胸闷呕恶。症见神疲倦怠，或面浮足肿。舌苔白腻，脉滑。

（2）辨证要点：素体痰湿盛，形体肥胖兼见闭经。

（二）西医诊断

1. 病史　首先应询问病史，包括月经史、婚育史、服药史、子宫手术史、家族史以及发病的可能起因和伴随症状，如环境变化，精神心理创伤，情感应激，运动性职业或过强运动，营养状况及有无头痛、溢乳；对原发性闭经者应了解青春期生长和发育进展。

2. 体征　生长发育情况，身高，体重，指距，体态，腰围，智力，痤疮，黑痣，毛发浓密程度与分布，第二性征发育情况，腋毛评估，有无溢乳，有无瘢痕等。

3. 妇科检查　外生殖器发育状态，阴蒂大小，处女膜孔，阴道长度，有无隔膜。双合诊、三合诊或肛查了解子宫大小、形态，盆腔包块。

4. 辅助检查

（1）子宫内膜活组织检查：了解体内性激素对内膜的反应，排除结核菌感染。

（2）子宫输卵管造影：了解子宫形态，有无畸形，宫腔内有无粘连。

（3）B超盆腔检查：观察子宫大小，卵泡发育状态，有无小卵泡，盆腔肿块性质及子宫内膜厚度。

（4）宫腔检查：显示宫腔粘连并分解粘连。

（5）腹腔镜检查：观察内生殖器形态，施行卵巢活组织检查。

（6）头颅、蝶鞍 CT、MRI 检查：显示肿瘤位置与大小。

（7）血染色体等检查：采用 FSH-R 互补 DNA 和一些小片段 DNA 探针以 Southernblot PCR 结合变性梯度凝胶电泳（denaturing gradient gel electrophoresis, DGGE）检测 FSH-R 基因突变。

5. 血激素测定与生殖内分泌功能评估

（1）促性腺激素 FSH 与 LH 测定：常用放射免疫测定法（RIA）检测血中 FSH 和 LH 的免疫活性。又可用放射受体测定法（RRA）了解 FSH 和 LH 的生物特性。正常人群中 RRA/RLA 比值相似，FSH 为 0.5～0.65，若比值低于 0.5 说明无生物活性的 FSH 存在较多，有助于寻找卵巢早衰的病因，探索 FSH-R 基因突变定位。

（2）类固醇激素测定：多采用免疫测定，近来也用固相放射免疫测定及酶免疫测定。

1）雌激素：体内雌激素主要是雌二醇（E_2），雌酮（E_1）与雌三醇（E_3）三种，E_2 活性最强，E_1 次之，两者可互相转化，E_3 是 E_2 与 E_1 的代谢产物。雌激素主要来自卵泡与黄体，卵泡成熟于排卵前，E_2 达高峰，为 250～500pg/ml，排卵后下降，当黄体形成后黄体细胞分泌 E_2 达第 2 次高峰 125pg/ml，持续 7 天，渐渐下降至卵泡早期（50pg/ml 以上），闭经或更年期血 E_2 50pg/ml。

2）孕激素：正常月经周期中卵泡期的血中孕激素（孕酮）<3.18nmol/L，黄体期上升达 15.9～63.6nmol/L，闭经时无排卵，孕激素水平极低，尿中测得的代谢产物为孕二醇。

3）雄激素：成年妇女体内有四种雄激素，睾酮（T），雄烯酮（$\triangle^4A$），脱氢表雄酮 DHEA 与硫酸脱氢表雄酮 DHEA-S。睾酮的 1/3 来自卵巢，其余为 $\triangle^4A$ 转化，

$\triangle^4A$ 是睾酮的主要前体物，来自卵巢与肾上腺各半，睾酮水平 0.7～2.8nmol/L。

四、临 床 治 疗

（一）提高临床疗效要点提示

除却生理原因引起的月经未至，闭经可分为原发性闭经和继发性闭经。闭经并不是个独立的疾病，而是多种疾病的临床表现，可由各种原因引起。原发性闭经多为遗传因素及生殖器官解剖异常所致，而继发性闭经则与下丘脑–垂体–性腺–子宫轴的异常相关，可因多种内分泌疾病所诱发。提高临床疗效的要点在于针对病因、症状的治疗以及诱发排卵和辅助生殖，根据个人情况选择合适的方案，有针对性地进行治疗。中医治疗的精髓在于收集有价值的四诊资料进行辨证论治，对证处方，及时加减调整。

（二）治疗方法

1. 内治法

辨证论治，专病专方

确诊闭经后，当分清虚实。一般而论，已逾常人初潮年龄尚未行经，或月经逐渐稀发而停闭，并伴有其他虚象的，多属虚证。如以往月经尚属正常而突然停闭，又伴其他实象的，则多是实证。

闭经的治疗原则，根据病证，虚者补而通之，或补益肝肾，或调养气血；实者泻而通之，

或活血化瘀，或理气行滞，或除邪调经，切不可不分虚实，滥用攻破方药，亦不可一味峻补，反燥涩精血。至于因他病而致经闭者，又当或先治他病，病愈则经可调。

肝肾不足证

主证：年逾十八周岁尚未行经；或由月经后期量少逐渐至经闭，体质虚弱，腰酸腿软，头晕耳鸣。舌淡红，苔少，脉沉弱或细涩。

治则：补肾养肝调经

方药：归肾丸加减。熟地黄 12g、怀山药 12g、山茱萸 9g、茯苓 10g、当归 10g、枸杞子10g、杜仲 12g、菟丝子 10g、香附 9g、怀牛膝 10g。加减：经期者，加赤芍 12g，路路通 12g，红花 6g，鸡血藤 15g。若在中药治疗过程中，出现乳胀、下腹隐痛者，此是月经将行之先兆，可加柴胡 9g，郁金 9g，路路通 12g，苏梗 9g。

煎服方法：每日 1 剂，水煎分 3 次温服；或根据病情需要，每日 2 剂，分 4 次温服。药渣再煎，熏洗双足，内外同治、增强疗效。

方义分析：本方以补肾气、益精血、调肝脾为主，加鸡血藤、首乌藤以增强补血之效，肾气得充，肝血和调，化源充足，冲任得养，血海渐盈，则月经可复。若出现潮热，五心烦热，甚至盗汗，骨蒸劳热等象，为肝肾阴虚生热所致。可参照阴虚血燥经闭处理。

气血虚弱证

主证：月经逐渐后延，量少，经色淡而质薄，继而停闭不行。或头昏眼花，或心悸气短，神疲肢倦，或食欲不振，毛发不泽或易脱落，羸瘦萎黄。脉沉缓或虚数，舌淡，苔少或白薄。

治则：补气养血调经。

方药：十全大补汤加减。党参 10g、黄芪 15g、白术 10g、茯苓 12g、当归 9g、川芎 6g、五味子 6g、熟地黄 12g、阿胶 9g（烊冲）、木香 9g、赤芍 9g、陈皮 6g、酸枣仁 9g。加减：闭经者如服药后有行经先兆症状，如乳胀，下腹胀、腰膝酸软，带下增多，提示药物起效，此时应加柴胡 9g、益母草 15g、香附 12g、路路通 10g、怀牛膝 9g、菟丝子 10g；如行经量少者，加莪术 15g、淫羊藿 10g、鸡血藤 12g，去阿胶、五味子。

煎服方法：每日 1 剂，水煎分 3 次温服；或根据病情需要，每日 2 剂，分 4 次温服。药渣再煎，熏洗双足，内外同治、增强疗效。

方义分析：方中党参、白术、茯苓、甘草四味即四君子汤，能益气补中，健脾养胃；当归、熟地、白芍、川芎即四物汤，能养血滋阴，补益肝肾；黄芪大补肺气，与四君子同用，则补气之功更优；阿胶为血肉有情之品，补血更加；诸药合用，共奏温补气血之功。

若因产后大出血所致的经闭，除见气血虚弱证象外，更见神情淡漠，阴道干涩，阴毛、腋毛脱落，性欲减退，生殖器官萎缩等证，此乃精血亏败，肾气虚惫，冲任虚衰之证，可于上方加鹿茸、鹿角霜、紫河车等血肉之品，长期服用。

若因虫积而致血虚闭经，当先治虫（同于内科），继以扶脾胃，补气血而治经闭。

阴虚血燥证

主证：经血由少而渐至停闭，五心烦热，两颧潮红，夜间盗汗，或骨蒸劳热，或咳嗽唾血。舌红苔少，脉细数。

治则：养阴清热调经。

方药：秦艽鳖甲煎加减。秦艽 12g、炙鳖甲 15g、地骨皮 10g、青蒿 10g、知母 10g、柴胡

9g、当归 9g、丹参 15g、黄芩 9g、桃仁 9g。加减：有结核者，加百部 12g、赤芍 9g、生地黄 12g；有低热者，加金银花 9g。

煎服方法：每日 1 剂，水煎分 3 次温服；或根据病情需要，每日 2 剂，分 4 次温服。药渣再煎，熏洗双足，内外同治、增强疗效。

方义分析：方中鳖甲、知母、当归滋阴养血，秦艽、柴胡、地骨皮、青蒿清热除蒸，诸药合用，既能滋阴养血以治本，又能退热除蒸以治标。

气滞血瘀证

主证：月经数月不行，精神抑郁，烦躁易怒，胸胁胀满，少腹胀痛或拒按。舌边紫，或有瘀点，脉沉弦或沉涩。

治则：理气活血，祛瘀通经。

方药：膈下逐瘀汤加减。当归 9g、川芎 9g、赤芍 12g、桃仁 9g、红花 9g、枳壳 12g、延胡索 12g、牡丹皮 9g、乌药 10g、制香附 9g、炙甘草 5g。加减：经净后宜加淫羊藿 9g、巴戟天 10g、山茱萸 9g、以补肾调冲任；腹胀坠者，加木香 9g，小茴香 6g。

煎服方法：每日 1 剂，水煎分 3 次温服；或根据病情需要，每日 2 剂，分 4 次温服。药渣再煎，熏洗双足，内外同治、增强疗效。

方义分析：方用红花、桃仁、五灵脂、赤芍、牡丹皮、延胡索、川芎、当归活血通经，行瘀止痛；香附、乌药、枳壳调气疏肝。与血府逐瘀汤相比，本方活血祛瘀之品较多，因而逐瘀之力较强，止痛之功更好。

痰湿内阻证

主证：月经停闭，形体肥胖，胸胁满闷，呕恶痰多，神疲倦怠，或面浮足肿，或带下量多、色白。苔腻，脉滑。

治则：豁痰除湿，调气活血通经。

方药：启宫丸加减。制半夏 12g、香附 10g、苍术 10g、陈皮 6g、茯苓 15g、川芎 6g、丹参 15g、红花 6g、皂角刺 9g、石菖蒲 9g。加减：基础体温单相者，加锁阳 9g、肉桂 3g（后下）、淫羊藿 9g、蛇床子 10g；肥胖浮肿者，加猪苓 15g、泽泻 12g、薏苡仁 10g，瘀者，加三棱 10g、莪术 12g、炮山甲 10g。

煎服方法：每日 1 剂，水煎分 3 次温服；或根据病情需要，每日 2 剂，分 4 次温服。药渣再煎，熏洗双足，内外同治、增强疗效。

方义分析：以半夏、橘红燥湿化痰为主药，辅以香附、神曲理气消滞，佐以川芎散郁和血，使以苓术、甘草去湿和中，以助生气，且甘草调和药性。

2. 外治法

2.1 药物外治法

1）坐药方法：取大黄 15g，茜草 10g，二药一起捣烂，调匀，用干净纱布缝制一小包系一线在外，塞入阴道中，每日 1 次，连用 10 次，并且每晚用热水袋热敷下腹部 15～30 分钟。

2）敷脐疗法：取肉桂、延胡索、细辛、小茴香、乳香、没药各 20g，共研细末，装瓶密封备用。用时每次取药末 5～10 克，用黄酒调成糊状，敷于脐部，每日 1 次，治愈为止。

3）热熨疗法：取茺蔚子、晚蚕沙各 300g，大曲酒 100 毫升，先将茺蔚子、晚蚕沙各 150g 放入砂锅中炒热，旋以大曲酒 100 毫升撒入翻炒片刻，将炒熟的药末装入白布袋中扎紧袋口部，待触之不烫手时，热熨小腹部，药包冷后，再取另一半茺蔚子和蚕沙炒大曲酒再熨腹部，交替熨两次后，覆被静卧半天，月经即可通下。

4）热敷疗法：取益母草 120g，月季花 60g，将两味药放在砂锅中，加清水 2500 毫升煎浓汁、捞去药渣，仍放在文火上炖之，保持药汁湿热备用。嘱患者仰卧床上，以厚毛巾两条泡在药汁内轮流取起，拧去药汁，热敷脐眼及下腹部，以小腹内有温热舒适感为佳，通常每日 1 次，经过 7～10 天月经即通。

5）隔药灸法：取市售艾条适量。取下腹部正中的关元穴（脐下 3 寸处）。于关元穴上放置胡椒饼加丁香粉、肉桂粉，然后点燃艾条隔药灸之，每日 1 次，每次 30 分钟，10 次为 1 个疗程。亦可隔姜片灸脐下 1.5 寸气海穴。

6）淋洗疗法：取生地黄、当归、赤芍、桃仁、红花、五灵脂、大黄、牡丹皮、茜草、木通各 15g。将上药加水 1500 毫升，共煎取药液，置入盆中，坐盆上先熏蒸，水温稍降后，以毛巾浸药液淋洗脐下小腹会阴部，至水凉为止，每日 1 剂，每次 30 分钟，10 天 1 个疗程。

2.2 非药物外治法

耳针疗法

处方：内分泌、皮质下、卵巢穴。配穴：肾、肝、心、三焦、胃穴。

操作方法：先用毫针治 1 个疗程，后改为压籽法（一般用王不留行），惧痛者亦可直接采用压籽法。每次选用 3～4 穴，10 次为 1 个疗程。

梅花针疗法

处方：夹脊穴胸腰段，气海至中极穴。

操作方法：用梅花针中强刺激叩打，每日或隔日 1 次，10 次为 1 个疗程。

皮内针疗法

处方：肾俞、肝俞、气海、足三里、三阴交穴。

操作方法：先在选穴处做常规消毒，然后将皮针埋入穴位，用胶布固定，避免进水，可保留 1 周左右，天热时隔日更换 1 次。

3. 基础治疗

（1）针对病因采取各种治疗

1）解剖缺陷可采用手术纠治方法，如无孔处女膜给予切开，使经血外流；有阴道完全性横隔者也可切除；阴道下 2/3 封闭者可行阴道成形术；有宫腔粘连者给予手术分离，同时放置金属圆环与口服雌、孕激素，造成撤药流血。

2）肿瘤：一旦确诊为卵巢肿瘤、肾上腺肿瘤与垂体巨腺瘤伴有压迫症状者及时予以摘除。如腹股沟内或腹腔内发现异常睾丸组织也应手术摘除以免日后恶变。

3）药物引起的闭经首先停药观察 1～2 个月，一般月经可以恢复，如仍无月经时可用人工周期治疗。

4）厌食消瘦者针对可能原因，进行心理疏导，鼓励进食，注意营养搭配，严重者可住院治疗，同时补充雌、孕激素药物造成撤药性流血，建立治疗信心。

5）运动员与芭蕾舞演员适当减少训练强度，消除心理压力，给予雌、孕激素序贯治疗。

6）闭经溢乳突发性高催乳素血症者可口服溴隐亭（多巴胺激动剂），从每次 1.25mg，餐中服，每日早、晚 2 次，3 天无胃部不适可递增至每次 2.5mg，每日 2 次，共 3 天，再可加量至每次 2.5mg，每日 3 次，最大剂量每日不超过 10mg。一般服药 2～4 周溢乳可停止，4～8周后月经恢复，治疗 6 个月可以有妊娠。妊娠前 3 个月应继续治疗，3 个月后是否继续服溴隐亭则有两种观点，目前认为停药为好者，是担心孕期用药影响胎儿，但至今未见有明显影响胎儿的报告；认为必须继续用药只是担心孕期垂体将增生。目前认为垂体微腺瘤药物治疗后80%～90%瘤体可不继续增长或缩小，即使巨腺瘤没有压迫症状也可用药物治疗控制其生长。若口服溴隐亭出现严重不良反应，如胃肠道不适等，可试经阴道给药，每日 2.5mg；或改用新型溴隐亭长效制剂 50～100mg 肌内注射，每 4 周 1 次；若对溴隐亭产生耐药，则改用诺果宁，这是一种消旋新型非麦角类长效多巴胺激动剂，每晚口服 0.075mg。若是甲状腺功能减退，TSH升高引起的溢乳闭经应补充甲状腺激素。

（2）诱导"月经"：在检查病因的时候可适当采取诱导"月经"的措施，如注射黄体酮 20mg或复方黄体酮，每日 1 次，连用 5 天，停药 1 周内可以有类似月经的撤药性流血，可解除患者的心理压力。继而用激素替补治疗。

（3）激素替补治疗：根据缺什么补什么的原则选择激素替补药物。

1）雌、孕激素治疗：凡低雌激素水平的患者均可用雌、孕激素序贯疗法（人工周期）3～6 个月。方法，在撤药性流血的第 5～7 日开始口服雌激素制剂（如炔雌醇 0.0125mg，或结合雌激素 0.625mg，或戊酸雌二醇 1mg），每日 1 次，连服 20～25 天，在最后 10 天加服孕激素（安宫黄体酮 8～10mg/d 或醋酸环丙孕酮 2mg/d），停药后 3～7 天即有"月经"，3～6 个月为一个疗程。无论是低促性腺激素还是高促性腺激素患者均可在雌、孕激素治疗时抑制异常的促性腺激素分泌，重新建立下丘脑-垂体-卵巢轴的功能，有助于卵泡发育，并逐步恢复排卵、月经。

2）HMG 治疗：如果卵巢中有各个发育阶段的卵泡，因为垂体分泌的促性腺激素发生频率与振幅的异常，使卵泡不能发育成熟，患者又急于生育者，可在人工周期治疗的基础上给予HMG 替代垂体功能，促使卵泡发育、成熟，直到排卵以受孕。

3）GnRH 治疗：卵巢无排卵，主要由于下丘脑分泌 GnRH 异常，导致垂体不能发挥其正常功能时，或因长期 GnRH 分泌不足，使垂体处于嗜睡状态，可以用人工合成 GnRH（10 肽）脉注入 25μg 1～2 次，相隔 3 个月，有可能唤醒垂体，发挥正常分泌功能。特别在青春期发育延迟者，也可用 GnRH（10 肽）肌内注射，以诱发垂体分泌 FSH 与 LH。

4）其他：如甲状腺功能减退情况下可补充甲状腺素等。

五、护 理 调 摄

1. 预防指导　自月经初潮起，女性就应学习、了解一些卫生常识，对月经来潮这一生理现象有一个正确的认识，消除恐惧及紧张心理。平时注意自己的饮食结构，多食用一些有减压作用的菜肴，保持心情舒畅，加强锻炼，提高身体素质。月经不调时，遵医嘱及早针对性治疗。

2. 膳食指导

（1）饮食应以清淡且富有营养易消化为主。多吃豆类、鱼类等高蛋白食物。忌食油腻食物，忌姜、酒、辣椒等辛燥食物、寒凉食物，忌伤胃之物。女性在月经来潮前应忌食咸食。因为咸食会使体内的盐分和水分贮量增多，在月经来潮之前，孕激素增多，易于出现水肿、头痛等现象。月经来潮前 10 天开始吃低盐食物。

（2）注意补充足够的铁质，以免发生缺铁性贫血。多吃乌鸡、羊肉、鱼子、青虾、对虾等滋补性的食物。少喝碳酸饮料，磷酸盐使铁质难以吸收。碳酸氢钠与胃液中和，降低胃酸的消化能力和杀菌作用，并且影响食欲。

（3）补充维生素 C。维生素 C 的重要作用是促进生血，用以辅助治疗缺铁性贫血。

（4）经期会损失一部分血液。因此，月经后期需要多补充含蛋白及铁钾钠钙镁的食物，如肉、动物肝、蛋、奶等。

3. 其他注意事项

（1）对于月经不规律的人来说，需预防炎症，避免月经期性生活，注意卫生，预防感染。保证外生殖器的卫生清洁，勤洗勤换内裤。

（2）月经不调经期应注意保暖，避免寒冷刺激，防止寒邪侵袭，注意休息，减少疲劳，加强营养，尽量控制剧烈的情绪波动，避免强烈的精神刺激。

（3）经期要注意饮食调理，经前和经期忌食生冷、酸辣等刺激性食物，以免寒凝血瘀而痛经加重。月经量多者，宜多饮温水，保持大便通畅。注意自己的饮食结构，多食用瘦肉、谷类、深绿叶蔬菜及含钙丰富的食物。

六、预 后 转 归

闭经的预后与转归取决于病因、病位、病性、体质、环境、精神状态、饮食等诸多环节。若病因简单，病损脏腑单一，病程短者，一般预后稍好，月经可恢复，但对建立和恢复排卵有一定难度。若病因复杂，或多脏腑损伤则难于治疗，疗效难尽如人意。

七、疗 效 评 价

参照《中药新药治疗闭经的临床指导原则》可分成 4 级标准，即痊愈、显效、有效、无效，疗效判定的治疗时间为 3 个月到 6 个月。

（1）痊愈：月经恢复正常周期，其他症状基本消失，各种激素水平正常，停止治疗后维持 3 个月经周期以上者。

（2）显效：月经接近正常周期，停止治疗后 3 个月内自动来潮 1 次，各种激素水平基本正常，其他症状减轻。

（3）有效：治疗后，3 个月内月经来潮 1 次以上，各种激素水平趋于正常，其他症状减轻，但是月经周期尚未正常者。

（4）无效：连续治疗 3 至 6 个月，月经仍未来潮，各种激素水平变化不明显，其他症状未改善[5]。

八、本共识制定专家组成员及起草单位

共识专家组组长：庞国明　陈　杰　韩颖萍　邱晓堂
共识专家组副组长（按姓氏笔画排序）：
　　　　王红梅　仇丽伟　李征锋　张　科　赵　伟　娄　静
共识专家组成员（按姓氏笔画排序）：
　　　　王　娟　王　琳　王利平　孔丽丽　邓兰英　米　佳
　　　　孙　扶　严东标　李　慧　李春雪　李艳杰　李晨希
　　　　沈　琳　张　娜　张津怀　陈　曦　陈丹丹　陈原邻
　　　　周　开　周海娟　袁　峰　袁凯歌　殷一红　黄艳丽
　　　　符芸瑜　虞成华
执笔人：陈　杰　赵　伟　张　科　沈　琳
秘　书：陈　曦　贾林梦
组长单位：河南省开封市中医院、江苏省扬州市中医院、河南省人民医院、海南省中医院
副组长单位（按首字母笔画排序）：
　　　　甘肃省兰州市西固区中医院、江西中医药大学附属医院、河南省安阳市中医院
起草单位（按首字母笔画排序）：
　　　　长春中医药大学附属医院、甘肃省天水市中医院、许昌红月糖尿病医院、河北
　　　　省石家庄市中医院、河南省三门峡市中医院、河南省南阳市中医院、浙江省宁
　　　　波市中医院、海南省海口市中医院、浙江中医药大学附属宁波中医院

九、参考文献

[1] 廖二元，莫朝晖. 内分泌学[M]. 北京：人民卫生出版社，2007：825-830.
[2] 夏桂成. 月经病中医诊治[M]. 北京：人民卫生出版社，2015：245-265.
[3] 倪青，庞国明，陈世波，等. 内分泌诊疗全书[M]. 北京：中国中医药出版社，2016：699-729.
[4] 罗元凯. 中医妇科学[M]. 上海：上海科学技术出版社，2003：60-63.
[5] 夏桂成. 中医妇科诊疗手册[M]. 北京：中国中医药出版社，2017：137-147.

科学出版社互联网入口　杏林书苑

中医药分社：(010)64037449　销售：(010)64031535
E-mail:caoliying@mail.sciencep.com

(R-9720.01)

ISBN 978-7-03-072453-3

9 787030 724533 >

定　价：238.00元